HANDBUCH DER HAUT= UND GESCHLECHTSKRANKHEITEN

BEARBEITET VON

A. ALEXANDER · G. ALEXANDER · J. ALMKVIST · K. ALTMANN · L. ARZT · J. BARNEWITZ · C. BECK
F. BERING · S. BETTMANN · H. BIBERSTEIN · A. BIEDL · K. BIERBAUM · G. BIRNBAUM · A. BITTORF
B. BLOCH · F. BLUMENTHAL · H. BOAS · R. BRANDT · C. BRUCK · C. BRUHNS · ST. R. BRÜNAUER
A. BUSCHKE · F. CALLOMON · E. CHRISTELLER · H. v. DECHEND · E. DELBANCO · O. DITTRICH
J. DÖRFFEL · S. EHRMANN † · J. FABRY · O. FEHR · J. v. FICK · E. FINGER · H. FISCHER · F. FISCHL
P. FRANGENHEIM · W. FREI · W. FREUDENTHAL · M. v. FREY · R. FRÜHWALD · D. FUCHS
H. FUHS · F. FÜLLEBORN · E. GALEWSKY · O. GANS · C. GAUSS · A. GIGON · H. GOTTRON
A. GROENOUW · K. GRÖN · C. GROUVEN · O. GRÜTZ · M. GUMPERT · R. HABERMANN
L. HALBERSTAEDTER · F. HAMMER · L. HAUCK · H. HAUSTEIN · H. HECHT · J. HELLER · G. HERX-
HEIMER · K. HERXHEIMER · W. HEUCK · W. HILGERS · R. HIRSCHFELD · C. HOCHSINGER
H. HOEPKE · C. A. HOFFMANN · E. HOFFMANN · H. HOFFMANN · V. HOFFMANN · E. HOFMANN
J. IGERSHEIMER · F. JACOBI · E. JACOBSTHAL · J. JADASSOHN · F. JAHNEL · M. JESSNER · S. JESSNER
W. JOEL · A. JOSEPH · F. JULIUSBERG · V. KAFKA · C. KAISERLING · PH. KELLER · W. KERL
E. KLAUSNER · L. KLEEBERG · W. KLESTADT · V. KLINGMÜLLER · A. KNICK · A. KOLLMANN
H. KÖNIGSTEIN · P. KRANZ · A. KRAUS · C. KREIBICH · O. KREN · H. KROÓ · M. KRUSPE
L. KUMER · L. KÜPFERLE · E. KUZNITZKY · E. LANGER · R. LEDERMANN · C. LEINER · F. LESSER
A. v. LICHTENBERG · P. LINSER · B. LIPSCHÜTZ · H. LÖHE · S. LOMHOLT · O. LÜNING
W. LUTZ · P. MANTEUFEL · H. MARTENSTEIN · H. MARTIN · E. MARTINI · R. MATZENAUER
M. MAYER · J. K. MAYR · E. MEIROWSKY · L. MERK † · G. MIESCHER · C. MONCORPS
G. MORAWETZ · A. MORGENSTERN · F. MRAS · V. MUCHA · ERICH MÜLLER · HUGO MÜLLER
RUDOLF MÜLLER · P. MULZER · O. NAEGELI · G. NOBL · F. W. OELZE · M. OPPENHEIM
E. PASCHEN · B. PEISER · A. PERUTZ · E. PICK · W. PICK · F. PINKUS · H. v. PLANNER
F. PLAUT · A. POEHLMANN · J. POHL · R. POLLAND · C. POSNER · L. PULVERMACHER
P. RICHTER · E. RIECKE · G. RIEHL · H. RIETSCHEL · J. H. RILLE · H. DA ROCHA
LIMA · K. ROSCHER · O. ROSENTHAL · G. A. ROST · W. ROTH · ST. ROTHMAN · A. RUETE
P. RÜSCH · E. SAALFELD · U. SAALFELD · H. SACHS · O. SACHS · F. SCHAAF · G. SCHERBER
H. SCHLESINGER · E. SCHMIDT · S. SCHOENHOF · W. SCHOLTZ · W. SCHÖNFELD · H. TH. SCHREUS
R. SIEBECK · C. SIEBERT · H. W. SIEMENS · E. SIGERIST · G. SOBERNHEIM · W. SPALTEHOLZ
R. SPITZER · O. SPRINZ · R. STAEHELIN · R. O. STEIN · G. STEINER · A. STÜHMER
G. STÜMPKE · P. TACHAU · L. TÖRÖK · K. TOUTON · K. ULLMANN · P. G. UNNA · P. UNNA jr.
E. URBACH · F. VEIEL · R. VOLK · C. WEGELIN · W. WEISE · J. WERTHER · L. WERTHEIM · P. WICH-
MANN · F. WINKLER · M. WINKLER · R. WINTERNITZ · F. WIRZ · W. WORMS · H. ZIEMANN
F. ZINSSER · L. v. ZUMBUSCH · E. ZURHELLE

IM AUFTRAGE
DER DEUTSCHEN DERMATOLOGISCHEN GESELLSCHAFT
HERAUSGEGEBEN GEMEINSAM MIT

G. ARNDT · B. BLOCH · A. BUSCHKE · E. FINGER · E. HOFFMANN
C. KREIBICH · F. PINKUS · G. RIEHL · L. v. ZUMBUSCH

VON

J. JADASSOHN

SCHRIFTLEITUNG: O. SPRINZ

SECHSTER BAND · ERSTER TEIL

BERLIN
VERLAG VON JULIUS SPRINGER
1927

EKZEM · DERMATITIS
PRURITUS · PRURIGO · STROPHULUS
NEURODERMITIS · SEBORRHOISCHES EKZEM

BEARBEITET VON

A. ALEXANDER · C. KREIBICH · P. G. UNNA
F. WINKLER · M. WINKLER

MIT 150 ZUM GROSSEN TEIL FARBIGEN ABBILDUNGEN

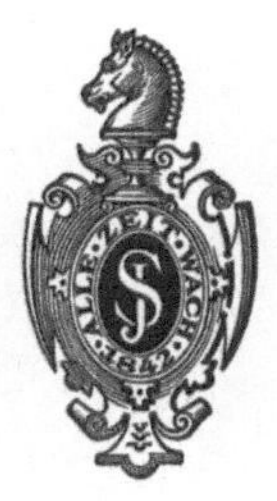

BERLIN
VERLAG VON JULIUS SPRINGER
1927

ISBN 978-3-540-01045-6   ISBN 978-3-642-47823-9 (eBook)
DOI 10.1007/ 978-3-642-47823-9

Inhaltsverzeichnis.

Ekzeme und Dermatitiden.

Von Professor Dr. Carl Kreibich-Prag. Mit 82 Abbildungen.

Prurigo. Strophulus. Pruritus.

Von Dr. MAX WINKLER-Luzern. Mit 14 Abbildungen.

Neurodermitis.

Von Oberarzt Dr. ARTHUR ALEXANDER-Berlin. Mit 23 Abbildungen.

Das seborrhoische Ekzem.

Von Professor Dr. FERDINAND WINKLER-Wien und Professor Dr. P. G. UNNA-Hamburg.
Mit 31 Abbildungen.

Inhalt des zweiten Teiles.

Ekzeme und Dermatitiden.

Von

Carl Kreibich-Prag.

Mit 82 Abbildungen.

I. Geschichtlicher Rückblick.

Das Wort *Ekzem*, von ἐκζέματα aus ἐκζέω aufbrausen, erscheint zum erstenmal 543 n. Chr. bei Aetius von Amida. Inhalt bekommt das Wort erst um 1800 durch Willan. Langsam und stückweise baut sich der Begriff auf, ohne bis zum heutigen Tage vollendet zu sein. Robert Willan beschreibt das Ekzem in seiner VI. Ordnung „*Vesiculae*" als Eruption kleiner, nicht kontagiöser, gehäuft stehender Bläschen und nimmt *vier* Arten an: das *Eczema impetiginosum, Eczema rubrum, Eczema solare, Eczema mercuriale*. Das Ekzem ist bei Willan klinisch noch nicht in seiner vollen Breite erfaßt, denn manche Formen erscheinen beschrieben unter Lichen acrius, als Psoriasis diffusa, als *Psoriasis palmaris*, als *Impetigo figurata, sparsa, scabida*. Im Mittelpunkt der Gruppe steht das Bläschen und es wird bereits dessen Auftreten auch außerhalb des Bereiches der einwirkenden Schädlichkeiten erwähnt. Ausführlich erscheint das *Eczema mercuriale* geschildert. Da auch Willans *Eczema rubrum* vorwiegend ein *Eczema mercuriale* ist, und sein *Eczema solare* eine eigene Gruppe darstellt, so ist es richtig, daß Willan ein *Ekzem* beschreibt, das in der Folge als *Eczema arteficiale*, als *Dermatitis arteficialis* beschrieben und vielfach vom Ekzem gesondert wird. Die Bläschen sind für Willan nicht entzündlich, ein Beobachtungsfehler, der durch das anämisierende Ödem zu erklären ist. Die Vereiterung der Bläschen wird nicht als natürliche Fortentwicklung der serösen Bläschen gedeutet und führt zur Aufstellung der *Impetigo*, wodurch *Ekzemformen* in die *Impetigogruppe*, besonders als *Impetigo figurata* gelangen.

Bateman und Plumbe übernehmen Willans Anschauung, Nomenklatur und Einteilung.

Alibert bedeutet einen geringen Fortschritt. Der Name Ekzem geht bei ihm verloren. Seine *Dermatoses eczematosae* sind keine Ekzeme, und in seinen *Teigne und Dartre* ist Ekzem schwer aufzufinden. Erst die Adjektiva lassen das Ekzem vermuten, so sein *Teigne granulée, Teigne furfuracée, Teigne muqueuse, Dartre furfuracée volante*, Dartre squameuse humide usw.

Biett ist ein Schritt vorwärts, insofern bei ihm zum erstenmal das *chronische Ekzem* erscheint. In dem Bestreben, vereiterte Bläschen von primären Pusteln zu trennen, geht er über Hebra hinaus, der hierin zu viel Unitarier war, so daß ihm die Impetigo entging.

Rayer bringt großen Fortschritt in die Ekzemfrage. Schon dadurch, daß er das Ekzem nach seinen Lokalisationen vom Kopf bis zu den Füßen beschreibt. (Ekzem der behaarten Kopfhaut, des Gesichtes, des Ohres, der weiblichen Brust, des Nabels, der Nates, der Vorhaut, des Scrotums, des Anus, der Vulva, der Extremitäten), liefert er den Beweis, daß er die unter den verschiedensten Namen beschriebenen Erkrankungen als Ekzem erkannt hat. Manche Lokalisation zeigt, daß er dabei vorwiegend *chronische* und nicht artefizielle *Ekzeme* gesehen hat. Dadurch wird RAYER gegenüber WILLAN *Schöpfer des zweiten Ekzemanteiles*, den wir in der Folge als *Ekzem* schlechtweg beschreiben. Schon bei RAYER äußert sich die Gefahr der Materie, denn neben dem *chronischen Ekzem* beschreibt er auch ein *akutes*, wozu er WILLANs *Ekzem* benützt, wie ja auch WILLAN nicht durchwegs nur Veränderungen des Eczema arteficiale beschrieben hat. Vereinigung, dann wieder Trennung, dann neue Vereinigung dieser beiden Anteile ist in der Folge die Geschichte des Ekzems. Wie groß der Fortschritt durch RAYER bereits ist, geht aus seiner eigenen Beschreibung des Ekzems hervor: „Beim Manne beobachtet man es oft an den Innenteilen der Oberschenkel, dem Hodensacke, am Rande des Afters; bei Frauen entwickelt es sich manchmal an den Brustwarzen, innerhalb der Vulva und am Rectum." „Bei Kindern befällt es besonders das Gesicht und die behaarten Teile des Kopfes und erstreckt sich mitunter in die Mundhöhle, in die Nasenhöhle, und in den äußeren Gehörgang hinein." Weiter: „Das Ekzem verläuft *akut* und *chronisch*" und endlich: „Die Krankheitsformen, mit denen das Eczema simplex leicht verwechselt werden kann, sind die durch *Insolation bedingten künstlichen Hautausschläge.*"

An dieser Stelle trennt sich RAYERs Anschauung vollkommen von der WILLANs; für ihn gehört das Eczema solare Willan überhaupt nicht mehr zum Ekzem. Ebensowenig das Eczema mercuriale. Er sagt: „Mehrere Mercurialpräparate bedingen einen vesiculösen Ausschlag, den man zum Ekzem gerechnet hat, mit dem er auch in betreff des äußeren Aussehens mehrfach übereinstimmt; durch Wesen und Verlauf hat er aber mehr Ähnlichkeit mit den künstlich erzeugten Entzündungen. Mehrere andere Substanzen: das Empl. picis Burgund., Sparadrap, Diachylon, die Säfte mehrerer zur Familie der Euphorbiaceen gehörigen Pflanzen, das Oleum crotonis, Schwefelwaschungen, mit Wasser verdünnte Säuren erzeugen ebenfalls auf der Haut kleine Bläschen, welche in betreff ihrer Form, Verteilung, ihres Umfanges mehr oder minder große Übereinstimmung mit dem Ekzem darbieten; *durch ihr Wesen sind aber alle diese künstlich bedingten vesiculösen Entzündungen vom Ekzem durchaus verschieden: sie verheilen alle leicht und rasch und stehen dadurch zu dem hartnäckigen, häufig wiederkehrenden Ekzem in merkwürdigem Kontrast.*" Statt *eines Ekzems* nach WILLAN waren jetzt nach RAYER *zwei*, wie nicht anders zu erwarten, mit wechselseitiger Entlehnung gemeinsamer Züge. In dieser Form geht das Ekzem auf die nächste Zeit über; als eine verworrene Kombination aus WILLAN und RAYER landet es durch GREEN in Amerika.

J. GREEN schließt sich in der Einteilung an RAYER an, indem er Eczema simplex, rubrum, impetiginosum als Stadien eines Leidens erkennt, welches auch chronisch werden kann; dagegen nimmt er das Eczema mercuriale ebenfalls zum Ekzem, fügt ein Schwefelekzem hinzu, hebt aber dabei hervor, daß diese traumatischen, durch Pflaster, Sonnenstrahlen usw. entstehenden Hautentzündungen sich von dem eigentlichen konstitutionellen Ekzem durch ihre vorübergehende Natur und rasche Heilbarkeit unterscheiden.

ERASMUS WILSON kennt vier Arten des akuten Ekzems. Das chronische Ekzem kann aus allen vier Formen entstehen, wenn die Krankheit heftig ist oder unrichtig behandelt wird. Ekzem hat immer dieselbe typische Form, doch beschreibt er die lokalen Ekzeme als mehr minder selbständige Formen. WILSON versucht Unitarier zu sein, findet aber die Verbindung nicht. Mit ihm beginnt die lokale Therapie.

DEVERGIE bedeutet starke Weiterentwicklung des Ekzembegriffes. Er stellt vier Kardinalsymptome des Ekzems aus: 1. Rötung, also Entzündung, 2. vehementes Jucken, 3. Sekretion von rasch vertrocknender Flüssigkeit, 4. einen état ponctueux, i. e. feine Lücken im Epithel, aus welchen Serum ausschwitzt. Die Lücken sind mit freiem Auge zu sehen, oder kommen nach Abreiben mit Alkali zur Sicht. Wenn auch in diesen „Kardinalsymptomen" das vesiculöse und schuppende Ekzem fehlt, so ist doch im Status punctosus ein wesentliches Symptom des Ekzems gesehen.

Die deutsche Literatur hat sich zu dieser Zeit wenig mit Dermatologie, noch weniger mit dem Ekzem beschäftigt. J. FRANK und C. H. FUCHS bedeuten eher Rückschritte und ihre Ansichten finden bei den Zeitgenossen auch keine Anhänger. So herrscht in Deutschland zu dieser Zeit durch Übersetzung französischer Autoren durch RIECKE, englischer Autoren durch FRIESE bald diese, bald jene Ansicht. Aus dieser Zeit hervorgehoben zu werden, verdient GUSTAV SIMON.

GUSTAV SIMON bedeutet den Beginn der mikroskopischen Erforschung der Haut und besonders des Ekzems. Wenn auch das Gesamtwesen des Ekzems am wenigsten durch das Mikroskop erkannt werden kann, so führte doch das mikroskopische Sehen zur Unterscheidung des Ekzems von anderen Prozessen und stützte die klinische Beobachtung.

FERDINAND VON HEBRA findet in seinem eigenen Vaterland vom Ekzem soviel wie nichts vor, in fremder Literatur das oben Angedeutete. Daraus schafft er ein Ekzem, das man füglich als *sein* Ekzem bezeichnen kann. Er vereinigt darin WILLAN und RAYER in dem Punkt, wo eine Vereinigung möglich ist, und es kann wohl nur als stilistische Leistung gewertet werden, wenn ihm daraus ein Verbrechen gemacht wird. Seit HEBRA gibt es nur *ein* Ekzem. Er stützt sich dabei auf seinen für die Morphologie so grundlegenden *Crotonöl-versuch*. HEBRAS Originalwerk ist heute bereits schwer zugänglich, so sei sein Versuch in seinen eigenen Worten wiedergegeben:

„Ein einfaches Experiment, welches jeder an sich selbst oder an zu seiner Disposition stehenden Menschen zu machen imstande ist, spricht überzeugend für die Identität der verschiedenen Ekzemformen. Man nehme nämlich ein beliebiges Mittel, welches *arte-fizielle Ekzeme* zu erzeugen vermag, z. B. Crotonöl, und reibe dasselbe entweder verschiedenen Individuen an den gleichen Hautstellen, z. B. an der inneren Fläche des Vorderarms in gleicher Ausdehnung ein; oder hat man nicht mehrere Individuen zu seiner Disposition, so genügt wohl auch *ein* Mensch, nur muß man in diesem Falle verschiedene Hautstellen wählen: Streck- und Beugeseiten der Extremitäten, Flachhand oder Plattfuß, Gesicht, Brust, Rücken, Genitalien, um an diesen Stellen ein beliebiges, jedoch für alle Stellen gleiches Quantum Crotonöl, z. B. 5 Tropfen, mittels eines Pinsels nachhaltig einzureiben. Schon einige Stunden nach geschehener Einreibung werden an einzelnen Hautstellen, z. B. am Gesichte, an den Beugen der Gelenke, an den Genitalien, Veränderungen auftreten, die aber nicht jedesmal das gleiche Krankheitsbild zeigen werden. So wird man an einigen Hautstellen wie am Scrotum und Penis eine starke *ödematöse Schwellung und Rötung,* manchmal auch eine unendlich große Anzahl *kleiner Bläschen* beobachten; im Gesichte wird meist die Schwellung bedeutender und die Bläschenbildung geringer bemerkbar sein, während an der Haut der Extremitäten *rote Knötchen,* hier und da selbst schon Bläschen vorkommen. Überläßt man die also gereizten Hautflächen sich selbst und unterläßt jede weitere Einreibung, so wird in der überwiegenden Mehrzahl der Fälle nach Ablauf einiger Tage das Krankheitsbild sich sohin geändert haben, daß die Anschwellung sowohl als die Bläschen- und Knötchenbildung geschwunden sein werden, und nur eine geringe Rötung und Abschuppung den Beweis liefern, daß hier eine entzündliche Erkrankung der Haut vorhanden gewesen sei. Wiederholt man dagegen am darauffolgenden Tage nach der ersten Einreibung das ganze Experiment, macht demnach an denselben Stellen neue Bepinselungen mit Crotonöl, so werden teils an den nach der ersten Bepinselung freigebliebenen Hautstellen neue Efflorescenzen zutage treten, teils werden die früher in geringer Entwicklung vorhanden gewesenen zu größeren und erhabeneren Gebilden umgewandelt werden, d. h. es werden sich aus den durch die erste Bepinselung gebildeten Knötchen nunmehr Bläschen entwickeln, und dies zwar aus leicht begreiflichem Grunde, weil sich die Menge der subepidermidal exsudierten Flüssigkeit vermehrt hat und so unter der äußersten

Epidermisschicht sichtbar wurde. Begnügt man sich mit einer zweiten solchen Einreibung, so wird auch hier noch in den meisten Fällen das Übel in wenigen Tagen zurückgebildet, und es wird wie das erste Mal *Rötung und Desquamation* der Haut den Schluß dieser artefiziellen Affektion andeuten. Wenn man dagegen ein drittes, viertes, fünftes Mal usf. die ursprünglich mit dem Crotonöl in Berührung gebrachten Stellen wieder und wieder bepinselt, so steigert sich die krankhafte Affektion der allgemeinen Decke sowohl an Intensität als an Extension; es werden nämlich in einem solchen Falle nicht nur allein an den mit dem Mittel wirklich in Berührung gebrachten Hautstellen die Menge und Entwicklung des Efflorescenzen zunehmen, sondern auch die *peripherisch gelegenen Hautstellen,* welche *gar nicht* bepinselt wurden, werden in den Kreis der Erkrankung hineingezogen und man wird an diesen Stellen jene Anfangsefflorescenzen bemerken, welche an den mit dem Crotonöl bepinselten Hautstellen schon am ersten Tage erschienen waren.

Ein bis zu dieser Höhe gesteigertes artefizielles Ekzem wird nur in den seltensten Fällen ohne weitere Metamorphose der künstlich gesetzten Efflorescenzen auf die früher beschriebene Weise mit Abschuppung enden. In der Mehrzahl der Fälle wird die Menge der ausgeschwitzten Flüssigkeit sich nicht mit der Bildung von Bläschen allein begnügen, sondern es werden die die Bläschendecken bildenden Epidermidalschichten von der großen Menge des exsudierten Fluidums durchrissen werden, wodurch dem Exsudate Gelegenheit geboten wird, nach außen zu sickern und *nässende Stellen* dem Blicke des Beobachters darzubieten. Während an einzelnen Stellen dieses Bild sich entrollt, wird der Inhalt anderer Bläschen die sie beengenden Hüllen nicht durchbrechen, sondern jene Metamorphose eingehen, welche sich durch Entwicklung des Eiters manifestiert.

Durch diesen Vorgang wird das ursprüngliche Ekzembläschen zur *Pustel.* und dadurch einerseits schon das Krankheitsbild geändert, anderseits ist die Einwirkung des Eiters auf die umgebende Hautstelle nicht ohne Folgen in bezug auf die Veränderung der Krankheitssymptome, indem sowohl die Rötung und Schwellung der die Pustel umgebenden Hautstellen vermehrt wird, als auch die frühere — als noch die Bläschenbildung bestand — *Juckempfindung* in eine *schmerzhafte* umgewandelt wird. Die Verschiedenheit des Knotentums der Bläschen und Pusteln äußert sich aber auch noch durch ihre fernere Metamorphose. Denn während der Bläscheninhalt wohl zur Vertrocknung, aber nicht zur Bildung dicker, gelber bis brauner Borken geeignet erschien, wird der in den Pusteln enthaltene Eiter, selbst ohne direkten Kontakt mit der Atmosphäre, noch innerhalb seiner Epidermidalhüllen vertrocknen und jene festen Körper verschiedener Gestalt und Farbe entwickeln, welche unter dem Namen der Krusten bekannt sind.

Nachdem das auf diese Weise artefiziell gebildete Ekzem seinen Verlauf bis zu der benannten Höhe durchgemacht hat, schreitet es auch über kurz oder lang wieder seiner regressiven Metamorphose entgegen. Hören nämlich die Nachschübe auf, bilden sich keine neuen Efflorescenzen mehr, so werden nach und nach sämtliche Bläschen und Pusteln vertrocknen, die dadurch gebildeten Borken durch neue nachrückende, gesunde Epidermis verdrängt und nach Abfallen der vertrockneten Ekzemprodukte wird sich eine *rote,* mehr weniger *infiltrierte*, mit *Schüppchen* (abgestorbene Epidermisreste) *bedeckte Stelle* dem Blicke des Beobachters ebenso darbieten, wie wir dies in den anderen Fällen geringeren Ekzems gesehen und wiederholt besprochen haben.

Analysiert man diese hier gesehenen, durch die Einreibung von Crotonöl erzeugten und im Verlaufe des Ekzems sich darbietenden Krankheitsbilder, so wird es nicht schwer, diese sämtlichen Erscheinungen auf 5 Grundbilder zu reduzieren, und zwar teils auf jene Formen, die sich gleich nach den ersten Einreibungen von Crotonöl zeigen, i. e. auf die von *Knötchen* und *Bläschen*; dann auf jene, die durch die fortgesetzte Einwirkung derselben Schädlichkeit ins Leben gerufen werden, d. i. auf die Entwicklung *roter, nässender* Stellen; ferner auf jene, die sich durch Umwandlung der Knötchen und Bläschen zu *Pusteln* und *Krusten* entwickeln; und endlich zu jener Schlußform, welche nach Ablauf der eben genannten verschiedenen Ekzemefflorescenzen in Gestalt *roter, schuppiger* Stellen auftreten. Wollen wir diese Bilder nun speziell benennen, so wird wohl niemand darin etwas Unrichtiges finden, wenn wir unsere Behauptung sohin formulieren, daß das Ekzem unter *fünf* verschiedenen Bildern aufzutreten und zu verlaufen imstande sei, welche nach Maßgabe ihrer Intensität geordnet also lauten müssen:

1. Eczema squamosum = Pityriasis rubra,
2. Eczema papulosum, von den Autoren auch E. lichenoides, seu Lichen eczematodes genannt,
3. Eczema vesiculosum = E. solare (Willan),
4. Eczema rubrum seu madidans,
5. Eczema impetiginosum, auch E. crustosum anderer Autoren.

Ob sich nach Anwendung ein und desselben Hautreizes diese oder jene Ekzemform entwickelt, hängt davon ab, in welcher *Menge* und *Stärke* der künstliche Hautreiz eingewirkt hat, z. B. werden Brechweinsteinsalbe, Terpentin, Canthariden, Crotonöl. Mezereum, Arnicatinktur usw. intensivere Erscheinungen hervorrufen als Schwefelpräparate, Kupfer-,

Eisen- oder Zinksalze, Kali- oder Natronseifen usw. Ebenso hängt dies von der *Dauer der Einwirkung* eines Reizmittels ab. So werden vorübergehende Hautreize leichter vertragen und geringere Schädlichkeiten veranlassen als lange Zeit insbesonders *ununterbrochen* einwirkende. Ferner ist die *Individualität* zu berücksichtigen, welche zur Beobachtung der merkwürdigsten Verschiedenheiten in bezug auf die Vulnerabilität mancher Individuen Gelegenheit darbietet. Denn während es einzelne Hautorgane gibt, die sich wie wahre Daguerreotypplatten verhalten und von jedem leichten Lichtreize getroffen in Gestalt von ekzematösen Proruptionen reagieren, vertragen andere Häute eine derbere Reizung, ehe die geringste Reaktion an denselben sich geltend macht. Hierbei ist ferner der jeweilige *Gesundheits-* oder *Krankheits*zustand der Individuen zu beachten. Denn auch hier zeigt es sich, daß dieselben Individuen, die, solange sie sich wohl befanden, Hautreize unbeanstandet ertragen haben, durch dieselben Einwirkungen augenblicklich ekzematöse Proruptionen erhalten, sobald sich Krankheitszustände bei denselben zeigen. Verschieden verhlaten sich endlich die *einzelnen Stellen der Hautoberfläche* gegen die früher zitierten artefiziellen Hautreize. So zeigt die Haut an den Genitalien, im Gesichte, an den Beugen der Gelenke eine geringere Widerstandsfähigkeit gegen angebrachte Hautreize und wird hier leichter von gleichen ekzemtaösen Proruptionen befallen als die Haut an den Streckseiten der Extremitäten, am Stamme und Rücken. Am meisten Widerstand leistet die follikelarme Haut der Flachhand und der Fußsohlen" (HEBRA-KAPOSI: Hautkrankheiten, S. 413—416).

HEBRA beschreibt hier in seinem Grundversuch eine Dermatitis arteficialis, die aus kleinsten Elementen besteht, also DEVERGIEs état ponctueux besitzt, somit rein morphologisch den diffusen externen Erythemen als *Dermatitis eczematosa* gegenübergestellt werden kann. Sieht man das Ekzem rein morphologisch, so kann man wie HEBRA seine Einheit sehen, aus diesem Grunde ist auch hier für die ganze Materie die Bezeichnung *Ekzem* gewählt. Sieht man das Ekzem aber ätiologisch, so erscheint eine Trennung im Begriff notwendig. Klinische Tatsachen reichen weder zu einer vollständigen Trennung noch zu einer vollen Vereinigung von artefiziellem und nicht artefiziellem Ekzem aus und werden niemals ausreichen. Daß eine Unterscheidung gemacht werden soll, scheint schon HEBRA vorgeahnt zu haben, denn er spricht an einigen Stellen von einem Ekzem, das er Eczema arteficiale nennt. Wir folgen HEBRA und lassen das neue und ungewohnte Wort „Dermatitis eczematosa" fallen und identifizieren im folgenden vollinhaltlich, d. h. morphologisch und pathogenetisch seinen Inhalt mit dem Wort *Eczema arteficiale,* während wir als *Dermatitis arteficialis* jene äußeren Dermatitiden bezeichnen, welche *morphologisch* nicht jene Eigenschaften besitzen, die wir vom Begriff Ekzem verlangen.

In HEBRAs Darstellung steht Eczema squamosum an erster Stelle. Dies widerspricht dem anatomischen und wohl auch klinischen Ablauf, indem hier speziell der Parakeratose ein hyperämischer oder entzündlicher Fleck vorausgegangen sein muß.

HEBRA hat erkannt, daß seröse Bläschen des ·Ekzems durch Aufnahme von Leukocyten sich in Pusteln umwandeln können, daß also Ekzeme mit reichlichen Pusteln keine Erkrankungen sind, die mit anderen Namen wie Porrigo favosa, Porrigo larvalis, Impetigo scabida zu benennen sind. Daß HEBRA hierin zu weit ging und primäre Pusteln mit vereiterten Bläschen identifizierte, wurde bereits erwähnt. Das größte Verdienst HEBRAs besteht nach unserer Meinung darin, erkannt zu haben, daß Kratzen und Scheuern zu Ekzem führen kann.

HEBRA sagt darüber:

Mechanische Einwirkungen aller Art sehen wir Ekzeme erzeugen, und zwar sowohl bei gesunden als auch bei kranken Individuen, häufiger allerdings und leichter bei letzteren. Einige derselben sind wohl allerwärts bekannt und werden von niemandem in Zweifel gezogen. Andere werden jedoch oft nicht gehörig gewürdigt und es scheint uns demnach nicht überflüssig, auf dieselben hier aufmerksam zu machen. So sehen wir häufig Bruchbänder, Strumpfbänder, Gürtel, Schmuckgegenstände, als: Ohrgehänge, Armbänder; Kleidungsstücke, als: Schnürleibchen, Unterhosenbänder, Hosenträger, Männer- und Frauenhüte, zu eng anliegende Kleidungsstücke jeder Art an den betreffenden Hautstellen alle Ekzemformen vom squamosum bis zum impetiginosum erzeugen. Weiters wird durch

durch den Druck bei Ausübung gewisser Gewerbe durch die Einwirkung von Werkzeugen, durch Tragen von Lasten usw. die Haut so gereizt, daß ein Ausbruch mannigfacher Ekzemerscheinungen darauf erfolgt. Aber auch das Sitzen und der bei dieser Gelegenheit auf die zwischen Sitzknorren und einer harten Unterlage (dem Sitze) gepreßte Haut ausgeübte Druck, sowie das Liegen von solchen Kranken, die durch lange Zeit das Bett zu hüten genötigt sind, genügt, um Ekzeme hervorzurufen, besonders dann, wenn die betreffenden Individuen noch anderweitig krank, speziell hautkrank sind.

Ein bisher weniger berücksichtigtes, aber nichtsdestoweniger häufiges Moment zur Hervorrufung von Ekzemen gibt das Kratzen der Kranken ab.

An Individuen, welche entweder infolge von äußeren Hautreizen (als Epizoen, Krätzmilben, Kleiderläusen, Filzläusen, Kopfläusen, Wanzen, Mücken) oder infolge mannigfacher innerer Zustände von intensivem Hautjucken geplagt werden, kann man alle das Ekzem charakterisierenden Symptome vom Eczema papulosum bis zum Eczema impetiginosum beobachten.

Nach Feststellung dieser Tatsache wird es um so leichter begreiflich sein, daß bei Gegenwart eines anfänglich nur auf eine kleine umschriebene Stelle beschränkten Ekzems infolge des durch dieses gesetzten Juckens und Kratzens eine Ausbreitung der ekzematösen Proruptionen über die anderen, früher nicht ergriffenen Hautstellen ermöglicht wird. So sieht man z. B. bei Ekzemen an den Unterschenkeln, deren ursprüngliche Quelle in Varikositäten der Venen gefunden wird, nach und nach Ekzem an anderen Hautstellen hervortreten, bei welchen nicht die Varicosierung der Gefäße als veranlassende Ursache angenommen werden kann, an welch letzteren Stellen jedoch aus der Form der ekzematösen Hautstellen (nämlich in langen Streifen) mit Sicherheit hervorgeht, daß die Proruptionen durch das Kratzen bedingt wurden. Diese Beobachtung haben sowohl Ärzte als Laien von jeher gemacht, sich jedoch die Genesis eines solchen Ekzems auf eine unrichtige Weise erklärt. Das Publikum behauptete nämlich, daß die Kranken durch das Kratzen die ekzematöse Flüssigkeit von den kranken auf die gesunden Stellen übertragen und auf diese Weise gleichsam durch Ansteckung eine Weiterverbreitung des Ekzems veranlassen. Daß dem jedoch nicht so sei, geht aus der Tatsache hervor, daß das aus den ekzematösen Stellen hervorquellende Fluidum eben keine Infektionsfähigkeit besitzt (Hebra-Kaposi: Hautkrankheiten, S. 454—455).

Weiter bemerken wir, daß sich nach wiederholtem Kratzen, und zwar an jenen Stellen, wo anfangs Rötung oder Quaddelbildung stattgehabt haben, später nach Schwinden der Hautröte meist papulöse Efflorescenzen zeigen, welche an den Ausführungsgängen der Haarbälge gelagert sind und gewöhnlich die Größe eines Hirse- oder Hanfkornes erreichen. Diese Knötchen verschwinden nicht mehr so schnell als die denselben vorausgegangenen Hautrötungen, sondern bleiben schon durch einige Zeit stabil und stellen jene Efflorescenzen dar, welche man der „papulösen" Scabies als Charakteristicum zugeschrieben hat (Hebra-Kaposi, Hautkrankheiten, S. 530).

Diese Feststellung, so einfach sie auf den ersten Blick erscheint, bedeutet eine große klinische Leistung und in ihr wurzelt außerdem das Wesen des Ekzems. Durch sie stellt Hebra das Ekzem Rayers auf eine ätiologische Basis. Durch die Nebeneinanderstellung mechanischer und chemischer Reize schafft Hebra die Möglichkeit, Rayer und Willan zu vereinigen. Dies war um das Jahr 1860.

Kaposi. Wie Hebra das Ekzem erfaßte, geht daraus hervor, daß Kaposi aus Eigenem nicht viel hinzugeben konnte. Kaposi stellt anatomisch richtig den *erythematösen Fleck* an die erste und *Eczema squamosum* an die letzte Stelle. Nach ihm ist zu entnehmen:

1. Daß die Krankheit mit punktförmiger oder diffuser Rötung und Schwellung der Haut — Eczema erythematosum — oder juckenden Knötchen — Eczema papulosum — beginnt, daß aber das Ekzem über diese niedrigen Stadien hinaus sich nicht weiter zu entwickeln braucht.

2. Daß das Stadium der Bläschenbildung — Eczema vesiculosum — und des Nässens — Eczema rubrum, madidans — die Acme des Prozesses darstellt.

3. Daß die Krustenbildung — Eczema impetiginosum et crustosum — und das Stadium der roten, schuppenden Fläche — Eczema squamosum — nur Rückbildungsformen des Ekzems sind, und endlich

4. daß das akute Ekzem einen zyklischen Verlauf bekundet. Durch Kaposi kommt neu hinzu, daß das Springen des Ekzems auf dem Wege des Reflexes zustande kommt; hier ist pathogenetisch ausgedrückt, was Hebra klinisch

damit andeutet, daß bei Gegenwart eines beschränkten Ekzems durch Jucken und Kratzen die Ausbreitung auf andere Körperstellen bewirkt wird. HEBRA deutet am Schluß seiner Ekzemklinik den Nervenweg an. KAPOSI tritt energischer dafür ein. KAPOSI ist fast mehr Unitarier als HEBRA, nennt das Eczema arteficiale idiopathisch, die übrigen Ekzeme symptomatisch als Folge oder Reflex eines krankhaften Zustandes des Organismus.

Durch die Wucht der Tatsachen und der Persönlichkeit HEBRAs, später von KAPOSI intensiv verfochten, erhält sich die geschaffene Einheit einige Zeit, bis es wieder zur Teilung kommt. Von jetzt an geht die Spaltung tiefer und greift gleichsam auf das Innere über. Für HEBRA ist Ekzem, was wie Ekzem aussieht, gleichgültig, ob es aus Sublimat, Sonne, Pediculi oder aus unbekannter Ursache entsteht. Für HEBRA sind in den gewählten Beispielen Sublimat, Sonne, Kratzen, Pediculi, Kratzen aus unbekannter Ursache gleichwertige äußere Schädlichkeiten! Stellt man sich auf einen anderen Standpunkt, so sind die Hautveränderungen, die als *Ekzematisation* und nicht als Ekzem zu bezeichnen wären, entweder der Effekt einer das Hautorgan treffenden Schädlichkeit (KAPOSIs idiopathisches Ekzem) und sie verschwinden, wenn das krankmachende Agens wegfällt oder die Ekzematisation dauert fort, nachdem die äußere Schädlichkeit fortgefallen: es bilden sich bei disponierten Individuen neue Hautveränderungen, sie breiten sich aus; am Ursprungsort, aber auch an anderen Stellen kommt es ohne weiteren äußeren Grund zu Besserungen oder Verschlechterungen, zur bleibenden chronischen Veränderung. In allen solchen Fällen macht sich deutlich der krankheitserregende Einfluß des inneren Milieus bemerkbar und die Hautveränderung — Ekzematisation — ist ein Symptom einer Konstitutionskrankheit, der Krankheit *Ekzem*. Dies ist im Wesen die Auffassung BESNIERs.

BESNIER kennt keine spezifische ekzematöse Disposition und keine speziellen, nur einer Diathese zukommenden Ekzemformen. Alle Dyshämien und Dyskrasien, alle materiellen und funktionellen Nervenstörungen, alle Ernährungsstörungen und Exkretionsstörungen der Organe, alle humoralen und durch Intoxikation im weitesten Sinne entstandenen Störungen spielen gleichmäßig eine Rolle. Den äußeren Ursachen kommt bei aller speziellen Wichtigkeit nur eine sekundäre Bedeutung in der Genese zu. Die lokalen Einwirkungen von Acarus scabiei, von chemischen Agenzien und gewerblichen Stoffen, von Sonnenlicht, von Temperaturschwankung, von traumatischen Vorgängen können nicht Ekzem als Krankheit hervorrufen. Die ätiologische Bedeutung von Traumen jeder Art ist von Wesenheit für das Zustandekommen von Ekzematisation und für deren Lokalisation; aber für die wirkliche Pathogenese der Krankheit Ekzem ist sie von sekundärer Bedeutung und kann nicht unter den eigentlichen Ekzem hervorrufenden Ursachen figurieren. Im wesentlichen ist nach BESNIER WILLANs Ekzem Dermatitis externa, das Ekzem RAYERs auch nicht Ekzem, aber als Ekzematisation doch eher ein Symptom der Ekzemerkrankung aus innerem Milieu.

Viel weiter in der ätiologischen Beurteilung ging HARDY vor BESNIER. Für HARDY ist Ekzem Symptom einer inneren Diathese. Es gibt verschiedene Formen der Diathese. Die Diathèse dartreuse geht mit Éruptions dartreuses einher. Die Charaktere dieser Eruptionen sind: 1. Nichtkontagiosität, 2. verschiedene Elementarläsionen, die im Rete Malpighi, und zwar in dessen Tiefe sitzen, 3. Neigung zu flächenhafter Ausbreitung, zu chronischem Verlauf, zu Rezidiven, 4. zu starkem Jucken, 5. Abheilen ohne Narben, 6. sehr häufige Vererblichkeit. In diese Gruppe gehören: 1. Das Ekzem, 2. Impetigo, 3. Lichen, 4. Pityriasis, 5. Psoriasis. — Hier liegt gegenüber HEBRAs klarer Auffassung klinisch und begrifflich ein großer Rückschritt vor.

Auch Brocq, dieser ausgezeichnete Kliniker, bedeutet begriffliche Verwirrung, anderseits seit Hebra den größten Fortschritt. So wie Hardy unterscheidet auch Brocq mehrere Formen der Diathese. Allen diesen verschiedenen Diathesen entsprechen auch verschiedene Formen des Ekzems. Im Gegensatz zu Hebra sieht Brocq das Ekzem gleichsam von innen nach außen. Brocq trennt zwar über Hebra hinaus die Impetigo vom Ekzem, er trennt weiter ab alle externen Ekzeme (auch das Eczema seborrhoicum), dafür beschreibt er dann Typen, die auf einer vollkommen hypothetischen ätiologischen Ursache basieren. a) Bei Arthritikern ein Eczéma erysipelatoide récidivant, sehr häufig ausgehend von einem chronischen Ekzemfleck; ein Eczéma sec. (forme avortée), ein Eczéma cannellé der Handrückenfläche, Eczéma craquelé der Streckseiten der Extremitäten. b) Ein Eczéma des lymphatiques, strumeux, tuberculeux, scrophuleux. c) Ein Eczéma nerveux als Dentitionsekzem oder als Trophoneurose oder infolge von Chok usw.

Unna ist Verwirrung und Fortschritt gleichzeitig. Unna ist Dualist, vielleicht um das, was er Ekzem nennt, frei zu bekommen, wohl aber auch etwas aus Opposition gegen Hebra. Sein Dualismus stützt sich auf die Geschichte und ist radikaler, weil er Dermatitis arteficialis nicht nur auf chemische Schädlichkeiten, sondern auch auf Körpersekrete: Schweiß, Seborrhöe, Parasiten zurückführt. Sein Dualismus ist zu weitgehend, führt aber zum Fortschritt, weil er zu seinem Eczema seborrhoicum führt. Bei der Intertrigo, Miliaria, Dysidrosis sind seine Bedenken bezüglich restloser Vereinigung mit Ekzem ebenso richtig wie bei der chemischen Dermatitis. Doch ist seine präekzematöse Dermatitis dann ein Titel ohne Mittel, wenn die Dermatitis nicht in Ekzem übergeht. Jedoch enthält auch sie einen wahren Kern. Sein wahres Ekzem, welches das Ekzem Rayers ist, ist deshalb so schwer heraus zu erkennen, weil seine Anfangsstadien wenig glücklich beschrieben sind, zu wenig vom gewöhnlichen Scheuerungseffekt getrennt sind, weil bei ihm das schuppende Erythem eine zu große, der Status punctosus, den er anatomisch für das Ekzem als charakteristisch festlegt, klinisch eine zu kleine Rolle spielt. Was von seinen Anfangsstadien gilt, gilt noch mehr vom Verlauf, indem bei seinem pruriginösen und lichenoiden Ekzem zu wenig der Anteil des Ekzems von dem der Lichenifikation getrennt ist. Sein Ekzem ist endlich in der Wurzel angreifbar, weil seine Primärefflorescenz eine bakteritische sein soll. Aus strenger bakteriologischer Schule in die Dermatologie kommend, kam Referent seinerzeit zu dem Schluß, daß Bakterien in der Ätiologie des Ekzems keine Rolle spielen. Seither sind Jahre vergangen. Der Satz ist nicht widerlegt worden, noch bin ich selbst daran jemals irre geworden. Das was seither im bakteriologischen Sinne gesagt wurde, hält einer strengen bakteriologischen Kritik nicht stand und es erübrigt sich heute, den Kampf gegen Unnas ätiologische Ansicht in dem Ausmaß zu führen, wie das noch Neisser in seinem Referate getan hat. Es erübrigt sich aber auch heute, den Kampf Neissers, Picks, Kaposis u. a. gegen Unnas Eczema seborrhoicum zu führen. Eczema seborrhoicum ist heute ein anerkannter Begriff. Anatomisch wird durch Unna der Status punctosus Dvergiese für alle Formen des Ekzems festgelegt, vom punktförmigen Ödem der Epidermis, Unnas Status spongiosus, über das Bläschen zur punktförmigen Kruste und Parakeratose. Gestützt auf anatomische Kenntnisse versucht Unna eine chemische ziel- und zweckbewußte Therapie aufzubauen.

Hebra sagt am Schlusse seiner Ekzempathologie:

„Aus dem symmetrischen Auftreten der Ekzeme, gewöhnlich an beiden Körperhälften gleichzeitig, läßt sich auf eine uspüngliche Beteiligung des Nervensystems schließen. Die fortgesetzten Studien über Hautkrankheiten haben gelehrt, daß die Verteilung und Ausbreitung der Hautnerven sowie die Spaltrichtung der Haut auf die Gestaltung und Verteilung der Efflorescenzen influenzieren und bei der Formierung der einzelnen Krankheitsbilder die Hauptrolle spielen, wie z. B. beim Zoster, bei der Variola, bei den Syphiliden dies evident nachweisbar ist, und es wird deshalb kein zu gewagter Schluß sein, wenn wir uns zu dem Ausspruch berechtigt glauben, daß auch bei der Ekzemerzeugung die krankhafte Innervation die Hauptrolle spiele. Die Beantwortung der allenfalls noch weiteren Frage, wodurch denn wieder die Anregung des Nervensystems bewirkt werde, müssen wir schon vorderhand unbeantwortet lassen, indem uns hierfür keine stichhaltigen Beobachtungen zur Verfügung stehen" (Hebra-Kaposi: Hautkrankheiten, S. 463). Hebra zitiert hier unter dem Strich Dr. Albert Eulenburg: *Über cutane Angioneurose.* Berlin. klin. Wochenschr. 1867. Nr. 17 u. d. f. und Heinrich Gustav Triesch: *Über den Einfluß des Nervensystems auf Erkrankungen der Haut.* Inaug.-Diss. Marburg 1872.

Was hier bei Hebra hypothetisch angedeutet ist, wird bei Leloir zum Leitmotiv und Einteilungsprinzip. Bei Hebra bleibt die Frage offen, in welcher Weise der Nerv bei der Entstehung beteiligt ist. Bei Leloir sind es zentrale und periphere Nervenvorgänge, wobei er sich auf Nervenveränderungen in der *Ekzemhaut* stützt, die er ähnlich wie Colomiatti und Camberini in der Ekzemhaut gefunden haben will. Er deutet sie als Neuritis, die in Verbindung mit entzündlicher Alteration der Capillaren der Grund des Ekzems sein sollen. Man muß Neisser recht geben, wenn er sagt, daß solche Veränderungen, falls sie sich wirklich nachweisen ließen, nicht erkennen lassen, ob sie primär auslösend, ob sie sekundär durch die Entzündung bedingt sind. Daß Ekzem die Folge einer Neuritis ist, ist nicht aufrecht zu halten. Es kommen nur funktionelle neurotische Vorgänge in Betracht und auch Leloir reiht das Ekzem in seine zweite Gruppe der Dermatoneurosen ein:

I. Dermatoneurosen mit anatomisch konstatierten Veränderungen.

II. Dermatoneurosen ohne bisher nachweisbare anatomische Veränderungen.

Diese II. Klasse enthält weiter: 1. Dermatoneuroses réflexes (durch Dentition, Uterinanomalien) infolge einer simple excitation passagère des centres nerveux, secondaires à des irritations nerveuses periphériques. 2. Dermatoneuroses par choc moral. „Während bei einem gesunden, nicht prädisponierten Individuum Choc moral höchstens vasomotorische oder die Drüsensekretion verändernde oder passagere Hautphänomene bewirken kann, wird bei einem disponierten der Choc moral zwar qualitativ ähnliche, aber ausgeprägte, permanente Affektionen hervorrufen, ebenso wie äußere Reize bei prädisponierten Individuen Ekzem, bei nicht prädisponierten vorübergehende Irritation bewirken werden." Leloir schließt aus Hautleiden (auch Ekzem) auf noch unentdeckte Nervenleiden.

Auch Bulkley vertritt die nahen Beziehungen der Ekzeme zu neurotischen Vorgängen. Er schließt diese aus 1. anatomischen und physiologischen Beziehungen der Nerven zur Haut, 2. aus *klinischen* Gründen, und zwar aus nicht nur post, sondern auch propter hoc zu deutenden Beobachtungen von Ekzem bei Neurasthenie, aus Ekzem als Folge nervöser und psychischer Choks oder als Reflexphänomen von internem (Dentition, Intestinalreizung) oder peripherem Ursprung oder als Produkte organischer oder funktioneller Neurosen (Encephalo- und Myelopathien); endlich findet er ein Moment für seine Anschauung in dem Nutzen, den teils interne, teils elektrische Behandlung ausüben, ein Standpunkt, den in Deutschland Lewin schon vorher vertreten hat. In all den genannten nervösen Krankheiten sollen — nach den bisherigen Kenntnissen in die peripheren Nerven zu lokalisierende — Nerveneinflüsse sowohl Ekzem bedingen wie auch unterhalten und frische Rezidive veranlassen können. Bulkley und Leloir erblicken die Ursache wesentlich in einer trophoneurotischen, d. h. die Ernährung und Reparation beeinträchtigenden Einwirkung; die Herabsetzung des trophischen Einflusses soll, in Anlehung an Vulpian, entweder direkt (durch Zerstörung der Nervenfasern als trophischer Zentren) oder reflektorisch (durch Herabsetzung der Tätigkeit der trophischen Zentren) entstehen.

Neisser hält in seinem Referat gegenüber dieser trophoneurotischen Hypothese die größte Reserve für geboten, weil man dermatologisch doch eigentlich die vasomotorische Beeinflussung sieht. Bei seinem später beobachteten urticariellen Ekzem tritt Neisser bekanntlich voll und ganz für den vasomotorischen Ursprung ein. Auch uns erscheint die trophoneurotische Hypothese in der Form, wie sie Leloir und Bulkley bringen, speziell für das Ekzem nicht annehmbar; manches in ihr wird brauchbarer, wenn man in die Vasomotoren indirekt die Ernährung verlegt.

Auch Schwimmer vertritt die Ansicht, daß Ekzem eine trophische Knötchenerkrankung ist. — Er zitiert Fälle von gleichzeitigem Auftreten von Neuralgien und Ataxien mit Ekzem; er glaubt entschieden, eine Lokalisation des Ekzems entsprechend dem Verlauf einzelner Nervenzweige annehmen zu können, legt auf die Symmetrie einen ganz besonderen Wert und verwertet das Jucken als eine Hyperästhesie für seine Anschauung. Durch das betonte Jucken bringt Schwimmer unbewußt das Ekzem an die Neurodermitis und an unsere eigene Ansicht heran.

Th. Veiel beschreibt 1887 seinen bekannten Fall von Sonnenekzem:

„Patientin 56 Jahre alt. Im 24. Jahre trat zum ersten Male im April nach einem Spaziergang im Sonnenschein eine starke Anschwellung des Gesichtes ohne jegliche nachweisbare Veranlassung auf. Es waren rote „nesselsuchtartige" Beulen mit starker Anschwellung der Augenlider verbunden, welche beim Aufenthalt im Zimmer nach etwa 4 Tagen schwanden. In den folgenden Wochen brachte jeder Gang ins Freie bei hochstehender Sonne, einerlei ob bei bedecktem oder unbedecktem Himmel, die Anschwellung wieder. Erst im Juni nach 6 Wochen ließ die Empfindlichkeit der Haut nach und konnte Patientin wieder ausgehen.

Im Frühjahr des nächsten Jahres kehrte derselbe Reizzustand wieder und dauerte bis tief in den Sommer hinein. Der Herbst und Winter war frei.

Dies wiederholte sich jedes Frühjahr, dauerte aber jedes Jahr länger; die freien Zeiten wurden immer kürzer, die Infiltration der Haut, bei dem Anfall immer stärker und auf der Höhe des Anfalls trat Nässen hinzu. Die Spontanheilung nahm immer mehr Zeit in Anspruch.

Seit 15 Jahren, dem 41. Lebensjahr der Patientin fielen die Winterpausen aus, doch trat stets eine Verminderung der Reizbarkeit der Haut in den beiden Monaten des niedersten Sonnenstandes ein. Schon Ende Januar trat die Verschlimmerung wieder auf.

Bei beständigem Aufenthalt im Zimmer mit geschlossenem Fenster blieb die Haut ruhig, doch war die dem Fenster zugekehrte Seite des Gesichts, wie ich dies auch später während des Aufenthaltes der Patientin in meiner Heilanstalt wiederholt konstatieren konnte, stets in einem leichten Reizzustande, der sich durch das Vorhandensein eines papulösen Ekzems kundgab. Wenn man den Stuhl und Arbeitstisch der Patientin drehte, so daß die andere Gesichtshälfte dem Fenster zugekehrt war, wurde die vorher gereizte Wange ruhig, die andere zeigte am folgenden Tage das papulöse Ekzem. Hielt sich die Patientin in der Mitte des Zimmers fern vom Fenster auf, so schwand jeglicher Reizzustand.

Kurz vor Sonnenuntergang und nachts konnte sie bei jedem Wind und Wetter ausgehen, selbst bei den schärfsten Ostwinden blieb die Haut ganz ruhig.

Alle Waschwasser, alle Salben, alle inneren Mittel, die sie gebrauchte, waren ohne Erfolg.

Im letzten Herbst trat während des Aufenthaltes im Zimmer ein papulöses, stark juckendes, chronisches Ekzem des Gesichtes und der Hände auf, welches die Patientin veranlaßte, in meiner Heilanstalt Hilfe zu suchen.

Ich legte mir nun die Frage vor, welche von der Sonne ausgehenden Strahlen sind es, welche das Ekzem hervorrufen.

Die Wärmestrahlen konnten es nicht sein, denn die Patientin kann sich ohne Schaden am heißen Herde, am heißen Kaminfeuer oder am stark überheizten, stark strahlenden Ofen aufhalten.

Sind es die Lichtstrahlen?

Patientin kann sich dem intensivsten Kerzen- und Lampenlicht ungestraft aussetzen.

So blieben mir nur noch die chemischen Strahlen übrig. Eine bei einem Photographen eingezogene Erkundigung ergab, daß die Photographen die chemischen Strahlen des Sonnenlichtes am besten durch ein gesättigt rotes Papier ausschalten, das vor die Lichtöffnung ihrer Dunkelkammer gebracht wird.

Es gelang mir, einen dichten seidenen Schleier von ganz derselben Farbe zu finden, der doppelt zusammengelegt für den Träger noch gut durchsichtig war.

Unzweifelhaft stellte sich heraus, daß der rote Schleier die Einwirkung der chemischen Strahlen am meisten verhindert, wenn, wie zu erwarten war, auch nicht vollständig aufhob.

Nun gab ich der Patientin den Schleier und schickte sie bei höher stehender Sonne ins Freie. Der Schleier bewährte sich vorzüglich. Patientin, die im Juli zwischen 8 und 9 Uhr morgens das Zimmer keine 2 Minuten ungestraft verlassen konnte, bewegte sich Ende August zwischen 10 und 11 Uhr vormittags wiederholt 40 Minuten lang im Freien, ohne Schaden zu nehmen.

Vielleicht dürfte es sich nach diesen Versuchen auch empfehlen, die bei Gebirgstouren zum Schutze der Haut getragenen blauen Schleier durch rote zu ersetzen, da bekanntlich die blaue Farbe am wenigsten Schutz gegenüber den chemischen Strahlen der Sonne verleiht.‟

A. NEISSER hatte auf dem dritten Kongreß der Deutschen dermatologischen Gesellschaft 1891 Gelegenheit, in seinem Referate zur Ekzemfrage Stellung zu nehmen. NEISSER ist Unitarier wie HEBRA. Was auf der Haut als Ekzem erscheint, ist Ekzem, i. e. eine ganz bestimmte Krankheitsform, eine Lésion cutanée spéciale nach BAZIN. Wesentlich erscheint beim Ekzem die Epithelalteration als Ausdruck eines desquamativen epithelialen Katarrhs. NEISSER nennt 1. typische Ekzeme, die akuten Ekzeme, die an Ort und Stelle ohne Rezidive heilen, 2. atypische, alle anderen chronischen Ekzeme. Chronische Ekzeme sollte man mit AUSPITZ vorwiegend Ekzeme mit Hautverdickung nennen und sie den Ekzematosen gegenüberstellen, welche sich durch mehr oder weniger akute und häufig sich wiederholende Ausbrüche charakterisieren. Anatomisch ergeben sich keine Unterschiede unter den Ekzemen aus verschiedenen Ursachen. Ekzem ist Entzündung ohne besonderen formativen Reiz, hingegen mit frühzeitigen Veränderungen im Epithel. Die Entzündung kann aufgefaßt werden als reaktive auf die Epithelveränderung (WEIGERT) oder als Folge direkt auf die Gefäße wirkender Entzündungsreize, welche eine Alteration der Gefäßwand bewirken. Bei unbekannter Ursache scheint die Epithelalteration NEISSER nicht allein sekundäre Folge des entzündlichen Transsudationsvorganges zu sein, anderseits kann man sich die Ekzemursache nicht direkt von innen auf das Epithel wirkend denken, weil die Hautgefäße das Agens zur Haut bringen, also früher betroffen sein müssen; höchstens wenn man an direkt trophoneurotische Ekzemursachen denkt, wäre ähnlich wie bei Herpes zoster eine primär epitheliale interne Ekzempathogenese denkbar. Falls man nervöse Vorgänge annimmt, sind die Fragen ungelöst: 1. ist die periphere Nervenalteration eine rein funktionelle, bedingt durch die abnormen Infiltrationsverhältnisse im Papillarkörper um die Nerven herum? 2. Oder ist an den Nerven — auch anatomisch nachweisbar — eine Abnormität vorhanden und hat dann diese „Neuritis‟ eine aktive Rolle im ekzematösen Prozesse? Letztere Annahme erscheint unwahrscheinlich.

Primäre Ursachen des Ekzems sind: 1. mechanische, 2. chemisch von außen wirkende, 3. chemisch von innen wirkende, 4. Mikroorganismen aus der Klasse der Bakterien und Mycelpilze und tierische Parasiten, 5. nervöse Momente (sind hypothetisch und unbewiesen).

Weiter muß man die Ursachen der Ekzeme unterscheiden in:

I. Die aufgezählten eigentlichen Ursachen des Ekzems,

II. die prädisponierenden, für die I. vorbereitenden Momente,

III. die Umstände, welche die Chronizität eines Ekzems bedingen.

Der Gruppe II — prädisponierend — gehören an: a) Allgemeinzustände wie Kachexien, Anämien, Anomalien im Gewebsaufbau (lymphatische, skrofulöse

Diathese), Stoffwechselanomalien (Gicht, Diabetes usw.). b) Lokale Zustände der Haut wie Seborrhoe, Prurigo, chronische Psoriasis, Dermatitiden anderer Art; abnormer Gefäßtonuszustand, wie er durch die Dentition der Kinder bedingt ist, oder vasomotorische Neurosen, wie sie bei Erwachsenen, den leichten Formen des akuten Ödems entsprechend, auftreten.

Ad III. Umstände, welche die Chronizität bedingen: 1. Ein *primär* wirkendes, *chemisches* oder *mechanisches* Agens ist nicht nur momentan wirksam, sondern fortdauernd oder sich oft wiederholend; bisweilen in unerkannter und trotz sorgfältigster Beobachtung lange Zeit unaufgeklärter Weise.

2. Durch die *primäre*, vielleicht einmalige Einwirkung *chemischer* und *mechanischer* Momente entstandene Gewebsschädigungen machen sich zwar nicht sofort bemerkbar, bleiben aber noch lange Zeit an der primären Einwirkungsstelle bestehen und machen sich immer wieder geltend, wenn neue begünstigende Momente hinzutreten; oder ein einmal vorhandenes Ekzem heilt nur scheinbar ab, hinterläßt aber trotz Rückkehr zur normalen Farbe und Konsistenz der Haut geschädigte Zellen oder irritable Gefäße, so daß schon an sich und für gesunde Haut unschädliche Einflüsse das Ekzem wieder zum Vorschein bringen können. Ein wesentlicher Teil der Gewerbeekzeme mit ihren fortwährenden Rezidiven kommen sicherlich auf diese Weise zustande.

3. *Die Weiterverbreitung* akuter Ekzeme wird in manchen Fällen dadurch zustande kommen, daß die bei der ersten einmaligen Einwirkung *chemischer, mechanischer* Momente entstandene Gewebs- und Gefäßschädigung, wenn auch unmerklich, auf größere Dimensionen verbreitet war, als die erste, der am intensivsten getroffenen Stelle entsprechende Ekzemausbreitung vermuten ließ.

4. Wo Mikroorganismen als primäre Ekzemerreger im Spiele sind, ist sowohl das fortwährende Rezidivieren als die Weiterverbreitung leicht erklärlich.

Sekundär können den Verlauf des Ekzems ebenfalls die allerverschiedensten Verhältnisse beeinflussen, welche

A. in den durch das Freiliegen einer Ekzemfläche selbst bedingten Verhältnissen,

B. in dem Zustande des erkrankten Organismus begründet sind.

Ad A. In der erst erwähnten Richtung sind etwa folgende Umstände wirksam:

a) Mikroorganismen können einwandern, die Exsudation unterhalten, die Verhornung der Epithelien stören; chemische Agenzien, deren Einwirkung der Beruf oder die tägliche Gewohnheit (Wasser, Seife) mit sich bringt, wirken als permanente Entzündungsursachen und Macerationsmittel.

b) Durch das Fehlen der deckenden Hornschicht und oberflächlichen Epithelschichten entwickeln sich abnorme *nervöse* Reizzustände *vasomotorischer wie sensibler* Art. Speziell das *Juckgefühl* kommt in Betracht, welches zum Kratzen führt, das in einem Circulus vitiosus wiederum zur Verstärkung des lokalen Krankheitsprozesses und nun erst recht zu stärkerem Juckreiz Anlaß gibt. Auch die *Gefäßwände selbst* können eine länger dauernde Alteration erleiden, welche die Rückkehr der entzündeten Gefäße zur Norm erschwert oder verhindert und demnach einen chronischen Verlauf bedingt.

c) Die topographische Lokalisation eines Ekzems kann die Ursache sich anschließender Chronizität sein. Die Reibung aufeinanderliegender Flächen kann als mechanischer Reiz weiter wirken; dauernde Irritation durch das Sekret eines stark sezernierenden Nasenkatarrhs unterhält ein Oberlippenekzem; ein Analekzem wird zu einem chronischen durch den ständig wirkenden Reiz der Defäkationen usw.

Ad B. Im Organismus liegende Momente, welche den weiteren Verlauf eines Ekzems beeinflussen, können sein:

I. *Örtlicher Natur*, z. B. 1. Varicositäten oder 2. durch ungünstige Lokalisation bedingte Zirkulationsverhältnisse (Summation von Stauungshyperämie mit der entzündlichen Hyperämie bei Unterschenkelekzem) oder 3. funktionelle Abnormitäten im Hautorgan (starke Seborrhöe, abnorm entwickelte zur Anämie führende Adipositas) wirken ungünstig auf den Ablauf der Entzündung; 4. Erweichung der Hornschicht durch Maceration, durch Hyperhidrosis und Seborrhöe verhindern die Reparation normaler Horn- und Epithelschichten und sind *externe* Momente, welche die Chronizität eines durch externe Ursachen entstandenen Ekzems bedingen.

II. Nicht mindere Bedeutung für den Ablauf der Hautkrankheiten können *interne* Verhältnisse bedingen:

a) Durch reflektorische Einflüsse entstandene vasomotorische Hyperämien, die sich zur entzündlichen hinzugesellen, diese steigern, wieder anfachen, z. B. bei der Dentition, bei Uteruserkrankungen, Darmstörungen usw.

b) Auf Intoxikationen (im weitesten Sinne des Wortes genommen), auf abnorme Beimischungen zu den Körperflüssigkeiten zurückzuführen ist der so häufig eminent chronische Verlauf der Ekzeme bei Diabetes (bei dem auch der starke Juckreiz eine große Bedeutung hat), bei der Arthritis und vielleicht bei anderen weniger abgegrenzten, aber deshalb nicht weniger bedeutsamen allgemeinen Ernährungsstörungen, bei chronischen Darmleiden, bei Nierenerkrankungen usw.

Vielleicht auch auf *abnorme Strukturverhältnisse* im Organismus sind die sog. skrofulösen Ekzeme zurückzuführen, d. h. also Ekzeme bei „lymphatischen" Individuen. Denn es ist — obwohl eine materielle Grundlage für diese Anschauung bislang noch fehlt — doch eine wohl allgemein anerkannte Tatsache, daß bei solchen Individuen eine größere Lädierbarkeit der Haut und Schleimhäute besteht, und daß bei ihnen lokale Entzündungen leichter entstehen, schlechter ablaufen und mehr zu Rezidiven neigen als bei normalen Individuen.

„Das, was ich hier versucht habe, in einer etwas geordneten Form zusammenzustellen, ist durchaus nichts Neues. Im großen HEBRAschen Lehrbuche finden wir alle diese Gesichtspunkte nicht weniger scharf und deutlich hervorgehoben, d. h. *wir finden als Ekzemursachen und als wesentliche Momente*, welche den Ablauf des Ekzems und seine Chronizität *bedingen, sowohl* äußere Ursachen als auch — wenn auch in zweiter Reihe — in großer Zahl *innere, im Organismus liegende Momente* aufgeführt" (NEISSER: Referat. S. 126—129).

In seiner Zusammenfassung teilt NEISSER die Ekzeme ein:

1. *Eczema acutum circumscriptum*, durch beliebige äußere Ursachen hervorgerufen (LELOIRs Dermites artificielles aczématiformes), zu dem wir auch die vielleicht als parasitär sich herausstellenden akuten Ekzeme rechnen werden (LELOIRs Dermatitis parasitaires eczématiformes).

2. *Eczematosis*, um für die akuten und subakuten multiplen mit und nacheinander auftretenden, zu einer langwierigen Krankheit sich aneinanderreihenden Eruptionen einen Namen zu haben. Hier wird eine Trennung möglich sein, je nachdem bekannte oder vermutete *äußere* Ursachen die *Hauptrolle* spielen, je nachdem es sich *wesentlich* um verminderte Resistenz des Gesamtorganismus gegen externe Einwirkung handelt, je nachdem wirklich *innere* Ursachen als die Ekzemerreger nachweisbar sind.

3. *Das lokalisierte chronische Ekzem* wird nur so lange in dieser Klasse bleiben, als der in den obersten Hautschichten sich abspielende akzematöse Vorgang klinisch überwiegt über die pachydermatische Infiltration und Hyperplasie des Bindegewebes.

Dieser ganzen Ekzemklasse gegenüber steht eine Klasse von *parasitären Dermatitiden*. welche die 1. Mycosis trichophytina, 2. die Mycosis (sive Eczema) seborrhoica, 3. Pityriasis rosea, 4. das sog. Eczema folliculare der Engländer, 5. die Psoriasis, 6. schließlich auch die Epithéliomatose eczématoide de la mamelle, indem ich diese BESNIERsche Bezeichnung für die PAGETsche Erkrankung an dieser Stelle akzeptiere, enthält (NEISSER, Referat S. 156—157).

P. J. PICK: Zur Pathologie des Ekzems 1891.

PICK ist Unitarier. Erkrankungen, die ihrer Morphe nach nicht Ekzeme sind, sind hier auszuscheiden, so wie bereits das Eczema marginatum, die Impetigo, die Keratosis palmar., Dyshidrosis, die PAGETsche Krankheit abgetrennt sind. Beim Eczema seborrhoicum handelt es sich um Kombinationen von Seborrhöe und Ekzem. Die zeitliche Aufeinanderfolge könnte wiedergegeben werden durch die Bezeichnung Eczema seborrhoicum oder durch Seborrhoea eczematosa. Ekzem ist keine bakteritische Erkrankung. Ekzem ist eine katarrhalische Entzündung der Haut und Erguß eines vorwiegend serösen Exsudates an die Oberfläche, während bei den erythematösen Entzündungen die vasomotorischen Symptome vorwiegen.

BLASCHKO teilt die gewerblichen Hautaffektionen in zwei große Gruppen: 1. Dermatosen mit akuten erythematösen Hautentzündungen, 2. mehr chronisch verlaufende, in ihrem klinischen Bild dem gewöhnlichen Ekzem außerordentlich nahestehende Affektionen. Die erste Gruppe entsteht durch Gifte, welche auf die Gefäße wirken und zwar durch direkte oder indirekte Einwirkung von Stoffen, deren Hauptwirkung in einer mehr oder minder intensiven Zerstörung der Epidermis besteht. Manche Gifte können in doppelter Weise wirken, wie Terpentin, Carbol, sie schädigen die Epidermis und wirken auf die Gefäße.

Wir haben NEISSERS Referat ausführlich gebracht, weil es das Wissen in der Ekzemfrage bis zum Jahre 1891 enthält; an dieses schließt sich das umfassende Referat RIECKES an (Praktische Ergebnisse auf dem Gebiete der Haut- und Geschlechtskrankheiten. 1. Jg.). Es umfaßt die Arbeiten bis 1910 und wird in unseren weiteren Ausführungen vielfach benützt. In der Fortsetzung bis zur Gegenwart wird auf die chronologische Folge der einzelnen Publikationen verzichtet und zusammenfassend mit dem Namen des Autors seine Stellung zum Ekzem wiedergegeben, wie sie sich aus einzelnen oder meist mehrfachen Äußerungen des betreffenden ergibt.

WOLTERS: *Ein Fall von Sonnenekzem.*

„Patientin 38 Jahre alt. Vor etwas über zwei Jahren trat plötzlich, als Patientin sich an einem warmen Frühlingstage der Sonne längere Zeit ausgesetzt hatte, eine starke Anschwellung des ganzen Gesichtes ein mit intensiver Rötung und heftigem Jucken. Der gleiche Prozeß befiel auch die beiden Handrücken und Unterarme, soweit dieselben nicht von den Ärmeln bedeckt gewesen. Am folgenden Tage näßten die befallenen Hautpartien sehr stark. Die ganze Affektion heilte ohne Therapie in der Zeit von einigen Wochen ab. Während das Ausgehen bei bedecktem Himmel ohne Schaden ertragen wurde, rief jeder Ausgang bei strahlender Sonne einen heftigen Anfall von akutem Ekzem hervor, so daß Patientin in ihrer Tätigkeit recht beschränkt wurde. Im Spätherbst wurde die Empfindlichkeit gegen die Sonne geringer und verlor sich im Winter vollständig. Das nächste Frühjahr brachte aber nach jedem Ausgang bei Sonnenschein heftigen Ekzemausbruch, der selbst nicht durch Bedecken des Gesichtes mit einem Tuche verhindert werden konnte. Im weiteren Verlaufe des Jahres konnte Patientin auch bei bedecktem Himmel nicht mehr ausgehen ohne, wenn auch in geringerer Weise, von dem Leiden befallen zu werden. Da die jedesmalige Erkrankung mit heftigen linksseitigen Kopfschmerzen einherging und in weiterem Verlaufe trotz aller angewendeten Vorsichtsmaßregeln wie Schleier und Tücher nicht zu hemmen war, wurde Patientin in der Ausübung ihres Berufes schwer geschädigt. Obwohl der Winter wieder ein fast völliges Erlöschen der Affektion brachte und auch die durch die häufigen Ekzeme gerötete und an den Händen verdickte Haut unter Anwendung verschiedener Salben sich besserte, entschloß sich Patientin, da das Frühjahr von neuem und in noch stärkerem Maße ihr Leiden zurückbrachte, sich in die Klinik aufnehmen zu lassen. Nachtragend möchte ich noch bemerken, daß Patientin gegen Lampen-, Gas- und Kerzenlicht absolut unempfindlich ist, und die Ofenwärme, speziell die strahlende Wärme des Herdfeuers usw. ohne Schaden erträgt.

Um ihre Erkrankung deutlich zu demonstrieren, hatte Patientin, ohne die geringsten Vorsichtsmaßregeln zu treffen, ihre fast siebenstündige Eisenbahnreise nach Bonn unternommen. Sie langte nachmittags mit stark gerötetem ödematösen Gesichte bei uns an, Gesicht und Hals, soweit die Sonne eingewirkt, war besät von miliaren Bläschen. Es bestand intensiver linksseitiger Kopfschmerz und leichtes Tränen des linken Auges. Die Hände, die durch dicke Lederhandschuhe geschützt waren, zeigten keine Rötung, boten aber in ihrer leichten Schuppung und Verdickung das Bild eines chronischen Ekzems. Außerdem bestand auf dem behaarten Kopfe leichte Seborrhöe mit Borkenbildung und ziemlich starke Abschuppung, die Patientin seit etwa einem Jahre bemerkte.

Die Haut auf dem übrigen Körper war normal. Innere Organe normal, Urin nicht pathologisch.

Durch Salicylpuder wurde nun das akute Ekzem des Gesichtes vorerst in Abheilung gebracht, die stark verdickte Haut der Hände mit Salicylwasserumschlägen behandelt und auf dem Kopfe nach Entfernung der Borken und Schuppen Schwefellanolin in Anwendung gezogen.

Als unter dieser Therapie die Affektion zurückgegangen war, ging Patientin auf $^1/_2$ Stunde heraus, nachdem sie vorher das Gesicht eingepudert hatte. Ungefähr eine Stunde nachher war das Gesicht intensiv gerötet und stark geschwollen. Es bestand Jucken und linksseitiger Kopfschmerz. Hände und Vorderarme waren in gleicher Weise befallen und man sah wie früher miliare Bläschen auftreten. Gegen Abend näßte Gesicht und Hände sehr stark. Anwendung von Salicylstreupuder.

Nach dem Vorschlage Veiels, der einen gleichen Krankheitsfall der Wiesbadener Naturforscher-Versammlung vorgetragen (Vierteljahrsschr. f. Dermatol. 1887), imprägnierte ich gewöhnliche Verbandgaze mit einer Lösung von Kaliumbichromat, so daß eine gelbbraune Färbung entstand. Mit diesem Schleier ließ ich die Patientin zuerst in die Nachmittagssonne gehen, ohne daß irgend üble Wirkung verspürt wurde. Mit einem gleichfarbigen dünneren Seidenschleier wurden dann täglich sich ausdehnende Promenaden gemacht, ohne daß größere Beschwerden eingetreten wären. Einzelne rote Flecken am Halse, das andere Mal an der Wange und Nase waren jedoch zu verzeichnen. Kurz vor der Entlassung der Patientin war dieselbe 6 Stunden in greller Sonne, ohne in so heftiger Weise wie früher von Ekzem befallen zu werden. Geringes Jucken, leicht gerötete und nässende Stellen am Halse traten aber auch dieses Mal auf, ebenso Hemikranien."

Brocqs Stellung zum Ekzem wurde bereits kurz angedeutet. Er baut sie in mehreren Arbeiten weiter aus, ohne eigentlich den Ekzembegriff damit zu fördern. Er bezeichnet als Ekzem eine entzündliche Dermatose, charakterisiert 1. durch fakultative Rötung, 2. insbesondere durch eine Blasenbildung von spezifischem Aussehen, 3. durch eine oft vorhandene gelbliche, klebrige, seröse Exsudation und 4. je nach dem Grade der entzündlichen und exsudativen Reaktion durch Krustenbildung und Abschuppung. Zu diesem Ekzem gehören: a) Eczema vrai, forme vulgaire, b) Eczema papulo-vésiculeux, c) Eczema nummulaire und d) Eczema érysipélatoide. Das Ekzem ist nach Brocq eine besondere Reaktionsform der Haut, welche sich unter dem Einflusse der verschiedenen äußeren und inneren Ursachen entwickeln kann, und diese Reaktionsform ist von der Eigenart (Idiosynkrasie) des Individuums abhängig. Für solche Krankheitserscheinungen schafft Brocq den Terminus *Hautreaktion*. Ekzem ist für ihn eine solche Hautreaktion mit den Bläschen als pathognomonischen Zeichen. Die Hautreaktion ist Ekzematisation im Sinne Besniers. Die Krankheit Ekzem ist der Komplex aus Hautveränderungen, Verlauf und Ursache. Die ätiologischen Faktoren sind prädisponierende und determinierende. Die ersteren lassen sich als inneres Milieu zusammenfassen, die letzteren umfassen mechanische, atmosphärische, chemische Schädlichkeiten, welche von außen auf die Haut treffen, ferner die exogenen und endogenen Intoxikationen, die direkten und reflektorischen Störungen des Nervensystems. Es gibt kein Ekzem, es gibt nur Ekzematiker. Ein Satz, der sich in der Geschichte des Ekzems noch öfter wiederholt, ohne dadurch an Gehalt zu gewinnen.

Hingegen hat Brocq indirekt der Ekzemfrage einen großen Dienst geleistet, indem er neben Hebras Kratzekzem noch andere Scheuerungseffekte erkannt hat. Diese aus der zu breiten Ekzemauffassung Hebra-Kaposis herausgeholt zu haben, ist gleichzustellen Hebras Leistung, das Kratzekzem erkannt zu haben. Brocq geht vom Lichen chronicus seines Lehrers Vidal aus, zeigt, daß dieser kein Ekzem, wohl aber Scheuerungsphänomen auf einer besonders disponierten Hautstelle ist. Die gleiche Ätiologie beweist er auch für die weniger scharf begrenzte Lichenifikation. Er erkennt, daß Jucken, Reiben, Scheuern die primären Ursachen sind und daß sie Hautveränderungen veranlassen, die man nicht mehr oder noch nicht als Ekzem ansprechen kann, die auch in der Bezeichnung von Ekzem zu trennen sind. Er faßt sie unter der Bezeichnung *Neurodermitis* zusammen, deren Geschichte also mit Brocq beginnt und neben der des Ekzems einherläuft.

Von deutschen Klinikern war Touton der erste, der im Sinne Brocqs für die Trennung des Lichen *Vidal* vom Ekzem und für dessen Zuweisung zur Neurodermitis eingetreten ist. Die Bedeutung des Befundes von Brocq liegt nicht so sehr in dem Negativen, manche Scheuerungsveränderungen vom Ekzem getrennt zu haben, als darin, erkannt zu haben, wieweit Jucken und Scheuern bestehende Ekzeme durch die Lichenifikation verändert. Hieraus ergibt sich eine gute Erklärung der infiltrierten Ekzeme, gegenüber den rezidivierenden nicht infiltrierten; manche als besondere Abarten der Ekzeme beschriebene Formen stellen sich als Addition von Ekzem und Lichenifikation dar. Leider hat Brocq es versäumt, seine Lichenifikation gleichsam nach oben an das exsudativere Kratzekzem Hebras anzuschließen; beide Veränderungen hätten sich dann wechselseitig in ihrer Pathogenese gestützt. Wenn Scheuern auf einer eingestellten Haut den hochentwickelten Lichen simplex hervorbringt, warum soll dieselbe Ursache bei einer anderen, aber verwandten Einstellung nicht akute papulöse Knötchen hervorbringen können! Vielleicht wäre seither das Kratzekzem ebenso klinisches Gemeingut, wie es heute die Neurodermitis ist. Da dies nicht der Fall ist, das Kratzekzem aber die Wurzel des Ekzembegriffes ist, ist heute noch der ganze Ekzembegriff schwankend. Während Brocq noch Kratzen als Ekzemursache bei ekzemdisponierten Individuen zum Teil gelten läßt, behauptet Besnier, daß Kratzen an sich nicht imstande ist, Ekzem zu verursachen; entgegengesetzt ist Neissers Ansicht, daß anhaltendes Reiben und Kratzen schließlich zu ekzematösen Veränderungen führt. Für Unna sind Reiben und Kratzen impfungsbefördernd, nach Riehl kann darnach Ekzem entstehen, nach Jarisch primär sehr selten, wohl aber können dadurch Nachschübe verursacht werden. Also im ganzen eine recht unerfreuliche Meinungsverschiedenheit einer anscheinend so einfachen Sache gegenüber.

Dies war wohl auch der Grund, warum sich Török die Frage vorlegte: „Welche Hautveränderungen werden durch mechanische Reizung der Haut verursacht?" Er fand als Folgen der mechanischen Reizung (Bürste, Gazefinger) der normalen Haut: 1. Miliare mohnkorngroße, in der Papillarschicht gelegene ödematöse oder hyperämisch ödematöse, vom Ekzem verschiedene Erhebungen oder Flecke, 2. lichenisierte Flecke mit feinen Schüppchen. Er schließt: „Aus all dem geht hervor, daß mechanische Reize wie das Kratzen, Scheuern und Reiben bei der Entstehung von im Papillarkörper lokalisierten kongestiv hyperämischen entzündlichen Papeln mitwirken und nach längerer Einwirkung zu der als Lichenifikation bezeichneten Hautveränderung führen." Hingegen gelang es ihm nicht, durch Reiben Bläschenbildung und andauerndes Nässen zu erzeugen. Dies veranlaßt ihn, die im Anschluß an artefizielle Ekzeme auftretenden Sekundärherde auf die Einwirkung chemischer (resp. thermischer)

Reize zurückzuführen. Fälle, bei welchen dies spät nach Fortfall der chemischen Schädlichkeit eintritt, erklärt er sich anfangs dadurch, daß die Empfindlichkeit der Hautgefäße auch an anderen Stellen infolge Ausstrahlens der Juckempfindung von der ursprünglichen Stelle aus gesteigert wird, verläßt aber diese Meinung (zugunsten der Ansicht von Bockhart, Bender, Gerlach, welche Bläschen durch Bakterienfiltrat erzeugen konnten) und rechnet mit der Möglichkeit, daß bakterienfreie Bläschen mittelbar durch Einwirkung von Staphylokokken verursacht werden können. — Török scheuerte neben normaler Haut auch für Ekzem disponierte. Das Experiment lieferte auch hier keine Stütze. Es gelang nämlich auch auf empfindlicher Haut nicht, durch Scheuern und Reiben eine Serumexsudation in dem Maße zu erzeugen, daß es hierdurch zu Bläschenbildung und andauerndem Nässen gekommen wäre. Da obiger Versuch, wonach Kratzen papulöse entzündliche Knötchen hervorruft, insofern nicht rein ist, als dem Scheuern Anwendung von Juckpulver vorausging, so kommt Török in bezug auf das Ekzem zu einer negativen Beantwortung seiner Frage. Trotz dieser Negation veranlaßt ihn eine Beobachtung zu der Ansicht: „Der Grad des Nässens, welcher durch Kratzen und Scheuern auf der ekzematösen Haut hervorgerufen werden kann, hängt nicht bloß von dem Grade des ausgeübten mechanischen Insultes, sondern vielmehr noch von dem Zustande der Gefäße ab." Der Fall war folgender: Nach Sublimatverbänden langwieriges nässendes Ekzem der linken Hand. — Besserung, Haut zeigt blaßrosige Marmorierung und ganz geringe Schuppung. „Die Mitte des Handrückens wird kurze Zeit gescheuert, und sogleich trat auf einer zehnhellergroßen Stelle lebhaftes Nässen auf, welches an der betreffenden Stelle 4 Tage anhielt." — Hier liegt zweifellos ein positiver Scheuerungseffekt vor. Das Sublimat, das das ursprüngliche Ekzem verursacht hat, ist lange schon in Fortfall gekommen, — es wurde trocken gescheuert, und Nässen trat sofort auf. Nässen ist mehr als Vesiculation. Török geht objektiv vor, wenn er diesen Vorfall außerhalb seiner Negation, wozu ihn seine Resultate zwangen, stellt und weiteren Erwägungen überläßt.

Róna legt sich die Frage vor: „Können mechanische Einwirkungen, und unter ihnen in erster Reihe das Kratzen, Ekzem verursachen?" Er verneint die Frage und kommt zu folgendem Schluß: Die mechanischen Einwirkungen und unter ihnen in erster Reihe das Kratzen verursachen selbst bei Prädisponierten keine anderen Veränderungen als flüchtige, reaktive Hyperämie und geringes Ödem, und nur nach längerer Zeit und nur bei besonders dazu geeigneten Personen treten umschriebene oder mehr diffuse Hypertrophien des Epithels und des Papillarkörpers (Lichenifikation) auf. Die von den Autoren als vesiculöses oder nässendes Ekzem bezeichnete Hauterkrankung kann das Kratzen allein unter keiner Bedingung hervorrufen. Den eitererregenden Bakterien wird ein ätiologischer Einfluß eingeräumt, besser gesagt, muß eingeräumt werden, weil sonst hierhergehörige Veränderungen bei Scabies, Prurigo usw. ohne Ursache dastehen würden.

Csillag kommt zu dem Schluß: „Mit sieben verschiedenen Irritamenten habe ich 39 Versuche mit positivem Erfolg angestellt, deren Resultat stets dasselbe war. Eine ekzematöse Veränderung ist weder jenseits der der Einwirkung des Irritaments aufgestellten Grenzen per continuitatem aufgetreten, noch hat sich dieselbe an Hautstellen, welche von der Einwirkungsstelle des Irritaments entfernt waren, quasi sprungweise entwickelt. Die ekzematösen Eruptionen sind stets innerhalb dieser Grenzen aufgetreten.

Wenn also in den Versuchsfällen an von der Versuchstelle (Stelle der Einwirkung des Irritaments) entfernten Stellen eine ekzematöse Veränderung nicht auftritt, während wir dies in den klinischen Fällen beobachten, dann kann die Ursache hiervon nur darin liegen, daß das Irritament, wenn auch nur zufällig, an die entfernten Stellen hingelangt ist, und dort seine Ekzem provozierende Einwirkung entfaltet hat.

Da die Reflextheorie in der Lehre des Ekzems keine Berechtigung hat, bin ich dafür, daß sie als überflüssig und unrichtig aufgegeben werde."

Auch bei Csillag finden sich einige Vorkommnisse, die als positives Resultat angesehen werden können. Während nach Török, Róna durch mechanische Reize eine erhöhte Reizbarkeit der Ekzemhaut nicht zu finden war, und beide Autoren eigentlich zu einer Ablehnung des Kratzekzems Hebras kommen, während auch Csillag für chemische Reize keine höhere Reizbarkeit findet und dadurch zu schroffer Ablehnung des reflektorischen Ekzems von Hebra-Kaposi kommt, setzt mit Weidenfeld die chemische Prüfung der Ekzemhaut von neuem ein und führt zu entgegengesetzten, positiven Resultaten, eine Differenz, die nur durch die Höhe der Erscheinungen zu erklären ist, die man von dem Experiment erwartet hat. Erwartet man hohe exsudative Erscheinungen, so fallen die Versuche im allgemeinen negativ aus (die Ausnahme bei Török und Csillag wurden erwähnt), begnügt man sich mit Differenzen zwischen Ekzemhaut und normaler Haut, so sind, wie noch ausgeführt wird, auch mit mechanischen Reizen solche zu erzielen.

Da nach den Versuchen von Török, Róna und Csillag mechanische Ursachen so gut wie in Wegfall kommen, greift speziell Róna auf bakteritische Ursachen zurück, also auf die Ansicht Unnas, allerdings modifiziert durch die Untersuchungsresultate von Bender, Bockhart und Gerlach; in den Nachuntersuchungen von Unnas Befunden haben ich und viele andere das frische Bläschen des echten, nichtartefiziellen Ekzems steril gefunden. Auch Unna erhob den gleichen Befund, nahm deshalb eine serotaktische Wirkung von Kokken, an, die in der Hornschicht liegen. Wir haben seinerzeit aus diesem Grunde von 10 Fällen Blasendecken direkt auf den Nährboden übertragen und denselben steril gefunden. Es war das offenbar ein günstiger Zufall, denn ebenso hätten zufällig Kokken zu Kolonien auswachsen können. Es gelang uns nicht, mit der Reinkultur und mit dem Serum nässender Ekzeme trotz ihres Bakteriengehaltes Ekzem zu erzeugen. Wir kamen danach zu einer Ablehnung der Ansicht Unnas. Letztere erlebte dann eine Renaissance durch obige Autoren, indem Bender zeigen konnte, daß Bouillonkultur von Kokken, i. e. *Stoffwechselprodukte der Eitererreger*, Ekzem hervorbringen — durch serotaktische Wirkung im Sinne Unnas. In der Diskussion verglich Matzenauer den Impfeffekt in richtiger Weise mit dem von Unna so schwer verdammten Crotonölversuch Hebras. Dieser Vergleich enthält so ziemlich alles, was hierzu zu sagen ist. Daß eine derartig sterilisierte Fleischbrühe eine schwer giftige Flüssigkeit ist, sahen wir, als wir damit inoperable Tumoren injizierten und schwerste Schüttelfröste mit Fieberreaktion, Hautentzündung usw. verursachten. Es darf daher nicht wundern, daß filtrierte Bouillon auf der Haut Entzündung in Form von Bläschendermatose veranlaßt, also ähnlich wie Crotonöl, Terpentin usw. wirkt. Aber wieviel Einwände erheben sich noch, bevor wir von diesem Befunde aus zu dem Schlusse kommen, daß unter natürlichen Verhältnissen auf diese Art ein Ekzem entsteht? Es fehlen vielfach die Kokken, ein eigener Ekzemkokkus existiert nicht, es handelt sich um blande Staphylokokken, es fehlen beim Ekzem die gegen Eitererreger gerichteten Abwehrveränderungen; Serotaxis ist ein unbewiesener Vorgang; man sieht bei eiternden Wunden, Verbrennungen, wo die gleichen Kokken sich finden, keine Ekzeme entstehen, die auf deren Toxine zurückzuführen sind. Hebra sah ein, daß sein Crotonölversuch zwar morphologisch ein Ekzem ist, aber sich vom Ekzem noch unterscheidet und nennt derartige Fälle Eczema *arteficiale*. Obwohl wir Hebras historisches

Eczema arteficiale wegen der Morphe beibehalten, unterscheiden wir schärfer zwischen dieser Dermatitis eczematosa und echtem Ekzem, weil eben zu der Dermatitis noch viel hinzutreten muß und viel davon fortfallen muß, damit aus ihr Ekzem wird. Fortfallen muß dasjenige, was für die Dermatitis das wichtigste ist, das Antigen. Wenn die Crotonöldermatitis ohne Crotonöl gleichsam aus sich heraus weiter arbeitet, dann ist es ein Ekzem; so auch eine Staphylotoxindermatitis. Es ist denkbar, daß letztere Jucken verursacht und sich in Ekzem transponiert, so wie diess WEIDENFELD für Crotonöl experimentell festgestellt hat. Die auf die erste Mitteilung obiger Autoren folgende Diskussion war im Wesen Ablehnung, und auch die Folgezeit brachte Ablehnung. VEIEL jun. konnte mit Staphylokokken, die von echten Ekzemen gezüchtet waren, kein echtes chronisches Ekzem erzeugen. Die Ekzemkokken unterschieden sich bei der Hämolyse und Agglutination nicht von Eiterkokken. Auch die Untersuchungen von BROCQ und HIDAKA, die fanden, daß die Staphylokokken bei Ekzem biologische Reaktionen auszulösen vermögen, die sich in einer Steigerung sowohl des Agglutinin- wie des Antilysingehaltes des Blutes dokumentieren, können nicht aufkommen gegen Tatsachen aus der Gesamtklinik des Ekzems, die die Erkrankung zu einer nichtbakteriellen stempeln. Ja selbst UNNA und BOCKHART brauchen für ihre Ekzemerreger terrainverbessernde Ursachen. In diesen liegen eben die wahren Ursachen des Ekzems, und die Kokken liegen auf diesem Ekzem als harmlose Hautschmarotzer und als ätiologische Nothilfe für jene, die sich alle anderen Ursachen des Ekzems abgebaut haben, und für die Ekzem zur Pyodermie, zur Pilzaffektion wird.

Die Auffassungen mehrerer Autoren entnehmen wir RIECKES detailliertem Ekzemreferat, enthaltend die Literatur bis zum Jahre 1910. (Praktische Ergebnisse auf dem Gebiete der Haut- und Geschlechtskrankheiten. 1. Jahrgang, 1910.) Nach RIEHL ist das Ekzem ein einheitlicher klinischer Krankheitsbegriff: er versteht darunter eine oberflächliche lokalisierte Hautkrankheit, welche kleine Herde von akuter Entzündung mit Exsudation in der Papillarschicht und Epidermis erzeugt, in deren weiterer Entwicklung Knötchen, Bläschen, Nässen, Krusten und Schuppenbildung usw. und meist auch Jucken zu verzeichnen sind. Gegenüber der Annahme von Dyskrasien, Arthritismus, Herpetismus usw. als Ursache der Ekzeme erklärt RIEHL, daß „die Wiener Schule weder an die Existenz derartiger Dyskrasien als Ursache der Ekzeme glaubt noch überhaupt annimmt, daß Erkrankung des übrigen Organismus auf der Haut Ekzem direkt hervorrufen. Dagegen ist es eine unzweifelhafte, durch unzählige Beobachtungen erhärtete Tatsache, daß gewisse Allgemein- oder Organerkrankungen für die Entstehung von Ekzemen eine Disposition schaffen, so daß die Haut derartig Kranker den äußeren schädigenden Einflüssen weit weniger Widerstand entgegenzusetzen vermag, als die gesunder Menschen, und anderseits der Verlauf der Ekzeme bei solchen Individuen weit hartnäckiger sich gestaltet."

Die äußeren Reizmomente chemischer und physikalischer Natur sind als direkte Ursachen für die Ekzementstehung zu betrachten. Daher sind nach RIEHL auch die dadurch zunächst hervorgerufenen akuten Ekzeme nicht als akute Dermatitisformen von dem Ekzem zu sondern, wie denn die reflektorischen, dabei vorkommenden Eruptionen oft chronisch werden, und somit nach jener Anschauung eine einfache primäre Dermatitis ein echtes Ekzem andernorts veranlaßt haben würde.

v. DÜRING macht die BESNIERsche Anschauung zu der seinigen, daß das Bläschen ein obligates Symptom des Ekzems sei, daß aber dieses als Krankheit sui generis nicht zu halten sei. Es fehlt in erster Linie die Einheit der Ätiologie, da alle möglichen äußeren und inneren Reize jene Veränderungen hervorzurufen vermöchten, welche als Ekzematisation von BESNIER bezeichnet werden. Akutes Ekzem erkennt v. DÜRING als solches nicht an, er erblickt darin viel mehr eine artefizielle Dermatitis; das einzig Typische im klinischen Verlauf des Ekzems sei das Paroxysmale, das Jucken, der Wechsel der Erscheinungen. Ein spezifischer Ekzemerreger sei unbekannt, die nachgewiesenen Kokken bedingen zwar Komplikationen, vermögen aber an sich nicht eine Ekzematisation hervorzurufen. Mit besonderem Nachdruck spricht sich v. DÜRING für den konstitutionellen Charakter des Ekzems aus, indem er die Disposition des Organismus als unerläßlich für die Ekzementstehung bezeichnet. Die alimentäre und autotoxische Ätiologie gehören zu den ekzematogenen Faktoren, die übrigens außerordentlich mannigfaltig sind; erworbene und ererbte Prädisposition, äußere und innere Ursachen konkurrieren beim Zustandekommen von Ekzemen.

KLINGMÜLLER schließt sich in seiner Definition des Ekzems eng an die NEISSERschen Anschauungen an. Wenn er auch das Vorkommen akuter Ekzeme nicht leugnet, so hebt er doch besonders den meist chronischen Verlauf der juckenden, polymorphen Entzündung der Oberhaut hervor.

Hinsichtlich der *Ätiologie* des Ekzems spricht KLINGMÜLLER von disponierenden Zuständen und von Ursachen des Ekzems. Zu den ersteren gehören alimentäre und innere Dispositionen. Die nervöse Disposition ist von geringer Bedeutung; seborrhoische Zustände bedingen das sog. parasitäre oder mykotische Ekzem, identisch mit dem UNNAschen seborrhoischen Ekzem. Äußere Einflüsse chemischer und mechanischer Art vermögen die Haut für Ekzeme vorzubereiten. Aber alle die genannten Zustände rufen an sich nach KLINGMÜLLER kein Ekzem hervor, sondern dazu sind noch besondere Reize erforderlich, die eigentlichen Ursachen des Ekzems. Dahin gehören physikalische und chemische Reize, zu welch letzteren auch die Sekrete und Exkrete zu rechnen sind. Was die *Parasiten* anbelangt, so sind sie nicht die unmittelbaren Erreger des Ekzems, da die primären Bläschen steril sind. Wohl aber haben sie auf den Verlauf des Ekzems und auf dessen Komplikationen wesentlichen Einfluß.

Auch CROCKER erkennt ein akutes und chronisches Ekzem an, als katarrhalische Entzündung, welche begleitet wird von heftigem Jucken und Brennen und durch eine große Multiformität der Hautläsionen (Erythem, Papeln, Vesikeln, Pusteln, Schuppen, Krusten usw.) gekennzeichnet ist. Auszuschließen sind vom wahren Ekzem die seborrhoischen Dermatitiden und jene Formen, welche durch so starke äußere Irritationen entstehen, daß sie *klinisch und anatomisch* davon abweichen; auch hören sie auf mit der Beseitigung der schädlichen Ursache. Anderseits aber rufen viele schädliche Substanzen durch äußere Einwirkung auf die Haut von Prädisponierten Irritation hervor, deren Effekt vom Ekzem nicht unterscheidbar ist; bei diesen Formen tritt auch Entzündung an solchen — nicht selten symmetrischen — Stellen auf, welche nicht direkt der Reizwirkung unterworfen waren. Nach CROCKER ist das Ekzem von vielen äußeren und inneren Krankheitsbedingungen abhängig und mit ihnen verbunden. Eine einfache, umfassende Definition macht selbst schon beim akuten Ekzem Schwierigkeiten, dessen vier Elementarläsionen: Vesiculae, Pustulae, Papulae und Erythemata wenigstens konstante Erscheinungen bilden — alle möglichen Variationen und Kombinationen vorausgesetzt. Sekundäre Veränderungen als Resultate langdauernder Entzündungen charakterisieren das chronische Ekzem. Der Heredität spricht CROCKER keine weitgehende Bedeutung für die Ekzemätiologie zu, immerhin erkennt er die Vererbung der Vulnerabilität der Haut an. Angesichts der von manchen Autoren angestrebten Abtrennung gewisser artefizieller Dermatitisformen, welche aber doch in ihrem *klinischen* Verlaufe kaum vom Ekzem zu unterscheiden sind, hält es CROCKER für logischer, „solche willkürliche Unterscheidungen nicht zu machen und alle Fälle als Ekzem zu betrachten, welche in ihrem allgemeinen Verhalten damit übereinstimmen — unabhängig von greifbaren oder latenten äußeren oder inneren Ursachen". Die *äußeren Ursachen* sind chemischer, thermischer, mechanischer Art. Ferner gehören dazu krankhafte Sekretionen. Diabetesurin, zersetzter Schweiß, Ausscheidungen von Schleimhäuten aller Art, welche speziell auch geeignet sind, pathogenen Keimen (Eiterkokken) einen günstigen Boden zu schaffen. Die sehr wichtigen *prädisponierenden* Ursachen sind teils kongenitale oder akquirierte Hautanomalien, teils liegen sie in der Konstitution des Organismus begründet. Außer sichtbaren Hautdefekten gibt es latente fehlerhafte Veranlagung der Haut, wodurch eine größere Empfindlichkeit derselben resultiert.

Betreffs der inneren Ursachen existieren zahlreiche Hypothesen. Tatsächlich liegt nach Crocker bei Ekzemeruption wohl am öftesten ein erschöpftes Nervensystem vor. An erster Stelle der inneren Ekzemursachen sind die alimentären Anämien zu nennen, wenn auch oft beide Störungen, die Gastrointestinalkatarrhe und die der Haut, simultan vorkommend, als abhängig von weiteren Bedingungen zu erachten sind; diese sind, wenn auch hypothetisch, so doch wahrscheinlich in der Entstehung von Toxinen und in deren Absorption in und aus dem Intestinaltrakt zu erblicken. Der sicher bestehende ursächliche Zusammenhang zwischen Gicht und Ekzem wird nach Crocker sehr übertrieben. Wenn Rachitis als Ekzemursache angegeben wird, so dürfte die allgemein herabgesetzte Vitalität mit oft dabei vorhandenen Intestinalkatarrhen in Betracht kommen, bei Visceralerkrankung ist die Annahme eines reflexneurotischen Ekzems wahrscheinlich richtig, aber nicht zu beweisen. Nach Crockers Anschauung ist ein Hauptfaktor für die Ekzembildung zu erblicken in einer Reflexirritation der nervösen Zentren, welche eine Dilatation der Capillaren an den betreffenden Hautpartien hervorruft, möglicherweise durch hemmende Beeinflussung des vasomotorischen Zentrums.

Pathogenetisch glaubt Crocker, daß — von einigen wirklich parasitären Dermatitiden abgesehen — in den meisten anderweitig veranlaßten einschlägigen Formen den Parasiten eine Eingangspforte eröffnet wird, und daß sie nun mehr die lokale Irritation unterhalten.

Die häufigste Entstehungsart der Ekzeme dürfte in der Autointoxikationstheorie ihre Erklärung finden, indem durch die Toxine entweder eine direkte Gewebsschädigung hervorgerufen oder eine indirekte Wirkung auf die Nerven des betroffenen Gebietes statthat.

Die nervöse Theorie endlich stützt sich darauf, daß das lokale Irritans durch Reflexwirkung auf das vasomotorische Zentrum die symmetrische Entzündung herbeiführt.

Finger erkennt ein akutes und chronisches Ekzem an. Er erblickt ein abgeschlossenes Krankheitsbild in der Dermatose, für deren Zustandekommen Zusammenwirken einer Disposition und örtlicher Reize notwendig ist. Die Disposition kann eine allgemeine sein, angeboren oder erworben. Die Widerstandskraft des ganzen Organismus leidet durch depotenzierende Erkrankungen. Es gibt auch eine krankhafte Disposition des Hautorgans selbst (zu Ekzem). Die äußeren Schädlichkeiten bestehen in chemischen, thermischen und mechanischen Einflüssen.

Durch das Nebeneinander der verschiedenen Entwicklungsphasen des Ekzems sich auszeichnend, ist der Artcharakter dieses Leidens gegeben, welches nach Jarisch einen klinischen Begriff darstellt, deswegen, weil nicht die einzelnen Läsionen, wie z. B. das Bläschen für Brocq, sondern die Gesamtheit der polymorphen Erscheinungen, ihre Evolution und ihr Ablauf, ihre Lokalisation und ihre Anordnung für die Diagnose ausschlaggebend sind. Wenn daher artefizielle Dermatitiden den klinischen Verlauf, der für das Ekzem als typisch erachtet wird, zeigen, so sind sie eben dem Ekzem zuzurechnen, ungeachtet ihrer Ätiologie. Besonders weist Jarisch in derselben Weise wie Riehl darauf hin, daß nicht so selten bei sog. artefiziellen Dermatitisformen an von der Einwirkung des Hautreizes entfernten Stellen ebensolche Hauterscheinungen sich entwickeln. Diese wären nun durch innere Zustandsänderungen bedingt und somit doch als Ekzem zu bezeichnen. Mithin würden diese Formen in einem anderen Lichte erscheinen und anders benannt werden als die an Ort und Stelle des Hautreizes entstandene Erkrankung, die sog. artefizielle Dermatitis. Die Individualität wird auch für das Zustandekommen des Ekzems anerkannt, doch sind eben alle Menschen „potentielle Ekzematöse". Wohl können nebenbei innere oder andere die Haut treffende Zustandsänderungen Ekzeme veranlassen, aber ebensolche Disposition kann auch wahrscheinlich durch artefizielle Reizmomente zustande kommen. Die eigentümliche Disposition der Haut zu Ekzem dürfte sehr wahrscheinlich in der gestörten Innervation der Gefäße zu suchen sein. Es ist also das Ekzem das Resultat innerer und äußerer Reize, wobei dem Überwiegen des einen oder des anderen weitester Spielraum gelassen ist.

Die alte Hebrasche Einteilung in

1. außerhalb des Organismus gelegene und

2. im Organismus selbst wurzelnde Ekzemursachen erscheint noch heute als die beste. Zu den äußeren Ekzemursachen gehören die chemischen, thermischen und mechanischen Reize.

Varicenbildung an bestimmten Körperteilen leitet über zu den inneren Ursachen, über die mehr referierend berichtet wird. Für die chronischen, verdickten Ekzemformen erscheint Jarisch die gegebene Erklärung nicht ausreichend. Für diese dürfte der Parasitismus eine ausschlaggebende Rolle spielen. Aber der Grundcharakter dieser pachydermatischen Formen wird durch ihre Entwicklung und durch das häufige Auftreten akut entzündlicher Erscheinungen gewährleistet.

Von Ehrmann wird das Ekzem als wohl umschriebener Krankheitsbegriff, in akuter und chronischer Form auftretend, anerkannt. Innere und äußere Ursachen bewirken sein Zustandekommen. Bei akuten und gewissen chronischen Ekzemen reichen äußere Reizwirkungen zu ihrem Entstehen aus. Bei gewissen Formen aber, speziell bei Lichen chronicus Vidal, bedarf es der Konkurrenz innerer und äußerer Ursachen zu ihrer Bildung.

Gaucher: Auf Grund von 6 Gruppen ursächlicher Faktoren, der Traumen, der Parasiten, der Nahrungsmittel und Medikamente, der Diathesen oder des Arthritismus, der nervösen Störungen oder Erkrankungen und endlich der kongenitalen Bildungsanomalien versucht Gaucher eine szientifische Klassifikation der Dermatosen zu geben, ohne dabei die Mängel eines solchen ätiologischen Systems beim Stande unserer heutigen Kenntnisse zu verkennen. Prävalierendes Beweismaterial für die meisten dieser ätiologischen Faktoren muß das Ekzem liefern. Von den alten Diathesen erkennt Gaucher nur eine an — den Arthritismus, in welchem der Herpetismus Bazins aufgeht; er versteht darunter Ernährungsstörungen, eine unvollkommene Oxydation der absorbierten und assimilierten Nahrungsstoffe; es gibt autogene Krankheitsstoffe, welche bald auf der Haut, bald im Innern des Körpers krankhafte Erscheinungen hervorrufen. Demgemäß erblickten Gaucher und mit ihm die französische Schule im Ekzem, von dem er die sog. artefiziellen Ekzeme als ekzematiforme Dermatosen abondert, eine „diathetische Eruption" — eine „autogene Toxidermie" im Sinne einer Autointoxikation des Organismus durch stickstoffhaltige Extraktivstoffe.

Wesentlich weniger Bedeutung mißt dem inneren Milieu für die Entstehung der Ekzeme J. Darier bei. Wohl nimmt auch dieser Forscher eine Mitbeteiligung allgemeiner krankhafter Disposition ererbter und erworbener Art an, aber er überschätzt den Einfluß nicht, indem er ihr als gleichbedeutend äußere determinierende Ursachen an die Seite stellt. Auch ein originäres parasitäres Ekzem erkennt Darier im Prinzip an, wenn auch weder bestimmte klinische noch bakterielle Typen bekannt und miteinander in Beziehung zu bringen sind. Indem Darier das Schwergewicht auf klinische und pathologisch-anatomische Tatsachen zu legen scheint, kommt es dementsprechend ihm darauf an, in jedem einzelnen Falle durch genaue klinische Analyse die ätiologische Dominante herauszufinden.

Nach Pinkus bieten erst vorgeschrittene Erkrankungen unter dem Bilde des echten chronischen Ekzems die Basis für einen allgemein gültigen Begriff des Ekzems.

In einem Originalartikel über Ekzem erörtert F. Pinkus dann weiterhin beiläufig die Frage nach den Entstehungsursachen des Ekzems und betont dabei als zwei wichtige Faktoren: 1. die Stärke der schädlichen Wirkung, die dem normalen oder geschwächten Widerstandsmechanismus gegenüber entfaltet wird, und 2. die Disposition zur Erkrankung, d. h. den Grad des Widerstandes gegen die schädliche Wirkung. Diese Schädlichkeiten können ohne sonstige Erkrankung Ekzem hervorrufen, bestehende konstitutionelle Leiden vermögen den Körper in seiner Resistenzfähigkeit äußeren Schädlichkeiten gegenüber herabzusetzen; bei ganz fehlendem Widerstande bedeutet die schädliche Wirkung direkt die Schädigung der Haut, bei nur vermindertem oder kräftigem Widerstand eine Hautreaktion, eine Abwehrerscheinung.

Weidenfeld: 1. Die Haut der Ekzemkranken erweist sich gegenüber der von Gesunden verändert. Der Ausdruck hierfür ist die Reaktion auf Crotonöl, die entweder in stärkerem Maße auftritt (akute Reaktion) und bei akuten ausgedehnten Ekzemformen sich findet, oder in schwächerem Maße auftritt, aber sich nach einiger Zeit (Latenzstadium) in das der Morphe des bestehenden Ekzems gleiche Ekzem umwandelt (transformierte Reaktion). Im ersten Falle ist die Latenzzeit eine kurze, im zweiten eine lange; dieselbe ist **der Ausdruck** der Veränderung des Hautorgans.

2. Der abgeheilte primäre Ekzemherd zeigt gesteigerte Empfindlichkeit gegenüber den Reizen, genau so wie die übrige Haut.

3. Durch Reizung des primären Herdes lassen sich sekundäre künstlich erzeugen, deren Lokalisationen wieder von äußeren Reizen abhängig sind.

4. Die Möglichkeit des Hervorrufens sekundärer Herde bei Ekzematösen legt die Analogie mit anderen Hauterkrankungen wie Urticaria, Dermographismus usw. nahe.

5. Die Ursache für die gesteigerte Erregbarkeit der Haut liegt in toxischen Substanzen, die für längere oder kürzere Zeit die Veränderungen der Haut hervorrufen.

6. Der Entstehungsort dieser toxischen Substanz muß mit Rücksicht auf das jahrelange Bestehen eines primären Herdes ohne Übererregbarkeit der Haut und bei der Möglichkeit des Erzeugens von sekundären Herden durch Reizung des primären in erster Linie in den primären Herd selbst verlegt werden. Später kann jeder Herd dieselbe Fähigkeit gewinnen.

7. Die Entstehung des primären Herdes selbst kann auf chronisch rezidivierende, traumatische Reize zurückgeführt werden und die supponierten toxischen Substanzen müssen als Reaktion der Haut auf diese Reize angesehen werden, wie bei Verbrennungen und Röntgendermatitis.

8. Es ist aber nicht ausgeschlossen, daß die Veränderung der Haut auch durch ähnliche toxische Substanzen aus Erkrankungen innerer Organe oder durch andere Stoffwechselprodukte entstehen könnten.

9. Die Wirkung der toxischen Substanzen auf die Haut muß man sich als eine Art Sensibilisierung dieser auf traumatische Reize hin denken. Der Sensibilisierung entsprechen auch manche anatomisch sichtbaren und angeborenen Veränderungen der Haut; die funktionelle Sensibilisierung ist nur durch das nach Reizung entstehende Ekzem zu erschließen.

10. Die Reaktion einer solchen sensibilisierten Haut auf äußere Reize ist spezifisch, indem immer nur ein Ekzem resultiert, während die Reize selbst verschiedenartig sein können; oft jedoch scheint auch der Reiz zur Hervorbringung eines Ekzems spezifisch sein zu müssen, so daß die Abhängigkeit der Sensibilisierung vom Reize deutlich ist.

11. Die Morphe des Ekzems hängt mit der Hautbeschaffenheit zusammen.

Neisser bespricht Fälle von urticariellem Ekzem, die er folgendermaßen charakterisiert:

1. Besonders charakteristisch ist die ungemein schnell ganz plötzlich und fast ohne jeden Vorboten einsetzende starke Schwellung mit sofortigem stromweisen Nässen. Gewöhnlich lautet die Schilderung der Patienten folgendermaßen: „Ich lege mich abends ohne irgendeine Störung, höchstens mit etwas Jucken, zu Bett und wache früh mit ganz verschwollenem und triefendem Gesicht auf".

2. Die *Dauer* der ganzen Affektion ist verschieden lang, bisweilen nur 8 bis 10 Tage, hin und wieder auch durch Nachschübe sich länger hinziehend.

3. In der Nachbarschaft der nässenden Stellen sieht man oft eine ganz kleine, papulo-vesiculöse Eruption als Vorstadium des Nässens. Oft zeigt nur das Gesicht diese Form des urticariellen Ekzems, während an anderen Körperstellen reine Ekzeme in verschiedenen Formen sich vorfinden.

Den Abschluß des ganzen Prozesses bildet immer eine mehr oder weniger reichliche Desquamation. Das Jucken ist mehr oder weniger stark.

4. Was die Lokalisation betrifft, so war in allen meinen Fällen stets das Gesicht befallen, besonders die Augenlider, oft auch die Kopfhaut und das Scrotum.

5. In einigen Fällen *rezidivierte* das Leiden, und zwar immer in derselben Form. Die Pausen zwischen den Nachschüben waren ungemein wechselnd und dauerten zum Teile jahrelang.

6. Trotz sorgfältigen Nachforschens nach inneren und äußeren, namentlich toxischen Ursachen habe ich in keinem einzigen meiner Fälle eine bestimmte Ursache feststellen können. Einmal schien der Genuß von Hummern die Affektion verursacht zu haben; einmal eine ganz besonders starke psychische Erregung; mehrere Patienten hatten schon häufig an Urticaria nach Obstgenuß gelitten. In einem Falle konnte ich feststellen, daß mehrere Personen in demselben Haushalt an anscheinend demselben Ausschlag gelitten haben, selbst solche, die nur vorübergehend in der Wohnung gewesen waren (Tapeten?). Im großen ganzen bin ich geneigt, irgendeine toxische Ursache anzunehmen, zumal ich in allerletzter Zeit eine Patientin sah, die im Anschluß an eine Salvarsanbehandlung eine universelle, mit starker Desquamation und Ekzematisation ablaufende Dermatitis durchmachte, die auch durch ganz besonders starke und plötzliche Schwellungszustände des Gesichtes und des Kopfes kompliziert war.

7. Über eine besonders brauchbare *Therapie* kann ich nichts berichten. Meistens wurde Trockenpinselung (Zinkoxyd, Glycerin, Talkum, Aqua, Spiritus

mit Zusatz von Ichthyol und Liquor carbonis detergens) gut vertragen; innerlich schien Atropin und Ergotin einen gewissen Einfluß auszuüben.

Mit der Benennung „*urticariell*" will NEISSER zum Ausdruck bringen, daß die akute Hyperämie und das Ödem — wie es QUINCKE beschrieben hat — auf *vasomotorischem Wege* zustande kommt und zwar, wie NEISSER glaubt, durch Vasodilatatorenreizung, welche einerseits zu einer ausgeprägten arteriellen Kongestionshyperämie, anderseits zu einer Steigerung der Lymphausscheidung führt.

MARTINOTTI beschreibt ein Ekzem, das NEISSER mit seinem urticariellen Ekzem identifiziert. Der Fall ist folgender: Patient im Alter von 29 Jahren, früher stets gesund.

Anfangs ein ganz eigentümliches Jucken auf den Wangen, welches sich in kurzer Zeit auf das ganze Gesicht ausbreitete. Wenige Stunden später zeigte sich ein beginnendes Ödem, welches sich allmählich über sämtliche juckende Stellen ausdehnte. Gleichzeitig leichte Halsschmerzen.

Nach ungefähr 6 Stunden fängt ein gleicher Pruritus am Scrotum an und auch hier zeigte sich nach wenigen Stunden ein ähnliches Ödem, welches nach etwa 24—26 Stunden den Höhepunkt erreichte.

Während dieser Intensitätssteigerung merkte man auch exsudative Erscheinungen, welche allmählich das Gesicht, das Scrotum, die Lider und in etwas geringem Maße die Nasenschleimhaut befiel.

Am zweiten Tage sind die subjektiven Beschwerden so gering, daß Patient erst von einem Kameraden auf die Schwellung seines Gesichtes aufmerksam gemacht wird.

Die Untersuchung ergab folgenden Befund: Die Affektion ist am Gesicht und Scrotum scharf umschrieben; sonst ist nicht die geringste Spur zu entdecken. Ziemlich frei bleiben im Gesicht: Nase, Mund und Ohren. Am Scrotum ist die Schwellung mehr auf der vorderen Mittellinie ausgesprochen. Beim Eindrücken in die ödematösen Stellen bleibt die Spur des Druckes ganz deutlich. Die Grenzen sind durch eine ziemlich lebhafte Rötung gekennzeichnet.

Bei genauer Betrachtung eines Herdes sieht man eine Anzahl von der Peripherie nach dem Zentrum allmählich deutlicher werdender hervorragenden Papelchen, die in der Nähe des Zentrums mehr weißlich aussehen; einzelne zeigen einen Übergang ins Gelbliche, so daß man auf diese Weise die ganze Evolutionsstufe vom papulösen zum papulo-pustulösen Stadium verfolgen kann. Die letzte Form ist eine richtige Pustel von mattgelber Farbe, aus welcher beim Einstechen einer Platinöse eine ganz minimale Menge von gelblichem dichten Exsudat herauskommt. Je mehr man sich dem Zentrum nähert, desto größer wird die Zahl dieser Pusteln. Die älteren sind größer und teilweise konfluierend, so daß es zu einer Kruste kommt. Beim Abheben dieser kann man mit der Platinöse eine spärliche Menge Eiter auffangen.

Diese Krusten sind, je älter, desto gelber, durchsichtiger, fast wie Bernstein aussehend. Dabei ist merkwürdigerweise der Eiter fast ganz undurchsichtig. Mit der Lupe betrachtet, hat man den Eindruck, dieser Eiter käme aus den Drüsenmündungen und daß die Initialaffekte follikulären Ursprungs wären.

Die Lider sind stark ödematös, die Augenwinkel mit gelben Krusten bedeckt. Das Öffnen der Lider ist fast unmöglich. Mit Mühe gelingt es teilweise, die Lider passiv zu öffnen.

Die Nasenschleimhaut zeigt einen leichten Katarrh, auch klagt der Patient über Kopfschmerzen.

16 Stunden nach der Aufnahme ist das Ödem am oberen Teile des Gesichtes im Abklingen, während es sich nach dem unteren Teil vorschiebt. Fieber ist nicht vorhanden.

In 3—4 Tagen ist der ganze Symptomenkomplex spontan ohne irgendeine Behandlung zum Abklingen gekommen. Die Krusten sind abgetrocknet und zum Teil abgefallen. Der Rötung folgt eine leichte Schuppung; am 10. Tage ist alles in Ordnung, am 16. Tage nach der Aufnahme verläßt Patient vollständig gesund das Krankenhaus.

Kaufmann und Winkel berichten über einen Fall, in welchem die Abhängigkeit der Entzündungsbereitschaft eines Hautgebietes von seiner geänderten Innervation ungemein deutlich zutage getreten ist.

Es handelte sich um einen 54jährigen Patienten, der an einer linksseitigen Neuritis ischiadica litt, möglicherweise luetischer Ätiologie (Wa.R. positiv); es bestand Herabsetzung der Sensibilität für alle Reizqualitäten an der Rückseite des Oberschenkels, vom oberen Rande des Kreuzbeines bis zur Kniekehle, sowie innerhalb schmälerer Partien medial und lateral. Nach 2 Tage langer Verabreichung von Jodkali per os (8 g pro die) trat am 3. Tage unter leichtem Anstieg der Körpertemperatur und unter Zunahme der Pulsfrequenz eine starke Rötung und Schwellung des linken Oberschenkels auf, *die sich streng auf dasjenige Hautgebiet beschränkte, deren Sensibilität infolge der Neuritis ischiadica herabgesetzt war*, während die Haut an der Vorderseite des Oberschenkels sowie am Unterschenkel vollkommen unverändert blieb. Gleichzeitig klagte Patient über *heftigen Juckreiz*. Nach Aussetzen des Medikamentes Verschwinden der Erscheinungen, die sich einige Wochen später nach oraler und intravenöser (3,2 g!!) Verabreichung von Jodkali in vollkommen analoger Weise reproduzieren ließen. Da die Prüfung der Jodausscheidung beim Patienten das Bestehen einer Jodretention ergab, so mußte die Möglichkeit einer lokalen Jodspeicherung im erkrankten Gebiete und ein ursächlicher Zusammenhang dieser mit der lokalisierten Dermatitis in Betracht gezogen werden. Gegen diese Auffassung entschied jedoch das Ergebnis der Versuche bei externer Applikation von Jod.

Es wurden im Bereich des hypästhetischen Gebietes und an korrespondierenden Stellen des gesunden Beines einzelne Hautbezirke mit offizineller, sowie mit doppelt und vierfach verdünnter Jodtinktur gepinselt. Das Ergebnis war folgendes: Während am gesunden Bein nur Rötung an den jodierten Stellen auftrat, *hatten sich nach 12 Stunden an den entsprechenden Stellen des hypästhetischen Oberschenkels große, mit klarer seröser Flüssigkeit gefüllte Blasen gebildet*, ebenso bei verdoppelter Verdünnung. Die vierfache Verdünnung hatte hier starke Rötung hervorgerufen, welche die der stärksten Konzentration am gesunden Bein noch erheblich übertraf.

Da bei dieser Versuchsanordnung eine Jodspeicherung nicht in Frage kommen kann, so nehmen Verff. *eine erhöhte Reizbarkeit der Gewebe im hypästhetischen Gebiete an.*

Diese kann entweder auf gesteigerte Reizbarkeit der sensiblen Nervenendigungen oder der Vasomotoren oder des peripheren neuromuskulären Apparates der kleinen Gefäße zurückzuführen sein; nach einer kurzen Erörterung dieser drei Möglichkeiten sprechen sich die Verff. mit Rücksicht auf die scharfe Begrenzung der Rötung und Blasenbildung für eine direkte Reizung des peripheren Gefäßapparates aus. Durch die mit Sensibilitätsstörung einhergehende Erkrankung des Nervus ischiadicus erscheinen *veränderte Zustandsbedingungen* im Sinne v. Tschermaks für das zugehörige Körpergebiet, dessen Gefäße und Gewebe gegeben.

Jadassohn hat mehrfach Stellung zum Ekzemproblem genommen. So auf dem IV. internationalen Dermatologenkongreß in Paris 1900, auf dem 5. internationalen Dermatologenkongreß Berlin 1904 und auf der Naturforscherversammlung in Leipzig im Jahre 1922.

Wir bringen, so wie bei den übrigen Autoren, seine zuletzt erschienene Äußerung in dieser Frage. Sie ist wiedergegeben im Anschluß an die Beschreibung eines Odolekzems in Nr. 36 der klinischen Wochenschrift 1923.

Es handelt sich um folgenden Fall: 38jährige, sonst gesunde Frau hatte seit mehreren Monaten an den Lippen — gelegentlich auch an den Wangen und seit etwas kürzerer Zeit an der Endphalange des rechten Zeigefingers — einen stark juckenden und brennenden Ausschlag, der bald schlechter, bald besser wurde. Verschiedentliche Behandlung bei einem Homöopathen und einem Dermatologen ohne Erfolg. Am Mund Bläschenreste. Rötung, Schuppung. Um den Nagel des rechten Zeigefingers diffuse starke Rötung und Schwellung und kleinste Bläschen speziell auf der dorsalen Seite, die Nagelplatte mit zahlreichen feinsten Grübchen übersät.

Anamnese: Seit etwa 20 Jahren Gebrauch von Odolmundwasser und Odolpaste. Nachträglich erzählt die Patientin, daß der Ausschlag 4 Wochen verschwunden gewesen sei, als sie auf Anraten des Dermatologen das Odol weggelassen habe. Sie habe es dann wieder benutzt, der Ausschlag sei rezidiviert, sie sei zu dem Hautarzt zurückgekehrt, der habe sie aber nach dem Odol nicht mehr gefragt, sondern sie mit Salben usw. erfolglos weiter behandelt. Aussetzen des Odols, Heilung in kurzer Zeit.

Nach einigen Wochen — die Haut war vollständig normal geworden — konnte ich bei der Pat. einen Versuch „funktioneller Prüfung" vornehmen. An dem erkrankt gewesenen rechten Zeigefinger wurden die Endphalangen mit einem in Odol getauchten Gazestreifen umwickelt; darüber Billrothbatist und Leukoplast; analoger Versuch am rechten Vorderarm. Am nächsten Tag am rechten Zeigefinger eine sehr starke vesiculöse Dermatitis; der linke ist ganz normal geblieben. Am Vorderarm eine deutliche, aber sehr unbedeutende entzündliche Reizung.

Im Anschluß an diesen Fall bespricht JADASSOHN die Frage der *Sensibilisierung und Desensibilisierung* beim Ekzem.

Hierbei betont er zunächst die prinzipielle Schwierigkeit, eine Trennung der Ekzeme von den artefiziellen Dermatitiden durchzuführen, so sehr er selbst von der Bedeutung der verschiedensten inneren Zustände als dispositionellen Momente für die Ekzempathologie überzeugt ist, eine Anschauung, die er schon in seinem Pariser Ekzemreferat (1900) in dem Satze formuliert hat, daß „externe und in geringem Maße interne Reize und Idiosynkrasien von mannigfaltigster Art in der Ätiologie der Ekzeme die wesentlichste Rolle spielen." Neben den artefiziellen Dermatitiden zieht er aber auch die Toxikodermien ektogenen und endogenen Ursprungs zum Vergleiche für die Ekzempathologie heran und dies um so mehr, als er auch das *Ekzem zu den Toxikodermien im weitesten Sinne* rechnet.

Das Hauptgewicht legt JADASSOHN auf die Sensibilisierung der Haut, d. i. „die Steigerung der Empfindlichkeit der Haut durch eine bestimmte Einwirkung und (soweit überhaupt möglich) nachweislich durch diese gegen die gleiche oder auch gegen andere Einwirkungen auf die Haut". Ausdrücklich schließt er hier allgemeine Einwirkungen auf den Organismus aus, ohne in Abrede zu stellen, daß dem Allgemeinzustand auch für die Sensibilisierung eine Bedeutung zukommen kann. Allgemeine Einwirkungen durch den Organismus auf die Haut sind auch nie mit absoluter Sicherheit auszuschließen. Beispiele für solche sind: HEBRAs chlorotische Wäscherin mit Gewerbeekzem, das nach Abheilen der Chlorose gleichfalls abheilte; JADASSOHNs Maurer, der erst nach einer akuten Nephritis, dann aber jeden Winter an Ekzem erkrankt. Diese und alle analogen Fälle gelten nach der gegebenen Definition des Begriffes „Sensibilisierung *nicht als* sensibilisiert". Hier geht er von dem früher von ihm verwendeten Begriff der „geweckten Idiosynkrasie" ab, unter der „eine besondere Reaktionsfähigkeit gegen einen Stoff zu verstehen ist, der eine analoge Reaktion „an sich", d. h. bei normaler Reaktionsfähigkeit gar nicht auslöst". Die Sensibilisierung hingegen stellt auch eine gesteigerte Empfindlichkeit gegen einen an sich schon wirksamen Reiz dar, der aber bei dem betreffenden Individuum zuerst in geringerer oder nicht manifester Weise zum Ausdruck kommt.

Die Tatsache, daß artefizielle Ekzeme häufig nicht bei der ersten Berührung mit dem schädigenden Agens auftreten, vergleicht er mit der Kumulation bei manchen intern bedingten Toxikodermien, wobei sowohl eine „stoffliche" als auch eine „funktionelle" Kumulation (Lewin) angenommen wird, welch letztere der Sensibilisierung entspricht. Als Beispiel wird hier für die intern bedingten Exantheme einerseits Jod, Brom, Arsen, Hg (oft, aber nicht immer, stoffliche Kumulation anzunehmen), anderseits Chinin und Antipyrin (meist Sensibilisierung) genannt; auch vom Salvarsan weiß man, daß es nicht nur während einer Kur erst bei späteren Injektionen, sondern auch bei den ersten Injektionen einer neuen Kur Exantheme bedingen kann, wobei namentlich dann, wenn zwischen den beiden Kuren längere Zeit verstrichen ist, eine stoffliche Kumulation wohl nicht in Frage kommt. Ebensowenig wie beim Antipyrinexanthem, das oft auftritt, nachdem das Mittel viele Jahre hindurch in längeren oder kürzeren Intervallen genommen worden ist, von einer stofflichen Kumulation die Rede sein kann, kann man dies für das Primelekzem annehmen, das oft im Beginn einer Saison nach der ersten Berührung auftritt, nachdem am Ende der vorigen völlige Toleranz bestanden hatte. Eine stoffliche Kumulation ist auch in der Epidermis viel schwerer vorstellbar als im Inneren des Körpers, um so mehr, als es sich ja beim Primel-, Odol-Ekzem usw. immer nur um relativ flüchtige Berührungen mit dem schädigenden Stoffe handelt.

Indem Jadassohn auf die verschiedenen Analogien der Sensibilisierung (Desensibilisierung) und Idiosynkrasie mit immunbiologischen Erscheinungen (besonders der Anaphylxie) hinweist, rechnet er sie zu den Allergieerscheinungen der Haut. Idiosynkrasie, Sensibilisierung und Desensibilisierung gegenüber den verschiedenen chemisch definierten, nicht antigenen Substanzen besonders an der Haut, sind eine genügend bekannte Tatsache. Es wird aber auch noch auf andere Analogien hingewiesen, so auf die Inkubation, unter der chemische Reize verlaufen können (Quincke: Zugpflaster, Sauerland: Salicylsäure, Brown: Efeu, Bruno Bloch: Primeln, Leukoplast), ferner darauf, daß diese Inkubationen bei wiederholtem Reiz abgekürzt werden, und daß eine Gewöhnung (Desensibilisierung) auftreten kann (Jadassohn: Hg, R. O. Stein); schließlich ist in neuester Zeit auch nach der Methode von Prausnitz und Küstner die Übertragung der Hg-Überempfindlichkeit durch intradermale Applikation von Serum Hg-Überempfindlicher auf die Haut Normaler gelungen (Biberstein) (Bruck, passive Übertragbarkeit der Arzneiempfindlichkeit).

Was nun die Differenz zwischen angeborener und erworbener Überempfindlichkeit anbelangt, von denen *nur letztere als Sensibilisierung* dem Wortsinn nach zu betrachten ist, handelt es sich hier vielleicht nur um quantitative Differenzen, denn schon bei den nach Sensibilisierung entstandenen idiosynkrasischen Reaktionen finden sich große individuelle Verschiedenheiten, indem einmal schon bei der ersten Einwirkung eine Reaktion eintritt, das andere Mal öftere Einwirkungen notwendig sind. Wenn nun Jadassohn hier die Anwesenheit von Chemoreceptoren überall in der Haut annimmt, welche von vornherein quantitativ verschieden verteilt sind, und deren Re- bzw. Superproduktion durch Zufuhr des chemischen Agens infolgedessen auch sehr verschieden vor sich geht, so trennt ihn nur ein Schritt von der weiteren Annahme, daß auch die *nicht manifest* idiosynkrasisch Werdenden solche Receptoren haben, diese aber nie bis zur sichtbaren Reaktion angereichert werden. Es könnte aber für den Idiosynkratiker auch eine unspezifische Sensibilisierung durch irgend einen ektogen oder endogen der Haut schon früher zugeführten Stoff angenommen werden. Hierfür sprechen die von Doerr betonten Fälle von familiären Idiosynkrasien, die aber gegen verschiedene Substanzen gerichtet sind. Es erhebt sich dann die Frage, ob es überhaupt eine angeborene Idiosynkrasie gibt, ob hier nicht unspezifische Sensibilisierung (evtl. per placentam) vorliegt.

Für die quantitative Auffassung der Idiosynkrasie sprechen nicht nur die Tatsache, daß quantitative Verhältnisse auch bei idiosynkrasischen Arzneireaktionen von Bedeutung sind, sondern auch die Versuche BLOCHs, der zeigen konnte, daß eine Reihe von Menschen existiert, die sehr verschiedene Empfindlichkeit gegen Jodoform und gegen andere Methinverbindungen besitzen, und daß unter diesen letzteren Verbindungen wieder solche sind, die alle Menschen und andere, die wie das Jodoform nur einzelne Menschen reizen.

Die Sensibilisierungsphänomene an der Haut werden nach ihrer Entstehungsweise in *spezifische* (monovalente) und *nichtspezifische* (polyvalente) eingeteilt. Jede von ihnen kann bedingt sein:

1. Durch von außen an die Haut herantretende Reizwirkungen gegen wieder von außen an sie herantretende Reizwirkungen (*spezifisch*: Odol, Primeln, Formalin, Salicylsäure, Jodoform; Ursolekzem durch Pelzwerk; *unspezifisch*: FREI-Streichholzdermatitis mit Überempfindlichkeit gegen andere Reize).

2. Von innen gegen von innen (*spezifisch*: Chinin, Salicylsäure, Salvarsan; *unspezifisch*: die Beobachtungen BESNIERs, ferner Salvarsan und Hg).

3. Von innen gegen von außen (*spezifisch*: Antipyrin; *unspezifisch*: Salvarsan und Hg).

4. Von außen gegen von innen [*spezifisch*: Chinin (JADASSOHN), Formalin-Urotropin (BLOCH); Jodkali (JÄGER); *unspezifisch*: Tuberkulin-Salvarsan, Leukoplast, Salvarsan].

Die Sensibilisierung kann ferner lokal beschränkt sein auf den Ort der Applikation von außen, anderseits kann von diesem eine generalisierte Sensibilisierung ausgehen. Dazu kommt *die Sensibilisierung circumscripter Hautpartien von innen her* gegen von innen und von außen an sie herantretende Wirkungen.

Die Sensibilisierung gibt nach JADASSOHN auch die Erklärung für die Bedeutung der Ernährung und von Stoffwechselanomalien für das Ekzem (LUITHLENs Versuche über die Reizbarkeit der Haut bei verschiedener Ernährung). Denn die bei Stoffwechselanomalien von innen her an die Haut herantretenden Substanzen — Nahrungsstoffe oder deren Abbauprodukte — können gegen die gleichen Stoffe, aber auch gegen andere äußere Reize empfindlicher machen, so daß nicht nur Idiosynkrasie, sondern auch Sensibilisierung selbst gegen normale Stoffwechselprodukte vorstellbar ist.

Die Tatsache der unspezifischen Sensibilisierung hat eine große Bedeutung für die funktionelle Prüfung der Haut, indem die (oft unbekannte, extern oder intern wirkende) Ursache eines Ekzems zu unspezifischer Sensibilisierung geführt haben kann. Dies ist bei der Deutung der Versuche von BLOCH und JÄGER zu berücksichtigen, die bei Reizung gesunder Hautpartien von Ekzematikern mit verschiedenen Substanzen sehr häufig mono- bzw. polyvalente Reizbarkeit der Haut nachweisen konnten. Unspezifische Sensibilisierung kann auch einmal nur gegen einige wenige, das andere Mal gegen viele, auch „banale" Reize gerichtet sein und schließlich in die allgemeine Reizbarkeit mancher Ekzeme übergehen (GALEWSKY: Formalinekzem und danach Intoleranz gegen alle möglichen, früher vertragenen Substanzen).

Was nun die Lokalisation anlangt, so spielt diese in der Ekzemlehre eine große Rolle. Die Disposition gewisser Körpergegenden erklärt sich zum Teil aus der anatomischen Natur (höhere Empfindlichkeit von Hautstellen mit dünner Hornschicht gegen äußere Reize, Überempfindlichkeit pigmentloser Hautstellen dem Eczema solare gegenüber; anderseits geringere Empfindlichkeit behaarter Stellen, besonders der Kopfhaut). Aber auch paradoxe Reaktionen kommen vor (Riehl: Ekzembereitschaft mancher Ichthyotiker, Kreibich: Unterempfindlichkeit pigmentarmer oder freier Hautstellen usw.). Es gibt augenscheinlich eine „Topographie" der Reizbarkeit der Haut gegen chemische Einwirkungen, die individuelle Unterschiede aufweist (Eliascheff); auch die Spannung der Haut spielt eine Rolle (Überempfindlichkeit der Haut über dem graviden Uterus).

Man kann endlich nach Jadassohn bei den Dermatosen Reihen aufstellen von solchen, bei denen die äußere Ursache, alles, die innere Disposition usw. nichts bedeutet bis zu solchen, bei denen das umgekehrte Verhältnis besteht; in einem Fall ist das ursprüngliche Agens „an sich pathogen", in anderen ist die eigenartige Reaktionsfähigkeit des Organismus das Bestimmende. Ist die Reaktionsfähigkeit „spezifisch" gegen einen Stoff abgestimmt, so hängt der Ausbruch der Erkrankung davon ab, ob bzw. wie oft der betreffende Mensch mit ihm in Berührung kommt. Ist die Reaktionsfähigkeit hingegen polyvalent bzw. der Stoff, gegen den sich die monovalente richtet, sehr verbreitet, so wird die Gelegenheit zur Erkrankung öfter vorkommen.

Die *Desensibilisierung* hat weniger für die Ätiologie und Pathogenese des Ekzems zu bedeuten als für den Verlauf und die Therapie. Auch hier wird eine spezifische und unspezifische Desensibilisierung angenommen, welch letztere dem Begriffe der „Gewöhnung" oder der unspezifischen „Resistenzsteigerung", der „unabgestimmten Immunität" entspricht. Wie die Sensibilisierung kann auch die Desensibilisierung eine lokale oder generalisierte sein, sie kann von außen oder von innen her erfolgen. Wieder nimmt Jadassohn die Beispiele vorwiegend aus der Toxikodermielehre (Samuel: Gewöhnung an Crotonöl, Jadassohn: Hg-Idiosynkrasie schlägt nach interner Hg-Verabreichung in steigenden Dosen um in Hg-Unempfindlichkeit; dasselbe gilt vom Salicyl. R. O. Stein: Versuche über unspezifische und spezifische Gewöhnung (Crotonöl, Kelen, CO_2-Schnee, Chrysarobin; Jadassohn und Hoffert, „Ferngewöhnung" gegen Terpentin usw.).

Schließlich geht Jadassohn auch auf die Frage des anatomischen Substrates ein, an dem sich das Ekzem abspielt und dementsprechend die Sensibilisierungs- und Desensibilisierungsvorgänge angreifen, ob sie primär epithelial oder primär bindegewebig-vasculär angreifen. Im Anschluß an Neisser, der in seinem Ekzemreferat die Bedeutung der Epithelläsion hervorgehoben hat, hat Jadassohn den Nachweis erbracht, daß das Jodoformekzem nur an Stellen entsteht, wo Hautepithel unmittelbar mit dem Jodoform in Berührung kommt, nicht auf der Schleimhaut, nicht vom Unterhautzellgewebe, bzw. von innen her. Ebenso betonen Bloch und Peter die epitheliale Genese (intern bedingtes Jodekzem) und auch Lewandowsky nimmt für das Ekzem eine epitheliale und eine vasculäre Überempfindlichkeit, die allerdings auch gleichzeitig beim selben Individuum gegen denselben Stoff vorkommen können. Die zahlreichen von innen her exanthemerzeugenden Stoffe (Antipyrin, Hg) führen meist zu Erythem und Urticaria, die aber beim gleichen Individuum oft auch bei Einwirkung von außen (vielleicht erfolgt die Wirkung erst durch Resorption) zustande kommen (weiße Präcipitatsalbe). Daneben gibt es auch Substanzen, die von innen her Ekzeme erzeugen, wenn sie auf epitheliale Überempfindlichkeit treffen.

Jadassohn hat seinerzeit für das Hg eine „Quantitätshypothese" aufgestellt, indem er eine „absolute" und „relative" Idiosynkrasie unterschied, wobei bei ersterer auch die kleinen, bei interner Verabreichung an die Haut gebrachten Mengen zur Wirkung ausreichen, bei letzterer größere Mengen notwendig sind, die nur bei externer Applikation mit der Haut in Berührung kommen.

Es fragt sich, ob man *überhaupt Erytheme und Ekzeme in einen so scharfen Gegensatz setzen müsse oder dürfe*, da ja auch von außen wirkende ekzematogene Stoffe in zu geringer Konzentration oder bei zu kurz dauernder Applikation nur erythematöse Veränderungen setzen. Doch gibt er die Möglichkeit auch einer vasculären Überempfindlichkeit zu, nur sei meist eine Entscheidung, welche Form der Überempfindlichkeit vorliege, nicht zu treffen. So konnten KLAUSNER und FREI im Gegensatz zu JADASSOHN und BLOCH, die für die Jodoformidiosynkrasie nur einen externen Angriffspunkt annehmen, auch Erytheme bei subcutaner Injektion erzeugen. Dies könnte nach LEWANDOWSKY in der Weise erklärt werden, daß das eine Mal nur eine epitheliale, das andere Mal auch eine vasculäre Überempfindlichkeit besteht; man könnte aber auch annehmen, daß diejenigen, die nur auf externe Anwendung reagieren, nur auf die Substanz als solche, jene auf externe und interne Anwendung Reagierenden auf diese und auf eine im Organismus aus ihr entstandene Verbindung eingestellt sind.

Es stellt sich also nach JADASSOHN die Ätiologie und Pathogenese des Ekzems, sowie dessen Verlauf als eine bunte Reihe von Sensibilisierungs- und Desensibilisierungserscheinungen gegen die verschiedensten Reize externer und interner Natur dar, die bald spezifisch, bald unspezifisch, einmal lokalisiert bleiben, das andere Mal zu einer Generalisierung führen, und neben denen konstitutionelle und in der Lokalisation und anatomischen Verschiedenheit der Haut bedingte Momente eine mehr untergeordnete Rolle spielen.

Der 13. Kongreß der Deutschen dermatologischen Gesellschaft in München (1923) gab mehreren Autoren Gelegenheit, ihre Stellung zum Ekzem zu präzisieren.

KREIBICH faßt seine Ansicht in folgendem zusammen: Verschiedene mechanische und chemische Schädlichkeiten als äußere Ursachen, Dispositionen der verschiedensten Art als innere Gründe können zu gleichen Ekzemen führen. Dies kann nur dann geschehen, wenn verschiedene Ursachen immer wieder den gleichen Prozeß auslösen. Dieser Vorgang besteht darin, daß die sensiblen Nerven der Epidermis gereizt werden und zu einer reflektorischen Entzündung in der Cutis führen. Die auslösende Nervenerregung ist als punktförmig zu denken; so ist auch die vasomotorische Veränderung punktförmig zusammengesetzt, seltener superfiziell flächenhaft.

Verschiedene Formen des Ekzems ergeben sich aus der Verschiedenheit des Reizes und aus der Verschiedenheit der Wechselbeziehungen zwischen sensibler und vasomotorischer Erregung. Einmal prominiert die sensible, das andere Mal die vasomotorische Erregung. Daraus ergeben sich zwei Grundformen:

1. *Die Neurodermatitis exsudativa eczematosa.*
2. *Die Dermatitis eczematosa.*

1. *Neurodermatitis eczematosa*, das pruriginöse Ekzem, der ekzematöse Scheuerungseffekt, Ekzem im engeren Sinne. Die sensible Erregung kommt zustande durch chemische, physikalisch-chemische (Licht) Reize, durch Fadenpilze in der Epidermis, durch Parasiten in (Scabies) und auf der Haut (Pediculi capitis). Sie kann zustande kommen durch innerlich gegebene Körper, Medikamente, Stoffwechselprodukte, Änderungen im Stoffwechsel usw. Auch diese Körper wirken, durch die Blutbahn herangebracht, auf die sensiblen Epidermisnerven, bewirken Jucken, das Kratzen und Scheuern auslöst. Je nach der Erregbarkeit des Reflexbogens wird das Kratzen von niederen oder höheren Gefäßveränderungen beantwortet. Es kann Pruritus ohne bleibende Hautveränderung bestehen (Pruritus essentialis senilis). Manchmal ist Hemmung der Gefäßerregbarkeit zu vermuten wie bei Ikterus. Löst das Scheuern länger dauernde,

persistierende Hyperämie aus, so kommt es zu Lichenifikation, die man auf einfache Hyperplasie beziehen kann. Pigmentation, Follikelprominenz, hyperplastisches Relief. Bei zunehmender Erregbarkeit und fortgesetztem Scheuern kommt es aufsteigend zu entzündlich-hypertrophischen Lichenifikationen, zu der gewöhnlichsten Form der Neurodermitis, weiters zur Neurodermitis exsudativa, zum Kratzekzem; endlich kann die Erregbarkeit eine derartig hohe sein, daß geringe Reize (geringes Scheuern, Abkühlung, Erwärmung) schwere vasomotorische Veränderungen auslösen, die sich besonders in lang anhaltendem, paradox intensiven Nässen ausdrücken. Der Zustand stellt die Höhe des pruriginös nässenden Ekzems dar. Rückbildung erfolgt absteigend vom nässenden Ekzem zum Kratzekzem, zur Lichenifikation, zum Pruritus. Infiltrierte Ekzeme sind Ekzeme plus Neurodermitis.

2. *Dermatitis eczematosa.* Die gleiche Schädlichkeit (Licht, Formalin) kann pruriginöses Ekzem und Dermatitis eczematosa hervorrufen, wonach ein verwandter Entstehungsmodus beider anzunehmen ist. Bei der Neurodermitis bewirkt das Jucken und Scheuern eine Mehrzahl sich immer mehr steigernder Erregungen. Die Dermatitis eczematosa kann dadurch zustande kommen, daß ein einmaliger Epidermisreiz von einer hohen vasomotorischen Veränderung beantwortet wird. Dies setzt hohe Erregbarkeit des Reflexbogens voraus; sie kann wieder die verschiedensten Gründe haben. Der Epithelnerv besitzt eine angeborene idiosynkrasische Empfindlichkeit gegen bestimmte chemische Körper, seine Überempfindlichkeit kann erworben werden. Es kann die Labilität der Gefäße durch Wegfall zentraler Hemmungen eine gesteigerte sein, so daß geringe Reize schwere Gefäßveränderungen auslösen. Auch hier kann die Nervenerregung von innen durch chemische Körper, Stoffwechselprodukte usw. erfolgen. Die Körper gelangen durch die Blutbahn zu den sensiblen Nervenendigungen und lösen punktförmige vasomotorische Veränderungen der Dermatitis eczematosa aus, im Unterschied zu den Erythemen, wo ein Angriff am subpapillaren Gefäßnetz angenommen werden muß. Die idiosynkrasische Dermatitis eczematosa stellt die Höhe dieses Vorganges dar; von der Überempfindlichkeit zur Empfindlichkeit absteigend kommt man zur Bläschendermatitis, die adäquat auf den chemischen Reiz hin erfolgt, Terpentin, Arnica, ätherische Öle usw.; adäquat ist auch die Reaktion gegen Säuren, Laugen, Wasser, Seife, deren Typus in der Schmierseifendermatitis gegeben ist. Eine normale adäquate Erregbarkeit kann in Überempfindlichkeit, in paradoxe Reaktion übergehen, wenn dieselbe Schädlichkeit öfter von außen einwirkt, oder wenn innere Ursachen die Erregbarkeit steigern (gravide Wäscherin Hebras). So können blande Reize zu Ekzemschädlichkeiten werden. Ineinandergreifen der pruriginösen und vasomotorischen Formen kommt vor, kann im selben Falle eintreten. Dermatitis eczematosa geht in Neurodermitis über. Neurodermitis neigt als labile Haut zu Dermatitis eczematosa. Bei beiden Ekzemformen kann es zur Überempfindlichkeit der ganzen Haut kommen; diese Übererregbarkeit, Ekzembereitschaft zeigt verschiedene Grade. In den schwächsten Formen besteht sie in einer etwas erhöhten Empfindlichkeit gegen chemische Reize [Crotonöl (Weidenfeld), Terpentin (Bloch)], ist eine Folge der Mineralstoffwechseländerung (Luithlen); ausgeprägter besteht sie darin, daß Reiben und Scheuern von immer höheren Gefäßveränderungen bis zur entzündlichen Exsudation beantwortet werden. Der höchste Grad universeller Überempfindlichkeit zeigt sich darin, daß geringe äußere mechanische oder calorische Reize intensives Nässen auslösen können.

Durch Erregungen, die vom primären Ekzem ausgehen, werden die sensiblen Nerven der gesamten Haut in einen Zustand erhöhter Erregbarkeit versetzt, so daß Scheuern von *entzündlichen* Reflexen beantwortet wird. Es können sensible Erregungen anscheinend auf die symmetrische oder eine andere Hautstelle projiziert werden und hier evtl. auch ohne Scheuern entzündliche Reflexe auslösen. Bei typischer Dermatitis eczematosa fehlt oft anfangs Ekzembereitschaft, kann durch Übertragung der primären Schädlichkeit auf mehrere Stellen aber vorgetäuscht werden (CSILLAG), doch kann auch auf Dermatitis eczematosa echte Ekzematisation folgen, die Dermatitis eczematosa geht in ekzematöse Neurodermitis über. Reflektorische Ekzeme treten mit Vorliebe an Stellen auf, wo bereits höhere Labilität besteht (bestehende Entzündung, Vitiligorand), oder wo äußere Momente, Druck der Kleider, Labilität bewirken. So kann Dermatitis eczematosa in Ekzem transponiert werden, gewöhnlich erst am dritten oder vierten Tag. Nachdem die Dermatitis eczematosa bereits in Abheilung übergegangen ist, tritt an der Stelle Jucken auf, und Scheuern führt zum echten Ekzem. Die sensible Erregung mit der konsekutiven höheren Gefäßerregbarkeit erfolgt vom primären Ekzemherde aus durch das Rückenmark ähnlich wie die Labilität des Sympathicus bei offenen Brandwunden oder Keloiden. Die Sensibilisierung verrät sich gewöhnlich durch Jucken. Ekzemtherapie hat zu trachten, sensible Reize zu verhindern, herabzusetzen, die Empfindlichkeit der Epithelnerven zu vermindern. Die Beobachtungen von KAUFMANN-WINKEL, KÜTTNER, zeigen präzis die Abhängigkeit vom Nerven, und zwar sowohl bei äußerer wie bei innerer Anwendung.

Ekzem ist eine vasomotorische Reflexneurose, ausgelöst durch Reize, welche die Endigungen der sensiblen Epidermisnerven treffen.

BLOCH: Als Ausgangspunkt für seine Studien legt BLOCH folgendes als Ekzem fest: Entzündung der Epidermis und des Papillarkörpers, klinisch akute, subakute bis chronische, oft schubweise rezidivierende, peripher fortschreitende, unregelmäßig juckende Plaques aus entzündlich geröteten, papulo-vesiculösen Elementarefflorescenzen bestehend, mit Nässen, Krustenbildung und Lichenifikation. Histologisch ist es charakterisiert: in der Epidermis durch intra- und intercelluläres Ödem, Spongiose, Acanthose und Parakeratose, in der Cutis durch aktive Hyperämie, Exsudatbildung und Infiltration, Rückbildung ohne Narben. Die durch Pilze und Bakterien verursachten Ekzemformen sollen abgetrennt werden. Hingegen kann die alte Aufteilung in externes (Dermatitis) und internes (eigentliches) Ekzem nicht aufrecht erhalten werden. Ihre Unterscheidung würde voraussetzen, daß die beiden im Aussehen und klinisch im Verlauf sich prinzipiell unterscheiden, was nichts weniger als bewiesene Tatsache ist. Alle objektiven, auf Klinik und Histologie gestützten Kriterien lassen da völlig im Stich. Für das Ekzem ist nur zweierlei möglich: ekzematisierendes Agens und Disposition der Haut. Die Annahme irgend eines dunklen, nicht faßbaren Faktors, etwa in Form einer Diathese, ist nicht nötig.

Der Versuch, auf morphologischer Basis Ekzemtypen zu unterscheiden, ist gemacht worden (BROCQ), ihr Wert ist aber nicht hoch anzuschlagen, schon deshalb nicht, weil alle Arten von Efflorescenzen jederzeit experimentell erzeugbar sind. Gleich zu Anfang drängt sich nun die Zentralfrage auf: ist das Ekzem eine meist oder stets extern bedingte Hautentzündung oder eine cutane Manifestation einer Stoffwechselanomalie im weitesten Sinne. In der Literatur findet man alle Nuancen. Die extremen Auffassungen wie die Übergänge.

Über endogene, hämatogene Entstehung des Ekzems ist viel geschrieben worden, aber erst in neuester Zeit ist es gelungen, zu beweisen, daß ein Ekzem auch auf hämatogenem Wege hervorgerufen werden kann (BLOCH). Der Versuch, das Ekzem als Teil einer Diathese im alten Sinne anzusehen, darf als gescheitert betrachtet werden. Dagegen spricht sehr wesentlich, daß die meisten Personen mit Ekzem, abgesehen von ihrem Hautleiden, gesund sind und aus gesunden Familien stammen. Auch der Versuch, dem alten Diathesenbegriff durch die neuen Stoffwechselversuche neuen Inhalt zu geben, hat fehlgeschlagen. Es gibt keine für Ekzem charakteristische Stoffwechselstörung und der Versuch des Nachweises einer solchen ist ein aussichtsloses Unternehmen. Damit ist nicht gesagt, daß nicht innere (auch nervöse) Störungen eine Rolle spielen können. Sie sind aber weder wesentlich, noch notwendig.

Das führt dazu, die Ursache in der Haut selbst zu suchen und zu fragen: unterscheidet sich die gesunde Ekzematikerhaut von der des völlig Normalen, und kann der Unterschied die Pathogenese des Ekzems erklären? Nach dem Gesagten kann die Methode, einen Unterschied zu finden, nur eine funktionelle sein. Aufgabe ist dabei die Prüfung der Ekzembereitschaft, d. h. der experimentelle Nachweis, ob und warum eine morphologisch normale Haut unter bestimmten experimentellen Bedingungen leichter erkrankt als eine andere. Erforderlich ist hierzu: 1. Daß die Reizstoffe in der verwendeten Qualität und Quantität für die normale Haut indifferent, aber potentiell ekzematogen sind. 2. Sie müssen wirklich spezifisch ekzematogen sein, nicht etwa banale Entzündung hervorrufen. 3. Die Technik dieser Versuche ist folgende: Auflegung quadratischer Leinwandläppchen mit Testlösung auf normal aussehende Haut, Bedeckung mit impermeablen Stoff, Fixation mit Heftpflaster. Nach 24 Stunden wird der Grad der Reaktion kontrolliert. An Substanzen wurden verwendet: Arnica, Terpentin, Leukoplast, Sublimat ($1^0/_0$), Chinin. hydrochl. ($1^0/_0$ig, alkoholisch), Jodoform, Primula obconica, sowie andere Substanzen für besondere Fälle. Es wurden im ganzen 1130 Fälle untersucht, davon 797 normale und 333 Ekzematiker. Es wurden alle möglichen Ekzemformen geprüft mit Ausnahme von Lichen simplex und Eczema seborrhoicum. Trotz Erwägung aller Fehlerquellen (wie nicht genügend hohe Versuchszahlen, Wahl einer zwar morphologisch, aber nicht funktionell normalen Applikationsstelle) läßt sich doch an Tatsachen ableiten:

Die gesunde Haut des Ekzematikers verhält sich unter den gewählten Bedingungen anders als die Haut des Nichtekzematikers. Ekzematiker reagieren in $35^0/_0$ positiv, Nichtekzematiker in $5^1/_2{}^0/_0$. Ekzematiker reagieren in $54^0/_0$ total negativ, Nichtekzematiker in $90^0/_0$.

Die Haut des Ekzematikers ist also 7 mal empfindlicher als die des Normalen. Die Zahl ist wohl mit den Versuchsbedingungen veränderbar, die Tatsache bleibt, ihre statistische Feststellung ist das Neue gegenüber schon bekannten Ansichten. Der Einwurf, daß in diesen Versuchen zwei heterogene Gruppen enthalten sind, nämlich in den positiven die Dermatitis arteficialis, in den negativen die eigentliche Ekzematose, wird entkräftet durch die Tatsache, daß positive Reaktionen ebenso häufig bei konstitutionellem Ekzem auftreten wie negative bei typischem Gewerbeekzem.

Diese Ergebnisse stellen neue Fragen vor Augen: 1. Besteht zwischen der konstanten Überempfindlichkeit und dem spontanen Ekzemausbruch eine innere Beziehung? 2. Wie sind die $5^0/_0$ der Reaktion bei Normalen zu deuten?

Beide Prozesse decken sich klinisch und anatomisch völlig. Die Annahme eines dritten Faktors wird durch die Tatsache widerlegt, daß es auch an völlig gesunder Haut gelingt, mit dem adäquaten Reiz typisches Ekzem zu erzeugen. Danach erscheint es klar, daß experimentelles und spontanes Ekzem biologisch als dasselbe zu betrachten sind.

Die $5^0/_0$ Reaktion bei Gesunden tragen gerade zur Klärung des Problems wesentlich bei. Nur gewisse für die Majorität indifferente Stoffe rufen diesen Reiz hervor. Man bezeichnet solche Reaktionen als Idiosynkrasien. Sie wurden in letzter Zeit besonders studiert (Apolant, Lewin, Bloch, Doerr). Die Zahl der Idiosynkrasien in unseren Versuchen ist eigentlich überraschend groß und zeigt das Überwiegen des funktionellen über andere Momente. Auf dem Gebiete der inneren Idiosynkrasien ist heute schon viel bekannt (amerikanische Autoren). Das Studium an der Haut hat jedoch das voraus, daß hier eine viel exaktere und quantitative Kontrolle möglich ist.

Die eigentliche Bedeutung der positiven Reaktionen bei Normalpersonen für die Ekzemlehre liegt nun darin, daß diese Klasse die latenten, potentiellen Ekzeme darstellt, die zur Manifestation nur noch des manifesten Reizes bedürfen.

Nach den bisherigen Untersuchungen muß also das Ekzem als idiosynkrasischer Prozeß aufgefaßt werden. Diese Auffassung paßt zu den schon lange vertretenen Anschauungen (LEWANDOWSKI, PINKUS, JADASSOHN, FEER, DARIER), unterscheidet sich jedoch in 2 Punkten: 1. Die Prädisposition ist nicht ein un-undefinierbarer Faktor (Diathese). 2. Durch die Unmöglichkeit, von einer wohl-charakterisierten, allgemeinen Ekzemursache, z. B. Mikrokokkus zu sprechen. Die Zahl der Ursachen ist unendlich groß, nur ist ihre Affinität durchaus nicht gleich.

Die Definition des Ekzems als Idiosynkrasie erfordert nun Aufklärung über die ekzematogenen Reize und den Mechanismus der Idiosynkrasie. Da äußere viel häufiger sind, als man früher annahm, muß man fragen, ob es überhaupt ein endogenes, hämatogenes Ekzem gibt. Der exakte Beweis hierfür ist erst vor kurzem bei jod-, formol-, chininempfindlichen Patienten gelungen (BLOCH). Bei einem der Chininfälle zeigte sich zuerst, daß nicht alle Verwandten des Chinins gleich wirksam waren. Auch trat starkes Asthma auf, sowie Herdreaktionen der alten cutanen Applikationsstellen. Im ganzen waren es 7 Fälle, bei anderen fielen die Versuche negativ aus (Ursache vermutlich nicht adäquate quantitative Verhältnisse und Möglichkeit des Abfangens der Stoffe in den Gefäßen der Cutis). Auch die Salvarsandermatitiden stellen teilweise hämatogene Ekzeme dar. Oft reagieren solche Fälle auf cutane Salvarsanapplikation mit toxischem Ekzem.

Diese Experimente beweisen aber noch nicht, daß spontane Ekzeme auf diese Art zustande kommen können. Dazu müßte man bei solchen die Ekzematogene im Blute nachweisen, was wegen der winzigen Stoffmenge aussichtslos erscheint. Cutane Applikation des Gesamtserums ergab nie Ekzemreaktion (analytischer Weg). Dagegen gelang es BLOCH, mit Cutanapplikation von in solchem Blut zu erwartenden Stoffen (Harnsäure, Milchsäure, Adrenalin) einige positive Resultate zu erzielen. Jedenfalls hat man kein Recht, das endogene Ekzem durch ‚körpereigene Stoffe abzuleugnen. Die amerikanischen Versuche, das Ekzem als individuelle Überempfindlichkeitsreaktion gegen Nahrungsbestand-teile hinzustellen, sind nicht beweisend. Das Ergebnis war in keinem Falle typisches Ekzem, sondern banale Entzündung. Auch werden dabei die externen Ursachen ganz vernachlässigt. Nirgend ist ein exaktes Experiment dafür an-geführt, daß jede Zufuhr des Nährmittels Ekzem auslöst.

Aufgabe ist nun, der oben genannten Idiosynkrasie einen greifbaren Inhalt zu geben. Charakteristisch für sie ist 1. die Individual- nicht Artspezifität, 2. (nach DOERR) daß Idiosynkrasiker nicht nur quantitativ anders als normale Individuen, sondern auf verschiedene Stoffe untereinander gleich reagieren, 3. daß die Reaktion vom Organismus, nicht aber vom Reagens abhängig ist, wie bei der Anaphylaxie. Durch diese DOERRsche Vorstellung der Idiosynkrasie als eines anaphylaktischen Vorganges wird sie dem Begreifen viel näher gerückt. Betrachtet man unter diesem Gesichtswinkel die Ekzempathogenese, so zeigt sich, daß von 40 Normalen $^3/_4$ monovalent für eine einzige Substanz, $^1/_4$ poly-valent empfindlich sind. Bei den Ekzematikern je die Hälfte. Für die Betrach-tung der Idiosynkrasien als Anaphylaxie können nur die monovalenten Reak-tionen in Betracht kommen, denn trotz der Möglichkeit von Gruppenreaktionen muß doch bis zu einem gewissen Grade das Verhältnis Antigen-Antikörper gegeben sein. Wenn jedoch die Haut auf grundverschiedene und banale Reize (z. B. alle Testsubstanzen, Seife, mechanische Irritation) mit Ekzem reagiert, so kann das nicht mehr im strengen Sinn idiosynkrasisch-anaphylaktisch genannt werden.

Was kann nun für die anaphylaktische Natur der Idiosynkrasie angeführt werden?

Für Anaphylaxie charakteristisch ist: eiweißartiges Antigen, passive Übertragbarkeit, Erzeugungsmöglichkeit von Antianaphylaxie und schließlich, daß sich mit einem Antigen bei jedem Individuum einer zur Anaphylaxie geeigneten Spezies Anaphylaxie erzeugen lassen muß. (Also eigentlich nicht idiosynkrasisch, d. h. individualspezifisch, sondern innerhalb der ganzen Art, d. h. höchstens rassenspezifisch.)

Für die Urticaria haben BRUCK und WOLF-EISNER die Bedeutung der Anaphylaxie gezeigt. Hingegen ist die exakte passive Übertragung von Arzneiüberempfindlichkeit (also einer Nicht-Eiweißanaphylaxie) bis heute nicht sicher gelungen.

Wenn trotzdem zwischen Idiosynkrasie und Anaphylaxie Verwandtschaft wahrscheinlich gemacht ist, so beruht das auf einer neuen Anaphylaxietheorie und auf zahlreichen experimentellen und klinischen Tatsachen. Der Reizerfolg hängt danach nicht vom Reizstoff, sondern vom Sitz der Reaktion ab. Das erklärt die den echten Idiosynkrasien und Anaphylaxien gemeinsame Eigenschaft, daß die allerverschiedensten Antigene dieselben Symptome auslösen, während ein und dasselbe Agens bei verschiedenen Individuen ganz divergierende Krankheitsbilder hervorbringt (z. B. derselbe Eiweißkörper bei einem Menschen ein Asthma, beim anderen eine Urticaria, beim dritten eine Diarrhöe). So betrachtet, kann die chemische Idiosynkrasie viel eher im Rahmen der Anaphylaxie untergebracht werden.

Für ihre Verwandtschaft sprechen weiterhin:

1. Inkubation bei der ersten Applikation, Verkürzung der Inkubation bei der zweiten wiederholten Applikation.

2. Möglichkeit der Desensibilisierung durch Injektion steigender Dosen des Antigens.

3. Die auffällige Kombination der Arzneiüberempfindlichkeit mit klinischen Erscheinungen, die unzweifelhaft dem anaphylaktischen Symptomenkomplex angehören, wie Urticaria und Asthma.

4. Die Herdreaktion alter cutaner Applikationsstellen.

5. Das Vorkommen der für die Anaphylaxie charakteristischen Koloidoklasie bei Arzneiüberempfindlichkeit.

Was spricht also für die anaphylaktische Natur des Ekzems?

1. In der Geschichte des Ekzems trifft man immer wieder auf die Momente „anaphylaktoider" Natur (Kombination mit Asthma und Heufieber, was viel häufiger ist, als man annimmt).

2. Die experimentelle Kombination Ekzem-Asthma (z. B. einer meiner Fälle hatte Ekzem und Asthma von Jugend auf, später Heufieber und Asthma, wenn Pferde in der Nähe waren, Wagenfahrt). Im ekzemfreien Stadium ausgeführt, ergab die Prüfung mit Pferdeschuppen als Testsubstanz nach 30 Stunden noch keine Veränderung, nach 2—3 Tagen Inkubation ein akutes Ekzem, das nach 3 Wochen als papulöses, leicht lichenifiziertes, klinisch absolut typisches Ekzem persistierte, genau in der Größe des Leinwandläppchens.

Inkubation, beschleunigte Reaktion und Desensibilisierung sind Erscheinungen, die eng zusammengehören. Die zugehörigen klinischen Erfahrungen sind seit langem bekannt. Versuche über Desensibilisierung sind bisher am erfolgreichsten an der durch die Rhusarten verursachten Dermatitis ausgeführt worden. Sehr deutlich sind diese Phänomene an Primelekzemen zu sehen (z. B. bei einem Mediziner traten 3—10 Tage nach der Applikation die ersten pathologischen Erscheinungen in Form einer stark juckenden Dermatitis auf, klinisch und histologisch durchaus vom Typus des papulo-vesiculösen Ekzems). Dieses kann dann viele Wochen andauern, in das Stadium des subchronischen und chronischen, lichenifizierten Ekzems übergehen, um schließlich spontan zu heilen. Erfolgt nach Abheilung neue Primelapplikation, so sinkt die Inkubation von 3—10 Tagen auf 24 Stunden, die Acme tritt früher ein, und bei wiederholter Applikation flammen die alten fast geheilten Herde wieder auf. Ähnliche Ergebnisse hatten die amerikanischen Autoren bei der Rhus-Toxicodendron-dermatitis.

Durch die Auffassung des Ekzems als einer mit der Anaphylaxie verwandten idiosynkrasischen Erscheinung wird das familiäre, hereditäre Vorkommen auf Grund der Vererbungsgesetze verständlich. Begreiflich wird ferner die Latenz, der allmähliche oder plötzliche Ausbruch, nachdem antigene Stoffe vorher lange Zeit reaktionslos vertragen wurden, und die gradweise Steigerung der Empfindlichkeit. Vor allem aber wird es verständlich, warum es keine einheitliche und spezifische Ätiologie geben kann, denn nicht das Antigen, sondern der Sitz der Reaktion ist entscheidend.

Wenn auch die monosymptomatischen Idiosynkrasien (nur Ekzem, nur Arzneiexanthem) am häufigsten sind, so kommen doch Kombinationen bei verschiedenen idiosynkrasischen Krankheitsbildern vor, auch beim Ekzem. Auch die Art der Zuführung des Antigens kann dafür entscheidend sein, z. B. in unseren Fällen: Terpentin-Ekzem bei cutaner Applikation, aber nicht nach intramuskulärer Injektion; oder z. B. ein Fall, der jedesmal nach Genuß von Chinawein Arzneiexanthem, aber kein Ekzem bekam (Reizstoff durch die Cutis abgefangen), auf cutane Applikation jedoch mit Eczema papulo-vasiculosum antwortete. In einem anderen Falle zeigte sich die hohe Spezifität der Reaktion. Schon die Stereoisomeren von Chinin und Cinchonidin, nämlich Chinidin und Cinchonin wirkten viel schwächer als die genannten Stoffe.

Wenn das Ekzem ein anaphylaktisch-idiosynkrasischer Vorgang ist, so ist damit die Frage nach dem Sitz der Reaktion gegeben. Hier kann nur das Haut-organ selbst in Betracht kommen. Das geschädigte, abgeartete Epidermis-protoplasma ist Sitz der das Serum anlockenden, entzündungserregenden Kraft. Diese Hypothese erklärt, warum das Ekzem auf die äußere Hautdecke beschränkt ist, warum manche Stellen mehr, manche weniger erkranken. Ob hingegen bloß die Epidermis oder auch der Papillarkörper beteiligt sind, konnte bisher nicht festgestellt werden.

Bei dieser ganzen Erklärung des Ekzems bleibt aber eine Schwäche bestehen. Bei jeder immunbiologisch-anaphylaktischen Auffassung ist wenigstens Gruppen-spezifität Bedingung. Nun zeigen zwar sehr viele Ekzeme eine sehr hohe Spezifität (Chininfälle), es gibt aber auch solche nach dem Gesetz der Gruppenreaktion, z. B. die experimentellen Versuche mit den Dioxybenzolen (BLOCH).

Die Tatsache jedoch, daß ein großer Prozentsatz der Ekzematiker (50%) auf eine Vielheit von Stoffen reagiert, läßt sich nicht aus der Welt schaffen und sie deckt sich mit den längst bekannten klinischen Erfahrungen.

Die Haut des Ekzematikers reagiert schließlich auf alle, selbst die banalsten Reize. In diesen praktisch so eminent wichtigen Fällen läßt die Theorie der Idiosynkrasie im Stich.

Hier kann man an Veränderungen chemisch-physikalischer Natur, vielleicht auch Strukturveränderungen besonders der Zellmembranen denken.

In unseren Versuchsreihen war die Zahl der monovalent — zu den polyvalent-empfindlichen bei den positiven Normalen 1:3, bei den Ekzematikern 1:1.

In diesen Zahlen drückt sich die Entwicklung des Ekzems aus einer eng begrenzten chemospezifischen anaphylaktischen Idiosynkrasie bis zur allgemeinen Reizbarkeit der Haut aus, die auf physikalisch-chemischer Zustandsänderung der Zelle und ihrer Membranen beruht.

Schließlich muß noch erwähnt werden, daß die Ekzembereitschaft natürlich unter dem Einfluß des Geschehens in der Haut und im ganzen Organismus steht. Man kann an den kolloidalen Zustand der Gewebe, an das vegetative Nervensystem, innere Sekretion, an Infektionskrankheiten, an Röntgenstrahlen denken. Klarheit muß hier die Zukunft bringen.

Šamberger betont ähnlich wie bei anderen Hauterkrankungen auch beim Ekzem die Mitbeteiligung der *Lymphapparate*. Diese Betonung führt ihn zu einer Auffassung des Ekzems, die wir in seinen eigenen Worten wiedergeben:

Ich definiere das Ekzem als oberflächliche, flächenhafte Hautkrankheit, welche durch oberflächliche Hautentzündung und andauernde Hyperproduktion der Lymphe in der Papillenschicht entsteht. Diese beiden Prozesse wetteifern in demselben Krankheitsherde von allem Anfange bis zum Ende der Affektion, um ihren Anteil im klinischen Bilde der Krankheit zur Geltung zu bringen. Dieses Wetteifern bringt es mit sich, daß bald dieser, bald jener Anteil die Oberhand gewinnt. Darum ist das klinische Aussehen des akuten und chronischen Ekzems so bunt und so veränderlich.

Die klinischen Typen des akuten Ekzems. Wenn der *entzündliche* Anteil im höchsten Maße zur Geltung kommt, entsteht Eczema acutum erysipelatoides. Wenn im höchsten Maße der lymphatische Anteil zur Geltung kommt, entsteht Eczema acutum pemphigoides. Eczema erysipelatoides und pemphigoides stellen die äußersten Flügel der akuten Ekzemvarietäten dar. Zwischen diesen liegt eine ganze Reihe von Übergangsbildern. Vom entzündlichen Flügel angefangen folgen Eczema acutum maculosum, papulosum, papulo-vesiculosum, madidans, crustosum, bullosum.

Beim akuten Ekzem ist die Hyperproduktion der Lymphe stürmisch und reichlich. Deswegen verursacht sie mechanische Blasen oder Erweichung der Hornschicht und die Oberfläche fängt an zu nässen oder bedeckt sich mit Borken aus eingetrockneter Lymphe.

Beim chronischen Ekzem ist die Hypersekretion zwar auch andauernd, aber dabei langsam und nicht so reichlich. Deswegen äußert sie sich durch Überernährung einzelner Anteile der betroffenen Hautgewebe oder nur durch Juckempfindung, wenn sie minimal ist.

Die klinischen Typen des chronischen Ekzems. Hier haben wir auf dem einen Flügel das chronische Ekzem mit braunroter, verdickter Haut, vertieften Hautfurchen, kleinen Schuppen und oberflächlichen Excoriationen nach Kratzen. Die ganz schwache Hypersekretion der Lymphe äußert sich hier nur durch Juckreiz und Kratz-Excoriationen. Wenn aber der lymphatische Anteil zur Geltung kommt, entsteht entweder Eczema chronicum tyloticum seu callosum oder Eczema chronicum verrucosum oder Eczema chronicum scleroticum Wilsoni, je nachdem, ob infolge der Lymphhypersekretion die Hornschicht oder die Malpighische Schicht oder das kollagene Gewebe hypertrophiert. Wenn sich die Hypersekretion der Lymphe im höchsten Maße geltend macht, resultiert Neurodermitis Brocq seu Lichen simplex chronicus Vidal, welcher dasselbe ist wie bei akuten Ekzemen der pemphigoide Typ. Es ist jetzt klar, daß das Ekzem als einfache Dermatitis oder auch als Lichen simplex Vidal beginnen kann.

Wenn sich der einfachen Dermatitis Hypersekretion der Lymphe zugesellt, entsteht aus ihr das Ekzem; oder wenn sich die geringe, klinisch nicht wahrnehmbare Entzündung des Lichen simplex vergrößert und klinisch wahrnehmbar wird.

Über die Ursachen des Ekzems. Von den meisten Ekzemen wissen wir, daß sie aus artefiziellen, mikrobiellen und neurogenen Ursachen entstehen, welche beim Durchschnittsmenschen nur eine Entzündung hervorrufen können, welche also den normalen lymphogenen Apparat nicht reizen (nicht zur größeren Tätigkeit anregen) können. Wenn sie ihn also manchmal reizen (anregen), vermögen sie es nur deswegen, weil dieser Apparat beim betreffenden Menschen überempfindlich ist. Da man in der Hypersekretion der Lymphe den eigentlich charakteristischen Anteil des Ekzems sehen muß, ist die Überempfindlichkeit des lymphogenen Apparates das Wesen dessen, was die Franzosen ekzematöse Diathese nennen.

Damit sind aber die Ursachen des Ekzems nicht erschöpft. Wir kennen viele Stoffe, welche den lymphogenen Apparat reizen und zu erhöhter Tätigkeit anregen können. Wir nennen diese Stoffe Lymphagoga. Es ist ganz gut möglich, daß einzelne von ihnen gleichzeitig auch die Elemente des Hautgewebes schädigen und so Hypersekretion der Lymphe und Entzündung — also das Ekzem hervorrufen können. Und zwar bei jedem Menschen, wenn sie genug stark sind, oder nur bei prädisponierten Menschen, also solchen mit abgeschwächter Vitalität des Hautgewebes, der Capillaren und des Blutes — und das ist die zweite Richtung der ekzematösen Diathese. Diese kommt zur Geltung z. B. beim Jodoformekzem (Jodoform wirkt als Lymphagogon) oder beim Ekzem aus Pediculosis (Pediculus hat einen als Lymphagogon wirkenden Saft). Die meisten Ekzeme sind unbestreitbar durch die Diathese in einer oder anderer Richtung bedingt. Und so können wir uns erklären, warum im klinischen Bilde des Ekzems einmal der entzündliche, einmal der lymphatische Anteil mehr zur Geltung gelangt. Natürlich abgesehen davon, daß auch das Wesen der Schädlichkeit selbst entscheidet, wie und welcher Anteil sich geltend macht: ob die Schädlichkeit stärkere schädigende oder lymphogene Eigenschaft hat.

Nach der Ursache haben wir also artefizielle, mikrobielle und neurogene Ekzeme. Die meisten sind äußerlich verursacht. Einzelne können aber auch hämatogen entstehen.

Das seborrhoische Ekzem ist diametral verschieden. Es ist eine oberflächliche, artefizielle oder mikrobielle Entzündung auf einer Haut mit seborrhoischem Prozeß in den Zellen der Hornschicht. Dieser seborrhoische Prozeß kann den gelben Fleck (Vergilbung der Haut) verursachen, oder den schuppenden seborrhoischen Fleck (Pityriasis seborrhoica). Die Haut, welche so disponiert ist, kann natürlich durch Schädlichkeiten von minimaler Stärke schon zur Entzündung gebracht werden, so z. B. durch Reiben der Härchen von Trikot- und Flanellwäsche.

Es ist klar, daß am klinischen Aussehen des seborrhoischen Ekzems zwei pathologisch-anatomische Anteile beteiligt sind. Deswegen ist Unnas Benennung dieser Entzündungen als Ekzem so glücklich. Die Entzündung und die gesteigerte Sekretion des Fettes in den Hornzellen, verbunden mit verminderter Kohärenz dieser Zellen, also ausgesprochene Seborrhöe oder zumindest seborrhoische Diathese ist es, welche dieser Entzündung besondere klinische Merkmale aufdrückt, durch welche sie sich von anderen unterscheidet. Und weil diese zwei Anteile nicht immer in gleicher Stärke beteiligt sind, ist auch das klinische Bild des seborrhoischen Ekzems in seinem Detail verschieden. Das seborrhoische Ekzem ist also etwas wesentlich anderes als das gewöhnliche Ekzem. Sie können beide selbständig auf der Haut vorkommen, sie können sich aber auch kombinieren. Wenn das geschieht, kann einmal das gewöhnliche Ekzem vollständig im klinischen Bilde überwiegen und alle Zeichen des seborrhoischen Ekzems überdecken. Das andere Mal können aber die seborrhoischen Zeichen im klinischen Bilde des kombinierten Ekzems deutlich sein und der Affektion ihren eigenartigen Charakter aufdrücken. Nachdem der seborrhoische Prozeß in der Hornschicht mit der verminderten Kohärenz der Hornschichtzellen verbunden ist, kann das klinische Bild des seborrhoischen Ekzems manchmal der Psoriasis ähnlich sein, denn auch sie ist eine Entzündung der Haut mit verminderter Kohärenz der Zellen der Hornschicht. Trotzdem können wir aber nicht behaupten, daß Psoriasis und seborrhoisches Ekzem eine und dieselbe Krankheit wäre, so lange wir nicht beweisen, daß die verminderte Vitalität der Zellen der Hornschicht bei den Psoriatikern ein bestimmter Grad des seborrhoischen Prozesses ist.

Riecke: Bläschen, Rötung und Schwellung, Schuppen, Pustel, Knötchen, serös nässende Punkte und Flächen, Krusten und Schuppenkrusten bilden die äußeren Erscheinungsformen des zum Ekzem gehörigen Symptomenkomplexes unter Ausschaltung der durch den integrierenden Pruritus bedingten sekundären Veränderungen. Nicht in genetischer Reihenfolge als Stadien oder Phasen eines Krankheitsvorganges entstehen jene Bildungen auf der Haut, sondern im wechselvollen Durcheinander je nach der Intensität der jeweiligen schädlichen, gleichgültig, ob exogenen oder endogenen Noxen bestehen die genannten Symptome als Zeichen einer spezifischen entzündlichen Reaktion des Gewebes, einer Reaktion, die nicht unter dem gleichförmigen Bilde einer einheitlichen, bzw. einseitigen morphologischen Veränderung eines umschriebenen Hautkomplexes sich zeigt, sondern einer Reaktion, welche ein pathologisches Geschehen im Sinne allgemeinster Entzündungsvorgänge darbietet. Dilatation der Gefäße, Exsudation flüssiger und zelliger Materie, Proliferation und Regeneration sind die Zeichen des Erlebnisses, welches den ekzematösen Krankheitsprozeß darstellt. Eine spezifische Quote, welche den verschiedensten Typen entzündlicher Dermatosen zukommt und sie eigentümlich transformiert, kommt beim Ekzem mehr klinisch als pathologisch-anatomisch zur Geltung, da hier das Bild der Entzündung in relativ reinster Form sich darbietet. Das führt zu der Frage nach dem Verhältnis der Dermatitis zum Ekzem, im engsten Zusammenhang damit ist eine Stellungnahme zu der berechtigten oder unberechtigten Annahme eines akuten Ekzems erforderlich.

So sehr sich daher auch in ihren extremen Erscheinungen, Vorgängen und Entstehungsmechanismen Dermatitis und Ekzem verschiedenartig ausnehmen, so führt doch die konkrete Betrachtung der häufigsten Krankheitsbilder einschlägiger Art, ebenso wie die abstrakte Feststellung der ihnen zugrunde liegenden pathologischen Auswirkung zur Auffassung ihrer einheitlichen Natur, zur Identifizierung von Dermatitis und Ekzem und damit zur Anerkennung eines akuten und chronischen Ekzems.

Nur das soll hier daraus hervorgehen, daß keine unüberbrückbare Differenz zwischen der akuten Dermatitis und dem chronischen Ekzem besteht, welches letztere erworben oder von den Eltern vererbt jahrelang seit frühester Kindheit bis in das höhere Lebensalter hinein periodisch auftritt und auf konstitutioneller Basis demgemäß vorwiegend beruht; es muß dabei nur dem Umstande Rechnung getragen werden, daß die Korrelation äußerer und innerer Reize innerhalb weitester Grenzen gegeben ist, und zwischen pathologischen und physiologischen Reizen und Bedingungen eine scharfe Scheidung nicht besteht.

Eine Übersicht über die divergierenden Meinungen und ihre Stützpunkte ergibt sich aus der beigegebenen tabellarischen Zusammenstellung:

<table>
<tr><td>

Dermatitis und Ekzem.

(Dualistische Auffassung.)

1. Dermatitis; eine stets äußerlich bedingte Hautentzündung.

   Ekzem; eine äußerlich und innerlich bedingte Hautentzündung.

2. Dermatitis; stets beschränkt auf die Zone der schädlichen Einwirkung.

   Ekzem; über die Zone der schädlichen Einwirkung hinauswachsend.

3. Dermatitis; entsteht auf normaler Haut und führt zur Restitutio ad integrum.

   Ekzem; alterierte Haut und hinterläßt die Haut in alteriertem Zustande.

4. Dermatitis; cessante causa cessat effectus.

   Ekzem; fängt an, wenn Dermatitis aufhört.

5. Dermatitis; leicht heilbar.

   Ekzem; schwer heilbar.

6. Dermatitis; beginnt histologisch mit Cutisveränderungen.

   Ekzem; beginnt histologisch mit Epidermisveränderungen.

</td><td>

Dermatitis oder Ekzem.

(Unitaristische Auffassung.)

1. Dermatitis; entsteht nicht obligat auf jeder Haut, Krankheitsbereitschaft erforderlich.

   Ekzem; desgleichen.

2. Dermatitis, kann über die Zone der schädlichen Einwirkung sich ausbreiten, „springen“.

   Ekzem; desgleichen.

3. Dermatitis; verändert die Haut im Sinne erhöhter Empfindlichkeit.

   Ekzem; desgleichen.

4. Dermatitis; heilt nicht immer ab, wenn Schädlichkeit ausgeschaltet ist.

   Ekzem; geht unmerklich aus der Dermatitis hervor.

5. Dermatitis; gleiche Ursachen.

   Ekzem; gleiche Ursachen.

6. Dermatitis; zeigen histologisch keine Wesensverschiedenheit.

   Ekzem; zeigen histologisch keine Wesensverschiedenheit.

</td></tr>
</table>

Luithlen hält die Erkenntnis, daß in vielen Fällen die abnorme Reaktion der Haut, die sich im Ekzem äußert, auf einen wohlcharakterisierten Vorgang, auf eine Überempfindlichkeit zurückgeführt werden muß, für einen großen Fortschritt. Er hat seine Ansicht in dieser Frage schon einmal in dem Artikel „Ernährung und Haut“ im Zentralblatt für Haut- und Geschlechtskrankheiten dargelegt. Er betont, *„in vielen Fällen“*, denn wenn er auch für diese die Ansicht für richtig hält, *muß er doch einer Verallgemeinerung der Annahme, Ekzem sei ein anaphylaktischer Vorgang, widersprechen.* Nur ein Teil der akuten Ekzeme findet ungezwungen auf diese Art eine Erklärung, nur jene, bei denen *bestimmte* Schädlichkeiten den Ausbruch bedingen. Alle jenen vielen klinischen Bilder, bei denen die verschiedensten auslösenden Momente in Betracht kommen, wie auch die chronischen Formen lassen sich durch Sensibilisierung, durch Antigen-Antikörperwirkung auch bei weitester Fassung dieses Begriffes nicht erklären. Er glaubt auch, daß das Ekzem auf chemische Vorgänge — auch der anaphylaktische ist ein solcher — zurückgeführt werden muß. Er will aber den Begriff weiter fassen. Experimentelle und klinische Untersuchungen haben ihm ergeben, daß die Entzündungsbereitschaft der Haut und ihre Reaktion gegen äußere Einflüsse von ihrer chemischen Zusammensetzung bestimmt werden. Sie erwiesen die Abhängigkeit der Lebensäußerungen des Gewebes von seinem Chemismus. Scheinbar ganz verschiedene Prozesse können zu einem ähnlichen oder auch zu gleichem Bilde auf der Haut führen, indem sie die Entzündungsbereitschaft des Gewebes steigern. Stets bestehen dabei chemische Vorgänge. In einer Reihe von Fällen kommt es zu Verschiebungen einzelner Stoffe, deren richtiges Verhältnis zueinander für die Lebenstätigkeit notwendig ist, wie er es für den Mineralstoffwechsel erwiesen hat. In anderen Fällen bestehen chemische Veränderungen in der Zelle, wodurch diese bei Zufuhr einer bestimmten Substanz mit einem heftigen Reize antwortet (Überempfindlichkeit, Anaphylaxie), oder es fehlen Stoffe, die für den Ablauf normaler biologischer Prozesse unerläßlich sind. Viele Fragen bedürfen freilich noch der Klärung. Bei den Vorgängen der inneren Sekretion weiß man noch weniger über die feineren Änderungen in der Zelle und muß sich auf die Feststellung beschränken, daß bestimmte Stoffe, die von eigenen Organen geliefert werden, für Entwicklung und Leben notwendig sind. Etwas einfacher liegen die Verhältnisse bei den regressiven Erscheinungen des Organismus. Seine Untersuchungen und Beobachtungen ergeben, daß Verschiebungen in der Zusammensetzung des Gewebes zuungunsten der Kieselsäure den Ablauf normaler biologischer Prozesse hindern. Er erhält den Eindruck, daß das Fehlen mancher Stoffe, auch der Kieselsäure, einer Avitaminose an die Seite zu stellen ist, da nach Zufuhr der Substanz in den Organismus sich die verschiedensten Erscheinungen der Haut und auch andere Organe bessern oder schwinden.

Er ist also der Ansicht, daß die abnorme Reaktion, die zum klinischen Bilde der Ekzeme führt, auf Veränderungen im Chemismus des Gewebes zurückzuführen ist. In einem Teile der Fälle kommt es zu Gleichgewichtsstörungen im Mineralstoffwechsel, wodurch eine erhöhte Entzündungsbereitschaft bedingt wird. In anderen besteht eine Sensibilisierung des Gewebes, worauf bei Zufuhr einer bestimmten Substanz der entzündliche Vorgang erscheint. Bei anderen Fällen endlich fehlen Stoffe, deren Vorhandensein für den Ablauf normaler Lebensvorgänge unentbehrlich ist. Stets aber wird die Lebensäußerung des Gewebes von seiner chemischen Zusammensetzung und den sich daran abspielenden Vorgängen bestimmt. Diese werden, wie seine Arbeiten ergeben haben, durch den allgemeinen Stoffwechsel beeinflußt, so daß die Haut der Spiegel für alle Vorgänge ist, die sich im Innern des Organismus abspielen.

Für die Therapie ergibt sich aus diesen Befunden, daß wir durch Aufdeckung der ursächlichen Veränderung im Stoffwechsel Aussicht erhalten, die Disposition zur Erkrankung erfolgreich zu bekämpfen.

Rajka: „1. Wir haben Fälle untersucht, bei denen die Anamnese eine spezielle ekzematogene äußere Einwirkung nachweisen konnte, und bei welchen die einmalige experimentelle Wiederholung dieser Einwirkung eine akute Dermatitis vom Charakter des Ekzems hervorrief. In diesen Fällen, wo die erste Berührung mit irgend einem chemischen Stoffe ekzematogen wirkte, kann eine angeborene oder erworbene Idiosynkrasie angenommen werden. Derartige Fälle haben wir relativ selten beobachtet.

2. In den meisten Ekzemfällen vom Typus der Dermatitis arteficialis war zwar in der Anamnese eine ekzematogene äußere Einwirkung nachweisbar, auf die experimentelle Wiederholung dieser Einwirkung entstand aber keine Dermatitis.

A. Bei diesen dermatitis-arteficialis-artigen Ekzemfällen finden wir eine länger wirkende Gröer-Hechtsche Reaktion (Typus der Ekzematiker), deren Verlauf durch Vaccineinjektionen noch weiter retardiert wird. In diesen Fällen kann also angenommen werden, daß erst wiederholte äußere Einwirkungen, wenn nämlich die Reaktionen sich aufeinander lagern, endlich eine Entzündung hervorrufen, welche dann auf weitere Wiederholung stabilisiert wird. Die Überempfindlichkeit äußert sich demnach in Form der Entzündung nur auf wiederholte Einwirkung.

B. Die Überempfindlichkeit wird in anderen dermatitis-arteficialis-artigen Ekzemfällen durch Beigesellung pyogener Mikroorganismen herbeigeführt, und zwar:

a) entweder bringen die Mikroben allein die Überempfindlichkeit zur Entwicklung, so daß die Haut sich auf Einwirkung neuer chemisch - physikalischer Reize wiederholt leichter entzündet, und endlich eine Entzündung entstehen kann, oder

b) es besteht zwar eine gewisse Überempfindlichkeit geringeren Grades, welche in der Weise der unter A. angeführten Form der Überempfindlichkeit, d. h. in Form eines längeren Verlaufes der Reaktion sich äußert, aber erst die beigesellten Mikroorganismen steigern die schon vorhandene Überempfindlichkeit in dem Maße, daß chemisch-physikalische Einwirkungen eine Entzündung verursachen. Die Entzündung entsteht wahrscheinlich leichter wie bei a).

3. Pyogene Mikroorganismen der Haut können eine oberflächliche eitrige Entzündung (Impetigo) hervorrufen. Die ständige Einwirkung der Mikroben führt nach einiger Zeit zur Allergie der Haut. Auf dieser überempfindlich gewordenen Haut entsteht dann durch Beigesellung chemisch-physikalischer Reize eine Entzündung vom Typus des Ekzems. Es besteht sogar die Möglichkeit, daß unter diesen Verhältnissen allein durch wiederholtes Eindringen von pyogenen Keimen in die Epidermis der allergisch gewordenen Haut eine ekzematiforme Entzündung entsteht. Dieser Mechanismus der Entstehung der ekzematiformen Entzündung kommt besonders bei der Impetigo eczematiformis (Török) vor.‘‘

Török: „Unter den Ekzemen lassen sich leicht zwei Gruppen von Fällen unterscheiden, von welchen die eine dem Typus der artefiziellen Hautentzündung, die andere dem der Impetigo entspricht. Die ersteren haben, sofern sie flächenhaft ausgebreitet sind, ebenso wie die artefizielle Dermatitis unscharfe Ränder, in ihrer unmittelbaren Nachbarschaft sind gleicherweise kleinste entzündliche Knötchen und Bläschen und punktförmige Erosionen vorhanden, aus denen sich das Exsudat auf die Oberfläche ergießt, und sie vergrößern sich ganz so wie die Herde der artefiziellen Hautentzündung durch Vermehrung dieser kleinen Herde und durch Zusammenfließen derselben miteinander und mit dem größeren Herde, nicht aber durch circinäres Weiterschreiten. In einem hohen Prozentsatze von Ekzemfällen dieses Charakters läßt sich der Nachweis liefern, daß für ihr Entstehen, für ihre Exacerbationen usw. in der Tat äußere, chemische und physikalische Einwirkungen verantwortlich sind, mit deren Aufhören das Ekzem vergeht. Bei einer anderen Gruppe von Ekzemen haben die Hautveränderungen Eigenschaften, durch welche sie gewissen Impetigoformen ähnlich werden. Sie haben eine scharfe Umrandung, münzenförmige oder bogig begrenzte Gestalt und sie vergrößern sich durch circinäres Weiterschreiten gegen die Nachbarschaft. Auch lassen sie öfters ihr Hervorgehen aus typischer Impetigo verfolgen: Solche Fälle sollten als *Impetigo eczematiformis*, bei Lokalisationen in den Beugen als *Impetigo intertrigo* von dem eigentlichen Ekzem abgetrennt werden.

Török gelangt zur folgenden Konzeption des Ekzems Die zum Ekzem zu stellenden Prozesse sind flächenhafte Hautentzündungen vorzüglich der oberen Lederhautschichten, bei welchen das seröse Exsudat in die Epidermis eindringt, deren Zellen auseinandergedrängt und auf diese Weise zur Bildung von Bläschen und gewöhnlich, nach Löslösung der Bläschendecken, zum Austritt des serösen Exsudates aus feinen Öffnungen an die freie Hautoberfläche führt. Die entzündeten Hautstellen sind unscharf begrenzt und von unregelmäßiger Form. Sie vergrößern sich, indem sich in ihrer Umgebung zahlreiche kleinste Herde gleicher Natur bilden, mit welchen sie zusammenfließen. Sie entstehen infolge der äußeren Einwirkung chemischer oder physikalischer Schädlichkeiten mäßigen Grades zumeist bei Individuen, bei welchen eine Überempfindlichkeit diesen

Einwirkungen gegenüber vorhanden ist. An dem Zustandekommen der Hautveränderungen sind überdies zumeist auch die pyogenen Mikroorganismen mitbeteiligt. Diese Hautentzündungen jucken und haben bald einen akuten, bald einen chronischen Verlauf mit Rezidiven und Exacerbationen. Verharren sie lange Zeit ohne Unterbrechung an derselben Hautstelle, so kommt es neben den entzündlichen, exsudativen Veränderungen zu der Hyperplasie der Epidermis und Papillarschicht, welche die Grundlage der unter dem Namen Lichenisation bekannten Hautveränderung bildet.

Der hier vertretene Standpunkt ermöglicht den Ausgleich von Gegensätzen, welche gegenwärtig in bezug auf die Ätiologie des Ekzems bestehen. Die vorzüglich von Unna vertretene parasitäre Theorie erweist sich in bezug auf eine Anzahl von bisher zu den Ekzemen gerechneten Formen, welche wir als ekzematiforme Impetigo aus der Klasse des Ekzems ausgeschieden und der Impetigo zugezählt haben, als richtig und Unna bleibt das Verdienst ungeschmälert, die Aufmerksamkeit nach dieser Richtung gelenkt zu haben. Anderseits wird die ursprünglich von Hebra verfochtene Ansicht von dem artefiziellen Ursprung des Ekzems für das eigentliche Ekzem im Wesen anerkannt."

Zieler: „Wenn wir die Veränderungen betrachten, die bei verschiedenen Menschen durch äußerlich einwirkende Reizmittel hervorgerufen werden, so sehen wir, daß der eine auf Jodtinktur oder Formalin mit einer auf den Ort der Einwirkung beschränkten Rötung oder mit einer Entzündung antwortet, die bald wieder abheilt. Ein anderer zeigt vielleicht eine über die Einwirkungsstelle hinausgehende ekzemartige Entzündung, die aber in kurzer Zeit wieder restlos abheilt („Ekzematisation"). Bei einem dritten entwickelt sich eine länger dauernde Entzündung, die sich weiter (symmetrisch, springend usw., Reflex?) über den Körper oder einzelne seiner Teile ausbreitet und ohne oder mit nachweisbarer (auch andersartiger) Reizung rückfällig wird. Bei diesem liegt also sicher eine besondere Empfindlichkeit vor, eine Disposition der Haut zur Erkrankung an Ekzem. Diese angeborene (oder erworbene) gesteigerte Empfindlichkeit der Oberhaut und des Papillarkörpers ist die notwendige Voraussetzung dafür, daß ein Ekzem entsteht.

Das sehen wir daraus, daß es gelungen ist, durch innerliche Gaben von Jod bzw. Hexamethylentetramin (Formalinabspaltung im Körper) ein Ekzem zu erzeugen bei Menschen, die vorher bei äußerlicher Anwendung von Jod bzw. Formalin an Ekzemausbrüchen erkrankt waren.

Es ist klinisch nicht möglich, die rasch oder dauernd heilenden, durch äußerliche Einwirkung eines Reizes entstandenen Ekzeme („Ekzematisation") von den „echten", chronisch, mit Rückfällen usw. verlaufenden Ekzemen zu trennen. Sie gehen ohne scharfe Grenze ineinander über. Man kann also das Ekzem auffassen als *eine angeborene oder erworbene Eigenschaft (Überempfindlichkeit) der Oberhaut bestimmter Menschen, auf Reize verschiedener Art mit dem klinischen Bilde des Ekzems zu antworten. Diese Reize können dabei von außen oder auf dem Blutwege an die Oberhaut herantreten.* Die gesteigerte Empfindlichkeit der Haut kann natürlich auch örtlich und zeitlich bei demselben Kranken in weiten Grenzen schwanken. Es gibt also *nicht* ekzematogene Reize (chemisch, physikalisch, toxisch, bakteriell usw.,) sondern das Ekzem ist eine eigenartige Reaktionsweise bestimmter Menschen. Alle die äußeren und inneren, die angeführten und andere Ursachen sind eben nur Hilfsursachen. Das Wesentliche ist die gesteigerte Empfindlichkeit der Haut („konstitutionelle Schwäche"), die wir wohl erklären, aber letzten Endes vorläufig nicht aufklären können."

Kreibich: Die Versuche Ronas, die Haut mechanisch, aber ohne Verwendung von Juckpulver zu reiben, waren nachzuprüfen, weiter war nachzuprüfen, wie weit der mechanische Insult in der Auffassung von Jadassohn und Bloch,

daß Ekzem im Wesen eine idiosynkrasische Toxidermie ist, zurückzutreten habe.
Bei bescheidenen Ansprüchen an das Resultat konnte die Reibung geeignet sein,
einen ekzematösen Reaktionstypus aufzufinden, ähnlich wie ihn BUSCHKE
und SKLARZ für Lichen ruber, Psoriasis usw. festgestellt hat. Es bot sich ein
Fall dar, der nach seiner klinischen Natur geeignet erschien.

C. Charvat, 47jähriger Arbeiter, acneförmiger Prozeß, seit 7 Jahren bestehend, Beginn
im Gesicht, Übergreifen auf den Kopf, Brust, Rücken, schließlich auch Extremitäten.
Unter geringem Jucken schießt eine urticariell-entzündliche Papel auf, deren Mitte sich in
ein trübes Bläschen, Pustel, Kruste umwandelt. Kein Juckreiz mehr, keine Excoriation,
Efflorescenzen dicht, aber alle einzeln, nicht konfluiert. Dabei Gesichtshaut diffus kon-
gestiv gerötet, chronische Blepharitis und Conjunctivitis ohne besondere Charaktere, kein
Anhaltspunkt für äußere oder innere Acne, für Tuberkulose, für Acne vulgaris, für Ekzem.
Der Fall läßt sich in kein Krankheitsbild einreihen und wird der Prager dermatologischen
Gesellschaft von SCHÖNHOF als eine Erkrankung vorgestellt, die zwischen Acne varioli-
formis (Lokalisation) und Acne rosacea (Efflorescenz und Histologie) steht.

Im Verlaufe stellt sich heraus, daß Patient auf Höhensonne mit einem nässenden Bläschenekzem, ferner auf Jodtinktur, Benzin, Alkohol-Ätherabreibungen anläßlich von Injektionen, ebenfalls mit einer nässenden Bläschendermatitis reagiert, die einige Tage zur
Ausheilung braucht. Es ergab sich somit eine hol e Reizbarkeit in der Haut gegen verschiedene chemische und physikalische Reize der Haut, die sich immer mehr steigerte.
Auf der Höhe derselben wurden die später zu erwähnenden Versuche unternommen. Die
Zahl seiner Efflorescenzen im Gesicht nahm später ab, gleichzeitig auch die Reizbarkeit,
so daß zuletzt keine der obigen chemischen Schädlichkeiten, aber auch Reibung keine Veränderung hervorbrachte. Später wurde Polycythämie konstatiert, die durch Bestrahlung
der Röhrenknochen geheilt wurde. Bei diesem Patienten wurde mit Reibungsversuchen
begonnen, und diese dann bei anderen Erkrankungen fortgesetzt. Der Versuch ist einfach
und besteht einheitlich darin, daß eine gesunde Hautstelle mit einem Papier- oder Gazetupfer
in einer Sitzung etwa 20—30mal derart oberflächlich gescheuert wird, daß zwar Hyperämie,
aber keinerlei Abschürfung der Hornschicht, also Excoriation gesetzt wird. Die Reibung
wurde 2—3—4mal in einem Tage oder zu anderen Zwecken durch zwei Tage, im ganzen
6—8mal fortgesetzt. Zweck war immer, ohne besonderen Druck Hyperämie zu erzeugen.

Zusammengefaßt ergab sich folgendes Resultat: An gesunder, nicht disponierter Haut
löst der Reibungsversuch keine bleibende Veränderung aus. Der Grund für die nach dem
Versuch bleibenden Veränderungen liegt nicht im Trauma allein, nicht in dem verwendeten
Reibungsmittel, nicht in einer Arrodierung der Papillen, nicht in Excoriierung der Hornschicht, nicht in der Wärmeentwicklung. Nach Reibung auf jeder Haut tritt traumatische
Hyperämie auf, bei Normalen verschwindet sie, bei disponierter Haut bleibt sie, und es
kommt zu Veränderungen, die sich folgenderweise gruppieren lassen.

1. Besonders bei Scabies, bei nässendem Ekzem löst sich die diffuse Hyperämie in kleine, wohl meist follikuläre Flecke auf. Diese Flecke können 1—2 Tage
persistieren, zeigen keine besondere Entzündung, ab und zu punktförmige
Parakeratose. In höher disponierter Haut treten bei der zweiten oder dritten
Scheuerung neben der traumatischen Hyperämie kleinste, blasse follikuläre
Urticariaquaddeln auf. Dieser Endeffekt wäre zu bezeichnen als Status punctosus
maculosus.

2. Bei manchen Fällen bewirkt Reibung persistierendes Erythem mit zentralem blassen Ödem, das zu leichteren Graden der Anämie führt. Nach zwei
Tagen faltet sich die Hornschicht und zeigt histologisch Parakeratose. Kern-
teilungen im Epithel ohne besondere Entzündung: traumatisches parakeratotisches Erythem.

3. Es verbleiben als Effekt punktförmige, vorwiegend wohl follikuläre
Börkchen. Sie sind die Folge von kleinsten urticariellen Infarkten. Reibung
führt zu Hyperämie, Ödem zur Anämie, Nekrose mit konsekutiver Entzündung.
Die Nekrose geht meist an einer Stelle bis in die Cutis, doch besteht daneben
auch aus gleichen Gründen eine Ernährungsstörung der Epidermis, die durch
die darauffolgende Entzündung — ähnlich wie oben beim breiten Erythem —
mehr punktförmig, von Parakeratose und Serum- und Leukocytenansammlung,
zuletzt unter der Hornschicht liegend, beantwortet wird. Im Falle Charvat
kam es aus gleichen Gründen zu intensiver persistierender Hyperämie, zu

stärkerem anämisierenden Ödem und zu rasch einsetzender linienförmiger Schorfbildung von mehreren Millimeter Breite mit Cutisnekrose. Der vorherrschende
Effekt: Status punctosus crustosus.

4. In drei Versuchen gelang es, durch Reibung einen exsudativen Effekt
ohne Nekrose zu erzielen, in Form einer Bläschendermatitis. Ödem der Cutis
und Epidermis, intraepidermoidale vielkammerige Bläschen.

Effekt: Status punctosus vesiculosus ist gleich Eczema arteficiale.

Um in der Frage der Bakterienwirkung bei Ekzemen ein eigenes Urteil
zu bekommen, veranlaßte ich H. Dr. Peter zu Untersuchungen, über die er
in der Dermatologischen Wochenschrift 1925 Nr. 14 berichtete:

1. Beim Ekzemkranken kann man mit, aus Ekzembläscheninhalt in Bouillon
gezüchteten Kokkenkulturen, sowohl des eigenen, wie des fremden Stammes,
akute artefizielle Dermatitiden erzeugen.

2. Das dabei wirksame Agens sind die von den Kokken gebildeten Toxine.

Als Erklärung meiner Versuche möchte ich folgende Überlegung für die
wahrscheinlichste halten: Durch die beim Ekzem vorkommenden Kokken
werden Toxine gebildet, die vielleicht in Gemeinschaft mit anderen dabei entstehenden Giftstoffen zu einer Allergie des Ekzemkranken führen, wie sie auch
Rajka annimmt. Die Allergie äußert sich in einer Sensibilisierung der Haut
des Ekzematikers gegen eben diese Toxine und es ist so möglich, daß der Ekzemkranke, wenn man ihm diese Toxine auf die gesunde Haut auflegt, mit einer
Dermatitis antwortet, ähnlich wie wir das auch bei chemisch definierten Stoffen
(Haarfärbemittel) und auch bei chemisch noch nicht differenzierten Stoffen
finden (Primeldermatitis, Spargeldermatitis).

Tachau prüfte mit Terpentinöl die Kinderhaut in bezug auf Ekzemempfindlichkeit. Er findet eine große Differenz zwischen ekzemkranken und
hautkranken Kindern. Unter den Hautgesunden fand er wiederum eine viel
stärkere Reizbarkeit exsudativer als nichtexsudativer Kinder. Die Prozentzahlen der reagierenden Kinder sind höher als die bei Erwachsenen, was durch
die hohe Reizbarkeit der Kinderhaut zu erklären ist.

Cranston Low gelang es, bei sich und seinem Bruder durch sehr energische Einreibung von Primulae obconica eine hochgradige Primelüberempfindlichkeit der ganzen Haut zu erzeugen. Beide Versuchspersonen hatten dieselbe
vorher nicht gezeigt, während ihre Mutter daran litt. Bei 6 anderen Personen
mißlang der Versuch. Idiosynkrasie läßt sich nicht willkürlich durch Antigenzufuhr bei *jedem* Individuum derselben Gattung erzeugen und dadurch unterscheidet sie sich neben der Unmöglichkeit einer Übertragung von der echten
Eiweißanaphylaxie. Sie ist nicht gattungsspezifisch, sondern individualspezifisch
(Bloch).

Schuerch legt sich die Frage vor: Gibt es überhaupt in größerem oder
geringerem Maße eine Hautidiosynkrasie für körpereigene physiologische Stoffe?
Er prüfte nach der Methode Bloch 1. Natrium-Urat, Milchsäure, Traubenzucker,
Glykokoll, β-Oxybuttersäure, Aceton, Adrenalin, 2. Phenol, Brenzcatechin,
hippursaures Natrium, Kresol. Ein Ekzematiker (54jähriger Mann) zeigte auf
β-Oxybuttersäure eine deutliche Reaktion, die übrigen bei 377 Versuchspersonen
angestellten Versuche verliefen negativ.

Erich Urbach: An Hand von drei experimentell untersuchten Idiosynkrasiefällen wird die Frage: Ist die Überempfindlichkeit primärepithelial oder primär
— vasculärbindegewebig — zu beantworten gesucht.

Die erste Kranke zeigt eine erworbene Idiosynkrasie nur gegen ein bestimmtes
fünfwertiges As-Präparat (Natrium cacodyl.). Auf die 21. und die folgenden
Injektionen bekommt sie anfangs lokale, später diffuse, zum Teil schuppende
Erytheme. Besonders instruktiv sind die Verhältnisse im Bereiche eines Naevus

anaemicus. Wird außerhalb desselben Natr. cacodyl. intracutan injiziert, so entsteht in der Umgebung des Einstiches Rötung und Schwellung, die scharf an der Nävusgrenze Halt machen. Wird an gleicher Stelle subcutan injiziert, so tritt außerhalb des Nävus die gleiche Reaktion auf, innerhalb desselben reagiert nur die Umgebung von zwei in den Nävus eingesprengten normalen Hautinseln. Bei subcutaner Injektion in den Nävus bleibt die Haut desselben reaktionslos, außerhalb tritt aber wieder Rötung auf. Erst zur Zeit, da das übrige Integument bereits desensibilisiert ist, gelingt es, durch subcutane As-Einbringung in den Nävus die Haut desselben zur Reaktion (Rötung) zu bringen.

Diese Versuche, die hier nur ganz kurz dargestellt werden können, stützen den Autor in seiner Auffassung, daß dem cutanen Gefäßnetz eine überragende Rolle bei den idiosynkrasischen Hautreaktionen zukommt. Von Interesse ist weiter die Tatsache, daß eine mehrmalige Sensibilisierung und Desensibilisierung erzielt werden konnte. Passive Anaphylaxieübertragung im Tierexperiment oder nach PRAUSSNITZ-KÜSTNER war negativ, *dagegen gelang anscheinend die passive Übertragung auf Menschen durch intracutane Injektion eines Serums, das durch Setzen eines Cantharidenpflasters an einer stark überempfindlichen Stelle* (beim Pat.) *gewonnen wurde* (Allgemeinreaktion: Fieber, Ohrensausen; Lokalreaktion: Rötung, Schmerzen). Ob man es hier mit einer neuen, biologischen, durch das Hautorgan vermittelten Reaktion zu tun hat, werden erst weitere Untersuchungen erweisen.

Im zweiten Falle sehen wir eine nur auf die linke untere Extremität beschränkte idiosynkrasische ekzematöse Hautveränderung. Das linke Bein war des öfteren von schweren Erysipelattacken befallen. Von der am stärksten sensibilisierten Hautpartie (rings um die primäre Wunde) nimmt die lokale Desensibilisierung ihren Ausgang, die langsam vorwärtsschreitet, bis nur mehr fixe Erythemherde übrig bleiben.

Zusammenfassung: Sensibilisierung nur durch orale Chininzufuhr auslösbar, nicht durch intracutane oder intravenöse Chinininjektionen. Es gelang aber durch orale Verabreichung sowohl Ekzeme als auch Erytheme, letztere freilich erst bei beginnender Desensibilisierung, hervorzurufen.

Schließlich wird eine Überempfindlichkeit gegen zweiwertige Phenole, vorzüglich gegen Resorcin mitgeteilt, bei welcher erythematöse Hautveränderungen auf Gaben von 0,5 g Resorcin, ekzematöse Reaktionen auf solche von 1 g bei oraler Zufuhr erfolgten.

Damit ist die Vermutung BLOCHs, daß Konzentrationsverhältnisse dafür maßgebend sind, ob ein erythematöser oder ekzematöser Reaktionstypus auftritt, experimentell bestätigt. Der Verfasser kommt auf Grund dieser Versuche zu dem Schluß, daß Epidermis und Cutis eine funktionelle Einheit bilden und daß ihr idiosynkrasischer Reaktionstypus (Ekzem, Erythem) nur eine Funktion des jeweiligen Reizes sei. Stets aber sei bei den cutanen Idiosynkrasien der Gefäßapparat der Cutis mitbeteiligt.

SCHAMBERG und BROWN: Die Untersuchungen wurden an über 200 Patienten ausgeführt, die an irgendwelchen Hautkrankheiten litten. Es fanden sich dabei große Unterschiede im Harnsäuregehalt. Die Hälfte der untersuchten Patienten litt an Ekzem; in 50% dieser Fälle wurde ein höherer Harnsäuregehalt, als der Maximalgehalt 3,5 mg festgestellt.

Bei einigen Fällen von allgemeinem oder lokalem Pruritus wurde ebenfalls eine Erhöhung festgestellt. Bei den Ekzempatienten steigt die Harnsäurekurve vom 40. zum 70. Jahre an, was bei ekzemfreien nicht beobachtet wird. Bei Männern war der durchschnittliche Harnsäuregehalt 25% höher als bei Frauen. Das Blut von jugendlichen Ekzemkranken enthielt im allgemeinen keine großen Harnsäuremengen; es bestanden jedoch einige Ausnahmen. Die Ursache der erhöhten Harnsäuremenge wird in renaler Dysfunktion vermutet. Wichtig ist, daß bei entsprechenden diätetischen Maßnahmen die sonstige Therapie eine raschere Wirkung zeigte, als beim Unterlassen dieser Maßnahmen.

P. Tachau: In der Klassifikation der Kinderekzeme besteht eine Diskrepanz der Nomenklatur zwischen den Pädiatern und Dermatologen. Verfasser empfiehlt vor allem, diejenigen Krankheitsbilder aus dem Ekzem herauszulösen, die sich im Laufe der Zeit mit genügender Sicherheit abgrenzen ließen. Von den banalen Ekzemen sind in der Kinderheilkunde in erster Linie die „Psoriasoide" (Unnas seborrhoisches Ekzem) und die Neurodermitiden zu unterscheiden. Bei Kindern sind nun diese beiden Gruppen leider häufig mit banalen Ekzemen kombiniert. Dazu kommt weiterhin die leichte Impetigination als Komplikationsmoment dazu. Mitunter jedoch geben typische Lokalisation oder vereinzelte, nicht ekzematisierte Primärefflorescenzen wichtige Fingerzeige für die Diagnose. Die Schwierigkeiten werden weit größer, wenn sich ekzematisierte, nicht ekzematöse Dermatosen mit banalen Ekzemen an anderen Stellen kombinieren (Beispiel: Milchschorf = banales Ekzem mit Gneis = Psoriasoid). Was bei diesen Differenzierungen als reine Ekzemfälle übrig bleibt, ist verhältnismäßig wenig. Eine möglichst korrekte Differenzierung ist nicht nur theoretisch, sondern auch praktisch außerordentlich wichtig. Dafür spricht auch die Beobachtung des Verfassers, daß die Neigung zur Ekzematisation bei den Neurodermitiden der älteren Kinder sehr oft an das Vorhandensein schwerer exsudativer Manifestationen von seiten anderer Organsysteme gebunden ist. Ganz analog scheinen sich die Psoriasoide zu verhalten.

H. Haxthausen: Bei ungefähr 200 Patienten mit verschiedenen Hautkrankheiten wurden Cutanreaktionen mit 40 verschiedenen Extrakten von Nahrungsmitteln, Bekleidungsstoffen u. dgl. angestellt, die unter besonderen Kautelen hergestellt und untersucht wurden.

Die größte Anzahl positiver Reaktionen wurde bei Besniers Prurigo gefunden, nämlich in $80^0/_0$ von sämtlichen Fällen.

Positive Reaktionen waren etwas weniger häufig bei Ekzem bei kleinen Kindern, ziemlich selten bei Urticaria und Strophulus, und sehr selten bei anderen Hautkrankheiten.

Dieses Ergebnis bestätigt die Berechtigung, den Begriff Besniers Prurigo als selbständiges klinisches Krankheitsbild, welches sowohl vom Prurigo Hebrae wie vom echten Ekzem verschieden ist, aufrecht zu halten.

Die positiv reagierenden Fälle von Säuglingsekzem zeichnen sich dadurch aus, daß das Jucken hier das Primäre, die Ekzematisation dagegen das Sekundäre ist. Sie haben sozusagen mehr den Charakter von Prurigo als von Ekzem und sind wahrscheinlich oft frühe Stadien von Besniers Prurigo.

Die positiven Reaktionen sind meist multipel und wechseln von Fall zu Fall, jedoch geben einige Extrakte besonders häufig Reaktionen (Federn, Haare, Menschenschuppen).

Indessen hat keiner der Extrakte in allen Fällen positive Reaktion ausgelöst. Die multiplen Reaktionen bilden gewisse natürliche Gruppen; so gesellen sich gewöhnlich die verschiedenen Haare und Federn zueinander, wie auch die eigentümliche Konstellation: Pferdeschuppen und Reisschalen in drei Fällen gefunden wurde.

Es ist — im Gegensatz zu den Verhältnissen bei Asthma bronchiale — nicht gelungen, mit Sicherheit eine ursächliche Beziehung zwischen den Stoffen, welche positive Reaktion geben, und dem Hautleiden festzustellen. Einigen Krankengeschichten, die nach dieser Richtung sprechen, steht eine große Anzahl anderer gegenüber, bei denen keine Bedeutung nachgewiesen werden kann.

In zahlreichen Fällen wurden die betreffenden Stoffe wochenlang per os zugeführt oder auf die Haut gebracht, ohne daß ein schädlicher Einfluß beobachtet
wurde. Die Resultate der Behandlung, wenn die positiven Stoffe fern gehalten
werden, sind kaum besser als früher. Die Cutanreaktionen haben daher vorläufig
ihre größte Bedeutung für die Diagnose und Klassifizierung der Hautkrankheiten,
während ihre Bedeutung für das tiefere Verständnis der Ätiologie und die
Therapie noch ungewiß ist.

BRILL: Im Verlaufe von etwa 100 pharmakodynamischen Prüfungen des vegetativen Nervensystems bei Hautkranken, Luetikern und Gonorrhoikern zeigte
sich einegroße Anzahl von Ekzematikern als überreizbar im Parasympathicus-
gebiet. Die Prüfungen erfolgten bei einem großen Teile unter gleichzeitiger Beobachtung der Hautcapillaren am Capillarmikroskop unter dem Einfluß der
vegetativen Gifte. Es ließ sich auch in Hinsicht auf gewisse konstitutionelle
Gesichtspunkte hin, die genannte Gruppe der Ekzematiker als neuropathische
Gruppe aus der großen Reihe der übrigen Ekzemkranken herausheben.

W. PH. SACK untersuchte als erster die Beziehungen zwischen Psyche und
Hauterscheinungen vom dermatologischen Standpunkt aus [1]. Es gelang ihm
bei einer Reihe von Pruritusfällen, die psychogene Entstehungsweise eindeutig
festzustellen. Es handelt sich dabei meistens um von Haus aus seelisch
labile, stark affektiv eingestellte Patienten, die in komplizierten Situationen
ihre seelischen Konflikte erkenntnis- und willensmäßig nicht mehr verarbeiten
konnten und die statt dessen ihre Affektspannung auf dem Wege einer Juck-
attacke, durch Kratzen und die darauffolgende körperliche Entspannung ab-
reagieren.

Der Juckreiz kann nach SACK jederzeit in beliebiger Stärke dadurch entstehen, daß auf der von unzähligen sensiblen Receptoren besetzten Haut immer
unterschwellige pruriginöse Reizungen vorhanden sind, die unter besonderen
seelischen Bedingungen in den Blickpunkt der Aufmerksamkeit gerückt werden
und dann zu einem essentiellen Pruritus von unbegrenzter Stärke gesteigert
werden können. Bei pruriginösen Dermatosen verläuft dieser Mechanismus
im Sinne einer affektiven Übersteigerung des Juckreizes. SACK ist es gelungen
durch psychotherapeutische Beeinflussung der Patienten den Pruritus zu beseitigen bzw. ihn auf das dem somatischen Befund entsprechende Maß zurückzuführen.

Auf dem Dresdener Kongreß teilte SACK einige markante Krankengeschichten
mit, die seine früheren Befunde zum Teil bestätigten, zum Teil darüber hinaus-
führten. Es handelte sich um seit Jahren bestehende generalisierte *Ekzematosen*,
die nicht nur in ihrer Persistenz, sondern in einem Falle auch in ihrer Entstehung
auf psychische Ursachen zurückgeführt werden konnten. Auch hier waren die
Erfolge durch Psychotherapie überraschend günstig.

SACK betont die fundamentale prinzipielle Bedeutung dieser Beobachtungen
nicht nur für den Dermatologen, dem sich dadurch ganz neue ätiologische Zusammenhänge und therapeutische Möglichkeiten eröffnen, sondern auch für die,
die ganze moderne Medizin beschäftigende Frage nach der Entstehungsweise
somatischer Äquivalente für seelische Abläufe, da die Haut ein ganz besonders
günstig gelegenes Beobachtungsfeld bietet.

Die bisher gemachten Beobachtungen gestatten die Hypothese, daß in tieferen
Schichten des Unterbewußtseins ablaufende seelische Vorgänge auf dem Wege
des autonomen Nervensystems — also rein endogen — Veränderungen in den

---

[1] W. PH. SACK: Über die psychogene Komponente des Pruritus und der pruriginösen Dermatosen. Münch. med. Wochenschr. 1922. S. 148—150.

Geweben hervorrufen können, die sich in der Haut als sichtbare morphologische Bildungen verschiedenster Art manifestieren. In diesen Fällen wäre sogar die sensible Komponente (Pruritus) als auslösende Ursache kein unbedingtes Erfordernis mehr. Vor allem sind die vasomotorischen Dermatosen von diesem Gesichtspunkt aus zu überprüfen.

SELLEI, JÒZSEF: Das Jucken wird meist durch irgendein toxisches Mittel verursacht, das äußerlich oder innerlich auf die Haut wirkt, doch kann Jucken auch ohne direkt toxische Ursache, wie z. B. nach Alteration der Epidermis entstehen. Nach Abklingen eines entzündlichen Vorganges auf der Haut, sobald sich die Haut abschilfert (Parakeratose), kann ebenfalls Jucken entstehen. Die wichtigsten inneren Ursachen des Juckens sind: a) Medikamente, Alkaloide, wie z. B. Morphin, Nicotin, Cocain; b) Autointoxikationen, Autotoxikosen, hervorgerufen durch α) Magendarmkatarrh (damit stehen im Zusammenhang, oftmals jedoch unabhängig von Katarrhen, die Resorption von aus Eiweißderivaten, Fetten, Fettsäuren, Kohlenhydraten stammenden und den Derivaten dieser Stoffe), β) Leberkrankheiten (Hepatitis, Ikterus, Tumoren der Leber, außerdem Vermehrung des Cholesterins, Urobilinämie), γ) Nierenkrankheiten (Nephritis chronica), δ) Krankheiten und Tumoren des Uterus und der Ovarien, ε) Gravidität, Menstruationsstörungen, ζ) Tuberkulose der inneren Organe; c) Stoffwechselstörungen: α) Diabetes (Vermehrung des Blutzuckers, Hyperglykämie), β) Harnsäurediathese (Hyperurikämie), γ) Urämie (damit in Verbindung abweichende Befunde im Blute: Vermehrung oder Verminderung des Ca, Vermehrung des Zuckers [Cholesterin], Vermehrung von Harnsäure, Reststickstoff); d) Dysfunktion der Endokrindrüsen; c) Erkrankung des Zentralnervensystems; f) nach früheren juckenden Hauterkrankungen auftretender Pruritus, z. B. nach Scabies, Resorption toxischer Stoffe, Störungen des Mineralstoffwechsels oder Involution der Haut sind die Ursachen des Pruritus senilis. Beim Pruritus hiemalis et aestivalis, BAZINschen Pruritus ex calore löst wahrscheinlich die Wärmewirkung auf die sensiblen Nerven das Jucken aus. Zwischen dem aus äußerer und innerer Ursache entstehenden Jucken muß auch vom Standpunkt der Pathogenese ein Unterschied gemacht werden, da bei vielen aus innerer Ursache entstehenden Jucken erst eine im Organismus entstehende Reaktion verläuft, welche das Jucken hervorruft, nicht wie bei dem z. B. durch Insektenstich verursachten Jucken, wo die reizerregende Wirkung des eingebrachten Stoffes direkt das Jucken auslöst. Bezüglich der Pathogenese des Juckens werden angeführt die Theorien von UNNA, PULAY, die mit den Störungen des Stoff- und Mineralstoffwechsels der Haut in Zusammenhang gebrachten Versuche, die mit den vegetativen Störungen und mit diesen zusammenhängenden Verschiebungen des Ca und K-Spiegels usw. Bei einigen juckenden Hautkrankheiten verursacht das auftretende Exsudat, welches die Nervenendigungen der Hautcapillaren reizt, das Jucken. Mit der Vermehrung und Lokalisation des Exsudats in bestimmten Hautschichten werden nämlich in der Haut solche physiko-chemische (osmotische) Verhältnisse geschaffen, wodurch der Reiz der autonomen Nerven das Jucken hervorruft. Klinische Beobachtungen zeigen, daß gewisse Hauterkrankungen stark zu jucken anfangen, wenn sie etwas ödematös werden (z. B. Pityriasis rosea GIBERT Psoriasis), andere hingegen zu jucken aufhören, wenn sich das Ödem in denselben vermehrt (z. B. das Ekzem juckt nicht, wenn die Entzündung mit Ödem stark fortschreitet, wenn das Ekzem „artefiziell entzündet wird"). Das Jucken entsteht durch den Reiz der freien Hautcapillar-Nervenendigungen in erster Reihe bei dem aus innerer Ursache entstehenden Jucken; hingegen ist bei dem aus äußeren Ursachen entstehenden Jucken eine Reizung der sensiblen Nervenendigungen vorhanden. Die Reizwirkung breitet sich jedoch weiter auf die freien Nervenendigungen der Capillaren aus. In erster Reihe sind es physico-chemische Vorgänge, welche die Erregung der freien Nervenendigungen der Blutgefäße vermitteln, wodurch nun das Juckgefühl entsteht.

Spiethoff, B.: Es werden zwei Grundtypen von Ekzematikern mit vasomotorischen Erscheinungen aufgestellt: 1. Vorhandensein vasomotorischer Störungen vor Ausbruch des Ekzems, wobei zu unterscheiden wären die Fälle, in denen die vasomotorischen Symptome durch das Ekzem unbeeinflußt bleiben, von solchen, bei denen die vasomotorischen Erscheinungen durch das Ekzem eine Exacerbation erfahren; 2. erstmaliges Auftreten von vasomotorischen Störungen mit dem Ekzem und in Abhängigkeit von seinem Verlauf. Das hervorstechendste vasomotorische Symptom, die fluxionären arteriellen Blutwallungen, treten beim Typus 2 auf: 1. nur im Bereich des Ekzems, und zwar in jedem Stadium, 2. vom Ekzemherd ausgehend, über den ganzen Körper sich ausbreitend. Am häufigsten sind vasomotorische Störungen bei Rosacea und Acne und den konstitutionellen „Ekzematikern". Es wird ferner versucht, Beobachtungen aus der Jenaer Klinik über konstitutionelle Teilfaktoren bei Ekzematikern, z.B. Hypochlorhydrie (Spiethoff) und Vagotonie (Brill) unter sich und mit den verbreitetsten grundsätzlichen Anschauungen über das vegetative Nervensystem (Eppinger-Hess) in Einklang zu bringen. Aus der Angabe der besten allgemeinen und speziellen Mittel zur Bekämpfung der vasomotorischen Symptome bei Ekzematikern sei erwähnt die Empfehlung von Sulfur in homöopathischen Dosen und die Warnung vor Behandlung der Ekzematiker mit Kalk, insbesondere mit Afenil.

Walter, Franz: Das Ziel der Untersuchungen des Verfassers war, die Rolle von Eitererregern bei Entstehung des chronischen Ekzems festzustellen, und zwar durch Nachweis spezifischer Hautallergie. Dazu verwandte Verfasser die intracutane Reaktion nach Einspritzung von verdünnten Autovaccinen (gewöhnlich Staphylokokken) (1:10, 1:50, 1:200), sowie auch die von käuflicher Delbetscher Staphylo-Streptokokkenvaccine (Propidon von Spiess). Die Reaktion wurde nach 24 bzw. 48 Stunden abgelesen, um die sofortige rein traumatische Einstichreaktion aus der Beobachtung auszuschalten. Als positive Reaktion wurde ein deutlich palpables Knötchen an der Einstichstelle angenommen. Um die Reaktion zu verfeinern, bediente sich Verfasser einer Mischung zu gleichen Teilen von Allergen und einem Extrakt, gewonnen von einem positiven Knötchen. Das Knötchen fand sich nach intracutaner Reaktion bei einem an pyodermischer Erkrankung leidenden Manne, der einen ausgezeichneten allergischen Hautzustand aufwies, und wurde exzidiert und im sterilen Mörser zerrieben. Die Einspritzungen von so zubereiteter Mischung wurden sofort und auch nach Belassen der Mischung für 24 Stunden im Thermostaten bei 37° ausgeführt. Ähnliche Untersuchungen wurden auch mit dem Gewebeextrakt eines Hautstückes, welches einem allergischen Individuum fern von der Impfstelle entnommen war, ausgeführt, jedoch auch wie die vorigen mit negativen Resultaten. Negative Erfolge ergaben auch Mischungen von Sera (aktive und inaktive), die von allergischen Menschen stammten, sowie auch Sera normaler Individuen. Dagegen zeigte diese Art der Untersuchungen bei Patienten mit Erkrankungen, die ihre Entstehung den Eitererregern verdanken (Impetigo, Sycosis, Dermoepidermitis, Folliculitis), einen manchmal sehr ausgesprochenen allergischen Hautzustand und oft auch eine sichtliche Verfeinerung der Reaktion nach den verstärkten Methoden. Die Eitererreger, welche in Ekzemherden gefunden werden, rufen im Organismus keine Veränderung im Sinne der Entwicklung eines allergischen Zustandes hervor; solche biologischen Veränderungen konnten nur dort nachgewiesen werden, wo Eitererreger unbestreitbar die Hauptrolle spielten (Staphylo- und Streptodermien).

Werther sah — ebenso wie vor ihm schon einmal Pick und Kaznelson —
bei einem Kranken das Zusammentreffen einer stark juckenden Hautaffektion
— von ihm als pruriginöses Ekzem, von Pick und Kaznelson als Acne urticata
bezeichnet — mit Asthma und Polycythämie. Werther nimmt als gemeinsame Ursache der verschiedenen Äußerungen der Erkrankung eine Sensibilisierung des Vasomotorenzentrums durch eine endokrine Störung an. Therapeutisch bewährten sich in dem Prager Fall Tiefenbestrahlungen des Knochen-
markes, während Werther mit Blutwaschung nach Bruck und Oberflächenbestrahlung Heilung herbeiführte.

Wittgenstein, Hermann: Mitteilung einer Familiengeschichte, die direkte
Vererbung von Bronchialasthma und Ekzemdisposition vom Vater auf zwei
Söhne zeigt. Der dritte Sohn ist bis auf geringes, zweitweise im Gesicht auftretendes Ekzem vollständig gesund. Außer der Überempfindlichkeit der Haut
und des Respirationstraktes ist beim Vater und bei dem ältesten Sohn seit dem
16. bzw. 18. Jahre paroxysmale Tachykardie vorhanden.

Gundrum, Lawrence K.: Fälle von Beeinflussung der Schmerzen nach
Herpes zoster des N. ophthalmicus durch Behandlung des Ganglion sphenopalatinum sind in der Literatur bekannt. Der von Gundrum beobachtete
Fall betrifft eine 39 jährige Frau, die seit 20 Jahren an Asthma mit erst
leichten, später schweren und in immer kürzeren Intervallen auftretenden
Anfällen litt; daneben besteht eine Hautaffektion, die vor 10 Jahren auftrat, schwand, vor $2^{1}/_{2}$ Jahren rezidivierte und bestehen blieb; dieselbe wird
als lichenifiziertes, stellenweise schuppendes Ekzem des ganzen Körpers beschrieben. Nach mehrmaliger Cocainisierung beider Nasalganglien und mehrfacher Injektion von $^{1}/_{2}$ ccm einer $5^{0}/_{0}$ igen alkoholischen Phenollösung unter
Morphin-Hyoscinanästhesie in dieselben schwanden Asthma und Ekzem vollständig.

Die Beeinflussung der Hauterkrankung durch Einwirkung auf das Ganglion
glaubt Verfasser mit einer Weiterleitung auf ferner liegende Ganglien im Wege
des N. sympathicus erklären zu können.

M. H. Gray beschränkt sich auf das Gesichtsekzem beim Kinde. Er unterscheidet 3 Typen: 1. die Fälle, welche von Wangen oder Stirn ausgehen und
einen erythematösen bzw. urticariellen Charakter haben (primäre Form des
Gesichtseckzems); 2. jene, welche auf dem behaarten Kopfe ihren Anfang nehmen;
3. von anderen entlegeneren Stellen auf das Gesicht verbreitete Fälle. Gray
macht bei Besprechung der Ätiologie auf die Häufigkeit von Asthma bei Kindern
mit Gesichtsekzem aufmerksam. Von 24 Kindern, mit primärem Gesichtsekzem
erkrankten 10 später an Asthma. Auffallend häufig fand er bei Patienten,
welchen an Lichen chronic. simpl. litten, die Angabe, daß sie als Kind Gesichtsekzem gehabt, sowie an Asthma gelitten hätten. Er glaubt an eine besondere
Diathese, die das ganze Leben fortdauere, nachdem das Ekzem abgeheilt sei.
Die Anschauungen über besondere Empfindlichkeit des kindlichen Organismus
in solchen Fällen gegenüber bestimmten Proteinen hatten bisher zu keiner
Einigung geführt. Da die meisten derartigen Patienten Brustkinder seien, so
müsse man auch in der Muttermilch solche Proteine annehmen. Insbesondere
müsse man der vorherigen Nahrungsaufnahme der Mutter bei Anstellung der
Cutisreaktion mit Muttermilch besondere Aufmerksamkeit schenken. Über
Verdauungsstörungen als Ursache, wie sie bei Unverträglichkeit von Zucker,
Stärke oder Fett auftreten, meint Gray, daß dies häufige Zusammentreffen
der Magendarm- mit Hautstörungen auf einen Zusammenhang hinweise, daß
aber Towle und Talbot mit Recht noch eine besondere Disposition forderten,
weil es zu viel Kinder mit Magendarmstörungen ohne Gesichtsekzeme gebe.
Er selbst glaubt, daß durch Indigestion Rötung und Jucken im Gesicht erzeugt

und der Rest zur Erzeugung des Ekzems dann durch Kratzen besorgt werde, wenn das Kind, an exsudativer Diathese leidend, einen günstigen Boden biete. Die Behandlung des „primären Gesichtsekzems" soll vor allem Temperaturschwankungen vermeiden, welche am häufigsten Jucken erzeugen. In diesem Sinne ist Anlegen einer Maske von Wert, welche auch das Kratzen einschränkt. Zinkpaste ist in nicht infizierten Fällen, sonst sind Kataplasmen mit Stärke- und Borsäurelösung (vorzügliche Mittel der englischen Dermatologie, Ref.) empfehlenswert. Zinkpaste mit 3% rohem Steinkohlenteer wirkt, auf die Maske gestrichen, vorzüglich. — H. C. CAMERON weist auf den engen Zusammenhang von Ekzem, Spasmophilie und Status lymphaticus hin, der fast völlig der exsudativen lymphatischen Diathese CZERNYs entspricht. Eine besondere Eigenschaft des ekzematösen Kindes besteht in der auffallenden, wechselnden Zunahme und Abnahme seines Körpergewichtes, welche auf Wasserretention bzw. plötzlicher Dehydration beruhen. Diese Fluktuationen sind der Grund, daß man eine Disposition magerer oder zu fetter Kinder angenommen hat. In Wirklichkeit maskiert die Flüssigkeitsretention nur die Magerkeit. Der plötzliche Tod bei Ekzemkindern mag von Sepsis herrühren, er mag dem Status lymphaticusu seine Entstehung verdanken, aber Vortragender hat Fälle gesehen, in denen man an Ausschaltung der Hautatmung durch die den ganzen Körper bedeckende Pasten und Verbände denken müßte, zumal vor dem Tode erhöhte Temperaturen die Regel sind. Eine zweite Gruppe bilden die Kinder mit „neuro-arthritischer Diathese"; sie sind mager, nervös, intelligent und erschöpfen sich in körperlicher Aktivität. Diese Kinder vertragen nur wenig Fett. Ekzem ist ebenso häufig beim Brustkind, wie bei dem künstlich ernährten. Es kann nötig werden, die Muttermilch völlig zu verbieten und künstlich zu ernähren. Auf jeden Fall darf man weder kritikloser Ernährung noch den verschiedenen Formen gastro-intestinaler Erkrankung die Erzeugung des Ekzems zuschreiben: das prädisponierte Kind reagiert auf die vernünftigste Ernährung in falscher Weise. — H. G. ADAMSON lehnt die Entstehung des typischen kindlichen Gesichts- oder Kopfekzems durch Störung der Verdauungsorgane oder Idiosynkrasie gegenüber bestimmten Nahrungsmitteln ab. Äußere Reize sind allein ätiologisch in Betracht zu ziehen. Plötzlicher Temperaturwechsel, ungenügendes Abtrocknen nach kalten Waschungen oder Kontakt mit der schwitzenden Haut der Mutter rufen zunächst Rötung, Erythem und später Dermatitis hervor. Wird die Haut an einer Stelle ekzematös, so werden andere Stellen sensibilisiert und befallen. Daß für die gelegentlich beobachtete Koinzidenz von Ekzem mit Asthma an eine Disposition gedacht werden muß, ist ihm unzweifelhaft. Den sog. Ekzemtod hält er für äußerst selten. Vielleicht habe WHITFIELD recht, daß solche Fälle durch intensive Abkühlung beim Verbinden ausgedehnter Eruptionen bedingt sein könnten. — F. LANGMEAD stellt 3 Formen kindlichen Ekzems auf: 1. Das bei kleinen Kindern an den Nates und der Inguinalgegend lokalisierte Ekzem. Er sieht diese Form besonders oft bei sehr saurem Harn und ammoniakalischem Stuhl. Auch hier spielt Disposition eine Rolle. Es sind meist Kinder, die Kohlenhydrate schlecht vertragen, auch solche, die in der Muttermilch enthalten sind. Gibt man in solchen Fällen Vollmilch, d. h. einen Überschuß von Eiweiß, Alkalien, um die Acidität des Urins herabzusetzen, so wird das Ekzem besser. Auf die Phimose ist besonders zu achten, weil hierbei der nachträufelnde Urin zu reizen pflegt. 2. Das Gesichtsekzem, evtl. mit Weitergreifen auf den Körper bei wohlgenährten Kindern. Dies seien die Fälle, in denen plötzlicher Tod beobachtet werde. Er ist skeptisch bezüglich des Zusammenhanges von Ekzem und Status lymphaticus. Bei gesunden Kindern, die zufällig, etwa durch Überfahren, gestorben seien, habe er gefunden, daß das Gewicht der Thymus genau so hoch war, wie es für Status lymphaticus beschrieben wird. Ebensowenig konnte er einen Zusammenhang zwischen Ekzem und periodischem Erbrechen finden. Er nimmt für diese Ekzemform eine bisher nicht erforschte innere Disposition an. 3. Die durch Protein-Idiosynkrasie bedingte Form. Es bestehe eine enge ätiologische Verbindung zwischen Ekzem, Asthma und Epilepsie. Oft sei hier milchsaurer Kalk von Nutzen, neben Lokalbehandlung. — Mac Leod betont, daß das Ekzem keine eigentliche, typisch immer gleichbleibende Krankheitseinheit, wie z. B. Psoriasis, darstelle. Es handelt sich um lokale Reaktion auf Kratzen und Reiben. Die kindliche Haut ist empfindlich und wird es noch mehr durch Temperatureinflüsse. Was innere Krankheiten als Ursache angeht, so ist das kindliche Ekzem häufiger im Winter, während gastro-intestinale Störungen im Sommer häufiger sind. Einen sog. plötzlichen Ekzemtod habe er trotz großer Erfahrung nur einmal gesehen. Die Ursache konnte nicht festgestellt werden. — G. H. Lancashire empfiehlt 5—6% Steinkohlenteer in Zinkpaste, also eine schwächere Konzentration, als sie sonst in Gebrauch sei. — Haldin Davis ist von der Notwendigkeit der äußeren Behandlung in schwereren Fällen überzeugt. Er nennt als ätiologischen Faktor Erhöhung des Blutzuckerspiegels. — Murray Bligh glaubt an die Volksmeinung, daß Kinder, deren Ekzem zu schnell geheilt werde, stürben. Er mißt der Pneumonie ausschlaggebende Bedeutung bei für den sog. Ekzemtod und glaubt, daß die Kinder mit „Wasserretention" besonders hierzu disponiert seien. — F. Coke fand bei 1000 Asthmatikern 18% an Ekzem leidend. Unter 500 Fällen mit Überempfindlichkeit gegenüber fremdem Eiweiß wiesen 25%, unter 250 gegen künstliche Nährmittel Übersensible 37 % Asthma in der Krankengeschichte auf. Ein $2^1/_2$jähriges, ekzemkrankes Kind, welches bis zum 11. Monat an der Brust ernährt worden war, gab starke Reaktion gegenüber Kuh- und Ziegenmilch, Eiern und Weizenmehl. Es war nicht übersensibel gegenüber Rindfleisch, Orangen, Kartoffeln und Reis und wurde mit letzteren Nahrungsmitteln ernährt mit dem Erfolg, daß das Ekzem heilte. Die anfänglich bestehende Eosinophilie von 40 % ist auf 10 % gefallen. Als das Kind einmal eine gefundene Weizenbrotkruste aß, bekam es ein Erythem des Gesichtes. — S. E. Dore kennt 2 Formen des Ekzems: 1. das durch die eigenen Sekrete, auf den Wangen durch Speichel, Erbrochenes, Schweiß usw., an den Nates durch Faeces und Urin erzeugte Ekzem; 2. solche Formen, die durch die Mutter, Amme usw. übertragen wurden, hierunter besonders das seborrhoische Ekzem. — M. Sidney Thomsen redet kleinen Dosen von Chloral und Brom das Wort, um die das Kind erschöpfende Schlaflosigkeit zu bekämpfen. — Sequeira steht auf dem Standpunkte, daß das Ekzem keine Krankheit, sondern eine Reaktion einer besonders gearteten Haut sei. Er vertritt den Standpunkt wie die anderen Dermatologen, daß die äußeren Ursachen, die man mehr und mehr kennen lerne, in jedem Falle von Ekzem zunächst zu berücksichtigen seien, ehe man an eine „innere Ursache" denken dürfe. — A. M. H. Gray kommt noch einmal auf den Ekzemtod zurück, den er als eine, durch Beobachtung sowohl seitens der Dermatologen als auch der Kinderärzte, erhärtete Komplikation des Ekzems bezeichnet. Er weist auf die ausführliche Arbeit von Hudelo und Louet (Paris) hin, welche die Klinik und die Entstehungsursachen dieses Ereignisses ausgiebig behandelt. — Cameron verlangt gründliches Studium der „Eigenart des ekzematösen Kindes". Nur so könne man dahinter kommen, warum gewisse Kinder infolge von Reizen, von welchen doch alle Kinder getroffen würden (Kratzen, Temperaturwechsel), besonders leicht von Ekzem befallen würden.

E. Schröpl berichtet über 4 Fälle von Neurodermitis durch Oxyuren, in welchen Sensibilitätsstörungen an den von der Hautaffektion befallenen Körperstellen vorhanden waren. Die Bezeichnung Neurodermitis will er nur im funktionellen Sinne verstanden wissen. Zur morphologischen Charakterisierung

der äußerst chronischen und therapieresistenten Hautaffektion wählt er die
Bezeichnung Prurigo mitis. Die Hautaffektion beginnt mit Jucken. In der
Folge zeigen sich isolierte oder in Gruppen angeordnete Knötchen. Die frischen
sind hellrot, succulent, unscharf umschrieben und konsistent. Später geht die
Farbe mehr ins livide über, die Konsistenz nimmt ab, die Begrenzung wird deutlicher. Die Größe schwankt zwischen einem Stecknadelkopf und einer kleinen
Erbse. Meist sind die Knötchen abgeflacht, und häufig haben sie follikulären
Sitz. Die Hautgebiete, auf denen sich die Knötchen erheben, sind nicht stärker
verändert, abgesehen von einer starken Pigmentierung und einer Betonung
der Follikel. Nur in einem Falle findet sich eine stärkere Hyperkeratose (Lichenifikation) und nässende Herde, welche Symptome als sekundäre Ekzematisation
unter dem Einflusse äußerer (chemischer) Reize gedeutet werden können. Die
Hautaffektion beschränkt sich auf den Unterkörper, in zwei Fällen läßt sie auch
den Unterschenkel frei. Die äußeren Genitalien und die Füße sind in keinem
der Fälle affiziert. Zu Zeiten stärksten Juckreizes treten in manchen Fällen
auch an den oberen Extremitäten und am Schultergürtel Knötchen auf. Diese
Ausbreitung ist jedoch von kurzer Dauer und hinterläßt keine Spuren. Die ätiologische Bedeutung der Oxyuren konnte durch den Ausfall von Hautproben
mit Oxyurenextrakt, sowie durch das prompte Ansprechen der Hauterkrankung
auf antihelminthische Therapie erhärtet werden. Der pathogenetische Zusammenhang zwischen der Hautaffektion, den Sensibilitätsstörungen und der Oxy-
uriasis wird nun von Schröpl hypothetisch so erklärt, daß eine Alteration
sympathischer Darmnerven durch die Oxyuren zu einer Erregung der entsprechenden spinalen Zentren führt. Da sich in deren unmittelbaren Nähe die
vasomotorischen Zentren, sowie die Zentren des Schmerz- und Temperatur-
sinnes befinden, erscheint ein Zusammenhang mit den Hautveränderungen
und peripheren Nervenstörungen plausibel.

Über einen Fall von *Spargeldermatitis* berichtet S. Schoenhof. Wenn auch
diese Idiosynkrasie kein Novum darstellt, so ist ihre Mitteilung deshalb wertvoll, weil der exakte Nachweis durch die Jadassohnsche Probe gelungen ist,
daß es sich um eine wahrscheinlich (es wurde noch mit $1^0/_0$iger Resorcinlösung,
Formalin und Primeln geprüft) monovalente Überempfindlichkeit bei der schon
seit 10 Jahren während der Spargelsaison täglich etwa 10—15 kg Spargel schälen-
den Wirtschafterin handelt. Wie die — erstmalig nach innerer Aufnahme von
Spargel — ebenfalls, und zwar universell auftretende „urticarielle und papulo-
vesiculöse Dermatitis" mit starker Herdreaktion an den zum Teil abgeheilten,
von äußerer Einwirkung herrührenden Stellen beweist, konnte die Überempfindlichkeitsreaktion auch von innen ausgelöst werden. Es handelte sich bei äußerer
Einwirkung um eine papulös-vesiculöse, stark juckende, ekzemartige Dermatitis
primär auf beiden Vorderarmen, dem Gesicht und dem Halsausschnitt lokalisiert (auch Conjunctivitis). Versuche, den wirksamen chemischen Körper aufzufinden, schlugen fehl, weder Asparagin, noch artfremdes Eiweiß stellen die
Noxe dar, sondern ein noch unbekannter in Wasser, Äther und Alkohol löslicher
Körper. Es handelte sich ferner um eine *erworbene Idiosynkrasie,* weil die
Patientin 7—8 Jahre ungestraft ihre Tätigkeit ausüben konnte, ehe im
8., 9. und 10. die Reizung zuerst und allmählich verstärkt auftrat, also
nach Jadassohn „Sensibilisierung von außen gegen von außen und von
innen". Sie scheint im Zunehmen begriffen zu sein. Schoenhof betrachtet die Reaktion nicht als eigentlichen Anaphylaxievorgang, für welchen er
ein Eiweißantigen und einen humoralen Antikörper fordert, sondern es
handelt sich um eine durch ein allerdings nicht näher bestimmtes chemisches Agens bedingte, chemospezifische anaphylaktische Idiosynkrasie im
Sinne Blochs.

Mit der in der vorstehenden Arbeit angeschnittenen Frage, nach dem Wesen der Isiosynkrasie und deren Beziehungen zur Anaphylaxie beschäftigt sich, im Anschlusse an eigene Versuche, Werner Jadassohn. Da es sich bei den Idiosynkrasien um Prozesse handelt, die, bei größter Mannigfaltigkeit der auslösenden Ursache, sich in ihren klinischen Manifestationen weitgehend ähneln, kann angenommen werden, daß es sich um die Reaktion des gleichen, jedoch abnorm funktionierenden Apparates — als welcher das neurovasculäre System anzusehen wäre — handelt. Diese Auffassung begegnet freilich mancherlei Schwierigkeiten, insbesondere bleibt die Frage offen, warum bei gleicher Apparatur ein idiosynkrasisches Antigen nur urticarielle und nicht ekzematöse Reaktion verursacht, wie es W. Jadassohn in Fällen von Pollen- und Sellerie-idiosynkrasie experimentell feststellen konnte. Es ist daher notwendig, Differenzen in den verschiedenen Teilen des Erfolgssystems anzunehmen. Von der Anaphylaxie scheint die Idiosynkrasie in ihrem Wesen nur so lange verschieden, als man einen Proteinkörper als anaphylaktogenes Agens fordert, weil bekanntlich die Idiosynkrasiogene auch Nichteiweißkörper sein können. W. Jadassohn konnte nun zeigen, daß nach intracutaner Sensibilisierung des Menschen mit Meerschweinchenserum, eine deutliche Lokalreaktion auftrat, wenn er später Meerschweinchenserumdialysat (eiweißfrei) injizierte. Er identifiziert dieses Phänomen mit der klassischen Anaphylaxie und schließt weiter, daß das Antigen der Anaphylaxie kein Proteinkörper sein muß und kann, sondern daß das Protein nur als Hilfsstoff fungiere. Mit dieser Annahme würde die Kluft zwischen Anaphylaxie und Idiosynkrasie wesentlich· vermindert werden. Um die beiden Vorgänge gleichzusetzen, ist jedoch weiters der Nachweis spezifischer Antikörper bei den Idiosynkrasien zu erbringen. Zum Nachweis derselben dient die Prausnitz-Küstnersche Methode (intracutane Injektion von Idiosynkrasie- und Normalserum, 24 Stunden später Idiosynkrasiogen in dieselbe Hautstelle). Ein positiver Praunitz-Küstnerscher Versuch, welcher eine Antigen-Antikörperreaktion beweist, ist bei Heufieber und urticariellen Dermatosen häufig erbracht worden, gelingt jedoch nicht beim Ekzem. W. Jadassohn unterwirft nun die Frage, ob der Antikörpernachweis restlos genügt, um Idiosynkrasie und Anaphylaxie als wesensgleiche Prozesse aufzufassen, einer eingehenden Kritik und kommt zu einem negativen Ergebnis. Er hält es für verfrüht, schon heute eine einheitliche Theorie der Idiosynkrasie aufstellen zu wollen.

In zwei ausführlichen und ausgezeichneten Referaten berichtet Touton so ziemlich über alles, was von Hautkrankheiten durch Pflanzen und Pflanzenprodukte bekannt geworden ist und vertieft sich dabei auch in das Idiosynkrasieproblem. Er kommt damit selbst in diesem Handbuch zum Worte.

J. Kyrle schildert in seinen „Vorlesungen über Histobiologie der menschlichen Haut und ihre Erkrankungen", II. Bd. das Ekzem wie folgt: Bei allen Prozessen, die wir Ekzem nennen, handelt es sich ebenso, wie bei der gerade früher besprochenen Krankheitsgruppe, um *primäre Epithelalterationen; der den Zustand jeweils auslösende Reiz greift nie am Bindegewebe, sondern stets im Bereiche der Oberhaut an* — darüber besteht *eine* Meinung (B. Bloch, Jadassohn, Kreibich, Lewandowsky u. a.). *Ekzeme müssen mithin den epidermalen Erkrankungen zugezählt werden.* Die sie auslösenden Ursachen sind mannigfach; mechanische, chemische, thermische Reize bewirken dieselben Erscheinungen, *— sie müssen deshalb in grundsätzlich gleicher Weise angreifen.* Mit anderen Worten: In pathogenetischer Hinsicht stellt das Ekzem eine geschlossene Krankheitsgruppe dar, *Schädigungsprinzip und daher Erstlingsläsion sind trotz der verschiedenartigen Reizqualitäten einheitlich,* immer wieder tritt die Noxe am selben Punkt in Wirkung und erzeugt dieselbe Primäralteration. Verschieden sind nur die Folgezustände, Grad und Form derselben stehen mannigfach in

Abhängigkeit von akzidentellen Momenten, die schließlich Übergewicht gewinnen können und so die Eigenart des Einzelfalles bestimmen. Wir haben damit analoge Verhältnisse gegeben wie bei der Herpes-Variola-Gruppe, wo auch ein einheitliches Schädigungsprinzip vorliegt — daß in jedem Falle Degenerationsblasen entstehen, ist der Ausdruck dafür —, das aber durch verschiedene sekundäre Umstände verdeckt werden kann.

Von selbst ergibt sich nun als erste Detailfrage: welche Stelle der Epidermis dient der Noxe jeweils als Angriffspunkt? Völlig sichere Antwort kann darauf nicht gegeben werden. KREIBICH, der das Ekzem als einen durch Reizung sensibler Fasern der Oberhaut hervorgerufenen entzündlichen Reflex definiert, verlegt damit die Erstlingsläsion in den Bereich der *Epithelnerven*, JADASSOHN, LEWANDOWSKY, B. BLOCH u. a. hingegen meinen, daß sich der primäre Vorgang in den *Epidermiszellen selbst* abspiele. Bei der innigen Beziehung zwischen Zelle und der zu ihr gehörigen Nervenfaser werden isolierte Schädigungen des einen oder anderen Teiles kaum möglich sein, immer wieder wird es sich um kombinierte Läsionen handeln; daß Alterationen im Bereich der sensiblen Fasern an dem Zustandekommen des Komplexes hervorragenden Anteil haben, kann nicht bezweifelt werden. KREIBICHs Bezeichnung „Neurodermitis eczematosa" an Stelle von Ekzem schlechtweg, hat damit seine Berechtigung.

Um uns darüber klar zu werden, welcher Art und wie verwickelt die Vorgänge bei ekzematösen Reaktionen sind, welch verschiedene Faktoren hierbei ineinandergreifen, wollen wir die Pathogenese einiger typischer Ekzemformen analysieren. Zunächst den Fall eines Ekzems bei Scabies. Die Krätzmilbe selbst kann *direkt* nicht Ekzem provozieren. Sie bohrt, wie wir gehört haben, ihre Gänge in die *Hornschicht*, kommt also mit jenen Elementen gar nicht in Kontakt, die zur Aufnahme von Reizen besonders qualifiziert sind, den MALPIGHIschen Zellen. Was sich in ihrem Bereich an Erscheinungen abspielt, muß daher indirekt ausgelöst sein. Offenbar dringen Stoffe, wie sie bei der Lebenstätigkeit des Parasiten entstehen, ins Rete vor, und wirken hier als Reiz auf die Nervenfasern, vielleicht auch auf die Epidermiszelle selbst. Vielleicht nehmen auch schon die bis knapp unter die Hornschicht reichenden sensiblen Endverzweigungen Reize auf. Wie dem auch sei, — jedenfalls werden sensible Bahnen erregt, der Reiz wird zentral weitergeleitet, an irgendeiner Stelle umgeschaltet und in geänderter Form wieder an die Peripherie zurückgesandt. Hier erzeugt er nun das Phänomen des *Juckens*. Erster Effekt der Läsion ist also nicht Vasomotorenerregung, i. e. Auslösung entzündlicher Vorgänge, sondern Juckzustand. Und selbst er muß nicht immer in Erscheinung treten. Bekanntlich gibt es Scabiesfälle, die nicht jucken und weder entzündliche noch Kratzphänomene der Haut aufweisen. Hier ist mithin der Vorgang verhältnismäßig einfach. Offensichtlich werden dabei aber doch auch Epidermiszellen gereizt — ob direkt oder auf dem Umwege über sensible Fasern, muß dahingestellt bleiben — das ergibt sich aus der Tatsache gewisser proliferativer Vorkommnisse im Rete, die schließlich als Ursache dafür angesehen werden müssen, daß die Gänge der Milben nicht in die Tiefe der Oberhaut vorgetrieben werden. Jedenfalls sind die Reize in solchen Fällen zu gering, um tiefergreifende Veränderungen hervorrufen zu können.

Jucken muß nicht zwangsläufig Entzündungsreaktion zur Folge haben. Reizung der sensiblen Fasern in vorerwähntem Sinne demnach nicht Vasolmotorenerregung auslösen — in der Regel ist letztere Folge sekundärer Ereignisse, nämlich von Reizwirkungen, die als Antwort auf das Jucken ausgelöst werden: Kratzen und Scheuern der Haut. Sie bedeuten neue Insulte, die wieder an der Nervenfaser angreifen und damit die Erregung erhöhen; jetzt kommt es zur Vasomotorenreizung — die Entzündung beginnt, punktförmig umschrieben, wie KREIBICH dies annimmt, entsprechend der punktförmigen Erstlingsalteration und des dazugehörigen beschränkten Reflexbogens. Ob Knötchen oder Bläschen entstehen, hängt von der Stärke des vasomotorischen Erregungszustandes ab, i. e. von der Stärke des wirksamen Reizes und der Reaktionsbereitschaft des Angriffspunktes. Schließlich können auf reflektorischem Wege auch *abseits* vom Sitz der Erstlingsläsionen Ekzemknötchen provoziert werden, d. h. es kommt nicht nur dort, wo Krätzmilben ihre Gänge bauen, zur nervösen Erregung mit lokaler Auswirkung, — die Reize können nach und nach auf die sensiblen Fasern der gesamten Oberfläche übergreifen, Reflexe mannigfacher Art werden wirksam und damit wird die Haut schließlich in toto in den Zustand erhöhter Erregbarkeit versetzt. Überall juckt es nun, überall wird daher gekratzt, je stärker das Scheuern, um so mehr treten zu den ursprünglichen Reizen neue hinzu, durch die die Erregung neuerlich eine Steigerung erfährt — ein förmlicher Circulus vitiosus! Allseits Antwort von seiten der Vasomotoren — universelle Ekzematisation der Haut ist die Folge. Auf dieser Höhe des Geschehens tritt die Primärerkrankung völlig in den Hintergrund, die *sekundären Ereignisse beherrschen jetzt das Bild. Strenge genommen haben wir jetzt eine Nervenerkrankung vor uns,* die Anwesenheit der Parasiten spielt nun kaum mehr eine Rolle, die durch sie bedingten Primärläsionen sind überlagert, stärker wirkende Reize dominieren und bedingen eben überall Vasomotorenerregung mit ekzematöser Auswirkung. Daß dies in der Tat so ist, können wir auch daraus ermessen, daß oft noch lange nach Abheilung von Scabiesekzemen, nach Vernichtung aller Milben, ein gewisser Juckzustand der Haut erhalten bleibt. Die Nervenläsion verliert sich eben nur allmählich, es bedarf längerer Zeit, bis der Reizzustand abklingt, i. e. wieder normale Empfindlichkeitsverhältnisse geschaffen werden. Sie *werden* aber geschaffen, — gerade darin liegt ein wesentlicher Punkt, der den Scabiesekzemen förmlich eine Sonderstellung verleiht. Bekanntlich ist es nicht die Regel, daß Ekzeme mit einem Schlag abheilen, Neigung zu Rückfällen gehört vielmehr zu ihrer Eigenart. Ich erinnere Sie an die Type des „echten" Ekzematikers, der oft sein ganzes Leben darunter zu leiden hat. Derartiges kennen wir im Anschluß an Scabies nicht, wenigstens ist mir kein Fall bekannt, wo durch Krätze solche Zustände ausgelöst worden wären. Und wie viele Scabieskranke mit schweren Kratzekzemen hat es während des Krieges gegeben! — Mangel an Beobachtungsmaterial kommt also nicht in Frage. Allem Anscheine nach gehört das restlose Abheilen dieser Fälle, das Ausbleiben von Folgezuständen irgendwelcher Art zum Wesen der Krankheit, besondere Verhältnisse in der Pathogenese werden dafür mitverantwortlich sein. Um nun erkennen zu können, worin sie bestehen, muß zunächst einiges darüber gesagt werden, wie wir uns denn beim „Ekzematiker" die Verhältnisse vorzustellen haben, welche Umstände für Form des Auftretens und Eigenart des Verlaufes *dieser* Erkrankungstype maßgebend sind, kurz, was an Einzelheiten hinsichtlich Pathogenese dieses Prozesses bekannt ist? Hier muß als erster und wichtigster Punkt festgestellt werden: *Grundsätzlich handelt es sich gewiß um denselben Schädigungsvorgang, d. h. auch hier ist nach allem wohl die Epidermis Sitz der Primärläsion und zweifellos spielen Erregungen ihrer sensiblen Fasern beim Werden des Prozesses eine gleich große Rolle. Verschieden ist die Art, in der die Epithelzellen zum Insult Stellung nehmen, bzw. ob ihres chemischen Aufbaus Stellung nehmen müssen. Überempfindlichkeitszustände bestimmen ihre Reaktionsform,* — daran kann auf Grund eingehender Studien, die sich vor allem wieder an die schon früher erwähnten Namen JADASSOHN, LEWANDOWSKY, B. BLOCH, KREIBICH u. a. knüpfen, nicht gezweifelt werden. *Idiosynkrasische Zustände im Epithelbereich müssen geradezu als Grundlage ekzematöser Vorfälle angesehen werden*; nur dort, wo sich die Oberhautzellen in einer bestimmten Reaktionsbereitschaft befinden, mithin kraft ihrer Konstitution besondere Neigung zur Bildung gewisser chemischer Energien besitzen, können Effekte resultieren, wie sie bei Ekzematikern zu finden sind. Der Reiz allein, mag er noch so betont sein, genügt nicht zu ihrer Auslösung, der Boden, auf dem er zur Entfaltung gelangt, muß sich im geeigneten Zustand befinden. „Der Reiz ist nichts, die Disposition alles", — dieser Satz paßt, wie LEWANDOWSKY gelegentlich einmal gesagt hat, in vollem Maße auf die hier in Betracht kommenden Verhältnisse.

Natürlich erhebt sich die Frage: Aus welchen Quellen stammt diese Überempfindlichkeit der Oberhaut? Einmal kann sie *angeboren* sein, d. h. die Epidermiszellen befinden sich von der Anlage her nach bestimmter Richtung in regelwidriger Verfassung, natürlich wieder nur im Sinne gewisser Störungen des normalen physikalisch-chemischen Aufbaues, nicht morphologisch greifbarer Abweichungen. Dabei muß dies nicht sogleich nach der Geburt offensichtlich werden, vielfach bleiben solche Bildungsfehler lange verdeckt. Die Dinge liegen offenbar durchaus ähnlich jenen, wie wir sie seinerzeit bei Erörterung der epithelialen Mißbildungen kennen gelernt haben. Der Mensch bringt die abnorme Zelleinstellung mit auf die Welt, sie bleibt aber solange im Zustand der Latenz, als an das betreffende System keine zu hohen Anforderungen herantreten; erst wenn sich bestimmte Einflüsse geltend machen, die aber durchaus nicht spezifisch sein müssen — ich erinnere Sie beispielsweise nur an die Bedeutung der Pubertät für gewisse Wandlungen im Verhalten der Haut —, kann der Fehler manifest werden, d. h. die Zellen geraten jetzt hinsichtlich bestimmter Leistungsfähigkeit auf abwegige Bahn. Und tritt jetzt, um auf unseren Fall zurückzukommen, der richtige Reiz in Tätigkeit, so ist das Phänomen der Überempfindlichkeitsreaktion gesichert. Dabei muß die abnorme Einstellung der Zelle nicht immer so geartet sein, daß ausschließlich nur *ein* bestimmter Reiz als auslösender Faktor in Betracht kommt, die Zelle kann sich in einem Zustande *polyvalenter Überempfindlichkeit* befinden, wie BLOCH dies genannt hat; verschiedenste Einflüsse, darunter solche, die oft gar nicht als Reiz imponieren, vermögen daher denselben Zustand hervorzurufen.

Aber auch noch einen zweiten Typus epithelialer Überempfindlichkeit gibt es: die *erworbene*. Von ihr können wir sinngemäß nur dann reden, wenn der Zustand einer von der Anlage her völlig normal konstruierten Epidermis aufgepflanzt wird. Natürlich ist die Entscheidung, ob im Einzelfalle tatsächlich diese Form vorliegt, schwer, ja fast unmöglich, weil sich niemals ganz ausschließen läßt, ob die letzte Ursache nicht doch etwa in einer, bisher nur gut maskierten Zellminderwertigkeit wurzelt. Man rechnet aber ganz allgemein mit der Tatsache einer erworbenen Epithelidiosynkrasie; verschiedene experimentelle Studien (JADASSOHN, BLOCH u. a.) haben hierfür gewichtiges Beweismaterial erbracht. Der Weg, auf dem es dazu kommt, führt über die Einwirkung von Reizen, d. h. *Überempfindlichkeit der Oberhaut, i. e. Ekzembereitschaft wird dadurch erworben, daß Reize, letzten Endes immer wieder chemische, die Epithelzellen treffen und sie hinsichtlich ihrer Reaktionsfähigkeit umstellen.* Allem Anscheine nach handelt es sich, wie auch BLOCH glaubt, um Änderungen im physikalisch-chemischen Aufbau der Zellen. Warum es dazu kommt, warum die Zelle den Reiz in der Weise beantwortet, wissen wir nicht. Jedenfalls muß aber eine Wandlung im Chemismus der Zelle statthaben, denn in der Tat findet der *nächste* angreifende Reiz andere Bedingungen vor, die Zelle befindet sich jetzt in anderer, höherer Reaktionsbereitschaft, das können wir aus der geänderten Beantwortung des Insultes erschließen. Dabei muß die Überempfindlichkeit durchaus nicht immer *monovalent, i. e.* nur für *einen* bestimmten Reiz empfänglich werden, häufig entwickelt sie sich zur *Polyvalenz*, d. h. die Zelle wird auf Grund ihrer Strukturveränderung gegen *verschiedenste* Reize überempfindlich.

Das Tempo, in welchem diese Umstimmung der Zelle, ihre Sensibilisierung, wie Jadassohn den Vorgang nennt, erfolgt, kann recht verschieden sein. Einmal genügt schon ein einziger Insult, ein andermal müssen mehrere Attacken erfolgen, einmal tritt die Überempfindlichkeit sogleich nach der Schädigung auf, ein andermal erst längere Zeit nachher.

Was die auslösenden Ursachen anlangt, kommen hierfür verschiedenartigste Reize in Betracht. Gewisse Kenntnisse besitzen wir nur über jene, die von *außen* einwirken, die wir also hinsichtlich ihres Einflusses direkt verfolgen können, — was alles an *inneren* Ursachen denselben Erfolg zu zeitigen vermag, entzieht sich der Beurteilung. Gewiß spielen aber Reize von innen her eine nicht zu unterschätzende Rolle. Bei den innigen Beziehungen, die zwischen Hautorgan und anderen Gewebssystemen bestehen, müssen gewisse Vorkommnisse im Bereiche der letzteren gelegentlich einmal nach außen zu abfärben. Wir werden erst der vollendeten Tatsache inne, die geänderte Reaktionsfähigkeit zeigt uns den Ablauf des Geschehens an, sagt uns aber nichts über die Einzelheiten des Vorganges selbst. *Jedenfalls muß der Reiz, der zur Überempfindlichkeit führt, durchaus nicht von derselben Qualität sein als der, welcher späterhin ekzematöse Reaktionen hervorbringt.*

Wo uns Ekzeme begegnen, haben wir also mit *zwei Faktoren zu rechnen*: dem *Ekzemreiz* und der *Ekzembereitschaft* des Gewebes. Ersterer wirkt in der Überzahl der Fälle von außen her ein, *die meisten Ekzeme sind exogener Natur,* solche, von innen her verursacht, seltene Ereignisse. Doch gibt es diese Art zweifellos, experimentelle Studien (Jadassohn, Bloch, Jaeger u. a.) haben darüber Aufklärung gebracht; sie steht dem Wesen nach mit den intern bedingten, durch primäre Epithelläsionen charakterisierten *Erythemen* auf einer Linie — ich erinnere an das Salvarsanerythem! —, ja stellt eigentlich nur ein höheres Entwicklungsstadium derselben dar. *Hier haben wir in der Tat die Übergänge zwischen Erythem und Ekzem bzw. Dermatitis eczematosa gegeben.* An dem Beispiel des Salvarsanerythems mit seinem gelegentlichen Endausgang: Ekzemdermatitis, lassen sich diese Verhältnisse gut erkennen. Ekzeme aus inneren Ursachen sind aber gewiß viel seltener, als im allgemeinen angenommen wird. Bei jedem „Ekzematiker", wo die äußere Ursache nicht sogleich greifbar ist, nach solchen Zusammenhängen zu suchen, abnorme Stoffwechselstörungen etwa als Grund dafür anzusehen, wäre völlig verfehlt. *Nicht der geringste Beweis liegt dafür vor, daß pathologische Stoffwechselzustände überhaupt Hautveränderungen vom Typus Ekzem hervorzurufen vermögen.* Die lange Zeit vertretene Lehre von einer ekzematösen Diathese hat sich als unhaltbar erwiesen. Lediglich Umstellungen in der Zellempfindlichkeit können aus regelwidrigen Stoffwechselvorgängen resultieren, *die Ekzembereitschaft kann gefördert werden.* Damit es zum Ekzem kommt, *dazu gehört nun erst noch der entsprechende Reiz,* welcher in der Überzahl der Fälle eben von außen angreift und durchaus nicht irgendwie spezifisch sein muß.

Die Ekzembereitschaft haben wir als *im Epithel* verankert bezeichnet und damit einen Standpunkt eingenommen, der immer noch einer gewissen Kritik unterliegt. Gerade in der letzten Zeit sind wieder Stimmen laut geworden, die an einer rein epithelialen Überempfindlichkeit zweifeln und glauben, daß in jedem Falle doch auch das cutane Gefäßnetz in Mitleidenschaft gezogen sei, mithin daß *jede epitheliale Idiosynkrasie von einer vasculären begleitet werde.* Die verschiedenen klinischen Phänomene seien auf das jeweils verschieden starke Hervortreten dieses oder jenes Systems im Reaktionsbild zu beziehen. Auch Bloch und Jadassohn neigen in letzter Zeit dieser Annahme zu, halten sie

bzw. für möglich — strenge vertreten wird sie von URBACH u. a. Hauptbe-
gründung dafür neben anderen Momenten: Epidermis und Papillarkörper
gehören zusammen, sie bilden eine funktionelle Einheit und werden daher auch
hinsichtlich des idiosynkrasischen Zustandes einheitlich eingestellt sein. Die
Beweisführung erscheint mir nicht völlig zwingend. Daß Oberhaut und Cutis
bei dem innigen Kontakte, in dem sie sich befinden, tatsächlich ein Organganzes
darstellen, bedarf keiner weiteren Erörterung. Deshalb müssen aber die Dinge
noch lange nicht so liegen, daß alle aufbauenden Gewebselemente dieselbe
Affinität und Empfindlichkeit gegenüber Reizen besitzen. Ja, es ist dies von
vornherein gar nicht wahrscheinlich; wenn es so wäre, könnten wir bei spezifischen Reizen eigentlich nie spezifische Reaktionen erwarten, denn offenbar
müßten verschiedene Resultate entstehen, wenn derselbe Reiz bei gleicher
Stärke einmal an dem, ein andermal an jenem Punkte angreifen würde. Die
Lehre vom spezifischen Reiz und spezifischen Angriffspunkt würde damit jede
Grundlage verlieren. Noch verschiedene andere Gründe, deren Auseinandersetzung uns aber zu weit abseits brächte vom eigentlichen Thema, sprechen
gegen solche Vorstellungen, — und so sehe ich dermalen keine Veranlassung,
von dem früher vertretenen Standpunkt abzurücken. *Ich halte eine Trennung
zwischen epithelialer und vasculärer Überempfindlichkeit für durchaus angängig,
ja notwendig, um uns im ganzen Fragenkomplex überhaupt zurechtfinden zu können.
Für das Ekzem* haben wir mit einer angeborenen oder erworbenen *Überempfindlichkeit des Epithels* gegen Reize zu rechnen, einzelne *Erytheme*, vor allem die
autotoxischer Natur, beruhen auf *vasculärer Idiosynkrasie.* Genetisch haben
wir damit zwei ganz verschiedene Krankheitsgruppen vor uns. Daß Erytheme
in Ekzeme übergehen können, hat, wie schon früher bemerkt, darin seinen Grund,
daß es eben auch Erytheme gibt, wo die Erstlingsalteration infolge spezifischer
Affinität der Noxe zur Epidermiszelle im Oberhautbereich entsteht, d. h. ob deren
Überempfindlichkeit denselben Grundvorgang auslöst wie beim Ekzem.

Nun kehren wir zurück zur Ausgangsfrage: Warum löst der bei Scabies
wirksame Reiz nicht jenen Zustand aus, den wir vom „Ekzematiker" her kennen?
Warum findet das postscabiöse Ekzem, mag es noch so stark entwickelt sein,
in der Regel mit einem Schlag seine Begrenzung? Offenbar deshalb, weil keine
epitheliale Überempfindlichkeit zustande kommt. Der durch die Milbe bedingte, späterhin durch das Kratzen noch verstärkte Reiz ist allem Anscheine
nach nicht geeignet, das Rete in seinem biologischen Zustande so umzuformen,
daß hieraus Folgerungen hinsichtlich Empfindlichkeit entstehen würden. Die
*Sensibilisierung der Oberhaut bleibt aus und damit fehlt der Hauptfaktor für
spätere ekzematöse Reaktionen.* In der Tat verleiht dieser Umstand dem Prozeß
eine gewisse Sonderstellung und, wenn wir von Ekzem im strengen Sinne des
Wortes sprechen, gehört das Scabies-Ekzem trotz grundsätzlich gleicher Pathogenese eigentlich nicht dazu, da das Überempfindlichkeitsmoment mangelt.
Insoweit Ekzeme kolloid-chemische Probleme sind, haben wir hier wohl zwei
verschiedene Typen vor uns; ist der Weg, der zum Ziele führt, beide Male auch
grundsätzlich in derselben Weise angelegt, die Einzelheiten seines Verlaufes
sind andere und müssen andere sein, weil andere Voraussetzungen für seine
Entwicklung gegeben sind.

Zusammenfassend hätten wir *das Ekzem als primäre Epidermiskrankheit
zu definieren. Die dabei auftretenden Entzündungserscheinungen sind auf reflektorischem Wege bedingt; verschiedenartigste Reize kommen als auslösender Faktor
in Betracht, in der Überzahl greifen sie von außen her an. Ihre Aufnahme muß
gesichert sein durch besondere Empfindlichkeit der Oberhaut, idiosynkrasische
Zustände derselben stellen eine Conditio sine qua non für die Bindung der Reize
und die Art der durch sie ausgelösten Zellreaktionen dar. Die verschiedenen Ekzem-*

formen und Entwicklungsstadien sind auf sekundäre Vorgänge zu beziehen, die in ihrer Gesamtheit als Antwort auf die Erstlingsalteration gedeutet werden müssen. Verschiedenste Momente, im einzelnen niemals ganz erfaßbar, bestimmen Art und Grad derselben und damit das proteusartige Bild der klinischen Erscheinungen.

E. Brill beschäftigt sich mit jenen beim Ekzematiker häufig wiederkehrenden Merkmalen, die in konstitutioneller Hinsicht Beziehungen zum vegetativen Nervensystem haben, und die aus diesem Grunde dazu berechtigen, einen besonderen Typ aufzustellen. Die pharmakodynamische Prüfung erfordert Berücksichtigung des psychischen Momentes, besonders hinsichtlich der Kreislauforgane. Die zu injizierenden Pharmaka Adrenalin, Atropin und Pilocarpin sind in kleinen Mengen zu verwenden, die eben noch ausreichen, den Schwellenreiz auszulösen. Zum Zwecke prompter Wirkung wird die intravenöse Injektion bevorzugt. Die Beobachtung der Pulskurve, synchron mit Blutdruckmaximum und -minimum, ermöglicht positive und negative Ergebnisse leicht zu trennen; Ansprechbarkeit des Parasympathicus bei einer relativen Differenzzahl von D gleich 34 beim Pilocarpin und einer Pulszunahme um 30 Schläge beim Atropin, bei häufiger Kreuzung der Pulskurven mit denen des Blutdruckmaximums ergibt einen positiven Ausfall. Gegebenenfalls auch Prüfung der Pupillenreaktion am Hessschen Differentialpupilloskop. Ein großer Teil der Ekzematiker erweist sich hierbei als Vagotoniker. Die vasomotorischneurotischen Erscheinungen beim Ekzematiker beruhen auf Tonusschwankungen und bestehen in Blutwallungen und Akrocyanose. Beobachtungen mit dem Capillarmikroskop entsprechen dem Bilde der Vasoneurose. Die Prüfung des Dermographismus zeigt, daß bei dem Ekzemkranken eine starke Neigung zur Herabsetzung besteht, die sich in einzelnen Fällen, so bei Neurodermitis Brocq, bis zur Dermographia alba steigern kann. Der Turgescenzmangel der Haut entsprechend einer häufig trockenen und rauhen Körperoberfläche, ist geeignet, die vasomotorischen Hauterscheinungen auf mechanische Reize hin im Gegensatz zur erwarteten Reaktion zu verdecken. In Parallele zu dieser dermographischen Schwäche spricht die Haut auch auf ultraviolette Strahlen mäßig an, so daß die Stärke der Dermographie als Gradmesser für die Verträglichkeit auf ultraviolette Strahlen angesehen werden kann. Die Prüfung der Schweißsekretion zeigt eine Herabsetzung allgemeiner Körperschweiße bei gleichzeitiger Neigung zum lokalen Schwitzen. Bezüglich des Magenchemismus findet sich häufiger eine Herabsetzung der Salzsäurewerte im Vergleich zur Kurve der Variationsbreite Normaler. Gleichzeitig ist habituelle Obstipation häufig. Der asthenische oder leptosome Habitus dominiert. Als Begleiterscheinung findet sich bisweilen orthostatische Albuminurie. Jüngere Personen sind von der Erkrankung stärker befallen als ältere. Psychische Merkmale lassen sich bereits in der Ascendenz der Kranken nachweisen. Diese neuropathische Veranlagung bildet die Grundlage für die gesamten experimentellen und klinischen Beobachtungen bei der vorliegenden Gruppe der Ekzematiker. Dieser neuropathische Typ ist in konstitutionellen Momenten verankert. Zahlreiche Erbfaktoren können eine Rolle spielen. Solche Ekzeme reichen häufig bis in die Kindheit zurück und sind durch Rezidivneigung, Schwere und Hartnäckigkeit im Verlauf ausgezeichnet. Therapeutisch muß neben der äußeren Behandlung versucht werden, Einfluß zu gewinnen auf den Gesamtorganismus und die ganze psycho-physische Persönlichkeit des Ekzemkranken.

A. Perutz: Die Terpentindermatitis, die Berufskrankheit der Maler, Anstreicher, Polierer usw., kommt in drei Stadien vor (akut, subakut und chronisch), die sich in ihrem Verlaufe überlagern und gegenseitig beeinflussen können. Während das akute Stadium hauptsächlich als allergische Erscheinung der Haut aufzufassen ist, stellt die subakute Form eine Kombination der spezifisch bedingten Hautveränderungen mit solchen ekzematöser Natur dar. Beim chronischen Stadium treten die allergischen Erscheinungen ganz in den Hintergrund und es bleiben nur die Symptome des Ekzems in seiner subakuten, bzw. chronischen Form zurück. Das spontane Verschwinden des spezifischen Faktors, wodurch sich aus der allergischen Dermatitis über die ekzematoide Dermatitis schließlich das Ekzem bildet, ist eine Folge der langsamen Selbstdesensibilisierung, bzw. der Ausdruck der Hautgewöhnung an die schädliche Substanz. Die Inkubation beträgt 10—12 Tage. Die Rezidive, die im Sinne Pirquets als analog der beschleunigten Serumkrankheit der Reinfizierten aufzufassen sind, treten nach 2—3 Tagen auf. Auch der Erbfaktor spielt für die Pathogenese der Terpentindermatitis eine wesentliche Rolle.

Es konnten Störungen im vagosympathischen Gleichgewicht nachgewiesen werden, die in enge Beziehung zur Anaphylaxie zu bringen sind. Als solche wurden gefunden: Am Auge erzeugt eine ganz schwache Eserinlösung eine deutliche Miosis. Da der Angriffspunkt des Eserins in den parasympathischen Endapparaten des Oculomotorius liegt, ist diese Physostigminmiosis durch eine Übererregbarkeit des Vagus bedingt. Die intravenöse Injektion von 0,01 mg Adrenalin bewirkt eine Senkung des systolischen Blutdruckes und eine Verminderung der Pulszahl. Diese inverse Adrenalinreaktion ist der Ausdruck eines quantitativen Mangels im Synergismus des Sympathicus-Parasympathicus, und zwar der Ausdruck einer gesteigerten Reizbarkeit im Vagusgebiet. Die intravenöse Pilocarpininjektion bewirkt eine Blutdrucksenkung bei Zunahme der Pulsfrequenz. Die subcutane Pilocarpininjektion (0,5—1,0 mg) veranlaßt eine Steigerung der Pulsfrequenz um 14—29 Schläge in der Minute, ferner allgemeine Zeichen einer Pilocarpinwirkung (Rötung des Gesichtes, vermehrte Speichelabsonderung, Schwitzen, Tränensekretion). Der positive Ausfall letzterer Reaktion zeigt auch eine Störung im vago-sympathischen Gleichgewicht an. Die sonst unwirksame Dosis dieses Alkaloides ist imstande Funktionen dieses Nervengebietes auszulösen, die sonst nicht eintreten würden.

Ob diese Störungen im vagosympathischen Gleichgewicht schon a priori vorhanden waren und als „allergische Diathese" aufzufassen sind, also den prädisponierenden Faktor abgeben, weshalb gerade diese Patienten allergisch wurden, oder ob diese Störungen erst die Folgen der cutanen Überempfindlichkeit sind, konnte nicht entschieden werden. Vom gewerbeärztlichen Standpunkt dürfte es angezeigt sein, Individuen, die diese Störung im vegetativen Nervensystem aufweisen, nicht jenem Berufe zuzuführen, bei dem sie erfahrungsgemäß an gewerblichen Erkrankungen der Haut allergischen Ursprunges erkranken können.

Die Eosinophilie und die Lymphocytose sprechen auch für ein Überwiegen der Parasympathicusfunktion.

Auch die pharmakodynamische Untersuchung der Haut nach Groer-Hecht ergab Resultate, welche für eine Übererregbarkeit des Parasympathicus sprechen.

Die passive Übertragung der Terpentinüberempfindlichkeit auf einen nicht terpentinempfindlichen normalen Menschen gelang nach der Methode von Praussnitz-Küstner bei einem Fall. Bei der Terpentindermatitis ist es möglich, eine Desensibilisierung durchzuführen. Therapeutisch kommt außer dem Desensibilisierungsverfahren die Blockierung des Parasympathicus mittels Atropin, bzw. die Erhöhung der Erregbarkeit des Sympathicus durch Adrenalin und Ephedrin zur Unterstützung der antianaphylaktischen Behandlung in Betracht.

So weit der geschichtliche Rückblick. Eine Summe von Meinungen zieht vorüber, keine Form der Ätiologie bleibt vergessen, keine pathogenetische

Möglichkeit bleibt unversucht. Fast jeder Versuch bringt eine neue Auffassung, wo doch nur eine richtige sein kann, wenn anders Ekzem ein bestimmter Krankheitsbegriff sein soll; und er kann und soll es sein. Klar und deutlich tritt er bei Hebra hervor und die folgenden Ausführungen können nichts Besseres tun, als sich auf ihn zu stützen.

II. Pathogenese.

I. Die *lokale vasomotorische Reaktion* ist die durch mechanische, thermische, chemische, elektrische Reizung der menschlichen Haut herbeigeführte Veränderung der Gefäßfüllung. Je nach der Reizstärke sind ihre Formen: Nachblassen, Nachröten, roter Hof, Quaddelbildung. Nach L. R. Müller ist der rote Hof echtes Reflexerythem; Nachblassen, Nachröten, Quaddelbildung sind nach Ebbecke peripherer autonomer Effekt. Als echter Reflex fehlt der rote Hof in anästhetischer gelähmter Haut, während Nachblassen und Nachröten erhalten sind; Nachblassen kann nach Ebbecke (Pflügers Arch. f. d. ges. Physiol. 169) wohl im roten Hof, nicht aber im Nachröten erzeugt werden. Da zu den Ursachen der lokalen vasomotorischen Reaktion auch die mechanische Reibung gehört und Reibung für manche Hauterkrankung die einzige Ätiologie ist, so lohnt es sich wohl der Frage nachzugehen, warum eine Hautstelle rot wird, wenn sie gerieben wird. Hyperämie nach Reibung ist Nachröten, also periphere Capillarleistung, ähnlich wie Nachblassen. Es gibt aber klinische Vorkommnisse, in welchen ein zentraler Einfluß auf den peripherischen Apparat in irgendeiner Form angenommen werden muß. Hierfür einige Beispiele.

1. Komprimierendes Sarkom der Meningen am Übergang Hals-Brustmark Vollständige Lähmung und Anästhesie bis zu beiden Mamillen. Nachblassen in der normalen Haut undeutlich, in der anästhetischen Haut ungemein scharf, tief weiß, erreicht in einer Minute die Breite von 6 cm, hält eine Viertelstunde an, entsteht auf schwache Berührung hin, Unterschied scharf am Übergang von gesunder und gelähmter Haut. Es erfolgt Bestrahlung des Tumors. Zwei Tage nachher Nachblassen undeutlich, viel schmäler. Beobachtung der Internisten von uns bestätigt. Gleichgültig, ob man das Phänomen auf die Nerven direkt, oder auf Temperaturunterschiede bezieht, der Wechsel infolge der Bestrahlung des Tumors kann nur durch zentrale Beeinflussung des autonomen peripheren Vorganges gedeutet werden.

2. Trotz herabgesetzter Sensibilität aus Nervenerkrankung (Ischias) kann die betreffende Hautstelle gegen Jod von außen und innen vasomotorisch überempfindlich sein, wie der Fall von Kaufmann-Winkel zeigt, wo Ekzem auf Jod innerlich nur in der hypästhetischen Haut auftrat, welche auch gegen Jod von außen übertrieben reagierte.

3. Die Quaddel ist periphere Leistung, kann aber auch zentral bedingt sein. Dies beweist die psychische Urticaria, deren Existenz heute gesichert ist. In einem von unserer Klinik publizierten Fall trat nach experimenteller psychischer Erregung des Patienten Urticaria am Stamm bei abgehobenen Armen auf. Dieser Fall findet seine Ergänzung durch eine Beobachtung von Ebbecke: Ein junger, vasomotorisch leicht erregbarer Mann litt an motorischer Lähmung der rechten Hand nach Stichverletzung und Operation am Oberarm bei ungestörter Sensibilität. Während er sich auf immer wiederholte Aufforderung maximal anstrengte, die gelähmte Hand zu bewegen, überzog sich der rechte Unterarm mit einer deutlichen fleckigen, bald verschwindenden, dem Erythema pudoris ähnlich sehende Röte. Ebbecke führt auf den gleichen Vorgang zurück das Trousseausche Phänomen, die posthypnotischen Hautveränderungen, symmetrische Erytheme, die psychische Urticaria, Zoster usw. Nun unter-

scheidet sich eine psychische Urticaria in nichts von einer anderen internen Urticaria, woraus hervorgeht, daß Urticaria aus dem roten Hof, aus dem Reflexerythem hervorgehen kann. Sie ist in der Weise zu erklären, daß der zentrale cerebrale Reiz nicht nur zur Ausdehnung der Arterien, sondern auch zur Dilatation der Praecapillaren und Capillaren führt. Hierher gehören auch die linearen Urticariaeruptionen bei Kindern. Die vasomotorischen Veränderungen nach cerebralen Störungen, nach Schädeloperationen sind im Wesen Urticaria gangraenosa mit Erregung und Dilatation bis in die Capillaren der Papille. BRUNO FISCHER hat einen derartigen Fall nach Operation eines Acusticustumors am gekreuzten Bein beschrieben.

4. Bringt man iontophoretisch Adrenalin in die Haut, so entsteht Cutis anserina wohl aus peripheren Gründen, es kann aber auch von einer umschriebenen Stelle (Keloid, Verbrennung, Ekzem) reflektorisch halbseitige Cutis anserina ausgelöst werden.

5. Wenn bei Scabies oder in einem Falle von Polycythaemia rubra universell (eigener Beobachtung) nach Reibung Nachröten mit Ödem persistiert, bei Heilung der Scabies und der Polycythämie das Phänomen unter gleichen Voraussetzungen ausbleibt, so muß neben dem peripheren Apparat auch eine zentrale Einwirkung auf denselben angenommen werden.

6. Auch nach EBBECKE stammt das Quaddelödem aus dem Blutgefäße, die lokale vasomotorische Reaktion einschließlich der Quaddel ist auch für ihn normale Reaktion mit vollkommener und rascher Restitution, also nicht flüchtige Entzündung im Sinne TÖRÖKs. Somit kann auch nach physiologischen Untersuchungen der Unterschied zwischen urticariellem und entzündlichem Ödem aufrecht erhalten werden und muß aufrecht erhalten werden aus Forderungen der Klinik. Von fast größerer Bedeutung als für die Haut ist die Trennung von Entzündungen und Urticaria der inneren Organe, auf deren Vorkommen im Darm schon RIEHL zu einer Zeit aufmerksam gemacht hat, wo das urticarielle Asthma noch nicht so bekannt war wie heute. Es ist nicht gleichgültig, ob jemand auf einen Körper hin, den er nicht verträgt, mit Erbrechen, Kolik, profusen Diarrhöen aus Urticaria des Darmes antwortet und nach einer Nacht wieder gesund ist, oder mit Enteriitis; und es ist von der größten praktischen Bedeutung, ob eine Albuminurie durch eine lokale vasomotorische Reaktion der Niere, die EBBECKE so schön experimentell bewiesen hat, oder durch Nephritis bedingt ist.

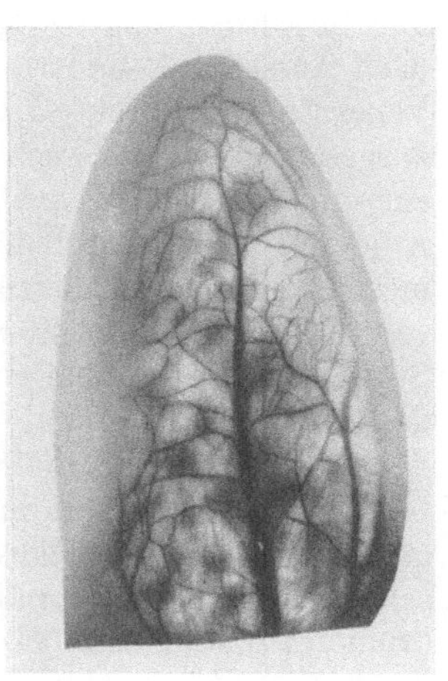

Abb. 1. Kaninchenohr.
Brennesselquaddeln blau gefärbt nach vorhergehender intravenöser Trypanblauinjektion.

Vielleicht wäre die Grenze zwischen beiden am besten darin zu erklicken, daß bei Urticaria das Protoplasma der Endothelien keine physikalisch-chemischen Veränderungen erleidet, während bei der Entzündung Dyskolloidität eintritt, die eine rasche Restitution unmöglich macht.

7. WIRZ (Arch. f. Dermatol. u. Syphilis, Bd. 146) läßt die Quaddelflüssigkeit aus den Geweben entstehen und räumt den Gefäßen nur eine untergeordnete Rolle ein. In der Klinischen Wochenschr. Jg. 2, Nr. 8, „Zur Angioneurosenfrage" habe ich berichtet, daß sich Brennesselquaddeln am Kaninchenohre durch Trypanblau (intravenös) innerhalb einer Minute blau färben lassen. Nach der Arbeit von WIRZ habe ich den gleichen Versuch wiederholt und modifiziert. Spritzt man 5 ccm ziemlich konzentrierter Trypanblaulösung intravenös in das

eine Ohr und reizt erst dann mit Brennesseln das zweite, so erscheinen die Quaddeln sofort blau und hängen wie Brotfrüchte am Gefäßbaum; wie ich glaube, ein ausreichender Beweis, daß das Ödem aus dem Gefäße stammt (Abb. 1).

8. Török und Rajka (Arch. f. Dermatol. u. Syphilis, Bd. 144) zeigen, daß die Versuche, die Wirz am anämischen und gestauten Arme angestellt hat, sich restlos aus dem Blutdruck erklären lassen und zeigen weiter, daß die Grundversuche von Wirz auf einem Beobachtungsfehler beruhen. Wirz behauptet, daß auf iontophoretisch durch Adrenalin anämisierter Haut die Quaddel ohne vorhergehende Hyperämie entsteht. Die Autoren zeigen, daß diese Haut nicht vollkommen blutleer ist und daß die Quaddelbildung daselbst im Wesen nicht von der in normaler Haut verschieden ist. Zu gleichen Resultaten kam ich bei sofortiger Nachprüfung der Grundversuche von Wirz und fand ebenfalls in der anämisierten Zone Hyperämie beim Spatelstrich und vor der Morphiumquaddel. Dadurch erscheint der Gefäßanteil wieder hergestellt.

9. Nach Ebbecke wirken die Vasodilatatoren wahrscheinlich auf die Capillaren, die Constrictoren auf die Arterien. Die Reize, welche die lokale vasomotorische Reaktion auslösen, sind Reize, welche die Epidermis treffen. Um nun die Ausdehnung der Capillaren durch diese Reize zu erklären, nimmt Ebbecke nach Ausschalten anderer Erregungsmöglichkeiten — kurzer autonomer Reflex, Venenstauung, direkte Lähmung und Schädigung der Gefäßwand — eine durch ausgeschiedene Stoffwechselprodukte herbeigeführte funktionelle Hyperämie an, eine auf die Capillaren übertragene Reaktion des Gewebes und der Zelle. Die Annahme dieser Stoffwechselprodukte ist Hypothese, ob sich dieselbe bei mechanischem Reiz, leichter Reibung usw. aufrecht erhalten läßt, sei dahingestellt. Mit Rücksicht auf Punkt 5 mußte beim Scabiesekzem neben diesen Stoffen doch noch eine verschiedene Labilität angenommen werden, in der Art, daß diese Stoffe einmal wirken, einmal nicht. Dann ist wieder die Labilität die Hauptsache und die Stoffwechselprodukte sind Nebensache. Die bis heute bestehende Unklarheit in bezug auf das Zustandekommen der Vasodilatation läßt Ebbecke die antidrome Nervenleitung im Sinne Bayliss nicht unwahrscheinlich erscheinen und er kommt zu folgender Hypothese: Bei einer antidromen Reizung sensibel-vasodilatatorsicher Nerven ist es denkbar, daß infolge der starken Reizung an den peripheren Nervenendigungen oder in den zugehörigen Zellen Zersetzungsprodukte gebildet werden, die eine Erweiterung der Capillaren bewirken. Die sensiblen Nerven würden so als sekretorische und trophische Nerven wirken. Für die Vasodilatatoren hat diese Hypothese den Vorzug, daß sie ökonomisch ist, indem sie keine unbekannten Zentren und Plexuswirkungen einführt und daß sie manche Eigentümlichkeit der Dilatatorenwirkung als selbstverständlich erscheinen läßt.

Bezüglich der Stoffwechselprodukte wurden oben Bedenken geltend gemacht, auch auf eine noch nicht geklärte zentrale Abhängigkeit des autonomen peripheren Apparates wurde nach einigen Beobachtungen hingewiesen. Mit diesen Einschränkungen kann man sich der Hypothese anschließen, daß die Reizung sensibler Epidermisnerven in antidromer Wirkung irgendwie eine Dilatation der Capillaren bewirkt, ja man muß sich ihr vorläufig anschließen, solange man keine bessere Erklärung für die auffallende Tatsache hat, daß contractile Capillaren ohne Mitwirkung des Zentrums sich bei mechanischen Reizen nicht zusammenziehen, sondern ausdehnen. Soviel geht schon jetzt auch aus den physiologischen Arbeiten hervor, daß die Hyperämie nach mechanischen Reizen, z. B. Reibung auf Nervenreize zurückzuführen ist, die die Epidermis treffen und direkt oder indirekt die Gefäße zur Ausdehnung bringen. Was nach der zweiten oder dritten Reibung entsteht, hat die gleiche Pathogenese und dazu gehört bereits das urticarielle Ödem. ·

I. Die wichtigste Folge der plötzlichen, urticariell-ödematösen Durchtränkung ist nach unserer Meinung ein verschiedener Grad von Gewebsanämie. Schwere Grade sind klinisch und histologisch leicht erkennbar, weil Nekrose entsteht. Die leichtesten Grade sind auch histologisch nicht mehr zu erkennen, aber es ist anzunehmen, daß sie zu einer Dyskolloidität des Zellenprotoplasmas führen. Betrifft diese Änderung auch die Endothelzellen, so führt die geschädigte Zellwand zur exsudativen Entzündung. Passiv ernährtes dyskolloidales Eiweiß des Bindegewebes des Epithels kann als artfremd angesehen werden und zur demarkierenden Entzündung führen. Wir nennen den beschriebenen Vorgang *urticariellen Infarkt.* Histologisch findet man Zellnekrose, Nekrobiose in Form von Amitose. Die leichtesten Grade der Ernährungsstörung sind oft nicht mehr in der Cutis, wohl aber in ihrer Auswirkung aufs Epithel zu erkennen. So halten wir mit großer Wahrscheinlichkeit die Parakeratose nach Scheuerung nicht für den alleinigen Effekt einer ödematösen Durchtränkung des Epithels, sondern für die Folge einer durch vorübergehende Anämie bewirkten Ernährungsstörung mit darauffolgender ödematöser Durchtränkung. Dadurch unterscheiden sich die vasomotorischen Effekte von der Stauung und langsam eintretender ödematöser Auflockerung, wo Parakeratose fehlt. Geringste Grade dieser angenommenen Ernährungsstörung sind als Gewebsreizung zu werten, so daß, aufsteigend von den geringen zu den stärkeren, Störungen im Epithel eintreten: Mitosen, ballonierende Degeneration, Nekrose mit Gerinnung und Schrumpfung. Bei den leichtesten Graden äußert sich die veränderte Trophik in der Umwandlung der kernlosen Hornschichte in Parakeratose. Bei den Blasen hängt die Beschaffenheit davon ab, wieweit durch die Anämisierung das Epithel geschädigt war, bevor die Exsudation eintritt. So finden wir gleitende Übergänge von reinen exsudativen Blasen

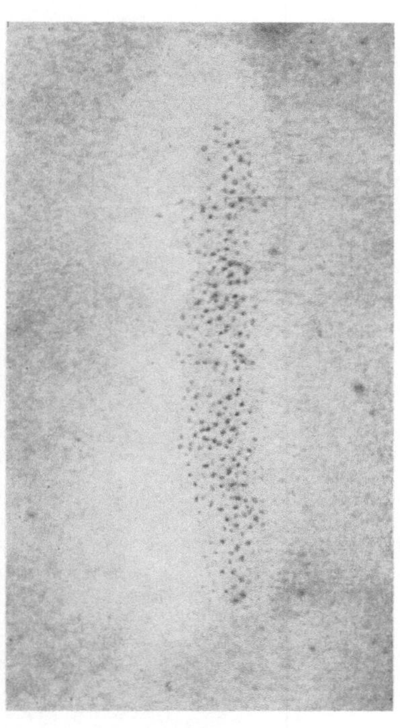

Abb. 2. Scheuerungseffekt: nach diffusem Scheuern punktförmige Knötchen.

mit anfangs gut erhaltenem, nur passiv auseinandergedrängtem Epithel über die ballonierende Degeneration bis zum Schorf, wo das ganze Epithel mit einem Schlage nekrotisch wird.

Ekzem ist seiner Art nach ein exsudativer Prozeß. In frischen Blasen zeigt die Epithelzelle nur passive Verdrängung und keine Zeichen von Nekrobiose. Kommt es durch eine chemische Schädlichkeit unter schwerem Ödem sehr rasch zur Bläscheneruption, so kann bei großer Übung aus dem histologischen Bilde eine gewisse Dyskolloidität des Epithels auch beim Ekzem vermutet werden.

Maßgebend für die Folgen der Anämie ist außer der vasomotorischen Erregung der Gefäße (im Gegensatz zur Stauungs- oder Kompressionsanämie) außer dem plötzlichen Eintritt des Ödems auch der Sitz desselben. In letzter Hinsicht ist die Wirkung des Ödems Tamponade. Diese Tamponade tritt eigentlich nur ein, an zuerst vasomotorisch erregten und dann paretischen Gefäßen und wird in einer Papille viel leichter erfolgen können, als um das subpapillare Gefäßnetz. Folglich wird im ersten Falle auch die Konsequenz der Tamponade viel rascher und häufiger zu finden sein. Diese Folgen werden, wie auseinandergesetzt, sich äußern im Epithel — epithelialer Infarkt — oder auch in der Cutis — urticarieller Cutisinfarkt. Sie können in der Mitte bis zur Cutis reichen und seitlich nur das Epithel treffen — Epithel-Cutisinfarkt. Da im Epithel jede Ernährungsstörung sehr rasch ausgeglichen wird, müssen zur Beurteilung, ob ein rein epithelialer oder gemischter Infarkt vorliegt, sehr frische Stadien untersucht werden. Man kann sich bei der Beurteilung an die Pigmentzelle halten, die bei der Wiederherstellung sehr rasch emporrückt. In der Cutis sind nach Reibung die Veränderungen auffallend gering und doch muß entzündliche

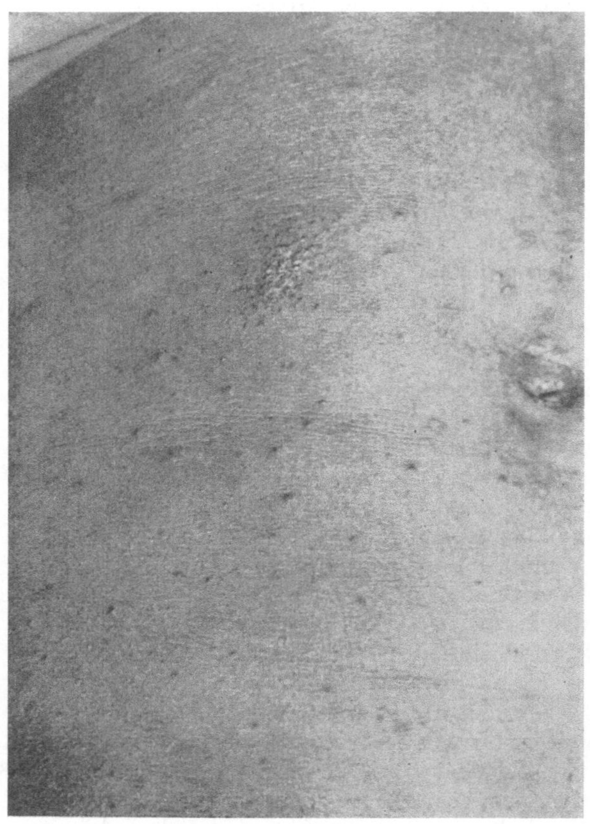

Abb. 3. Scheuerungseffekt: nach diffusem Scheuern Bläschengruppe bei Polycythaemia rubra.

Schädigung vorhanden sein, weil die parakeratotische Schuppe von Leukocyten durchsetzt ist. Hingegen ist das subepitheliale Ödem sehr deutlich und durch polychromes Methylenblau schön darstellbar. Die Nekrose ist am besten an den empfindlichen Mastzellen und an der Amitose und Pyknose jener Leukocyten zu erschließen, die in den nekrotischen Cutiskegel hineingeraten sind. Als Folge der Tamponade und der Gefäßschädigung können später auch Blutungen auftreten. Die Blutungen bei wiederholter Reibung stammen nicht von der Arrodierung der Gefäße durch das Trauma, sondern haben obige Erklärung.

Die punktförmige Quaddel nach Scheuern erklärt die auffallende Tatsache, daß diffuses öfteres Scheuern zu punktförmigen, bleibenden Efflorescenzen führt (Abb. 2). Es wurde gezeigt, daß bei besonders disponierter Haut Reibung auch gelegentlich einmal Bläschen hervorbringen kann. Wir haben in späteren Versuchen bei Ekzematikern durch Reibung Knötchen erzielt, welche weniger urticariellen, dagegen mehr exsudativen Charakter zeigten (Abb. 3).

Daraus ergibt sich: Hebras *Kratzekzem* besteht zunächst aus urticariellen Cutis- und Epidermisinfarkten, auf welche dann auch mehr exsudative Knötchen folgen können. Gelegentlich kann Scheuern exsudative Bläschen hervorbringen (Abb. 4).

In unseren Reibungsversuchen trat die Quaddel manchmal erst bei der zweiten Scheuerung auf. Auf die Klinik übertragen heißt dies: es kann eine Hautstelle aus irgendeinem Grunde jucken, wird gescheuert und erst durch das Scheuern kommt es zur Quaddel. Die Quaddel ist nicht die Ursache, sondern die Folge des Scheuerns; diese Auffassung findet ihre Bestätigung bei der Scabies.

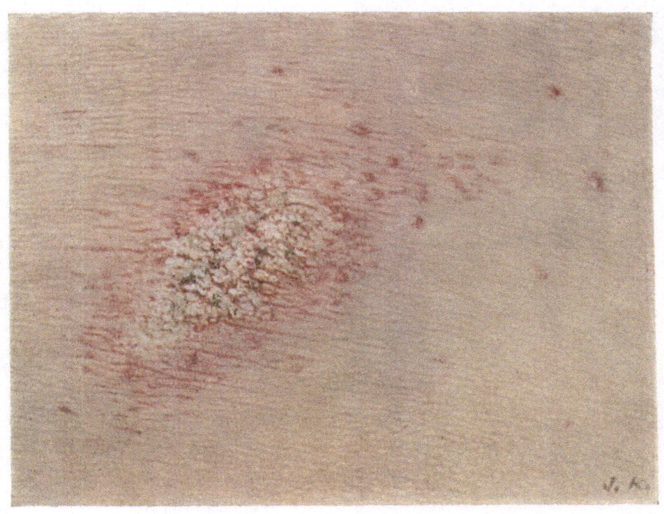

Abb. 4. Scheuerungseffekt: Bläschengruppe aus Abb. 3.

Bei dieser geht der Juckreiz von der bohrenden Milbe aus. Die Stelle wird diffus gescheuert, es schießen Quaddeln auf — auch neben dem Milbengange —, welche dann zum Kratzekzem gehören und sich nicht mit zerkratzten Milbengängen decken. Ganz anders bei der Urticaria externa, wo sich die Krusten über den primären Efflorescenzen bilden, so beim Wanzenbiß, nach Raupen, nach Juckpulver, nach Primelhaaren. Da besonders bei letzter Schädlichkeit die primäre Quaddel sehr klein ist, rasch in Entzündung übergeht, so kann sie durch Häufung Ekzem vortäuschen, während die Veränderung doch, ihrem Charakter nach, eine Urticaria externa ist. Da bei all den soeben genannten äußeren Schädlichkeiten eine Hautstelle in Jucken versetzt wird, wäre es denkbar, daß durch das diffuse Scheuern auch obige Efflorescenzen des Kratzekzems auftreten, doch scheint dies ziemlich selten der Fall zu sein. Anders bei Pediculosis capitis. Hier bewirkt die Kopflaus nicht nur am Kopf, sondern am Nacken durch ihren Biß Urticaria externa. Zugleich schießen in dieser sensibel erregten Haut durch das Scheuern urticariell exsudative Knötchen des Kratzekzems auf, können sich an einer gefäßlabilen Hautstelle lokalisieren (Vitiligorand, Abb. 5). Knötchen der gleichen Art entstehen, wenn das Jucken einer Hautfläche nicht durch Parasiten, sondern durch physikalisch-chemische Reize, z. B. durch Sonnenlicht hervorgerufen werden. Auf das durch das Licht bedingte Jucken der exponierten Hautstellen folgt diffuses Scheuern; dieses führt einmal zur Lichenifikation, deren Entstehungsmodus noch zu erörtern sein wird, oder es führt zu papulösen Efflorescenzen, in manchen Fällen zu mehr exsudativen Knötchen, evtl. Bläschen, wodurch das Bild der Sommerprurigo entsteht. In unserem Falle Charvat verursachte die Reibung ödematöse urticarielle Infarkte schwerer Art. Sie sind in gewisser Beziehung zu vergleichen mit den Efflorescenzen der Hydroa vacciniforme, für die allerdings eine mehr punktförmige urticarielle Erregung angenommen werden muß. Aus dem Umstande, daß bei der Reibung nach Sonnenlicht die gleichen Efflorescenzen entstehen, schließen wir, daß auch durch das ultraviolette Licht die sensiblen Nerven erregt werden, ähnlich wie bei Scabies, Pediculi, worauf Scheuern erst die punktförmigen Efflorescenzen hervorbringt. Prurigo Hebra ist von vornherein mehr urticariell, in manchen Fällen sind die Efflorescenzen und Krusten viel größer [als bei Pediculosis und Sonnenlicht. Diese Effloreszenzen können von innen her vielleicht ohne äußeres Zutun entstehen, wie es wohl bei Strophulus infantum der Fall sein mag. Bei Erwachsenen ist aber auch die Möglichkeit gegeben, daß das flächenhafte Jucken und Scheuern erst die kleinen Prurigoquaddeln hervorbringt. Wir haben leider keinen Einblick, wie beim mechanischen Trauma die Nervenreizung zustande kommt, ob durch Stoffwechselprodukte (Ebbecke), Zerrung, Druck, taktile Berührung (Scabiesmilbe). Wir konnten auch bei unserem Patienten Charvat nicht angeben, warum in der Regel urticarielle Infarkte, dreimal hingegen Bläschen entstanden (verschiedene

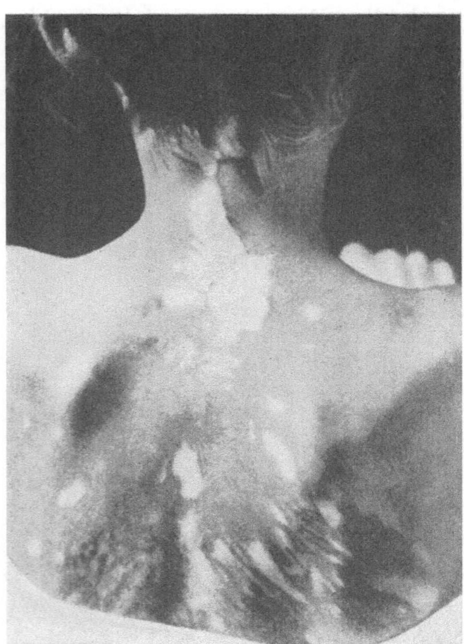

Abb. 5. Kratzekzem im Vitiligorand.

Art der Reibung?) (Abb. 6). Und doch wäre eine genauere physikalisch-chemische Vorstellung des Vorganges von großem Werte, um mechanische, physikalisch-chemische und rein chemische Reize in ihrer Wirkung auf das Nervenende vergleichen zu können, um zu wissen, wie weit eine Parallele oder Verschiedenheit besteht zwischen mikromechanischer oder mikrochemischer Reizung.

Nach den bisherigen Erörterungen stellt sich das Ekzem als eine Dermatitis factitia aus mechanischen und physikalisch-chemischen Ursachen dar.

II. Wir nennen die Eigenschaft einer Haut, auf diffuses Scheuern mit dem Status punctosus zu antworten, *ekzematöse Reaktion*. Der Status punctosus findet sich zuerst bei Devergie, dann in der Ekzemdefinition bei Hebra-Kaposi, Jarisch und Unna usw. Daneben ergab die Reibung einen zweiten Reaktionstypus. Scheuerung kann diffuses Erythem mit folgender Parakeratose erzeugen. Beide Typen können im selben Falle auftreten. Wir schlagen vor, den Status punctosus als das Kardinalsymptom des Ekzems anzusehen. Alles andere, was den Status punctosus nicht aufweist, ist auch anders zu benennen. Wird der Vorschlag angenommen, dann gibt es kein diffuses erythematöses Ekzem mehr, gleichgültig, ob das diffuse Erythem durch mechanische, physikalische, chemische Schädlichkeiten, von innen oder von außen entsteht. Die externen Erytheme können so, wie das Ekzem akut und chronisch sein, wenn die Schädlichkeit öfters einwirkt, oder wenn der erste Effekt von der Haut festgehalten wird. So wie im Experiment, wäre auch in der Klinik von einer Dermatitis factitia erythematosa, squamosa usw., oder von einer Neurodermitis erythematosa, squamosa, acuta, chronica usw. zu sprechen. Es kommt dabei nicht nur darauf an, daß der Status punctosus im Beginn vorhanden ist, sondern daß er im ganzen Verlauf festgehalten bleibt. So kann ein Erythem, wie z. B. Scarlatina mit punktförmigen Flecken beginnen, die Flecken werden aber rasch zum diffusen Erythem, konfluieren und die Oberfläche wird breit lamellös schuppen. Anders bei dem, was wir Ekzem nennen. Auch diese Affektion beginnt mit kleinen Flecken, Knötchen, aber das kleine Mosaik bleibt erhalten. Wohl können auch hier durch das Dazwischentreten neuer Knötchen diffus erscheinende Plaques entstehen, aber der Rand und die Oberfläche werden den Status punctosus erhalten zeigen. Beim neurodermitischen Ekzem kann evtl. durch Scheuern eine erythematöse Verbindung der Knötchen geschaffen werden, aber auch in diesem Falle kann der Rand, medikamentöse Reizung, Ätzung durch Lauge und Silber den punktierten Grundprozeß zur Darstellung bringen. In manchen klinisch unklaren oder in Übergangsfällen wird erst die Histologie die Entscheidung bringen, ob ein diffuses Erythem oder der Ekzemtypus vorliegt. Wir werden ein derartiges Beispiel bei Lokalisation des Ekzems in der Achselhöhle erwähnen. Unser Vorschlag soll noch durch weitere klinische Beobachtungen gestützt werden. Bei einem Patienten mit einem plaquesartig punktiert nässendem Ekzem des Oberarmes wurde neben dem Herde 6—7 mal gescheuert. Es entstand parakeratotisches Erythem (klinisch und histologisch) und es lag kein Grund vor, von erythematösem Ekzem zu sprechen. Die Erfahrung lehrt, daß

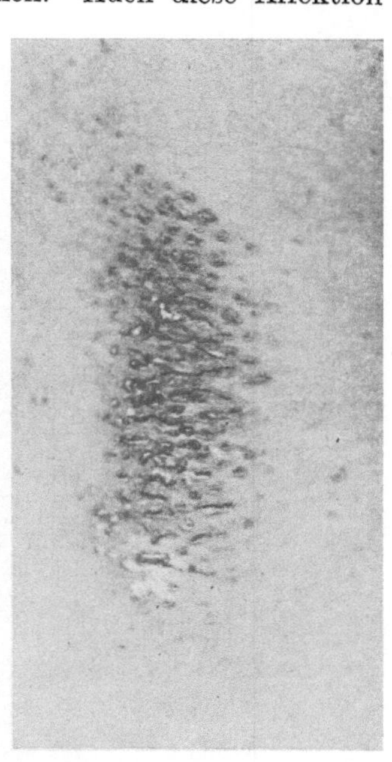

Abb. 6. Urticarieller Infarkt nach Reibung bei Polycythaemia rubra.

in einer Haut ein bestimmter Reaktionstypus festgehalten wird, d. h. besteht irgendwo ein Ekzem und es entstehen neue Herde, so haben auch diese Herde den Ekzemtypus; ähnlich, wenn der primäre Herd ein chronisches Erythem, also eine Lichenifikation ist, entstehen in diesem Falle sekundäre Herde von gleichem Charakter. In dieser Richtung zwei typische Fälle, beide mit varikösem Symptomenkomplex: im ersten Falle am Unterschenkel chronisch verdicktes Erythem — Lichenifikation — am Stamme und an den Extremitäten multiple, scheibenförmige Herde von gelb-roter Farbe, kleienartiger Schuppung, aber ohne Status punctosus, also reflektierte Neurodermitis erythematosa squamosa. Im zweiten Falle findet sich entsprechend einer Vene ein punktiert nässendes Ekzem, daneben am Stamme, an den oberen Extremitäten weit über hundert kronengroße Herde von krustös schuppenden Ekzemen mit deutlichem Status punctosus. Wir bringen diesen Fall im umstehenden Bilde. Heilung trat in kurzer Zeit nach Verödung der Vene ein. Der variköse Symptomenkomplex ist überhaupt der beste Ort, diese beiden Reaktionstypen zu studieren. Der häufigere Scheuerungseffekt nach Jucken über der ektasierten Vene ist das Erythem in seiner chronischen Form als Lichenifikation. Dieses Erythem kann manchmal stark parakeratotisch sein, wie wir dies bei der Neurodermitis rubra, welche Pokorny aus unserer Klinik beschrieben hat, gesehen haben. Etwas weniger häufig, dafür aber oft sehr ausgeprägt, tritt der Scheuerungseffekt als chronisch-papulöses Kratzekzem mit Übergangs-

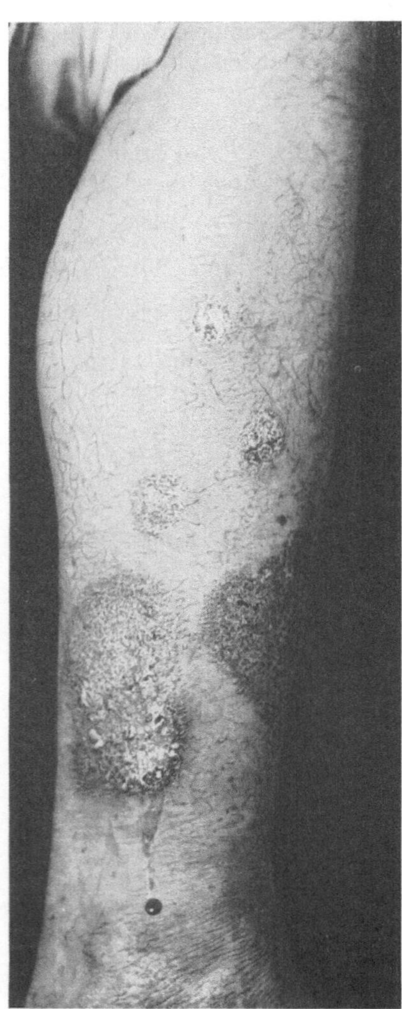

Abb. 7. Punktförmig nässendes Ekzem am Unterschenkel. Status punctosus.

bildern zum Lichen simplex auf. Aus Erythem und Lichenifikation kann Kratzekzem, später nässendes Ekzem entstehen, es stellt sich der Status punctosus am Rande und an der Oberfläche ein. Dies kann durch Scheuern allein erfolgen, rascher und viel häufiger durch physikalisch-chemische oder chemische Reize wie Wasser, Umschläge, Salben usw. So sehen wir Lichenifikation an den bedeckten, umgewandelte ekzematöse Neurodermitis an den unbedeckten Händen und im Gesicht infolge der blanden Reizung durch Wasser und Seife. Sind mehrere Herde vorhanden, dann beginnt die Umwandlung häufig am ältesten Herde und greift später auf die anderen über.

Die Tatsache, daß wir in einem Falle Neurodermitis über einem gespannten Atherom im Gesichte sahen, führt uns zur Auffassung, daß die Spannung der Venenwand der Grund des Juckens bei Varicen ist. Dieses Jucken wird von der gespannten Vene in die Haut projiziert. In der Regel unmittelbar über die Vene, manchmal neben sie, häufig in einem Teil der Haut längs der Vene, so daß die Neurodermitis wie an einem Venenstiel hängt. Einmal sahen wir die Neurodermitis als krustöses Ekzem längs der Vena saphena bis zur Leiste hinaufreichend und mit seitlichen Verzweigungen verlaufend. Bei längerem Bestande kann offenbar das Jucken von einer Vene in mehrere Hautstellen projiziert werden, so sind Fälle multipler Neurodermitis zu deuten, von denen nur eine über einer ektasierten Vene liegt. Manchmal sieht man nur die Neurodermitis, nicht aber die schuldige Vene, dann ist anzunehmen, daß das Jucken von einer tiefliegenden Vene in die Haut projiziert wurde; mechanische Stauung macht auch hier noch manchmal die Vene sicht- oder fühlbar. Die reflektierten Herde — und so können wir sie nennen —, treten zuerst in der Umgebung der Vene, später aber auch am Oberschenkel auf. Sie alle werden mit reflektiertem Jucken eingeleitet und das Scheuern führt dann zu jener Reaktion, die an der primär schuldigen Vene vorhanden war. Es ist klar, daß bei allen diesen Fällen der primäre und älteste Herd aufzusuchen und dort ätiologisch durch Beeinflussung — Verödung der Vene — zu behandeln ist.

Ähnlich liegen die Verhältnisse bei Prurigo Hebrae. Am häufigsten beobachtet man Lichenifikation als Effekt der Scheuerung. In anderen Fällen sieht man traumatisches Kratzekzem, in seltenen Fällen beide Formen bei demselben Kranken, Lichenifikation am bedeckten Körper, Kratzekzem an den Händen

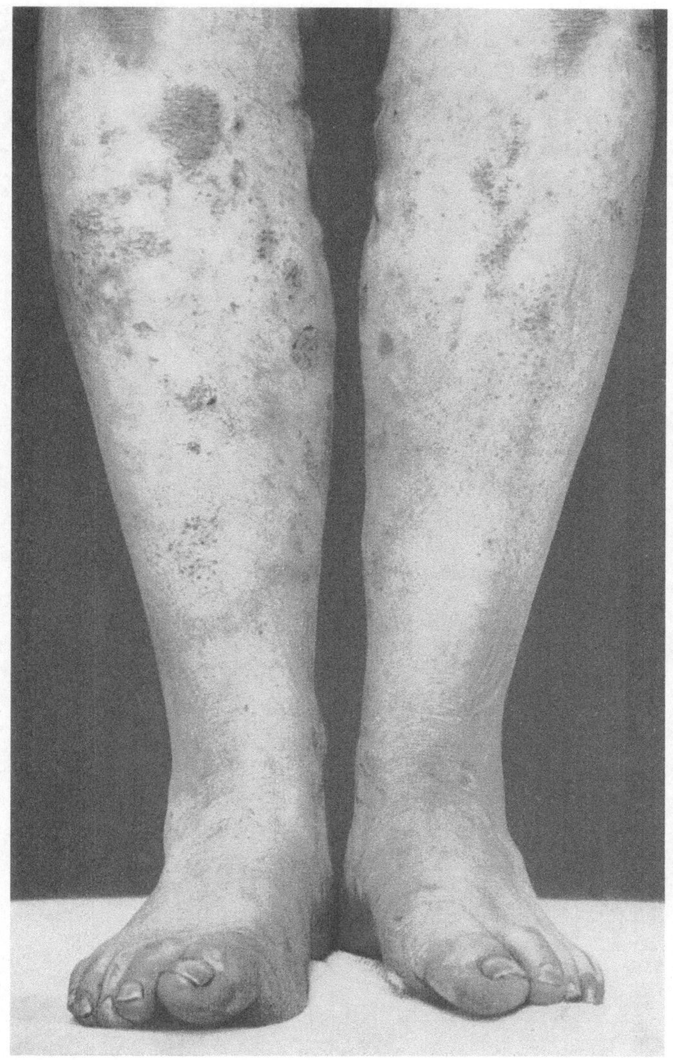

Abb. 8. Punktförmiges Scheuerungsekzem bei Varicen.

oder Stirnhöckern, also Ekzem wieder an jenen Körperstellen, welche äußeren Schädlichkeiten mehr ausgesetzt sind. In der Jugend ist der Scheuerungseffekt bei Prurigo häufiger Ekzem, bei Erwachsenen mehr Lichenifikation. Neben niederem Kratzekzem findet sich aber bei Prurigo auch plaquesartiges oder auf große Flächen ausgedehntes, schwer nässendes Ekzem, nicht nur bei Kindern, sondern auch bei jugendlichen Erwachsenen. Die Ekzeme gehen bei Besserung in Lichenifikation über, können aber jeden Augenblick wieder zum Ekzem werden.

Da man durch stärkeres Reiben schließlich auf jeder Haut rhagadiforme,
oder punktförmige Efflorescenzen erzielen kann, ist für die Ekzemreaktion
nur die *Leichtigkeit* charakteristisch, mit welcher der Status punctosus zu erzielen
ist und erhalten bleibt. Bei manchen Scabiesfällen oder Ekzemen persistiert
schon nach der ersten oberflächlichen leichten Reibung die Rötung in kleinen

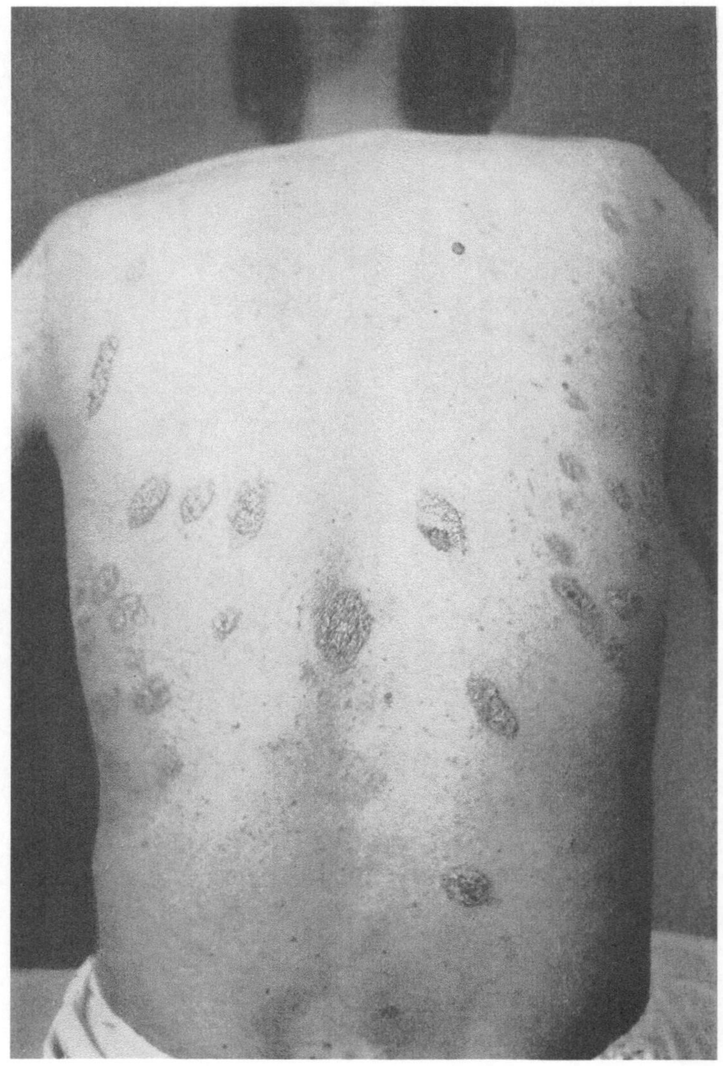

Abb. 9. Sekundäre Herde am Stamm bei Ekzem des Unterschenkels. Status punctosus.

punktförmigen Flecken. Die zweite Reibung kann schon kleine Quaddeln
hervorrufen. Sitzen die Quaddeln follikulär, so sind sie eine Fortentwicklung
der Cutis anserina — Dermatitis factitia follicularis —, die eng zum Ekzemprozeß in Beziehung steht. Man sieht Cutis anserina bei akutem chemischen
Ekzem, man sieht aber auch Kratzekzem in die Peripherie sich allmählich in
Cutis anserina verlieren dadurch, daß die ekzematös entzündlichen Knötchen
immer kleiner werden, worauf in weiterer Peripherie schließlich nur leicht
auslösbare Gänsehaut folgt. In einem Falle war um ein umschriebenes Kratz-

ekzem der Lendengegend die *Cutis anserina* streng halbseitig auslösbar. Die Erklärung für diese Erscheinung ergibt sich aus der Cutis anserina um offene Brandwunden. Hier besteht sie so lange, als Nervenendungen freiliegen und verschwindet mit der Epithelisierung. Die freiliegenden Nervenendungen veranlassen eine reflektorische, pilomotorische Kontraktion, auf große Strecken, halbseitig, wie dies Sobotka bei Keloiden gefunden hat. Die Reizbarkeit der Nervenendigungen beim Kratzekzem hat die gleiche Folge und die Cutis anserina

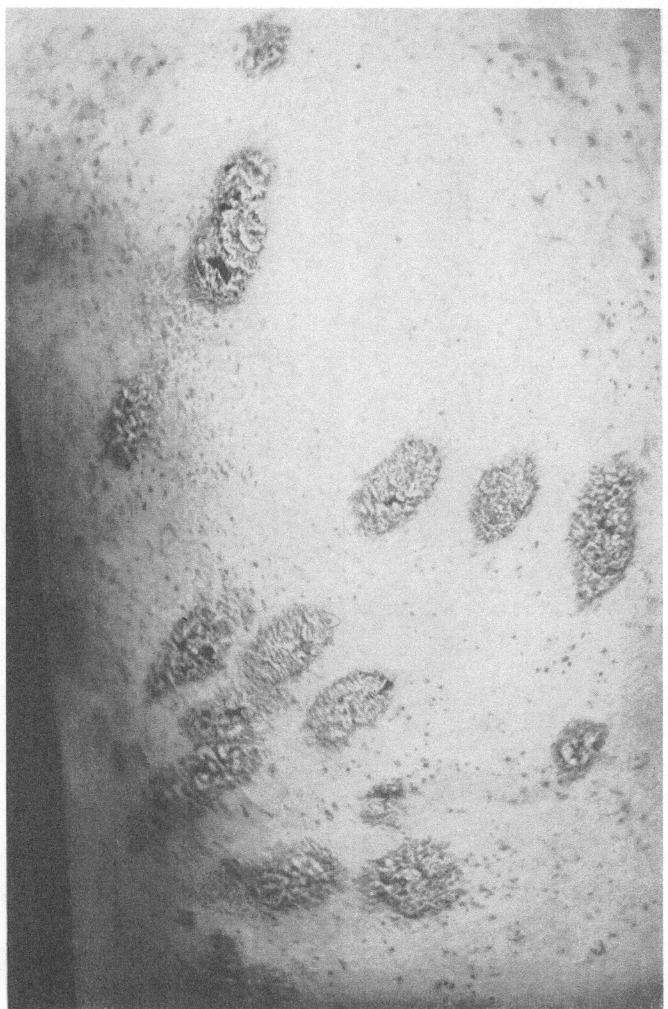

Abb. 10. Stärkere Vergrößerung aus Abb. 8.

die gleiche Erklärung. Populär kann von einem Zustand des Wundseins gesprochen werden und dieses Gefühl besteht tatsächlich auch beim akuten Ekzem. Ekzematiker empfinden ausgezogen sehr bald Kälteschauer, die selbst im warmen Zimmer sehr intensiv sind und mit Cutis anserina einhergehen. Wir schließen von dem Pilomotorenreflex — ausgelöst von freien Nervenendungen in der Brandwunde — auf den verwandten Gefäßreflex beim Ekzem. Wir brachten einer Patientin mit chronischem Kratzekzem durch Iontophorese Adrenalin bei, in der anämisierten Partie tritt Cutis anserina auf, die bereits Baum beschrieben hat. Wir scheuerten nun die ganze Hauptpartie und erzielten punktförmige Scheuerungsphänomene nur in der anämisierten Partie, während die Umgebung derselben keine Veränderungen aufwies, woraus ebenfalls auf

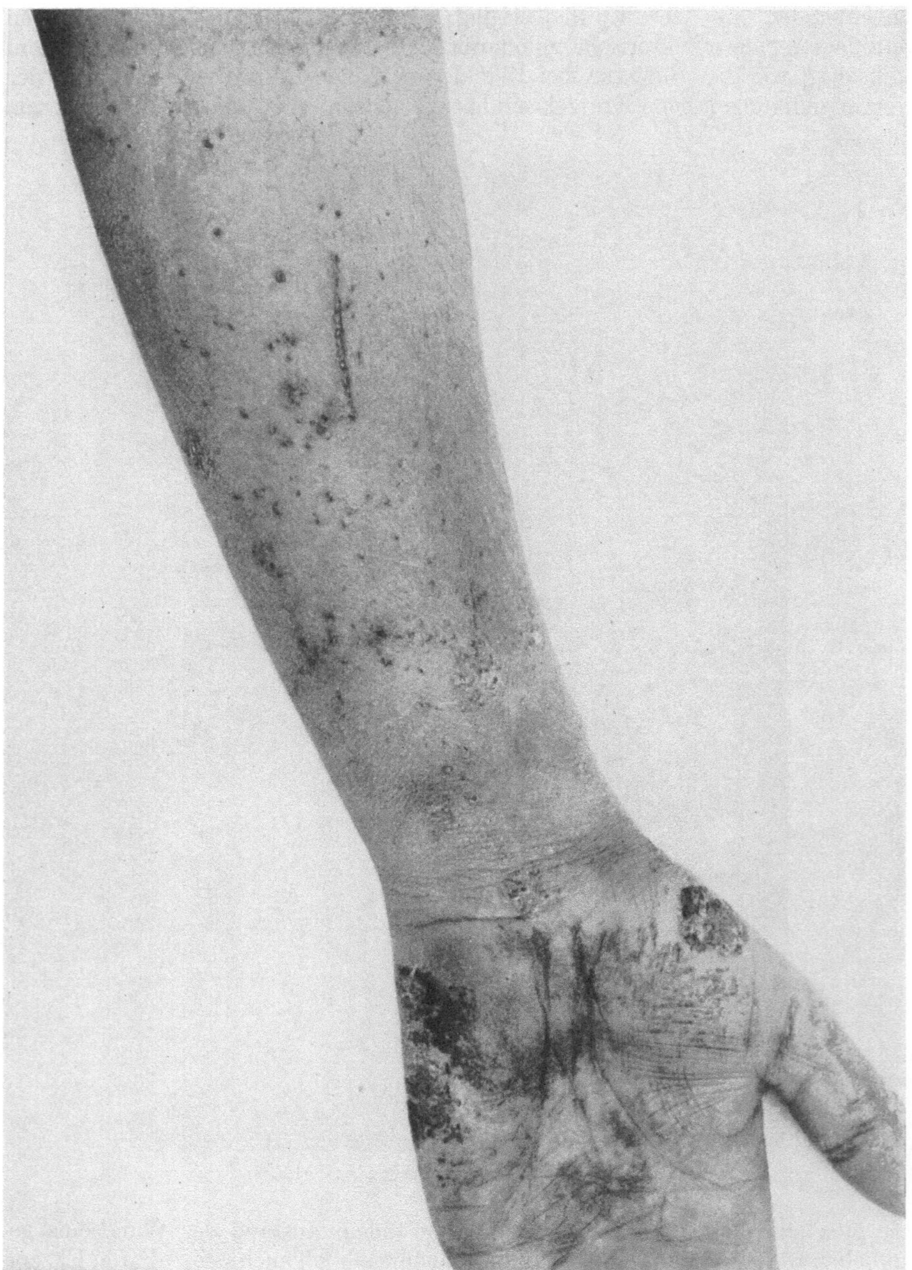

Abb. 11. Chronisch nässendes Ekzem. Mitreaktion im Kratzeffekt (isomorphes Reizphänomen).

eine Beziehung der Cutis anserina zum Ekzem geschlossen werden kann. So wie bei der Cutis anserina die sensible Erregung der Nervenendungen mit zahlreichen punktförmigen Arrectorenkontraktionen beantwortet wird, so wird beim Ekzem die sensible Erregung von punktförmigen Efflorescenzen in der Papille beantwortet — im Unterschiede zum Erythem, das sich um das subpapillare Gefäß-netz ausbreitet. Der punktförmigen Erregung in der Papille mit ihrer ver-änderten Zirkulation entspricht die punktförmig veränderte Trophik im Epithel, die je nach Intensität, nach der Zeit, die seit der Erregung abgelaufen ist, mit punktförmigem Ödem, Bläschen, nässenden Punkten, Krusten und Parakera-tosen beantwortet wird. Der Status punctosus findet sich nicht nur nach mechanischen, sondern auch bei physikalisch-chemischen Schädlichkeiten.

Die Sommerprurigo wurde als solche Folge bereits erwähnt. Hier ist noch ergänzend zu sagen, daß Sonnenlicht auch akutes Bläschenekzem verursacht, wie wir dies seit den Beobachtungen von VEIEL, VOLTERS und UNNA wissen. Den letzten Grund, warum Sonnenlicht ab und zu eimal akutes Ekzem verur-sacht, können wir nicht angeben. Ebensowenig wie wir genau angeben konnten, warum bei unserem Patienten Charvat auf Reibung hin dreimal Bläschenekzem, sonst aber nur Kratzekzem entstand. Der gleiche Patient bekam auch auf künstliche Höhensonne Bläschenekzem, später nur Erythem. Nach drei Monaten tritt der Patient wieder in die Klinik ein und bekommt nach der ersten Höhen-sonnenbestrahlung wieder ein Bläschenekzem.

Wie sich im Verlauf der weiteren klinischen Beobachtungen herausstellte, litt der Patient an Polycythämie; offenbar im Zusammenhang mit Schwan-kungen seines Grundleidens innerhalb und außerhalb der Klinik änderte sich bei ihm auch die Reizbarkeit seiner Haut, wobei es als höhere Reizbarkeit anzusehen war, wenn er auf Höhensonne mit Ekzem und nicht mit Erythem reagierte.

Wir haben angeführt, daß eine Haut sekundär mit dem Typus des primären Herdes reagiert, also auf Lichenifikation mit Lichenifikation, auf Ekzem mit Ekzem. Sie reagiert aber auch häufig innerhalb desselben Typus mit der gleichen Form, mit der gleichen Morphe oder Variante. Wird ein primäres Ekzem aus irgendeinem Grunde gereizt, nässend, so wird auch der übrige Körper in einen Zustand versetzt, daß er jetzt auf die verschiedensten Reize mit höherem Ekzem, evtl. vesiculösem oder nässendem Ekzem antwortet. Die Mitreaktion erfolgt in mehreren rasch aufeinanderfolgenden Herden und es kann so zur Erkrankung der gesamten Haut, zum universellen Ekzem kommen. Dabei kann die Reizung des primären Herdes durch Schädlichkeiten erfolgen, welche sicher nicht auf die sekundären Stellen übertragen werden, und auch nicht durch Resorption wirken, wie wir dies von Umschlägen mit Wasser, Tonerde, Tannin, Diachylonsalbe, Silberätzung annehmen müssen. Die Mitreaktion entfernter Körperstellen ist klinisch von größter Wichtigkeit. Es kann ein sekundärer Herd eine solche Höhe zeigen, vesiculös, vesiculös nässend sein, daß durch ihn ein primäres Ekzem vorgetäuscht wird.

So sehen wir oft, daß Ekzeme des Gesichtes bei Köchinnen nur sekundäre sind, bedingt durch primäres Eczema cruris. In der Regel ist das sekundäre Ekzem niedrigeren Grades als das primäre. Doch können, wie schon erwähnt, äußere Momente gleichsam eine Ausnahme schaffen. Es kann an den unteren Extremitäten Lichenifikation aus Varicen bestehen und durch Einwirkung von Herdfeuer, Schweiß, Seife im Gesicht ein akutes Ekzem entstehen. So sahen wir einmal ein chronisch lichenoides Ekzem in der Genitocruralfalte bei einem stark schwitzenden Manne und behandelten dasselbe mit Erfolg nicht direkt, sondern durch Behandlung einer alten verrukösen Lichenifikation über einer Vene im unteren Drittel des Oberschenkels.

Zusammenfassend ergibt sich aus II: Es gibt zwei Reaktionstypen auf mechanische Reibung, die diffuse, erythematöse und die punktförmige Form. Ekzem ist eine punktförmige Dermatitis factitia.

III. Was man seit Wiellans Mercurialismus weiß, hat sich in der Gegenwart zur Lehre von der idiosynkrasischen Natur des Ekzems ausgebaut. Für viele Ekzeme ist die idiosynkrasische Natur erwiesen, nicht für alle, folglich kann die Lehre nicht für alle Ekzeme gelten; da die idiosynkrasische Natur vieler Ekzeme durch das Experiment erwiesen ist, so muß in deren Ablauf etwas vorhanden sein, was auch bei den nichtidiosynkrasischen Ekzemen vorhanden ist. Nach unserer Meinung ist dieses Gemeinsame die Pathogenese. *Ekzem als Hauptphänomen hat viele Ursachen, aber nur eine Pathogenese.* Wir haben zu zeigen versucht, daß das Scheuerungsekzem auf dem Nervenwege entsteht. Ist das idiosynkrasische Ekzem ebenfalls ein Ekzem, dann müßte auch hier derselbe Entstehungsmodus auffindbar sein. Da das idiosynkrasische Ekzem nur ein Symptom der Idiosynkrasie ist, so muß sich zeigen lassen, daß Symptome der Idiosynkrasie oder der Anaphylaxie — im Sinne Doerrs als gleichsinniger Vorgang angenommen — durch Nervenvermittlung zustande kommen. Die Symptome des anaphylaktischen Chokes sind: Krämpfe, allergisches Asthma, Enteritis und intensives Hautjucken. Otto beschreibt letzteres:

„Mehr oder weniger kurze Zeit, meist einige Minuten nach der Reinjektion, beginnt das Tier unruhig zu werden und heftig und lebhaft an den Pfoten zu knabbern und an der Nasenspitze zu kratzen, wie wenn es an diesen Stellen ein unausstehliches Jucken verspüren würde." Daß die Krämpfe nervös sind, braucht nicht weiter erörtert zu werden. Bezüglich der anderen Symptome zitieren wir Kolle-Hetsch: Physiologisch bewirkt das Anaphylaxiegift in erster Linie Lähmung der peripheren Vasomotoren und damit eine starke Erweiterung der Eingeweidegefäße, zufolge deren eine starke Blutdrucksenkung eintritt. Biedel und Kraus führen auf diese Erniedrigung des arteriellen Druckes alle anderen Symptome des anaphylaktischen Choks zurück, namentlich die Somnolenz, die Dyspnoe, die Krämpfe und das Erbrechen. Neben dieser Wirkung des Anaphylatoxins, die sich bei manchen Tierarten auch mit intravenösen Peptoninjektionen fast in genau gleicher Weise erzielen läßt, kommt noch eine andere Giftwirkung auf die peripheren Nerven, welche die Bronchien versorgen, bei dem Bilde des anaphylaktischen Choks in Frage. Auer und Lewis führen auf die tetanischen Kontraktionen der Bronchialmuskulatur und die dadurch bedingten Blähungen der Lungen die Dyspnoe zurück, die demnach ein Analogon der nach Injektion von Physostygmin und Pylocarpin auftretenden Kurzatmigkeit ist und wie diese bis zu gewissem Grade durch Atropingaben verhütet werden kann. Kraus und Biedel haben auch anatomische Grundlagen für diese Erscheinungen bei Meerschweinchen, die in anaphylaktischem Chok gestorben waren, gefunden. Diese bestehen in starker Blähung infolge Verengerung der Bronchien, deren Schleimhaut stark in Falten gelegt war. (Kolle-Hetsch: Die Experimentelle Bakteriologie und die Infektionskrankheiten. I. Teil, S. 211—212.)

Weinberg, Ernst: Histologische Veränderungen im Gehirn während des, anaphylaktischen Choks. (Zeitschr. f. d. ges. Neurol. u. Psychiatrie. Bd. 87, Heft 4/5, S. 451—460. 1923.)

Verfasser faßt seine eigenen Untersuchungsergebnisse dahin zusammen: Das klinische Bild der anaphylaktischen Reaktion weist auf ausgesprochen zentralnervöse Erscheinungen hin. In den Gefäßen des Gehirns und Rückenmarks der im Chok getöteten Tiere sind deutlich pathologische Veränderungen nachzuweisen, und zwar perivasculäre Rundzelleninfiltrationen, Blutungen und Thrombenbildungen. Die Nervenzellen zeigen zentrale und periphere Chromatolyse, periphere Kernlagerung, diffuse Zellfärbung und Neuronophagie; die Nervenfasern sind gequollen. In den klinisch sehr leicht verlaufenden Fällen sind keine Veränderungen nachzuweisen, ebenso nicht in den sehr schweren, innerhalb von zehn Minuten zum Tode führenden Fällen. Über das Wesen des Hautjuckens äußert sich KLINKERT (Dtsch. med. Wochenschr. 1923. H. 24, S. 887/88: „Über die Bedeutung des Hautjuckens als Anfangssymptom des allergischen Choks"): . . . . . . „Nach vorstehenden Auseinandersetzungen wird es nicht wundernehmen, daß wir bei dieser Auffassung und dem unzertrennlichen Zusammenhange von vasodilatorischen und sensiblen Nerven erwarten müssen, daß auch im allergischen Zustande die sensiblen Zentren in einem latent erhöhten Reizzustande verkehren. Derselbe äußert sich bei intravenöser Reinjektion mit Antigen als heftiges Hautjucken im Anfang des allergischen Choks. Auch hier finden wir in Übereinstimmung mit obiger Auffassung die sensiblen Erscheinungen als primär, worauf die angioneurotischen Gefäßreaktionen folgen, in den Bronchien, dem Darm oder der Haut. Dieses klinische Symptom des Hautjuckens paßt daher vollständig in unsere Auffassung und stempelt damit auch wieder den allergischen Chok zu einer fatalen Entladung eines an sich zweckdienlichen Reflexmechanismus."

Es verbleiben somit noch die anderen Hautsymptome, die Serumexantheme und das idiosynkrasische Ekzem. Seit 1906 vertrete ich die Ansicht, daß auch diese Symptome angioneurotischer Natur sind und vertrete diese Ansicht auch heute, nicht etwa aus starrem Festhalten an einer überwertigen Idee, sondern weil Ekzeme nicht idiosynkrasischer Natur dies erfordern. Ich führe letztere Ekzeme, ebenso wie die idiosynkrasischen, auf einen angioneurotischen Vorgang zurück, der verschiedene Ursachen, aber einen verwandten Ablauf hat. Ich sehe keine andere Möglichkeit alle Ekzeme zu vereinigen. Ohne diese gemeinsame Pathogenese zerfällt derEkzembegriff wieder in die historischen zwei Teile: Dermatitis und Ekzem. Ich widerspreche in keiner Weise den so höchst wertvollen Befunden von JADASSOHN, LEWANDOWSKY und BLOCH, aber ich sehe mich gezwungen, deren Resultate anders zu deuten. Dies ist zu motivieren. Während DOERR seine zellständigen Receptoren an keine bestimmten Zellen bindet, verlegen die genannten Autoren dieselben in die Epithelzellen. Ich verlege die Stelle der Reizung in das epitheliale Nervenende. Beide Ansichten, auf die einfachste Form gebracht, besagen: Der Ekzemreiz ist ein epithelialer (JADASSOHN, LEWANDOWSKY, BLOCH). Der Ekzemreiz ist ein nervöser (KREIBICH).

In der Gegenüberstellung ergeben sich folgende Erwägungen:

1. Es ist zu vermuten, daß das, was bezüglich der mechanischen Reize gesagt wurde, auch für die chemischen Reize gilt. Auch für sie ist das sensible Nervenende die Empfangsstelle des Reizes und die trophische Zirkulation die zentrifugale Abwehr. Das Nervenende ist von der Außenwelt nur durch die Hornschichte getrennt, wird eher getroffen als die Zellen des Rete Malpighii. Der Nerv ist aktives Gewebe, die Epithelzelle mehr passiv ernährt. Es können zwar auch von ihr Reize an die Trophik abgegeben werden, aber hauptsächlich doch nur dann, wenn das Protoplasma artfremd geworden ist, wie bei der Nekrose, evtl. beim Carcinom. Die typische Abwehr ist dann die zellige Entzündung. Eine serotaktische Abwehr ist Vermutung ohne sichere Beweise. Aber auch die Giftigkeit der Verbindung von Protoplasma mit manchem chemischen Körper, mit Formalin, Sublimat, Terpentin, schließlich auch mit Jod ist nur eine Vermutung. Da die seröse Exsudation rasch die als vergiftet angenommenen Zellen entfernt und beim nässenden Ekzem nach dem ersten Anfall eigentlich nur die Basalzellen zurückbleiben, so müßten die Antigene — es sei dieser Ausdruck der Einfachheit halber für chemische Ekzemschädlichkeit gewählt —, Fermentnatur haben, was nicht der Fall ist; und trotzdem können auf den ersten Anfall ohne weitere Antigenzufuhr weitere Anfälle folgen. Macht man sich der epithelialen Auffassung zuliebe ganz von der Gefäßlabilität frei, und dies

muß man folgerichtig tun, so müßte das idiosynkrasische Ekzem, wie jedes andere idiosynkratische Symptom, einen raschen Aufstieg haben und rasch abklingen, in dem Maße als das Antigen verbraucht oder eliminiert wird. Dies geschieht manchmal, in anderen Fällen aber hält das Ekzem an. Bei manchem Antigen könnte da noch an Resorption und an Einwirkung von innen nach außen gedacht werden. Aber auch diese Auffassung läßt sich nicht auf alle chemischen Körper übertragen. So nicht auf jene, wo durch Fällung mit dem Protoplasma das Antigen konsumiert wird, wie z. B. bei Lapisätzung, die evtl. ein schwerer Ekzemreiz sein kann. Die Tatsache, daß es echte nässende Ekzeme ohne nachweisbare äußere chemische Antigene gibt, ist bereits erwähnt und kann wohl nicht bezweifelt werden.

2. Ekzem ist nur dann Symptom der Idiosynkrasie, wenn die Haut nur auf einen bestimmten Körper als monovalenten Ekzemreiz reagiert. Da aber $25^0/_0$ Normaler und $50^0/_0$ Ekzematiker auf eine Vielheit von Körpern reagieren, so ist die idiosynkrasische Auffassung nur auf einen Teil der Ekzeme anwendbar, die übrigen Ekzeme bedürfen einer vollkommen neuen Erklärung ihrer Pathogenese. Bloch sagt darüber folgendes:

„Die Tatsache, daß ein so großer Prozentsatz der Ekzematiker auf eine Vielheit von Stoffen reagiert, läßt sich nicht aus der Welt schaffen. Diese Tatsache ist im Grunde genommen nichts anderes, als die experimentell statistische Bestätigung einer Erfahrung, die wir alle tagtäglich an unseren Ekzempatienten machen und es scheint, daß auch da diese Übereinstimmung indirekt für die Richtigkeit des eingeschlagenen methodischen Weges zeugt. Es ist eine der am längsten bekannten, sichersten und — leider — gewöhnlichsten Erscheinungen, daß die Haut des Ekzematikers gegen alle möglichen und die aller divergentesten „Reize" chemischer und physikalischer Natur sich als wenig widerstandsfähig zeigt. Sie reagiert schließlich auf alle und jede, auch auf die banalsten Reize, auf Seife, auf Wasser, auf jedes Fett, auf mechanische Insulte, auf nervöse und physische Einflüsse, auf Klimawechsel usw. mit einem Ekzemschub. Das kann sie primär von allem Anfang tun. Häufig stellt sich diese allgemeine Überempfindlichkeit ein, nachdem die Haut vielleicht anfangs nur auf ein oder einige wenige chemische Noxen reagiert hat, erst allmählich im Verlaufe zahlreicher rezidivierender Schübe und dann oft in zunehmendem Grade ein. In diesen praktisch so eminent wichtigen Fällen, deren Hartnäckigkeit gegen jede Therapie ja so bekannt ist, läßt die oben entwickelte Theorie der chemospezifischen, cellulären Idiosynkrasie offensichtlich im Stich und wir haben diese daher ausdrücklich nur für die monovalente Gruppe in Anspruch genommen.

Für die polyvalente Gruppe des Ekzems (d. h. für die Eigenschaft der Ekzematikerhaut auf die allerverschiedensten Reize hin mit einer ekzematösen Entzündung zu reagieren) kann nur ein viel allgemeineres, nicht chemisch definiertes Erklärungsprinzip in Frage kommen. Es ist in der Tat nicht zu verstehen, wie eine „Seitenkette", ein sessiler Receptor, oder mit welchem Namen man sonst die Tatsache der spezifisch-chemischen Einstellung einer Ekzemart bezeichnen mag, eine solche diffuse Reaktionsfähigkeit soll verursachen und erklären können.

Ich (Bloch) stelle mir vielmehr vor, daß hier Veränderungen physikalisch-chemischer Natur, vielleicht auch Strukturänderungen an Stelle der rein chemischen treten. Es handelt sich dabei, das brauche ich kaum besonders zu bemerken, zunächst um einen rein hypothetischen Erklärungsversuch und ich möchte daher auch vorläufig davon absehen in Einzelheiten einzutreten. Ich möchte annehmen, daß vor allem der kolloide Zustand der Zellgrenzschicht, also die Beschaffenheit der Zellmembran eine ganz wesentliche Bedeutung hat. Ihre physikalisch-chemische Struktur und damit ihre Durchlässigkeit ist maßgebend für die Art und Menge der Substanzen, die in die Zelle eindringen und dadurch mit dem lebenden Protoplasma in Wechselberührung treten. Pathologische Veränderungen dieser Grenzschicht, soweit die Zellen der Epidermis in Frage kommen, würde zwanglos und, wie ich glaube, besser als jede andere Annahme die Tatsache des polyvalenten Ekzems, der unspezifischen Reizbarkeit der Haut erklären können. Solche Veränderungen können primär und ebenso wie die chemische Idiosynkrasie auf hereditärer Basis existieren. Viel häufiger mögen sie wohl erworben werden, und zwar gerade dadurch, daß die Zellen der Epidermis bei den sich immer wiederholenden, rasch aufeinanderfolgenden Entzündungsschüben sich stets unvollkommen regenerieren. Das Bild, das die Haut bei chronisch rezidivierendem Ekzem mit ihrer pathologischen Acanthose, Verhornung usw. unter dem Mikroskop darbietet, würde außerordentlich gut zu dieser Vorstellung passen.

Viel wichtiger erscheint, daß diese Theorie den klinischen Befund so einfach und ungezwungen erklärt und mit den experimentell ermittelten Fakten in Übereinstimmung steht.

Wir haben oben gesehen, daß die positiv reagierenden Normalen als latente, virtuelle Ekzematiker angesehen werden müssen. Diese „Ekzemkandidaten" reagieren zu $^3/_4$ monovalent, d. h. in spezifisch-chemischem Sinne idiosynkrasisch. Beim manifesten Ekzematiker ist aber das Verhältnis der Monovalenten zu Polyvalenten nicht mehr $^1/_3$, sondern $^1/_1$, wahrscheinlich noch größer. In diesen Zahlen drückt sich nicht anderes aus, als die Entwicklung des Ekzems aus einer mehr oder minder eng begrenzten, chemospezifischen anaphylaktoiden Idiosynkrasie zu einer viel allgemeineren, auf physikalisch-chemischen Zustandsveränderungen der Zelle in toto oder ihrer Grenzschicht beruhenden Reizbarkeit der Haut. Und als die Ursache dieser Änderung — die sich übrigens auch mit experimentellen Daten belegen läßt, hat man die Aufeinanderfolge der idiosynkrasisch ausgelösten Entzündungen der Epidermis anzusehen."

Soweit Bloch. Auch eine für Ekzem spezifische *Membrandurchlässigkeit* der Epithelzellen ist bloße Hypothese, für die erst nach Beweisen gesucht werden müßte. Es ist natürlich denkbar, daß eine durch Ekzem gelockerte Epidermis andere Durchlässigkeitsverhältnisse zeigt als eine normale, aber es müßte bewiesen werden, daß sie für Ekzem spezifisch ist und nicht auch bei Psoriasis, Pemphigus usw. vorkommt. Man kann die Membranschädigung nicht allein aus dem Ekzem erklären, wenn man das Ekzem aus der Membranschädigung erklären will. Gegen die Ansicht, daß die jungen Epithelzellen beim Ekzem der Grund der Rezidive, also der Ekzembereitschaft sind, spricht die Verträglichkeit junger Wunden gegen Jodoform u. a. Es müßte für alle Schädlichkeiten bewiesen werden, daß eine wirkliche Durchtränkung der Epithelzellen mit dem chemischen Körper erfolgt, ein Beweis, der für Wasser, Fett, Zinksalbe nicht zu erbringen ist. Die Hypothese ist für das Scheuerungsekzem überhaupt nicht anwendbar und doch gibt Bloch zu, daß das Scheuern zu den polyvalenten Reizen gehört, ebenso wie psychische Erregung und Wechsel des Klimas. Bei Scabies kann der blandeste Reiz, der nicht durch die Membran hindurchgeht, Ekzemschädigung auslösen, solange die Milbe nicht abgetötet ist. Auf der anderen Seite heilen die stärksten Ekzemreize, wie Naphthol, Schwefel, Teer, Schmierseife, das Ekzem wenn sie die Milben töten. Findet man endlich kein Antigen, wie beim Ekzem aus Varicen, dann ist alles hypothetisch: Antigen, Receptoren, Membrandurchlässigkeit, Giftigkeit der Protoplasmaantigenverbindungen und serotaktische Abwehr.

3. Die Lehre von der Anaphylaxie hat in den letzten Jahren Wandlungen erfahren, die alle auf die Deutung der Hautveränderungen abgefärbt haben.

Auf die humorale Auffassung folgt die physikalisch-chemische, dann celluläre. Ihr letztes, noch im Fluß befindliches Stadium ist die Organständigkeit und die Haut spielt in dieser neuen Auffassung eine prominente Rolle. Von der Haut aus wird auf den Organismus die verschiedenste Wirkung ausgelöst. Die Wirkungsweise ist noch Gegenstand der Diskussion. Die Stimmen mehren sich, welche den Nervenweg annehmen. So greift MORO (Klin. Wochenschr. 1923. Nr. 49) auf seine Anschauung von 1908 zurück, daß die Tuberkulinexantheme auf angioneurotischem Wege entstehen und beruft sich auf Arbeiten von PETRUSCHKI, RÖCKEMANN, CURSCHMANN, STAHL, welche alle den überragenden Einfluß des vegetativen Nervensystems beim Zustandekommen der Tuberkulinreaktion betonen. MORO sieht in der Tuberkulinreaktion den Ausdruck einer spezifisch-nervösen Allergie. Für unsere Frage ist nun folgender Umstand von Wichtigkeit. Wird die Tuberkulinreaktion im Sinne MOROS durch Auflegen von Tuberkulin-salbe, Einreiben mit Ektebin angestellt, dann ist der Effekt nicht banale Ent-zündung, wie BLOCH sagt, sondern es entsteht eine Dermatitis mit Bläschen im Epithel, kurz ein der Morphe nach artefizielles Ekzem, und zwar ein spezifisches Ekzem auf monovalenten Reiz hin, das sich in nichts von dem Reibungsekzem unterscheidet, das wir bei dem Patienten Charvat erzielten. Soll nun Tuberkulin- und Reibungsekzem unter eine Auffassung gebracht werden, so kann das nur dadurch geschehen, daß man den Angriffsort des Tuberkulins von der Epithel-zelle auf den Epithelnerven verschiebt und das Gemeinsame in die Gefäßerreg-barkeit verlegt, die spezifisch, idiosynkrasisch oder auch unspezifisch sein kann. Andere Formen der Nervenerregung nach Tuberkulin sind seither bekannt geworden. So sah HOCKE nach Tuberkulininjektion zweimal Herpes zoster, sah Oedema Quincke, rezidivierende Periodontitis im selben Zahn und Poly-neuritis. Speziell der Zoster deutet auf eine Beeinflussung ganglionärer Ele-mente und wir vermuten, daß in der Zukunft im Ganglion mit viel größerer Aussicht auf Erfolg der Ort zu suchen sein wird, wo der Grund der Überempfind-lichkeit, Sensibilisierung, Desensibilisierung liegt. Die Idiosynkrasie wäre dann nur eine spezielle Form der ganglionären Empfindlichkeit.

Der Grund der Überempfindlichkeit wäre dann nicht in der Immunitäts-lehre, sondern in der Pharmakologie zu suchen. Dieser Ortswechsel vollzog sich eigentlich schon mit DOERRS Gleichstellung der Anaphylaxie und Idio-synkrasie. Was als Immunisierung durch kleine Dosen imponiert, wird zur Giftgewöhnung. Echte Immunisierung aus Eiweißantigen deckt sich nicht vollkommen mit der Gewöhnung an ein nicht eiweißartiges „Antigen". Eine Gewöhnung an Hg, Jod, durch kleine Dosen geht in absehbarer Zeit wieder verloren und die frühere Empfindlichkeit oder Überempfindlichkeit tritt wieder ein. Die Empfindlichkeit und Überempfindlichkeit kann sich im Nerven selbst zeigen (Herpes zoster), oder sie kann als Sensibilierung und Desensibilierung in der versorgten Haut zum Ausdrucke kommen. Letzteres kommt hauptsächlich für das chemische Ekzem, für die Neurodermitis und das neurodermitische Ekzem in Betracht. Ätiologisch muß man sich auf eine ganz breite Basis stellen und sagen: Alle Formen des Ekzems und der Neurodermitis können zustande kommen durch einen von außen wirkenden chemischen Körper. Die idiosynkrasischen akuten Ekzeme nach Jod, Sublimat usw., die neurodermiti-schen Ekzeme und Neurodermien nach Formalin, Kalk, Mehlstaub, Zement.

Endlich kann der Nerv überempfindlich werden durch nicht chemisch erzeugte Erregung von außen (Varicen) oder von innen (zentral erregtes lineares Ekzem). Überempfindlichkeit und Übererregbarkeit der Nerven kann eine universelle, eine lokalisierte sein, und es finden sich Beobachtungen, welche den nervösen Charakter dieser lokalisierten Überempfindlichkeit deutlich machen, so die bereits erwähnten metameralen strichförmigen Neurodermitiden oder Ekzeme.

Es kann durch die Nahrung ein Körper zugeführt werden oder es kann durch Anlage im Organismus ein Körper im Blute kreisen, der eine Sensibilisierung bewirkt, die anderer Art ist als die Sensibilisierung bei Idiosynkrasie. So kann durch Buchweizen, verdorbenen Mais ein Körper entstehen, der für Sonnenlicht sensibilisiert. Es kann durch Salvarsan für Hg sensibilisiert werden oder umgekehrt. Kurz alles, was für die Epithelzellen angenommen wird, kann für die Reflexerregbarkeit angenommen werden. Zuerst Reizung auf eine bestimmte monovalente Schädlichkeit, später polyvalente Reizbarkeit auf alle möglichen chemischen, physikalischen und mechanischen Reize. Die nervöse Auffassung von Vorgängen, die man noch vor nicht langer Zeit auf immunbiologischem Wege erklärt hat, gewinnt in letzter Zeit immer breiteren Boden. So kann man ausgehend von den Vorgängen bei der Tuberkulinreaktion versuchen auch Vorgänge beim chemischen Ekzem auf diese Weise zu erklären. Es handelt sich hier hauptsächlich um die *Herdreaktion,* um die *Inkubation* und *Verkürzung der Inkubationszeit.*

Nach den Experimenten tritt Herdreaktion in alten Ekzemen auf, wenn man experimentell einen neuen Herd erzeugt. Hier wird die alte klinische Erfahrung der Mitreaktion von Ekzemherden bei Reizung eines Herdes experimentell bestätigt. BLOCH beschreibt Herdreaktion bei Chinin-, Formol-, Primel- und Emetinekzem. Da aus diesen aufgezählten Körpern eine Resorption denkbar ist, so könnte die Herdreaktion durch Zufuhr von neuem Antigen auf dem Wege der Blutbahn zu den älteren Herden erklärt werden. Wie bereits erwähnt, zeigt sich aber auch Auftreten neuer Herde bei Reizung der alten durch Substanzen, die sicher nicht resorbiert werden, wie Wasser, Liquor Burrowii, Zinksalbe, Lapis, Lauge — es liegen in dieser Richtung allerdings viel mehr klinische Beobachtungen als Experimente vor. Aber es ist die Zahl so groß, die Tatsachen wiederholen sich in der Therapie so häufig, daß sie in ihrer Masse wohl das Experiment ersetzen. Diese Beobachtungen besagen, daß die Resorption von Antigen, wenn sie überhaupt der Grund der Mitreaktion sein sollte, nicht der alleinige Grund sein kann. Auf der anderen Seite verlangt aber die Ekzempathogenese einen einheitlichen Grund. Dieser einheitliche Grund liegt in dem heute erwiesenen Einfluß des Nervensystems auf die Hautveränderung. Von HEBRA, KAPOSI, AUSPITZ u. a. angenommen, ließ sich derselbe experimentell erweisen. Eine mächtige Stütze erhielt derselbe durch die von E. F. MÜLLER gefundenen, von der Haut auf das vegetative Nervensystem ausgeübten Reflexe (hämoklasische Krise, Aciditätssturz des Harns, Herdreaktion in der Urethra). Die letzte Zeit bewies ihn durch die Operation nach LERICHE und durch die Erfolge der Rückenmarksbestrahlung.

MÜLLER faßt seine Ansicht in folgender Weise zusammen: Durch jeden Hautreiz entstehen in der Haut selbständige Impulse auf den parasympathischen Apparat des ganzen Organismus. — Sie lassen sich beim Gesunden nachweisen an den subcutanen Gefäßen in der Umgebung der Reizstellen und an den Gefäßen des Splanchnicusgebietes. Sie werden beim Kranken weiterhin manifest in allen Partien, an denen bereits durch entzündliche Vorgänge der Parasympathicus am Entzündungsherd überwiegt.

Spezielle Untersuchungen waren an unserer Klinik darauf gerichtet, die Wirkung des Hautreizes zu erklären. Sie zeigten, daß die Haut weit stärker als das Unterhautbindegewebe und andere Gewebe imstande ist, auf bestimmte Reize hin Impulse auf das autonome Nervensystem, und zwar auf seinen parasympathischen Anteil auszuüben. Kontrollen mit intramuskulären und intravenösen Reizen zeigten ebenso wie bei der Subcutis, daß dort erst 100 fach gesteigerte Reize den gleichen Effekt hervorrufen und beweisen damit die besonderen Beziehungen der Haut zum parasympathischen Anteil des autonomen

Nervensystems, der nach unseren Untersuchungen eine wesentliche Grundlage des sog. Hautreizes darstellt. Schubert von unserer Klinik fand, daß nach Injektion von 0,5 mg ATK. in kleinstem Volumen (0,02 ccm) bei allen ausgebreiteten Hauterkrankungen auf Tuberkulose-Grundlage mit großer Regelmäßigkeit nach 10—30 Minuten Leukocytensenkung im peripheren Blut auftritt, analog dem von Müller beschriebenen Phänomen. Bei klinisch Tuberkulosefreien trat diese Senkung nur dort deutlich auf, wo auch die cutane Tuberkulinprobe stark positiv war. Auch dieser Befund spricht für die Beeinflussung des ganzen Organismus von der Haut aus, und zwar auf dem Reflexwege.

Wir unterzogen (Arch. f. Dermatol. u. Syphilis. Bd. 150, H. 2.) eine Patientin mit Gummen der Schläfengegend einer experimentellen Beeinflussung durch eine intensive Kochsalzquaddelbehandlung. Es wurden jeden zweiten Tag 4—6 Quaddeln gesetzt. Am 8. Quaddeltag trat eine intensive Herdreaktion auf in Form einer nekrotisierenden, zosterähnlichen Entzündung, die randständige Gummen zum Vorschein und bestehende Ulceration zur Abheilung brachte. Weitere Versuche brachten teils Versager, teils deutliche Hyperämisierung von flachen Gummen und eine intensive Herdreaktion bei Lues gummosa der Nase bei einer Graviden. In der heißen Jahreszeit sahen wir auch ab und zu bei Lues secundaria deutliche Herdreaktion nach Art einer Jarisch-Herxheimer-Reaktion. Wir bezogen diese Reaktionen auf das Nervensystem und insoferne zwischen Quaddel, i. e. afferenten Reiz und Reaktion, i. e. efferente Erregung, eine Latenzzeit verlief, auf einen Vorgang, der seinerzeit von uns als *Spätreflex* bezeichnet wurde.

Zur Erklärung des Phänomens können die Versuche von F. Luithlen und Hans Molitor herangezogen werden. Die Autoren kommen zu folgenden Resultaten: „Es konnte festgestellt werden, daß intracutane Injektionen nicht reizender Lösungen, wie 0,9% ige Kochsalz lösung, bei Ausschluß jeder Schmerzempfindung (tief narkotisiertes Tier) die Erregbarkeit des Vagus gegen faradische Reize für eine gewisse Spanne Zeit deutlich erhöhen. Die gleichen Wirkungen lassen sich auch von anderen Geweben aus erzielen, deren Nervenendigungen dieselben morphologischen Verhältnisse aufweisen wie die oberen Schichten der Haut: Conjunctiva bulbi und Cornea. Die Annahme scheint daher berechtigt, daß die eigenartige Wirkung intracutaner Injektionen, zum Teil wenigstens, mit der besonderen Verzweigung der nervösen Elemente in den von der Injektion betroffenen Hautschichten in ursächlichem Zusammenhange steht. Unsere Befunde zeigen, daß sich von der Haut aus durch Injektion unspezifischer und indifferenter Stoffe Wirkungen auf das parasympathische System auslösen lassen, die den Zusammenhang zwischen Hautreiz und Allgemeinwirkung dem Verständnisse näher bringen." (Arch. f. exp. Pathol. u. Pharmakol. Bd. 108, Heft 3/4.)

Es gibt klinische Vorkommnisse, die nach Art eines Experimentes die Abhängigkeit von Hautkrankheiten vom Nerven zeigen. So sah Kuznitzky nach schmerzhaftem Panaritium Psoriasis halbseitig auftreten, ich sah sie nach Verletzung des Nervus brachialis halbseitig verschwinden und wir werden ähnliche Ereignisse noch an späterer Stelle erwähnen. In einem Artikel der Klin. Wochenschr. 1923 habe ich ausgeführt, daß Aufschlüsse von streng experimentellem Werte durch die Operation nach Leriche zu erwarten sind und sie sind auch schon erfolgt. So liegt eine Beobachtung von Erich Hoffmann vor, der über eine Röntgenschädigung an beiden Unterschenkeln berichtet. Ein Jahr nach der letzten Bestrahlung großes Ulcus links nach Stoß. Ein halbes Jahr später auch am rechten Bein indurativer Prozeß mit Anzeichen echter Sklerodermie, die auch histologisch festgestellt wird. Operation nach Leriche an der linken Art. poplitea, Besserung des Ulcus links, aber auch Rückgang der Sklerodermie rechts. Derartige Befunde bringt auch H. Kümmel jun. in seiner schönen Arbeit „Zur Chirurgie des Sympathicus", Beitr. z. klin. Chirurg. Bd. 132. 1924: „Eine Dermatitis symmetrica dysmenorrhoica (!), seit über zwei Jahren vergeblich behandelt, wurde durch die Enthülsung der rechten Art. brachialis und der rechten Art. femoralis bald zum Zurückgehen gebracht, und zwar auch auf der nicht operierten Seite. Hier stellten sich aber nach einigen Wochen die Hauterscheinungen wieder ein, so daß nun auch an dem linken Bein die periarterielle Sympathektomie gemacht wurde. Die rechte Seite blieb ohne Rezidiv. — Einen gleich guten Erfolg konnten wir bei einer Hyperkeratose der linken Hand erzielen. Zunächst allerdings blieb die Operation ohne Wirkung, aber nach sechs Wochen begann die Hyperkeratose, die elf Jahre bestanden hatte, abzuheilen und war schließlich vollkommen verschwunden. Ein Fall von Pruritus, der als Begleitsymptom eine Forme fruste von Basedow mit heftigem Schwitzen, Haarausfall und lebhaftem Juckreiz einherging, konnte durch periarterielle Sympathektomie nicht beeinflußt werden. Ein Fall von *schwieligem Ekzem* begann sofort nach der Enthülsung abzuschuppen und war schon nach acht Tagen geheilt. Von *weiteren Ekzemformen* wurde sehr gut beeinflußt ein nässendes Ekzem und ein psoriasiformes Ekzem, ebenso ein Fall von Dysidrosis. Die Psoriasis selbst enttäuschte unsere Erwartungen: mit Ausnahme eines durch die Operation vielleicht gebesserten Falles fielen alle übrigen (sechs) negativ aus."

Wenn ein chronisches Ekzem der Hand durch Operation an der Art. brach. eine Änderung erfährt, so kommt dieser Vorgang einem Experiment gleich, welches die Abhängigkeit der Hauterkrankung vom Nervensystem beweist; dafür spricht auch weiter die Tatsache, daß man nach einer Leriche-Operation den Leukocytensturz von der Haut des operierten Gebietes nicht mehr auslösen kann! Auch berichtet Müller über Versuche, welche eine Leitungsunterbrechung zwischen Haut und Gefäßen bei Lichenifikation nachweisen.

Der Einfluß des Nervensystems auf die Haut zeigt sich auch durch die Beeinflussung verschiedener, vor allem juckender Dermatosen und einzelner Ekzemformen nah Röntgenbestrahlung der Rückenmarksgegend (vgl. Röntgentherapie). Schoenhof hat an unserer Klinik bei den verschiedensten Hautveränderungen (Lichen ruber planus, Sklerodermie, Neurodermitis) und ebenso bei verschiedenen Fällen pruriginöser Ekzeme mit dieser Bestrahlung weitgehende Besserung und Heilung erzielen können, was uns bemerkenswert erscheint, als es sich durchwegs um lange Zeit bestehende Ekzemherde handelt, die vielfach der sonstigen medikamentösen Therapie und zum Teil auch der lokalen Röntgentherapie gegenüber refraktär waren. Evident wird dieser Einfluß besonders dann, wenn weit vom Bestrahlungsfelde gelegene Herde reagieren, so Ekzemherde des äußeren Genitales nach Bestrahlung des unteren Bauch- und Lendenmarkes. Dabei ist es für die Frage ziemlich irrelevant, ob die Bestrahlung des Rückenmarks selbst oder des autonomen Nervensystems zur Erklärung des Effektes herangezogen wird.

Die von E. F. Müller beschriebenen Veränderungen traten bisher vorwiegend nach intracutanen Injektionen auf. Chemische Dermatitis ist ein ähnlicher oberflächlicher Reiz und es ist für die Mitreaktion alter Herde eine ähnliche Erklärung naheliegend, wie für den Reflex im Sinne Müllers. Wenn Moro die Tuberkulinreaktion, wo noch an Antigenzufuhr gedacht werden kann, als eine vorwiegend reflektorische auffaßt, so kann mit um so größerem Recht diese Auffassung für jene Mitreaktion Platz greifen, wo eine Antigenresorption unwahrscheinlich ist und auf eine Vielheit von Reizen hin erfolgt. Zu den vielen polyvalenten Reizen gehört auch die mechanische Reibung und die Mitreaktion drückt sich dann schließlich so aus, daß die Haut in einem ekzematös punktierten Typus mitreagiert, wenn der primäre Herd ein Ekzem ist, oder auch mit Ekzem reagiert, wenn die primäre Erkrankung nur zum Jucken führt, wie dies bei Scabies, Pediculi, Prurigo der Fall ist. *In diesen Reaktionen und Mitreaktionen, evtl. auf alle Reize, liegt das Wesen des Ekzems.*

In Fortsetzung unserer Reibungsversuche haben wir uns überzeugt, daß die Haut nicht bloß in den mehr urticariellen Kratzphänomenen reagiert, sondern gelegentlich auch in der Art des primären Ekzems zu reagieren vermag. Es fand sich bei einer jugendlichen Patientin ein nässendes krustöses Ekzem im Gesicht, abklingend gegen den Hals infolge fortgesetzter Resorzinumschläge. Reichliches papulöses Ekzem am Stamm, am Rücken, Knötchen in Streifen, dem scheuernden Finger entsprechend, auf der linken Schulter, so weit als die rechte Hand nach rückwärts reicht. Ekzem in der rechten Ellenbeuge nach Reizung bei schwerer Arbeit. Linke Ellenbeuge frei. Diese wird dreimal oberflächlich gescheuert, und als Folge tritt papulöses Ekzem auf von der gleichen Beschaffenheit wie jenes am Stamm. Histologisch keilförmige Parakeratose. Gleichzeitig werden mit einem Holzspatel mehrere Striche gezogen. Alle Striche sind am nächsten Tage mit persistierender Hyperämie zu sehen und erhalten sich durch acht Tage, einige als traumatisches Erythem. Histologisch ergibt sich unter der Hornschicht Auftreten von langgezogenen Epithelzellen, deren Kerne sich intensiv diffus blau färben, deren Protoplasma deutlich pyroninrot gefärbt ist. Dieser histologische Befund stellt als Präparakeratose den schwächsten Ausdruck einer Epithelreaktion gegen traumatischen Reiz dar.

In zwei Spatelstrichen kam es zur Auflösung in papulöse Knötchen, die histologisch punktförmige Parakeratose zeigten. Die Sensibilisierung, die in diesem Falle vorlag, kann nur eine Sensibilisierung der Gefäße sein. Die Auflösung der Urticaria factitia in Knötchen sahen wir noch einmal bei einem chronischen Kratzekzem mit Lichenifikation bei derselben Patientin, bei der wir ausschließlich in der Adrenalinanämie Scheuerungseffekt erzielten.

Außer Spatelstrich und der wiederholt erwähnten Scheuerung haben wir auch die *blutige Excoriation* im Sinne Koebners herangezogen und das Phänomen bei Ekzem positiv gefunden (vgl. Abb. 16, S. 101).

Aus diesen und früheren experimentellen Befunden, nach Deutung der klinischen Vorgänge, kommen wir im folgenden dazu, das Ekzem einheitlich als einen bestimmten *Reaktionstypus* der Haut aufzufassen. Hierzu ist, wie sich zeigen wird, notwendig, die Erklärung, die Hebra für das mechanische Ekzem gibt, auch auf das chemische zu übertragen, die französische Auffassung, daß das Trauma erst die Efflorescenz auslöst, auch für das Ekzem anzuwenden, die Annahme Toutons (1895), daß metamerale Linien sensibilisiert sein können, auch für Flächen anzunehmen und neben Neurodermitis auch für Ekzem gelten zu lassen.

Geschieht dies, so kommt man zu obiger Auffassung, die vielleicht für das Ekzem, nicht aber für andere Erkrankungen neu ist, seit wir durch Bettmann, Buschke, Sklarz Psoriasis, Lichen planus, Morbus Darier u. a. als andere Reaktionsformen der Haut kennen gelernt haben. Gibt man der Sensibilisierung eine Höhe, daß schon das äußere Milieu (leichte Reibung, Druck, Temperatur, Licht) als afferenter Reiz wirkt, so könnte man zu der Arbeitshypothese kommen, daß mehr minder alle Efflorescenzen, die hier in Betracht kommen, *Reaktionen* und nicht Eruptionen sind.

Vielleicht hat mir seinerzeit bei der Darstellung der Angioneurosen (1905) dieser Satz vorgeschwebt, weil ich damals die psychischen Reize als afferente, den sensiblen Reizen von der Oberfläche gleichstellte, während 1920 R. Allers (Zeitschr. f. d. ges. Neurol. u. Psychiatrie) in einem Artikel, „Nervensystem und Stoffwechsel" dieses Hindernis mit folgendem Satz beseitigt: „Für die vegetativen Zentren ist auch die Hirnrinde Peripherie, die corticofugalen Bahnen sind für diese Zentren ebenso afferenter Natur, wie die aus dem Rückenmark und der Medulla oblongata aufsteigenden."

4. Die Tatsache, daß auf einen Reiz von außen nicht sofort, sondern erst nach einigen Tagen ein Eczema arteficiale folgt, gleicht der Inkubation. Die Tatsache, daß bei wiederholten Reizen das Zwischenintervall zwischen Reiz und Effekt sich verringert, erinnert an Abkürzung der Inkubation. Macht man sich

von dem Vergleiche mit der Inkubation frei, so kann man das Intervall unverbindlich als Latenzzeit bezeichnen und es muß, soll die nervöse Theorie auch dieses Phänomen erklären, sich die Latenzzeit bei Hautveränderungen finden, die ohne Antigen zustande kommen, mit anderen Worten: nicht nur chemische, sondern auch andere Reize müssen eine Latenzzeit haben. Damit kommen wir in das Gebiet des umstrittenen Spätreflexes. In den seinerzeit umstrittenen Versuchen betrug die Latenz verschieden lange Zeit, erstreckte sich über Stunden, verringerte sich bei wiederholter Reizung einige Male so weit, daß das urticariell-gangränöse Phänomen sich unmittelbar an die Reibung mit einem wollenen Handtuch anschloß. In diesen Versuchen blieb die Reibungshyperämie bestehen, es kam unter unseren Augen zu weißem Ödem und zum Schorf. Die Richtigkeit dieser Beobachtung fand jetzt ihre Bestätigung bei dem wiederholt zitierten Patienten Charvat mit Polycythaemia rubra, wo ebenfalls nach Reibung die Hyperämie persistierte, bei der zweiten Reibung das weiße Ödem hinzukam und in urticariellen Schorf überging. Trotzdem soll der Begriff des Spätreflexes nicht aus den damaligen Versuchen, sondern aus späteren Beobachtungen abgeleitet werden. In meiner Beobachtung, die von MATZENAUER, POLLAND unter die Dermatitis dysmenorrhoica symmetrica aufgenommen wurde, entstand der symmetrische Fleck in Form einer gangränösen Urticaria manchmal erst nach einigen Tagen, nachdem sich bereits an anderen Körperstellen neue Flecke mit symmetrischen Herden gebildet hatten. Diese Latenzzeit von drei Tagen kam einige Male zum Vorschein, und ich hatte sie seinerzeit als Argument gegen die toxisch-embolische Auffassung geführt, weil sie mir aus der Gefäßwand allein nicht zu erklären war. Faßt man die Dermatitis dysmenorrhoica als Angioneurose auf, dann liegt ein Spätreflex mit einer Latenz von drei Tagen vor.

In einem später publizierten Falle von Krisen wegen Magencarcinom trat ein linearer Morbus Darier zweimal nach einer Latenz von neun Tagen auf. In einem Fall von BRUNO FISCHER kam es zu Blasen an den Füßen, 24 Stunden nach der Operation eines Acusticustumors. Nimmt man die Operation als Zeitpunkt des Reizes an, so bestand eine Latenz von 24 Stunden. Nicht immer läßt sich in verwandten Fällen so präzis der Zeitpunkt der Reizung feststellen, i. e. jener Zeitpunkt, wo die lokalen Veränderungen zum sensiblen Reiz werden, denn erst von diesen an kann die Latenzzeit gerechnet werden. So läßt sich nicht angeben, wann eine Nagelveränderung, ein Panaritium, eine Injektion, eine Nervenverletzung, ein innerer Nervenreiz zum sensiblen Reiz für das Reflexphänomen wird. Beim Hautexperiment weiß man diesen Zeitpunkt des ausgeführten Reizes genau. Es können noch Differenzen entstehen durch die verschiedene Beschaffenheit der Epidermis, Dicke der Hornschicht, Trockenheit, verschieden rasche Resorption, Bindung ans Gewebe; doch sind diese Momente gewiß geringer anzuschlagen als die verschieden schnelle Leitung im Nerven selbst, die den Eindruck macht, als ob der Reiz durch Schaltstationen zu gehen hätte und hier größere oder geringere Hemmungen zu überwinden hätte. Dafür, daß es nicht die Dicke der Epidermis ist, sondern vorwiegend das Nervengefäßsystem, welches an der Latenzzeit schuld ist, spricht der Umstand, daß man bei alten Leuten mit dünner Epidermis relativ häufig die MORO-Reaktion erst nach 48 Stunden auftreten sieht.

Als Spätreflex deuten wir auch die Transformation im Sinne WEIDENFELDs. Nach WEIDENFELD geht in manchen Fällen die Crotonöldermatitis nach einem Zeitpunkte von drei Tagen in die Morphe des primären Ekzems über, i. e. Eczema arteficiale geht in Neurodermitis über. Es muß zugegeben werden, daß das echte Ekzem nicht in dem Maße experimentell erfaßt ist, als das artefizielle Ekzem überhaupt nicht in dem Maße experimentell zu erfassen ist, weil bei der

Neurodermitis sich Vorgänge im Organismus abspielen, die nicht in der Hand des Experimentators liegen. Dieser Vorwurf trifft aber nicht die nervöse Auffassung allein, sondern fast noch mehr die idiosynkrasisch-epitheliale, denn es braucht sich jemand nur auf den Standpunkt zu stellen, daß das artefizielle Ekzem, und hierher gehören fast sämtliche Versuche, kein Ekzem ist, dann galten eben alle jene Versuche in bezug auf die Idiosynkrasie nicht für das echte Ekzem, sondern für die Dermatitis arteficialis und die Forschung müßte für das neurodermitische echte Ekzem von vorn beginnen. Daß durch weitere Antigenzufuhr ein akutes Ekzem chronisch wird, ist leicht zu verstehen. Daß aber jedes chronische Ekzem nur durch Antigenzufuhr entsteht, widerspricht der klinischen Beobachtung, der in ihrer Masse doch nicht jeder Wert abgesprochen werden kann, denn mag man der idiosynkrasischen Auffassung klinisch noch so weit entgegenkommen, so wird es immer Ekzeme geben, wo man weder ein äußeres, noch ein inneres Antigen erheben kann (Ekzem aus Varicen, Pediculi, lineare Ekzeme). Es wird immer Kliniker geben, die sagen werden, der Crotonölversuch Hebras sei eine Dermatitis, die Veränderungen nach Juckbohnen, Primelhaaren, Pferdeschuppen seien urticarielle Erscheinungen, die in der klinischen Morphe zwar dem Ekzem ähnlich sind, die ab und zu zu Ekzem werden, wenn im Organismus innerhalb einiger Tage das abläuft, was eben die Dermatitis zum Ekzem macht, ein Vorgang, den Weidenfeld unverbindlich *Transformation* nennt. Nach unserer Meinung stellt diese Transformation die Umwandlung einer durch *Antigen hervorgerufenen Dermatitis in eine antigenlose Neurodermatitis vor*. Und so möchten wir auch jene Fälle Blochs deuten, die dieser Autor für seine Auffassung der Inkubation anführt. Es handelt sich um einen Patienten mit Idiosynkrasie gegen Pferdeschuppen. Bloch legt dem Patienten einen Brei von Pferdeschuppen auf Leinwandläppchen auf die Haut. Schon nach einiger Zeit stellt sich an diesen Stellen Jucken ein, das immer intensiver wird. Nach der Entfernung des Läppchens nach 30 Stunden objektiv keine Veränderung. Nach 2—3 Tagen bildet sich ein akutes Ekzem aus, das noch nach drei Wochen als papulöses, leicht lichenifiziertes, klinisch absolut typisches Ekzem persistiert. Da sofort unter dem Leinwandläppchen Jucken auftrat, so muß an den sensiblen Nerven eine Erregung vorgegangen sein, ob funktionell allein oder aus Urticaria externa ist nicht bestimmt zu sagen, da das Läppchen im Moment des Juckens nicht abgenommen wurde. In Analogie mit dem Effekt der Juckbohne dürfte letzteres anzunehmen sein, wenn auch nach Abnahme des Läppchens klinisch nichts zu sehen war, und es ist zu vermuten, daß histologisch irgendeine Reizung nachzuweisen war. Nach der typischen Zeit von drei Tagen bildet sich ein Ekzem aus, das ein echtes neurodermitisches Ekzem mit papulösen Knötchen und Lichenifikation ist und drei Wochen dauert. Also Transformation im Sinne Weidenfelds, allerdings erweitert insofern, als sensible Reizung, die klinisch keine auffallenden Residuen hinterläßt, sich in Kratzekzem transformiert hat.

Bloch legt weiter Primelblätter auf die Haut von Gesunden und Ekzemkranken. Zunächst, ab und zu keine Reaktion. Erst nach einer Latenz von 3—10 Tagen stellen sich Erscheinungen ein. Es sind wieder echte neurodermitische Ekzeme, beginnen mit starkem Jucken, dauern mehrere Wochen und gehen in Lichenifikation über, verhalten sich also ganz anders als eine nicht juckende, rasch abheilende Dermatitis arteficialis.

Auch hier ist nicht mit Sicherheit zu sagen, was unmittelbar nach dem Auflegen des Primelblattes vor sich gegangen ist. Es sollen hier folgende Beobachtungen erwähnt werden. Wir reizten bei einem Ekzematiker die rechte Ellenbeuge mit Juckbohne. Typische Urticaria externa, abklingend in den nächsten drei Tagen, dann setzt neues Jucken ein und es kommt zu einem umschriebenen papulo-vesiculösen Ekzem, weil gleichzeitig ein Kopfekzem durch Lapisätzung

gereizt wurde und in Nässen überging. Wir konstatierten bei einer Patientin Primeldermatitis, legten ein Blatt auf die Haut ihrer Schwester, die an der Klinik Laboratoriumsgehilfin ist. Unmittelbar nach dem Auflegen entstand bei ihr Jucken und wir konstatierten den Zustand einer Urticaria externa in Form kleinster Efflorescenzen. Es soll hier noch einmal erwähnt werden, daß auch tuberkulöses Ekzem nach Morosalbe oder Ektebin bei alten Leuten sich um 24—48 Stunden verzögert. Es soll weiter damit im Zusammenhang daran erinnert werden, daß in Tätowierungen oft erst nach Jahren Jucken auftritt, das sich in Neurodermitis und Lichen simplex transformiert. Wir bringen einen derartigen Fall im Bilde (Abb. 12). Für den echten Ekzemcharakter spricht in den Primelfällen BLOCHs die Angabe, daß Efflorescenzen außerhalb des Blattes an Stellen der Haut auftreten, wo keine Haare hingelangt sind. Daß Efflorescenzen der Urticaria externa, als welche wir die Primelkrankheit auffassen, später auf Reiben zu jucken beginnen, wissen wir von anderen Formen der Urticaria externa (Gelsenstich, Wanzenbiß usw.) und RÓNA sah nach Juckpulver Lichenifikation auftreten. Wenn ein aufgelegtes Antigen juckt und ohne weitere Antigenzufuhr zum Kratz-ekzem führt, so kann das Symptom des Juckens nicht vernachlässigt werden; es ist so gut ein Symptom wie alle anderen.

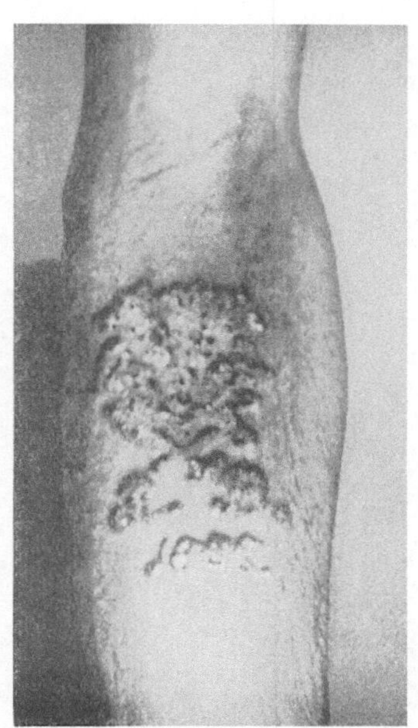

Wenn KRONER das Jucken in die Gefäß-nerven verlegt, so ist mit Rücksicht auf die Scabies und das Eczema marginatum, wo der Erreger hoch im Epithel liegt, vorderhand daran festzuhalten, daß der Juckreiz von den Nerven des Epithels ausgeht. Echtes Ekzem kann aus Eczema arteficiale hervorgehen. Letzteres ist hier nichts anderes als der sensible Reiz für die folgende Neurodermitis, die erst dann eintritt, wenn die lokalen Veränderungen gleichsam aus sich selbst heraus zum Jucken führen. Eine artefiziell gereizte Hautstelle wird durch Reiben leichter in echtes Ekzem über-gehen als eine normale Hautpartie. Dasselbe gilt für eine neurodermitische oder postekzema-

Abb. 12. Neurodermitis auf dem Boden einer alten Tätowierung.

töse Hautstelle; letzteres geht experimentell aus der Beobachtung TÖRÖKs hervor, der eine postekzematische Stelle rieb und ein durch vier Tage dauerndes nässendes Ekzem erzielte. Es ergibt sich dies auch aus der tausend-fältigen klinischen Erfahrung, daß eine postekzematöse Stelle für polyvalente Reize empfindlicher ist und daß auf einem neurodermitischen Ekzem leichter eine chemische Dermatitis entsteht als auf normaler Haut. Diese Erfahrung macht ja die Ekzemtherapie so schwierig, und macht namentlich die Aus-heilung der letzten Ekzemsymptome des Juckens, der Empfindlichkeit gegen die polyvalenten Reize des Wassers usw. zu einem Problem. Auch in der Therapie sehen wir sehr oft die Latenzzeit von drei Tagen eingehalten. Eine Therapie wirkt zwei Tage ausgezeichnet und am dritten Tage stellt sich Reizung ein. Dies kann bei feuchten Umschlägen, kann aber auch bei Salben-verbänden eintreten, die blande Reize darstellen, vorwiegend physikalisch und nicht chemisch aggressiv wirken. In der Tatsache, daß das Eczema arteficiale in Neurodermitis übergeht, daß Neurodermitis für chemische Reize überemp-findlich macht, durchschneiden sich beide Ekzemformen und hier liegt wieder ein Grund, warum Ekzem und Dermatitis nicht ganz voneinander getrennt werden sollen.

5. Eine pathogenetische Auffassung muß restlos alle Vorkommnisse einer Erkrankung erklären können und darf nicht bei einzelnen Fällen versagen.

a) So ist nach unserer Meinung der Fall KAUFMANN und WINKEL weder durch Resorption noch durch Membrandurchlässigkeit zu erklären. Es handelt sich in diesem Falle, wie in dem geschichtlichen Rückblicke ausführlich beschrieben wurde, um eine ekzematöse Erkrankung nach Jodwirkung von innen und außen, ausschließlich in einer hypästhetischen Hautpartie im Bereiche eines erkrankten Ischiadicus. Sessile Receptoren für Jod auf veränderte Innervation zu beziehen, geht nicht an, eher könnte noch an eine besondere Membrandurchlässigkeit gedacht werden, aber die kommt nicht in Betracht, weil es sich um ein idiosynkrasisches Ekzem ausschließlich gegen Jod handelt. Aber auch eine veränderte Membranbeschaffenheit müßte ihren letzten Grund in einer veränderten Trophik haben. Eine solche Annahme ist aber überflüssig. Hält man sich an das, was der Fall wirklich bietet, so liegt eine veränderte Empfindlichkeit der Haut unter dem Einflusse eines kranken Nerven vor. Durch diesen Fall beantwortet sich auch die Frage der lokalisierten Sensibilisierung der Haut im Sinne der nervösen Auffassung. Der anscheinende Widerspruch, daß eine hypästhetische Stelle intensiv für Entzündungen sensibilisiert ist, wird zum Gegenstand der Diskussion zwischen SPIESS und den oben genannten

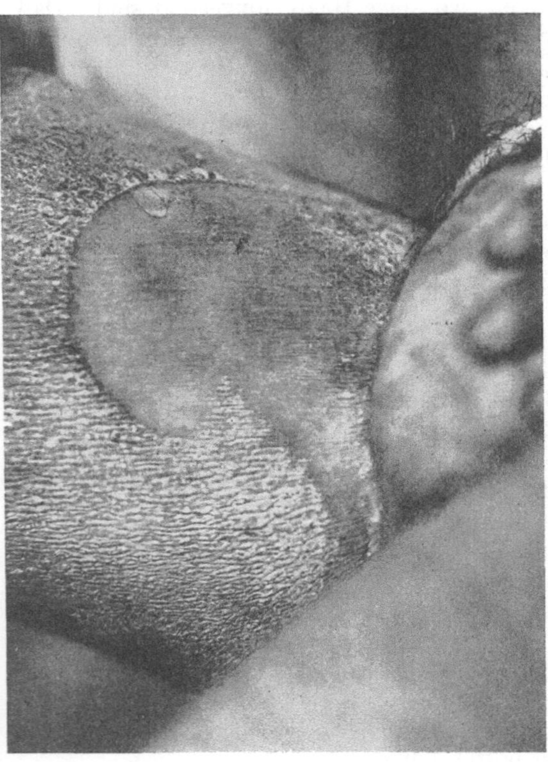

Abb. 13. Unterempfindlichkeit durch Druck einer Hydrocele.

Autoren. KAUFMANN und WINKEL heben mit Recht hervor, daß für den vasomotorischen Einfluß eben nicht allein der afferente sensible Schenkel in Betracht kommt, sondern auch der Zustand der Vasomotoren, die wieder vom Zentrum abhängig sind. Wir besitzen eben bis jetzt beim Menschen nicht den genügenden Einblick in den Ablauf der vasomotorischen Reflexveränderungen, um heute schon die einzelnen Phasen des Vorganges präzis trennen zu können.

b) Auch eine eigene Beobachtung, in der ein durch Hydrocele vergrößerter Hoden durch bloßes Aufliegen an der Innenfläche der Oberschenkel das Auftreten eines Quecksilbererythems verhindert, läßt sich nicht durch epitheliale oder endotheliale Zellbeschaffenheit allein erklären. Daß nur der Druck der Hydrocele Schuld an der Unterempfindlichkeit war, ging klar aus der Form der frei gebliebenen Stelle hervor. Das Hg-Erythem war nach Einreibung entstanden. Es handelt sich um ein Erythem aus vasculärer Überempfindlichkeit. Nehmen wir an, das Erythem wäre durch resorbiertes Hg verursacht gewesen, so war die Anämie unter dem drückenden Hoden, die nur im Liegen vorhanden war, doch keine derartige, daß durch sie in dem ausgesparten Bezirke die Zirkulation des Hg verhindert worden wäre. Es sprach aber alles dafür, daß es sich um eine externe Schädigung gehandelt hat. Hg war auf der ganzen Oberfläche vorhanden und hätte an der feuchten Stelle leichter zu den Gefäßen dringen können. Es drang auch gewiß bis dorthin, entweder von außen oder von innen durch Resorption und bewirkte trotzdem keine Entzündung, nur deshalb, weil ein leichter Druck auf die Stelle ausgeübt wurde. Im Zusammenhange mit anderen Beobachtungen deutet dies auf den Einfluß von Nervenbahnen hin, welche die Verbindung zwischen Gefäß und Epidermis vermitteln. Die gleiche Unterempfindlichkeit mit Ausbleiben von Kratzveränderungen sahen wir in einem anderen Falle in der Achselhöhle, in den Falten der Bauchhaut und in der Genitocruralfalte. Daß die tiefsten Stellen in der Achselhöhle und der Genitocruralfalte nicht gescheuert wurden, ist ausgeschlossen. So muß der Grund für das Fehlen der Kratzveränderungen auch hier in der Haut selbst gesucht werden: In der Einwirkung bzw. Nichteinwirkung eines taktilen Reizes auf die Gefäße.

c) Wir haben eine Reihe von Beobachtungen lokaler Über- und Unterempfindlichkeit aus verschiedenen Ursachen publiziert, deren Pathogenese auch für das Ekzem von Interesse ist. Es handelt sich um die Unterempfindlichkeit durch das Leukoderma lueticum gegen äußere Reize. Ein feuchtwarmer Umschlag bewirkte bei einer Patientin, die an den unteren Extremitäten mit der Schmierkur begonnen hatte, ein Eczema arteficiale nur in der Umgebung des Leukodermafleckes, während die Flecke selbst frei blieben. Die Unterempfindlichkeit war auch gegen Crotonöl vorhanden. Wir führten dieselbe auf luetisch-neuritische Vorgänge zurück und stützten uns dabei auf das Ausbleiben des Pilomotorenreflexes im Leukoderma der Bauchhaut bei einem anderen Falle. Wir stützen uns dabei weiter auf die bereits erwähnte Überempfindlichkeit des Vitiligorandes und auf die Tatsache, daß KÖNIGSTEIN in demselben Sensibilitätsverschiedenheit gegenüber dem Zentrum nachweisen konnte. Das Kratzekzem bei Pediculosis im Vitiligorande spricht gegen eine Membranänderung eben mit Rücksicht auf seine Ursache. Einen ausgesprochenen Fall von lokalisierter Unterempfindlichkeit in einem Naevus flammeus beschreibt WAELSCH. Ein Ekzem unbekannter Ursache macht scharf an den Grenzen des Angioms Halt und läßt den Nävus frei. Ein Crotonölversuch spricht in gleichem Sinne, daß die angiomatöse Partie gegen äußere chemische Reize unterempfindlich ist, allerdings nicht durch das Crotonöl, sondern durch das aufgelegte Heftpflaster, welches in der gesunden Haut Ekzem hervorrief und den Nävus frei ließ. Die restlose Deutung des Falles zeigt die Schwierigkeit der Materie. Der Naevus flammeus besteht aus ausgedehnten Gefäßen, über welchen die Epidermis eher verdünnt ist, so daß der Reiz der Gefäßwand näher liegt. Trotzdem blieb der Nävus frei. Für die Annahme einer verschiedenen Membrandurchlässigkeit liegt kein zwingender Grund vor. Sie wäre über den Nävus eher als durchlässiger anzunehmen, wogegen wieder das Freibleiben des Nävus spricht. Es bliebe somit die Ansicht BUSCHKEs, daß im Naevus flammeus die Vasoconstrictoren gelähmt sind und die Dilatatoren überwiegen. Wenn Ekzem durch Reizung der Dilatatoren entsteht, so müßte Überempfindlichkeit des Nävus bestehen, was nicht der Fall ist. Aus diesen Gründen schließt WAELSCH richtig, daß die Haut im Naevus flammeus der Wirkung der Vasomotoren überhaupt entzogen ist und dadurch auch unterempfindlich ist. Bei der nahen Beziehung des Ekzems zur Cutis anserina könnte eine Bestätigung dieser Ansicht in der Richtung gesucht werden, ob im Naevus flammeus auch die Cutis anserina fehlt. Hier in diesem Zusammenhange wären auch noch die lokalen Überempfindlichkeiten zu erwähnen, die vom Zentrum aus bedingt sind und die in einem Falle zu Lichen simplex in einem metameralen Pigmentnävus führten und die in metameralen Linien von den verschiedensten Scheuerungsformen, wie Lichen striatus, Kratzekzem, evtl. echtem Ekzem beantwortet werden. Auch das Verhalten der Haut in einem abgelaufenen Zoster kann evtl. Aufschlüsse über besondere Empfindlichkeit oder Unterempfindlichkeit der Haut ergeben, ähnlich wie wir dies im Falle Kaufmann-Winkel gesehen haben, wo die Haut über dem erkrankten Ischiadicus gegen äußeres Jod hohe Überempfindlichkeit zeigte.

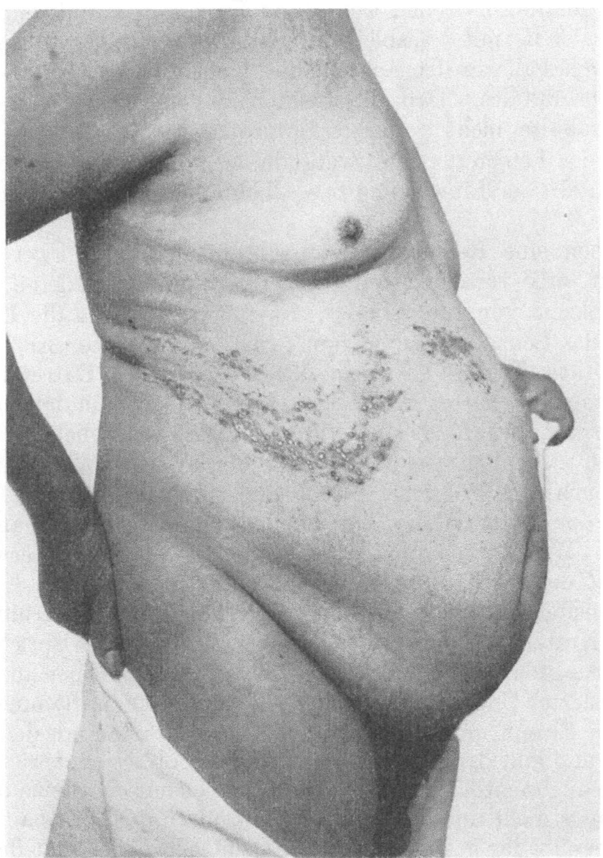

Abb. 14. Metameraler Lichen striatus.

6. Ein antigenloses Ekzem entsteht dadurch, daß durch häufiges Reiben zahlreiche Nervenendigungen erregt werden, deren Erregung mit entzündlicher Exsudation beantwortet wird. Crotonöldermatitis, tuberkulöses Ekzem nach Morro entsteht dadurch, daß Tuberkulin in feinster Verteilung zu den überempfindlichen Nervenendigungen gelangt und daß diese Erregung wieder exsudativ beantwortet wird. Stellt man mikrochemische und mikromechanische Reize parallel, so lassen sich diese beiden, sonst so weit auseinanderliegenden Ekzemmorphen vereinigen, wenn man den chemischen Reizungseffekt ebenfalls als Dermatitis factitia bezeichnet. Im Falle Charvat erzeugte schwache Reibung Bläschendermatitis, der Grund lag in der Gefäßlabilität aus Polycythaemia rubra, bei Crotonöl ist die Gefäßerregbarkeit normal, aber der Reiz ein starker,

weil er durch Stunden andauert, mit anderen Worten: hohe Erregbarkeit auf
der einen Seite, artefizieller Reiz gering; geringe Erregbarkeit und starker Reiz
auf der anderen Seite bei gleichem Effekt. Bei qualitativ und quantitativ gleichen
Reizen hängt der verschiedene Effekt von der verschiedenen Erregbarkeit ab.
Z. B. Sonnenlicht trifft in gleicher Intensität die Haut und erzeugt bei einer
höheren Erregbarkeit Eczema arteficiale, bei geringerer Erregbarkeit das Kratzekzem, Sommerprurigo.

In diesen verschiedenen Lichtwirkungen liegt eine weitere Verbindung
zwischen Ekzem und Dermatitis. Es wird in beiden Fällen gescheuert und
trotzdem entsteht das eine Mal nur Kratzekzem und das zweite Mal eine akute
nässende, vesiculöse Dermatitis. Die Kombination einer chemischen Schädlichkeit mit Scheuern ist die häufigste externe Ekzemursache und tritt überall dort
ein, wo die chemische Schädlichkeit offen auf die Haut einwirkt. Geht man
von den Scheuerungsformen bei gesunder Haut aus oder von den Verhältnissen
bei Prurigo, wo dieses Scheuern wahrscheinlich erst die kleinen Quaddeln provoziert, dann kommt man auch bei der offenen Einwirkung chemischer Schädlichkeiten dazu, anzunehmen, daß dieselben die Haut diffus reizen, die Zirkulation
labil machen, worauf das Scheuern erst die Efflorescenzen auslöst. Diese
Auffassung ist auch bei innerer Einwirkung des Antigens anwendbar. Es ist
zwar denkbar, daß das Antigen auf dem Wege der Blutbahn bis zu den Nervenendigungen der Epidermis gelangt und von hier reflektorisch die Gefäße reizt.
Dieser Vorgang ist aber ungewiß und überhaupt nicht zu beweisen. Ich habe
in meinem Münchener Referat diese Möglichkeit angedeutet, in den seitherigen
Beobachtungen aber immer gesehen, daß die Ekzeme nicht wie Erythema
multiforme gleichsam insensibel entstehen, sondern immer gingen Anfälle von
Jucken und Brennen voraus, worauf erst Scheuern, Reiben usw. die Hyperämie
und das Ekzem provozierten. Im Falle idiosynkrasischer Ekzeme ist die Labilität
und Reizbarkeit für das monovalente Antigen eine sehr hohe und der Scheuerungseffekt tritt rasch und in hoher Ausbildung auf. In den Fällen von BLOCH
und PETER sind Ekzeme vorausgegangen. Es wird Jucken und Brennen angegeben. Das gleiche sahen wir bei Ekzem infolge von Salicyl, Salvarsan,
Spargel. Alle diese Beobachtungen zusammen mit dem Falle KAUFMANN-
WINKEL lassen die Deutung zu, daß das Antigen einen ganzen Hautbezirk
durch sensible Erregung labil macht, und daß erst Kratzen das Phänomen auslöst. Ob bei äußerer Anwendung die Efflorescenzen nach dem Scheuern besonders
an jenen Stellen auftreten, die durch das chemische Antigen mikrochemisch besonders gereizt sind, ist wahrscheinlich und würde nicht mehr sagen, als daß ein
höherer Reflex an dem Orte intensiverer Reizung entsteht, wie wir dies seinerzeit
bei unseren Versuchen an den Stellen gesehen haben, wo Kochsalzkörner auf die
Haut gefallen waren und zu Efflorescenzen geführt hatten. Obige Auffassung
greift gleichsam auf JAQUET, WIDAL, TENNESON, EHLERS, DARIER zurück, die
ebenfalls das Jucken als primär und die Efflorescenzen als sekundär auffaßten.
Diese Auffassung würde nicht allein für das Ekzem, sondern auch für andere
Erkrankungen, wie Urticaria, gelten.

Es ist kein Zweifel, daß sich mit ihr manche Vorkommnisse der Ekzeme gut
erklären lassen. So ein Fall für viele. Einer Patientin wird von ihrer Schwester
eine Schönheitscreme ins Gesicht gerieben. Intensiv fleckige Rötung, anscheinend Erythem, bei näherem Zusehen aber artefizielles Ekzem, weil die Oberfläche mit miliarsten Knötchen oder Bläschen besetzt ist. Ein ähnlicher Fleck
am Hals aus direkter Einwirkung. Keine Veränderung an den Händen, weil
keine Berührung mit der Salbe. Unter Puder rasche Rückbildung. Nach
acht Tagen neue große Flecken an den Armen, Schultern, ebenfalls mit Bläschen
besetzt. Diese Bläschen können nicht mehr auf den Kontakt mit der Salbe

bezogen werden. Hingegen ist nervöse Sensibilisierung anzunehmen entweder durch Resorption aus dem Medikament (Hg-Präcipitat) oder rein nervöse Sensibilisierung durch primäre Gesichtsaffektion.

Die nervöse Sensibilisierung führt zur Labilität in größeren Hautbezirken und mechanische Reibung provoziert ein Phänomen, das dem primären gleich ist. Daß die Sensibilisierung durch das Medikament entbehrlich ist, geht aus einer früheren Beobachtung von uns hervor.

Bei hoher lokalisierter vasomotorischer Erregbarkeit infolge mehrfacher verschiedener Reizung entsteht nach der Excision einer Hautstelle von dem deckenden Zinkpflaster ausgehend ein Ekzem, das bald auf den ganzen Vorderarm übergreift. Zugleich entsteht am anderen Arm ein geringes Bläschenekzem, wo kein Zinkpflaster eingewirkt hat. In der Nacht verspürte Patientin heftiges Brennen an beiden Unterarmen und morgens konstatiert man an den Beugeflächen beider Vorderarme vom Handgelenk bis zum Ellbogen eine nach beiden Seiten hin sich verbreitende intensive Rötung, die sich gegen die gesunde Haut in einzelne Punkte auflöst. Die Haut ist an dieser Stelle stark ödematös geschwollen und ihre Oberfläche ist mit zahlreichen kleinen Bläschen besetzt. In den nächsten 24 Stunden bedeckt sich die Oberfläche mit Bläschen an Stellen, wo früher keine waren. Mit klinischen Tatsachen verglichen, enthält das Experiment nichts Auffallendes und nichts Neues. Es enthält einfach die klinisch bekannte Tatsache, daß bei primären Ekzemen reflektorische Ekzeme unter Umständen entstehen, daß eine Übertragung des primären Reizes auf diese Stellen ausgeschlossen ist. Zinkpflaster (Fa. Beiersdorff) kann gelegentlich bei einem Patienten Ekzem hervorrufen, aber kaum auf der empfindlichsten Haut in der Weise, daß über Nacht von einer kleinen Stelle aus Ekzeme über den ganzen Vorderarm entstehen. Am linken Arm war überhaupt kein Zinkpflaster aufgelegt. Zinkpflaster ist kein flüchtiger Reiz, Patientin hat vorher und nachher immer Zinkpflaster vertragen. Das Ekzem entstand deshalb, weil der ekzematöse Reiz auf einer schon vorher labilen Haut angriff, es entstand am zweiten Arm, weil der sensible Reiz via Rückenmark dorthin übertragen wurde.

Ähnlich die Klinik: Jemand bekommt reflektorisch Ekzem der zweiten Hand, nicht deshalb, weil vielleicht zufällig etwas Diachylonsalbe auf diese zweite Hand gekommen ist, sondern weil die Diachylonreizung, die sich unter dem Verband vollzieht, auf die zweite Hand übertragen wird, bis nach vorn zu den Nervenendungen gelangt und hier die Gefäße reizt. Bei Ulcus cruris, das durch Liquor Burowii oder Wasserumschläge gereizt wird, entsteht Ekzem an der Stirne nicht etwa durch Spuren von Liquor Burowii, sondern durch den reflektierten sensiblen Reiz. Zinkpflaster, Diachylonsalbe, Liquor Burowii sind keine absoluten Ekzemreize, aber sie werden es, wenn sie auf eine Stelle treffen, die sich im labilen Erregungszustande befindet, wenn die Stelle noch an Ekzem leidet oder wenn die schwachen Reize sich summieren.

Aus diesen Beobachtungen ergibt sich die Notwendigkeit, die Ekzembereitschaft von einem Apparat abhängig zu machen, dessen Reizung an einer Stelle zu einer Reizbarkeit in der ganzen Haut führt. Wir haben in der Einleitung diesen Apparat in der Epidermis-Capillarinnervation kennen gelernt. Sie ist nach den letzten Forschungen ein peripher autonomer Vorgang, unter normalen Verhältnissen aber abhängig und unbeeinflußt durch das Zentralnervensystem. In der Übererregbarkeit dieser Epidermiscapillarinnervation erblicken wir den hauptsächlichsten Grund der Überempfindlichkeit für Ekzem. Zu dieser Übererregbarkeit führen äußere, determinierende und innere, disponierende Ursachen. Der Apparat ist z. B. von vornherein gegen monovalente Körper überempfindlich (Idiosynkrasie). Er kann auch von vornherein gegen mechanische Reize überempfindlich sein, z. B. obiger Fall von Polycythämie, Urticaria gangraenosa.

Ist die Überempfindlichkeit eine hohe, so ist auch der Reizungseffekt ein hoher — Eczema arteficiale — oder sie ist geringer, dann folgt Jucken mit neurodermitischem Ekzem, oder Neurodermitis schlechtweg. Der monovalente Körper kann innerlich gegeben werden, kann evtl. aus der Nahrung oder aus dem Stoffwechsel stammen. Der Apparat ist weiters nicht von vornherein gegen einen besonderen Reiz überempfindlich, sondern wird es erst nach öfterer Einwirkung, wieder gleichgültig, ob der Reiz ein chemischer oder mechanischer (Reibung) ist. Er kann von vornherein oder im Verlaufe überempfindlich sein gegen eine Vielheit von chemischen, physikalischen und mechanischen Reizen. Die Überempfindlichkeit kann auch dadurch bedingt sein, daß innere Vorgänge, Intoxikation, Stoffwechselanomalien usw., die wir in der speziellen Ätiologie erwähnen wollen, zu einer labileren Einstellung führen, so daß jetzt schon geringe äußere Reize genügen, um ihn zu erregen. Alle diese letzteren Faktoren können ähnlich, wie die monovalente Schädlichkeit hohe Labilität bedingen, so daß aus Scheuern akutes Ekzem entsteht, können Jucken bedingen, das allmählich sich steigernde Labilität erzeugt und wieder die Erscheinungen von Neurodermitis bis zum echten Ekzem auslöst. Steht man auf dem Standpunkt, daß auch akutes Ekzem von innen erst auf Scheuerung von außen entsteht, und daß Stoffwechselprodukte primär Jucken erzeugen und das Scheuern erst zur Efflorescenz führt, so ist hier wieder eine Verbindung zwischen Dermatitis und Ekzem geschaffen.

7. Von den Lichtdermatosen verdient besondere Besprechung die Sommerprurigo und das akute Sonnenekzem. Die auslösende äußere Ursache ist das Sonnenlicht, darüber besteht kein Zweifel. Als innere Ursache hat man bis vor kurzem

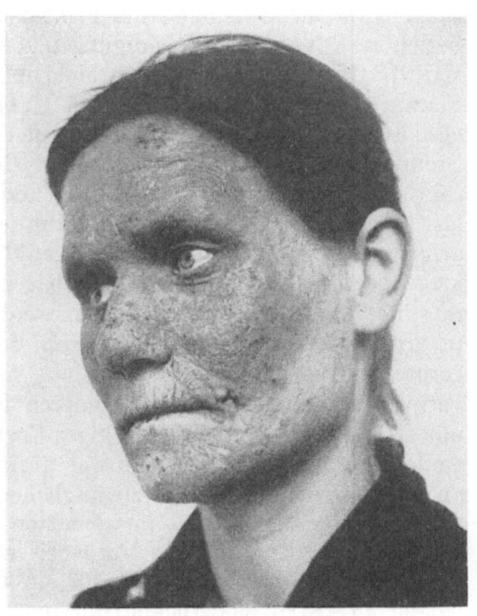

Abb. 15. Fall von Sommerprurigo. Lichenifikation und Kratzekzem.

das Hämatoporphyrin angesehen. In der letzten Zeit erheben sich dagegen Bedenken, doch bin ich der Meinung, daß diese Bedenken nicht derartige sind, daß danach schon die Existenz von Lichtsensibilisatoren überhaupt zu leugnen wäre. Für diese sprechen noch immer die Buchweizenfütterung bei Tieren, die Eosinkrankheit des Menschen, der Selbstversuch von MEYER-BEETZ, so daß man auch heute noch ganz allgemein annehmen kann, daß es Stoffe gibt, welche Gewebe für Licht zu sensibilisieren imstande sind. Das akute Sonnenekzem VEIELs verläuft wie ein idiosynkrasisches. Die betreffenden Patienten zeigen hochgradige Überempfindlichkeit gegen Sonnenlicht. Die Überempfindlichkeit steigert sich von Jahr zu Jahr. Das Ekzem verläuft nach Art des urticariellen Ekzem NEISSERs mit nesselsuchtartigen Beulen, und doch liegt kein *idiosynkrasisches Ekzem vor, weil Antigen (Sonnenlicht) und Sensibilisator nicht identisch sind.* Es könnte also nur an Sensibilisierung der Zelle durch Membranänderung gedacht werden, obwohl die Ursache das monovalente Sonnenlicht ist. Zweifellos ist auch Sensibilisierung des Gewebes heranzuziehen, und es erhebt sich auch hier die Frage, ob Epithel oder Nerv sensibilisiert ist. Es gilt für die Beantwortung dieser Frage, was bereits gesagt wurde. Es soll nur noch folgendes hervorgehoben werden: Sonnenlicht erzeugt bei hoher Empfindlichkeit Dermatitis arteficialis, bei geringer Empfindlichkeit Sommerprurigo. Letztere fassen wir so auf, daß diffuser Juckreiz der belichteten Stellen zum Scheuern führt, welches die Veränderung des Kratzekzems hervorbringt. Schweres intensives Jucken und Brennen zeigen Tiere, welche mit Hämatoporphyrin behandelt wurden, dann, wenn sie dem Lichte ausgesetzt sind. Dazu kommen noch andere schwere Symptome des Zentralnervensystems, Koma, tetanische Krämpfe mit unmöglichen Versuchen zum Kratzen, vor. Es wiederholt sich dasselbe wie bei der experimentellen Idiosynkrasie, wo ebenfalls bei der Reinfektion des Antigens die Tiere schwere Juckanfälle zeigen; und doch liegt hier ein wesentlich anderer Vorgang vor, wegen der Verschiedenheit von Antigen und Sensibilisator. Zu erwähnen sind noch einige Beobachtungen, wo die Sensibilisation nicht von innen, sondern von außen erfolgt, so berichtet Levin über Schädigungen durch Steinkohlenteerpech. (Nach Hausmann, Grundzüge der Lichtbiologie und Lichtpathologie. Wien, Urban Schwarzenberg, S. 157.) „In den Kabelwerken der allgemeinen Elektrizitätsgesellschaft in Oberschöneweide wurde ein durch Zusätze verwendbar gemachtes Steinkohlenteerpech aus einer neuen Bezugsquelle für die Zwecke der Papierrohrfabrikation benutzt. Arbeiter und Arbeiterinnen klagten über ein sehr lästiges Brennen und Jucken der Haut des Gesichtes, der Hände bzw. der Vorderarme, das zeitweilig schon an sich und besonders durch die Notwendigkeit zu kratzen quälend wurde. Die sichtbaren Veränderungen bestanden größtenteils nur in diffuser Röte. Bei einigen wenigen Arbeitern stieß sich die Epidermis in großen Lamellen ab, bei anderen fanden sich meistens am Halse auf der geröteten Basis auch harte Knötchen, von denen einige auf der Spitze Substanzverluste erkennen ließen. In anderen Fällen mit starkem Juckreiz zeigte sich nur ein gerade erkennbares fleckiges Erythem oder sogar nur eine eben merkliche Andeutung eines solchen. Es war auffällig, daß übereinstimmend nur Jucken an genannten, dem Lichte zugänglichen Körperstellen auftrat, ferner, daß bei vielen in der Nacht und im Schatten der Juckreiz fehlte. Dieses Verhalten veranlaßte Lewin, an das Vorliegen einer photodynamischen Schädigung zu denken. In Betracht kamen 103 an Juckreiz leidende Arbeiter, von diesen hatten 88—84$^0/_0$ das Jucken nur dann, wenn Licht, bzw. Sonne auf die betreffenden Körperteile einwirkte und nur 15 im Lichte und im Dunkeln. Es schien Lewin von Interesse, auch die Haarfarbe des Betroffenen zu registrieren, da ja erfahrungsgemäß pigmentfreie Individuen von derartigen Lichtkrankheiten mehr betroffen werden als pigmentierte. Es ergab sich in der Tat, daß 86,4$^0/_0$ hellhaarig und nur 14$^0/_0$ dunkelhaarig waren. Der Hauptanteil der verbrauchten Imprägnierungsmasse bestand aus pechartigen Destillationsrückständen des Steinkohlenteers, zu dem noch kleine Zusätze von ähnlichen Stoffen gemacht worden waren. In erster Reihe würde nach Lewin an Akridin zu denken sein, doch könnten auch Körper der Anthracen- bzw. Anthrachinonreihe in Betracht kommen.

Ähnlich sah Herxheimer und E. Nathan nach Verwendung von Carboneol, einem flüssigen Teerpräparat, akute Dermatitis nur dann, wenn die bepinselten Stellen der Luft ausgesetzt waren. Ähnliche Reizung sah Friboes nach Tumenolsalbe, nach Kriegsvaseline; auch Meirowsky, E. Hofmann und R. Habermann denken an die kombinierte Wirkung von chemischem Reize und äußerer Sensibilisierung. Jucken und Brennen macht es wahrscheinlich, daß durch die Präparate die Haut im Sinne juckenden Ekzems sensibilisiert ist, wozu sich die Sonnenschädlichkeit addiert und zum exsudativen Ekzem führt.

IV. Es liegt im Worte Sensibilisierung, wodurch sie erfolgt. Die Haut ist sensibel dadurch, daß sensible Reize von ihr ausgehen. Der sensible Nerv wird nicht mehr passiv gereizt, wie beim artefiziellen Ekzem, sondern er reizt selbst aktiv. Daß es der Nerv selbst ist, der eine Dysfunktion annimmt und weniger die entzündlichen Veränderungen in seiner Umgebung, die auf ihn wirken, geht aus Neurosen der Epidermis hervor, mögen sie toxisch bedingt oder essentielle Neurosen sein. Wir nehmen beim Ikterus eine toxische Reizung der Nerven an. Es kommt zu häufigem Jucken ohne Epidermisveränderungen. Wir sehen beim Pruritus senilis Jucken ebenfalls ohne Veränderungen der Epidermis, die den Grund für das Jucken abgeben könnten. So meinen wir, daß auch beim echten Ekzem das Primäre die Umstimmung der Nerven ist. Ähnlich wie den Pruritus beim Ikterus oder Pruritus senilis halten wir auch echtes Ekzem für eine Neurose. Beim Ikterus suchen wir die Ursache in der Gallensäure, bei Pruritus senilis kennen wir dieselbe nicht, vielleicht liegt hier eine essentielle Neurose vor, ähnlich wie es lokale essentielle Pruritusformen gibt. Solange ein Eczema acutum besteht, kann es ein toxischer Pruritus sein, reines Ekzem ohne nachweisbare Ursache kann den essentiellen Pruritusformen verglichen werden.

Während bei manchen Pruritusformen in der Haut nichts entsteht, unterscheidet sich das Ekzem von ihnen dadurch, daß Reiben von Ekzem beantwortet wird. Und dies hat seinen Grund wiederum darin, daß Scheuern auf eine bestimmte Labilitätsstörung der Gefäße stößt oder sie erzeugt. Diese Labilität, gleichsam von der normalen bis zur höchsten Erregbarkeit ansteigend, ist der Grund für die verschiedenen Formen des Scheuerungsphänomens, die nicht immer Ekzem, sondern einmal auch Lichenifikation sein können, die einmal auch in Form von Urticaria oder Urticaria gangraenosa in Erscheinung treten können. Das Wichtigste bleibt immer die sensible Erregung und Erregbarkeit. Ob diese immer als Jucken empfunden wird, ist eine sekundäre Sache. Es reagiert ja auch nicht jeder Mensch gleich auf schmerzhafte Traumen der Haut. Sensible Erregung und Empfinden des Juckens müssen nicht parallel gehen. Die erste Kleiderlaus wird intensiv empfunden, die weitere weniger und doch bestehen die sensiblen Erregungen fort, was aus den Scheuerungsveränderungen der Vagabundenhaut hervorgeht. Ist sensible Erregung für das echte Ekzem die wichtigste Ursache, dann müssen Ekzeme bei juckenden Epidermisreizen häufig sein, und dies trifft auch zu für Pediculi, Eczema marginatum, Sonnenlicht usw. Ekzem muß dann auch zu anderen Erkrankungen hinzutreten, wenn sie jucken. Urticaria juckt. Daß Ekzem so selten zu dieser juckenden Erkrankung hinzutritt, beruht darauf, daß hier Scheuern wegen einer anderen Form der Gefäßlabilität eben von Quaddeln und nicht von Ekzem beantwortet wird. So sahen wir bei einem Patienten, der bereits durch ein Jahr an Nesselsucht litt, und der auf alle mechanischen urticariellen und thermischen elektrischen Reize mit persistierenden Quaddeln in der Dauer von 6—7 Stunden reagierte, nach Einreibung mit Crotonöl regelmäßig zahlreiche typische abgeblaßte Quaddeln entstehen, die nach 4 Stunden noch keine Entzündung aufwiesen. Sie gingen in den weiteren 10 Stunden in die bekannten entzündlichen Efflorescenzen der Crotonöldermatitis über. Aufgelegtes Zinkpflaster bewirkte bei ihm zunächst vom Rande ausgehende breite Quaddelbildung, die dann später manchmal, aber nicht regelmäßig, in Entzündung überging, während unter dem Pflaster Quaddelbildung und Entzündung wieder nicht regelmäßig erst 1—2 Tage nach Abnahme des Pflasters auftrat. Zur Zeit, als eine Besserung seiner Nesselsucht eintrat und auch Urticaria factita bei ihm immer undeutlicher wurde, bewirkte das gleiche Pflaster weder Quaddeln am Pflasterrand, noch Dermatitis. Ähnliches sahen wir bei einer 63 Jahre alten Patientin. Ihr Gesicht war überdeckt mit nußgroßen, sich derb anfühlenden blaßrötlichen Knoten, deren Oberfläche mehr gegen die Mitte zu mit kleinen Krusten bedeckt war. Auch auf dem Stamme und an den Extremitäten fanden sich zahlreiche persistierende Quaddeln, manche von ihnen zeigten oberflächlich die gleichen Veränderungen, doch fand sich auch neben den Quaddeln Kratzekzem. Wir diagnostizierten Urticaria mit Kratzekzem und sahen auch vielfach später Quaddelausbrüche durch Kratzen in Kratzekzem übergehen. In diesem zweiten Falle sind zwei verschiedene Kratzphänomene kombiniert. Zuerst die persistierende Quaddel, auf ihr durch Kratzen und Scheuern Kratzekzem und Neurodermitis. In diesem Sinne erinnert der Fall an die Fälle, die ich als Urticaria perstans verrucosa beschrieben habe und die heute als Prurigo nodularis, Lichen chronicus obtusus aufgefaßt werden.

Am häufigsten geht Ekzem aus Eczema acutum und der Dermatitis hervor, die ja für manche Dermatologen eine vollkommen andere Erkrankung ist und auch für uns nur morphologisch und pathogenetisch mit dem Ekzem zusammenhängt. Dermatitis muß nicht in Ekzem übergehen, wie die Crotonöl- und Tuberkulindermatitis zeigt, geht aber tatsächlich manchmal in Ekzem über, weil das Antigen eine Reizung des Epithelnerven bedingt, ähnlich wie Pediculi und die Scabiesmilbe. Echtes Ekzem wird aus der Dermatitis erst dann, wenn das Antigen in Wegfall kommt, aber auch nur dann, wenn das Antigen oder die Dermatitis eine Labilität hervorrufen, die sich in dem ekzematösen Reaktionstypus ausdrückt. Dazu bedarf es keiner besonderen inneren Stoffwechselanomalien oder Disposition aus inneren Gründen. Es kann ein Arnicaekzem bei einem ganz gesunden Menschen in echtes Ekzem übergehen nur deshalb, weil die Dermatitis in echtes Ekzem sich transponiert. Auch eine besondere Idiosynkrasie ist nicht notwendig, wenn der betreffende Patient nur in genügender Menge Arnica- oder Crotonöl auf seine Haut gebracht hat, wenn, von einem lokalen Ekzemherd ausgehend, Urticaria factitia auf der übrigen Körperhaut in auffallender Weise persistierend wird, wenn zarte Reibung persistierende Flecken zur Folge hat, so beweist das zur Genüge, daß durch Vermittlung der Zentren die Gefäßlabilität sich geändert hat. Diese zentrale Beeinflussung äußert sich aber nicht nur durch Dermatitis factitia an gedrückten und geriebenen Körperstellen, sondern findet ihren Ausdruck in einer besonderen Überempfindlichkeit in der Nähe des primären Herdes und an den symmetrischen Hautstellen. Diese zentrale Erregung findet endlich weiter ihren Ausdruck in der Labilität und Reizbarkeit metameraler Zonen und Linien. Wir bringen diese linearen Erkrankungen, soweit sie Ekzemcharakter haben, ihrer Wichtigkeit wegen in einem besonderen Kapitel.

Aus obiger Auseinandersetzung ergibt sich, daß wir das Ekzem als eine Dermatitis auffassen, die auf Scheuern hin entsteht. Dies trifft zu für das echte Kratzekzem, trifft zu für das echte Ekzem und für das Eczema arteficiale, wenn die Schädlichkeit offen auf die Haut einwirkt. Weil auch im letzten Falle Ekzem wohl nur meist dann entsteht, wenn gescheuert wird, so steht gleichsam nur jenes Eczema arteficiale abseits, wo die chemische Schädlichkeit auf die Haut gelegt, in längerem Kontakte mit der Epidermis sich befindet. Es wurde ausgeführt, daß wir einen genauen Einblick in den Vorgang der mechanischen und chemischen Epidermisreizung nicht besitzen. Die Klinik verlangt aber eine Parallelstellung beider Reize, z. B. Umschläge mit Wasser; also Wasser, als chemische Schädlichkeit im längeren Kontakte mit der Haut, kann Eczema arteficiale bewirken, bloßes Waschen mit Wasser bewirkt sensible Reizung, worauf durch Scheuern echtes Ekzem ausgelöst werden kann. Im zweiten Falle reizt Wasser die Epidermis sensibel und Scheuern bringt Ekzem hervor. Im ersten Falle bewirkt Wasser, anscheinend ohne Scheuern, Ekzem. Das Verbindende der beiden Fälle muß also sein: es wirkt der Kontakt gleichwertig der Scheuerung, ersetzt gleichsam die Scheuerung, ist selbst chemische Scheuerung und wirkt sensibel erregend, so wie wenn Wasser offen auf die Haut einwirkt. Nach obigen Ausführungen geht der Reiz von den Epidermisnerven aus und wird in irgendeiner Form (vgl. Einleitung) auf die Gefäße übertragen. Der Vorgang ist der Urticaria factitia verwandt, nur mit dem Unterschiede, daß bei verwandter Pathogenese die Hyperämie nicht flüchtig funktionell, sondern entzündlich bleibend ist. Stellt man mechanische, physikalische und chemische Reize auf eine Stufe, so wird auch das Ekzem wie Urticaria factitia immer durch Trauma ausgelöst. Danach ist das Ekzem eine *entzündlich* vasomotorische Reaktion, eine *Dermatitis factitia*. Die Gleichstellung beider Reizformen ermöglicht, Dermatitis und Ekzem in einen Begriff zu bringen. Ebenso wichtig, wie die Vereinigung erscheint es uns aber, in der Definition schon auszudrücken, was anderseits Dermatitis und Ekzem trennt. Dieses läßt sich annähernd in folgender Weise erreichen. Die Ursache des Eczema arteficiale sind Reize, welche die Epidermis *treffen*, auf die Epidermis einwirken. Ein Ekzem ist also solange ein Eczema arteficiale, als es durch Reize unterhalten wird, welche von außen oder von innen auf die Epidermis einwirken. Der Crotonölversuch ist eine Dermatitis, solange das Crotonöl auf die Epidermis einwirkt. Die Crotonöldermatitis wird zum echten Ekzem, wenn von der Epidermis ohne weitere Crotonölzufuhr gleichsam *selbständige Reize* ausgehen (Transformation WEIDENFELDs). Solange die Epidermis passiv gereizt wird, besteht Dermatitis. Es besteht Ekzem, wenn die Epidermis aktiv Reize aussendet. Solange durch zugeführtes Antigen das Protoplasma des Nerven gleichsam artfremd ist, besteht Dermatitis. Ekzem besteht dann, wenn durch vorangegangenes Antigen der Nerv selbst oder durch Veränderung in seiner Umgebung in einen Zustand versetzt ist, daß er pathologisch funktioniert. Zu den Einwänden gegen die epitheliale Theorie gehört die Annahme, daß die durch Antigen artfremd gewordene Epithelzelle bald demarkiert wird und nicht mehr Ursache des Ekzems sein kann.

Definition des Ekzems:

Wir definieren demnach Ekzem: *Ekzem ist eine punktförmige Dermatitis factitia, hervorgerufen durch Reize, welche auf die Epidermis einwirken oder von ihr ausgehen.*

III. Spezielle Ätiologie.

Hier soll aufgezählt werden, was zum Ekzem führt. Die Diagnose Ekzem erfordert die Kenntnis der äußeren auslösenden und der inneren disponierenden Schädigungen. Die Einstellung beider aufeinander gibt dem Ekzem erst seinen Charakter und auch seine Behandlung. Die spezielle Ätiologie hat danach zu berücksichtigen:

I. *Äußere Schädlichkeiten.* Da die Beschreibung der einzelnen Ekzemlokalisationen auf eine Aufzählung der dort speziell wirkenden Reize nicht verzichten kann, sollen hier nur jene Schädlichkeiten angeführt werden, die gleichsam für die ganze Haut in Betracht kommen.

II. *Innere auslösende Schädlichkeiten.* Hierher gehören die Fälle, in denen ein innerlich gegebener Körper zum Ekzem führt; obwohl innerlich gegeben, sind es doch auslösende Reize, ähnlich, wie z. B. die Nahrung beim Säugling.

III. In der *Hautbeschaffenheit gelegene* zum Ekzem disponierende Momente.

IV. *Allgemeine Erkrankungen*, Stoffwechselanomalien, in deren Folge Ekzem auftritt.

1. Äußere Schädlichkeiten.

1. *Einfluß der Temperatur.* Vergleicht man das Ekzem mit der Urticaria factitia, so müssen beide gleiche Eigenschaften zeigen. Wärme steigert die lokale vasomotorische Reaktion, kürzt ihre Latenz und Dauer ab. Wärme steigert auch das Ekzem, sie schafft Ekzem, wenn dasselbe bereits anderwärts vorhanden ist. So steigert sich Ekzem in der Bettwärme; es tritt daselbst Jucken ein, schon vorhandenes Jucken steigert sich und es kommt zum Kratzen im Halbschlaf. Auf einer gesunden Haut wird wohl trockene Hitze allein selten zum Ekzem führen, doch ist es möglich, daß bei einem vorhandenen Ekzem Heißluft nicht Dermatitis, sondern echtes Ekzem erzeugt. In fast allen Fällen ist aber Hitze nicht die einzige Schädlichkeit, denn die Haut wehrt sich durch Schweißsekretion; dieses Abwehrmittel kann wieder zum Ekzemreiz werden, falls es in längerem Kontakt mit der Haut bleibt (Intertrigo, Ekzem der Säuglinge, Ekzem der Eisengießer, Tagbergbau, wo noch die Sonne hinzukommt). Auf dieser Basis entsteht die Miliaria rubra, ein dem Ekzem verwandter Zustand. Eine Kombination von Hitze, Schweiß und Wasserdampf ruft lokalisierte Ekzeme hervor, allerdings selten primär, weit häufiger sekundär, wenn anderwärts schon Ekzeme bestehen, z. B. bei Heizern, Bäckern, Köchinnen usw. Beim feuchtwarmen Okklusivverband, beim Salbenverband wirkt Wärmeschädigung mit, denn dasselbe Medikament wirkt günstig, wenn es ohne Okklusion gegeben wird. Infolge peripherer und zentraler Erwärmung der Haut mit Quellung der Hornschichte schaden warme Bäder dem Ekzematiker, kühle Bäder und Duschen hingegen können infolge peripherer Konstriktion günstig wirken. Schafwolle, die direkt auf dem Körper getragen wird, wirkt durch Wärme und Wollhaarreizung bei manchen Menschen so regelmäßig, daß von einer Überempfindlichkeit, Idiosynkrasie gegen mechanischen Reiz gesprochen werden könnte. Niedrige Temperaturen dagegen wirken günstig; kühle Räume, kühle lockere Kleidung sind Behelfe der Therapie. Erst als Kälte wird niedrige Temperatur zum Ekzemreiz, allein wohl selten, etwa in der Form, daß Erfrierung als Ekzem auftritt. Trifft die Kälte hingegen kalte Haut mit Akroparese, so liegt wohl auch hier eine Ekzemschädichkeit vor, weil uns die Beobachtung lehrt, daß Cutis marmorata gegen Ekzemreize im cyanotischen Teile überempfindlich ist. Hieraus resultieren die hartnäckigen Ekzeme in paretischer Haut; Hyperhidrosis, Dyshidrosis, dünne empfindliche Haut, Empfindlichkeit dieser Haut gegen äußere chemische Reize wirken hier zusammen teils auslösend, teils disponierend. Wind und Regen mag wohl ab und zu akutes Ekzem verursachen. In einem Falle von Ödema Quincke, das durch Wind entstand und mit kleinen Blasen einherging, war hereditäre Lues die disponierende Ursache. In allen diesen Fällen ist zu berücksichtigen, daß manchmal nicht die Hitze, der Schweiß oder die Sonne, sondern eine Schutzsalbe, Vaseline od. dgl., die Ursache des Ekzems ist.

2. *Wasser.* Führt der feuchte Okklusivverband zum Ekzem, so liegt ein Teil der Schädigung, wie bereits beschrieben, in der Okklusion und Temperaturerhöhung, ein weiterer Teil in der oberflächlichen Maceration und Quellung der Hornschichte. Beides kann indiziert sein, aber auch schädlich wirken. Vom Gesichtspunkt der nervösen Auffassung betrachtet, legt die Maceration den Weg zu den Nervenendigungen frei, macht die Nerven nackt, unbedeckt und leichter reizbar. Der gleiche Zustand tritt auf, wenn warmes Wasser, Seife und Bürste die obersten Hornzellen entfernt, so daß bei Lupenbetrachtung feine Rhagaden der Hornschichte sichtbar sind. Ein Ausdruck sensibler Empfindung und Empfindlichkeit ist es, daß sich der Ekzematiker im harten Wasser unwohl, im weichen dagegen behaglich fühlt. Als Maximum der Wasserwirkung ist der

feuchtwarme Verband anzusehen, als Minimum die bloße Waschung. Dazwischen liegt das Bad mit seiner verschiedenen Wärme, Dauer, Kombination mit Seife usw. Beim Dampfbad kommt hinzu: Schweißsekretion, hohe Temperatur, Wechsel der Temperatur, Duschen aus bedeutender Höhe, Seife, Massage. Es ist klar, daß diese Kombination Ekzemhaut reizt, während normale Haut dies alles auffallenderweise gut verträgt.

3. *Mechanische Reize.* Von HEBRA wurde zuerst die Bedeutung des mechanischen Reizes für das Entstehen des Ekzems erkannt (vgl. geschichtlicher Rückblick), von BROCQ wurde sie in gleicherWeise für Neurodermitis, Lichenifikation, Lichen simplex hervorgehoben. Es ist naheliegend, auch hier die Ähnlichkeit mit Urticaria factitia zu suchen. Urticaria factitia kann auf jeder Haut erzeugt werden, man braucht nur unter einem stärkeren Druck mit einem Spatel über die Haut zu streichen. Falls eine Reibung sehr energisch auf einer Haut vorgenommen wird, so hinterläßt sie stets eine bleibende Veränderung. Somit ist eine jede Haut gegen beide Traumen empfindlich. Daneben gibt es einzelne Fälle, wo die Haut überempfindlich ist, so daß von einer mechanischen Idiosynkrasie gesprochen werden kann. Der Dermographismus ist bekannt, selten dagegen eine Überempfindlichkeit gegen Reibung. Wir haben einen derartigen Fall bei Polycythämie rubra wiederholt zitiert. Ähnliche Voraussetzungen bestehen unserer Meinung nach bei jenen Patientinnen, die an Urticaria dysmenorrhoica aus ovarial-endogener Labilität leiden. Eine mechanische Überempfindlichkeit besteht auch bei Ekzem, ferner bei juckenden Erkrankungen mit Ekzematisation; z. B. Scabies; wir sehen den Ausdruck hierfür in der ekzematösen Hautreaktion. Selbstverständlich ahmt das Experiment die natürlichen Verhältnisse nur unzulänglich nach. Mehrmalige experimentelle

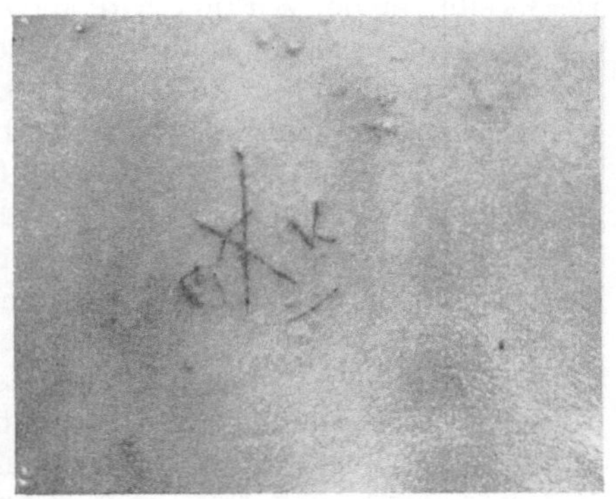

Abb. 16. Ekzem im Kratzeffekt.

Reibung ist nur ein spärlicher Ersatz für die vielfache Reizung, die eine schlechte Matratze, Kopfpolster,Wollstrumpf usw. verursacht. Bei Ekzembereitschaft haben wir den Rücken von Patienten kontrolliert und gesehen, wie frisches Eczema papulatum mit mechanischen Reizen der Bettunterlage übereinstimmte. Vielfach sieht man die Knötchen längs feiner Kratzlinien angeordnet, die durch die Füllung der Matratze bedingt sind, ähnlich, wie wir den Spatelstrich bei Ekzembereitschaft sich in papulöse Parakeratose auslösen sahen. Der grobe Reiz bei Urticaria factitia ist beim Ekzem in viele feine Reize aufgelöst, die sich in ihrer Wirkung summieren. Das Scheuern des Hemdes am Kragenansatz, an der vorderen Achselfalte, am Handgelenk, Aufliegen des Olecranons, der Sitzknorren enthalten diesen, man könnte sagen „faradisch-mechanischen" Reiz, die Höhe der entzündlichen vasomotorischen Reaktion wird von der Disposition der Haut bestimmt. Nun hat aber eine ekzemkranke Stelle eine höhere Disposition als die übrige Haut, ähnlich wie eine Verbrennung dritten Grades eine besondere Oberflächenempfindlichkeit hat. Man muß diese Empfindlichkeit nässender, rezidivierender Ekzemherde gegen äußere Reize verstehen, wenn man die Vorkommnisse in der Therapie richtig beurteilen will. Man muß sie von komplexen äußeren Reizen ableiten, von der Reibung, vom Einfluß der Luft, der Temperatur, vom Vertrocknen des Sekretes, von zu rascher Maceration u. dgl. Zieht man zum Vergleich den cariösen Zahn mit seiner Empfindlichkeit gegen Zucker, kaltes Wasser, Lufthauch heran, so wird manches aus der Ekzemtherapie verständlich. Da wir aber beim Ekzem den Nerv nicht töten können, so persistiert es. Veröden wir mit Lauge und Silber die Oberfläche, so ahmen wir quasi die Nerventötung nach und erzielen einen günstigen Effekt.

4. *Chemische Reize.* In der Ekzemtherapie zählen wir eine große Reihe von Heilmitteln auf. Jedes dieser Heilmittel kann einmal Ekzemreiz sein, falls Ekzem schon vorhanden ist. Was auf gesunder Haut zur Dermatitis führt, wird anderwärts beschrieben, was lokal zum Ekzem führt, muß dort erwähnt werden. Hierzu gehört die Art der *Applikation*; maßgebend ist dabei auch das Quantum des chemischen Reizes. Die beiden Extreme liegen in der chemischen Einwirkung unter dem Okklusivverband und in der Wirkung flüchtiger chemischer Reize; absteigend hätten wir das chemische Agens in absteigender Konzentration als Salben- oder Pflasterverband, in die Haut eingerieben, gestrichen, in feinster Verteilung wirkend durch Schmieröle, Staub, als Spray bis herab zur flüchtigen Form, deren Wirksamkeit vielleicht noch nicht feststeht, aber möglich ist. Der chemische Körper kann als solcher rein einwirken, doch kann seine Wirkung auch vom Vehikel abhängen, von der Verteilung darin, ob er einmal in großer Menge, oder oft in kleinen Quantitäten einwirkt usw. Der zweite Teil der Wirkung wird auch hier wieder von der Disposition bestritten, absteigend von der Idiosynkrasie, Überempfindlichkeit bis zur Empfindlichkeit verschiedenen Grades. Letztere Eigenschaften vermögen, daß ein Körper sofort oder erst nach mehrmaliger Einwirkung, daß eine Vielheit von chemischen Körpern, daß kleinste Mengen oder erst große Quantitäten Ekzem erzeugen. Der chemische Körper erzeugt entweder allein Ekzem oder durch Kombination mit mechanischen, physikalischen, thermischen Schädigungen, z. B. dann, wenn er nur Jucken auslöst, oder wenn er zusammen mit Schweiß oder Wärme einwirkt. Hieraus resultieren absolute Ekzemreize für jede Haut, wie Crotonöl, Terpentin, ähnlich dem tiefen Spatelstrich bei Urticaria factitia, oder relative idiosynkrasische nur für eine bestimmte Haut wirksame Reize. Es kann Gewöhnung nach gesteigerter Empfindlichkeit oder Verzögerung der Wirkung eintreten. Momente der 3. und 4. Gruppe können die Wirkung beeinflussen.

5. *Bakteritische Reize.* Ekzem ist keine bakteritische Erkrankung, entsteht nicht durch Bakterien und wird nicht durch Bakterien unterhalten. Die primäre Efflorescenz, das Knötchen oder Bläschen ist praktisch bakterienfrei, die später auftretenden Staphylokokken sind Saprophyten der Oberfläche, die in dem Maße sich vermehren als sie feuchten Nährboden finden. Reinkulturen dieser Kokken in flüssigem Nährboden, also Kokken plus Stoffwechselprodukte können bläschenförmige Dermatitis, also Eczema arteficiale erzeugen, ähnlich wie Terpentin, Crotonöl. Die Haut des Ekzematikers ist dafür empfindlicher als die Haut des Normalen, ähnlich wie bei Crotonöl. Es hat den Anschein, als ob Ekzemhaut überempfindlich gegen den aus ihr gezüchteten Staphylokokkus wäre. Auch die Bläschen dieses Eczema arteficiale sind praktisch steril, ihre Ursache ist der chemische Reiz der Stoffwechselprodukte in der Fleischbrühe. Die Voraussetzung des Experimentes, Reinkultur in flüssigem Medium, treffen in der Klinik des Ekzems kaum zu. Ähnliche Verhältnisse könnten beim nässenden Ekzem unter feuchten Verbänden angenommen werden, der Umstand aber, daß auch nicht bakterienhaltiger feuchter Verband auf geschlossener Haut Eczema arteficiale erzeugt, zeigt, daß feuchte Wärme allein ohne Bakterien Eczema arteficiale hervorbringt. Abfließendes Ekzemexsudat erzeugt selten Eczema arteficiale, tritt einmal der Fall ein, so wirkt es nicht durch enthaltene Bakterien, sondern chemisch (Ohr). Zum Ekzem können echte bakteritische Komplikationen hinzutreten in Form von Folliculitis, Impetigo simplex, contagiosa, Furunkel usw. Bakterien könnten dann zur Ekzemursache werden, wenn sie, auf

der Oberfläche liegend, Jucken veranlassen und das Scheuern auf disponierter Haut Dermatitis factitia veranlaßt. Daß Staphylokokken Jucken verursachen, ist nicht erwiesen; es erscheint aber erwiesen für Fadenpilze. In der Epidermis liegende Fadenpilze bewirken ähnlich wie die Krätzmilbe Jucken und in der Folge Kratzekzem. In diesem Sinne ist das Eczema marginatum als juckende Trichophytie aufzufassen, bei welcher das Scheuern Kratzekzem, lichenoides Ekzem und Lichenifikation bewirkt. Bei lebhafter Reaktion der Haut oder Eigenart des Pilzes können durch Fadenpilze Bläscheneruptionen entstehen, die ekzemähnlich aussehen, es handelt sich dabei nicht um mykotische Ekzeme, sondern um Mykosen, die ekzemähnlich sind, wobei aber das klinische Studium immer noch Unterschiede gegenüber dem echten oder artefiziellen Ekzem aufzufinden imstande ist.

2. Innere auslösende Schädlichkeiten.

Die auslösende Schädlichkeit wird innerlich, parenteral oder intravenös dem Organismus zugeführt und wirkt auf dem Wege der Blutbahn; hierüber gibt es einige ältere Beobachtungen. KASPARY beschrieb ein vesiculös nässendes Ekzem bei einer Frau nach internem Gebrauch von Jodkali und zitiert bei dieser Gelegenheit eine frühere Beobachtung; BLASCHKO berichtet über zwei ähnliche Fälle, weist aber dabei dem Jodkali keine andere Rolle zu, als z. B. dem Alkohol bei der Gonorrhöe. Dieser, nicht sehr glückliche Vergleich trifft für eine Beobachtung BERGMANNs nicht zu, der bei einem Patienten vier Tage nach dem Genusse von verdorbenem Schellfisch ein ausgebreitetes nässendes Ekzem sah, während seine Frau aus gleicher Ursache Kollapserscheinungen aufwies. In einer zweiten Beobachtung BERGMANNs besteht ein ziemlich großes Zeitintervall zwischen Vergiftung und Ekzem, das vielleicht durch die Eiweißnatur des Giftes erklärt werden kann. Experimentell geprüft sind die Fälle von BLOCH und PETER; wir zitieren diese Beobachtungen nach dem Referate BLOCHs:

1. Fall von F. WIDAL, ABRAMI und JOLTRAIN.

34jähriger Apotheker; regelmäßiges Auftreten eines akuten Gesichtsekzems nach dem Kontakt mit Emetin. Dabei wurde nach und nach die Inkubation bis zum Eintreten des Ekzems kürzer, die Entzündung bei jedem neuen Anfalle stärker (Zunahme der Empfindlichkeit). Cutisreaktion mit Emetin hat schon nach einer Viertelstunde eine intensive lokale, anfangs erythematöse Eruption zur Folge, während Ipecacuanha und Cephaelin unwirksam sind. Die Überempfindlichkeit ist also eine spezifische. Nach der subcutanen Injektion von Emetin (1 mg) lokale erythema-vesiculöse Entzündung, Aufflackern der früher entzündet gewesenen Stellen (Herdreaktion), Auftreten eines Gesichtsekzems, deutliche hämoklasische Krise. Desensibilisation durch Injektion steigender Dosen mit Emetin bis zum Negativwerden der Cutisreaktion und völligem Verschwinden der Überempfindlichkeit.

2. Eigener Fall. (Publikation von JAEGER.)

36jähriger Mann mit Jodidiosynkrasie (Applikation von Jodtinktur, LUGOLscher Lösung und Jodkalilösung rufen eine lokale ekzematöse Reaktion hervor). Innerliche Darreichung von Jodkali (im ganzen 8 g) ist von einer ausgedehnten erythemato-vesiculösen Eruption, klinisch und histologisch vom Typus des Ekzems gefolgt. Zugleich Herdreaktion (Aufflammen der Entzündung an den Stellen, wo früher cutan Jod appliziert worden war).

3. Eigener Fall. (Ibid.)

Mediziner, nie krank, speziell noch nie hautleidend. Die experimentell vorgenommene Prüfung deckt eine hochgradige, ganz spezifische Formolüberempfindlichkeit auf. Selbst ganz verdünnte Formollösungen rufen, auf die Haut appliziert, ein klinisch und histologisch typisches Ekzem hervor. Häufig wiederholte, intravenöse Urotropininjektionen führen schließlich zu einem akuten, hochgradig pruriginösem Ekzem, das hauptsächlich an den Genitalien, Penis und Scrotum und ihrer Umgebung, in geringem Grade auch an den Armen lokalisiert ist und sich gegen die Therapie sehr hartnäckig erweist. Typische Herdreaktion der alten cutanen Applikationsstellen. Keine Spur einer Desensibilisation zu erreichen.

4. Eigener Fall (unpubliziert).

14jähriger Knabe. Litt als Kind an Hautausschlägen (Milchschorf), die auch späterhin einige Male rezidivierten. In den letzten 5 Wochen juckender Hautausschlag an den Beinen

(Ekzem). Vor $^1/_2$ Jahr Urticaria. Seit 8 Jahren leidet der Patient an Asthma bronchiale. Früher etwa 1—2 typische Anfälle im Monat; sie nahmen besonders zu bei Aufenthalt im Pferdestall und Heuschober, überhaupt bei reichlichem Staube, so daß er den Beruf eines Landwirtes, den er erlernen wollte, wieder aufgeben mußte. Beim Eintritt in die Klinik besteht ein disseminiertes, nicht sehr stark ausgeprägtes, papulo-vesiculöses Ekzem am Stamm und im Gesicht, ebenso, aber viel intensiver und nässend an den Unterschenkeln. Unter Salbenbehandlung heilt der Hautausschlag.

Nasenschleimhaut: Es wird ein mit $1^0/_0$ Chininlösung getränkter Tampon in die Nasenhöhle eingeführt und 1 Stunde darin gelassen. Nach 1 Stunde erfolgt ein typischer Anfall von Asthma, der sich in den folgenden 6 Stunden zur vollen Höhe entwickelt, und erst in etwa 48 Stunden abklingt (Ausdehnung der Lungen, erschwertes Exspirium, hochgradige Dyspnoe, zäher Auswurf, $8^0/_0$ Eosino-philie). Dabei Schwellung der Nasenschleimhaut, akutes Ekzem der unteren Gesichtshälfte (wo die Haut mit dem herausfließenden chininhaltigen Nasen-sekret in Berührung gekommen war).

Chinin intern gegeben (bis zu 0,1 g) macht keine Erscheinungen.

Subcutane Chinininjektionen:

18. I. $^1/_{10}$ mg: keine Reaktion.

19. I. 1 mg: keine Reaktion.

Nach 10 mg: Akute Schwellung der Gesichtshaut mit Knötcheneruption. Etwa 10 Stunden nach der Injektion typischer Asthmaanfall.

23. I. Der Asthmaanfall dauert an und ist noch viel intensiver geworden (exspiratorische Dyspnoe, Lungen maximal erweitert: Giemen und Pfeifen, Herzdämpfung klein). Auf der vorher normalen Haut hat sich ein ausgedehntes, fast universelles, größtenteils perakutes Ekzem eingestellt. Fast das ganze Gesicht ist hochgradig gerötet und entzündet, entstellt, die Haut mit zahllosen Knötchen und Bläschen besetzt, die zum Teil konfluiert und geplatzt sind. Am Stamme massenhaft disseminierte Knötchen, ebenso an Nates und Oberschenkel; unter dem Knie nässende Flächen. An den oberen Extremitäten ebenfalls akute papulo-vesiculöse Ekzemeruptionen. Weitaus am stärksten entzündet (infil-trierte, erhabene, hochrote, nässende Plaques) sind die Stellen, an welchen früher cutane Chininproben gemacht worden waren (kenntlich an ihrer vier-eckigen, dem chiningetränkten Läppchen entsprechenden Form). Es besteht also eine ausgesprochene *Herdreaktion. Eosinophilie* ($11^0/_0$).

Hier wären ferner die Salvarsanexantheme zu erwähnen. Es besteht für mich (BLOCH) kein Zweifel, daß ein Teil der sog. Salvarsandermatitiden nichts anderes darstellt als hämatogene, bei bestehender Hautidiosynkrasie durch Salvarsan hervorgerufene Ekzeme, die denen durch das Experiment erzeugten gleichzusetzen sind. Solche Fälle reagieren nach meinen Erfahrungen oft auch auf die cutane Applikation von Salvarsan mit einem typischen Ekzem."

3. In der Hautbeschaffenheit gelegene zum Ekzem disponierende Momente.

Diese sind sehr zahlreich und können in der Anlage der Haut liegen, erworben werden oder Folge von I sein. Am stärksten disponiert ein bestehendes Ekzem, d. h. ein Ekzematiker ist überempfindlich gegen Ekzemreize. Ebenso macht ein abgeheiltes Ekzem, auch Neurodermitis überempfindlich für Ekzem. Hierher gehört Jucken, soweit es von der Haut ausgeht, Scabies, Pediculi, Pilzaffektionen, Jucken des Naseneingangs, seltener Hauterkrankungen anderer Art. Eine Überempfindlichkeit kommt zustande durch Kombination lokaler Temperatur-erhöhung mit Schweiß (Intertrigo), dünner Hornschichte (Säugling), Hyper-hidrosis (Beugeflächen); eine normale Beölung schützt, während überreicher

Fettgehalt disponierend wirkt. Aber auch zu geringe Beölung (Asteatosis) kann durch Trockenheit und höhere Empfindlichkeit disponieren, ähnlich wie dicke Hornschichte schützt, aber durch Trockenheit disponieren kann (Streckseiten, Ichthyosis). Zu starke Feuchtigkeit infolge Schweißsekretion disponiert, desgleichen aber auch zu große Trockenheit (Ichthyosis). Ein anderer auslösender und disponierender Faktor, der in der Haut gelegen ist, ist der variköse Komplex, die Cutis marmorata, die Akroparese; Hämorrhoiden wirken aus dem gleichen Grunde wie variköse Venen, vorwiegend durch Jucken. Ferner sind überempfindlich sensible Hautpartien, Nävi, metamerale Felder und Linien, unterempfindlich dagegen das Leukoderma, tiefe Falten in der Bauchhaut usw. Von der Norm abweichende Beschaffenheit der Haut durch Beschäftigung mit Wasser, Seife, Lauge, aber auch zu stark ausgetrocknete Haut (durch Mehlstaub, Puder), senile Haut kann zum Ekzem disponieren. Vielfach ist die Beschaffenheit der Haut nur der Ausdruck einer veränderten Trophik, die von inneren Erkrankungen und Stoffwechselanomalien abhängig ist.

4. Allgemeine Erkrankungen, Stoffwechselanomalien, in deren Folge häufig Ekzem auftritt.

Innere Erkrankungen, Stoffwechselanomalien können zum Ekzem disponiert machen, die Haut sensibilisieren, falls sie jenen Apparat erregen, dessen Empfindlichkeit man für die Entstehung des Ekzems verantwortlich macht. Dies wäre nach der epithelialen Hypothese die Retezelle, nach unserer Meinung der nervöse Epithelgefäßapparat. Obwohl ein aufeinander eingestelltes Ganzes bildend, kann einmal die sensible Erregung überwiegen, das andere Mal die vasomotorische Erregbarkeit. Erstere können wir diagnostizieren, wenn Jucken sie anzeigt, letztere, wenn sich sonst Symptome im Sinne einer Gefäßlabilität ergeben. Lichtdermatosen sind ein gutes Beispiel dafür, daß bei gleicher Schädlichkeit und gleicher Stoffwechselanomalie beide Formen vorkommen können. Die Sommerprurigo stellt die sensible, das Sonnenekzem die vasomotorische Variante vor. Eine ähnliche Teilung kann vorgenommen werden bei anderen Stoffwechselanomalien. Hier sind zu erörtern:

Ekzem und Stoffwechsel.

Die Frage, ob Stoffwechselerkrankungen als Ursache von Ekzem in Betracht kommen, ist Gegenstand zahlreicher Untersuchungen gewesen; leider steht das Resultat derselben in keinem Verhältnis zu der dazu aufgewendeten Mühe, da diese Frage bis heute weder in positivem noch in negativem Sinne *eindeutig* entschieden ist; es gibt Autoren, die einen direkten Zusammenhang als sicher bestehend annehmen und anderseits solche, die mit ebenso fester Überzeugung jeden Zusammenhang leugnen zu dürfen glauben. Unter diesen Umständen ist es schwer, zusammenfassend über diese Frage ein Urteil abzugeben, so daß wir uns im folgenden auf die Wiedergabe der Anschauungen einzelner Autoren und auf das gesammelte Tatsachenmaterial beschränken müssen. Der Forschung eröffnen sich zwei Wege zum Studium der Verhältnisse, und zwar die klinische Beobachtung, welche allerdings nicht entscheiden kann, ob es sich um Ekzem *bei* Stoffwechselerkrankung oder um Ekzem *infolge* derselben handelt, und die klinischen Untersuchungsmethoden, speziell chemische, welche wohl als exakt gelten, jedoch einerseits verschiedene Autoren zu ganz verschiedenen Resultaten geführt haben und anderseits bei bestehenden Veränderungen im Stoffwechsel dieselben zwar anzeigen, wobei sich jedoch keine für Ekzem charakteristische Abweichung von der Norm ergibt.

Eine zusammenfassende Darstellung erfolgt am besten in der Weise, daß die Stoffwechselanomalien im engeren Sinne (Gicht, Diabetes, Fettsucht) gesondert von den übrigen Stoffwechselstörungen (endokrine Erkrankungen, Magen-, Darmkrankheiten usw.) betrachtet werden.

a) Fettsucht.

Ekzeme bei Fettsucht gehören nicht zu den Seltenheiten; hier kommen besonders Ekzeme an den Genitalien vor, ferner intertriginöse Ekzeme (Genitocruralfalten, unter den Mammae, Axillen), hervorgerufen durch Reibung, Schweiß, Maceration, demnach durch mechanisch-physikalische Momente und nicht durch abnorme Stoffwechselprodukte, von deren ätiologischer Bedeutung für die bei Fettsucht beobachteten Ekzeme nichts bekannt ist; nach JADASSOHN kann neben Reibung und Hyperhydrosis die allgemeine oder die Hautanämie die Disposition für ekzematöse Erkrankungen erhöhen.

b) Gicht.

Vielfach angenommen wurden ätiologische Beziehungen zwischen Gicht und Ekzem; eine sichere Entscheidung dieser Frage ist dadurch erschwert, daß der Begriff der Gicht bis heute nicht eindeutig erfaßt werden kann, wodurch auch die pathogenetischen Beziehungen zwischen Gicht und Ekzem einer restlosen Klärung nicht zugeführt werden können. Eine objektive Stellungnahme zu dieser Frage hat sich auf folgende Kriterien zu stützen:

1. *Statistik.* (Nach JADASSOHN ist das statistische Material wenig verwertbar, weil die Abgrenzung der Gicht eine so unbestimmte ist.) GARROD fand in seiner ersten Serie von Gichtkranken 18%, in einer zweiten 47% Ekzem; JADASSOHN meint, diese große Differenz beweise, daß entweder in der zweiten Serie der Begriff Gicht weiter gefaßt oder sorgfältiger auf Ekzem gefahndet wurde. RASH fand bei 18 unter 45 Fällen von chronischem Ekzem uratische Diathese, bzw. Arthritismus und legt großen Wert auf die Familienanamnese bezüglich Gicht. Zahlreiche andere Autoren weisen auf die Häufigkeit von Ekzemen bei Gicht und umgekehrt hin (EBSTEIN, HILLIER, EDDOWS u. a.).

2. *Einfluß antiuratischer Therapie.* Manche Autoren behaupten mit Bestimmtheit, die uratische Diathese durch Medikamente und Diät günstig beeinflussen zu können, ein Standpunkt, der jedoch nicht allgemein geteilt wird; aus der Entscheidung dieser Frage würde sich ein Rückschluß auf die Beeinflußbarkeit „uratischer Ekzeme" ergeben, doch oft läßt uns gerade diese Therapie bei den Ekzemen der Gichtkranken im Stich.

3. *Gibt es eine für Gicht klinisch charakteristische Ekzemform?* Während eine Reihe von Autoren diese Frage verneinen zu dürfen glaubt, behaupten andere, daß die gichtischen Ekzeme sich durch besondere Lokalisation und Morphologie kennzeichnen. Nach GARROD kommen als Lokalisation Ohr, Nacken, Lider, Gesicht, Augen, Gelenkbeugen und Scrotum in Betracht; analoge Angaben stammen von HOFFMANN, MRAČEK, DELIGNY u. a. Andere Autoren, z. B. LANG, heben besonders die genitale Lokalisation beim Manne hervor. Von klinisch-morphologischen Merkmalen wird besonders das Auftreten in umschriebenen, trockenen scheibenförmigen Herden betont, ferner weinrote oder hämorrhagische Flecke. EHRMANN sieht als besonders typische Lokalisation Fußsohlen und Rücken, ferner auch die Interdigitalfalten an. Nach JADASSOHN wurde in früherer Zeit die Bedeutung der Gicht für Ekzeme sehr übertrieben; dennoch meint er, daß eine strikte Negation auf diesem Gebiete falsch wäre; er meint, daß die Gicht als Allgemeinerkrankung die Proportion zwischen Hautwiderstand und äußeren ekzematogenen Ursachen ändern könne und verweist auf die

Beobachtungen EBSTEINs und EHRMANNs, daß die Haut der Gichtiker auf äußere Schädlichkeiten, z. B. Chrysarobin und Teer, aber auch auf interne Jodbehandlung stark reagiert. Einen direkten Zusammenhang jedoch in dem Sinne, daß Ekzeme als gichtische Krankheiten auftreten, hält JADASSOHN für unbewiesen. ARNDT stellte einen Mann vor, der neben den typischen Veränderungen der Gicht ein trockenes schuppendes Ekzem zeigt, das bei dem letzten Gichtanfall viel intensiver hervortrat.

4. *Blutchemische Untersuchungen des Harnsäurespiegels.* Derartige Untersuchungen liegen von mehreren Seiten vor, die Resultate müssen jedoch mit einer gewissen Reserve verwertet werden, schon deshalb, weil einerseits erhöhte Harnsäurewerte noch nicht beweisen, daß gleichzeitig bestehende Ekzeme auf dieselben zurückzuführen sind, anderseits hohe Harnsäurewerte ohne Ekzem gefunden werden. Die blutchemische Untersuchung bildet daher kein absolutes Kriterium zur Entstehung der Frage. Von neueren Untersuchungen seien die Resultate PULAYs erwähnt, welcher unter 6 Fällen von Pruritus und Ekzem in 5 Fällen vermehrte Harnsäure fand, nur in einem Falle normale Werte; den höchsten Wert von 12,74 fand er bei einem Falle von Lymphogranulomatosis cutis bei gleichzeitig bestehendem stark juckendem Ekzem. KREIBICH hält es nicht für ausgeschlossen, daß Harnsäurevermehrung im Blute und Gewebe (nach GUDZENT geht die Harnsäurevermehrung im Blute mit Harnsäurevermehrung im Gewebe parallel) Jucken veranlaßt; er hat den Eindruck, daß man bei Patienten, die bereits an echten Gichtfällen gelitten haben, doch ziemlich häufig Hautjucken, Lichenifikationen oder trockene Kratzekzeme sieht, daß Ekzeme bei Gichtikern gewöhnlich intensiven Juckreiz besitzen, daß auf Atophan, Mineralwasserkuren, starken Entziehungskuren (SCHROTsche Kur), nach häufigen Aderlässen Besserung eintritt, wo externe Behandlung vergeblich war. Nach allem diesem scheint ihm die Harnsäure eine größere Bedeutung für das Ekzem zu besitzen als dies früher angenommen wurde. Zu erwähnen wären noch die Untersuchungen von SCHAMBERG und BROWN, welche in 50% der Ekzemfälle erhöhten Blutharnsäurespiegel fanden.

c) Diabetes.

Die klinische Erfahrung lehrt, daß bei Diabetes relativ häufig Ekzeme zur Beobachtung gelangen. Von den meisten Autoren wird hervorgehoben, daß sie in diesen Fällen sehr hartnäckig sind und erst nach antidiabetischer Behandlung eine Besserung zeigen. Für die Erörterung, ob zwischen Stoffwechselstörung und Ekzem in diesen Fällen ein direkter innerer ätiologischer Zusammenhang besteht, müssen jene Ekzeme ausgeschlossen werden, die bei Diabetikern indirekt durch den Reiz des zuckerhaltigen Harns verursacht werden (genitale Lokalisation). Von sonstiger Lokalisation sind zu erwähnen EHRMANNs Beobachtungen von Ekzem an Händen und Füßen mit scharfer Begrenzung, NAUNYN sah mehrfach symmetrische Ekzeme der Vorderarme. Eine für Diabetes spezifische Ekzemform gibt es nicht, nur Genital- und Scrotalekzeme müssen stets den Verdacht auf Diabetes wecken. Auch JADASSOHN kann nur indirekte Beziehungen zwischen Diabetes und Ekzem anerkennen, indem er annimmt, daß die Diabetiker durch Daniederliegen der Gesamtwiderstandskräfte des Organismus gegenüber den Ekzemursachen abnorm wenig resistent sind.

Was die blutchemischen Untersuchungen beim Diabetes betrifft, so sind diese nach KREIBICH viel zu spärlich, als daß daraus geschlossen werden könnte, daß Hyperglykämie Ursache des Juckens und der Ekzembereitschaft ist. Es läßt sich daraus, aber auch aus der Klinik nicht präzis sagen, ob Diabetes in besonderem Grade eine innere disponierende Ursache ist, in dem Sinne etwa, daß hyperglykämisches Blut sensibel reizend auf die Haut einwirkt.

d) Endokrine Erkrankungen.

Ekzeme bei endokrinen Störungen wurden wiederholt beschrieben und in einen ursächlichen Zusammenhang mit denselben gebracht. Von neueren Beobachtungen seien erwähnt ein Fall Levins, in welchem ein nässendes Ekzem bei pluriglandulärer Störung (Menstruationsstörung) bestand, ferner die Beobachtungen von Szondi und Haas, welche den Pruritus essentialis zu pluriglandulären Störungen in Beziehung setzen, indem sie annehmen, daß das Jucken ein Symptom der Dysfunktion endokriner Drüsen sei, verursacht durch Substanzen, welche in die Blutbahn gelangen und eine Hypersensibilität der sensiblen Nerven herbeiführen. Auch Sicilia nimmt bei einem Fall von umschriebenem

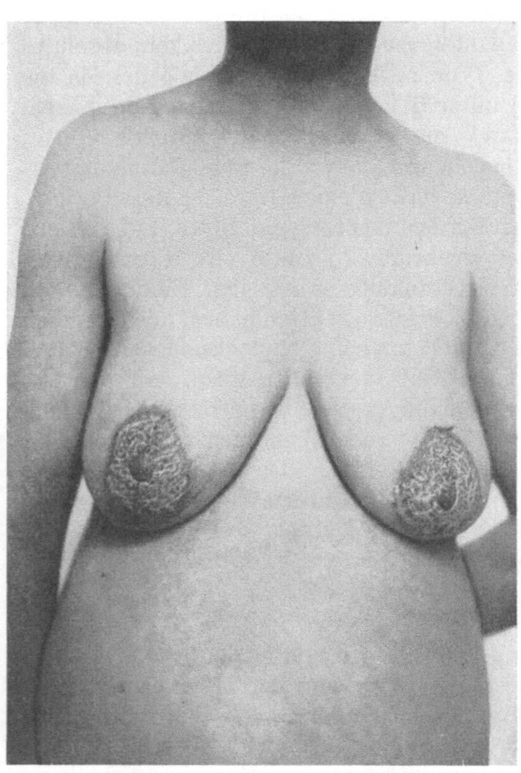

Abb. 17. Mammaekzem bei einer Graviden. Rasche Heilung nach der Entbindung.

chronischem Ekzem des Handrückens bei gleichzeitig bestehenden klimakterischen Beschwerden einen ursächlichen Zusammenhang mit dem Ausfall der Ovarialfunktion an. Viele Ekzemformen, die meist typisch lokalisierte, scharf begrenzte Plaques bilden, finden sich in Verbindung mit klimakterischen und präklimakterischen Beschwerden. Hier findet man nach Bauer oft Heilung bei Verabreichung von Ovarialextrakten, wo jede lokale Therapie erfolglos war. Wir beobachteten einen Fall von beiderseitigem Mammaekzem bei einer Graviden (Abb. 17), welches nach der Entbindung ohne jede Therapie spontan zur Ausheilung gelangte. Nach Hofbauer kommt es während der Schwangerschaft regelmäßig zu einer starken Hyperplasie der Schilddrüse, Nebenniere und Hypophyse. Die Blutgefäße unterliegen den gesteigerten vasomotorischen Einflüssen des vegetativen Nervensystems. Deshalb bestehe in der Schwangerschaft eine Ödembereitschaft oder angedeutete exsudative Diathese in den Geweben. Bei einer jungen Frau, die $2^1/_2$ Jahre lang an einem Ekzem der Nates litt, leitete Benard auf Grund geringer Anzeichen mangelnder Schilddrüsentätigkeit eine Behandlung mit Thyreoidinpräparaten ein, die am Ende der zweiten Woche eine vollständige Heilung bewirkten. Bei der Unmöglichkeit, endokrine Störungen (mit Ausnahme einiger besonders charakteristischer Formen) in ihren Beziehungen zum Stoffwechsel präzis zu erfassen, wird eine klare Deutung der pathogenetischen Zusammenhänge zwischen Stoffwechselanomalie infolge endokriner Störungen und gleichzeitig bestehender Dermatosen ungemein erschwert, so daß die daraus gezogenen Schlüsse sehr hypothetisch sind.

e) Erkrankungen der Verdauungsorgane.

Nach v. NOORDEN besteht im allgemeinen ein sicherer Zusammenhang zwischen Dermatosen und Erkrankungen des Verdauungsapparates, doch wird das Verstehen des Zusammenhanges sehr erschwert, da ja die meisten schweren Erkrankungen ohne Dermatosen verlaufen. Als die Causa peccans werden häufig die aromatischen Fäulnisprodukte hervorgehoben, welche aber von NOORDEN für die Entstehung der Dermatosen nur gering eingeschätzt werden; nach seiner Anschauung sind als ätiologisch bei enterogenen Dermatosen die Toxalbumine anzusehen. Für die Neurodermitis hat EHRMANN seit langer Zeit die Anschauung vertreten, daß sie durch Störungen in der Funktion der Verdauungsorgane hervorgerufen sei. Nach EHRMANN hat die Neurodermitis ihre Ursache 1. in Störungen der Motilität und der Sekretion des Darmtraktes, 2. in Störungen der inneren Sekretion und 3. in einer Kombination beider Ursachen. In einer großen Zahl der Fälle handle es sich um Störungen der Magensaftsekretion, und zwar um gänzliche Anacidität oder starke Hypacidität, in den seltensten Fällen um Hyperacidität. Unter 63 untersuchten Fällen fand EHRMANN 20 anacide und 20 hypacide; diese Fälle reagierten sehr gut auf Zufuhr von Acidolpepsin ohne lokale Behandlung. Ferner kommen nach EHRMANN Störungen der Pankreasverdauung (Fettverdauung) in Betracht, bei diesen Patienten kann man Fettstühle beobachten, oft kann jedoch die Störung der Fettverdauung erst durch Stuhluntersuchung aufgedeckt werden; hier ist Pankreon und entsprechende Diät von Erfolg. EHRMANN weist bei diesen auf gleichzeitiges Ekzem der Mundlippen und Salivation hin, ebenso auf das gleichzeitige Bestehen von Hypacidität. Eine 3. Gruppe von Neurodermitisfällen habe ihre Ursache in Motilitätsstörungen des Magens, besonders Atonie, welche schon bei Kindern zu Dermographismus und numulären, lichenifizierenden „Ekzemen" führt. Hier sei diätetische Behandlung angezeigt. In anderen Fällen spielen Störungen im Bereich des Dickdarms, z. B. Colitis mucosa, ulceröse Prozesse, Enteroptose eine ätiologische Rolle für Neurodermitis. Bezüglich der Pathogenese der Neurodermitis vertritt EHRMANN die Vorstellung, daß „atypische Abbauprodukte der Nährstoffe, entstanden infolge des Ausfalles von Enzym und Säure, durch Hinzutritt von Gärungs- und Fäulnisorganismen, höchstwahrscheinlich auch durch Störung innerer Sekretion nicht abgebaute toxische Körper in die Gefäße des Papillarkörpers gelangen, daselbst die Gefäße zur Transsudation anregen, wenn noch ein Plus des Reizes durch mechanische Einwirkung hinzutritt. Schon vorher haben die in den Gefäßen kreisenden toxischen Körper auf die intraepithelialen Nervenenden gewirkt und Pruritus erzeugt." Bezüglich der Ätiologie der Prurigo weist EHRMANN auf die häufige Kombination von Prurigo mit Rachitis hin, die als endokrine Störung (Parathyreoidea) in diesem Zusammenhang von besonderem Interesse ist. Die Resultate der EHRMANNschen Untersuchungen haben in neuester Zeit von URBACH eine Bestätigung erfahren; er gelangt zu folgenden Ergebnissen: Unter 32 Fällen von Neurodermitis in 10 Fällen Anacidität, 13 mal starke, 6 mal mäßige Hypacidität, nur in 4 Fällen normaler HCl-Gehalt des Magensaftes. Die Magensaftmengen in zwei Drittel aller Fälle vermehrt. Röntgenologisch fanden sich Hypersekretion, Hyperperistaltik, Hypermotilität, Atonie, Hypotonie des Magens usw. Ferner schwere Obstipationen, Gärungsdyspepsie und chronische Blinddarmreizung. Ferner weist URBACH auf die Möglichkeit hin, daß in einzelnen Fällen von Ekzem bei gleichzeitiger Anacidität nicht eine ätiologische Abhängigkeit des Ekzems von der Anacidität bestehen müsse, sondern, daß beide Erscheinungen „auf Basis einer konstitutionellen Organminderwertigkeit als Ausdruck einer Störung im vegetativen Nervensystem entstanden sein können." Diese Auffassung stünde in Übereinstimmung mit R. Schmidts Symptomenkomplex der konstitutionellen Achylie (Ekzem, An- oder Subacidität, Bradykardie), welcher eine primäre Störung im vegetativen Nervensystem vermuten läßt. Waller fand bei 27 Fällen von Ekzem in 22 Fällen eine erhebliche Hyperacidität und Hyperchlorhydrie; er erinnert daran, daß 1870 Poor unter 632 Ekzematikern nur 9 fand, die frei von klinischen Erscheinungen von seiten des Magens waren. Nach Ansicht Wallers besteht ein ursächlicher Zusammenhang zwischen Gastricismus und den Hautveränderungen. Kauders berichtete über einen Fall von chronischem Ekzem, verursacht durch dyspeptische Störungen bei einer 45jährigen Frau, die vor 5 Jahren an einem stark juckenden universellen Ekzem erkrankte. Es bestanden Hyperacidität und breiige Stühle. Durch Zufuhr von verdünnter Salzsäure und von fleischloser Ernährung erfolgte in 10 Tagen Abheilung.

f) Einfluß der Ernährung.

Luithlen hat im Tierexperiment den Nachweis erbracht, daß die Reaktionsfähigkeit der Haut gegenüber äußeren entzündungserregenden Reizen durch Vergiftung und Ernährung beeinflußbar ist. Wenn man bei einem Tiere durch längere Salzsäureverabreichung oder Injektion von oxalsaurem Natrium eine Säurevergiftung hervorruft, so reagiert die Haut nach Luithlen auf früher unwirksame Reize mit Rötung, Schwellung und Bläschenbildung; ebenso konnte er beim Kaninchen durch „saures“ Futter, Hafer, eine Steigerung der Entzündungsbereitschaft der Haut erreichen. Untersuchungen des Mineralstoffwechsels bei diesen Tieren ergaben, daß es zu einer Störung des Basenäquivalentgewichtes kommt; ferner fand Luithlen, daß die chemische Zusammensetzung der Haut mit den Verschiebungen des allgemeinen Stoffwechsels parallel geht. Aus diesen Untersuchungen geht hervor, daß im Tierexperiment sich sichere Beziehungen zwischen Stoffwechsel und Haut ergeben und es ist begreiflich, daß Luithlen diese Befunde zur Erklärung von Hautkrankheiten des Menschen heranzieht und zum Teil befriedigende Erklärungen zu finden glaubt. Ein wichtiger Faktor für den allgemeinen Stoffwechsel und somit auch für die Hauttätigkeit ist der Kalk. Hierfür sprechen auch manche Erfolge, die auf interner Kalktherapie beruhen. Von großer Wichtigkeit ist aber das richtige Verhälteis zu den anderen Mineralstoffen. Um also einen richtigen Überblick über den Mineralstoffwechsel zu gewinnen, ist es unbedingt notwendig, stets alle Basen (Ca, Mg, K, Na) zu bestimmen. Im Alter findet in allen Organen aus unbekannter Ursache eine Abnahme des Kieselsäuregehaltes statt (H. Schulz). Finkelstein hat über diätetische Behandlung des „konstitutionellen“ Säuglingsekzems mittels salzarmer Kost berichtet; er konnte nach Einführung derselben bei schweren nässenden Ekzemen die akuten Erscheinungen rasch zum Abklingen bringen; nach Finkelstein bedingen die auf dem Boden der „konstitutionellen Anomalie“ nicht richtig verarbeiteten Molkensalze einen Reizzustand der Haut. Spiethoff konnte diese Auffassung, die den Molkensalzen einen direkten, das Ekzem provozierenden Einfluß zuschreibt, nicht bestätigen; er nimmt nur einen indirekten Zusammenhang an und sieht die Bedeutung der salzarmen Kost bei der Behandlung der kindlichen Ekzeme darin, daß „sie eine Nahrung darstellt, die an den Verdauungsapparat weniger Ansprüche stellt als die gewöhnliche künstliche“. Es werden bei ihr alle die vom Magen-Darmkanal ausgehenden und auf dem Wege des Reflexes, der Intoxikation oder Autointoxikation zur Wirkung kommenden Reize leichter ausgeschaltet, die sich in einer Vermehrung des Juckens, in kongestiven Zuständen an dem Locus minoris resistentiae (von Ekzem befallene Stellen) und in Reizung des peripherischen oder zentralen Gefäßnervenapparates bei dem Strophulus kundgeben.

g) Exsudative Diathese (Czerny).

Als exsudative Diathese bezeichnet Czerny eine kongenitale Anomalie des Organismus, deren Wesen in einer Störung der Fettausnutzung der Nahrung begründet ist; es werden meist alle Kinder einer Familie betroffen, vielfach läßt sich Heredität nachweisen. Eines der ersten Symptome kann die Landkartenzunge sein, dann der Gneis, der Milchschorf und die Prurigo (Strophulus). Die Art der Ernährung soll für die exsudative Diathese von ausschlaggebender Bedeutung sein; jede Art der Ernährung, welche einer Mästung gleichkommt, verschlechtert den Zustand. Die therapeutischen Erfolge, welche mit diätetischer Behandlung erzielt werden, scheinen dafür zu sprechen, daß tatsächlich eine ätiologische Beziehung zwischen Stoffwechsel und Hauterkrankung besteht, wenn auch der pathogenetische Zusammenhang zwischen beiden noch nicht restlos geklärt ist.

h) Arthritismus (Brocq Bazin).

Eine besondere Bedeutung für die Ekzematologie hat Brocq der sog. arthritischen Prädisposition beigelegt, d. h. die Bereitschaft ganzer Familien einerseits zu gewissen Stoffwechselerkrankungen, z. B. Fettsucht, gichtische Erkrankungen, Neigung zu Steinbildung (Blasen- und Nierensteine), ferner Neuralgien, Asthma usw., anderseits zu Hauterkrankungen wie Psoriasis, Oedema Quincke und Ekzem. Diese Auffassung hat bei den Nachuntersuchungen keinen Anklang gefunden (Jadassohn).

IV. Klinik.

Wir haben in der Pathogenese ausgeführt, daß jene Hautentzündung, welche wir als Ekzem bezeichnen und auffassen in derselben Form erscheinen kann, gleichgültig ob sie artefizielles Ekzem oder echtes Ekzem ist; somit kann das morphologische Bild des Ekzems sehr wohl von Hebras Crotonölversuch abgeleitet werden. Wir haben diesen wichtigen Versuch im geschichtlichen Rückblick wörtlich wiedergegeben. Hebra teilt danach das Ekzem folgendermaßen ein:

1. Eczema squamosum = Pityriasis rubra;
2. Eczema papulatum, von den Autoren auch Eczema lichenoides seu Lichen eczematosus genannt;
3. Eczema vesiculosum = Eczema solare (Willan);
4. Eczema rubrum seu medidans;
5. Eczema impetiginosum, auch Eczema crustosum anderer Autoren.

In dieser Einteilung steht das Eczema squamosum an unrichtiger Stelle. Eczema squamosum kann niemals Anfangsform sein, weil der Parakeratose etwas vorausgehen muß, was sie bedingt. Diese Unrichtigkeit hat Kaposi korrigiert und den entzündlichen Fleck, das Eczema erythematosum, an die erste Stelle gerückt. Kaposi sagt: „1. Daß die Krankheit mit punktförmiger oder diffuser Rötung und Schwellung der Haut, Eczema erythematosum oder juckende Knötchen, Eczema papulatum, beginnt, daß aber das Ekzem über diese niedrigen Stadien hinaus sich nicht weiter zu entwickeln braucht." Nach unserer Auffassung des Ekzems ist das Wort diffuse Rötung und Schwellung zu streichen. Es kann ein artefizielles Ekzem bei flüchtigem Anblicke sich als diffuse Rötung und Schwellung präsentieren, wird aber an seiner Oberfläche Knötchen und Bläschen aufweisen; auch der Rand wird sich in Knötchen auflösen. Das, was wir Ekzem nennen wollen, wird auch in seinem allerersten Beginne kein diffuses Erythem sein, sondern mit kleinen Flecken beginnen, die evtl. konfluieren; es wird immer den Status punctosus erkennen lassen, evtl. vielleicht erst in der punktförmigen Schuppung, während Erythem breit lamellös schuppt. Erytheme, die weder im Beginn noch im weiteren Verlauf des Status punctosus aufweisen, werden als Erytheme zu bezeichnen sein, gleichgültig ob sie von innen oder von außen entstehen. Bei akuten Formen wird die Unterscheidung zwischen Ekzem und Erythem keine Schwierigkeiten machen, eher bei langsam sich ausbildenden Ekzemen, z. B. anämischen Formen. Hier sieht man nicht selten diffus gerötete Flecke; ihre Schuppung ist gering, ist durch Fette oder Seife leicht zu entfernen, die Herde sind multipel, z. B. im Gesicht eine artefizielle Ursache (Seife, Wasser) ist wahrscheinlich, der Status punctosus ist nicht oder nicht mehr vorhanden. Infolgedessen hätte man chemisch-traumatisches Erythem zu diagnostizieren und es können auch wirklich manchmal subakute Erytheme sein; wir haben uns aber öfters überzeugt, daß in den alten Herden der Status punctosus nur verschleiert ist, und daß neue Herde mit demselben beginnen, also daß die Erkrankung im Wesen doch ein Ekzem ist. Hält man daran fest, daß alle äußeren Schädlichkeiten Ekzem und evtl. Erythem verursachen können, so wird man eben diagnostizieren, was zu sehen ist. Wir haben auf die Notwendigkeit der Trennung zwischen Ekzem und Erythem bei den Reibungseffekten hingewiesen. Die Reibungsversuche ergaben auch, daß die niederste Form des Ekzems ein persistierender Fleck sein kann, auf den etwas Parakeratose folgt. Die Fleckform ist aber sonst so selten, daß man sie in der Klinik des Ekzems mehr minder vernachlässigt und als niederste Efflorescenzen gern das Knötchen, Eczema papulatum, ansteht.

Eczema papulatum.

Die typische Form findet man beim akuten, *artefiziellen Ekzem*. Sie besteht in kleinen, grießkornartigen Knötchen entzündlicher Art, die Farbe ist rötlich aus Entzündung, die Knötchen sind exsudativ, also aus Durchfeuchtung entstanden, ihrer Konsistenz nach weich und nicht derbsolid. Auf ihnen entwickelt sich eine kleine Kruste oder parakeratotische Schuppe. Die Knötchen treten zunächst follikulär auf, später auch zwischen den Follikeln und finden sich am Rande vesiculöser Herde; sie können in dichter Anordnung Plaques bilden, deren Grenze und Oberfläche aus Knötchen besteht; sie können auch beim artefiziellen Ekzem evtl. zerkratzt sein und mit braunen, blutigen Börkchen bedeckt sein, wenn das artefizielle Ekzem zum Jucken geführt hat. Die Knötchen können gleichmäßig über große Körperflächen verstreut sein oder zu lokalisierten Herden zusammentreten; die Haut kann dann auf Reibung hin mit gleichen Knötchen antworten, wie wir dies bei dem beschriebenen Resorcinfall gesehen haben. Der follikuläre Sitz ist bedingt durch die prominente Stellung des Follikels und diese prominente Stellung ist wieder bedingt durch den Pilomotorenreflex, der auf äußere Schädlichkeit hin entsteht und weiter reicht als die äußere chemische Schädlichkeit eingewirkt hat. Deshalb sieht man entzündliche papulöse Knötchen soweit die chemische Schädlichkeit gereicht hat und über sie hinaus Cutis anserina. Wir haben dieselbe öfter gesehen bei akutem Ekzem nach Sublimat, Jodoform usw. und es besteht bei akutem chemischen Ekzem auch eine Neigung zur universellen Cutis anserina, so daß Patienten bereits beim Entkleiden eine deutliche Gänsehaut aufweisen, sehr bald zu frösteln beginnen; das Frösteln erreicht manchmal hohe Grade und täuscht Schüttelfrost vor. Dieses Symptom ist nicht regelmäßig und wir finden es in Sobotkas genauer Pilomotorenarbeit beim Ekzem nicht besonders betont. In der iontophoretischen Adrenalinämie entsteht Cutis anserina und Reibung ergab uns eine stärkere Empfindlichkeit dieser Partie, so daß sich in gewisser Beziehung die exponierte Stellung der Follikel gegen äußere Reize auch experimentell beweisen läßt. Beim artefiziellen Ekzem sind alle Knötchen mehr von gleichem Charakter und unterscheiden sich nur durch die Größe.

Anders liegen die Verhältnisse beim *akuten Kratzekzem*. Es wurde bereits auseinandergesetzt, daß das Scheuern zuerst Flecken hervorbringt und weiteres Scheuern schon kleine Quaddeln bedingen kann, die dann urticarielle Infarkte und Schorfe zur Folge haben. Dort, wo der Sitz follikulär ist, liegt eigentlich eine Urticaria factitia follicul. necroticans vor. Es gibt nun Übergänge von den tieferen Cutisinfarkten zu kleinsten Knötchen, die aus Infarkten der Epi-

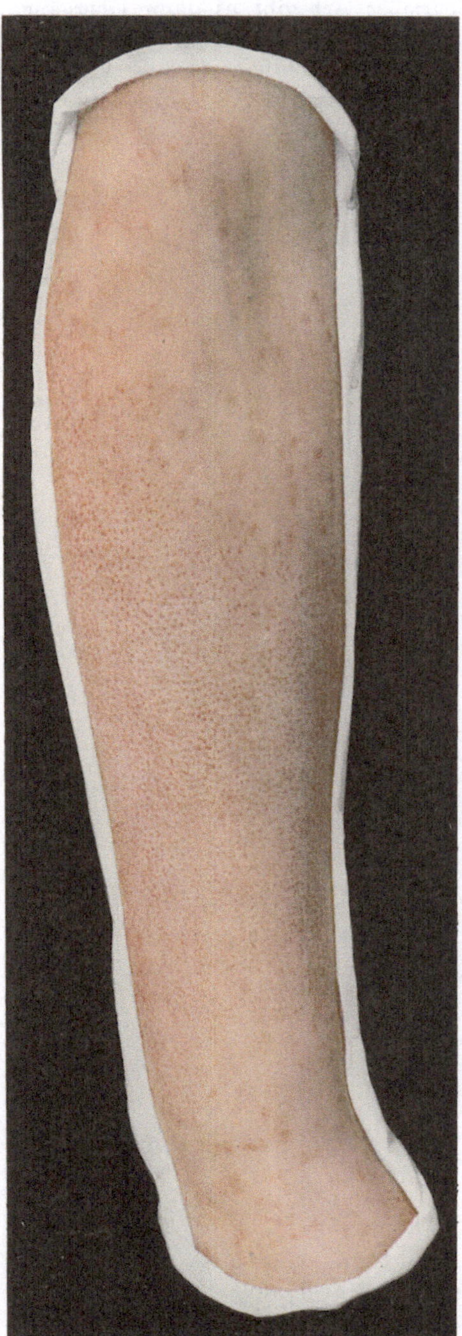

Abb. 18. Akutes follikuläres Ekzem. (Moulage der Breslauer Hautklinik, Geh.-Rat Jadassohn.)

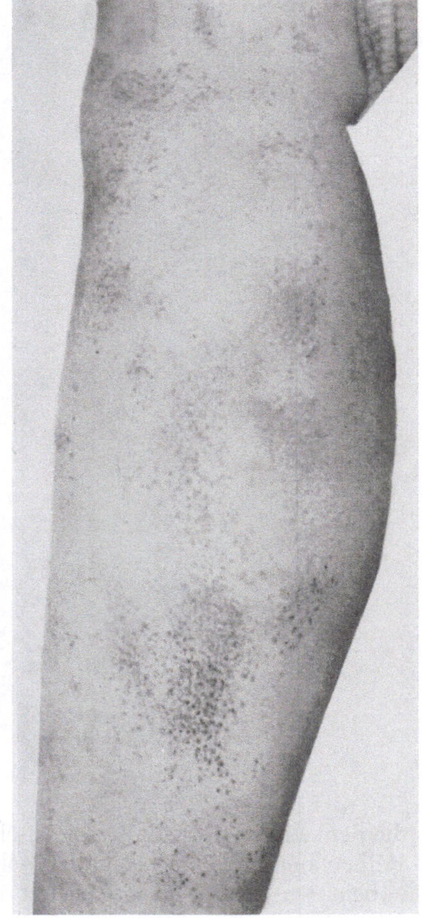

Abb. 19. Eczema papulatum.

dermis stammen und von einer kleinen Parakeratose gefolgt sind. Auch letztere Efflorescenzen sind in ihrem Wesen urticarieller Natur. Da es sich um Urticaria externa handelt, so ist der Übergang in Entzündung und Parakeratose leicht zu verstehen. Diese kleinsten Efflorescenzen bedecken sich sehr rasch mit braunen Börkchen, die aus Serum, Epithel und wohl auch öfter aus Blut bestehen. Von diesen kleinen Efflorescenzen urticarieller Art gibt es dann Übergänge zu Knötchen mehr langsamer exsudativer Art, wo das Ödem zu keiner anämisierenden Nekrose geführt hat, sondern wo auf entzündliche Gefäßausdehnung langsamere Durchfeuchtung des Epithels und Parakeratose folgte, also Knötchen,

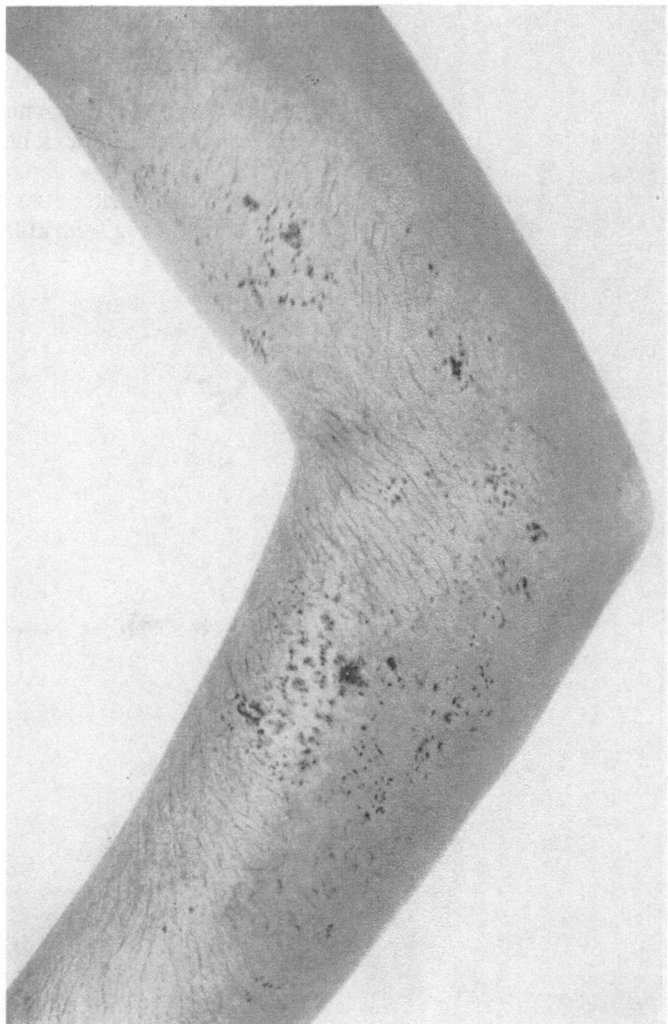

Abb. 20. Eczema papulatum (urticariell, prurigoähnlich).

die dem Eczema papulatum beim chemischen Reize nahestehen. Daß wir durch Reiben auch rein exsudative Knötchen ohne rasch sich bildenden Schorf gesehen haben, wurde bereits wiederholt erwähnt. Danach kann das akute Ekzem folgende papulöse Efflorescenzen aufweisen:

1. Punktierte, urticarielle Efflorescenzen mit einem Schorf, der bald bis zur Cutis reicht, bald sich nur auf die Epidermis erstreckt. Auf den urticariellen Effekt folgt exsudative Entzündung.

2. Akute entzündliche exsudative Knötchen; diese lassen den urticariellen Charakter vermissen, es folgt kein anämisches Ödem, daher auch kein Schorf.

Die Entzündung führt zu einer langsameren Durchfeuchtung des Epithels mit nachfolgender Parakeratose. Diese Knötchen finden sich vorwiegend beim artefiziellen, chemischen Ekzem, lassen sich aber auch durch Scheuern erzeugen, ebenso, wie einmal ein chemisches Ekzem unter starkem Jucken urticarielle Knötchen aufweisen kann.

Damit sind die akuten, nicht aber die *chronischen papulösen* Efflorescenzen erschöpft. Wir haben als Grund der Chronizität vorwiegend *Jucken* und *Scheuern* angegeben, also muß die Chronizität der Efflorescenzen daraus zu erklären sein. Dies gilt auch für die meisten Fälle von Ekzem und für eine Dermatitis, die in Ekzem übergeht. Natürlich wird auch eine *chemische Schädlichkeit,* die durch längere Zeit auf die Haut einwirkt, chronische Entzündung verursachen können und es können sich dabei chronische, papulöse Efflorescenzen durch direkten chemischen Kontakt ohne mechanisches Zutun bilden. In der Regel aber ist für die Chronizität die Scheuerung verantwortlich zu machen. Wenn wir auch neurodermitisches Ekzem und Neurodermitis *pathogenetisch* nicht trennen, so ist doch *klinisch* ein Unterschied zu machen zwischen dem, *was wir noch Ekzem* und dem, was wir bereits *Lichenifikation* nennen. Wir rechnen zum Ekzem jene Efflorescenzen, bei welchen die *exsudativen Erscheinungen* klinisch zum Ausdruck kommen, wo die Lockerung der Epidermis klinisch sichtbare Folgen hat, etwa in der Art, daß die Knötchen durch das Scheuern leicht zerkrazt werden, sich mit blutigen oder serösen Börkchen bedecken oder von feuchter, parakeratotischer Schuppe bedeckt sind. Eine trockene, parakeratotische Schuppe wird evtl. ebenfalls noch zum Ekzem zu rechnen sein, wenn wir histologisch im Epithel Spongiose oder unter ihr kleinste Bläschen finden. Ohne scharfe Grenze geht diese exsudative Veränderung in die mehr *hyperplastische Neurodermitis,* in die Lichenifikation über. Die Parakeratose wird allmählich durch Hyperkeratose ersetzt, die Spongiose durch Acanthose und in der Cutis treten chronisch-hyperplastische Veränderungen auf.

Die Veränderung der Lichenifikation kann sich also an ursprünglich *exsudative Elemente* anschließen, es kann die Lichenifikation *aus gesunder Haut* sich erheben und es kann eine lichenifizierte Haut exsudativ gereizt werden. Daraus ergeben sich folgende chronisch-papulöse Efflorescenzen.

Papulöse Efflorescenzen, die vielleicht nach Art *urticarieller Knötchen* entstanden sind, wo das fortgesetzte Scheuern immer wieder denselben Effekt in denselben Efflorescenzen auslöst, die aber dabei doch immer die *Zeichen der Exsudation* zeigen, in Form eines Schorfes oder einer feuchten Schuppe. Es kann auch sein, daß das erste Scheuern nicht einen so lebhaften urticariellen, sondern von *vornherein einen mehr exsudativen Effekt* ausgelöst hat und daß die folgende mechanische Erregung die Exsudation immer wieder unterhält, ähnlich wie dies durch immer wieder erneuerte chemische Schädlichkeit möglich ist. Die hinzutretende Cutisveränderung wird eine gewisse Verdickung und Härte bedingen. Es resultieren daraus chronisch-papulöse Ekzeme und lichenoide Ekzeme mit Excoriation, Borken oder feuchten Schuppen. Die Größe der Knötchen ist verschieden in den einzelnen Fällen, aber auch verschieden in demselben Falle, ja in demselben Herde. So können in der Mitte des Herdes die ältesten Efflorescenzen großpapulös sein, gegen den Rand zu an Größe abnehmen, bis sie sich in follikulärer Reizung und Cutis anserina verlieren (vgl. Abb. 21). Sind die Efflorescenzen groß, z. B. hanfkorngroß, dann nähert sich ein solches *lichenoides Ekzem* dem Lichen simplex, unterscheidet sich aber von ihm klinisch dadurch, daß Borkenbildung die Exsudation verrät, unterscheidet sich im Wesen dadurch, *daß die Efflorescenzen nicht aus der gesunden Haut, sondern aus exsudativen Knötchen hervorgehen.* Solche Efflorescenzen sind vielleicht manchmal schwer zu trennen von dem exsudativ

gereizten Lichen simplex, aber man wird doch schließlich erkennen, daß der
Lichen simplex das Primäre war und die exsudative Reizung hinzugetreten ist.
Noch schwerer sind sie zu unterscheiden von den Efflorescenzen des Lichen
striatus, weil bei diesem eben der neurodermitische und exsudative Anteil schwer
zu trennen ist, weil seine Efflorescenzen einmal mehr als Neurodermitis beginnen
und dann exsudativ gereizt werden oder exsudativ beginnen und in Lichenifikation übergehen, also eigentlich eine nach beiden Seiten hin verwandte Genese
haben.

Obige lichenoiden Ekzeme sind Neurodermitiden und der Prurigo vergleichbar.

Papulöse Knötchen, die noch in einer gewissen Beziehung zum Ekzem
stehen, finden sich auch bei der *Seborrhöe* und infolge von *Schweißsekretion.*
Über letztere äußern wir uns bei der speziellen Lokalisation des Ekzems. Über
erstere hier nur einige Andeutungen, da beide Formen an anderer Stelle des

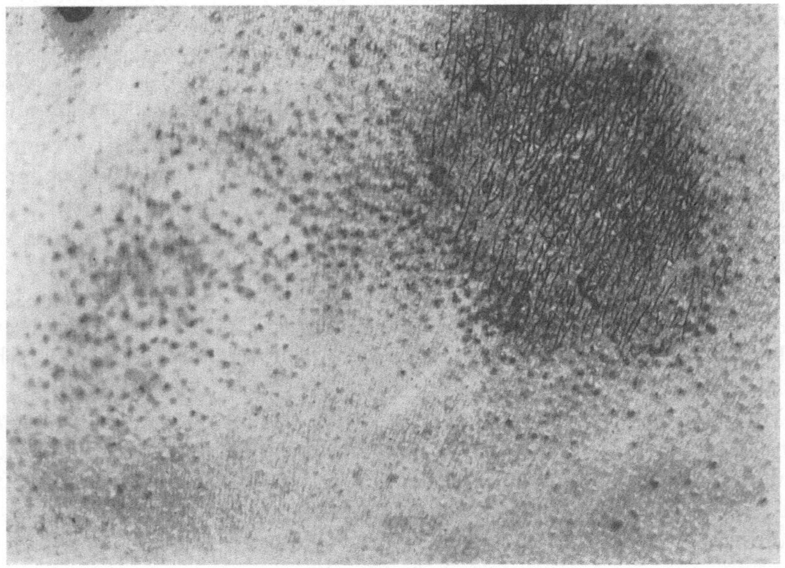

Abb. 21. Subakutes Eczema papulatum mit Cutis anserina.

Handbuches erörtert werden. Man sieht manchmal als Ausdruck der Seborrhöe,
besonders am Rücken, sämtliche Follikel als schmutzig gelblichrote oder bräunliche Knötchen markiert. Exsudative Entzündung ist klinisch nicht deutlich.
Anatomisch zeigen aber die Knötchen perifollikuläre dichte Infiltration und
etwas Lipoidgehalt der Endothelien. Diese Anatomie spricht dafür, daß eine
Beziehung zur Seborrhöe besteht. Der follikuläre Sitz kann teils auf diese
Seborrhöe bezogen werden und er muß darauf bezogen werden, wenn keine
äußere Reizung durch Wollwäsche usw. mitwirkt. In diesem Sinne sieht man
diesen Zustand, den wir im klinischen Sprachgebrauche als Lichen seborrhoicus
bezeichnen, auch bei Frauen, allerdings nur dann, wenn Seborrhöe und mangel-
hafte Hygiene der Haut besteht. In anderen Fällen gewinnt man den Eindruck,
daß erst reibende Wollwäsche den Zustand verstärkt, so daß die gesteigerten entzündlichen Erscheinungen auf mechanische Irritation bezogen werden können.

Nicht mehr zum Ekzem, sondern zur *Lichenifikation* rechnen wir Knötchen,
die *ohne anfängliche exsudative Erscheinungen sich langsam durch Reibung*
aus dem Relief der Haut erheben und den Eindruck entzündlich hyperplastischer
Vorgänge machen. Sie sind wesentlich in drei Gruppen einzuteilen:

Lichenifikation.

1. Efflorescenzen der follikulären Lichenifikation.

Die fortgesetzte Reizung bewirkt eine Prominenz der Follikel zu kleinen derben Knötchen. Die Farbe verrät manchmal keine Entzündung und weicht nur wenig von der Umgebung ab. Es fehlt dann auch Parakeratose und Schuppung, hingegen spricht die Härte und Farbe für Hyperkeratose. Solche Veränderungen sah man vielfach bei Verwendung von Kriegsvaseline, manchmal in großer Ausbreitung über den Körper, besonders betont am Hand- und Fußrücken, wo ein zentrales schwarz gefärbtes Knötchen von einer hyperkeratotischen Scheibe umgeben war. Es entstanden so Lichen ruber planus und acuminatusartige Bilder und wurden auch als solche diagnostiziert. Es bestand Jucken und die Affektion schloß sich an lange Zeit fortgesetztes Scheuern an. Die follikuläre Form ist bedingt durch die reizende Schädlichkeit, die mittels des Vaselins in die Follikel eingerieben wurde. In ähnlicher Form, doch schon mehr entzündlicher Art sehen wir follikuläre spitze Knötchen bei häufiger Verwendung von Haarfärbemitteln an der Halshaut, auch bei Pediculi capitis findet man diese follikulären Keratosen als Ausdruck der Lichenifikation. Auf großen Flächen entsteht diese Form dann, wenn die Haut gleichsam follikulär orientiert ist. Dies kann, wie oben angedeutet wurde, artefiziell durch eine chemische Schädlichkeit geschehen, kann aber auch organisch in der Beschaffenheit der Haut liegen, wenn leichte Grade von Ichthyosis, Lichen pilaris oder Lichen seborrhoicus bestehen. In lokalisierten Herden erscheint uns manche Form des Lichen spinulosus als eine circumscripte follikuläre Neurodermitis. Follikuläre Lichenifikation kann sich auch über Lichen ruber planus entwickeln und es ist Lichen ruber verrucosus in manchen Fällen nichts anderes als die Addition beider Affektionen.

2. Efflorescenzen der planen Lichenifikation.

Sie müssen beim Ekzem Erwähnung finden, weil sie in seinem Verlaufe auftreten. Man sieht nicht so selten, daß in der Umgebung abheilender, chemischer Ekzeme sich die Haut in der Weise verändert, daß die zwischen den Hautfurchen gelegenen Felder ganz wenig prominieren, dabei aber intensiv glänzen. Es handelt sich um eine Verstärkung des Reliefs. Die planen Knötchen erinnern an die kleinsten Efflorescenzen des Lichen ruber planus, doch fehlt ihnen das energischere Rot, die Cyanose und der glasurartige Perlmutterglanz. Es handelt sich um ganz niedere Grade der Lichenifikation, hervorgerufen durch leichtes Scheuern, das eben mit jedem Ekzem verbunden ist. Daß chemisch-mechanische Schädlichkeiten Hautveränderungen hervorbringen können, die in nichts anderem bestehen als in derartigen, allerdings etwas mehr entzündlichen Veränderungen, haben wir in einem Falle zusammen mit WAELSCH gesehen. Die Affektion erstreckte sich vom Handgelenke bis zur Mitte des Vorderarmes, sah wie ein subakutes Erythem aus, erinnerte mit ihrer Farbe an die erythematöse Form der Pityriasis lichenoides. Im Detail gesehen setzten sich aber die Flecken aus dicht aneinander gelagerte, flache Knötchen zusammen, die zwischen den Hautfurchen lagen. Die Ätiologie klärte den Fall restlos auf, indem fortgesetzte Beschäftigung mit ordinären Pferdekotzen zu Jucken und Scheuern führte. Nach Aussetzen der Beschäftigung heilte die Krankheit in kurzer Zeit ab. Lichenifikation ähnlicher Art, aus kleinsten planen Knötchen bestehend, sieht man ähnlich wie die follikulären Efflorescenzen bei Haarfärbemitteln, bei Pelzwerk an der Halshaut. Von diesen kleinsten Efflorescenzen aufsteigend finden sich Lichenifikationen, deren einzelne Elemente immer größer werden, größere Hautfelder einnehmen, von tieferen Furchen begrenzt werden und deutlichen Glanz aufweisen können, der aber niemals dem Glanze bei Lichen ruber planus entspricht. Es handelt sich um Reliefvergröberung, die langsam in die Peripherie abklingt, so daß die Grenzen allmählich undeutlich werden. Diese undeutliche Grenze unterscheidet die Lichenifikation von der dritten Gattung von Knötchen vom

3. Lichen simplex,

dessen Grenzen gegen die Umgebung dadurch schärfer sind, daß die peripheren Efflorescenzen deutlicher prominieren und distinkten Knötchencharakter besitzen. Die Einzelefflorescenz ist das ovaläre oder polygonale, in der Hautfelderung gelegene Knötchen von gelblich-roter, lachsroter oder rotbrauner Farbe. Im Wesen handelt es sich offenbar beim Lichen simplex um eine Lichenifikation mit distinkteren Einzelelementen, die meist dicht zu einem circumscripten Herde konfluieren, doch kommen auch auf großen Flächen Affektionen vor, die wenigstens in ihrem Wesen dem Lichen simplex zuzuzählen sind.

Stellen wir die chemische Dermatitis factitia, bei welcher die Erregung durch eine wiederholt aufgelegte chemische Schädlichkeit ausgelöst wird, beiseite, so sehen wir, daß die oben beschriebenen Veränderungen so entstehen, daß ein Juckreiz zum Scheuern führt und das Scheuern von Veränderungen beantwortet wird, die dem Reaktionstypus der betreffenden Haut entsprechen. Es kommt nicht so sehr auf die Quantität des Scheuerns an, als darauf, wie die Haut auf das Scheuern reagiert. Dabei kann der Typus der Hautreaktion sich ändern. Eine Haut, die ursprünglich mit Ekzem geantwortet hat, reagiert später mit Lichenifikation oder umgekehrt. Anatomisch gesprochen: eine Haut, die ursprünglich exsudativ reagierte, reagiert später mehr hyperplastisch; eine hyperplastische Haut wieder hat gesteigerte Neigung, exsudativ zu reagieren. Bei den exsudativen Formen werden durch die seröse Durchfeuchtung sich knötchenförmige Efflorescenzen entwickeln, bei der hyperplastischen Form ist das Primäre wohl ein mehr erythematöser Zustand. Die sich oft wiederholenden Erytheme führen zur Acanthose, Para- und Hyperkeratose, evtl. Cutisverdickung. Ich meine, daß auch der Lichen simplex trotz seines Knötchencharakters eher zur erythematösen Reihe zu rechnen ist und aus einem langsam sich steigernden traumatischen Erythem hervorgeht.

Er ist anfangs exsudative *Neurodermitis,* später mehr hyperplastische *Neurodermie.* Lichen simplex ist in den meisten Fällen primäre Neurodermitis, doch kann er ab und zu sekundär zu vorausgehenden Veränderungen hinzutreten. Dieses Ereignis ist aber gewiß selten, ebenso wie Lichen simplex auch selten ekzematös wird. Das Primäre ist das Jucken und wenn dasselbe auch manchmal als gering angegeben wird, so ist es dafür häufig. Das Jucken erfolgt am häufigsten an der Stelle, wo der Lichen simplex sich lokalisiert. Es kann aber auch von einer benachbarten Stelle aus denselben erregen, wie wir Lichen simplex im Anschluß an Pediculi capitis an der Halshaut, Lichen simplex über dem Steißbein bei Oxyuris auftreten sahen (Winternitz, Zuleger, Schröpl). Glaubt man an projiziertes und reflektiertes Jucken, dann kann die auslösende Stelle irgendwo anders in der Haut oder auch in inneren Organen gelegen sein. *Erst das Scheuern erzeugt die Efflorescenz,* einmal früher, im anderen Falle später, je nach der Lebhaftigkeit der Haut. Dieser Satz gilt für den Lichen simplex, für die Lichenifikation, für das Kratzekzem. Nicht vollkommen geklärt und allgemein akzeptiert erscheint dieser Satz für Prurigo, für Urticaria und Lichen urticatus. Die französische Schule akzeptiert ihn seit Cazenave auch für diese Erkrankungen, während wir mehr minder noch der Meinung sind, daß speziell beim Strophulus usw. von innen stammende Erregungen evtl. vollkommen ohne äußeres Zutun die Efflorescenzen auslösen können. Diese Frage ist heute entscheidend ebensowenig zu lösen, wie etwa die, ob ein reflektorisches Ekzem ganz ohne

äußeres Zutun entstehen kann. Ich neige mich nach den Verhältnissen beim
Ekzem der Auffassung zu, daß auch bei den letztgenannten Affektionen, wie
Urticaria, Strophulus, Prurigo, ein primärer flächenhafter Juckreiz entsteht
und daß erst Scheuern die Efflorescenzen hervorbringt, allerdings wahrschein-
lich an jenen Stellen, die von innen aus irgendwie besonders erregt sind. Ich
stütze mich auf den einfachen Versuch, daß Urticaria unter einem aufgelegten
Pflaster ausbleibt und sich nur am Rand desselben entwickelt; weiter auf die
Tatsache, daß Erythem, Ekzem, Neurodermitis ausbleibt, wenn ein leichter
Druck auf die Haut ausgeübt wird, oder wenn längerer Kontakt diesen leichten
Druck ausübt; ja daß sogar Jodacne unter dem nicht konstanten Druck eines

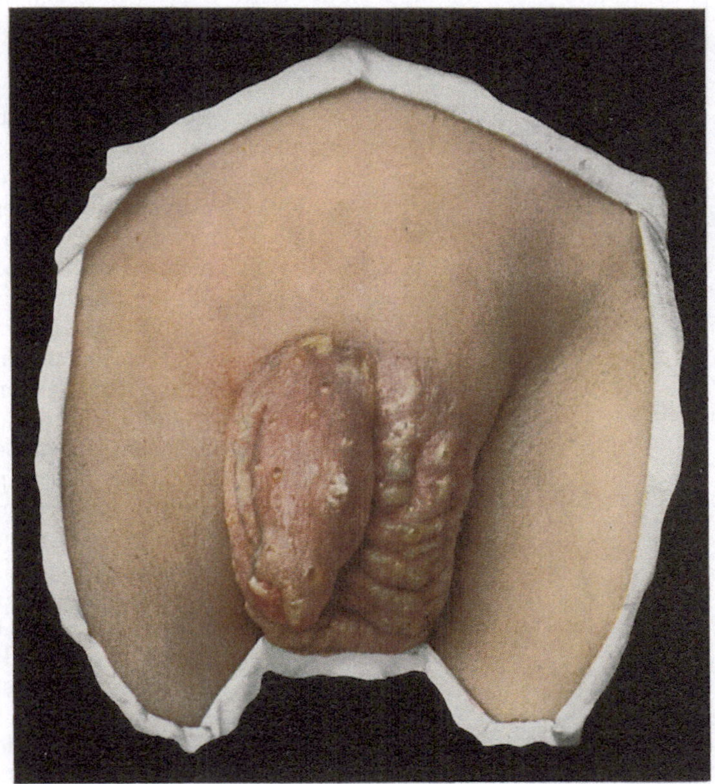

Abb. 22. Akutes Ekzem. (Moulage der Breslauer Hautklinik, Geh.-Rat Jadassohn.)

Hosenträgers ausgespart sein kann. Es muß zugegeben werden, daß in dieser
Frage noch weitere experimentelle Klärung notwendig ist. Sieht man von dieser
noch nicht völlig geklärten Frage ab, so resultieren die Meinungsverschieden-
heiten zwischen deutscher und französischer Schule daraus, daß die deutsche
Schule Prurigo im Sinne Hebras, morphologisch-klinisch als eine disseminierte
Erkrankung auffaßt, während die französische Schule pathogenetisch universelle
und lokale Scheuerungsformen Prurigo nennt. Als Verbindung könnte die Ansicht Dariers angesehen werden, der die Prurigo einteilt in Prurigo simplex
acuta oder Strophulus, in Prurigo Hebra und Prurigo vulgaris, bei der es eine
diffuse und eine circumscripte Art gibt. Diese letzteren bilde nach Darier
die Herde des Lichen simplex chronicus, also der Neurodermitis chronicus
circumscripta.

Vesiculöses Ekzem.

So wie vom Fleck zum Knötchen ist vom Knötchen zum Bläschen der Übergang ein derart gleitender, gleichsam von der Quantität des Serums abhängig, daß ihn manchmal nur das Mikroskop feststellen kann. Ist die Epidermis so weit durchfeuchtet, daß die Zellen zu einem, wenn auch noch so kleinem Hohlraume auseinandertreten, der sich mit Serum füllt, so liegt ein Bläschen vor, im Wesen nur wenig verschieden von einem ödematösen Knötchen. Bei höherer Reizbarkeit der Ekzemhaut ist der Anstoß zu etwas höherer Exsudation leicht gegeben. Es müssen nicht ausschließlich chemische Reize sein, auch physikalische und mechanische Reize genügen, so daß wohl heute die Ansicht, daß jedes Ekzem, auch das echte Ekzem, Bläschen aufweisen kann, also akut werden kann, allgemein anerkannt wird. Selbst Unna nimmt in seiner Ausnahmestellung schließlich ein akutes Impfbläschen des Ekzems an, wenn er demselben auch eine andere Stellung einräumt. Wenn jedes Ekzem Bläschen aufweisen kann, so ist damit nicht gesagt, daß jedes Ekzem Bläschen besitzen muß, wie Brocq dies fordert. Das Exsudat muß nicht einen geschlossenen Hohlraum bilden, sondern kann sich resorbieren, ehe noch Epithel zur Blasendecke abgehoben wird. In diesem Sinne haben ja schon Hebra-Kaposi ein erythematöses Ekzem gekannt und Darier, Klingmüller, Ehrmann, Jesionek anerkennen Ekzem ohne Bläschen. Reibungsversuche beim Ekzematiker ergaben in dieser Richtung die niedersten und geringsten Veränderungen, welche noch als Ausdruck der Ekzemreaktion aufgefaßt werden können und es ist Török vollkommen zuzustimmen, wenn er sagt, daß es statt zu

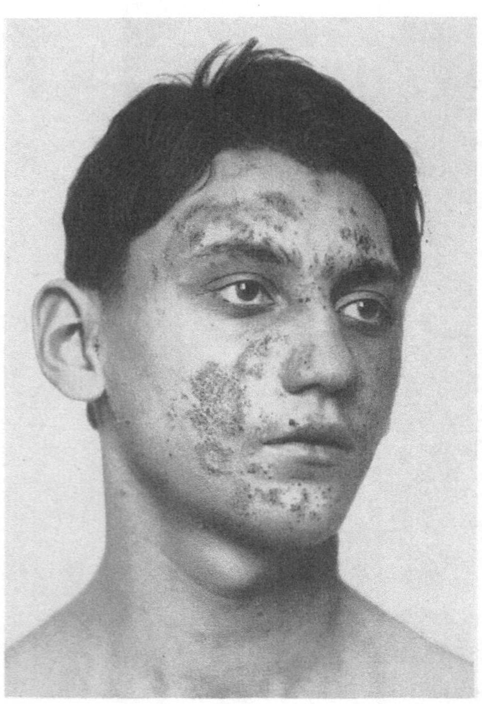

Abb. 23. Vesiculöses Ekzem.

Bläschen, auch zu Hyperämie mit kleinen ödematösen Erhebungen kommen kann, welche in der Folge als kleine Schuppenkrusten zur Elimination gelangen. Aber selbst diese schwachen Zeichen der Exsudation können ausbleiben und nur hyperämisch-ödematöse Flecke, welche nach ihrem Bestande schuppen, sind nach diesem Autor noch ekzematöse Erscheinung.

Auch hier ist durch den Status punctosus das Ekzem vom Erythem zu trennen und das Bläschen ist eben ein weiterer Ausdruck dieses Ekzemreaktionstypus. Unterschiede der Bläschen ergeben sich aus der Größe. Die unterste Grenze ist makroskopisch-klinisch nicht mehr erkennbar. Als oberste Grenze sah Jarisch hühnereigroße Ekzemblasen. Wir sahen einmal bei einer Primel-Dermatitis haselnußgroße, vielkämmerige Blasen. Die Größe der Blase ist das Resultat aus äußerer Schädlichkeit und Reaktionsart der Haut. Eine bestimmte Schädlichkeit wird einmal keine, ein andermal kleine, endlich größere Blasen erzeugen. Dabei können wir aber doch wieder

Schädlichkeiten, die, gleichsam mehr unabhängig von der Hautbeschaffenheit, die Eigenschaften besitzen, Dermatitis mit größeren Bläschen zu erzeugen. So kennen wir große Bläschen von Arnicatinktur, ferner von Sublimat, Lysol, Jodoform, während Crotonöl, organische Haarfärbemittel meist kleine Bläschen hervorrufen. In Betracht kommt außer der gesamten Hautbeschaffenheit auch noch die Lokalisation, größere Blasen an der Beugeseite als an der Streckseite usw. Die größeren Blasen unter der dicken Hornschichte der Hohlhand

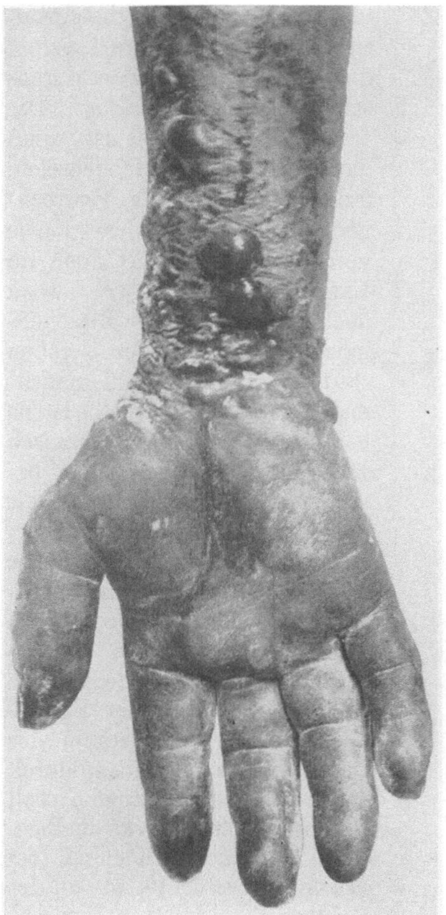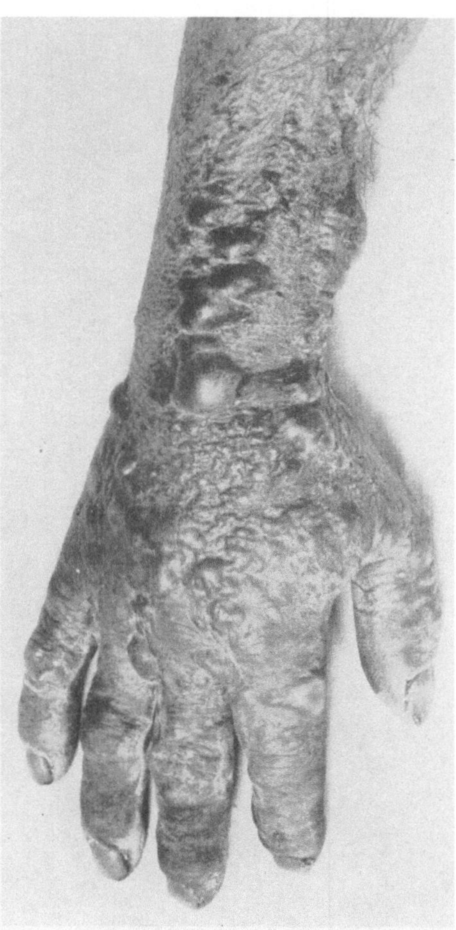

Abb. 24 und 25. Bullöses Jodoformekzem.

bei artefizieller Dermatitis zeigen, daß nicht immer die Quantität der einwirkenden Schädlichkeit maßgebend für die Größe der Blase ist, während in anderen Fällen die Größe der Blase doch wieder von der Intensität der äußeren Schädlichkeit abhängt und wir, entsprechend ihrer Verdünnung, in der Peripherie eine Abnahme der Bläschengröße sehen. In der Regel ist die Verschiedenheit der Bläschengröße für das Ekzem recht charakteristisch, gleich große Blasen, auf große Strecken verteilt liegen, nicht im Ekzemcharakter und sie müssen immer diagnostische Bedenken erregen, sicher dann, wenn ein universeller Ausschlag aus gleich großen Bläschen besteht, weil eben die Polymorphie zum Charakter des Ekzems gehört und Ekzem in der Regel von einer oder mehreren Stellen ausgeht. Gegen diese Stellen zu wird die Größe und Anzahl der Bläschen zunehmen oder es wird die Bläschengröße vom primären Herd gegen den übrigen Körper zu abnehmen. In dieser Richtung zeigt schon das sekundäre symmetrische Ekzem geringere Zahl und Größe der Blasen. Viel häufiger allerdings wird sich der primäre Herd in noch höheren oder älteren Ekzemerscheinungen (Nässen, Schuppen) ausdrücken und es wird dann das geschlossene Bläschen ein Symptom sekundärer Herde sein.

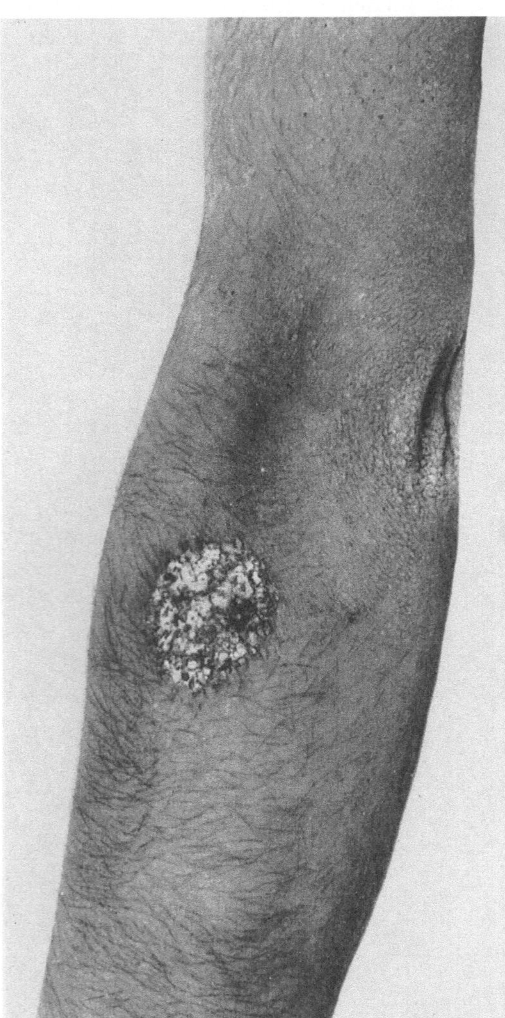

Abb. 26. Nässender Ekzemherd.

Die Farbe der Bläschen resultiert aus der Farbe des *Inhaltes,* der *Blasendecken* und der durchscheinenden *Cutisinjektion.* Der Inhalt des Bläschens ist exsudatives Serum, fibrinogenreich, fadenziehend, rasch vertrocknend. Die verschiedene Farbe von Aderlaßsera kehrt auch im Ekzembläschen wieder, wozu noch kommt, daß der Bläscheninhalt aus entzündeten Gefäßen stammt, wodurch wohl manchmal seine auffallende gelbe Farbe bedingt ist. Auch hämorrhagisch gefärbtes Serum kann bei besonderer Gefäßbeschaffenheit (Alkoholiker) vorkommen. Vergleichen kann man die Farbe mit allen Sorten von durchscheinendem bis milchigem Bernstein. Die Dicke der Blasendecke hat auf die Farbe insofern einen Einfluß, als der Blaseninhalt durch das Medium der Decke gesehen wird, wodurch bei guter Transparenz und prall gespannter Blasendecke die Bläschen klar durchscheinend, bei dicker Hornschichte, wie an der Hohlhand, wenig transparent sind. Maßgebend ist außer der Dicke der Hornschichte auch die Spannung, was wieder von dem verschiedenen Füllungsgrade der Bläschen abhängt. Weiters wird die Farbe davon beeinflußt, wie weit durch die Bläschen hindurch die Injektion der Cutis zu sehen ist. Ist die Ausdehnung der Gefäße intensiv und das Cutisödem gering, so wird die Injektion rötlich durchscheinen. Ist das Cutisödem intensiv, so wird eine gewisse Tamponade der Gefäße eine Abblassung zur Folge haben und es werden die Bläschen einer blassen ödematös geschwellten Haut aufsitzen. Die Farbe ändert sich mit dem längeren Bestande hauptsächlich durch leukocytäre Durchtränkung des Inhaltes, vielleicht auch durch Fibrinausfällung. Die Bläschen des Ekzems sitzen in der Epidermis, prominieren daher mit relativ scharfer Grenze über das Niveau, sind meist stark gefüllt, daher auch von ziemlich derb plastischer Konsistenz. Es sind aber exsudative Verdrängungsblasen nicht colliquativer Art, sie zeigen daher niemals die harte Beschaffenheit colliquativer Bläschen. Ekzembläschen sind daher auch etwas weicher als z. B. Varicellabläschen, bei welchen die Colliquation des Epithels zwar vorhanden, aber viel geringer ist als z. B. bei der Variolablase, deren Konsistenz naturgemäß noch eine viel härtere ist. Auch die Konsistenz der Zosterblase ist eine derbere und härtere selbst dann, wenn die Bläschen größer sind. Der Unterschied stammt daher, daß bei der colliquativen Blase das Epithel bereits mehr minder dyskolloid ist, bevor es zur Exsudation kommt, so daß die folgende Exsudation bereits veränderte Epithelzellen verdrängt, während beim Ekzem die Epithelzellen, bevor die Exsudation einsetzt, als relativ unverändert gedacht werden können. Daß auch beim Ekzem vor der Exsudation und passiven Verdrängung leichte Grade von Ernährungsstörung im Protoplasma des Epithels eintreten mögen, wurde bereits angedeutet. Dies kann bei artefiziellem Ekzem vorkommen, wo die ödematöse, harte Schwellung, gleichsam tamponierend, ebenfalls zu einer gewissen Anämie führt bevor die Exsudation in das Epithel erfolgt. Solche Ekzeme entlehnen von der Urticaria das rasche Auftreten des Ödems, die Intensität und das Tiefergreifen des Ödems, wie dies NEISSER in seinem urticariellen Ekzem gesehen hat und wie man diese Formen auch gelegentlich bei artefiziellem, chemischem Ekzem sieht. Das Ödem hat alle Charakteristica schwerer entzündlicher Ödeme, sieht phlegmonös und erysipelartig aus, unterscheidet sich aber durch die fehlende Körpertemperaturerhöhung und durch den Status punctosus in Form von Bläschen an der Oberfläche von den erst genannten Zuständen. Da zum Entstehen des Ekzembläschens Ödem der Papille ausreicht, das sich in keinei Weise durch Verdickung der Haut verraten wird, können sich Bläschenekzeme auch ohne tiefere Schwellung finden, was klinisch ziemlich häufig der Fall ist.

Das Ekzembläschen ist ein vielkammeriges, wobei die einzelnen Kammern sich nacheinander füllen. Diese Vielkammerigkeit ist bei großen Bläschen schon klinisch zu sehen. Besonders am 2. und 3. Tage des Bestandes sieht man das auseinandergezogene Epithelgerüst und dies spricht eben für den Ekzemcharakter der Dermatitis. Der Satz ist aber wieder nicht umkehrbar, etwa in der Art, daß auch jede Erythemblase eine einkammerige ist. Ekzembläschen sind nicht gedellt; da sie rein exsudativ sind, fehlt die Voraussetzung für die Dellung: die zentral gelegene Ernährungsstörung und die Colliquation des Epithels. Gewisse Übergänge von exsudativer zu leicht colliquativer Schädigung bei chemischen Schädlichkeiten wurde bereits erwähnt. So kann ein Ätzmittel in schwacher Einwirkung exsudative Entzündung, in starker Konzentration colliquative Dermatitis verursachen, wie wir dies bei Zinkchlorid gesehen haben. Auch Pyrogallus ist ein ähnlicher Körper. Einmal sahen wir bei einem Eisengießer ein Eczema sudamen, dessen Efflorescenzen colliquativ waren. Wir bezogen diese Form auf abnorme Hitze in der Nähe des Puddelofens.

In bezug auf Anordnung wurde bereits mitgeteilt, daß sie zwar gleichmäßig diffus in Form gleich alter Bläschen über den ganzen Körper erfolgen kann; dies muß besonders für die inneren Ekzeme in Betracht gezogen werden und kann sich gelegentlich auch einmal bei Salvarsan finden, aber immer wird eine solche Anordnung die Ausnahme sein, insofern bei äußeren und auch inneren Ekzemen die lokale Überempfindlichkeit eine Rolle spielt und sich im Bilde ausdrücken wird. Bei äußerer Einwirkung finden sich die stärksten Schädigungen an der primären Stelle, aber auch bei Ekzemen aus inneren Ursachen werden Blasen in größerer Zahl oder Nässen vorhanden sein an Stellen, die von außen hyperämisiert waren. So erklärt sich das starke Befallensein des Gesichtes bei Salvarsan, da ja das Gesicht durch Seife, Wasser, Luft vorher chemisch gereizt war. Ähnliches gilt für die Hände und auch für alle übrigen stärker erkrankte Partien wird man in extern bedingter Hyperämisierung den Grund zu suchen haben. Ein Beispiel hierfür ist das Befallensein in der rechten Ellenbeuge bei arbeitenden Personen; hierher gehört auch die Kniekehle und die Genitalgegend. Hier drückt sich eben auch beim Ekzem der Satz von Hautveränderung und Reizung aus. Viel feinere Gründe, die wir nicht mehr vollständig erheben können, sind maßgebend für die Anordnung der Bläschen zu Plaques. Diese können so scharf umschrieben sein, daß sie an Pilzerkrankungen erinnern. Zur Unterscheidung muß man sich vergegenwärtigen, daß eine Mykose nichts anderes vorstellt, als eine Pilzkolonie auf der Haut, daß also eine Mykose doch deutlicher rund ist, im Wesen aus einem peripheren Bläschenkranze besteht und einem mehr minder ausgeheilten Zentrum, weil sich in der Mitte gleichsam der Nährboden konsumiert, während beim Ekzem durch abgeirrte Bläschen die runde Begrenzung gestört wird und das Zentrum in der Regel intensivere und höhere Veränderungen aufweist. Ganz entgegen dieser theoretischen Erwägung sahen wir einmal eine sicher nicht mykotische Dermatitis, wo plaquesartige Herde ein cyanotisches Zentrum aufwiesen und vom peripheren Bläschen begrenzt waren, die allerdings nicht in einfacher Reihe, sondern in breiter Anordnung das Zentrum umgaben.

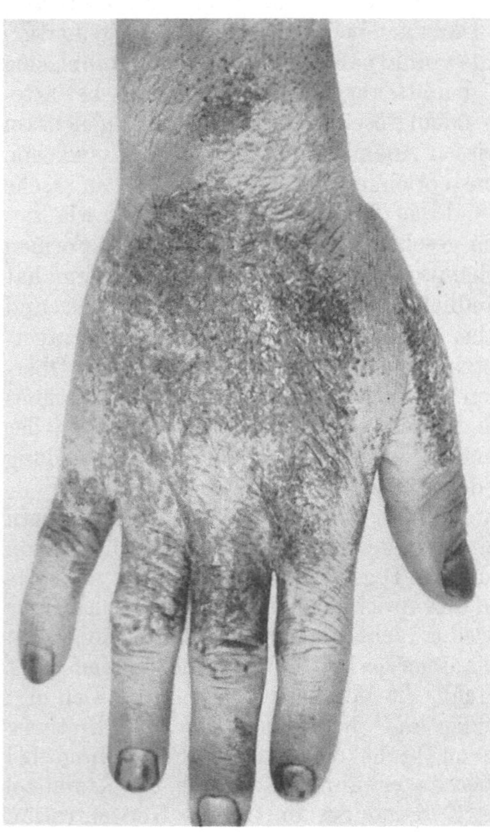
Abb. 27. Eczema madidans.

Eczema madidans.

Das nässende Ekzem ist jenes Stadium des Ekzems, welches dem ganzen Krankheitsbilde den Charakter eines feuchten Hautkatarrhs gibt. Es ist insofern eine höhere Fortentwicklung des vesiculösen Stadiums, als das seröse Exsudat in den rasch gebildeten Bläschen der Epidermis keinen Platz findet, die Blasendecke sprengt und in bei geschlossener Decke Bläschen so vielen Punkten nach außen tritt, als vorhanden gewesen wären. Die Menge des an die Oberfläche tretenden Serums unterliegt großen Schwankungen, kann gering und das andere Mal sehr groß sein. In der paradox großen Menge des durch lange Zeit, Stunden, ja Tage unentwegt austretenden Serums liegt die interessanteste Eigenschaft des Ekzems. Wir merken diese große Menge am besten bei kleinen umschriebenen Ekzemen des Gesichtes, wo der Patient die Flüssigkeit mit dem Taschentuche abwischt, wodurch die sekretionshemmende Vertrocknung des Serums verhindert wird. Wir wissen nicht, wie große Mengen von Serum in die feuchtwarmen Verbände übergehen, wir sehen aber beim Verbandwechsel, daß sofort Serum aus zahlreichen Punkten aussickert, dem beim Wegwischen sofort neues folgt. Die nässenden Punkte entsprechen, wie geäußert, den Bläschen, entsprechen den Knötchen und der späteren Schuppung, sind also eine neue Form des Status punctosus. Da Ekzeme ohne ödematöse Schwellung stark nässen können, so ist es von vornherein klar, daß das austretende Serum nicht allein aus dem Cutisödem stammen kann, sondern immer neu aus den Gefäßen zugeführt wird. Es handelt sich vorwiegend um die Blutgefäße, doch soll damit in keiner Weise ausgedrückt werden, daß nicht auch die Lymphzirkulation im Sinne ŠAMBERGERs in irgendeiner Weise beteiligt ist. Das Nachsickern des Serums setzt voraus, daß die Gefäßwand in einem Zustande erhalten wird, der es ermöglicht, daß immer neues Serum durch dieselbe hindurchtritt. Man kann hier an einen Dilatationszustand denken, der bewirkt, daß Serum zwischen den Endothelzellen oder durch die Endothelzellen hindurchgepreßt wird, wobei die Endothelien selbst in ihrer kolloidalen Zusammensetzung gewiß nicht so gelitten haben, als bei anderen Entzündungsformen mit schweren Gewebsfolgen und geringerer seröser Exsudation. Es könnte ähnlich wie bei der Urticaria an eine Expansionsstellung der Gefäße mit Öffnen der Ostien gedacht werden. Damit stimmt überein, daß das Nässen bei jenen Ekzemen am intensivsten ist, die NEISSER als urticariell beschrieben hat und bei welchen neben Ekzem auch noch Quaddeln und dem Oedema Quincke ähnliche Erscheinungen vorhanden waren. Während bei der Urticaria die Sperre durch das Gewebe erfolgt, insofern nur eine gewisse Menge von Serum im Gewebe Platz hat, fehlt sie beim Ekzem, da der Weg vom Papillargefäß durch die aufgelockerte Epidermis zur Oberfläche frei ist. Eine Selbstsperre tritt zum Teil durch das Vertrocknen des Serums ein, welches durch den hohen Fibringehalt rasch zur Kruste gerinnt. Diese Kruste verhindert durch Gegendruck die Exsudation. Es gelingt manchmal durch therapeutische Maßnahmen diese Sperre zu unterstützen, indem wir das austretende Serum durch Koagulation zur Kruste machen, so durch Lapis, Lacke, vorausgesetzt, daß das Medikament nicht ein neuer Reiz für die Gefäße ist. Ebenfalls von der Urticaria entlehnt ist die Tatsache, daß die Expansionsstellung der Gefäße und damit das Nässen durch mechanische Irritation wieder provoziert werden kann, ähnlich, wie man eine resorbierte Urticariaquaddel durch Scheuern wieder zum Aufflackern bringen kann. Ein weiterer der Urticaria verwandter Zug ist, daß, solange Nässen vorhanden ist, die zellige Exsudation eine auffallend geringe ist. Profuses Nässen und leichte Auslösbarkeit des Nässens ist mehr Symptom des echten Ekzems als des Eczema arteficiale. Beim letzteren hört das Nässen plötzlich auf und kann nach kurzer Zeit vielleicht gar nicht mehr provoziert werden. Läßt es sich beim artefiziellen Ekzem leicht erzielen, gleichgültig, ob durch blande Medikamente oder durch mechanische Reizung, dann steht eben das artefizielle Ekzem am Übergange zum echten Ekzem, ein leider häufiges Vorkommnis in der Therapie. Dadurch, daß eine deckende Epidermis fehlt, kommt es zu einer Dilatation der Gefäße, die sich in der Blutfülle ausdrückt und zur intensiven Rötung führt, aus der der alte Ausdruck Eczema rubrum stammt. Das nässende Stadium stellt die klinische Höhe des Ekzemprozesses dar. Es kann sich kombinieren mit den niederen Stadien der Bläschen- oder Knötchenbildung, gewöhnlich in der Art, daß um eine nässende Stelle in der Peripherie Bläschen und Knötchen liegen.

Eczema pustulosum, Eczema crustosum, Eczema impetiginosum.

Diese drei Morphen sind Varianten desselben Ekzemstadiums. Der ursprünglich klare Bläscheninhalt trübt sich durch Leukocyten, wird trübweiß, gelblichweiß, schließlich gelb-eitrig. Die Bläschen sind pustulös, eitrig geworden. Man kann nicht sagen, die Bläschen sind vereitert, weil keinerlei Nekrose zur Einschmelzung gelangt und die neugebildeten Epithelien durch die Leukocyten nicht

angegriffen werden. Dieses Eitrigwerden klarer Bläschen ist eine natürliche Folge
des Entzündungsablaufes, insofern auf Serum leukocytäres Exsudat folgt. Je
kleiner die Bläschen, desto rascher werden sie eitrig. Größere Blasen brauchen
hierzu naturgemäß viel länger und sind anfangs nur partiell eitrig. Aber auch
in letzteren findet man kulturell längere Zeit keine Bakterien und es ist dieses

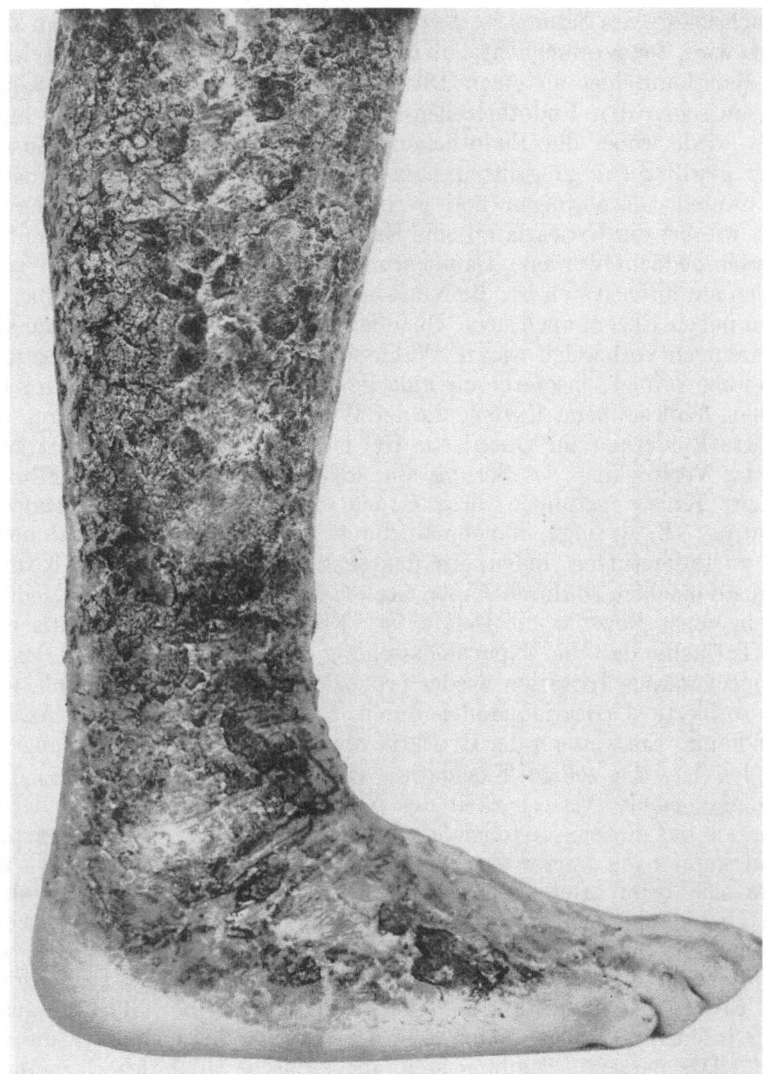

Abb. 28. Eczema crustosum.

Eitrigwerden der Ekzembläschen direkt ein Beispiel für abakterielle Eiterung
im kleinen Hohlraum. Von diesen eitrigen Bläschen zu unterscheiden sind
die durch Staphylokokken und Streptokokken hervorgerufenen primären
Pusteln, die meist bei Abheilung des Ekzems auftreten. Es sind bakterielle
Effekte, die ihren Sitz in der Epidermis, aber auch oberflächlich in der Cutis
haben können. Wenn auch schließlich die Bläschen aller Ekzeme eitrig werden,
so tritt dies doch bei manchen Schädlichkeiten anscheinend rascher ein, so
beim Ekzem nach Terpentin und nach Crotonöl. Das pustulöse Ekzembläschen

entspricht eigentlich schon der Kruste, ist eine Art flüssiger Kruste, wo durch die Hornschicht die rasche Verdunstung verhindert wird. Schließlich kommt diese Verdunstung doch zustande; Leukocyten und Serum vertrocknen zu einem Syncytium, zu einer Kruste, die auf ihrer Höhe noch die Reste des Epithels trägt und meist eine gelbbraune Farbe hat, welche von dem an der Luft nachdunkelnden

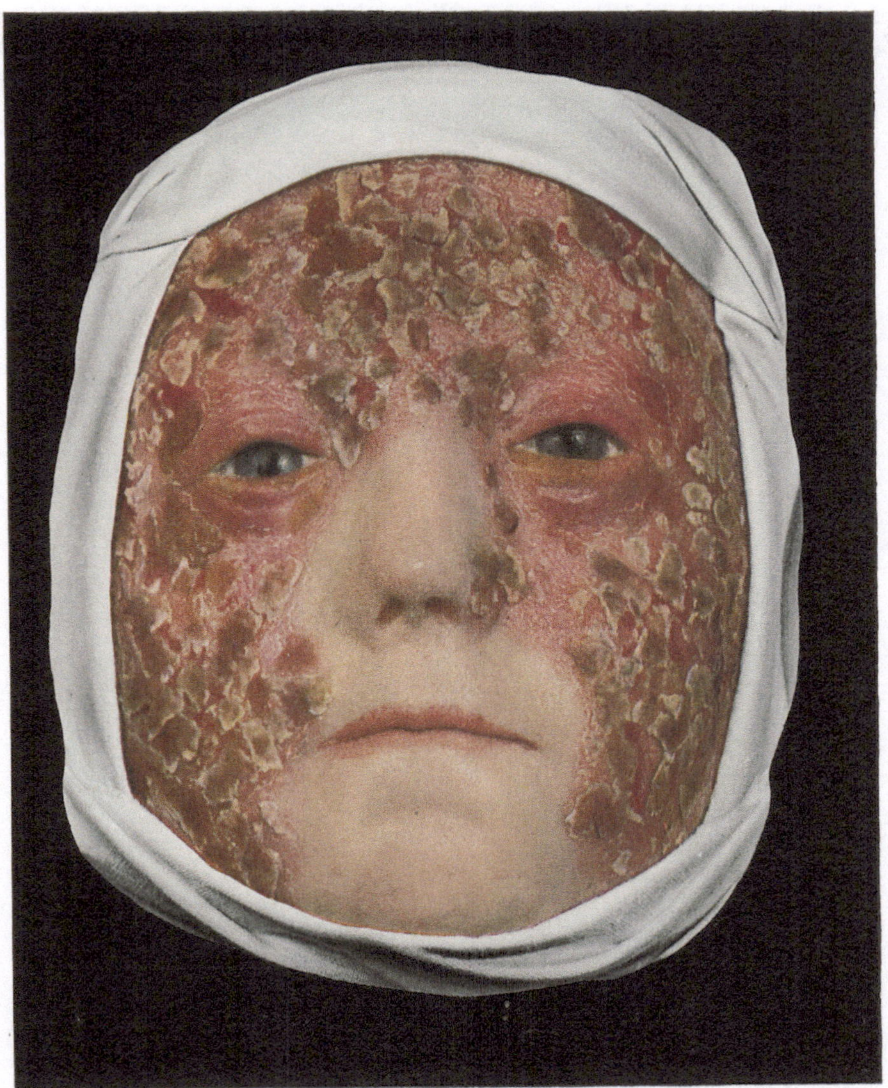

Abb. 29. Eczema crustosum rubrum.
(Aus FINKELSTEIN-GALEWSKY-HALBERSTAEDTER.)

eingetrockneten Serum stammt. Der gleiche Vorgang läuft viel rascher über nässenden Punkten ab und hier hat die Kruste die Farbe allmählich austrocknenden Serums von hellgelb bis dunkel braungelb. Durch weiteren Nachschub von Serum kann die Kruste an Dicke zunehmen und eine ziemlich mächtige, leimartig vertrocknete Schichte bilden, durch Beimengung von Eiterzellen eine eitrig-krustöse Beschaffenheit annehmen, endlich durch Beimengung von Blut aus Rhagaden auch blutig-eitrig sein.

Es hat sich seit HEBRA für Ekzem mit serös-eitrigen Krusten die Bezeichnung Eczema impetiginosum eingebürgert und wird auch heute noch gebraucht, allerdings mit einer mentalen Einschränkung. Aus der Geschichte des Ekzems geht hervor, daß HEBRA in seiner Zusammenfassung impetiginöser Prozesse zu weit gegangen ist. Heute wissen wir, daß Impetigo contagiosa und Impetigo simplex selbständige bakteritische Erkrankungen sind, die wohl ebenfalls impetiginöse Krusten bilden können, in ihrem Wesen aber ganz etwas anderes vorstellen. Es würde sich empfehlen, diese Trennung auch im Sprachgebrauch festzuhalten

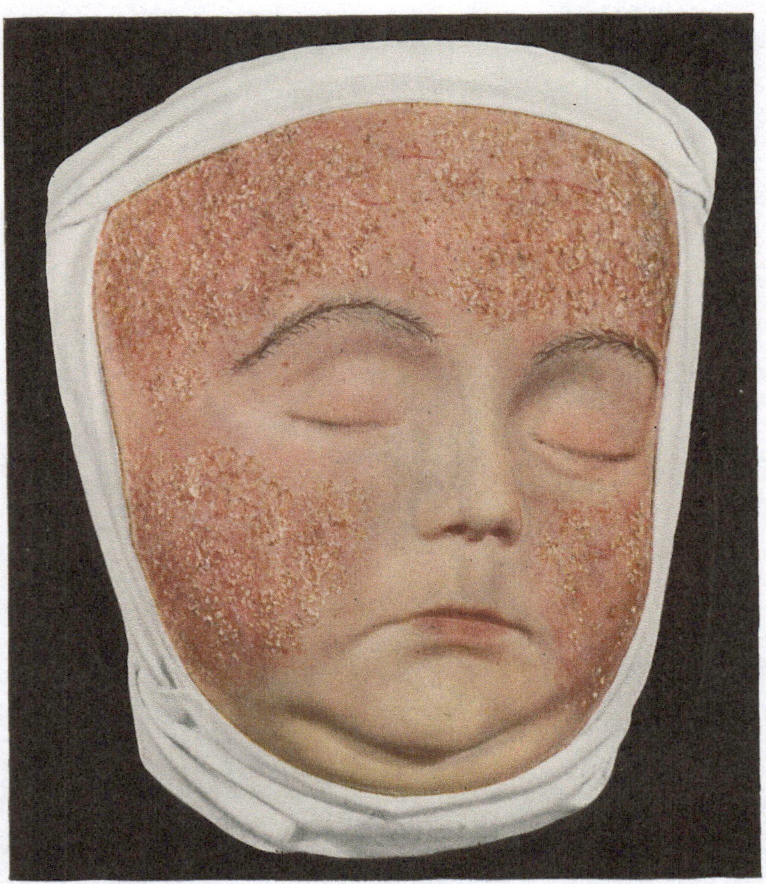

Abb. 30. Eczema crustosum.
(Aus FINKELSTEIN-GALEWSKY-HALBERSTAEDTER.)

und die Bezeichnung „impetiginös" beim Ekzem ganz fallen zu lassen. Es ist eine bekannte Tatsache, daß zur Impetigo contagiosa durch die Behandlung ein Eczema arteficiale hinzutreten kann. Wir unterscheiden aber heute genau, daß dann zwei verschiedene Erkrankungen aufeinanderfolgen. Es gibt Fälle von Impetigo contagiosa, die wegen Kleinheit der Efflorescenzen dem Ekzem ungemein ähnlich sind, so daß die Unterscheidung manchmal Schwierigkeiten macht. Trotz dieser Schwierigkeiten wird es aber entweder die eine oder die andere Erkrankung sein, ebenso, wie man Ekzeme, die sich im Verlaufe mit Pustelbildung kombinieren, dahin aufzulösen hat, ob die Pusteln noch aus eitrigen Bläschen oder bereits aus primären bakteritischen sycosiformen Pusteln hervorgehen.

Squamöses Ekzem, schuppendes Ekzem.

Vom krustösen Ekzem fällt der Prozeß durch weiteres Absinken der Exsudation zum *schuppenden Ekzem* ab. Geht dies allmählich vor sich, dann

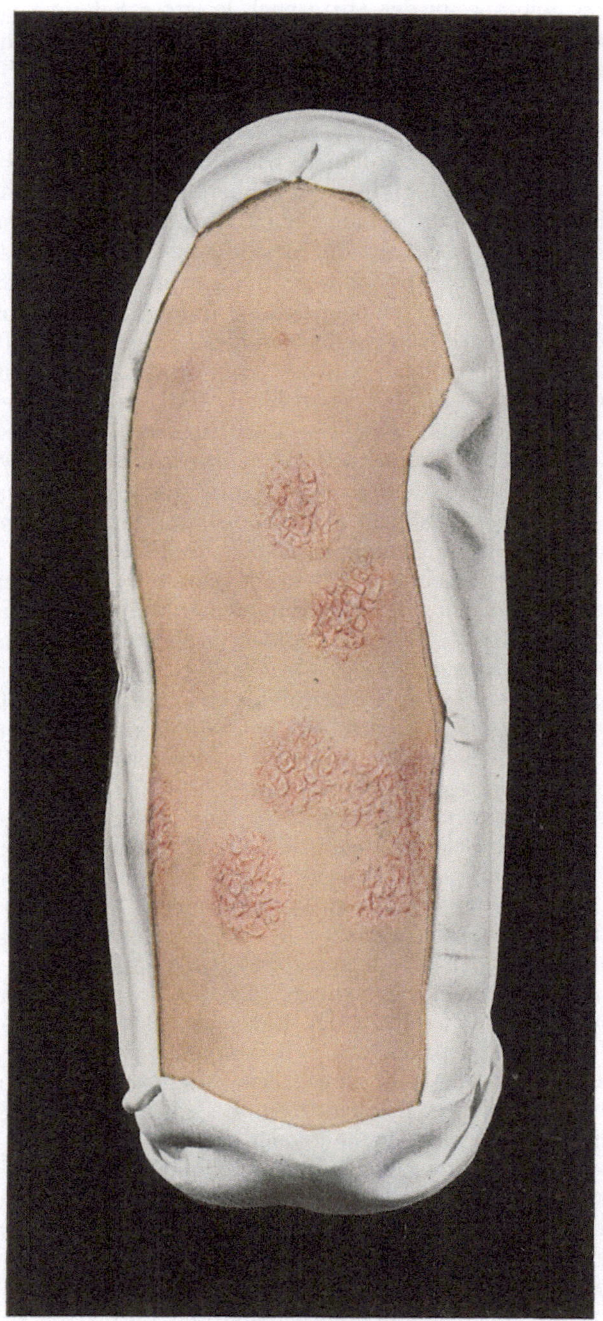

Abb. 31. Eczema squamosum.
(Aus Finkelstein-Galewsky-Halberstaedter.)

schaltet sich zwischen Kruste und Schuppe ein Zwischenprodukt ein, das als feuchte Schuppe oder trockene Kruste zu bezeichnen ist, noch nicht aus parakeratotischer Hornschichte allein besteht, sondern noch Serum und Leukocyten in größerer Menge enthält. Später verliert sich diese Beimengung und das Krankheitsprodukt besteht vorwiegend aus parakeratotischer Hornschichte. Auch dieses Produkt kann sich im kleinsten Raume finden in der Art, daß in der Peripherie schon Schuppe, in der Mitte noch krustöse Schuppe besteht. Auch die Schuppe selbst macht im Verlaufe der Heilung noch Wandlungen durch, insofern die kernhaltige Parakeratose allmählich von kernloser Hyperkeratose abgelöst wird. So wie durch die früheren Stadien kann der Status punctosus auch durch punktförmige Schuppen zum Ausdrucke kommen und es wird schließlich auch bei diffusen Herden ein Stadium eintreten, wo feine, kleine Schuppen die punktförmigen Stellen der früheren stärksten Exsudation markieren. In einem früheren Stadium kann der Status punctosus verwischt sein dadurch, daß eben zu viel Punkte gleichmäßig betroffen sind. Hier kann nach mechanischer Ablösung der Schuppe, durch Abreiben der nässende Status punctosus zum Vorschein kommen oder er kann durch Lauge provoziert werden. Bei feinkleiig schuppenden Herden können ähnliche Hilfsmittel noch den Ekzemcharakter aufdecken. Manchmal wird es nicht mehr gelingen und dies hat folgende Gründe: es besteht die Möglichkeit, daß eine frühere ekzematöse Stelle noch weiter leicht juckt, gescheuert wird und daß die Scheuerung nicht mehr von Ekzem, sondern von schuppendem, traumatischem Erythem beantwortet wird. Dieser Fall ist selten. Häufiger ist der, daß an manchen traumatisch leicht zugänglichen Stellen der Ekzemcharakter, hervorgerufen durch Scheuern, unterstützt durch Wasser und Seife bestehen bleibt, während an anderen Stellen Scheuern allein nur zarteste Hyperämie mit kleiiger Schuppung auslöst. Wir beobachteten in dieser Richtung einen Fall, der gut das ausdrückt, was wir bei Kindern öfters sehen. Es handelte sich um einen Knaben, der an den Händen krustöses Ekzem aufwies. In der Vorderohrgegend zeigte Patient pseudovitiliginöse weiße Flecke, die dadurch zustande kamen, daß der Knabe stark von der Sonne pigmentiert war, vor den Ohren aber symmetrisch schuppende Herde aufwies. Die lebhafte Tätigkeit der Epidermis führte hier zu einer echten Pigmentverminderung. Links war die Schuppung ungemein fein, kaum mit freiem Auge zu erkennen. Rechts war die Schuppung deutlicher, die Herde waren gleichmäßig kleiig schilfernd und ein Status punctosus war darin nicht zu erkennen. Verdickung oder Lichenifikation in gewöhnlichem Sinne war nicht vorhanden. Es waren somit vom Ekzem keinerlei Symptome mehr übrig. Wir diagnostizierten, daß hier geringer Juckreiz zu einem diffus kleienartig schuppenden, traumatischen Erythem geführt habe und daß die starke Desquamation Pigmentverminderung bedinge. An der Stirn des Knaben saß ein münzenförmiger Herd, bei welchem der Ekzemcharakter wieder durch punktierte feinste Schuppung deutlich war. Ob vor den Ohren früher ekzematöse Herde vorhanden waren, war nicht zu erheben. Mit Rücksicht auf andere Fälle ähnlicher Art ergeben sich zwei Möglichkeiten. 1. Es bestand neben Scheuerungsekzem gleichzeitig Scheuerungserythem oder 2. es sind frühere Ekzemherde in Scheuerungserythem übergegangen. Im ersteren Falle würde Neurodermitis eczematosa und erythematosa gleichzeitig bestanden haben, im zweiten Falle wäre letztere auf erstere gefolgt. Rein klinisch könnte bei der zweiten Deutung von einer postekzematösen Dermatitis gesprochen werden, die den Ekzemcharakter nicht mehr aufweist. Was hier von der *post*ekzematösen Dermatitis gilt, gilt in gewissem Sinne auch von der *prä*ekzematösen Dermatitis, ein Ausdruck, den wir Unna verdanken. Man studiert diesen etwas schwer verständlichen Vorgang am besten an sich. Wäscht man sich zu Versuchszwecken Hände und Vorderarme öfter nacheinander mit Schmierseife, so wird früher oder später der Schmierseifeneffekt auftreten. Der Haut wird viel Fett entzogen, die oberste

Hornschichte wird mortifiziert, glänzend, gespannt, reißt ein, es entstehen Rhagaden der Hornschichte in Form feiner, roter Linien, durch welche die Zirkulation durchscheint. Die Rhagaden begrenzen sich seitlich mit der abgehobenen Hornschichte. Es besteht kein Jucken, höchstens ein undefinierbares Gefühl der Spannung und gesteigerter Empfindlichkeit, keine Knötchen, keine kleinen Flecke, wohl aber diffuse Reizhyperämie. Es liegt eine akute, diffuse, chemische Dermatitis vor, die aber kein Symptom dessen enthält, was wir Ekzem nennen. Setzt man die Waschungen fort, so kann sich das Bild ändern. Es tritt Jucken ein, die Hand wird gerieben, es kommt zu roten Flecken, evtl. Knötchen oder sogar Bläschen. Von diesem Moment an wird jeder gern den Versuch abbrechen, denn jetzt beginnt die Schmierseife zumindest ein Eczema arteficiale zu veranlassen. Es kann aber auch so sein, daß das Weglassen der Schmierseife zu spät kommt, daß das Jucken sich steigert, daß unter Scheuern weitere Bläschen auftreten, die naturgemäß nicht mehr auf die direkte Einwirkung der Schmierseife zu beziehen sind und bereits ein echtes Ekzem darstellen. Noch deutlicher tritt der Ekzemcharakter in Erscheinung, wenn zwischen letzter Schmierseifenbenützung und Ausbruch von Jucken und Knötchen ein Zeitraum von 2—3 Tagen verstrichen ist. Jetzt wird jeder Dermatologe, mag er über das Ekzem die verschiedensten theoretischen Ansichten haben, praktisch wissen, daß er vor echtem Ekzem steht und er wird daran noch mehr erinnert, wenn an den verschiedensten Körperstellen Juckreiz auftritt und die Reibung der Kleider, des Kragens usw. von punktförmigen Flecken oder Knötchen beantwortet wird. Diese

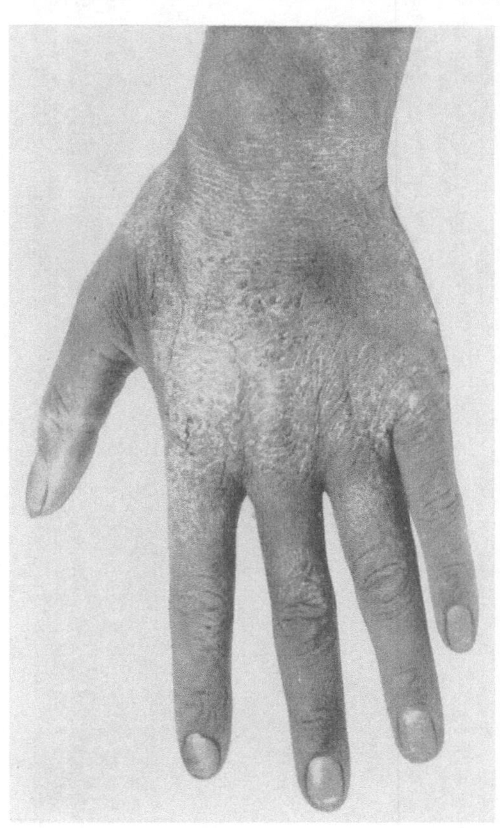

Abb. 32. Schuppendes Handekzem.

Veränderung wird nicht bei jedem Menschen auftreten, bei manchen wird es bei der präekzematösen Dermatitis bleiben, die gleichsam den diffusen Erythemcharakter beibehält, als solche evtl. intensive Grade bis zur lamellösen Kruste annehmen kann, ohne sich aber in den Ekzemcharakter zu transformieren. Es liegt eben dann ein chronischer Laugenaffekt vor. Hingegen kann es leicht zum Ekzem kommen bei Leuten, die schon früher einmal an Ekzem gelitten haben. Fast sicher wird es dazu kommen bei Personen, die an anderer Stelle ein, wenn auch nur umschriebenes Ekzem haben.

Viel rascher als bei der Schmierseife kommt es zum Ekzem bei Formalin, auch wenn Ekzem auf der betreffenden Haut nicht vorausgegangen ist. Unserer Meinung nach hauptsächlich dadurch, daß Formalin neben seiner austrocknenden Wirkung eine chemische Schädlichkeit ist, die Jucken verursacht. Hier ist oft schon der erste Effekt Bläschenbildung, die bei manchen erlischt, wenn das

Formalin fortgelassen wird. Kommt das Formalin in öfteren Kontakt, so
bilden sich Herde, die im Zentrum schuppen und sich durch wandständige
Bläschen verbreiten, auch hier sistiert der Prozeß noch, wenn das Formalin
fortfällt, kann aber auch ohne Formalin in echtes Bläschenekzem übergehen.
Beschaffenheit, Farbe, Dicke, Ausbreitung der Schuppung ist abhängig vom

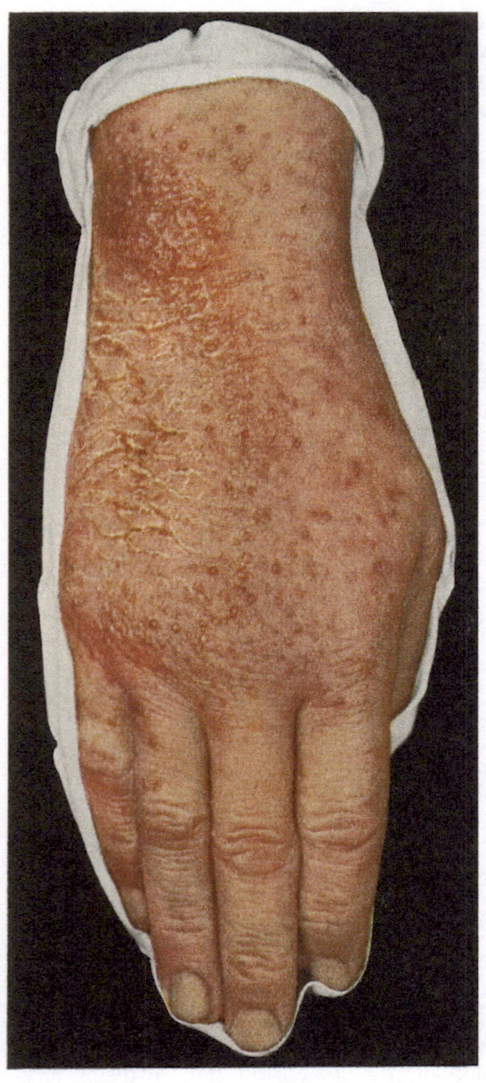

Abb. 33. Eczema acutum.

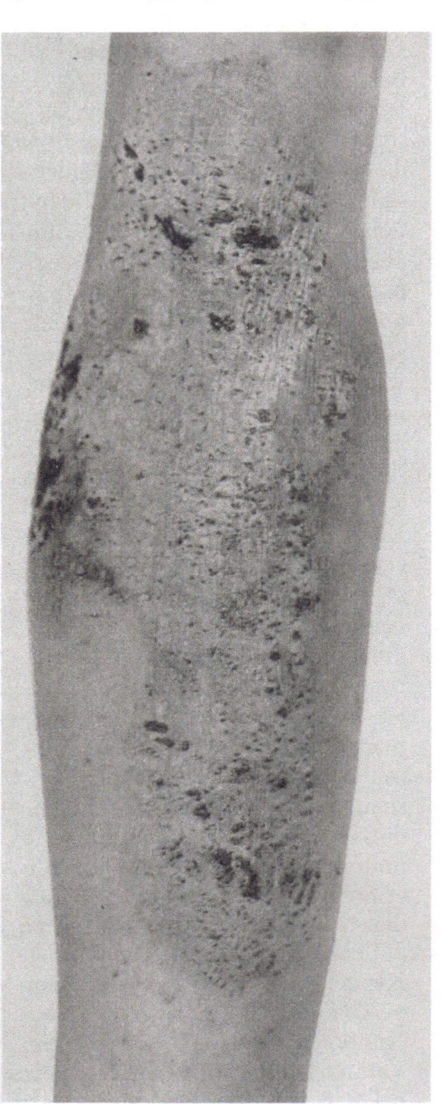

Abb. 34. Lichenifikation aus Ekzem.

Zustande der Epidermis, letzterer wieder vom Zustande der Gefäße. Es
wurde bereits auseinandergesetzt, daß wir auf Grund unserer Reibungsversuche Török zustimmen, wenn er sagt, daß auf geringe Hyperämie die
Epidermis mit Hornschichtveränderungen antwortet. Diese Hornschicht-
veränderung ist in der Regel Parakeratose. Es muß die Schuppung nicht
aus einer Kruste hervorgehen, sondern der hyperämische Fleck des Ekzems
kann direkt von Schuppung gefolgt sein. Das Erythem geht direkt in
Eczema squamosum über. Der morphologische Prozeß, den wir als Ekzem

bezeichnen, setzt sich aus den oben beschriebenen Stadien zusammen. Man kann ihn in folgendes Schema bringen:

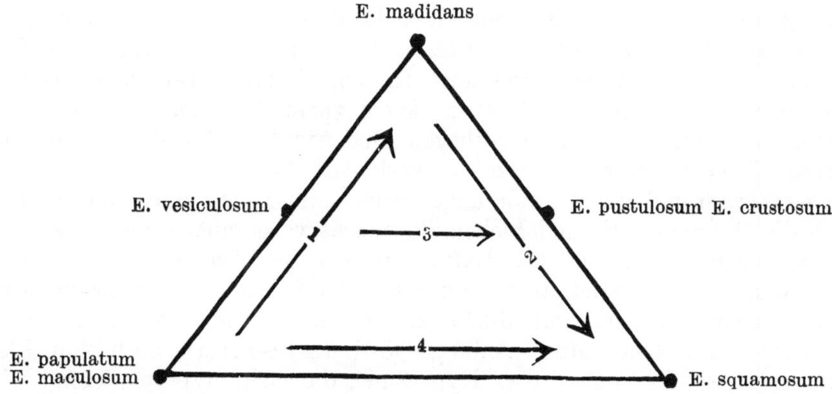

Die vier Pfeile geben die Verlaufsrichtung an. Das Ekzem muß mit einem hyperämischen entzündlichen Fleck beginnen. In akuteren Fällen wird sehr bald ein ödematöses Knötchen, dann eine Blase oder sofort der nässende Punkt folgen, der beim Absteigen des Prozesses zur Kruste und Schuppe wird. Diesen Weg zeigen die Pfeile 1 und 2 an. Es kann ein Ekzem nur bis zum Bläschen ansteigen und ohne die Höhe des Eczema madidans zu erreichen zur vertrocknenden Bläschenkruste werden: Pfeil 3. Es kann der ekzematöse Fleck oder das Knötchen sofort in Schuppung übergehen: Pfeil 4. Faßt man den oben dargestellten Ablauf als Grundprozeß, als Haupttypus auf, so kann man die in der Klinik sich bietenden verschiedenen Bilder auf folgende Gründe zurückführen.

I. *Die Polymorphie.* Kommen und Gehen gehört zu dem Charakter des Ekzems. Herde verschwinden, neue treten auf, neben- und übereinander. Die Polymorphie zeigt sich am einzelnen Herde und in der Verschiedenheit mehrerer Herde. Im einzelnen Herd können sich die Erscheinungen gegen das Zentrum verstärken. Es findet sich im Zentrum Nässen, gegen die Peripherie Bläschen und Knötchen. Auch das Gegenteil ist möglich, daß das Zentrum Ausheilungssymptome — Eczema crustosum, squamosum —, die Peripherie aber Nässen, Bläschen und Knötchen zeigt. Was im einzelnen ekzematösen Herd ausgedrückt ist, drückt sich auch in der Verschiedenheit der Herde aus. Es können sich nässende Herde neben krustös schuppenden finden, dazwischen treten papulöse Knötchen. Die möglichen Kombinationen lassen sich nicht einzeln aufzählen. Herauszuheben aber ist der Fall, daß die Erscheinungen übereinander, gleichsam in der Höhe, folgen, was so zu verstehen ist, daß an einer Hautstelle sich mehrmals der akute Ekzemprozeß wiederholt, der dann zum Eczema recidivans führt. Von dem Stadium des Eczema crusto-squamosum oder von einer vollkommen ausgeheilten Stelle kommt es wieder zu den akuten Erscheinungen des Eczema papulosum, vesiculosum, madidans. Dieses Ereignis ist vielfach auch durch die Therapie provoziert und ist der vorwiegendste Grund für die Chronizität des Ekzems. Genauer betrachtet kann der Prozeß in dreifacher Weise vor sich gehen:

1. Es können viele Rezidive ablaufen, ohne daß es zu einer besonderen Hautverdickung kommt.

Die 2. Möglichkeit ist die, daß ein Ekzem sich schon im akuten Stadium mit einem eigenartigen, tiefen Ödem kombiniert, wie dies bei den urticariellen Ekzemen NEISSERs der Fall ist. Dieses Ödem kann in kurzer Zeit restlos verschwinden, oder es kann sich in anderen Fällen der oberflächliche Prozeß mit einem mehr minder subakuten, pastösen Ödem kombinieren.

3. Es kommt zu dem oberflächlichen Ekzem eine solide derbe Cutisverdickung hinzu, die sich auch mit einer Epidermisverdickung kombiniert; es kommt zum *chronisch infiltrierten Ekzem.* Von der Tatsache ausgehend, daß es besonders jene Ekzeme sind, die stark jucken, die an nervenreichen, sensiblen Hautstellen liegen, die dem Scheuern leicht zugänglich sind, wo auch äußere Gründe für häufiges Scheuern vorliegen, sind wir der Ansicht, daß diese infiltrierten Ekzeme aus zwei Prozessen bestehen: Aus dem eigentlichen superfiziellen Ekzem und aus Veränderungen, welche im Ekzem durch das Scheuern, durch die Neurodermitis und Lichenifikation hervorgerufen werden; es handelt sich um einen Additionseffekt. Dafür sprechen die Ekzeme am Anus, an der Mamma, an der Hohlhand, an der Fußsohle, am Scrotum. Gemeinsam ist allen diesen Ekzemen der enorme Juckreiz, das zugestandene Scheuern und die objektiven Anzeichen dafür. Anfangs wird das Scheuern noch von Ekzem beantwortet, später von diffuser Hyperämie, die mehr hyperplasierend wirkt: Es tritt im Ekzemherd das ein, was an der gesunden Haut über gespannten Venen usw. eintritt. Während wir an der gesunden Haut die Effekte der Neurodermitis gut erkennen, ist im Ekzemherd der gleiche Effekt durch das oberflächliche Ekzem verdeckt. Dazu kommt, daß es nicht gleichgültig ist, ob eine normale oder eine bereits labile ekzematöse Stelle gescheuert wird. Bindegewebsverdickung gehört zum Wesen der Neurodermitis, das wissen wir von den chronisch verdickten Formen derselben, auch Acanthose, Para- und Hyperkeratose gehört zu ihr, was die verrukösen Formen der Neurodermitis beweisen. Alle diese Eigenschaften finden sich in modifizierter Form auch beim chronisch verdickten Ekzem, führen zu den acanthotischen, para- und hyperkeratotischen, callösen, verrukösen Ekzemen. Das Wichtigste dabei aber ist folgendes: liegt oberflächlich noch der ekzematöse Prozeß vor oder ist die Stelle bereits ganz in Neurodermitis übergegangen? Hier wird noch die Laugenätzung Aufschluß geben. Tatsächlich sieht man bei Analekzemen, wo die Acanthose sich in Form von opakweißen Epithelverdickungen verrät, nach der Ätzung nässende Punkte auftreten, die noch zum Ekzem gehören. Fehlen diese Punkte bei der zweiten oder dritten Ätzung, dann liegt als Rest Neurodermitis vor. Auch beim verdickten Mammaekzem sind diese nässenden Punkte in der Regel zu erzielen.

Was an kleinen Stellen sich vollzieht, kann zu universellen Verdickungen der gesamten Körperhaut führen. Die akuten Ekzemerscheinungen sind verschwunden, aber das postekzematöse Jucken hält an und führt zur chronischen Verdickung aus universeller Neurodermitis. In den meisten Fällen läßt sich die solide Verdickung auf Scheuern und Neurodermitis zurückführen, will man aber jede Verdickung der Haut auf dieses Moment zurückführen, dann muß man die Annahme zu Hilfe nehmen, daß Scheuern nicht nur echte Bindegewebsverhärtung und Hyperplasie, sondern auch jenen chronisch ödematösen Zustand der Cutis bewirken kann, den wir oben als zweite Möglichkeit angeführt haben. Es gibt universelle Fälle, die aus Ekzem hervorgegangen sind, deren Haut sich im Verlauf pastös verdickt, rot bleibt, hochgradig schuppt, wo sich aber nicht die derbe harte Konsistenzvermehrung zeigt, wie etwa beim chronischen Kratzekzem alter Leute. Das Blutbild gibt keine Abweichung und histologisch ist evtl. an der Oberfläche der Ekzemprozeß noch vorhanden. Man könnte das pastöse Ödem auch gleichsam ohne äußeres Zutun entstanden, zum Ekzemprozesse gehörig rechnen oder man nimmt, wie angedeutet, an, daß Scheuern seine Ursache ist. Letztere Deutung hat den Vorteil, daß der Charakter des Ekzems als eines superfiziellen Hautkatarrhs erhalten bleibt. Diese Annahme hat einige Berechtigung, weil man nach der zweiten Reibung einer gesunden Hautstelle bei einem Ekzematiker kleine Quaddeln auftreten sieht und bei bereits gereizten Gefäßen ein höherer Effekt zu erwarten ist.

Sicherer Reibungseffekt ist die Hyperämie; wenn nun dieselbe öfter hintereinander auftritt, so kommt es zu einer Summation ihrer Wirkung und den Effekt sieht man dann besonders beim echten Kratzekzem, das von vornherein ein ganz anderes Aussehen besitzt als ein akut-chemisches Ekzem. So ein Kratzekzem ist gleichsam das Resultat vieler Einzelrezidive, ähnlich wie man z. B. der Urticaria externa nach Juckpulver oder Morphium durch wiederholtes Scheuern eine lichenoide Oberfläche geben kann.

Unterschiede zwischen den einzelnen Fällen kommen noch zustande

II. durch die *Quantität der Veränderungen.* Es gibt eine fortlaufende Reihe von einem einzigen lokalisierten Herd bis zum universellen Ekzem. Eine Schädlichkeit, welche die ganze Haut getroffen hat, kann ein einziges kleines Ekzem hinterlassen. So trat nach einer Scabieskur bei einem Patienten am rechten Ober-

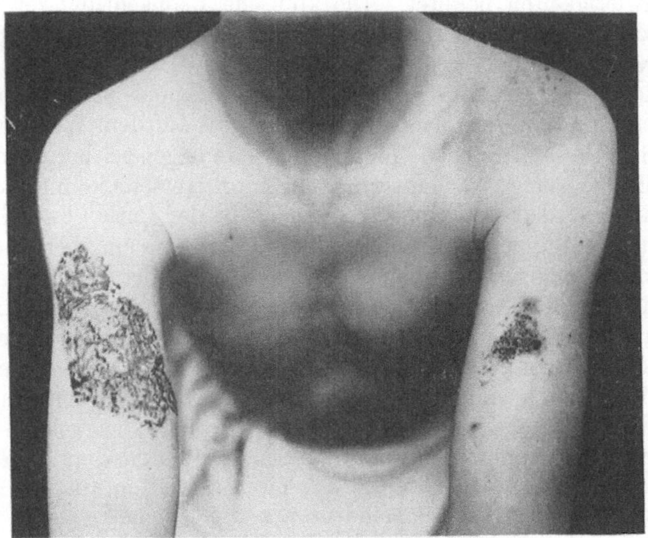

Abb. 35. Symmetrische nässende Ekzeme.

schenkel ein kronengroßes Ekzem auf, das hochgradig juckte und große Mengen Serum sezernierte. Es trotzte durch Wochen jeder Salbenbehandlung, wich nach Laugen-Silberätzung bis auf 3—4 nässende Punkte, die erst auf eine zweite Ätzung hin ebenfalls verschwanden. Viel häufiger ist Ekzem mit einer Mehrzahl von Herden. Sie entstehen, wie in der Pathogenese ausgeführt wurde, durch *multiplen Kontakt des Antigens, reflektorisch ohne Antigen,* symmetrisch, selten metameral, linear durch zentral beeinflußte vasomotorische Innervation. Außer durch zentrale Impulse kann Symmetrie auch dadurch entstehen, daß symmetrische Stellen den gleichen chemischen oder blanden äußeren Schädigungen ausgesetzt sind: so die Hand dem Gewerbe, Wasser, Seife — das Gesicht der Ofenwärme, Wasserdampf, Schweiß —, die Ellenbeuge der gleichen Bewegung bei der Arbeit, die Achselhöhlen dem Schweiß, der Rücken der Spitalsmatratze usw. Bestimmend für die Lokalisation der sekundären Herde zur Zeit der Ekzembereitschaft ist außer der mechanischen Irritation von außen auch der Umstand, ob eine Hautstelle aus irgendeinem Grunde vorher in ihrer Zirkulation beeinflußt war, sei es, daß bloß Hyperämie oder entzündliche Gefäßausdehnung vorhanden war. Hierher gehören Stellen, die aus physiologischen Gründen öfter hyperämisiert werden, der Schweißsekretion ausgesetzt sind oder sich gegenseitig berühren. Durch Vergrößerung des primären Herdes in die Peripherie, durch Auftreten wahllos reflektierter und symmetrischer Herde, durch sich immer mehr steigernde Reizbarkeit der ganzen Haut gegen polyvalente Reize kommt es schließlich zum universellen Ekzem mit verschiedener Intensität an verschiedenen Stellen oder mit gleichmäßigem Befallensein der ganzen Haut.

Eczema seborrhoicum.

Eczema seborrhoicum wird von anderer Seite an anderer Stelle bearbeitet; es sei hier nur deshalb erwähnt, weil seine Bezeichnung als Ekzem eine Beziehung zum Thema herstellt. Entgegen der Ansicht von Unna, daß das Eczema seborrhoicum eines der besterforschten Formen des Ekzems darstellt, bin ich der Ansicht, daß die Erkrankung in ihren beiden Teilen, i. e. in bezug auf Seborrhöe und Ekzem, sowohl klinisch, wie auch pathogenetisch unserer Deutung die größten Schwierigkeiten bereitet. Die klinische Beobachtung zeigt, daß eine Beziehung zur Seborrhöe vorhanden ist. Nicht genügend geklärt erscheint heute die Entzündung bei der bestehenden Seborrhöe. Wir haben seinerzeit in einigen Fällen am Formalinschnitt mit Sudan Lipoid in den Capillarendothelien, freies Lipoid in der Cutis, in der Epidermis auf dem Wege zur Schuppe nachgewiesen. Untersuchungen von anderer Seite liegen seither meines Wissens nicht vor. Einige wenige Nachuntersuchungen unsererseits konnten den Befund an den Capillaren, den Fettgehalt von Zellen in der Cutis, Fettgehalt in der Epidermis und Schuppe wieder feststellen. Wir können aber nach unseren eigenen Untersuchungen nicht sagen, ob die Verfettung der Capillarwand vorausgeht, und die Entzündung folgt, oder ob die Entzündung primär und die Verfettung sekundär ist. Wir haben nur den Eindruck, daß die Capillarverfettung bei echtem chronischen Eczema seborrhoicum zum Bilde gehört und nehmen, bevor die Frage durch endgültige weitere Untersuchungen entschieden wird, hypothetisch an, daß eine kongestive Seborrhöe vorliegt, bei welcher es zu einer Mehrsekretion von Lipoid und Fett aus den Capillaren durch die Cutis zur Schuppe, zugleich aber auch zu einer stärkeren Sekretion aus den Talgdrüsen und Lipoidsekretion aus den Schweißdrüsen kommt, neben welcher Sekretionsvermehrung eine Entzündung mitläuft, die nach der Art des zelligen Exsudates durch ihre Fortwirkung auf die Epidermis — Acanthose — eher an Psoriasis als an Ekzem erinnert. Aus der gleichen Hypothese heraus nehmen wir an, daß die Entzündung von innen her bedingt ist und nicht von außen, wobei als äußere Ursache das Sekret in seiner Gesamtheit gemeint wäre. Die Entzündung bei Eczema seborrhoicum macht nicht den Eindruck einer reaktiven, sondern gleicht eher jener bei Psoriasis. Für diese Auffassung scheint uns das Vorkommen von Eczema seborrhoicum an nicht seborrhoischer Haut und an nicht seborrhoischen Hautstellen zu sprechen. Dafür spricht noch mehr die *Dermatitis Leiner*, die sich bei überfütterten Brustkindern findet und auf Kostveränderung hin bessert. Sie ist eine eigenartige universelle Dermatose der Säuglinge, die fast ausschließlich bei Brustkindern vorkommt, äußerst selten auch bei künstlich ernährten Kindern zu beobachten ist. Sie befällt meist Kinder im Alter von 1—3 Monaten und ihre besondere Eigentümlichkeit kommt vor allem in der unheimlich raschen Ausbreitung über den ganzen Körper und in einer auffallend allgemeinen intensiven Seborrhöe zum Ausdruck. Die Erkrankung kann von verschiedenen Stellen des Körpers ihren Ausgang nehmen, meist beginnt sie jedoch an der behaarten Kopfhaut oder am Stamm nahe der Inguinalgegend oder am Unterbauch. Die Kopfhaut zeigt zunächst die typischen Veränderungen des Eczema seborrhoicum besonders in der Stirn- und Scheitelgegend;

Schläfen- und Hinterhauptgegend sind etwas weniger intensiv befallen. Die Veränderungen dehnen sich aus auf die Stirn, die zunächst nur bis zu ihrer Mitte ergriffen wird, und zwar diffuse Rötung mit feiner Schuppung zeigt, die mit ziemlich scharfem, leicht erhabenem Rande sich begrenzt. Auf diesem und in seiner nächsten Umgebung sieht man häufig kleine, kaum erhabene, flache Knötchen, die dünne weißliche Schuppen tragen. Daneben scheibenförmige, schuppende Herde, rundlich oder unregelmäßig figuriert, die noch die Zusammensetzung aus Knötchen erkennen lassen oder im Zentrum schon ganz abgeflacht sind und nur mehr am Rande Knötchen zeigen. In Form diffuser Rötung mit lamellöser Schuppung erkrankt auch die übrige Gesichtshaut, am intensivsten die Augenbrauengegend, wo es zur Ansammlung dicker, grauweißer Schuppen kommt. Die Lider sind ebenfalls beteiligt — es kommt zum Verlust der Cilien und Augenbrauen —, desgleichen die Ohren, namentlich der äußere Hörgang. Über Hals und Nacken schreitet der Prozeß, ähnlich wie ein Erythem, nach unten auf den Stamm und die Extremitäten fort. Die Haut des Stammes ist diffus gerötet mit großlamellöser fettiger Abschuppung; nach Loslösung der Schuppen tritt die rote, leicht glänzende trockene, manchmal etwas feuchte Epidermis zutage, die nirgends wirklich näßt und keine Bläschen oder Knötchen erkennen läßt. Die Haut ist nur ganz wenig infiltriert, läßt sich leicht falten und abheben. An den Extremitäten ist keine Bevorzugung der Streck- oder Beugeseiten kenntlich, wenn auch die Beugeseiten in der Hyperämie etwas mehr betont sind. Auch Hände und Füße bleiben nicht frei, im allgemeinen sind wohl die Füße mit Einschluß der Planta stärker ergriffen, die Rötung ist diffus, die Schuppen fein lamellös. Nagelveränderungen in Form von Furchung und Verdünnung und stärkerer Wölbung, evtl. Nagelwechsel. Überall dort, wo zwei Hautflächen sich berühren, namentlich also in den Inguinalfalten, den Achselhöhlen und Gelenkbeugen ist das Bild insofern ein etwas anderes, als an Stelle der Schuppenauflagerung sich ein schmieriger Belag zeigt, der leicht abzuwischen ist, worauf man die hier mehr düsterrote und feuchte Epidermis zu Gesicht bekommt. In diesem Stadium der universellen Ausbreitung ist an den Kindern außer einer Magen-, besonders aber Darmstörung mit Durchfällen, die regelmäßig nachweisbar ist, nichts Pathologisches zu finden. Mäßige, ziemlich allgemeine, weiche, nicht schmerzhafte Drüsenschwellungen. Das Allgemeinbefinden ist fast nicht gestört. Das *Wesentliche* des Krankheitsbildes besteht also in der Hautveränderung, die sich als universelle Rötung und Schuppung darstellt. Trotzdem ist das Krankheitsbild nicht einfach als leichtes aufzufassen, da sein Ausgang auch ein schlechter, letaler sein kann ($^1/_3$ der Fälle).

Beginnt die Erkrankung am Stamm, so treten zunächst fleckenweise leichte Rötungen auf, die sich rasch bandförmig ausbreiten, so daß evtl. innerhalb 48 Stunden der ganze Stamm diffus gerötet ist. Dabei schreitet die Hyperämie erythemartig von oben nach unten fort. Gleichzeitig zeigen sich Zeichen der Hauterkrankung im Gesicht und an den Extremitäten. Hier erscheinen fast immer kleine, höchstens linsengrose, rote, wenig prominente, abgeflachte Knötchen, die dünne grauweiße Schuppen tragen. Die Schuppe ist leicht ablösbar, keine nachfolgende Blutung. Durch Konfluenz entstehen ganz flache Scheiben, die allmählich in eine diffuse Hauthyperämie sich verlieren. Einmal universellgeworden, beginnt die Erkrankung langsam abzuheilen, im Verlaufe von 1 bis 2 Monaten. Die Hyperämie der Haut geht langsam zurück, das düstere Rot macht einem Rosa Platz, auch die Schuppen ändern ihr Aussehen, sie werden trockener und dünner, nicht mehr große Lamellen sind zu finden, kleienförmige Schuppung. Die Abheilung erfolgt nicht gleichmäßig, am längsten zeigen die Hautfalten pathologisches Aussehen. Jetzt werden auch Zeichen der Allgemeinstörung deutlich, die sich meist im Gewichtsverlust des Kindes äußert. Der

Gewebsturgor hat stark abgenommen. Zur völligen Erholung braucht das Kind noch Monate.

Entsprechend dem klinischen Bild der Dermatose, das in oberflächlicher universeller Entzündung der Haut und nachfolgender Schuppung mit seborrhoischem Einschlag besteht, zeigt das *histologische Bild* einen exsudativ entzündlichen Prozeß mit Gefäßerweiterung, Ödem der Cutis und Epidermis und Parakeratose; Spongiose fehlt.

Auch hier stammt anscheinend die Entzündung von innen und es werden Züge der kongestiven Seborrhöe entlehnt. Leider scheinen auch hier Untersuchungen in bezug auf Lipoidgehalt, Ursprung und Weg des Fettes zu fehlen.

Trotz der Ähnlichkeit mit Psoriasis in Klinik und Anatomie können wir Török nicht beipflichten, im Eczema seborrhoicum eine atypische Psoriasis zu sehen. Wir halten daran fest, daß eine Beziehung zur Seborrhöe besteht, und daß Psoriasis auch dann, wenn sie einmal nicht ganz typisch sein sollte, davon zu trennen ist. Hierfür spricht hauptsächlich der Verlauf und die Therapie.

Auch der *zweite* Teil der Erkrankung ist nicht vollkommen geklärt, das ist die Frage, ob die exsudative Entzündung den Charakter des Ekzems besitzt. Zunächst ist es denkbar, daß dle gleiche innere Ursache, die meist nur zu einer subakuten Hyperämie und zu einer fettig-squamösen Dermatitis führt, auf demselben Wege zu einer exsudativen Entzündung führen kann; die zweite Möglichkeit ist die, daß die seborrhoisch-kongestiv entzündete Haut eine Überempfindlichkeit gegen äußere polyvalente Reize, das Sekret inbegriffen, besitzt. Die Möglichkeit, daß verschiedene Reize eine Steigerung der Entzündung auf der bereits entzündeten Haut hervorrufen können, muß gewiß zugegeben werden und mancher therapeutische Mißerfolg ist nichts weiter als ein aufgepfropftes Eczema arteficiale chemischer Art.

Auf der anderen Seite verhält sich Eczema seborrhoicum doch wieder ganz anders als echtes Ekzem. Es verträgt Wasser, Seife und den aggressiven Schwefel, also Dinge, die Ekzem nicht verträgt, von denen aber kongestive Zustände wie Acne rosacea günstig beeinflußt werden, worin eine weitere Bestätigung der Ansicht, daß die Entzündung von innen nach außen erfolgt, gesehen werden kann. Strikte Beweise, daß das Sekret selbst die Entzündung vermehrt, bestehen eigentlich nicht. Die Tatsache, daß unter gehäufter, seborrhoischer Kruste die Entzündung stärker ist, kann damit erklärt werden, daß eben nichts gegen die kongestive Entzündung geschehen ist, wodurch das Sekret Zeit hatte, sich zu addieren. Allerdings soll daraus die Möglichkeit nicht geleugnet werden, daß durch das Sekret selbst, durch seine Zersetzung, durch Bakterien in demselben eine Vermehrung der Entzündung erfolgen kann, wie man ähnliches beim Übergang von Seborrhöe in Balanitis vermuten kann. Ungeklärt erscheint uns auch die Frage ob die Entzündung beim Eczema seborrhoicum unter dem typischen Bilde einer punktförmig-exsudativen Ekzemdermatitis verläuft, also histologisch Spongiose, punktförmige Parakeratose aufweist. Solange alle diese Verhältnisse nicht genügend und anatomisch geklärt sind, wird man am besten folgende Möglichkeiten annehmen:

Es gibt eine von innen nach außen bedingte, kongestiv entzündliche Seborrhöe, die sich bis zu exsudativen Erscheinungen steigern kann. Die entzündete seborrhoische Haut ist gegen äußere Schädlichkeiten verschiedenster Art, das Sekret inbegriffen, überempfindlich. Die daraus resultierende Reizung kann einmal unter dem Bilde des punktförmigen Ekzems oder unter dem Bilde des externen Erythems auftreten; bei besserer Erkenntnis wird man eine oder die andere Möglichkeit fallen lassen können.

Schließlich darf nicht vergessen werden, daß Ekzem und auch Entzündung anderer Art in einer fettreichen Lokalisation ein mehr minder fettreiches Krankheitsprodukt besitzen kann. So wird vielleicht manches Ekzem der Kopfhaut mit fettreichem Sekret aufzufassen sein. Das Verdienst Unnas, diese Zustände aus dem Ekzem herausgehoben zu haben, wird durch den Umstand, daß obige Deutung von seiner ursprünglichen Auffassung abweicht, keineswegs geschmälert.

Einen bestimmenden Einfluß auf das Ekzem besitzt weiters die Lokalisation, woraus sich die Notwendigkeit ergibt, das Ekzem nach seinem Sitz zu beschreiben.

Ekzem der behaarten Kopfhaut.

Das *akute Ekzem der behaarten Kopfhaut* ist meist artefiziell; unter den artefiziellen Schädlichkeiten spielen die größte Rolle Haarfärbemittel: namentlich ist es das *Paraphenylendiamin*, das akute Dermatitis erzeugt (Bunch, Rajka und Lehner), und in den Mitteln des Handels, wie Mordant, Nucin, Juvenia, Phoenix, in der chinesischen Haarfarbe „Fo" enthalten ist. Nach Erdmann und Vahlen ist das während der Oxydation von Paraphenylendiamin auftretende *Chinondiamin* das eigentliche schädigende Agens. Auch nach Gebrauch von *Aureol*, das kein Paraphenylendiamin enthält, ist Auftreten von Dermatitis beobachtet (Joseph, Wolters). Das meist als unschädlich bezeichnete Wasserstoffsuperoxyd, das in Haarfärbemitteln enthalten ist und zum Bleichen der Haare verwendet wird, gehört nach Sabouraud ebenfalls, wohl aber selten zu den hautreizenden Substanzen.

Überempfindlichkeit kann sich sofort oder erst bei öfterer Verwendung eines Mittels zeigen. Ist sie einmal vorhanden, dann schwindet sie auch nach längerem Aussetzen nicht. Ekzem der angrenzenden Hautpartien ist wohl vorwiegend auf den direkten oder indirekten Kontakt mit der Schädlichkeit zurückzuführen, daher das starke Befallensein der Ohren durch Anliegen der gefärbten Haare. Die Ekzeme in der behaarten Kopfhaut sind meist nässend, auf der angrenzenden Haut vesiculös, papulös, je nach der Entfernung von der Haargrenze. Ein vesiculöses Ekzem der behaarten Kopfhaut scheint es nicht zu geben, wahrscheinlich wird es durch den Haarbestand unmöglich gemacht. Das Nässen kann eine Zeitlang intensiv sein, ist aber bei artefiziellem Ekzem doch nur von kurzer Dauer. Kollaterales Ödem der Stirn, der Augengegend kann vorkommen, doch ist die Schwellung viel häufiger auf ausstrahlendes Ekzem zurückzuführen. Angesichts der ersten stürmischen Erscheinungen ist die Heilungsdauer oft auffallend kurz, Übergänge in langdauernde Ekzeme aller Formen können vorkommen. In diesen Fällen macht sich die Transformation des ursprünglich serösen Exsudates in eitriges insofern unangenehm bemerkbar, als seine Entfernung bei langen Haaren der Frauen nicht durch aufsaugende Verbände rasch bewerkstelligt werden kann. Auch bei dieser Form verliert sich die Randbegrenzung in das kleine Mosaik des Ekzems zum Unterschiede von der scharfen Begrenzung der am Kopf lokalisierten Impetigo contagiosa. Wir sahen in einem derartigen Falle bei einer Frau die gesamte Haut des Hinterkopfes rot, nässend; es ließ sich aber aus der Grenze Impetigo contagiosa diagnostizieren und Hebrasalbe führte in einigen Tagen zur Heilung. In einem zweiten Falle waren es multiple aus kleinen gelben Borken zusammengesetzte, scharf begrenzte Herde, aus zwei einzelnen Bläschen am Halse zu diagnostizieren.

Neben Haarfärbemitteln kann gelegentlich jedes zum Zwecke der Haarpflege oder zur Förderung des Haarwuchses angewandte Mittel allmählich eine Überempfindlichkeit erzeugen, die zunächst in heftigem Jucken der Kopf-, Nacken- und Gesichtshaut ihren Ausdruck findet, so: hartes Wasser (saure kohlensaure Magnesia), Seifen mit ihren freien Alkalien und freien Fettsäuren, desinfizierende und medikamentöse Seifen, die oft wahllos angewandt werden, besonders Kaliseife, parfümierte Seifen (Cumarin), Haarfette, -öle und Pomaden, die meist parfümiert sind, schwefelhaltige Puder, die medikamentösen Haartinkturen mit den bewußt zugesetzten Reizmitteln (Kaptol, Salicylsäure, Sublimat usw.), die Haarwässer des Handels, wie Javol (ätherische Öle), Dr. DRALLES Birkenwasser, Divinia-Kopfwasser (MARCUS). Die Möglichkeit, daß bei weiterer Verwendung artefizielles oder echtes Kratzekzem entsteht, muß zugegeben werden. Die Ansicht, daß derartige Flüssigkeiten gelegentlich Jucken verursachen können, stammt aus einer präzisen Selbstbeobachtung; es sei hier zur Ätiologie des Kopfjuckens angeführt.

Daß Kopfekzeme bereits niederer squamöser Art durch die Medikation in akutes Eczema arteficiale verwandelt werden können, ist eine häufige klinische Beobachtung. Liegt keine monovalente Überempfindlichkeit vor, so verträgt die normale Kopfhaut anscheinend ziemlich viele chemische Insulte, was aus der Seltenheit artefizieller Ekzeme des Kopfes gegenüber der großen Zahl von physikalischen und chemischen Eingriffen, die am Frauenhaar vorgenommen werden, geschlossen werden kann. Wenn akutes Ekzem der behaarten Kopfhaut besteht, so muß man in der Nachforschung nach artefizieller Ursache unermüdlich sein. Ist artefizielle Schädlichkeit nach Art des Falles auszuschließen, so kommt als nächsthäufige Ursache des Ekzems *Pediculosis* in Betracht. Dieses Ekzem ist seinem Wesen nach ein echtes Kratzekzem, hervorgehend aus den sensiblen Erregungen durch den Parasitenbiß und behält den Charakter als Kratzekzem in „reinen Fällen" auch dann, wenn sich an den Haaren die schwersten Konsequenzen zeigen. Durch Serum- und Blutaustritt aus Bißstellen und Excorationen und durch das Kratzen verfilzen und verkleben sich die mit Nissen besetzten Haare, die Furcht vor den Schmerzen beim Kämmen steigert die bestehende Unlust zur Pflege, die später bei fortgesetztem Scheuern zur Unmöglichkeit wird, da sich aus den Entzündungs- und Epidermisprodukten, wie Krusten und Schuppen, Blutborken und aus- und abgerissenen Haaren und Talgsekret usw. ein undurchdringliches Konvolut gebildet hat. Dieser von unzähligen Läusen durchsetzte „*Weichselzopf*" haftet zuletzt nur noch an einem peripheren Haarkranz. Entfernt man ihn durch Durchtrennung dieser Haare in der Peripherie, so kann es sein, daß die Kopfhaut nichts mehr bietet als Lichenifikation, etwas Kratzekzem, blutige Excorationen in einer durch Scheuern verdickten Haut, Veränderungen, die in einigen Tagen abheilen. In anderen Fällen ist das Ekzem vielleicht exsudativer, es sind nicht mehr einzelne voneinander durch gesunde Haut geschiedene Partien erkrankt, sondern das Exsudat mischt sich in größeren Mengen den verfilzten Haaren bei, gibt über weitere Flächen hin zur Verklebung Anlaß, die wieder zur Retention von eitrig gewordenem Exsudat führt. Aber auch solche nässende Ekzeme heilen nach Entfernung der Pediculi in kurzer Zeit, was für ihren Kratzekzem-Charakter spricht. Der Kokkengehalt des Eiters führt zur Impetigo contagiosa und Impetigo simplex, weitere Sekretstauung zur Zersetzung in Fettsäuren und höchst üblem Geruch des ganzen Kopfes. Die occipitalen, retroaurikulären und hinteren cervicalen Lymphdrüsen sind sicht- und tastbar geschwollen, teils indolent, teils schmerzhaft und abscedierend. Der Prozeß führt auch zu Veränderungen in der Umgebung: im Nacken, von der Haargrenze abwärts bis zur Schultergegend und nach unten an Intensität abnehmend, finden sich rote, meist zerkratzte Knötchen und Pusteln, frische und ältere, strichförmige Excorationen und pigmentierte Flecken und Streifen, zuweilen auch größere Furunkel. Die Haut der *Ohrmuschel* zeigt unregelmäßig begrenzte Herde mit Rötung und Schuppung, nässende Partien, namentlich an der Hinterfläche, stellenweise derbere Verdickung mit Rhagaden, namentlich in den Falten. Ebenso trägt die *Stirn* Scheiben von schuppenden und papulösen Ekzemen, während in den *Schläfengegenden* und an den *Wangen* meist isolierte und in Gruppen beisammenstehende Impetigines und solchen entsprechende gelbe bis gelbbraune Borken und blaurote oder bräunlich pigmentierte Flecke anzutreffen sind. Krustöses oder rhagadiformes Ekzem um die *Nasenöffnung*. Oft besteht Conjunctivitis.

Zu diagnostischen Erwägungen werden gering ausgebildete Veränderungen durch Scheuern am Kopf Veranlassung geben. Es ist klar, daß Scheuern ebenso wie auf der unbehaarten Haut auch an der Kopfhaut zu einer kleiig-schuppenden Neurodermitis führen kann. Sind Pediculi vorhanden, so wird man das Jucken zunächst auf diese beziehen, zumal wir in diesem Falle eine ätiologische Therapie besitzen. In weiterer Erwägung kommen die schon erwähnten artefiziellen Ursachen (Kopfwasser usw.) in Betracht. Erst nach Ausschluß dieser wird man den Grund des Juckens in die Kopfhaut selbst verlegen. Daß Scheuerung

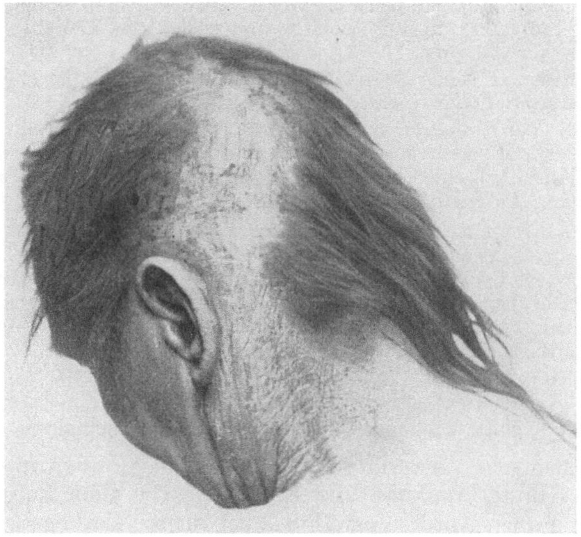

Abb. 36. Neurodermitis decalvans.

daselbst, sicher nicht durch Pediculi veranlaßt, zu schweren Veränderungen führen kann, geht aus einer Beobachtung hervor, die wir im Archiv f. Dermatol. u. Syphilis, Bd. 144, H. 1, als *Neurodermitis decalvans* beschrieben haben. *Zusammenfassend wiedergegeben*:

Bei einer Patientin von 47 Jahren tritt gleichzeitig an verschiedenen Körperstellen eine Hauterkrankung auf. Sie besteht in kleinen Knötchen, die Prurigoknötchen gleichen und Lichen urticatus-ähnlichen Efflorescenzen. Erkrankung ist juckend, Knötchen werden zerkratzt und bedecken sich mit Blut- und Serumborken. Konfluierte Herde erinnern an das Kratzekzem der Scabies. Aus diesen Efflorescenzen kommt es durch intensives Scheuern auf dem Kopfe zu konfluiert entzündeter Haut, die mit gelben Krusten bedeckt ist, nach deren Ablösung die Haut gerötet ist und etwas näßt. Hier ergibt sich das Bild eines nässenden Kratzekzems. Die Efflorescenzen zeigen keine varioliformen Schuppen, sind keine follikulären, oberflächlichen Abscesse und doch steht die Entzündung der Haut in enger Beziehung zu einem Haarausfall. Die Haare sind nicht abgerieben, wie man dies bei intensiv juckenden Erkrankungen der Kopfhaut gelegentlich sieht, sondern es fallen lange Haare aus und akute Stellen zeigen eine gewisse Verminderung des Haares, an subakuten ist der Haarausfall stärker und an den ältesten Stellen besteht in weiter Fläche über dem Scheitel eine zweihandtellergroße Alopecie mit vollständigem Haarverlust; die Haut daselbst glänzend, gespannt, verdünnt, atrophisch, doch ohne follikuläre oder flache superfizielle Narben. An manchen Stellen findet sich etwas Lichenifikation, so besonders an den Unterschenkeln in Form einer modifizierten Keratosis Weidenfeld, im allgemeinen besteht das Bild einer atypischen Prurigo, am Kopf Kratzekzem, also Neurodermitis im weitesten Sinne.

Im Falle interessiert vor allem das Verhältnis der Neurodermitis zur Alopecie. Kann die dauernde Alopecie eine Folge der Neurodermitis sein? Hierzu läßt sich folgendes sagen: Es liegt insgesamt anscheinend ein typischer Symptomenkomplex vor, der bereits wiederholt allerdings unter anderer Deutung beschrieben wurde.

M. Strassberg beschreibt im Arch. f. Dermatol. u. Syphilis, 134, als *Keratodermitis follicularis atrophicans* eine ähnliche Beobachtung:

Patientin 49 Jahre alt, juckende Knötchen, werden als Scabies behandelt. Nach der Kur intensiver Ausschlag. Im Unterschied zum obigen Falle sind die Knötchen von normaler Hautfarbe, manche etwas mehr bräunlich, Sitz follikulär, entsprechend den Spaltrichtungen, bestehen aus follikulären Hyperkeratosen, die die Basis der Haare einscheiden. Die Haare folgen einem leichten Zuge, bleibende Alopecie. Ist Alopecie eingetreten, so verschwindet der Juckreiz, während noch behaarte Stellen unerträgliches Jucken zeigen. Im Verlauf läßt der Juckreiz plötzlich überall nach, die Hornstacheln fallen ab, ohne Narben zu hinterlassen. Am Hinterkopf und an den Schläfen halten sich die Knötchen länger und hier stellen sich kleine Närbchen ein.

Strassberg zitiert in seiner Arbeit frühere Beobachtungen; die erstere stammt von E. G. Graham Little: *Folliculitis decalv. et atrophicans.*

Patientin 55 J. Vor 10 Jahren entzündliche Prozesse am Scheitel mit Haarausfall und kahlen Stellen. Vor 5 Monaten unter heftigem Jucken ähnliche Prozesse auf dem Kopfe, an der Stirn, Schläfen, Achseln, Ellenbeugen. Gruppierte Furunculosis, Lichen spinulosusähnlicher Ausschlag. Ausfall der Achsel- und Schamhaare.

Ein weiterer Fall von S. E. Dore:
Patientin 43 J. alt, Lichen spinulosus und Follikulitis. Pat. litt seit 2 Jahren an Folliculitis decalvans. Auf der Kopfhaut kleine zirkuläre, unregelmäßig atrophische Herde, glatt, glänzend, leicht deprimiert und frei von perifollikulärer Entzündung. Seit 9 Wochen Exanthem; an Bauch, Rücken, Brust, Oberschenkel stachelige, nicht entzündliche Knötchen von normaler Hautfarbe.

Beatty Wallace und John Speares: *Folliculosis decalvans, Lichen spinulosus.*

Patientin 43 J. Vor 10 Jahren Haarausfall mit Atrophie unter Jucken, Rauhigkeit auf der Brust; Kopf glatt, kahl, darin inselförmiger Lichen spinulosus.

Im ganzen also sehr verwandte Beobachtungen. Frauen in etwas höherem Alter mit einer Hauterkrankung und Kahlheit. Bei allen Patientinnen *intensives Jucken,* von allen Autoren erwähnt, aber für die Pathogenese nicht herangezogen. Unsere Patientin war rotblond, besaß vasomotorisch lebhafte Haut; es präsentierte sich die Hauterkrankung in einer Form, die unschwer als Kratzphänomen zu diagnostizieren war. In obigen Fällen stellten sich die Hauterkrankungen als *Lichen spinulosus*-ähnliche Affektionen dar. Der viel umstrittene echte Lichen spinulosus wurde bisher vorwiegend bei Kindern und jugendlichen Patienten beschrieben. Öfter wird hervorgehoben, daß Jucken nicht bestand. Wenn also obige Beobachter nur von einer Lichen spinulosusähnlichen Affektion sprechen, so hat es seine Berechtigung. Lichen spinulosusähnliche Erkrankungen wären aber identisch mit Spinulosismus. Setzt man statt dieses Wortes *follikuläre Keratosis,* so wird die Beantwortung der Frage, ob follikuläre Keratosis als Kratzphänomen einer Neurodermitis aufzufassen ist, wesentlich erleichtert (vgl. Eczema papulatum).

Der Grund, warum die Neurodermitis in der spinulösen Form aufgetreten ist, ist in der inneren Disposition der Haut zu suchen, ähnlich wie in unserem vasomotorisch lebhaften Falle die Neurodermitis prurigoähnlich und gerade deshalb leichter als Neurodermitis zu erkennen war.

In den zitierten fremden und in unserem Falle fand sich bleibende Alopecie und es ist die Verbindung zwischen Neurodermitis und Alopecie herzustellen. Es gibt Neurodermitis der Haargrenze, der Augenbrauen, des Bartes, bei welcher die Haare abgerieben sind, aber nicht bleibende Kahlheit besteht. Es muß somit ein Unterschied bestehen. In obigen Fällen wurden die Haare nicht abgerieben, sondern gingen als lange Haare aus; anderseits steht der Haarausfall in Zusammenhang mit dem entzündlichen Prozeß. Dies kann so sein, daß im Verlaufe der Entzündung anatomische Verhältnisse eintreten, welche durch bindegewebige Proliferation die Papille zum Schwinden bringen, wie M. STRASSBERG dies zeigt. Ein rein oberflächliches Ekzem der Kopfhaut kann nicht zu Alopecie führen. Hingegen kann die Lichenifikation aus Kratzen sehr wohl bis in die Tiefe der Papille einen sklerotisch-atrophischen Zustand schaffen. Bei Beschreibung eines Falles von Lichenificatio alba habe ich an die seltenen Fälle von Prurigo erinnert, wo die Haut der Unterschenkel nicht verdickt, sondern atrophisch glatt ist, wie oben die kahle Kopfhaut. Bei der Lichenificatio alba waren die Kämme der Halshautfalten weiß, atrophisch, die Vertiefungen dazwischen pigmentiert. Man sieht unter schlechten Miedern von Pigment umgeben echte atrophische Flecke, die nicht aus Ulceration stammen. Es kann also sehr wohl Neurodermitis zu Atrophie führen und es besteht die Möglichkeit, daß auch die Haarpapille davon betroffen wird. Die Papille muß zerstört sein, da die Alopecie dauernd ist und nicht wie bei Alopecie der Bettlägerigen oder unter dem Bracherium, wo sie vorübergehend ist, auf Druckanämie zurückzuführen ist. Doch kann unter schlechten Pelotten wohl auch dauernde Atrophie eintreten. Endlich muß noch die Möglichkeit erwogen werden, daß die neurogene Erregung, welche Jucken und Neurodermitis auslöst, eine trophische Komponente mitführt, welche erklären würde, daß gerade bei einer bestimmten Neurodermitis Haarausfall eintritt, bei einer anderen nicht. Es sei hier daran erinnert, daß Druck von Kleidern, ja herabhängenden Kleiderschnüren ausreicht, Vitiligo, also Störung des Pigmentapparates hervorzubringen, die nicht einfach auf die mechanische Kompression bezogen werden kann. Ich nehme also an, daß der Haarausfall in unserem Falle als Folge der Neurodermitis erfolgte, wie er sich auch wirklich als solcher darbot und ich vermute die gleiche Ursache auch für die anderen zitierten Fälle.

Im obigen Falle fehlten Follikulitiden, es bestand kein Anlaß, Follikulitis als Grund des Haarausfalls zu beschuldigen. Auch daraus soll nicht verallgemeinert werden, daß jede beschriebene Folliculitis decalvans eine Neurodermitis ist, bei welcher die Pusteln nur ein nebensächliches Symptom der Neurodermitis und nicht der Grund der Papillenverödung sind. Voll befriedigen kann die letztere Deutung allerdings nicht. Wenn man bedenkt, daß bei Sycosis barbae, wo die Pusteln viel tiefer gehen, erst dann Alopecie eintritt, wenn das Terrain sklerosiert ist so erscheint bei der Folliculitis decalvans der Absceß hierfür zu oberflächlich zu sein, fehlt auch oft; weiters ist das Entstehen der Pustel ätiologisch unklar. Für manchen ist heute der Staphylococcus aureus zwar der Grund der Pustel bei Sycosis, aber er ist nicht mehr der letzte Grund der Sycosis. Zurückgreifend auf die alte Ansicht WERTHEIMs, sehe auch ich den wahren Grund in einem abnormen Verhältnis des Haares zur Haut. Wir beobachteten an der Klinik einen Kollegen mit sehr starken schwarzen Barthaaren, die sehr oft rasiert wurden; dadurch bestand eine gewisse Irritation der Follikel, die sich in Rötung aussprach. Es kam bei ihm ohne Pustelbildung zu fleckweiser bleibender Alopecie im Barte, also bestenfalls Folliculosis decalvans, vielleicht aus anatomischer Anlage, vielleicht mehr noch provoziert durch häufiges Rasieren.

Endlich findet man außer in obigen, auch in anderen Fällen Juckreiz vermerkt, so erwähnt ihn GRÜNFELD in zwei seiner 5 Fälle. In seinem Fall 2 war die Kopfhaut an den betreffenden Stellen gerötet, mit Krusten bedeckt, juckend und leicht blutend.

Es besteht also die Möglichkeit, daß einer oder der andere Fall von

Folliculitis decalvans sich als Neurodermitis decalvans darstellen wird, wenn man in obiger Richtung beobachtet.

Diese zweite Deutung, daß die Alopecie außer durch das Jucken resp. die daraus folgende Kratzveränderung noch durch einen direkt tropischen Effekt entstanden ist, machen Fälle wahrscheinlich, die nach jahrelangem Jucken zwar zu einer hochgradigen Verdickung der Kopfhaut aus Lichenifikation, aber zu keiner Alopecie führen. Wir haben derartige Fälle öfters gesehen. Sie sind typisch in ihrer Lokalisation und ihrem Wesen und gehen nur in dem verschiedenen Grade der exsudativen Entzündung auseinander, welche auf das Scheuern folgt. In diesen Fällen sind gelegentlich alle Stellen befallen, welche grobe Behaarung zeigen, also Kopfhaut, Augenbrauen, Lider, behaartes Gesicht, Achselhöhlen, Mons veneris, Analgegend. Die Kopfhaut zeigt eine Verdickung auf mehrere Zentimeter, wodurch eine Wulstung entsteht, die Haut selbst ist sklerosiert, hart, dabei sind die Haare vollkommen erhalten. An der Haargrenze sklerodermieartige Lichenificatio alba mit restlichen Pigmentflecken, Augenbrauen abgerieben, Haut daselbst verdickte Haut der Axillae verdickt, peripher pigmentiert, in der Tiefe pigmentlos. Lichenificatio alba. Augenlider verdickt, desgleichen die Haut um die Augen und die der Nase. Neigung zu Kratzekzem, Empfindlichkeit gegen Medikamente. In einem derartigen, in der letzten Zeit beobachteten Falle besteht die Erkrankung bereits mehrere Jahre und dem jetzigen Zustande ging durch viele Jahre Ekzem voraus. Diese jahrelange Dauer, schlechte Prognose und schlechte therapeutische Beeinflußbarkeit war auch in früheren Fällen vorhanden;

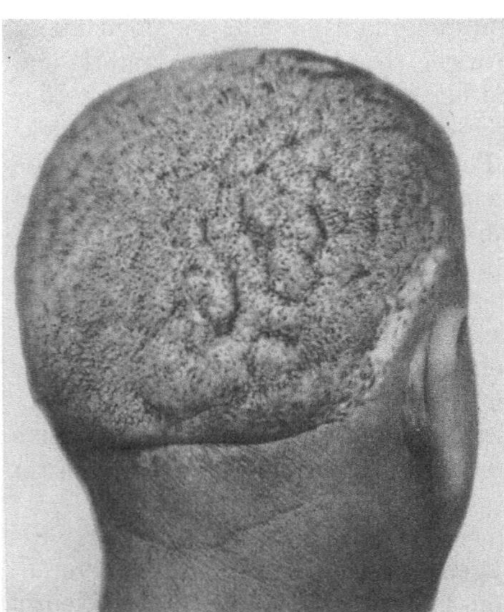

Abb. 37. Ekzem und Lichenifikation der Kopfhaut.

so hatten wir an der Wiener Klinik einen derartigen Fall über ein Jahr in Behandlung, dessen Hautveränderungen in obiger Lokalisation viel exsudativer, nässender waren und noch hochgradigere Empfindlichkeit gegen artefizielle Schädlichkeiten aufwiesen. Im Gegensatz hierzu gibt es wieder Fälle, die ohne exsudative Erscheinungen sich an den genannten Lokalisationen als Neurodermitis in Form lichenoider, keratotischer Lichenifikation darstellen und auch am Körper eine Lichenifikation aufweisen, die an das Bild des Lichen spinulosus erinnert, wodurch eben die neurodermitische Ätiologie mancher Fälle von Lichen spinulosus wahrscheinlich ist.

Das Ekzem des Gesichtes.

Auch das Ekzem des Gesichtes ist häufig ein akut artefizieller Prozeß. Bei der behaarten Kopfhaut haben wir schon zahlreiche Schädlichkeiten chemischer Natur erwähnt, die auch beim Gesichtsekzem ätiologisch eine Rolle spielen. Doch kommen dazu noch verschiedene andere Ursachen, die speziell für das Gesicht charakteristisch sind. So wurden akute Dermatitiden der Stirne in neuerer Zeit nach Einwirkung von Schweißledererersatz in Hüten beobachtet und auf Phenolderivate zurückgeführt (GALEWSKY, APPEL, BETTMANN, POSE, SCHEMEL). Ähnliches wird bei Gebrauch von Bartbinden, deren Leder nicht einwandfrei ist, beschrieben. STEIN hat über gehäuftes Auftreten von Ekzem der Ohrmuschel berichtet, ausgelöst durch den schlechten Lack von Telephonhörern. Den größten Prozentsatz stellen die kosmetischen Mittel (Schminken, Cremes, Parfüms), deren Zusammensetzung jedoch meist geheim gehalten wird, so daß sich das schädliche Prinzip oft nicht feststellen läßt. Doch dürften Metalle (bei Schälpasten und Sommersprossensalben ihr Gehalt an stark konzentriertem Hydrarg. praecipit.) und Stoffe der aromatischen Reihe das schädlich wirksame Agens sein. Auch Campher, Campherspiritus und der Migränestift können in unserem Sinne reizend wirken. Die Primeldermatitis sei hier gleichfalls angeführt, ebenso wie JADASSOHNs Odolekzem Erwähnung finde. Seltene Fälle, deren Ätiologie zu klären nur durch wiederholtes, sorgsames Ausfragen gelingt, seien in folgendem aufgezählt. Gesichtsekzem nach Bearbeitung von Palisanderholz (wahrscheinlich Harzwirkung) beschreibt GOUGEROT, KLEIN hingegen ein Lippenekzem, bei dem man den Harzgehalt eines Flötenmundstückes aus Grenadillonholz für die Entstehung verantwortlich machen muß. Über einen seltenen Fall berichtet weiter ABRAMOWITSCH: hier entpuppte sich als Ursache eines langdauernden Ekzems eine Idiosynkrasie gegen Hühnerfedern (Kopfpolster). Auch experimentell konnten VIDAL, ABRAMI-JOLTRAIN die Überempfindlichkeit eines Apothekers gegen Emetin nachweisen. Zu den Berufsschäden gehören die durch Arbeiter in Munitionsfabriken typischen Ekzeme, durch Schwarzpulver und Knallquecksilber hervorgerufen. Auch flüchtige Stoffe kommen in Betracht. — Schon aus dem Angeführten ergibt sich die ungeheuere Mannigfaltigkeit der chemischen Schädlichkeiten, die unter geeigneten Umständen Ekzeme hervorrufen können. Es muß also bei jedem Ekzem die Anamnese genau und erschöpfend aufgenommen werden, um die Ätiologie möglichst zu klären und so eine kausale Therapie anzubahnen. — In zweiter Linie erst kommen die physikalisch-chemischen Ursachen, besonders das Sonnenlicht mit seiner Vielheit von Schädigungen, denen das Gesicht mehr minder ungeschützt ausgesetzt ist. Auch Wind und Wetter (nasse Kälte) können in diesem Sinn wirken, anderseits aber auch strahlende Wärme (Heizer) schaden.

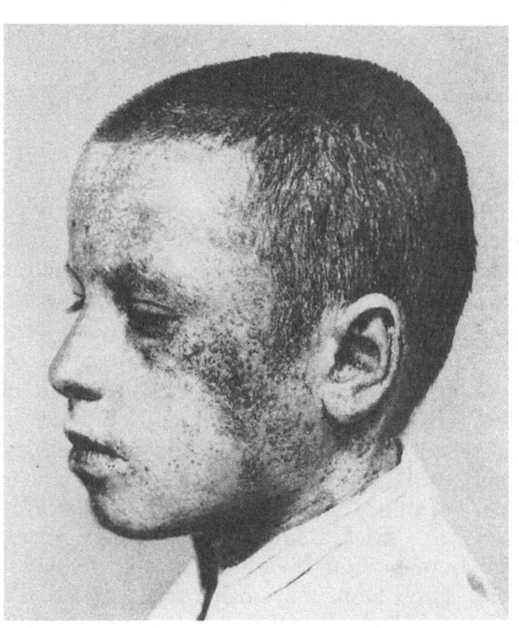

Abb. 38. Rezidivierendes Ekzem (Kopf, Gesicht, Hals).

Die nächste Erwägung muß sein: ist das Gesichtsekzem *primär* entstanden, oder als von der Umgebung *fortgeleitet*, aufzufassen. Im zweiten Falle sind in erster Linie Haare und Ohren zu untersuchen. Eine weitere Überlegung führt zu der Frage, ob das akute Ekzem des Gesichtes ein *reflektorisches* ist, bei schon an anderen entfernten Körperstellen bestehendem primären Herde oder den

Ausdruck einer allgemeinen Ekzembereitschaft gegen polyvalente Reize (Wasser, Seife, mechanische Reibung) wiederum bei anderwärts vorhandenem Ekzem darstellt.

Für subakute und chronische Formen gilt dieselbe ätiologische Fragestellung und es ist immer zu berücksichtigen, daß auch chemische Körper primär Jucken verursachen, und so zu den erwähnten Krankheitsbildern führen können. Es gehört dazu ein öfteres Einwirken des schädigenden Agens, welche Möglichkeit durch den Beruf am leichtesten gegeben ist. Maurer, die mit Kalk und Zement hantieren, wie alle, die in stark staubhaltiger Atmosphäre arbeiten müssen, sind dem ausgesetzt. Hierher gehören auch Müller und Bäcker mit ihren durch Mehlstaub erzeugten und erhaltenen Ekzemen, schließlich Berufe, die den Gebrauch von Schmieröl erfordern.

Erst nach Ausschluß aller artefiziellen Möglichkeiten wird man die Ursache eines Ekzems in der Disposition und Beschaffenheit der Haut suchen dürfen, an Ichthyosis, Seborrhöe, Anämie und an den zarten blonden Hauttyp denken.

Den Schluß bilden ätiologische Erwägungen, die nicht das ganze Gesicht, sondern nur einzelne seiner Teile und sie speziell treffende Schäden berücksichtigen.

Das Ekzem des behaarten Gesichtes, für das als typische externe Schädlichkeiten Bartfärbemittel und Bartcosmetica in Betracht kommen, zeigt manchmal eine so strikte, an die Behaarung gebundene Lokalisation, besonders bei starkem Haar, daß man diesem Umstande eine ursächliche Bedeutung zuschreiben muß. Am einfachsten läßt sich diese Wirkung als eine physikalisch-traumatische erklären, indem das wachsende Haar, nach Art eines einarmigen Hebels, alltägliche traumatische Reize verstärkt und so exsudatives Ekzem unterhält. Ähnliche Momente wirken bei *chronischen* Formen, indem hier ein ständiger Juckreiz zu Neurodermitis und schließlich zu Verdickung führt, um dann ebenso wie am Kopfe reine Neurodermitis zu veranlassen. Außer abnormer Stärke der Barthaare sind Mißverhältnis zwischen Haar und Haartasche, zu häufiges Rasieren usw. Teile des ekzemauslösenden Ursachenkomplexes. Die Form des Ekzems ist akut rezidivierend, zuerst nässend-krustös, später squamös. Hierzu kommt als häufige Komplikation Pustelbildung, die noch vollkommen zum Bilde des Ekzems gehören kann, was ihre günstige Beeinflussung durch bloße Ekzemtherapie beweist. Die Pusteln sitzen in der Haartasche und erzeugen naturgemäß sekundäre Entzündung mit vermehrter Schwellung des Ekzemherdes. Es entsteht so ein Bild, ganz ähnlich dem der Sycosis, ohne jedoch schon Sycosis zu sein. Ohne, oder sehr rasch nach einmaliger mechanischer Epilation geht der Zustand in Heilung über. Man bezeichnet ihn als *Eczema sycosiforme.* Die Bezeichnung ist eine Verlegenheitsdiagnose, entspricht aber insofern den Tatsachen, als es manchmal wirklich schwer ist, präzise zu diagnostizieren, ob noch Ekzem oder schon Sycosis vorhanden ist. Nur große Erfahrung gestattet hier die richtige Entscheidung. In anderen Fällen bringt erst die Epilation in der oben angedeuteten Weise Klärung der Sachlage. Zweifellos finden sich Übergänge zur echten Sycosis, Krankheitsbilder, wo die ekzematösen Erscheinungen zurücktreten und die rein perifollikulären Pusteln vorherrschen, mit ihrer schlechten Prognose und dem deletären Einfluß, den sie auf die befallene Haut ausüben. Die andere Möglichkeit ist, daß auf dem Boden einer Sycosis durch Therapie oder durch die typischen Reize, denen die Gesichtshaut ausgesetzt ist, oder aber durch beide ein Eczema arteficiale entsteht. Mit der Erkrankung in den Barthaaren kombiniert sich oft ein Ekzem der Augenbrauen; auch hier Übergänge vom exsudativen zum chronisch-verdickten Ekzem mit langer Dauer und schlechter Prognose. Ein Schritt weiter bringt uns zu den Fällen, die von vornherein als Scheuerungseffekte und Neurodermitis in Bart und Brauen erscheinen, bei gleichzeitiger Erkrankung der Kopfhaut.

Sehr häufig erkrankt die behaarte Oberlippe. Die Lokalisation deutet darauf hin, die Ursache in der Nase resp. in deren vermehrter Sekretion zu suchen. Diese Ekzeme können zwar die ganze Oberlippe befallen, treten aber meist in circumscripten Herden, in nächster Nachbarschaft der Nase auf und erzeugen meist durch sycosiforme Pusteln bedeutende Schwellung des ganzen benachbarten Gebietes. Akute chronische Rhinitis ist der Grund primärer Ekzeme des *Naseneinganges,* indem das Sekret fortgesetzt als macerierende Schädlichkeit wirkt. Bakteritische Einflüsse sind zur Erklärung auch hier nicht unbedingt nötig. Während die akuten Formen vorwiegend nässend-krustös sind, stellen sich die chronischen Oberlippenekzeme als eine Mischung von exsudativen Erscheinungen mit lichenifizierter Verdickung dar. Der Verlauf ist nun der, daß die reine Lichenifikation zurückbleibt, wenn die Exsudation zur Abheilung kommt. Eine solche Haut neigt zu Rhagaden und die blandesten Schädlichkeiten werden mit Ekzem beantwortet. — Sekundäre Ekzeme des Naseneinganges sind häufig die Folge einer Pediculosis capitis. Der Zusammenhang ist so zu erklären, daß Jucken des Kopfes konsensuellen Juckreiz der Nasenspitze und des Naseneinganges weckt. Das nur schwer zu unterdrückende Scheuern führt dann zu allen Formen des Kratzekzems. Überhaupt zeigt die Nase eine erhöhte Empfindlichkeit, wie z. B. gegen Staub, besonders Bücherstaub, welcher übrigens wahrscheinlich nicht durch die Luft, sondern mit den Fingern dorthin gebracht wird, so entsteht Jucken und schließlich Ekzem.

Ekzembereitschaft des Naseneinganges besteht auch bei Ekzemen an anderen Körperstellen.

Durch Pustelbildung in den Haartaschen wird das Krankheitsbild sycosiform, eine Komplikation, die wir leider nicht so selten sehen und welche Erysipele einerseits, Elephantiasis der angrenzenden Wangenhaut anderseits, verursacht. Die Elephantiasis wieder führt zu derber Verdickung, aus der einmal jedes Entzündungsrot gewichen sein kann, so daß sich in dem blassen Gesicht sklerodermieplattenartige Verdickungen finden, die kollaterales Ödem der Augenlider bedingen können.

Bei jugendlichen Individuen ist ein chronisches Ekzem der Nasenschleimhaut und übergreifend des Naseneinganges sehr häufig. Eine Kombination mit skrofulösem Habitus ist dabei das Gewöhnliche. Als Morphe erscheint der krustös-impetiginöse Typus, wobei die reichlichen Krusten die Nasenatmung erschweren, ja behindern können, so daß besonders Kinder mit offenem Munde zu atmen gezwungen sind. Dadurch wieder wird die Rachenschleimhaut oft entzündlich alteriert. Es besteht hier anscheinend eine erhöhte Ekzembereitschaft in Verbindung meist mit Skrofulose, ebenso wie an den Lidern belasteter Kinder und drückt sich dieser Zustand in einer Neigung zu Ekzem und ekzemähnlichen Krankheiten aus (siehe tuberkulöses Ekzem).

Ekzem der Stirne. Ausstrahlende akute Ekzeme bei artefizieller Erkrankung der Kopfhaut wurden schon erwähnt, ebenso, daß nach Tragen von Hüten mit Schweißledererersatzstreifen akute ekzematöse Reizungen beobachtet werden. Daß ferner seborrhoische Ekzeme auf die Stirne übergreifen können, ist häufig festzustellen. Echte Ekzeme der Stirne können sich bei Prurigo finden, meist in der Form eines papulösen Kratzekzems, ausgebreitet über beide Stirnhöcker, seltener krustöses Ekzem. Es sind dies echte Scheuerungseffekte bei Prurigo und es kann das Resultat der Scheuerung ebensogut auch Lichenifikation sein. Diese Beobachtung leitet zu den *Gesichtsekzemen, Ekzemen der Kinder* über. Stirn, Wangen, Kinn sind in weiter Ausdehnung befallen. Es finden sich alle Morphen, doch wohl vorwiegend die nässend exsudative, also vom Bläschen zum Nässen und zur Kruste aufsteigend. Die Ekzeme erhalten sich, besonders im krustösen Stadium, durch lange Zeit. Gelblichbraune Krusten bedecken in großer Ausdehnung und in mehreren Schichten die befallenen Partien. Löst man die Krusten ab, kommt der nässende Status punctosus zum Vorschein. Enormer Juckreiz und dadurch ausgelöstes Scheuern sind die Ursachen der Rezidive und des Fortbestehens dieser Ekzeme. Hier wirkt keine aggressiv-chemische Schädlichkeit ein, keine greifbare Idiosynkrasie von außen oder innen, die Ursache ist allein in die innere Disposition, in die enorme Reizbarkeit der Haut zu verlegen. Das Kratzen und Scheuern wird von ihr mit intensiv-exsudativen Veränderungen beantwortet. Die innere Disposition und Hauterregbarkeit hat wahrscheinlich ihren Grund in einem ähnlichen Körperzustand, der bei Lichen urticatus und bei Prurigo anzunehmen ist und das Scheuerungsekzem stellt seinen Ausdruck dar. Nimmt die Reizbarkeit ab, geht das Ekzem in die squamöse Form oder Lichenifikation über. Auffallend bleibt dabei, daß trotz des langen Bestehens, trotz der tiefen Excoriationen sich später keine Spuren des abgelaufenen Prozesses finden. Mit dem Gesicht sind meist die Extremitäten befallen neben papulösen Ausstrahlungen am Stamm. Lichen urticatus kann in echte Prurigo übergehen, doch kann er ebenso wie die pruriginösen Ekzeme in Heilung ausklingen. Allerdings zeigt sich bei solchen Patienten im späteren Leben oft eine zurückgebliebene Ekzemempfindlichkeit, die sich gegen äußere Reize dokumentiert und bei Stoffwechselveränderungen, Menstruation, Gravidität, Digestionsstörungen usw. sich bedeutend steigert.

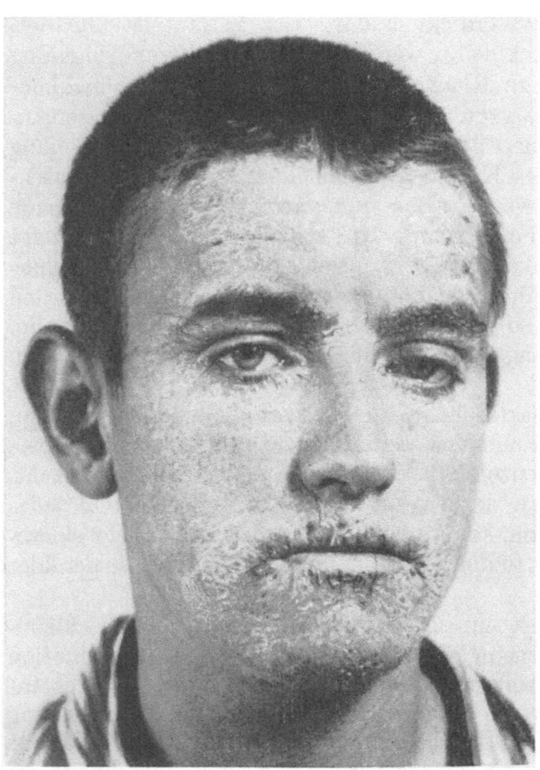

Abb. 39. Chronisches Ekzem des Gesichtes.

Bei Frauen und Kindern mit zarter empfindlicher Haut begegnet man nicht selten im Gesicht, auf Stirn und Wangen plaquesartigen Flecken, die den Status punctosus vermissen lassen und sich als fein schildernde Erytheme darstellen. Seborrhöe, Anämie Ichthyosis, ein oder das andere Mal wohl auch äußere Ursachen sind ätiologisch verantwortlich. Ihre Zugehörigkeit zum Ekzem wird erst klar, wenn sie gereizt werden, denn dann kommt in manchen Fällen der punktförmige Ekzemcharakter zum Vorschein, der aber nur ganz selten bis zur Bläschenbildung fortschreitet (vergleiche Kinderekzeme).

Vieles von dem, was in den allgemeinen Erörterungen über Wesen und Klinik des Ekzems gesagt wurde, ist vom Gesicht abzulesen, wohl eben weil Gesichtsekzeme häufig sind, und auch gut beobachtet werden können. Vielfach kommt es dann nur darauf an, wie man die Fälle sieht. Gerade beim Gesichtsekzem finden wir unsere Meinung, daß echtes Ekzem nur eine Variante der Neurodermitis ist, oft bestätigt. Übergänge vom exsudativen Ekzem zur Lichenifikation und Hautverdickung, polyvalente Reizbarkeit der Lichenifikation, reflektorisches Mitreagieren des Gesichtes, der Augengegend, der Ohren bei Ekzem an den Unterschenkeln und den Genitalien, aber auch der umgekehrte Ablauf sind Vorkommnisse, die sich anders nur schwer restlos erklären lassen als in der Art, wie wir das an anderer Stelle versucht haben. Namentlich führt die Sonnenschädigung zu allen Formen von Hauterscheinungen: aufsteigend vom einfachen Jucken über papulöse Formen zu schwer exsudativen Prozessen und höchstgradiger Hautverdickung aus Lichenifikation. Alle diese Formen sind die Resultante aus äußerer Scheuerung und innerer Disposition. Die von innen stammende dispositionelle Überempfindlichkeit kann von vornherein bestehen oder sich allmählich bis zur Idiosynkrasie steigern und kommt letztere an der exponierten Haut des Gesichtes häufiger als an anderen Körperstellen zum Ausbruch. Ähnlich wie das künstliche Schweißleder kann eine Schnurrbartbinde (HÜBSCHMANN) akutes Ekzem veranlassen. Auch wird heute kein Dermatologe vergessen, bei einem perioralen Ekzem im Sinne JADASSOHNs an die Wirkung eines Mundreinigungsmittels zu denken.

Wir verfügen über Beobachtungen, wo sich die ätiologische Auffassung JADASSOHNs auch für das *Eczema periorale chronicum* bestätigt, oder wo ein krustös oder lamellös blätteriger Zustand des Lippenrotes nichts weiter war, als eine von der Mundschleimhaut fortgeleitete Entzündung. Die Dermatitis hat nicht immer Ekzemcharakter, eher oft die Form eines subakuten Erythems mit breitem Krankheitsprodukt. Die Kruste reicht nach innen bis zu der Stelle, wo die Lippen durch Kontakt feucht werden und schließt nach außen scharf mit dem Lippenrot ab. Erst Fortfall eines bestimmten Mundreinigungsmittels bringt den Zustand zur Heilung. Die Empfindlichkeit steigert sich oft erst durch längeren Gebrauch und kann das Mittel vorher durch lange Zeit ohne sichtbare Schädigung vertragen werden. Man muß wohl dabei einen diffusen Reizzustand der Schleimhaut annehmen, vergleichbar dem, welchen eine aggressive Seife auf der Haut auslösen kann. Während an der Schleimhaut die Reizung nur durch etwas stärkere, düstere Hyperämie und Schwellung des Zahnfleisches zu erkennen ist, zeigte sie sich am Lippenrot deutlich durch Beteiligung der Epidermis, indem hier mehr minder feuchte Parakeratose auftritt. In dieser Weise findet manche Dermatitis des Lippenrotes ihre Erklärung, anscheinend aber doch nicht alle Fälle. Bei cariösen Wurzeln der Schneidezähne kann man manchmal beobachten, daß die Lippen sekundär in Mitleidenschaft gezogen sind. Die Lippenaffektion ist dann allerdings nicht Ekzem, sondern kollaterale chronische Entzündung der Lippe mit entzündlicher Schwellung von düster cyanotischer Farbe. Wir sahen sie einmal bis zum Kinn herabreichen. Die ätiologische Verknüpfung von Zahncaries und Hautaffektion ist bewiesen durch die Tatsache, daß nach Extraktion sämtlicher Wurzeln die Hauterkrankung prompt zur Abheilung kommt. In solchen Fällen bedarf es nicht der Annahme eines besonderen lymphatischen oder skrofulösen Habitus, in anderen Fällen wird diese Annahme notwendig, um eine ätiologische Erklärung geben zu können. Im selben Sinn betont JARISCH die Beteiligung der Lymphgefäße und konnte vom Lippenrot gegen die Nase hinziehende, härtliche Lymphgefäßstränge wiederholt tasten. Chronische Schwellung der Lippen manchmal bis zu Elephantiasis, Neigung zu schwer heilenden Rhagaden charakterisieren diese Fälle. Da die Entzündung selbst nichttuberkulöser Natur ist, so kann man in ihr nur die Entzündungsbereitschaft bei Skrofulose erblicken und wird wohl auch da zunächst die Ursachen der Entzündung in der Umgebung, d. h. in einer Rhinitis, Veränderungen an den Zähnen und der Mundschleimhaut zu suchen haben. Die Entzündungsbereitschaft an den Lippen, oft in Gesellschaft mit einer gleichen an den Augenlidern und Augenbrauen, ist vielleicht der letzte Ausläufer einer erworbenen skrofulösen Disposition nach früher bestandener und abgeheilter Tuberkulose. Ob sich diese Entzündungsbereitschaft auch als Ausdruck einer erblichen

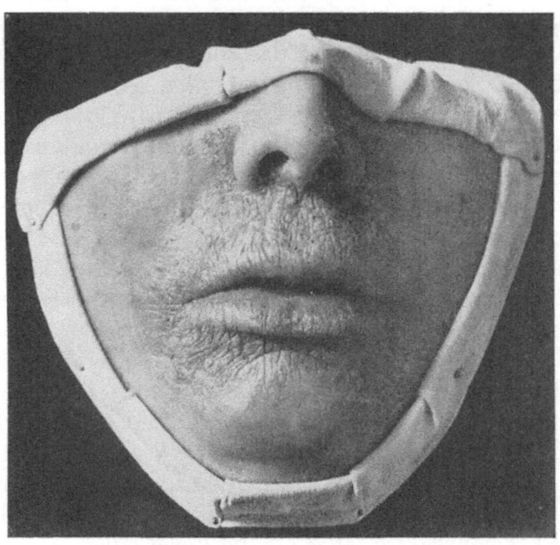

Abb. 40. Eczema periorale.
(Aus ROST, Hautkrankheiten. Berlin: Julius Springer 1926.)

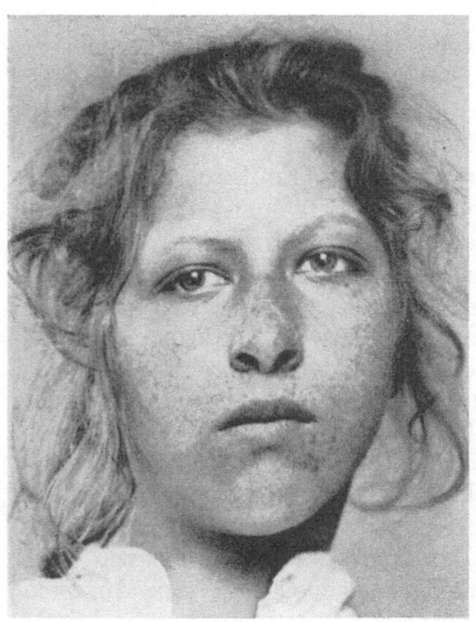
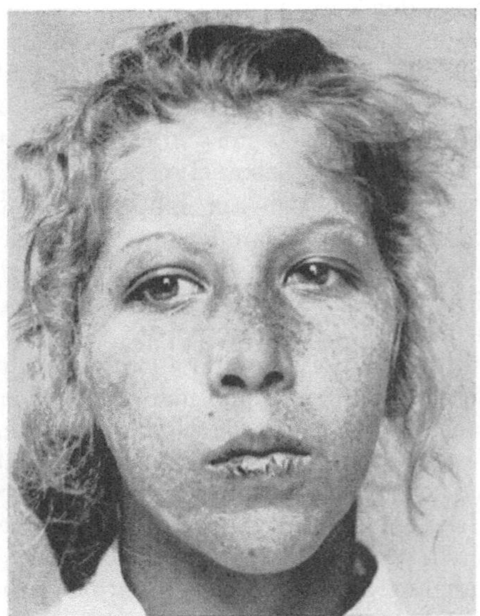

Abb. 41a u. b. Schuppende Lippenaffektion infolge von Sonnenlicht bei zwei Schwestern.

Belastung finden kann bei Patienten, die nie tuberkulös erkrankt waren, muß dahingestellt bleiben.

Dermatitis exfoliativa labiorum. Daß eine Entzündung des Lippenrotes von der Mundschleimhaut fortgeleitet sein kann, wurde schon ausgeführt, daß Überempfindlichkeit gegen äußere schädigende Einflüsse oft die Ursache ist, wurde gleichfalls erwähnt. Zu den äußeren Reizen gehört auch das Sonnenlicht, wie aus einer Beobachtung hervorgeht, die LEWITH aus unserer Klinik beschrieben hat. Es handelte sich um zwei sehr ähnliche weibliche Geschwister von 12 und 13 Jahren, die deutliche Überempfindlichkeit gegen Sonnenlicht zeigten. Es entsteht jedes Jahr im Frühling nach der ersten Feldarbeit ein erythematöser Zustand, der durch die gleiche Lokalisation bei beiden Patientinnen an Interesse gewinnt. Befallen sind immer die Nase bis zum Nasenflügelrand und Ober- wie Unterlippe. Die Morphe war die einer breiten exfoliierenden Dermatitis mit Schuppenbildung und lamellöser Auflagerung, darunter war verdickte Epidermis zu sehen. Epheliden und kleine Gefäßerweiterungen gestatten den Zustand als rezidivierendes Sonnenerythem, als eine abgeschwächte Form des Xeroderma pigmentosum aufzufassen (Abb. 41a und b).

Eine spezielle Beschreibung erfordert eine seltene Erkrankung, die RAYER (nach BESNIER) als Pityriasis der Lippen folgend beschreibt: „Beginn der Affektion mit kleinen, roten Flecken, denen eine allgemeine Röte und eine fortgesetzte Desquamation des Lippenepithels und manchmal der Epidermis der umgebenden Haut folgt. Diese Desquamation findet in kleinen dünnen Lamellen statt, ungefähr wie sich gesunde, vertrocknete Epidermis oder solche, deren Innenfläche leicht mit Gewebsflüssigkeit getränkt ist, abstößt. Die Kranken empfinden in den Lippen ein Gefühl von Wärme und Spannung. Das Epithel verdichtet sich, springt auf und hebt sich in ziemlich großen Lamellen ab. Oft kommt es vor, daß diese während einiger Zeit nur in ihrem Zentrum haften; ist dann ihre Peripherie ausgetrocknet und frei, so bildet sich eine neue Epidermis darunter. Bald wird auch sie gelb, springt auf, bricht und fällt schließ- lich auch ihrerseits ab, um durch eine andere ersetzt zu werden, die derselben Veränderung unterliegt. Die Veränderung — stets langwierig und hartnäckig — zeigt höchste Grade, in denen man Schwellung und ziemlich lebhafte Rötung der Lippen wahrnimmt. Wohl zu unterscheiden ist diese Eruption von einer anderen vorübergehenden Entzündung der Lippen, gleichfalls begleitet von Aufspringen, und einer Desquamation des Epithels, die durch Kälte hervor- gerufen wird oder sich im Gefolge fieberhafter Erkrankungen zeigt. Ihre Dauer ist ganz vorübergehend, während die Pityriasis immer sehr chronisch verläuft. Die Ursachen der Pityriasis sind oft dunkel; ich habe sie bei zwei Kranken beobachtet, großen Rednern, die die Gewohnheit hatten, sich auf die Lippen zu beißen." — KAPOSI beschreibt die Erkrankung als Eczema exfoliativum. Er erzählt von hochgradigen Fällen bei anämischen Frauen, wo die Furcht, die Lippen zu öffnen, zu schweren Veränderungen in der Mundhöhle führte. Ob und wie weit sich der eine oder andere Fall auf die oben erwähnten äußeren Schädlichkeiten zurückführen läßt, kann ich nicht beurteilen. Tatsächlich sind mir seit meiner Wiener Zeit derartige Fälle nicht mehr untergekommen, was für äußere Ursache zu sprechen scheint.

Das Ekzem des Auges. Am Auge können zu therapeutischen Zwecken ange- wandte Chemikalien im Sinne monovalenter Überempfindlichkeit artefizielles Ekzem auslösen, wie wir das nach Verwendung von weißer oder gelber Präcipitat- salbe, Jodsalben und *Oxycyanat* als Spülflüssigkeit manchmal sehen; von größerem Interesse sind *echte* Ekzeme in der Augengegend. So führt zu starke Belichtung durch grelles Bogenlicht vielfach zu Conjunctivitis, die von starkem Jucken am äußeren Auge begleitet ist. Scheuern ist die Folge und führt zu Ekzem oder zu traumatischem Erythem. Ähnliches kann Aufenthalt in rauchiger Luft verursachen. Daß staubförmige chemische Schädlichkeiten, wie Zement und Kalk zu Ekzemen in der Augengegend Veranlassung geben, ist kein seltenes Ereignis. In einer zweiten Gruppe sind die *sekundären* Ekzeme des Auges zu- sammenzufassen. Hierher gehören diejenigen, die bei gleichzeitigem Bestehen

der Erkrankung an anderen Körperstellen auch am Auge auftreten. Die Möglichkeit, daß das schädigende chemische Agens mit den Händen vom primären Herde
her zum Auge gebracht wird und hier gleichfalls Ekzem auslöst, ist nicht von
der Hand zu weisen und trifft dieser Fall sicher oft zu. Ebenso gewiß kommt
aber auch der Fall vor, daß nur das konsensuelle Jucken und das dadurch ausgelöste Scheuern für die entstehende pathologische Veränderung verantwortlich zu machen ist, welch letztere sich in langsamer Entwicklung zur Lichenifikation steigern kann oder sich unter Einwirkung der alltäglichen blanden Reize,
wie Seife, Wasser usw. bis zum akuten Ekzem entwickelt.

Bei schwerem chronischen Ekzem der Kopfhaut sieht man ab und zu die
Lider mit gelben Krusten bedeckt, die Lidhaare abgerieben, das Lid selbst
entzündlich verdickt. Das intertriginöse Wundsein der *Augenwinkel* erfordert
ebenso wie die Intertrigo der Ohrläppchen und der Mundwinkel genaue
ätiologische Erwägungen, die nach Ausscheidung äußerer chemikalischer
Schädlichkeiten die Haut oder den Gesamtorganismus in Betracht zu ziehen
haben.

Ekzem der Augenlider. Die Lokalisation des Ekzems der Augenlider ist die
Lidfläche mit oder ohne Beteiligung der Lidränder oder der behaarte Teil des
Lidrandes, schließlich der Lidwinkel. Das Ekzem kann entweder auf die Lidhaut beschränkt sein; sich von den benachbarten Gesichtspartien auf die
Lidhaut ausbreiten (auch umgekehrt); oder gleichzeitig mit Ekzemen an
anderen Hautstellen auftreten und auf diese Weise einen Teil eines Eczema
universale bilden.

Die akute Form des Ekzems der Lidfläche, bei der die ganze Fläche eines
Lides, beider Lider oder beider Augenlidpaare beteiligt sein können, geht gewöhnlich mit hochgradiger diffuser hyperämischer Schwellung der Lidhaut einher,
die hauptsächlich bei primärer Erkrankung des Unterlides auf die benachbarte
Gesichtshaut übergreift und mit Schwellung der regionären Lymphdrüsen
(Präauriculardrüse) einhergehen kann; da häufig bei der mehr oder minder
akuten Form entzündliches Ödem auftritt, spricht man von einem Eczema erysipelatoides. Kommt es nun zur chronischen Form oder zu häufigen Rezidiven,
so entsteht eine chronische Schwellung der Lidhaut. Hierbei ist fast immer nur
das Oberlid beteiligt, was zur Ptosis führt.

Beim akuten Ekzem sind die Lidränder gerötet und geschwollen, mit oberflächlich sitzenden Krusten bedeckt, später kommt es zur Abschuppung, doch
entstehen auch häufig Pusteln, die in der Mitte von je einer Cilie durchbohrt
sind — Eczema pilare oder sycomatosum. Sogar die Augenbrauen können
dasselbe Krankheitsbild bieten. Diese Pustelbildung kann an einem Lid, doppel-
seitig oder an den vier Lidern zugleich auftreten.

Das chronische Ekzem der Lidwinkel, das gewöhnlich leicht nässend oder
schuppend ist, wird meist durch eine stärkere Benetzung infolge vermehrter
Bindehautflüssigkeit als auch durch eine solche von abnormer Zusammen-
setzung bedingt, hierbei kann der Lidrand mitbefallen sein, da es zu einer
Verklebung und Verfilzung der Cilien durch das vertrocknende Sekret kommt
— Eczema intertriginosum.

Subjektiv spielt wohl der Juckreiz sowohl bei akuten als chronischen Formen
die Hauptrolle, daneben insbesondere beim akuten Ekzem das Spannungsgefühl
der Lider und das ständige Nässen.

Kinder, die überhaupt leicht an Ekzemen erkranken, zeigen häufig okulare
Begleiterscheinungen in Form von Ekzem der Skleralbindehaut und der Horn-
haut. Letztere können gleichzeitig mit solchen der Lidhaut auftreten, oder das
Lidekzem geht der Erkrankung der Binde- und Hornhaut voraus oder folgt

ihr nach. Ohne Rücksicht auf das Alter können zugleich Erkrankungen des Tränenschlauches oder verschiedenartige Entzündungen der Binde- und Hornhaut, der Iris und des Corpus ciliare ein Lidekzem hervorrufen, falls es zu einer Flüssigkeitsstauung im Bindehautsack oder zu einer vermehrten Sekretion kommt. Hiernach ist also das Lidekzem im allgemeinen als eine sekundäre Erscheinung zu betrachten. Der äußere Lidwinkel ist dann oft der Sitz von Rhagaden, da durch die Lidbewegungen die spröde und unnachgiebige Haut gezerrt wird und einreißt. Durch mechanischen Zug seitens der stärker gespannten ekzematös erkrankten Lidhaut kann es auch vorübergehend zu einem geringen Ectropium des Unterlides kommen.

Lidekzeme sind hauptsächlich vergesellschaftet mit Ekzemen an den verschiedensten Stellen der Gesichtshaut, so z. B. besonders mit Ekzemen hinter den Ohren, in der Augenbrauengegend, an der Oberlippe, dem Naseneingang, schließlich mit solchen an beliebigen Stellen der übrigen Körperhaut. HEBRA stellt das Lidekzem in bezug auf Häufigkeit des Vorkommens auf gleiche Stufe wie das Ekzem an den Lippen und den Ohren. Bei Kindern finden sich sehr häufig beim Ekzem Schwellung der regionären oder anderer Lymphdrüsen, ferner Lymphdrüsen-, Gelenk- und Knochentuberkulose, oft auch Rachitis.

Das akute Lidekzem zeigt den Heilungsbeginn in Abnahme der Rötung und Schwellung, das Nässen sistiert, die Krusten fallen ab. Natürlich ist die Heilungstendenz abhängig von der Form und Ursache; die durchschnittliche Dauer der Erkrankung dürfte 3—4 Wochen betragen; die Heilung erfolgt ad integrum. Beim chronischen Ekzem tritt entweder ein rascher Cilienwechsel ein oder es kommt zum Cilienausfall. Zu erwähnen ist noch die Sekundärinfektion der ekzematösen Stellen. Staphylo- und Streptokokken rufen furunculöse, phlegmonöse oder erysipelatöse Entzündungen hervor, in selteneren Fällen kann durch Haftung von Tuberkelbacillen ein Lupus oder ein tuberkulöses Geschwür entstehen. Die Infektion geschieht wohl fast immer durch Einimpfung infolge Kratzens.

Für die ekzematösen Entzündungen der Lidhaut kommen als lokale Ursachen alle Augenerkrankungen in Betracht, die mit einer Stauung oder einer Vermehrung der Bindehautflüssigkeit verbunden sind. Von Wichtigkeit ist auch ihre Zusammensetzung, hierzu kommt das mechanische Moment des Abwischens, Reibens und Drückens. Prädisponiert ist infolge der fortfallenden Hemmungen und der Zartheit der Haut das kindliche Lebensalter, deshalb kommt es während der ersten Dentition häufig zu einem Ekzem des Gesichtes und der Lider, da die Kinder mit ihrem Speichel Gesichts- und Lidhaut beschmutzen. Ein wichtiges Moment lokaler Ursache bilden trockene Verbände, wobei es in den Hautfalten zu einer Stagnation des Sekrets kommt, ferner warme und feuchte Umschläge, vermehrte Schweißabsonderung. Falls die Verbände desinfizierende Flüssigkeiten enthalten, kann eine chemische Wirkung auftreten. Von Parasiten sind Phthirii und Pediculi zu erwähnen, da sie bei ihrer Ansiedlung an den Wimpern oder Augenbrauen zu ekzematösen Entzündungen führen können. Wenn auch derartige Fälle nicht allzu häufig sind, so ist es dennoch wichtig, an diese Möglichkeit zu denken, da in solchen Fällen die übliche Ekzemtherapie naturgemäß versagen muß, wenn die Parasiten nicht beseitigt werden.

Von chemischen Einflüssen sind Haartinkturen, wahrscheinlich die darin enthaltenen Anilinderivate ekzemverursachend, auch graue Quecksilbersalbe und Heftpflaster. Vereinzelt sieht man nach Einträufelung von Cocain und Atropin ein akut nässendes Ekzem der Lidhaut. In diesen Fällen handelt es sich jedoch um eine angeborene Idiosynkrasie, da jedesmal die gleiche Ekzemform beobachtet wird, wenn oben genannte Chemikalien verwendet wurden.

Ekzem des Halses.

Häufig bei Kindern und Frauen vorkommend, symmetrisch und kollierartig angeordnet (Besnier), weist es in den meisten Fällen eine chemische Substanz als schädigende Noxe auf. Diese gelangt auf die Haut mit dem gefärbten Kleid, Halstuch, Schal, Pelz (hier kann die Beize oder Farbe ekzemauslösend wirken, auch das konservierende Naphthalin) oder Dinge aus der weiteren Umgebung des Patienten; so können Primeln, Raupenhaare und andere ein „Halsekzem" verursachen. Eine häufige Quelle von Halsekzemen ist weiter die Haarfärbung, wobei meist schwarze Farben die gefährlicheren sind.

Eine exsudative Form des Halsekzems findet sich häufig bei Kindern zwischen den anliegenden vorderen Hautfalten.

Pediculi capitis sind oft die Ätiologie verschiedenster Formen des Halsekzems. Man findet excoriierte Quaddeln aus den Parasitenbissen, akutes Kratzekzem, welches durch seine Anordnung von den ersteren zu unterscheiden

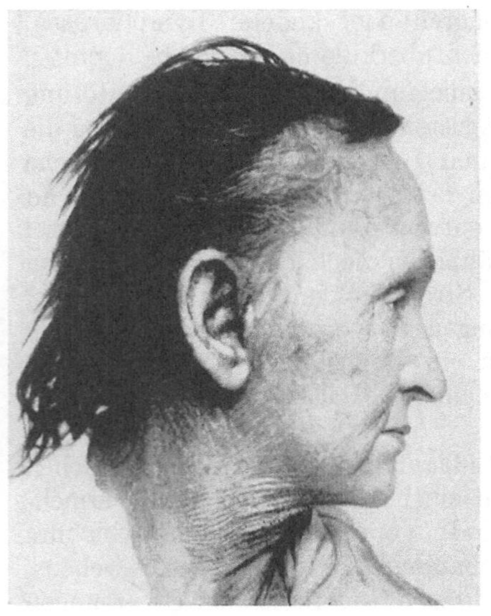

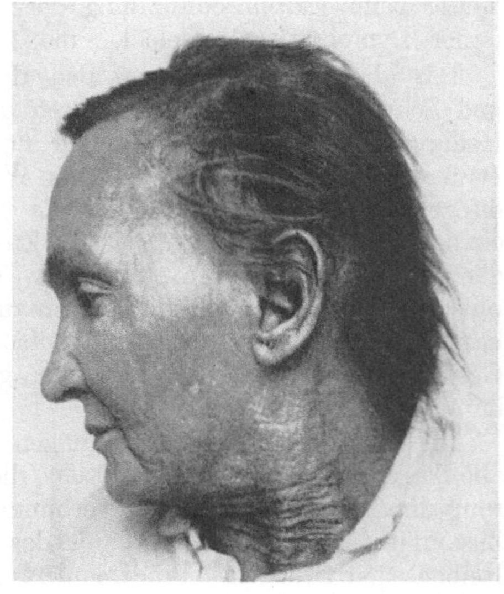

Abb. 42. Lichenifiziertes Ekzem des Halses. Abb 43. Lichenifiziertes Ekzem des Halses.

ist und schließlich alle Stadien, die mit Scheuerung beginnen und über Reliefvergröberung zu Lichenifikation und zum typischen Bilde der Neurodermitis führen.

Meist sind die erwähnten Veränderungen in einem Dreieck lokalisiert, dessen Basis durch die Haargrenze gebildet wird und dessen Spitze gegen die Vertebra prominenz gerichtet ist.

Der Nacken ist die häufigste Lokalisationsstelle des Lichen simplex chronicum. In zwei von uns beobachteten Fällen schienen die Pediculi capitis der einzige Grund seines primären Juckens zu sein; leider entzogen sich die Patienten nach alleiniger Behandlung der Kopfläuse unserer Kontrolle.

Als eine Seltenheit findet man Lichenifikation an der vorderen Halshaut bei Violinspielern, dort wo die Geige der Haut anliegt, die auslösende Ursache ist das mechanische Moment, aggressiver Geigenlack löst Eczema arteficiale aus.

Relativ oft kommt das Halsekzem als Teilbild eines Gesichts- oder Handekzems vor, entweder im Zusammenhang mit dem primären Herde, oder reflektorisch von diesem aus ausgelöst.

Sonnenstrahlen verursachen auch am Halse, insoweit er unbedeckt ist, ähnlich wie auf Gesicht, Händen und Füßen, eine Sonnendermatitis.

Ekzem der oberen Extremitäten.

Als Organ, welches den Kontakt mit der Außenwelt vermittelt, ist die Hand sehr häufigen Schädigungen ausgesetzt, welche sich in akuten und chronischen Entzündungen der Haut manifestieren und in einer eigenen Gruppe der *Gewerbeekzeme* zusammengefaßt werden können.

BLASCHKO teilt die gewerblichen Hautaffektionen in zwei große Gruppen ein:

1. in mehr akute, erythematöse Hauterkrankungen,

2. in chronisch verlaufende, dem gewöhnlichen Ekzem nahestehende und sagt:

„Während man die erythematösen Affektionen sich entstanden denken muß dadurch, daß gewisse Substanzen durch die intakte Epidermis hindurch auf die tieferen Hautschichten, namentlich auf die Hautgefäße eine Giftwirkung entfalten, wären die ekzemartigen Erkrankungen aufzufassen als direkt oder indirekt erzeugt durch Stoffe resp. Reize, deren Hauptwirkung in einer mehr oder minder intensiven Zerstörung der Epidermis selbst besteht. Daß diese beiden so verschiedenen Erkrankungsformen und ihre so grundverschiedenen Entstehungsweisen bisher nicht genügend auseinandergehalten wurden, glaube ich dadurch erklären zu können, daß sehr viele der hierhergehörigen Agenzien (z. B. Terpentin, Carbol) in doppelter Weise schädlich wirken, indem sie zugleich auf die tieferen Hautschichten aber als Gifte wirken.

Als Repräsentanten des eigentlichen Gewerbeekzems führe ich unter anderem an die altbekannten Maurer-, Maler-, Bäcker- und Wäscherinnen-Ekzeme, das von mir beschriebene Ekzem der Möbelpolierer, das Ekzem der Galvaniseure, der Anilinarbeiter."

Dazu wären noch folgende Arten von Gewerbeekzemen zu nennen: Bei Photographen, Ärzten, Gewürzhändlern und Kellnern, ferner werden befallen Arbeiter in Konservenfabriken (Kochsalz), Teerschwelereien, Dachpappenfabriken (Teer, Asphalt), Kunstdünger (Arsen, Superphosphate), Glasarbeiter (Wasser, Flußsäure), Perlmutterdrechsler (Wasser, Perlmutterstaub), Metallwarenarbeiter, Rohfellarbeiter, Lack-, Holzimprägnierungsarbeiter, Schellack-, Terpentin-, Pyridin-, Paraffin-, Petroleum-, Zündholzarbeiter, Maschinenschmierer, Tischler, Polierer, Hutfabriksarbeiter, Spinner, Vernickler, Gipsgießer und Köchinnen.

Die schädliche chemische Substanz gehört sowohl organischen, als auch anorganischen Stoffen an, kann von einfachster bis kompliziertester chemischer Zusammensetzung sein. Zum Teile ist der eigentliche schädigende Körper nicht bekannt (Spargeldermatitis der Köchinnen — S. SCHOENHOF). Es seien folgende aufgezählt: Sublimat, Jodoform, Primeln, Raupen, Phosphorsesquichlorid, Arundo donax, Rangobaumsaft, gefärbtes Pelzwerk, Hutledersatz, Megalopyge opercularis, Tetryl, Lobinol, Pyrethron, Procain, Petroleum, Chinin, Resorcin, Jodtinktur, Seife, Soda, Formol, Carbol, färbige Kreiden, Farbpapier bei der Schreibmaschine.

BLASCHKO meint weiter:

I. Die gewerblichen Ekzeme (und artefizielle Ekzeme überhaupt) scheinen auch ihrer Ätiologie nach den gewöhnlichen Formen des Ekzems näher zu stehen, als vielfach angenommen wird.

II. Die Einwirkung der äußeren Schädlichkeit gibt an und für sich noch keine ausreichende Erklärung für das Zustandekommen des Ekzems; es müssen noch andere Faktoren im Spiele sein.

Die Art und Weise, wie auf die chemische Schädlichkeit hin Eczema arteficiale oder echtes Ekzem entsteht, ist vielfach eine recht verschiedene; eine bestimmte chemische Schädlichkeit bewirkt schon beim ersten Gebrauch Ekzem oder erst nach öfterer Einwirkung, die chemische Schädlichkeit ist eine komplexe, z. B. ein Farbengemisch in alkalischer oder ammoniakalischer Lösung, so daß aus dem Gemisch nicht sofort der schädliche Körper angegeben werden kann.

Das artefizielle Ekzem auf einen bestimmten Körper hin heilt ab oder es geht in echtes Ekzem über, wodurch die Haut auf die verschiedensten Reize hin mit Verschlechterung antwortet.

Ein bestimmter chemischer Körper ist nicht auffindbar, es muß aber eine Empfindlichkeit gegen die blanden Reize des täglichen Lebens, wie Wasser,

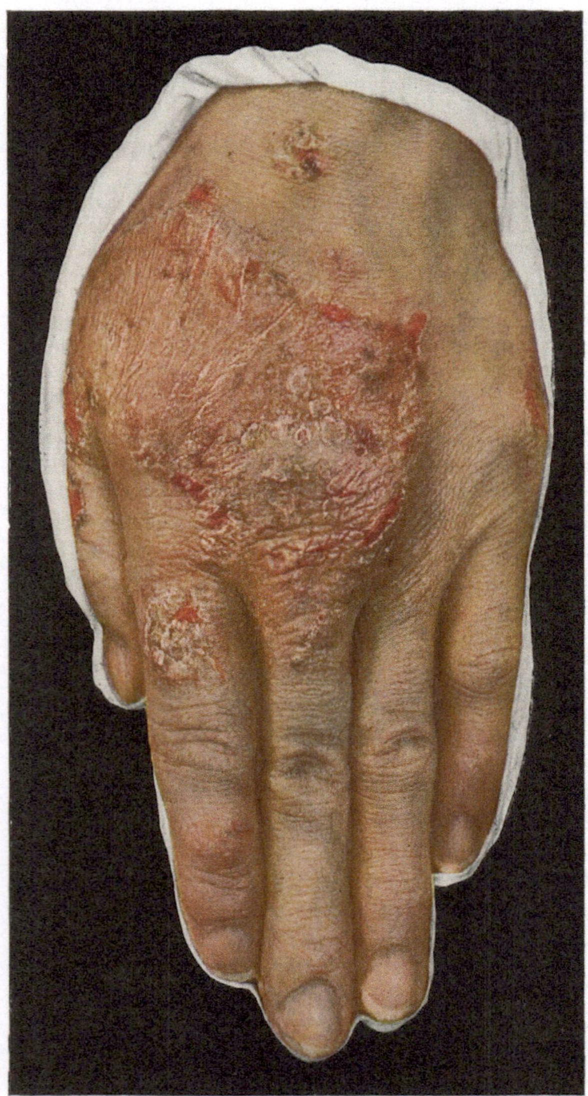

Abb. 44. Gewerbeekzem.
(Moulage der Breslauer Hautklinik, Geh.-Rat Jadassohn.)

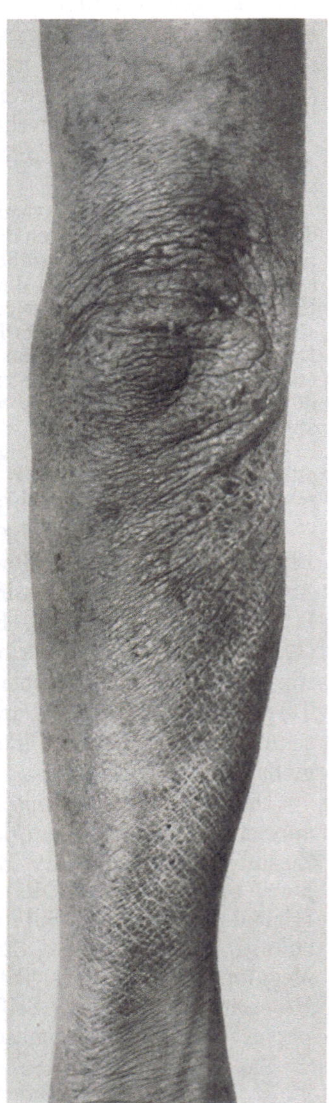

Abb. 45. Neurodermitis nach Ekzem.

Seife usw. angenommen werden. Kurz, einmal prävaliert der Einfluß der chemischen Schädlichkeit, das andere Mal die Empfindlichkeit der Haut.

Der Morphe nach sind die Ekzeme an den Händen akut, rezidivierend exsudativ oder chronisch infiltriert. Allgemein ist noch folgendes zu sagen:

Die Hand ist so oft Sitz des Ekzems, daß wir es auch dann diagnostizieren, wenn die Hauterkrankung ihrer Morphe oder ihrem Wesen nach keines ist oder wenigstens nicht das ist, was wir an anderer Stelle als ekzematöse Reaktion aufgestellt haben, in deren Mittelpunkt der Status punctosus steht.

Wenn eine chemische Schädlichkeit diffuses Erythem mit lamellöser Abschuppung verursacht, ist nach unserer Auffassung nicht Ekzem, sondern eben Erythem zu diagnostizieren trotz der äußeren Einwirkung; so können wir nicht Ekzem diagnostizieren, wenn Schmierseife eine diffuse, evtl. rhagadiforme Rötung verursacht, ebensowenig wie wir Ekzem diagnostizieren, wenn eine Flüssigkeit diffuse Rötung bedingt. Hingegen können wir Ekzem, allerdings artefizielles annehmen, wenn Salzsäure, Terpentin Bläschendermatitis hervorbringt.

Die *Hohlhand* ist ungemein sensibel empfindlich, dem Scheuern leicht zugänglich, es ist also denkbar, daß daselbst primäres Jucken auch zu primärer Lichenifikation führt und wir müssen auch reine Lichenifikation diagnostizieren, wenn sich in dem Bilde nichts von punktförmiger Exsudation findet und auch durch Laugenätzung oder Maceration nicht zu provozieren ist.

UNNA sagt über das Ekzem der Hohlhand folgendes:

„Das reinste Gegenstück gegen das intertriginöse Ekzem mit seiner verdünnten, macerierten Hornschicht bildet das Ekzem der Hohlhand und Fußsohle mit ihrer schon normalerweise hypertrophischen Epidermis. Auch hier machen wir wieder dieselbe Erfahrung, daß den Ekzemen verschiedenster Form, die sich von Arm und Handrücken auf die Hohlhand oder Unterschenkel und Fußrücken, auf die Fußsohle fortpflanzen, bloß durch die Eigentümlichkeit dieser Regionen ein so entschiedener und gleichmäßiger Stempel aufgedrückt wird, daß hier ausnahmsweise die Benennung und Klassifikation bloß nach der Lokalisation vollkommen gerechtfertigt erscheint: Das palmare und plantare Ekzem stellt einen eigenen, durch die Lokalisation bedingten Höhentypus dar, welcher genau in derselben Weise bei keinem Ekzem an anderen Orten wiederkehrt, selbst wenn bei denselben eine pathologische Schwielenbildung auftritt."

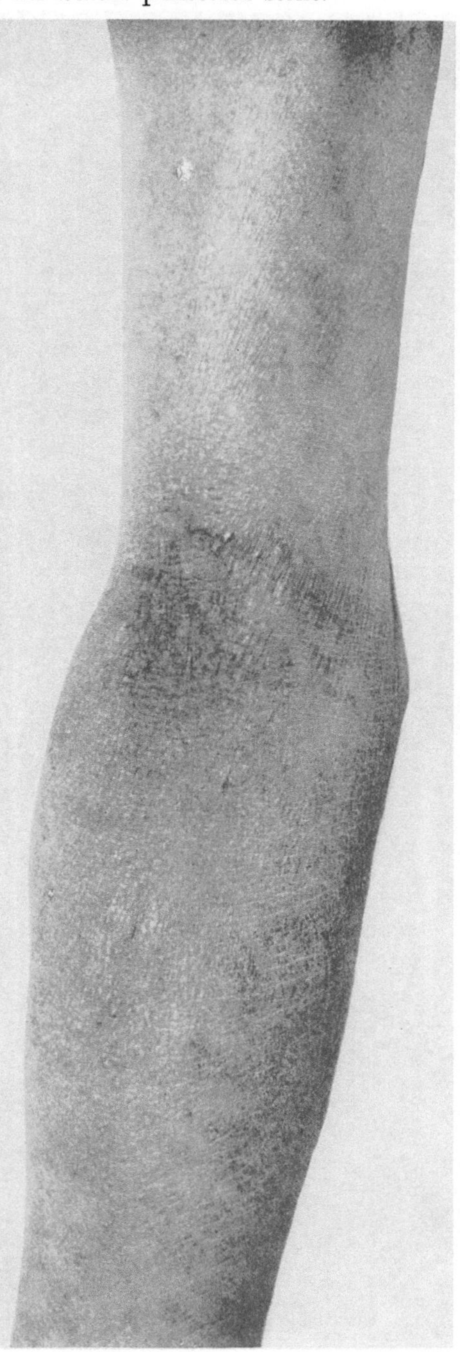

Abb. 46. Ekzem und Lichenifikation.

Eine Kombination von Lichenifikation und Ekzem kann wieder in zweifacher Weise entstehen: Es kann ein Ekzem in Lichenifikation übergehen und physiologische Einstellung der Hohlhand zur Hyperkeratose und Acanthose wird zu verruköser Lichenifikation führen. Sind an der Oberfläche noch Ekzemerscheinungen vorhanden, so wird daraus ein Eczema verrucosum oder das Eczema callosum Unnas werden, also ein Additionsprodukt aus Ekzem und Neurodermitis. Die Neurodermitis wird nicht nur zur Verdickung des Epithels, sondern auch zur chronischen Induration der Cutis führen, und zwar manchmal im höchsten Ausmaße.

Es kann zweitens eine primäre Lichenifikation durch Schädlichkeiten, welche die Hände von außen treffen, gereizt werden und es können sich an der Oberfläche derselben chemisches Erythem oder artefizielles Ekzem entwickeln.

Während in manchen Fällen das an der Oberfläche einer verdickten Haut bestehende oder fortbestehende Ekzem erst durch bereits erwähnte Macerationen durch Lauge, feuchte Verbände, Gummihandschuhe usw. gut zu erkennen ist, wird in anderen Fällen der Status punctosus durch deutliche Bläschen, ein an der Hand häufiges Ekzemsymptom charakterisiert.

Acanthose, Para- und Hyperkeratose führen zu einer weiteren Konsequenz. Die trockene, zu wenig beölte Oberfläche führt zu einer Herabsetzung der Geschmeidigkeit, was wieder zum häufigen Symptom tiefer, blutender Rhagaden führt. Ein derartiger Zustand zeigt die Hand mit gekrümmten Fingern, Rhagaden an den Beugelinien, Verdickung der Hornschicht, Ablösung derselben und Unterminierung durch Bläschen usw.

In seinem Lehrbuch sagt Hebra über das Handekzem folgendes:

„Entweder im Verein mit den Ekzemen im Gesichte, an den Genitalien und an anderen Punkten oder wohl auch ganz für sich allein, bemerkt man das Auftreten einer großen Anzahl hanfkorn- bis erbsengroßer mit wasserklarer Flüssigkeit gefüllter Bläschen, öfters nur an einzelnen Fingern, in anderen Fällen an mehreren, in noch anderen an der ganzen Hand, und zwar sowohl Flachhand als auch Handrücken. In den nächsten Tagen nehmen die Bläschen an Umfang zu, fließen wohl auch hier und da zusammen in eine große Blase,

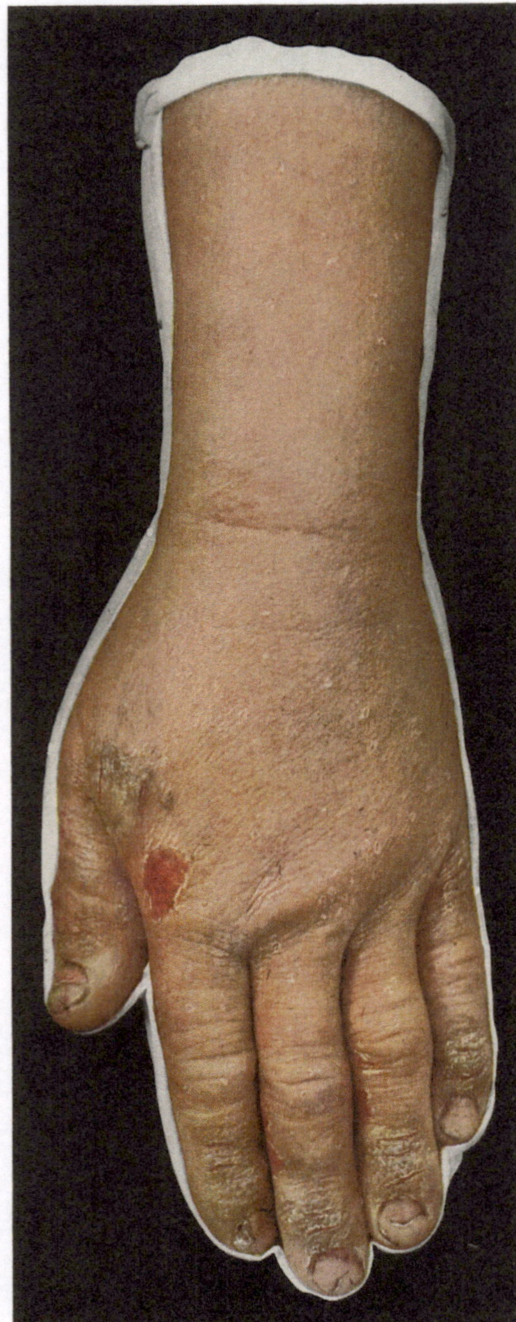

Abb. 47. Ekzem mit Erkrankung der Nägel.
(Moulage der Breslauer Hautklinik, Geh. Rat Jadassohn.)

ohne zu bersten. Wieder einige Tage später bemerkt man, daß die eingetrockneten Bläschendecken in Gestalt bräunlicher Schüppchen sich ablösen mit Hinterlassung einer in jeder Beziehung normalen Hautoberfläche."

Als weitere Lokalisation des Handekzems sind außer den erwähnten Stellen noch die Seitenflächen der Hand und der Nagelfalz zu nennen. An der Palma manifestiert sich das Ekzem noch durch heftiges Jucken, Hyperthermie, Pelzigsein und Funktionsherabsetzung bei stark ausgeprägten Fissuren.

Bei Sekretretention (infolge von Hautverdickung) kommt es zu Vereiterung und später zur Lymphangoitis, an den Nägeln zu Caro luxurians und später zum Abstoßen der Nägel.

Histologisch wird das entwickelte palmare Ekzem vollständig beherrscht

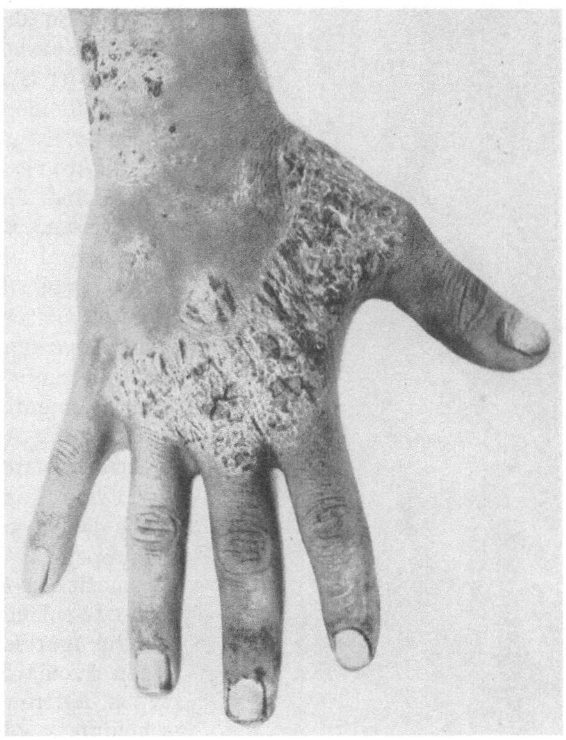

Abb. 48. Rhagadiformes Ekzem.

von den groben Veränderungen der Hornschicht. Das Leistennetz der Stachelschicht ist stark verdickt, die Papillen sind entsprechend verlängert und beide ziemlich reichlich, im Gegensatze zu sonstigen Ekzemen, von Leukocyten durchwandert. Die Spongiose ist an umschriebenen Stellen gut ausgebildet, ebenso die Parakeratose.

Eine besondere Erwähnung verdient noch das rezidivierende Ekzem der Hohlhand und des Handrücken, das ohne Hautverdickung in runden, an Trichophytie erinnernden Herden verläuft. Die genaueste Untersuchung weist keine Pilze nach. Ist das Zentrum abgeheilt, so kann diese Abheilung nicht wie bei der Trichophytie auf die Biologie des Fadenpilzes bezogen werden, sondern entspricht jenem Vorgang, der auch bei der Psoriasis annularis s. geographica besteht und den man ganz unverbindlich dadurch charakterisieren kann, daß sich die Entzündung im Zentrum erschöpft hat. Die Ausheilung im Zentrum, die beim Herpes tonsurans die Regel ist, ist beim Ekzem selten und spricht somit ein abgeheiltes Zentrum eher für die Trichophytie als für Ekzem.

Auch die Ekzeme des *Vorderarms* sind vielfach artefiziell aus den gleichen Ursachen wie die Ekzeme der Hände, indem die Wirkung der chemischen Schädlichkeit weiter hinaufreicht. In der akuten exsudativen Form finden sich alle Varianten des Ekzems. Es finden sich aber auch alle Übergänge zum chronisch lichenifizierten und infiltrierten Ekzem. Eine spezielle Beschreibung kann nur einige interessante Typen herausheben. So das Ekzem *mit multiplen exsudativen Herden*; hier ist der Status punctosus durch kleine Krusten gegeben; meist gegen die Mitte zu an Zahl verstärkt; oft läßt sich keine äußere Ursache nachweisen. Bei anämischen Personen finden sich zart schuppende Ekzeme mit Status punctosus. Aber auch Übergänge zum schuppenden Scheuerungserythem ohne Einzelelemente.

An der Außenseite des Oberarmes trifft man manchmal Erkrankungsherde an, die nach der Beschaffenheit der Schuppen als seborrhoische Dermatitis zu diagnostizieren sind. In solchen Fällen sahen wir auf aggressive Salben hin einen ekzematösen Reaktionstypus auftreten. Die Entscheidung, ob primär ein Eczema seborrhoicum vorliegt, oder ob ein Ekzem aus anderen Ursachen wegen des seborrhoischen Trägers einen Eczema seborrhoicum-Charakter angenommen hat, ist in manchen Fällen nicht leicht.

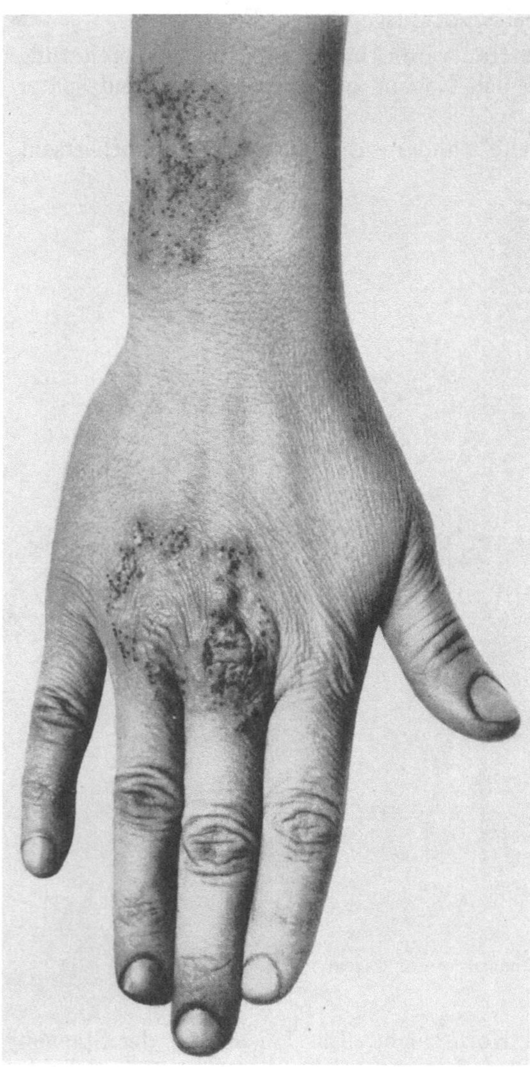

Abb. 49. Rezidivierendes Ekzem.

Nässende und stark juckende Ekzeme beider Streckseiten ohne nachweisbare chemische Ursache lassen Prurigo oder eine der Prurigo verwandte Stoffwechselanomalie vermuten. Wir haben manchmal Fälle gesehen, die nach ihrer Anamnese nicht zur Prurigo Hebra in ihrer schweren oder leichten Form zu rechnen waren, die aber nach ihrem Aussehen es wahrscheinlich machen, daß auch im späteren Alter auf der Haut Reaktionserscheinungen sich finden, die einer vorübergehenden oder länger dauernden prurigoartigen Konstitutionsanomalie entsprechen.

Die Beuge- und Streckseiten sind häufig Sitz postekzematöser Lichenifikation, doch findet sich auch primäre Neurodermitis, dabei häufig in verruköser Form über dem Olecranon, über gedrückten Stellen und sahen wir eine polsterartige verruköse Lichenifikation über sämtlichen Knöcheln der Hand bei einem Patienten, der die üble Gewohnheit hatte, an seinen Knöcheln zu saugen.

Typische Ekzemlokalisation ist die Ellenbeuge. Zunächst reagiert dieselbe in sehr vielen artefiziellen Fällen mit, und zwar mehr, als es dem äußeren Kontakt mit der Schädlichkeit selbst entsprechen würde. So finden wir beim Ekzem der Hand, des Gesichtes, des Halses akutes papulöses Ekzem in der Ellenbeuge, besonders rechts und führen dieselben in manchen Fällen sicher nicht auf chemische Schädlichkeiten zurück, sondern sehen darin ekzematöse Reaktion auf die mechanische Erregung, wie sie durch Arbeit bedingt ist. Ein solches akutes, papulöses Ekzem kann sich fixieren und kann unter Jucken in die neurodermitische Form übergehen.

Neurodermitische, lichenifizierte Ekzeme beider Ellenbeugen sind häufig. Die Lichenifikation kann höhere Grade erreichen und sieht man hier sehr deutlich die Vergröberung des Reliefs in Form hoher Leisten, die, der Anatomie der Ellenbeugen entsprechend, quer verlaufen, hier und da ist die Lichenifikation in der Mitte flacher als am Rande.

Die Reaktion auf den mechanischen Insult bei der Bewegung sehen wir als ersten und letzten Grund für jene Ekzeme an, die als Eczema

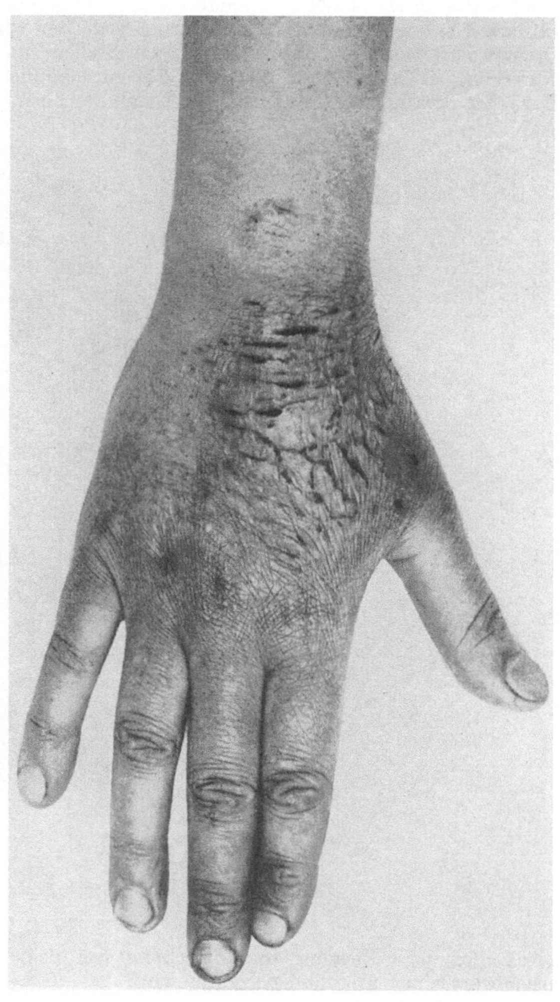

Abb. 50. Rhagadiformes Handekzem.

flexurarum hervorgehoben zu werden verdienen. Es handelt sich um echte Ekzematiker, die oft schon in frühester Jugend an Ekzem erkranken.

Ursprünglich sind die Ekzeme exsudativ krustös, gehen erst später in die neurodermitische Form mit Verdickung über, zeigen dabei fortgesetzt Ekzembereitschaft für alle chemischen, aber auch mechanischen Reize.

Für das symmetrische und das gleiche Befallensein beider Kniekehlen sind zur Erklärung trophisch-reflektorische Empfindlichkeiten heranzuziehen. Hebra beschreibt dieses Ekzem wie folgt:

Bei allen Ekzemen an den Beugeflächen sind als eigentümliche Erscheinungen besonders zu erwähnen:

„Die gehinderte Beweglichkeit des betreffenden Gelenkes, welches meist in der Mittellage von dem Kranken gehalten wird, und zwar so beharrlich und fest, daß jede Streckung oder Beugung entweder gänzlich unmöglich oder nur mit großen Beschwerden für den Kranken ausgeführt werden kann. Bei Anwesenheit des Ekzems in der Kniekehle gehen die Kranken nie mit gestreckten Unterextremitäten, sondern formieren mit ihrem Ober- und Unterschenkel einen mehr weniger oder spitzen Winkel. Ebenso wird das Ekzem in Ellenbogenbeuge eine ähnliche Stellung des Vorder- zum Oberarme veranlassen, und dies besonders dann, wenn die Ekzemprodukte an der Oberfläche der Haut zu dünneren oder dickeren Borken vertrocknet sind, oder die Haut selbst infolge langen Bestandes des Ekzems einen ziemlich bedeutenden Grad von Infiltration erreicht hat. Diese verminderte Beweglichkeit wird natürlich durch das längere Bestehen des Ekzems an diesen Stellen und hauptsächlich dann eine weitere Steigerung erleiden, .wenn sich das Ekzem von den Beugeflächen aus auch über die Haut der Streckseiten des Knies, des Ellenbogens usw. weiter ausdehnt, in welchen Fällen

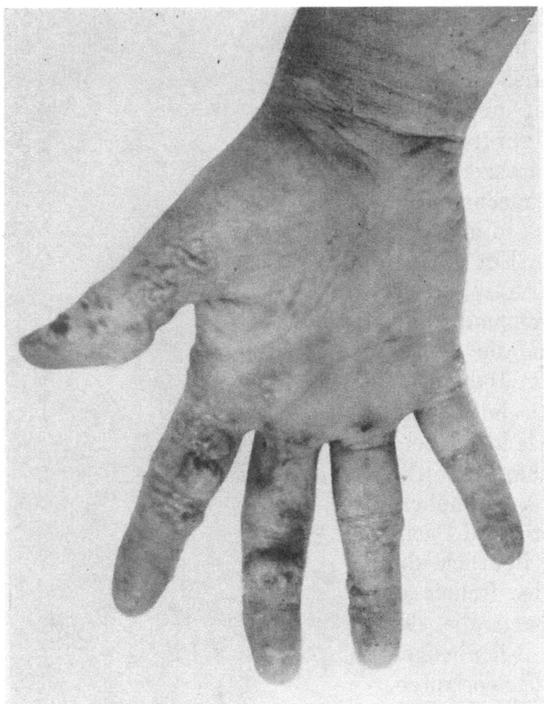

Abb. 51. Akutes vesiculöses Eczema arteficiale.

gewöhnlich jede Beugung und Streckung von dem Kranken vermieden wird und die Gegenwart einer Ankylose vermutet wird.

Die natürlichen Folgen der, wenn auch mit Schmerzempfindung, vollführten Bewegungen werden zu Rissen und Sprüngen, Zerklüftungen. Rhagaden an den kranken Hautpartien führen, welche jederzeit in der Richtung vorkommen, in welcher man im Normalzustande der Haut die Linien und Furchen an deren Oberfläche bemerkt. Nach Maßgabe der Intensität des Ekzems werden solche Rhagaden auch eine verschiedene Tiefe haben, manchmal die Epidermis allein durchsetzen, manchmal bis in das Corium reichen. Im ersteren Falle sehen sich die Sprünge wie rote, glänzende Linien an, aus welchen aus der Tiefe die Ekzemflüssigkeit heraustritt, während im letzteren Falle durch Einrisse in das Corium auch Blutungen stattfinden, das ausgetretene Blut sich mit den übrigen Exsudaten mengt und eingetrocknet dunkelrote bis schwarze Borken bildet.

Diese eigentümlichen Erscheinungen veranlaßten die Franzosen, derlei Ekzeme mit dem Namen Eczema fendillé (spaltförmiges Ekzem) zu belegen. Wir fühlen nicht das Bedürfnis, dieses Ekzem durch einen besonderen Namen auszuzeichnen, weil wir die Herausbildung der eigentümlichen Gestalt aus den anatomischen Verhältnissen und aus der Lokalisation genügend erklären können."

HEBRA beschreibt hier vorwiegend die exsudativen Erscheinungen und ihre Folgen. Nach unserer Auffassung ist das größere Gewicht auf die restierende Hautverdickung aus der Lichenifikation zu verlegen, weil dieselbe in ihrem Fortbestande als ein Ort erhöhter Reizbarkeit, aber auch als ein Ort, wo Jucken besteht, die Quelle neuer Nachschübe abgibt. Hier greift heute die Röntgenbehandlung entscheidend ein.

Wir haben seinerzeit über einen Fall berichtet (Arch. f. Dermatol. u. Syphilis, Bd. 58), in dem sich Cutis marmorata als überempfindlich erwiesen hat: Chronisches Ekzem des Scrotums mit subakutem Nachschub, reflektorisches Kratzekzem an den Streckseiten beider Oberschenkel. Patient zeigt neben Akroparese eine deutliche Cutis marmorata.

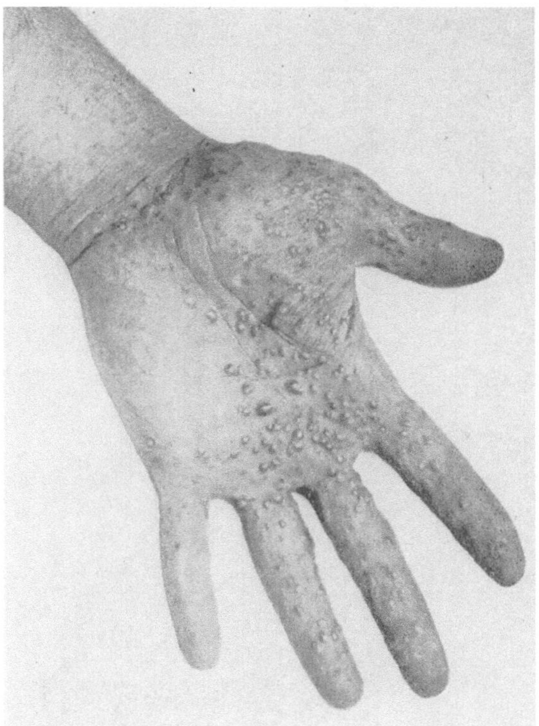

Abb. 52. Akutes vesiculöses Eczema arteficiale.

Es zeigt sich dabei, daß das reflektorische Kratzekzem an den Oberschenkeln nach Art eines Netzes angeordnet ist, insofern die Ekzemveränderungen besonders die cyanotischen Partien der Cutis marmorata einnehmen und die dazwischen gelegenen Hautinseln mehr minder frei lassen. In einem Falle fand sich die gleiche Veränderung an den Streckseiten der oberen Extremitäten und in der Brusthaut; auch hier nahm das nach Ekzem der Kopfhaut auftretende reflektorische Ekzem vorwiegend die lividen Partien der vorhandenen Cutis marmorata ein und zeigte eine netzartige Anordnung.

Die Cutis marmorata erwies sich auch überempfindlich in einem Falle HERXHEIMERs (Frankfurter Bericht), später im Archiv publiziert. Hier führte die Scheuerung und die Neurodermitis zu dem Bilde des Lichen ruber moniliformis (KAPOSI). Es geht aus dieser Beobachtung hervor, daß die cyanotischen Partien der Cutis marmorata gegen mechanische Traumen überempfindlich sind, in ähnlicher Weise ist das auch gegen chemische Reize der Fall, wie man sich gelegentlich der Schmierseifenwirkung überzeugen kann.

Beide Reizarten, mehr allerdings das Scheuern, führen gelegentlich zu einem Ekzem, das durch Befallensein der cyanotischen Partien ein gitterartiges Aussehen bekommt. Ein Ekzem, das die französische Schule als Eczema craquelé bezeichnet, ein Ausdruck, der zur raschen Charakterisierung wohl verwendet werden kann. Es findet sich an den Armen, an den Unterschenkeln und vorwiegend bei älteren Leuten mit trockener Haut. Weniger notwendig ist, wie

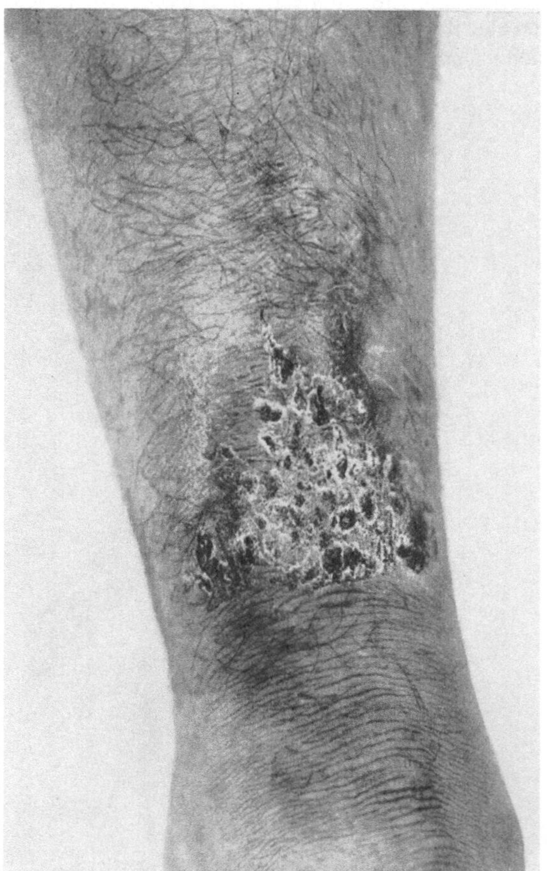

Abb. 53. Krustöses chronisches Ekzem. Vorderarm.

HEBRA ausführt, die Bezeichnung Eczema fendillé, weil wir mit dem Worte *rhagadiform* das Wesen besser auszudrücken vermögen.

Einen bestimmenden Einfluß auf das Aussehen, Form des Ekzems besitzt weiter die ichthyotische Beschaffenheit der Haut; die zu trockene, wenig beölte Oberfläche der Haut setzt die Widerstandsfähigkeit gegen Reize herab; kommt von außen eine Schädigung hinzu, eine weitere Austrocknung, verbunden mit einem chemischen Reiz, so sind die Voraussetzungen für eine externe Dermatitis gegeben. Diese kann, unseren Vorschlägen folgend, als Ekzem bezeichnet werden, wenn sie den Zustand der Dermatitis factitia punctata aufweist. Man muß sie aber als externe Erytheme bezeichnen, wenn sie diffusen Entzündungscharakter besitzen. Die chronische Einwirkung kann zu neurodermitischem Ekzem oder zum neurodermitischen Erythem führen. Daß der Reiz von Wollhaaren, von billigen Pferdedecken zu lichenoidem Erythem führen kann, wurde bereits bei der Pathogenese des Ekzems erwähnt. Über Dysidrosis vgl. Ekzeme der unteren Extremitäten.

Ekzem des Stammes.

Hier ist die wichtigste Entscheidung, ob das Ekzem primär oder nur Mitreaktion bei Ekzemen an anderen Körperstellen (Kopf, Hals, Extremitäten) ist. Das primäre artefizielle Ekzem des Stammes tritt an Häufigkeit gegenüber dem Ekzem der unbedeckten Körperstellen zurück. Bei Frauen findet sich primär chemisches Ekzem häufiger als beim Manne, weil am Halsausschnitt das chemische Agens der Kleidung direkt auf die Haut einwirkt und durch Feuchtigkeit — Schweiß, Regen — aus dem Stoff gelöst wird. Beim Mann ist wieder die Genitalgegend häufiger befallen, oft stammend aus der Behandlung der Pediculi pubis. Ekzeme, die in der Haut selbst ihren Grund haben, sind das Eczema seborrhoicum und ekzemähnliche Affektionen, die mit der Schweißsekretion zusammenhängen. Da die Erkrankungen an anderen Stellen des Handbuches erörtert werden, soll hier nur die Beziehung zur Ekzemfrage gestreift werden. Bezüglich des Eczema seborrhoicum haben wir uns bei den Kopfekzemen geäußert. Hier soll nur Stellung zu den Schweißaffektionen genommen werden. Nicht zu erörtern ist in diesem Zusammenhange die Miliaria crystallina, die wir heute als ein mit sauer reagierendem Schweiß erfülltes Retentionsbläschen in der Epidermis auffassen. Wird durch ein chemisches Agens, strahlende Wärme, künstliche Höhensonne, hohes Fieber der Chemismus der Hornschichte verändert, so kann der profuse Schweiß nicht an die Oberfläche treten und wird retiniert.

Vollkommen anders ist die Miliaria rubra, das Eczema sudamen, Bricklehead, Calorie aufzufassen. Zweifellos besteht eine Beziehung zur Schweißsekretion, denn die Affektion tritt besonders in der warmen Jahreszeit nach starkem Schwitzen am Stamm in Form einzelstehender, entzündlicher Bläschen und Knötchen auf. Der Inhalt dieser Bläschen ist nicht Schweiß, sondern Serum, später Leukocyten, also Entzündungsprodukt. Die Affektion heilt prompt unter Puder in einigen Tagen. Die Histologie, die wir besonders Török verdanken, zeigt Entzündung mit intraepithelialen Bläschen. So hat es den Anschein, als ob der Schweiß von der Oberfläche aus ein Eczema arteficiale

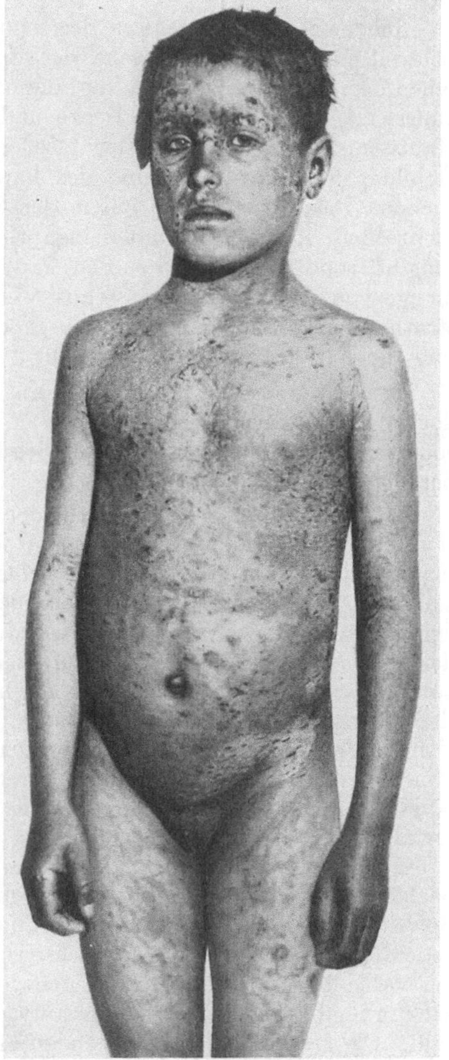

Abb. 54. Ekzem bei Prurigo. Oberschenkel netzförmig.

verursachen würde, ähnlich wie andere chemische Schädlichkeiten dies vermögen. Nach der Klinik der Affektion befriedigt aber diese Auffassung nicht vollständig, denn die geschlossenen Knötchen und Bläschen erwecken den Eindruck, als ob neben der äußeren Ursache des Schweißsekretes noch eine innere Komponente wirksam wäre. Die Affektion macht eher den Eindruck eines Erythema papulo-vesiculosum. Es spricht für den ausgezeichneten Kliniker Hebra, daß er diese anscheinend nicht rein externe Entstehungsart erkannt hat. Hebra sagt darüber:

„Ich möchte aber nicht in der schon auf der Hautoberfläche vorhandenen Schweißflüssigkeit die Ursache der Sudamina (i. e. Miliaria rubra et alba) sehen, sondern vielmehr in der der Schweißbildung vorangehenden Hyperämisierung der allgemeinen Decke und der dadurch bedingten Erhöhung der Hauttemperatur, sowie in der rascheren Funktion sämtlicher absondernden Gebilde, der Hautdrüsen und des Papillarkörpers die Genesis der Sudamina suchen. Das ganze, unter und in der Haut befindliche Blutgefäßnetz scheidet nicht bloß dort, wo es mit seinen Geflechten die Schweiß- und Talgdrüsen umgibt, sondern auch wo es den Papillarkörper erfüllt, eine übermäßig große Menge von Perspirationsmasse aus, welche unter dem betreffenden Epidermisstratum sich ansammelt, dieses in Form von Knötchen oder Bläschen erhebt und die Papillen rötet und schwellt."

Auch Besnier äußert in bezug auf die Miliaria rubra eine Ansicht, welche derjenigen Hebras entspricht; auch er glaubt nämlich, daß nicht der Schweiß, sondern die Ursachen der stärkeren Schweißabsonderung die Hautveränderungen hervorrufen.

Auf der anderen Seite unterscheidet sich Miliaria rubra doch wieder von den rein internen papulösen Erythemen, wie sie sich als Formen des Erythema multiforme finden. Vielleicht trifft folgende Auffassung das Richtige. Gleichzeitig mit der Erregung der Schweißsekretion kommt es zu einer Erregung der Hautcapillaren, zu einer Entzündungsbereitschaft, die unter Einwirkung des Schweißes, der nassen Kleider, der mechanischen Irritation Veranlassung zum Aufschießen entzündlicher Knötchen gibt. Diese Auffassung würde dann die intraepithelialen Bläschen erklären, und die Ansicht Hebras, daß die Affektion dem Ekzem nahe steht, rechtfertigen. An eine derartig kombinierte Wirkung von äußerer Reizung und innerer Erregung war im folgenden Fall zu denken. 50 jähriger Patient, der vor längerer Zeit an der Klinik mit Ekzem in Behandlung stand, setzt sich an einem heißen Tag vorübergehend der Sonne aus, schwitzt dabei intensiv im Gesicht und vorn an der Brust. In der Nacht Brennen, am nächsten Tag akutes Bläschenekzem mit hochgradigem Ödem um die Augen. Soweit könnte die Affektion als Sonnendermatitis bei einem Ekzematiker gedeutet werden, wenn nicht gleichzeitig die rückwärtigen Partien des Scrotums ein vesiculöses Schweißekzem aufgewiesen hätten und die Sternalpartie zickzackförmige lebhafte Rötungen aufwies, die ebenfalls mit Bläschen besetzt sind. Die gradlinigen Streifen enden am unteren Ende des Sternums in einem runden erythematösen Fleck, der ebenfalls mit kleinen Bläschen besetzt ist (Schweißretention). Absolut keine chemische Schädlichkeit aufzufinden. Der Fall muß so aufgefaßt werden, daß durch Schweiß und Reibung am Scrotum ein Eczema arteficiale entstand, daß auch im Gesicht und an der Brust durch Sonne und Schweißsekretion eine Gefäßerregung ausgelöst wurde, die unter Mitwirkung des ausgetretenen Schweißes und der mechanischen Reibung (die Zickzacklinie entspricht dem reibenden Finger) sich zum akuten vesiculösen Ekzem mit tiefer Schwellung ausbildete.

Ekzem der Achselhöhle.

Trotz der intensiven Schweißsekretion der Achselhöhle kommt echte erythematöse exfoliierte Intertrigo, wie sie sich in der Genitalgegend häufig findet, nicht vor; es fehlt hierfür offenbar der innige Kontakt der Flächen. Hingegen findet sich akutes und chronisches exsudatives Ekzem mit deutlichem Status punctosus, Bläschen und Knötchen in der Achselhöhle häufig und läßt sich ungezwungen auf den Schweiß als die vorwiegendste Ursache beziehen. Die anscheinend paradoxe Erscheinung, daß die Achseltiefe weniger befallen ist als die Umgebung, so daß exsudatives Ekzem kranzartig die mittleren Partien

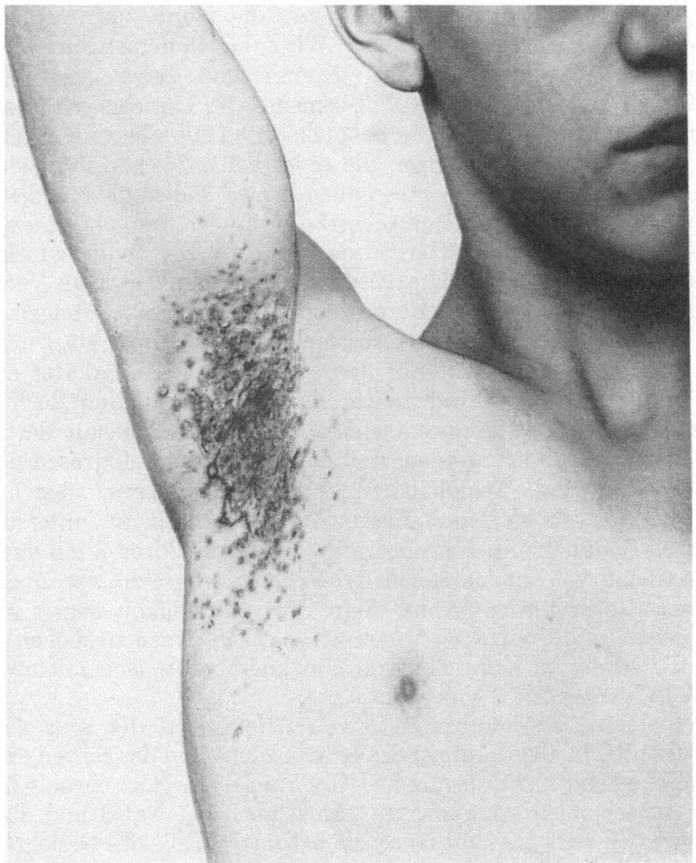

Abb. 55. Ekzem der Achselhöhle.

umgibt, läßt sich manchmal auf zentrale Abheilung oder Übergang in zentrale Neurodermitis zurückführen. Manchmal führt Schweiß zusammen mit einer chemischen Schädlichkeit zu Dermatitis externa. So sahen wir einmal in der Achselhöhle harte Pusteln von fast colliquativem Charakter mit einer blau gefärbten Borke in der Mitte, die wir auf eine blau gefärbte Bluse beziehen konnten. Ätiologisch nicht vollkommen geklärt ist folgende Affektion der Achselhöhle: Es handelt sich um scharf umschriebene Flecke von entzündlicher Beschaffenheit. Dadurch unterscheiden sie sich sofort von Erythrasma, das ähnlich wie am Oberschenkel auch in der Achselhöhle sich lokalisieren kann, und in typischen Fällen an seiner trocken schilfernden nicht entzündlichen Beschaffenheit, an seiner schmutzig gelben oder kakaoartigen Farbe zu erkennen und durch positive Pilzbefunde zu verifizieren ist. Die Entzündung obgenannter Flecke ist eine subakute, die Farbe gelblichrot, ihrem Wesen nach sieht die Affektion eher wie ein Erythrasma aus oder bestenfalls wie ein Ekzem, wo durch dichte Aneinanderlagerung zahlreicher punktierter Elemente eine diffus kranke Fläche zustande kommt. Die Grenze ist scharf und zeigt manchmal stärkere Schuppung. In der Nähe der Achselhöhle kommt es manchmal zu weiteren Herden und hier zeigt die Zusammensetzung derselben eher Ekzemcharakter, weil am Rande und im Herde punktierte Elemente auftreten. Die Lokalisation in der Achselhöhle läßt von vornherein an eine Pilzaffektion denken, auch an Pityriasis rosea wird man erinnert, die Therapie spricht für den Pilzcharakter, insofern auf Anthrarobinlack hin die Herde unter Abblassen der Hyperämie in 2—3 Tagen verschwinden. Wir haben in derartigen Fällen wiederholt vergeblich nach Pilzen gesucht. Nimmt man dieses negative Ergebnis in dem Sinne, daß wirklich keine Pilzelemente die Ursache sind, so verbleibt für die Ätiologie hauptsächlich die Seborrhöe und die Schweißsekretion. Man sieht die Erkrankung bei Personen, die sonst keine Zeichen der Seborrhöe an Kopf und Stirn aufweisen. Wir haben auch in zwei Fällen die lipoiden Veränderungen, die wir früher bei Eczema seborrhoica fanden, vergeblich gesucht. Die Histologie gab in den älteren Herden das Bild der entzündlichen Erkrankung mit diffuser Parakeratose, in der allerdings einige punktförmige Verdickungen angedeutet waren. Die frischen Herde zeigten diesen punktförmigen Charakter deutlicher. Die parakeratotische Hornschicht war allerdings stark lipoidhaltig. Dieser Befund reicht aber nicht für den seborrhoischen Charakter aus und es erscheint uns demnach wahrscheinlich, daß die Erkrankung doch eher mit Schweißsekretion irgendwie zusammenhängt. Der Lipoidgehalt der Schuppen kann darauf zurückgeführt werden, daß die großen Schweißdrüsen der Achselhöhle in höherem Maße lipoidhaltigen Schweiß sezernieren. Wir hatten Gelegenheit, die Achselhöhle eines Justifizierten daraufhin zu untersuchen und fanden mittels Sudan die Ausführungsgänge der Schweißdrüsen mit einem Sekret erfüllt, das dicht von sudanophilen Tröpfchen durchsetzt war und sich mit Osmium fast ganz schwarz färbte. Man wird zur vollkommenen Aufklärung es nicht unterlassen dürfen, doch immer wieder nach Pilzen zu suchen. In einem Falle war die Affektion handtellergroß und kombinierte sich mit etwa 10—15 Herden an der seitlichen Thoraxhaut.

Die Achselhöhle ist häufiger Sitz von Affektionen der sensiblen Reihen von Neurodermitis in allen Formen des Kratzekzems und des echten exsudativen Ekzems, anscheinend nicht chemischen Ursprungs. In ganz chronischen Fällen sind beide Achselhöhlen erkrankt, manchmal auch der Nabel und die Genitalgegend und, wie bereits erwähnt, auch die behaarten Teile des Gesichtes und der Kopfhaut befallen. Hyperpigmentation, im Zentrum Neurodermitis alba, Lichenifikation am Rande, Aussparung des Zentrums, leistenartige Verdickung der Cutis ohne besondere Epithelverdickung, doch auch warzenartige Verdickung der Epidermis kommen vielfach vor, gehen anscheinend aus primärer sensibler Erregung hervor und werden durch Scheuerung erzeugt. Die Affektionen erwecken Interesse im Hinblick auf die Acanthosis nigricans. Wir fassen letztere als eine trophische Mitreaktion der Haut auf, hervorgerufen durch Vorgänge im Abdomen, in der Genitalsphäre und nehmen hypothetisch an, daß einmal eine Erregung anderer Art aus der abdominalen oder Genitalsphäre zu einer reflektorischen Reizung in der Achselhöhle in obigem Sinne führen kann. Wir stützen diese Hypothese gleichsam durch Andeutung eines Acanthosis nigricansähnlichen Zustandes, wo die Achselhöhle einfach stark pigmentiert ist und ihr Leistensystem vergröbert erscheint. Wir würden in diesen Fällen und auch in den Fällen von echtem Ekzem der Achselhöhle die Ursache nicht etwa in

Tumoren des Abdomens sehen, sondern einfach in abnormalen Erregungen daselbst, die reflektorisch in der Achselhöhle zur Auswirkung gelangen, und wie die letzten Forschungen zeigen, einen Einfluß auf die apokrinen Drüesn SCHIEFFERDECKERs ausüben mögen.

Ekzem der Mamma.

Die trophische Beziehung des weiblichen Genitales zur Mamma ergibt sich aus physiologischen Tatsachen. Es werden wechselweise Reflexe vom Genitale zur Mamma und umgekehrt ausgelöst. Manchmal drückt sich diese Beziehung auch in der Pathologie aus. So sahen wir bei einer Graviden im 9. Monate ein nässendes krustöses Ekzem beider Mammae (vgl. Abb. 17, S. 108), ließen dasselbe absichtlich unbehandelt. Es trat die Geburt ein, und das Ekzem bildete sich in kurzer Zeit spontan zurück. Der Fall sagt, daß durch die uterinen Vorgänge neben der funktionellen Organvergrößerung in der Areole eine Überempfindlichkeit gegen äußere, vorwiegend wohl mechanische Reize ausgelöst wurde, die zum Ekzem führten. In diesem Sinne möchten wir auch manche hartnäckige Ekzeme bei jungen Mädchen auf eine reflektorische von der Ovarialsphäre ausgelöste Überempfindlichkeit gegen mechanische Reize auffassen. Dafür spricht die Beschränkung dieser Ekzeme auf die Areole, die Hartnäckigkeit des Ekzems, das Fehlen jeder anderen Ursache als Reibung durch die Wäsche und die Doppelseitigkeit; aber auch die Einseitigkeit spricht nicht dagegen. Es handelt sich um nässend krustöse Ekzeme mit deutlich punktiertem Status, die selten über die Areole hinausgehen und auch selten außerhalb der Mamma sekundäre Herde setzen. Diese Ekzeme erweisen sich nur für eine aggressive Therapie zugänglich. Viel häufiger als im allgemeinen diagnostiziert wird, findet sich echte Neurodermitis der Mamilla und umgrenzenden Haut. Sie tritt seltener als echte primäre Lichenifikation auf, ist viel häufiger Residuum oder Fortentwicklung eines ursprünglich nässenden Ekzems. Die Hautverdickung kann eine intensive sein und ist Grund der Chronizität. Bei Scabies findet sich Kratzekzem, bei längerem Bestande hinauf bis zum krustösen Ekzem, wobei aber die Mamilla auch Sitz von Milbengängen, von entzündeten und malträtierten Milbengängen ist, Zustände, die man als präekzematös bezeichnen kann, ähnlich wie manche andere Entzündungen nur Malträtationen der Mamilla durch Saugen und Säugen noch nicht Ekzem, sondern einfach traumatische Dermatitis sind.

Von der größten praktischen Bedeutung ist es, die Pageterkrankung in allen ihren Stadien und Formen zu erkennen und vom Ekzem zu unterscheiden. Wir wissen heute, daß die Pageterkrankung in allen Formen auch als schuppende Dyskeratose eine Zellentartung darstellt, die dem Carcinom gleichzusetzen ist und als Carcinom zu behandeln ist. Die klinische Diagnose bereitet fast nie Schwierigkeiten; das Wichtigste dabei ist überhaupt an „Paget" zu denken. Charakteristisch für Pagetkrankheit ist Einseitigkeit, scharfe Begrenzung des Herdes nach Ablösung der Krankheitsprodukte, Fehlen jeder Ekzemerscheinung, Fehlen von profusem Nässen, Fehlen randständiger Ekzemknötchen, Fehlen des Status punctosus, Unmöglichkeit, denselben durch Lauge zu provozieren, eine gewisse, wenn auch zarte Elevation des Tumors gegen die normale Haut. Sind Krankheitsprodukte nicht störend, so präsentiert sich die Erkrankung entweder in der klassischen Form als eine von Hornschicht entblößte feuchtrote polsterartig weiche Fläche, in welcher weiße Epithelflecke als Versuch der Überhäutung sich finden, in welcher die Mamilla verschwindet oder in welcher sich manchmal ein umschriebener Tumor flach buckelig erhebt. Bei dieser Form könnte eher eine Verwechslung mit Sklerose als mit Ekzem erfolgen, besonders wenn schon Drüsenerkrankung vorliegt. Schwerer vom Ekzem zu unterscheiden ist die parakeratotische Variante der Erkrankung.

Auch hier handelt es sich um die eigenartige Basalzellenerkrankung wie bei Paget, die sich auch manchmal in die Ausführungsgänge der Drüsen hinabzieht, daran schließen sich aber nach oben einige Reihen nicht oder nur wenig veränderter Retezellen und die Oberfläche ist trockene Para- oder Hyperkeratose. Es ist naheliegend, daß ein derartiger Zustand ein squamöses Ekzem vortäuschen kann. Aber auch hier wird die Erweichung der Schuppe oder Aufhellung derselben durch Xylol die scharfe evtl. schnurartige Begrenzung des Krankheitsherdes ergeben, der in seiner Einseitigkeit mit seiner langsam schleichenden Entwicklung sich nicht mit dem Bilde des Ekzems deckt. Es wurde in einem hierher gehörigen squamösen Falle auch nicht Ekzem, wohl aber eine gummöse oder lupöse Erkrankung diagnostiziert. Man soll trachten, ohne Probeexcision zur Diagnose zu gelangen. Ist die Probeexcision nicht zu umgehen, so soll sofort nach Untersuchung des Gefrierschnittes die Radikaloperation mit Ausräumung der Drüsen angeschlossen werden.

Nabelekzem.

Bei schwerer Seborrhöe ist auch der Nabel befallen und es kann aus der Tiefe eitriges Sekret kommen, das von einer wunden, roten Fläche stammt, die Ähnlichkeit mit Balanitis zeigt, die in einem Falle ebenfalls vorhanden war. Die Symmetrie der Ekzeme zeigt sich beim Nabel darin, daß seine Gegend in Form einer runden Scheibe erkrankt, in deren Mittelpunkt, manchmal etwas exzentrisch, der Nabel liegt. Rechter und linker Anteil des Ekzems fließen hier zur kreisförmigen Scheibe zusammen. Wir sahen sie in Form eines lichenoiden Ekzems, gleichzeitig mit symmetrischen Ekzemen der Achselhöhle und einem symmetrischen Herd um das Genitale. Die Lichenifikation nach Abhebung des superfiziellen Ekzems wich erst auf sehr aggressive Behandlung mit Ätzung und Chrysarobin.

Ekzem des weiblichen Genitale.

Wie weitgehend auch beim weiblichen Genitale an artefizielle Ursachen des Ekzems zu denken ist, hat Markus gezeigt, der in einem Falle von hartnäckigem Ekzem die Ursache in dem künstlichen Lederersatz der Menstruationsbinde auffand. Zusätze zu Irrigationsflüssigkeiten für Vaginalspülungen, Antikonzeptionsmittel kommen bei sofortiger oder allmählich sich steigernder Überempfindlichkeit der Haut als Ekzemursache in Betracht. Viel häufiger liegt allerdings die Ursache in Körpersekreten. Vor allem spielt der Schweiß und Fluor bei fettleibigen Personen eine Rolle. Die häufigste Äußerung ist wohl die akute Intertrigo. Kommt zur Fettleibigkeit und Schweißsekretion noch ungewohnte Irritation durch Gehen usw., dann setzt unter Brennen die akute Entzündung ein. Wir stehen in dieser Richtung ganz auf dem Standpunkte Unnas, der die Intertrigo als einen noch nicht ekzematösen Zustand auffaßt. Wir möchten ihn aber nicht als präekzematös bezeichnen, da Intertrigo nicht in Ekzem übergehen muß. Nach der Art liegt eine Dermatitis arteficialis vor. Klinisch ist sie ein Erythem mit Exfoliation der Hornschicht und dem Gefühl des Wundseins. Ebenso verblüffend wie die Entstehung ist auch das Verschwinden der Erkrankung, das unter Austrocknung, unter Anthrarobinlack in fast 24 Stunden erfolgen kann, in der Art, daß nicht nur die Hornschicht wieder vorhanden ist, sondern daß auch die Hyperämie geschwunden ist. Kleine außerhalb des geschlossenen Herdes liegende Herde sind dem Wesen nach gleichzustellen. Außer der Genitocruralfalte findet sich Intertrigo auch längs des Perineums und am häufigsten wohl in der Analgegend oder es kann die Analgegend allein befallen sein. Ein geschlossener Schuppensaum zeigt den Erythemcharakter. Kinderärzte nennen die Affektion auch bereits beim richtigen Namen und sprechen von einem Erythema intertrigo. Vollkommene Klärung würde hier ausreichende histologische Untersuchung bringen. Neben Intertrigo können die gleichen Voraussetzungen der Schweißsekretion usw. natürlich auch akute Ekzeme verursachen, mit allen Eigenschaften einer nässenden punktförmigen krustösen Dermatitis. Die Möglichkeit, daß das Erythrasma in Ekzem übergeht, besteht, indem dieselbe Ursache, die zum Erythrasma geführt hat, in weiterer Fortentwicklung auf einer Haut, die bereits empfindlich ist, zum Eczema arteficiale führt. Durch das Gefühl des Brennens und Wundseins aufmerksam gemacht, kommen Patienten mit roten erythematösen Flecken an der Innenfläche der Oberschenkel in der Nähe der Genitocruralfalte zum Arzt. Es handelt sich um lebhafte Röte oder bräunlichrotes Erythem. Der Farbenton nimmt nach innen zu an Intensität ab. Im Zentrum sieht man trockene Schilferung auch manchmal am Rande. Es können Schuppen mit dem Skalpell leicht abgehoben werden, was nach der rissigen Hornschicht zu erwarten ist. Manchmal finden sich vereinzelte Herde tiefer am Oberschenkel. In den Schuppen findet man nach guter Aufhellung Konvolute des Erythrasmapilzes. Es handelt sich also um Erythrasma, das durch Schwitzen, Reibung usw. entzündlich gereizt wurde, weshalb die Affektion auch häufig in der warmen Jahreszeit beobachtet wird. Ob es neben diesen pilzhaltigen Flecken auch solche gibt, wo die genaueste Untersuchung keine Parasiten nachweisen kann, wo man also sagen müßte, daß die Herde sicher nicht durch Pilze erzeugt sind, muß dahingestellt bleiben. Ebenso, ob man dann diesen Fleck auf Schweißsekretion im Sinne einer nicht exfoliierten Intertrigo oder auf Seborrhöe zu beziehen hat. Hier gelten die gleichen Erwägungen wie von den verwandten Flecken in der Achselhöhle.

Eine sehr häufige Ursache akuter und subakuter Ekzeme ist der zuckerhaltige Harn. Er führt zu schweren akuten nässenden Formen mit Schwellung der großen und kleinen Labien. Charakteristisch ist die starke Abhängigkeit des Ekzems vom zuckerhaltigen Urin, ja auch vom Zuckergehalte des Harns. Daraus ergibt sich auch die Prognose, denn schon durch Aussetzen des Zuckergehaltes fällt ein ätiologisches Moment weg, und zwar das wichtigste. Weiteres leistet die Therapie, indem sie durch Salbenverbände den Urin von der Haut abhält. Dort, wo sie dies nicht kann, wie an der Innenfläche der kleinen Labien, um die Harnröhrenöffnung, besteht der Reizzustand weiter und das Brennen beim Urinieren hält so lange an, bis der Zuckergehalt auf das niedrigste erreichbare Maß herabgesetzt ist. Es ist natürlich auch denkbar, daß der zuckerhaltige Harn nicht immer exsudatives Ekzem, sondern nur Jucken hervorruft und daß dann von vornherein ein neurodermitisches Ekzem oder Neurodermitis entsteht. Das weibliche Genitale ist ein häufiger Sitz neurodermitischer Veränderungen. Es findet sich Lichen simplex auf den großen Labien und es können die Labien Sitz breiter Lichenifikation sein; primär oder sekundär aus Ekzem hervorgegangene Verdickung der Haut, intensive Pigmentierung, Vergrößerung der großen und kleinen Labien sind die Folge. Sehr häufig finden sich die Veränderungen in der angrenzenden Genitocruralhaut bei bestehendem Ausfluß infolge chronischer Gonorrhöe, und zwar alle Formen des akuten, des schuppenden Ekzems, Lichenifikation und auch Lichen simplex. Nicht so selten findet man neben verruköser Lichenifikation auch Neurodermitis alba in Form weißer Flecke, eingefaßt von stark pigmentierter Haut. Die Tatsache, daß bei Pruritus vulvae oft lange Zeit fortgesetztes Scheuern nur von Hyperpigmentation und nicht auch gleichzeitig von Hautverdickungen beantwortet wird, spricht für die Tatsache, daß auch zur Lichenifikation eine besondere Hautdisposition, Gefäßerregbarkeit gehört.

Ekzem des männlichen Genitale.

In der männlichen Genitalgegend sind artefizielle Ekzeme etwas häufiger als bei Frauen, meist aus der Behandlung von Morpiones und der Behandlung des Juckens stammend, das irrtümlich auf diese bezogen wird. Unguentum cinereum kann Erythem und Ekzem verursachen, häufiger letzteres mit allen Charakteren des akuten Ekzems, oft verbunden mit hochgradigem Ödem. Wenn das Ekzem am Dorsum penis bläschenförmig ist, an der Unterfläche desselben aber näßt, so ist der höhere Grad nicht auf mehr Salbe, sondern auf die Hautbeschaffenheit, auf dazutretende mechanische und thermische Reize zurückzuführen (Hebra). Aus gleichen Gründen sehen wir hier ja auch trockene und nässende Papeln. In das Ekzem und Ödem kann auch das Scrotum mit enormer Schwellung einbezogen sein. Artefizielles Ekzem des Penis bei gleichem Ekzem der Hände stammt meist aus dem Kontakt mit der gleichen chemischen Schädlichkeit. Idiosynkrasie tritt besonders dann deutlich in Erscheinung, wenn schwerste Veränderungen durch ein kleines Quecksilberpflaster bedingt sind. Die Toxydermie ist dann vielfach auch Erythem, ohne Status punctosus, mit Cyanose und breitlamellöser Abschuppung; rasches Wandern führt zu universeller Dermatitis. Bei Petroleum tritt Idiosynkrasie weniger in Erscheinung, die Veränderungen sind mehr adäquat dem chemisch reizenden Körper, seiner Menge usw. Die manchmal intensive Dermatitis ist eher einer Verätzung als einem Ekzem ähnlich.

Bezüglich des echten Ekzems gilt das gleiche wie bei Frauen. Ätiologie zuckerhaltiger Harn, Harn überhaupt, wenn Harnträufeln besteht. Klinisch herrscht Hautverdickung vor und erreicht dieselbe am Scrotum die höchsten Grade, wobei die Oberfläche noch das Bild des Ekzems oder bereits der Lichenifikation aufweist. Die gleiche Beschaffenheit zeigt die Penishaut und ist es direkt ein Symptom der Scheuerung, wenn Unterschiede in der Hautverdickung bei erschlafftem oder abgezogenem Penis sichtbar werden. Manchmal betreffen die Veränderungen nur das Praeputium, sind chronischer Art, aus Jucken und Scheuern hervorgegangen, führen zu Verdickung, Rhagadenbildung und Phimose.

Auch hier ist an zuckerhaltigen Urin zu denken; im höheren Alter ist jede derartige Phimose auf Carcinom abzutasten. Reine Lichenifikation ist selten, viel häufiger lichenifiziertes Ekzem, weil der Urin die Neurodermitis oberflächlich reizt.

Bezüglich der akuten und chronischen Intertrigo, Lichen simplex, gilt das vom weiblichen Genitale Gesagte — Neurodermitis verrucosa mit peripherer Vitiligo oder zentraler Neurodermitis alba haben wir beim Manne etwas häufiger gesehen.

Analekzeme.

Hier überwiegt das pruriginöse Ekzem, das Jucken resultiert aus äußeren und inneren Hämorrhoidalknoten, Oxyuris, Fistelbildung und anderen lokalen Ursachen, auf die man vor allem zu achten hat, bevor man essentiellen Pruritus annimmt. Auch hier läßt der Ort reine Neurodermitis selten aufkommen, Defäkation, Sekretion, chemische Reize, gegen das Jucken angewendet, führen auf der Oberfläche zum Ekzem, während in der Tiefe die Hautverdickung, die Neurodermitis sich ausbildet; aber auch primäres Ekzem führt durch seinen Juckreiz bald zur Neurodermitis, Rhagadenbildung, Acanthose, die hier in weißer Epithelverdickung sich präsentiert. Laugenätzung gibt Aufschluß, wie weit noch an der Oberfläche Ekzem bloßgelegt werden kann.

Akute Intertrigo weicht rasch auf Anthrarobinlack und Puder, chronische Intertrigo erfordert Lapisätzung der tiefsten Furchen, die bei Zug aufgerissen sind. Übergänge auf das Perineum und Verbindung mit Genitalekzemen sind häufig, ebenfalls meist mit Hautverdickung einhergehend. Ein deutliches Reflexekzem über beiden Glutäen beschrieb R. WINTERNITZ bei Oxyuris, kommend und verschwindend mit den Parasiten, und wir sahen aus dem gleichen ätiologischen Grund einen handtellergroßen Lichen simplex über der Steißbeingegend, vergleichbar dem Lichen simplex am Hals bei Pediculi capitis. Die lokale Erregung durch den Parasiten führt zur Sensibilisierung der Metamere, worauf Scheuerung zu höheren Kratzveränderungen führt.

Ekzem der unteren Extremitäten.

An den unteren Extremitäten nimmt in ätiologischer Richtung der variköse Symptomenkomplex den breitesten Platz ein.

Schon von HEBRA erkannt, von KAPOSI betont, wurde die Venenausdehnung in ihren Folgen in verdienstvoller Weise von NOBL hervorgehoben und von ihm stammt auch anscheinend die Bezeichnung *variköser Symptomenkomplex*. In seinem Buche lesen wir über das Ekzem auf variköser Grundlage folgendes:

„Das Ekzem findet auf dem Boden der venösen Stase die günstigsten Vorbedingungen zur Aussaat seiner erythematösen, bläschenförmigen, nässenden und inkrustierenden Entwicklungsstufen, welche oft Jahre hindurch nebeneinander in wechselnder Ausbreitung die varikösen Unterschenkel befallen und den Heilversuchen den größten Widerstand entgegensetzen. Dazu kommt die sekundäre Ekzematisation als ergänzende Erscheinung, deren Vorbedingungen in der besonderen Vulnerabilität der Haut und den oft gebieterisch zum Kratzen zwingenden, pruriginösen subjektiven Störungen gegeben sind. In einem nicht geringen Prozentsatz der Fälle läßt sich der mechanische, resp. traumatische Ursprung des Ekzems aufs genaueste verfolgen. Leute, die Jahre hindurch anstandslos ihre Krampfadern tragen und durch entsprechende Hygiene den Folgezuständen steuern, werden beim Hinzutreten äußerer Momente, die bald auf stärkeres Schwitzen, anstrengende Märsche,

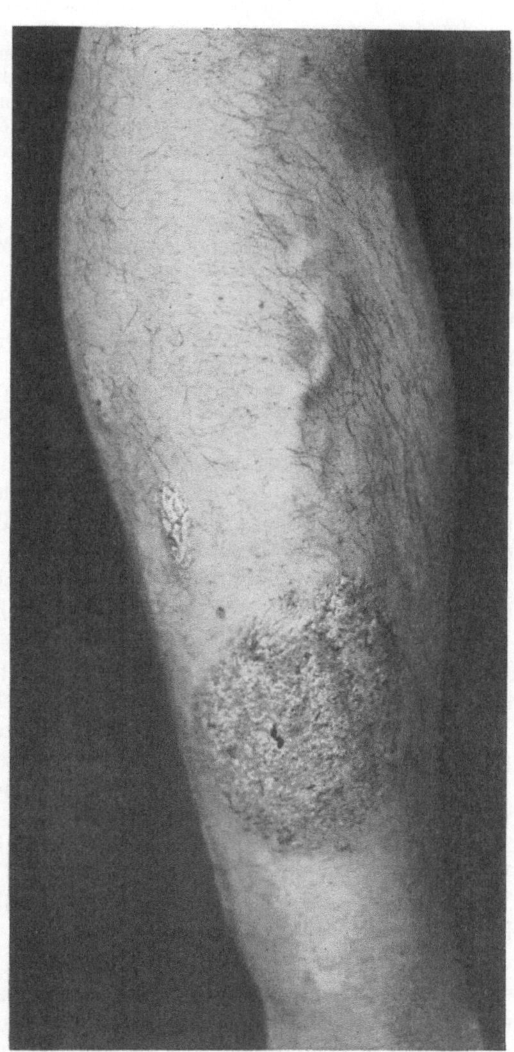

Abb. 56. Nässendes Ekzem infolge von Krampfadern.

Reizung durch chemische Agenzien (Seifen), bald auch Vernachlässigung der Pflege (Unterlassung der Einwicklung), scheuerndes, die Transpiration verhinderndes Kompressionsmaterial zurückzuführen sind, unvermittelt von Juckanfällen gepeinigt, die sie zu energischem Kratzen veranlassen. Zunächst machen sich nur von erythematösen Höfen umgebene strich- und punktförmige Excoriationen bemerkbar, die jedoch alsbald zur Bildung zusammenhängender, diffus erythematöser, entzündeter, schilfernder und schuppender Flächen führen.

Die fortgesetzten Insulte bedingen ein rasches Umsichgreifen der Veränderungen und den Übergang zu den schwereren Störungen, für welche die von Haus aus leicht ödematöse

Beschaffenheit des nicht nur von Venenektasien unterschichteten, sondern auch bis in die obersten Lagen des Papillarkörpers durchfeuchteten Hautbodens die besten Haftbedingungen bietet.

Dazu kommt noch, daß die lange fortbestehenden exfoliativen Veränderungen der Oberfläche, namentlich bei den meist befallenen armen, arbeitenden Bevölkerungsschichten, bei dem mangelhaften Schutz der weiter kaum beachteten katarrhalischen Zustände zu sekundärer Einwanderung pyogener Krankheitserreger führen. Auf diese Weise etablieren sich dann stets in tiefere Gewebslagen fortschreitende, alle Hauttexturen befallende Dermatitiden, welche in auffallender Häufigkeit zum Ausgangspunkt von Geschwüren werden und oft genug auch den phlegmonösen Charakter annehmen.

Von den einzelnen Typen sieht man zumeist die mit dunkler Rötung, ödematöser Quellung, besonderer Spannung und intensivem Jucken einhergehenden Formen des nässenden und krustösen Ekzems auftreten. Die Unterschenkel werden von Krusten bedeckten Erosionen in Form umschriebener, scharf gegen die Umgebung abgesetzter, durch den Tiefgang des Ödems sich derber, starr, plattenartig anfühlender Plaques überschichtet, welche als taler- bis handtellergroße Scheiben sowohl die Streck- als Beugeflächen der Unterschenkel besetzen und auch vielfach dem Lauf der Saphena folgend, auf die Beugeflächen der Oberschenkel übergreifen. Ähnliche, in circumscripten Herden auftretende Ekzemscheiben pflegen sich nun mit seltener Hartnäckigkeit zu stabilisieren und durch marginalen Zuwachs zu stets weiterem Umfange zu gedeihen. Mitunter zeigen die bis handtellergroßen und bei längerem Bestande diesen Umfang noch um ein Bedeutendes überschreitenden, fortwährenden Exacerbationen ausgesetzten Plaques schon frühzeitig typische Lokalisationen.

So sind dieselben vorzüglich an das untere Drittel des Unterschenkels gebunden, wo sie, hauptsächlich an der Innenfläche beginnend, allmählich die Peripherie umgreifen. Zu den Eigentümlichkeiten der variкösen herdförmigen Ekzeme möchte ich auch das Auftreten scharfliniger wie ausgestanzter Grenzsäume und Rinnen rechnen, die sich aus klaffenden, leicht blutenden und nässenden, bis in die Cutis reichenden Rhagaden zusammensetzen."

Uns interessiert hier vor allem die Ätiologie und Klinik des echten, pruriginösen Ekzems und ist das Einfühlen in diesen Vorgang für das Verständnis des gesamten Ekzembegriffes unerläßlich.

Nochmals kurz geschildert, sind die auslösenden Faktoren der Reihe nach aufgezählt, folgende: Angeborene Schwäche der Wände der superfizialen Venen, Ektasie durch Stase oder Kompression, Zerrung der perivasculären Nerven und Projektion von Jucken in die Haut zunächst über die Vene, neben die Vene, später konsensuell an mehrere Stellen. Scheuerung mit konsekutiven Veränderungen; dieselben können bestehen in allen Formen der Lichenifikation, aber auch in allen Formen des Scheuerungsekzems, der Neurodermitis eczematosa. Letztere, durch Scheuern allein entstanden, steigen von den niederen Formen zu den höheren exsudativen auf.

Bei gleichzeitig sich immer mehr steigernder Ekzembereitschaft der gesamten Haut treten Ekzeme sekundär an anderen Hautstellen auf.

Nebst der sich steigernden Überempfindlichkeit gegen mechanische Insulte kommen auch Überempfindlichkeit gegen chemische Schädlichkeiten hinzu und auch dadurch Umwandlung niederer Ekzeme in exsudativ höhere; Rückkehr der exsudativen Form durch Therapie zu niederen Ekzemformen und zur Neurodermitis. Das Bild kompliziert die vorhandene Neigung zur Blutung, zu Ernährungsstörungen derart, daß Excoriationen zum Ulcus führen. Häufig Neigung zum Erysipel mit folgender Elephantiasis.

Das histologische Bild des Krampfaderekzems wird von Nobl geschildert wie folgt:

„Die Oberflächenveränderungen nehmen nach meinen Untersuchungen meist von perivasculären, entzündlich infiltrativen Zuständen ihren Ausgang, in deren Verlauf bald die eruptiven, über das Hautniveau vortretenden Gewebsprodukte, bald die das cutane Gewebslager flächenhaft durchsetzenden, progressiven und regressiven Ernährungsstörungen das anatomische Substrat beherrschen und die klinische Vielgestaltigkeit der Zustände und Krankheitsbilder bedingen. Die ekzematösen, das Epithel und die obersten Coriumschichten einbeziehenden Reizphänomene gehen mit einer beträchtlichen Verhornungsanomalie einher. Die abnorme Durchlässigkeit der entzündlich veränderten Capillaren und Gefäßwandungen bedingt eine seröse Durchfeuchtung der Deckzellreihen schon von den basalen Reteschichten an, wo dann das parenchymatöse Ödem eine abnorme Auflockerung und äußerst träge Abstoßung der Hornschicht bedingt. Die letztere vermag nicht völlig den Prozeß der Keratinisation durchzumachen und blättert mit noch kernhaltigen Lamellen ab. Die Schuppenbildung kombiniert sich stets auch mit Anzeichen der intensiveren Exsudation, die ein Vordringen der entzündlichen Rundzellen bis in die obersten Hornschichtlagen, interstitiellen Serumaustritt, sowie Krusten- und Borkenbildung bedingt. Durch die Verdrängung der Zellkomplexe in verschiedenen Oberhautetagen entstehen die von Lymphe, Leukocyten und Fibringerinnsel erfüllten miliaren und größere Hohlräume, die klinisch in der Vesiculation bzw. Pustulation ihren Ausdruck findet.

Namentlich die fast stets mitwirkende exogene Infektion bedingt eine mächtige Anlockung des Serums und die rascheste Umwandlung der serösen Entzündungsprodukte in eitrige, deren destruktive Wirkung frühzeitig in einer tiefreichenden, konfluierenden, das Corium einbeziehenden Excoriation zum Ausdruck kommt und derart den fast stets angetroffenen Typus des impetiginösen und krustosquamösen Ekzems bedingt.

Hier mag auch Erwähnung finden, daß die von Varicen eingenommene, kavernös unterschichtete Haut durch den entzündlichen Oberflächenreiz und den ödematösen Zustand eine ganz besondere Empfindlichkeit erlangt, worauf es zurückzuführen ist, daß die mehr umschriebenen Plaques in kürzester Zeit das Aussehen seichter, sich flächenhaft ausbreitender Geschwüre annehmen. Diese beim Abheben der Borken zutage tretenden, leicht blutenden Substanzverluste zeigen im histologischen Bilde das Vorstadium der varikösen Geschwürsbildung, mit der Lokalisation in den obersten Coriumschichten und nicht zu seichter Infiltration.

Die leichte Reparation solcher, sich in Nachschüben aneinander lagernder Ulcerationen bedingt mitunter die allmählich um sich greifende zartnarbige Umwandlung der in ihrer Elastizität arg geschädigten Schutzdecke der Unterschenkel. Für die Definition ähnlicher, auf varikösem Boden entstandener ekzematöser Hautabhebungen hat JEANSELME (1888) die Bezeichnung: Ulcera eczematosa vorgeschlagen.

Als das Ergebnis des chronisch proliferativen Zustandes treten auch

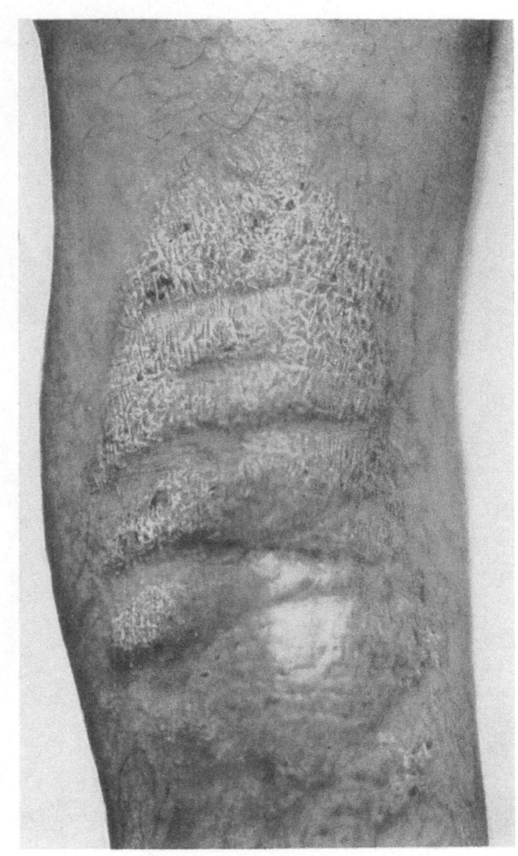

Abb. 57. Chronisches Ekzem der Kniekehle.

die verschiedensten Hyperplasien und Wucherformen des Epithels auf, welche so häufig die varikösen Dermatosen begleiten und zur Charakteristik der speziellen verrukösen und callösen Varianten beitragen. An der warzigen Wölbung der supravarikösen Hautschichten beteiligt sich die Stachelschicht mit einer exzessiven Acanthose, entsprechend dem Infiltrationszustand der Papillen, wobei die hornige Wucherung der Oberfläche den entzündlich-hyperplastischen Zustand der Cutis bei weitem übertreffen kann. Dieser hyperkeratotische Oberflächenzustand ist vorzüglich auf die fortwährende, durch das Kratzen und Scheuern bedingte Irritation zurückzuführen und bedingt die auf Lichenifikation bezogenen Veränderungen.“

Von der *Kniekehle* gilt dasselbe, was über das Ekzem der Ellenbeuge gesagt wurde. Beide Ekzemlokalisationen können sich allein oder zusammen in demselben Falle finden und führen zum Eczema flexurarum. HEBRA sagt über das Ekzem in der Beugefläche der Gelenke folgendes:

„Es ist eine Tatsache, daß mancherlei Hautkrankheiten gleichzeitig an verschiedenen symmetrisch gelagerten Hautstellen zum Vorschein kommen, ohne daß man einen besonderen Erklärungsgrund für das Vorkommen derselben auffinden könnte. Wir sehen z. B. Psoriasis häufig Ellbogen und Knie okkupieren, Syphiliden an Flachhand und Plattfuß auftreten und die übrigen Körperstellen dabei intakt bleiben. Ähnlich wie in den erwähnten Fällen ist nun die Lokalisation des Ekzems an der allgemeinen Decke der diversen Beugeflächen zu betrachten, und zwar finden wir in dem einen Falle sämtliche Hautflächen an den Beugen der Gelenke erkrankt, während in anderen bloß einzelne, und diese gewöhnlich beiderseits erkranken. So z. B. wird man selten ein Ekzem an der Haut *einer* Achselhöhle, sondern meist an beiden vorfinden. Kommen Ekzeme in der Ellbogenbeuge vor, sind sie sehr häufig mit ähnlichen Erkrankungen in der Kniekehle gepaart, Ekzem an der Beugeseite der Handwurzel und ein solches an derselben Seite des Sprunggelenkes

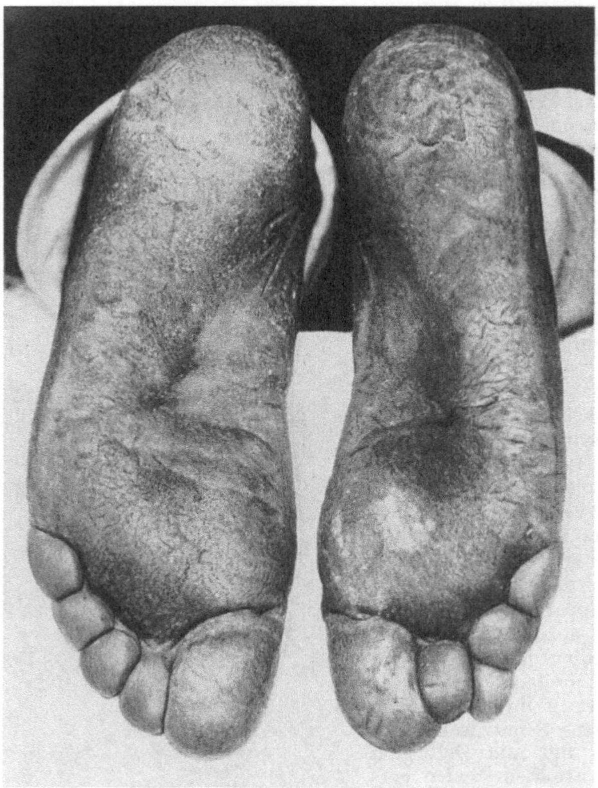

Abb. 58. Tylotisches Ekzem der Fußsohlen.

finden sich meist gleichzeitig vor. Nur die Haut in der Inguinalgegend korrespondiert bezüglich des Ekzems wenig mit den Beugen der übrigen Gelenke, sondern reiht sich in ihren ekzematösen Erkrankungen mehr an die Ekzeme an den Genitalien und der Schenkelfläche an."

An den unteren Extremitäten führt als äußere Ursache die *Strohkrankheit* zum Jucken und Scheuern, hervorgerufen durch Schlafen im ausgetrockneten Stroh. Befallen werden vorwiegend Bettler, Zigeuner, Vagabunden und Soldaten. Der Juckreiz führt zu Excoriationen, Infektion derselben und Pustelbildung, evtl. auch zu einem prurigoähnlichen Bilde. Letztere entsteht durch diffusen Juckreiz und diffuses Scheuern, besonders an den Unterschenkeln. Bei Prurigo führt das Scheuern weit häufiger zu den Formen der Lichenifikation, seltener zu dem Bilde des pruriginösen Ekzems, das als eine Kombination des papulösen Kratzekzems mit Symptomen der flächenhaften Lichenifikation aufgefaßt werden kann.

Seltener bei Erwachsenen, häufig bei Kindern ist der Scheuerungseffekt der Prurigo ein exsudativ-krustöses, echtes Ekzem in pruriginoso.

Das Ekzem der Fußsohle verhält sich ähnlich wie in der Hohlhand, die häufigste Ursache dürfte im Verhalten der Schweißsekretion liegen. Wir sehen oft chronisch persistierende Intertrigo zwischen den Zehen in der erythematösen diffusen Form, oder in hartnäckigen Fällen starke weiße Epithelverdickung; in der Hornschicht findet sich Epidermophyton inguinale. Da erst intensive Pilztherapie Besserung oder Heilung bedingt, hat es den Anschein, als ob die gefundenen Pilzfäden ätiologisch an den Veränderungen schuld wären. Doch mögen gewiß auch Fälle vorkommen, wo die Hyperidrosis allein schuld an der Reizung ist, und der Pilz vielleicht nur Schmarotzer ist.

C. von Graffenried berichtet (Dermatol. Wochenschr. Bd. 66) über Impfversuche an einigen Fällen, die einmal gelingen, das andere Mal vollkommen negativ ausfallen. Nach dem Ergebnis dieser Versuche wird vom Verfasser als sicher festgestellt, daß der von Kaufmann-Wolff bei einem der Dysidrosisfälle gefundene Pilz tatsächlich als der ursächliche Erreger dieser Krankheit angesehen werden muß und nicht nur etwa als Saprophyt.

Weitere Beobachtungen werden lehren müssen, ob die mykotischen und amykotischen Fälle klinisch und histologisch wirklich vollkommen identisch sind, oder ob sich nicht doch gewisse Unterschiede zwischen beiden Gruppen mit der Zeit werden herausschälen lassen.

Die Reizung durch Hyperidrosis kann sich manchmal auch in Form eines exsudativen, nässenden Ekzems ausdrücken, so daß dann ein nicht parasitäres vesiculöses Ekzem auf Hyperidrosis folgt.

Ebenso häufig als Hyperidrosis führt der Zustand der Dysidrosis, eine ohne besondere Vermehrung der Schweißsekretion einhergehende Abnormität der Schweißdrüsenfunktion, vergesellschaftet mit einem entzündlichen Reizzustand, zu Bildern, die früher allgemein als Bläschenekzem angesehen wurden. Man gewinnt bezüglich der Dysidrosis den Eindruck, als ob neben Reizung der Schweißnerven parallel eine Reizung der Gefäße gehen würde, die eben zu dem Bilde der entzündlichen Dysidrosis führt. So hat es den Anschein, als ob die Dysidrosis eine kongestiv entzündliche Anomalie der Schweißsekretion wäre.

Sicoli teilt das klinische Krankheitsbild der Dysidrosis in drei ätiologisch und pathogenetisch verschiedene Formen (Ref. im Zentralbl., Bd. 13):

I. Blasenbildende mykotische Dermatose, häufig, aber nicht regelmäßig charakterisiert durch Anordnung der Efflorescenzen in halben oder Viertelkreisen, bedingt durch Pilze (Epidermophyton inguinale Sabouraud, Epidermophyton Ota).

II. Artefizielle Dermatose vom Charakter des echten Ekzems, bedingt durch chemische oder physikalische Reizungen. Bei diesen beiden Formen entstehen die Bläschen durch echte Spongiose und zeigen keine Beziehungen zu den Schweißdrüsengängen. Bei der mykotischen Form finden sich die Pilze in der Blasendecke. In der Umgebung pilzhaltiger Efflorescenzen können auch pilzfreie gefunden werden (Toxinwirkung?).

III. *Dysidrosis im engeren Sinne*, charakterisiert durch plötzliches Aufschießen von tief in der Epidermis gelegenen, wie Schrotkörner sich anfühlenden Blasen, an symmetrischen Stellen, häufiger an den Händen als an den Füßen. Mycelien oder andere Parasiten werden nie angetroffen. Histologisch finden sich direkte Beziehungen zu den Schweißdrüsenausführungsgängen: blasige Erweiterung des Ganges und Einbruch in die benachbarte Retepartie, wodurch große, oft mehrkämmerige Blasen entstehen. Diese Form entspricht klinisch

und histologisch vollkommen dem vor 50 Jahren von TILBURY FOX beschriebenen Krankheitsbilde. Man muß sie als echte Dysidrosis den anderen Formen,
welche Pseudodysidrosen sind, entgegenstellen. Die Pseudodysidrosen beruhen auf entzündlicher Spongiose, die echte Dysidrosis dagegen ist eine

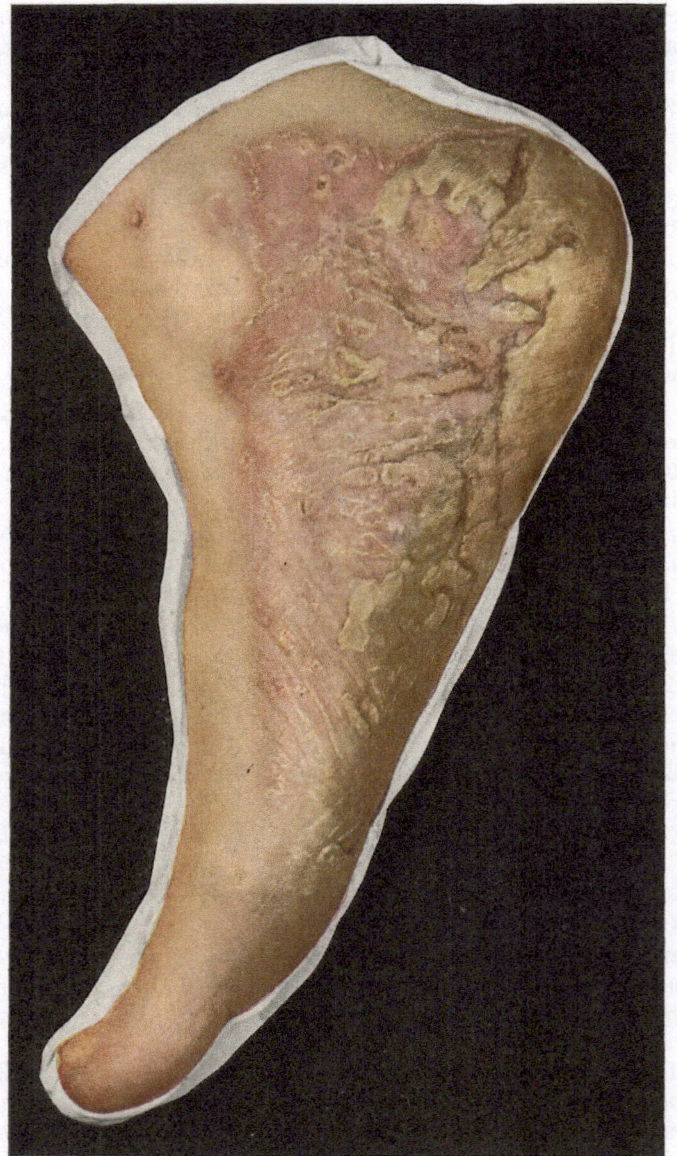

Abb. 59. Eczema tyloticum. (Moulage der Breslauer Hautklinik, Geh.-Rat JADASSOHN.)

mechanische Stauungserscheinung im Schweißdrüsenapparat (übermäßige
Schweißsekretion?).

Die komplizierte Materie läßt sich nach Klinik und dem bisherigen Stand
der Forschung etwa in 1. Ekzem, 2. Dysidrosis, 3. Pilzaffektionen gliedern.

1. Es kann keinem Zweifel unterliegen, daß es an den Füßen Ekzeme gibt,
und zwar nicht nur chemische Dermatitis, sondern echte Ekzeme, die vielleicht
aus chemischer Schädlichkeit hervorgegangen sind, aber zu echten Ekzemen

geworden sind. Es gibt weiter von vornherein echte Ekzeme, in der oben geschilderten Beziehung zur Neurodermitis. Primär aus Jucken hervorgegangen, evtl. als Neurodermitis beginnend, kann die Lokalisation und hinzutretende Momente Neurodermitis in Ekzem umwandeln oder Neurodermitis kann sofort mehr in der exsudativen Form erscheinen. Diese hinzutretenden Momente können in Hyperidrosis liegen, in der Wärme, in der äußeren Bekleidung etwa in der Art, daß an unbedeckten Körperstellen eine echte Lichenifikation entstanden wäre, an der Fußsohle aber ein neurodermitisches Ekzem, das sofort in Lichenifikation übergeht, wenn die äußeren Reizmomente wegfallen. Dauern die Ursachen dieser Ekzeme an, so führen sie wie anderwärts durch Scheuerung usw. zu acanthotischen, para- und hyperkeratotischen Formen, hier mit hochgradiger Verdickung der Hornschichte. Es unterliegt weiter keinem Zweifel, daß an den Füßen pilzfreie Intertrigo vorhanden ist, sowohl in akuter, als auch in chronischer Form. Man findet solche intertriginöse Zustände zwischen den Zehen durch lange Zeit bestehend, hier auf nicht zu hochgradige Hyperidrose zurückzuführen, die Untersuchung der Schuppen ergibt keine Pilzelemente.

2. Dysidrosis. Hier muß man sich der ausgezeichneten anatomischen Arbeit von NESTOROWSKY anschließen, der die Erkrankung auf Verschluß der Schweißdrüse zurückführt. Der genannte Autor gelangt auf Grund ausgedehnter histologischer Untersuchungen zu folgenden Schlüssen: „Die Dysidrosis ist eine Krankheit der Schweißdrüsen, die Dysidrosisbläschen stehen mit den Schweißdrüsenausführungsgängen in engem Zusammenhange. Übermäßige Schweißsekretion geht voraus; durch Verlegung der Ausführungsgänge mit einem aus Hornsubstanz bestehenden Pfropfen kommt es zu cystischen Erweiterungen ihres Ostiums, Berstung der Ausführungsgänge und Schweißerguß in das benachbarte Epithelgewebe. Die der Einwirkung des Schweißes ausgesetzten Epithelzellen werden ödematös, quellen, zeigen Vakuolenbildung und Zerfall; auf diese Weise entsteht das primäre Bläschen, welches allmählich anwächst. Ferner bilden sich Bläschen infolge von diffuser Schweißimbibition der Interpapillarräume, wobei der Schweiß aus stark erweiterten Ausführungsgängen oder namentlich aus großen Blasen stammt. Mit der Bildung großer Blasen geht Atrophie der entsprechenden Ausführungsgänge und Drüsenknäuel Hand in Hand; die Atrophie der Schweißdrüsen bedingt Rückentwicklung der Blasen. Entzündliche Erscheinungen können bei Dysidrosis zu Beginn der Bläschenbildung nicht festgestellt werden, nur bei der Bildung von großen Blasen können sie sich bemerkbar machen. Sie müssen als konsekutive Erscheinung angesehen werden." Handelt es sich um reine nicht komplizierte Fälle, dann müssen alle Efflorescenzen aus diesem Vorgang entspringen und das klinische Bild muß sich auch in chronischen Fällen immer wieder auf diese Efflorescenz zurückführen lassen und aus einer Addition der Efflorescenzen bestehen. Es fehlt die Variabilität des Ekzems, es fehlt das Nässen, es fehlt allerdings nicht die Schuppung, weil auch hier Efflorescenzen mit Schuppung ausheilen; es kommen naturgemäß Pusteln vor wenn der Bläscheninhalt eitrig wird, viele vereiterte Bläschen werden dann sekundäre Entzündung hervorrufen und die Abtrennung solcher chronischer Fälle von Ekzem setzt große Übung voraus, schon mit Rücksicht auf die gegen Dysidrosis gerichtete Therapie.

3. Pilzaffektionen. Es gibt chronische Intertrigo zwischen den Zehen, die sich durch weiße, gequollene Epidermis charakterisiert und wo in den Schuppen die großen Pilze der Soorgruppe (KAUFMANN-WOLFF) oder Hefen enthalten sind. Der Zustand weicht nur auf aggressive Pilztherapie. Man wird nicht fehlgehen, in den Pilzen den Grund für die Irritation und intertriginöse Dermatitis zu erblicken. Die Möglichkeit, daß die Pilze nur als Saprophyten vorhanden sind, kann nicht ganz fallen gelassen werden. Die an den Fußsohlen und Händen

vorhandenen bläschenförmigen Erkrankungen, die wie Dysidrosis oder vesiculöse Ekzeme aussehen, muß man nach den Untersuchungen von Kaufmann-Wolff, Alexander, Darier, Rajka, Ota und anderen wohl dann als Pilzaffektion ansehen, wenn sich in ihnen mikroskopisch oder kulturell oder durch Impfung Pilze nachweisen lassen, ich glaube, auch dann, wenn in einem oder dem anderen Bläschen keine Pilze zu finden sind. An der Fußsohle sind, nicht so wie zwischen den Zehen, die Verhältnisse der feuchten Kammer gegeben, welche auch saprophytische Existenz wahrscheinlich machen. Wenn an der Fußsohle akute Bläschen aufschießen und man findet in der Blasendecke Pilze, so kann man nicht gut annehmen, daß sie nachher saprophytisch eingewandert sind, sondern muß mit dem letztgenannten Autoren annehmen, daß sie die Ursache sind. Es handelt sich hier besonders um Epidermophyton inguinale und einige den Trichophyten nahestehende Pilzarten, die mycelbildend sind. Diese Affektionen sind dann vielleicht ekzemähnlich, aber keine Ekzeme, auch nicht Eczema arteficiale, sondern sind eben vesiculöse Pilzaffektionen, so wie Herpes tonsurans vesiculosus an anderen Körperstellen. Geht Dysidrosis nach Nestorowsky aus den Schweißdrüsen hervor, dann sind diese Fälle keine Dysidrosis, auch keine pilzhaltige Dysidrosis. Nach Alexander ist mehr als die Hälfte aller „dysidrotischen Ekzeme" mykotischen Ursprungs.

Nagelekzem.

Wir folgen in der Beschreibung des Nagelekzems Unnas ausgezeichneter Darstellung in seiner Histopathologie: „Das Ekzem der Nägel ist meistens aus Symptomen der Erkrankung des Nagelbettes und der Nagelmatrix gemischt, wodurch die entstehenden Bilder sehr verschieden ausfallen. Am einfachsten und leichtesten zu deuten sind diejenigen Fälle, in welchen die Nagelplatte von einer lockeren, meist dunkel gefärbten Hornmasse am vorderen freien Rande und in den Seitenfalzen abgehoben wird. Dabei bleibt sie vorerst noch ziemlich normal, wird aber allmählich lockerer, dicker, trübe und dunkel gefärbt. Diese Fälle schließen sich der Hyperkeratosis subungualis an, unterscheiden sich aber von ihr durch die sekundäre Veränderung der Nagelplatte. Sie entsprechen fraglos einer primären, ekzematösen Erkrankung des Nagelbettes, welche sich vom distalen Ende gegen das proximale zu verbreitet, ohne letzteres zu erreichen. Diese Form habe ich vorzugsweise bei ganz universellen, trockenen, seborrhoischen Ekzemen von langer Dauer angetroffen.

Den reinsten Gegensatz dazu liefert diejenige Form, welche bei stark entzündlichem, nässendem oder ödematösem Ekzem der Finger zuerst den hinteren und seitlichen Nagelfalz ergreift und von diesem aus den Nagel in Mitleidenschaft zieht. Die Perionychie gibt sich durch Rötung, Schwellung und Empfindlichkeit der Nagelfalze zu erkennen, aus deren Tiefe zuweilen eine serös-eitrige Flüssigkeit herausgedrückt werden kann. Die gesamte Nagelplatte wird von der Gegend der Lunula an nach abwärts fortschreitend gelockert, beweglicher als normal, schwillt an, wird trüb, glanzlos, gelblich bis bräunlich verfärbt und schuppt bereits auf der Oberfläche ab, wodurch kleine, trichterförmige und längere, rinnenförmige Exfoliationen entstehen. Bei längerer Dauer der Krankheit kann die den Nachwuchs übertreffende Exfoliation die Nagelplatte, besonders in ihrem vorderen Teile, beträchtlich verdünnen. Diese ziemlich reine Form von ekzematöser Erkrankung der Matrix, kenntlich durch die fast allein auf die Nagelplatte beschränkten Veränderungen, ist relativ selten.

Häufiger ist die gemischte Form, bei welcher die perionychitischen Symptome zurücktreten, die Erkrankung der Matrix milder und schleichender verläuft, anderseits aber auch bald Symptome einer Nagelbetterkrankung hinzutreten.

Dann bemerkt man zuerst an der Lunula weißliche, den Nagelblüten ähnliche, aber größere Stellen, über welchen die Nagelsubstanz erweicht und aufgetrieben ist. Beim Vorwachsen konfluieren dieselben zu länglichen Erhebungen. Durch Exfoliation dieser Erweichungsherde entstehen im Vorschub der Nagelplatte teils trichterförmige Grübchen, teils rinnenartige Vertiefungen. Die Nagelplatte wird an der Oberfläche rauh und glanzlos, ohne die starke Verdickung und Verfärbung in toto zu zeigen, wie bei der vorigen Form. Dafür tritt aber vom vorderen und von den seitlichen Rändern her eine Unterminierung der Nagelplatte hinzu durch eine lockere, trockene, dunkle Hornmasse, welche die erstere stellenweise in Buckeln aufhebt, jedoch nicht zur Abhebung der ganzen Platte vom Nagelbett führt. Durch diese subunguale Parakeratose wird der Nagel als Ganzes unförmlich dick, besonders am vorderen Rande. Beim Nachlaß des Ekzems wird derselbe trockener, verliert hierdurch und durch Exfoliation an Volumen, bekommt ein braunschwarzes, wieder mehr durchscheinendes Ansehen und eine grobporige, wurmstichige Oberfläche und pflegt von der neugebildeten, gesunden, durchscheinenden, glänzenden Nagelsubstanz sich in scharfer Linie abzusetzen.

Alle Formen des Nagelekzems, besonders aber die letzten beiden, kombinieren sich nun bei längerem Bestande mit Veränderungen der subungualen Cutis. Je nach der Eingangspforte des Ekzems beteiligt sich dieselbe durch entzündliche ödematöse Schwellung einzelner Abschnitte der Nagelunterlage. Besonders die Lunulagegend und dann wieder die des vorderen Randes bilden polsterartige Anschwellungen, über welche der krankhaft veränderte Nagel in sanfter Krümmung hinwegzieht. Daher rühren die queren Einbuchtungen vieler ekzematöser Nägel, welche — zum Unterschied von den Querriefen der typischen Psoriasis der Nägel — nichts mit der Veränderung der Nagelzellen zu tun haben.

Das Hauptsymptom des Nagelekzems ist die — punktuelle oder diffuse — Erweichung der Nagelsubstanz, ein Symptom, völlig vergleichbar der Parakeratose des Deckepithels beim Ekzem. Der einzige bisher an Nageldurchschnitten erhobene Befund von SPILLMANN (zitiert von ANCEL) würde mit dieser Auffassung übereinstimmen; leider bezieht er sich nur auf die subunguale Hornschicht, nicht auf die Nagelplatte, welche in jenem Falle normal war. SPILLMANN fand eine netzförmige Anordnung der Hornsubstanz, indem mit seröser Flüssigkeit erfüllte, aus der Degeneration von Nagelzellen hervorgegangene Höhlen von hornigen Ballen umschlossen waren.

Diese Erweichung der Hornsubstanz geht beim Ekzem leichter als bei anderen Hautkatarrhen direkt auf die fertige Nagelplatte über. Sie führt zur Trübung und Verdickung des Nagels. Zwei weitere Prozesse, die polsterartige Verdickung der subungualen Cutis und die Einschiebung subungualer Hornschicht, welche, wie leicht ersichtlich, ebenfalls ihre Analoga beim Ekzem der Oberfläche besitzen, tragen zur partiellen Verdickung des Nagels bei. Anderseits unterliegt der erweichte Nagel beständig einer abnorm starken und unregelmäßig verteilten Abschuppung, welche der Anhäufung von Nagelsubstanz entgegenwirkt. Aus diesen Symptomen setzen sich die wechselnden Bilder ekzematöser Nägel zusammen, deren Signatur die Unregelmäßigkeit ist.

Die Psoriasis der Nägel steht, wie leicht verständlich, dem Ekzem der Nägel sehr nahe, man kann sie geradezu als eine Abart des Nagelekzems betrachten, die sich durch ihre Trockenheit und regelmäßigere Bildung auszeichnet. Auch hier hat man zunächst die sehr häufige, isolierte Psoriasis des Nagelbettes, welche vom freien Rande oder den seitlichen Nagelfalzen aus unter die Nagelplatte eindringt und dieselbe mit einer trockenen Schuppenmasse abhebt. Da die Nagelplatte bei der Psoriasis trockener und härter bleibt, so hat die Abhebung hier einen größeren Effekt als beim Ekzem; die unter den Nagel eindringende Psoriasispapel „hebelt" gleichsam die Nagelplatte „ab", wodurch Luft in einem weiteren Umkreis unter sie dringt und die Nagelplatte in weitem Umfange undurchsichtig, gelb und später dunkel verfärbt wird. Den getrübten, aufgelockerten Nagelblüten des Ekzems entsprechen bei der Psoriasis der Nagelplatte ebenfalls Erweichungsherde, welche aber kleiner sind und bei ihrer Exfoliation glatte, runde Grübchen auf der Oberfläche hinterlassen, an denen häufig ein eingetrockneter, gipsartiger Rest der erweichten Hornsubstanz haftet. Aber es fehlt ganz oder doch zum größten Teile die diffuse Erweichung und Verdickung der umgebenden Teile der Nagelplatte und damit die grobe Furchung in Gestalt von längsverlaufenden Wällen und Gräben."

Universelles Ekzem.

In der Beschreibung der akuten universellen Ekzeme folgen wir HEBRA:
„Diese seltene Ekzemart befällt gleichzeitig die Haut des ganzen Körpers vom Scheitel bis zur Sohle und wird zwar im allgemeinen allenthalben Rötung, Schwellung, Bläschen- und Schuppenbildung zur Folge haben; nichtsdestoweniger werden die Erscheinungen an einzelnen Hautstellen gewisse Eigentümlichkeiten darbieten. So wird die Haut am *behaarten Kopfe* anfänglich mit zahlreichen Schuppen bedeckt erscheinen, deren Abfallen durch die Gegenwart der Haare verhindert wird. Später wird die aus den Bläschen aussickernde Flüssigkeit die Haare untereinander verkleben und weiter durch den Übergang in Fäulnis zur Entwicklung von diversen Produkten, besonders von Fettsäuren Veranlassung geben, die sich durch ihren eigentümlichen Geruch verraten werden. Im Gesicht wird die Rötung und Schwellung auf die früher beschriebene Weise bemerkbar werden; es wird größeres oder geringeres Ödem der Augenlider, Anschwellung der Lippen, der Ohrmuschel vorkommen. Die Haut des Stammes und der Extremitäten wird im allgemeinen ein Krankheitsbild liefern, daß mit jenem Ähnlichkeit besitzt, wie man es als Erythem oder Scarlatina, besonders in dem Stadium der Desquamation zu bezeichnen pflegt, während an der Haut der Gelenkbeugen, also der Achselhöhle, der Ellbogenbeuge, der Leistengegend, der Kniekehle, sowie an der Haut des Halses und an den Genitalien die Bläschenproruptionen deutlicher zutage treten und später, nach Berstung der Bläschen, zur Entwicklung nässender Flächen führen.

Die Haut an den Händen und Füßen wird der dickeren Beschaffenheit ihrer Epidermis halber die zahlreichsten und schönst entwickelten Bläschen, aufzuweisen haben.

Es versteht sich von selbst, daß jeder einzelne Fall eines allgemeinen akuten Ekzems mannigfache Abweichungen darbieten kann, indem sich bald da, bald dort große Gruppen von Bläschen — Excoriationen — Pusteln — und Borken einstellen können, wodurch natürlich mannigfache differente Krankheitsbilder ins Leben gerufen werden, welche den von den älteren Autoren angeführten Namen als „Ignis sacer", Ignis Sti. Antonii, St. Ignatii, ἱερόπυρ Entstehung gegeben haben mögen.

Ein solches allgemeines Ekzem verläuft nach der für die akuten Ekzeme überhaupt angegebenen Art und Weise im Zeitraum von mehreren Wochen und führt bei der Anwendung von Hautreizen sehr leicht zur Entwicklung eines, entweder allgemeinen oder lokalisierten chronischen Ekzems.

Die Teilnahme des übrigen Organismus erweist sich beim allgemeinen Ekzem durch Schlaflosigkeit und ein stetes Gefühl von Kälte, welches besonders vor jedem neuen Ausbruch von Bläschen den Kranken selbst dann befällt, wenn er im warmen Zimmer und unter der Decke liegt. Dieses Kältegefühl ist jedoch nie andauernd und hört gewöhnlich nach erfolgtem Ausbruch der Bläschen auf. Dabei ist die Frequenz des Pulses gewöhnlich nicht vermehrt, noch die Temperatur der Haut objektiv erhöht. Die Urinsekretion sowie die Defäkation zeigen keine konstanten Abnormitäten, ebensowenig wie der Appetit und die Verdauung. Schmerz, Spannen, Jucken wechseln untereinander ab, je nachdem Schwellung oder neuer Bläschenausbruch vorhanden sind. Auch solche Ekzeme pflegen leicht zu rezidivieren, insbesondere dann, wenn man nur die leichtesten Hautreize anwendet, z. B. gewöhnliches Fett, fette Öle, Seifen, Wasser usw.''

Beim Übergang in das chronische, nässende Ekzem kann an der Oberfläche der nässende Zustand verbleiben, wohl selten auf der ganzen Haut, häufiger bald da und dort auftretend, durch leichteste Schädigungen von außen provoziert. Zu diesem nässenden Zustand gesellt sich nicht selten ein plastisches Ödem, das noch nicht die Konsistenz echter Bindegewebsverhärtung hat, aber bereits härter ist als akutes, eindrückbares Ödem; die Histologie ergibt auch bereits Acanthose.

Es wurde an anderer Stelle ausgeführt, daß dieses chronische Ödem direkt zum Ekzemprozeß gehören kann, ähnlich wie das tiefe Ödem mancher akuter Ekzeme, oder daß dieses Ödem ebenfalls ein Scheuerungseffekt auf einer Haut ist, die viel reizbarer ist und eben mit tiefem Ödem antwortet. Dieser Zustand kann lange Zeit bestehen bleiben, bis er endlich in Heilung ausgeht, oder, was häufiger ist, sich in universelle Lichenifikation umwandelt, bei welcher jetzt echte bindegewebige Verhärtung vorliegt. Daß daran sich auch die obersten Schichten und das Epithel beteiligen, nimmt nicht weiter wunder; interessanter sind die Fälle, bei welchen die Oberfläche mehr glatt gespannt bleibt, die Haut cyanotisch und später pigmentiert wird und dabei eine hochgradige Verdickung aufweist.

Manche Fälle nehmen ihren Ausgang aus ekzematöser und vasculärer (JADASSOHN), erythematöser Überempfindlichkeit, doch gibt es gerade hier chronische Fälle, wo die erste chemische Schädlichkeit weit zurückliegt.

Kinderekzem.

Das häufige Säuglingsekzem kann seinen Grund in den vielen Reizen haben, die gleichmäßig alle Säuglinge treffen, Eintrocknung von Se- und Exkreten, feuchte Wärme usw. (wir wissen nicht, ob sich nicht unter gleicher Voraussetzung die erwachsene Haut vielleicht noch schlechter benehmen würde). Ein weiterer Grund kann in der Empfindlichkeit der Epidermis liegen. Die Empfindlichkeit kann daraus erschlossen werden, daß sie sich in den nächsten Monaten verliert und kann nach FINKELSTEIN auch aus einer stärkeren Abschilferung deduziert werden, die nach der Beschreibung dieses Autors Ähnlichkeit mit der Schmierseifenhaut zeigt. FINKELSTEIN legt auch sonst großen Wert auf die Schwäche und Empfindlichkeit der Epidermis, stellt sie unter den Einfluß des Stoffwechsels und damit der Ernährung. Er vertritt dabei die Vorstellung, daß der pathologische Stoffwechsel die Komponenten der Verhornung und Fettung der Haut beeinflußt; doch lassen sich diese Zusammenhänge bis heute nur aus klinischen Beobachtungen folgern, während systematische chemische Untersuchungen in dieser Beziehung wenig positive Befunde liefern, zumindest nicht solche, die man für das Ekzem als spezifisch ansehen könnte. Ein weiterer Grund ist die vasomotorische Erregbarkeit der Säuglingshaut, für die EBBECKE den Beweis bringt, wenn er findet, daß der rote Hof, i. e. das Reflexerythem, beim Säugling besonders groß und deutlich ist. MORRO hat mit Pirquettrockenbohrung eine hohe Erregbarkeit der ekzematösen Kinderhaut nachgewiesen und ich bin überzeugt, daß einfache Reibungsversuche noch weitere Aufklärung geben werden, weil nicht das flüchtige, sondern das bleibende Phänomen für dieselbe charakteristisch ist. FINKELSTEIN läßt die exsudative Diathese am nervösen Vasomotorenapparat angreifen bei unveränderter Konstitution der Gefäßwand und sieht darin neben der Epidermisschwäche den zweiten Grund der Ekzembereitschaft. Indem er beide Teile getrennt oder miteinander wirken läßt, sagt er damit nichts anderes, als ich mit dem Wort Reflexneurose. Ich habe mit diesem Wort seinerzeit versucht, das Wesen des Ekzems auf die letzte und einfachste Formel zu bringen: als eine Überempfindlichkeit der sensiblen-vasomotorischen Innervation der Parenchymhaut.

Ätiologie der Kinderekzeme. Auch hier äußere auslösende und innere disponierende Ursachen. Die Ernährung wird zur äußeren Ursache, wie Jod, Formalin im Falle BLOCH. Über die Beziehung dieser Ursachen zueinander sagt FEER: ,,Je stärker der eine Faktor, desto schwächer kann der andere sein. Bei starker Diathese genügt schwacher Reiz, bei geringer Diathese starker Reiz." Dermatitis arteficialis bei mehreren Säuglingen aus Seifenersatz in der Wäsche (FINKELSTEIN). Findet sich keine äußere Ursache, dann ist schwere Diathese anzunehmen (FEER). Beim Kind dominiert Diathese, beim Erwachsenen äußere Schädlichkeit. Die monovalente Schädlichkeit tritt beim Kind zurück, so auch das idiosynkrasische Ekzem, wobei aber nicht gesagt werden soll, daß es vollkommen fehlt. Die Reize sind meist polyvalent, komplexer Natur, Kratzen, Reiben, Maceration durch Se- und Exkrete, Speichel, Mageninhalt, Speisen usw. Reibung durch die Kleidung ergibt sich aus der Lokalisation an den Bundstellen. Auch übertriebene Reinlichkeit, die in übermäßigem Baden und Waschen mit Seife besteht, wodurch es zur Epithelläsion und zur Verminderung oder Entfernung des Hauttalges kommt, kann zu Ekzem führen (JESSNER), ebenso kann übermäßige Einwirkung von Wärme oder Kälte Veranlassung zur Ekzembildung geben.

Als auslösende Ursache für das Ekzem kann die Ernährung angesehen werden. Erfahrungsgemäß bildet einseitige und reichliche *Milchkost,* sei es Frauen- oder Kuhmilch, eine Ursache für das Auftreten des Säuglingsekzems, worauf auch das häufige spontane Schwinden des Ekzems nach Einführung der gemischten Kost hinweist. Die Ursache der Milchschädlichkeit sieht FINKELSTEIN in dem starken Salzgehalte, FEER in gleichzeitiger Verbindung mit reichlichem Fette. Eine nicht mindere Bedeutung für das Auftreten des Kinderekzems bildet reichliche *Eiernahrung* oder diese zusammen mit Milch (FEER). Daß auch richtig ernährte Kinder Ekzematiker sein können, mindert etwas die Bedeutung des eben Erwähnten. Die Annahme eines Zusammenhanges zwischen Ekzem und Dyspepsie, Magen-Darmstörungen, Diätfehler, intestinaler Intoxikation scheint naheliegend, ist aber bisher nicht genügend bewiesen. Vielleicht besteht eine ursächliche Beziehung zur Obstipation, die aber wiederum Folge einseitiger Milchernährung sein kann.

Der Einfluß des *Stoffwechsels* ergibt sich zwar nicht deutlich aus der Chemie — denn weder der N-, noch Purin-, noch Fettstoffwechsel zeigen besondere und spezifische Störungen —, wohl aber aus der Klinik. Diese zeigt neben den normalen zwei Typen von Säuglingen: den *Fett-* und den *Magertypus* (nach CZERNY). CZERNY prägte weiter den Begriff der *exsudativen Diathese* und versteht darunter eine Neigung der Gewebe zu exsudativen Prozessen, eine Diathese, die sich auf der Haut als Ekzem, Prurigo, Milchschorf, Gneis, an den Schleimhäuten als Angina, Asthma usw., am lymphatischen Apparat als Hypertrophie desselben äußert und angeboren ist. Der Magertypus ist nach CZERNY dadurch charakterisiert, daß die Kinder trotz genügender Nahrung mager bleiben und nicht vorwärts kommen, der Fetttypus dadurch, daß eine Neigung zur Adipositas besteht. Für die Abhängigkeit des Ekzems von der Änderung der Diät gibt FINKELSTEIN beweisende Beobachtungen:

In einem Falle (7 Wochen alter Säugling) wurde ein trockenes, seborrhoisches Ekzem beider Wangen, Intertrigo, rhagadiformes Ekzem der Knie- und Ellenbeugen, sowie der Handgelenke durch rein diätetische Behandlung mit Verzicht auf jede lokale geheilt. Er-

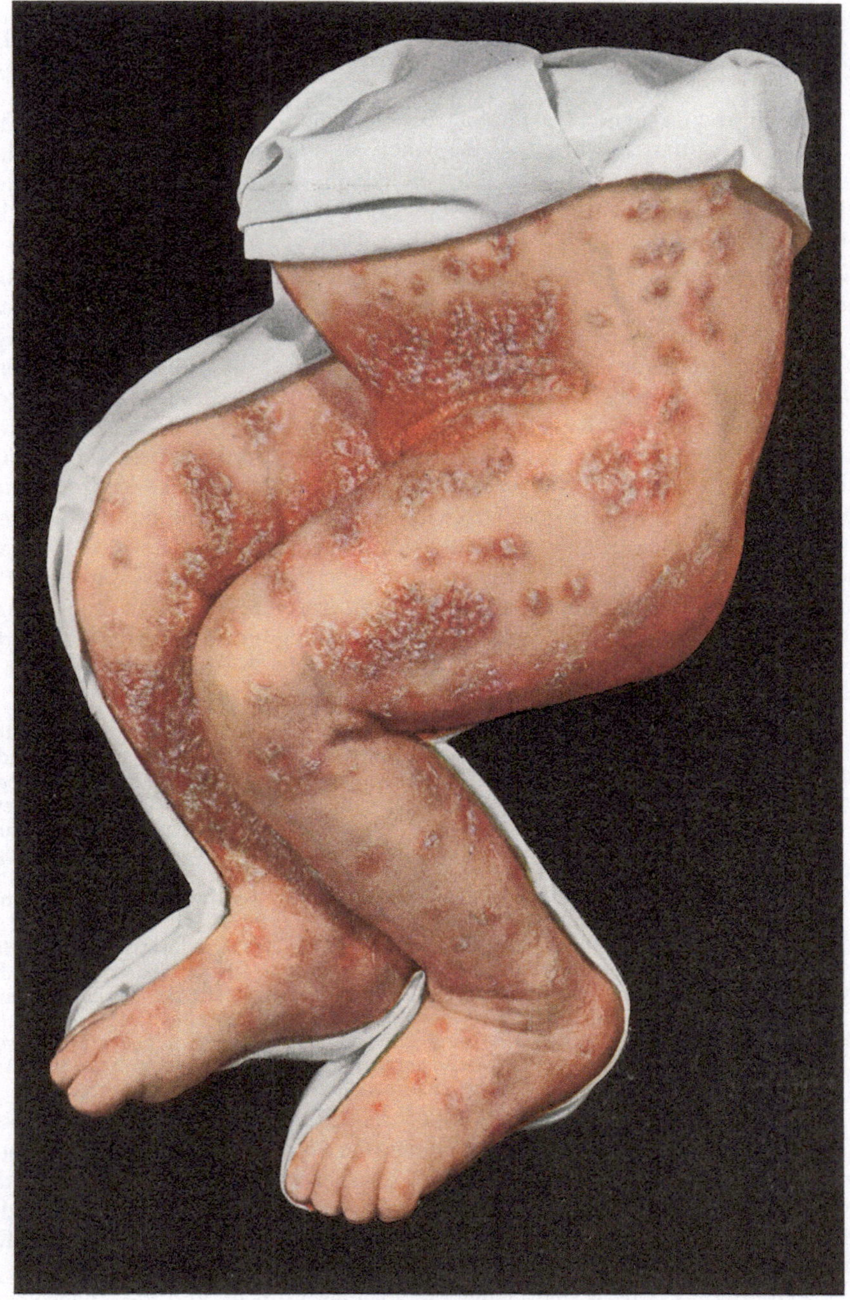

Abb. 60. Kinderekzem.
(Aus Finkelstein-Galewsky-Halberstaedter.)

nährung nur mit geringen Mengen von Buttermilch und geringem Kohlenhydratezusatz, später dann Suppe und Gemüse. Nach Zugabe von fetthaltiger Milch jedesmal Verschlechterung, eine neunwöchentliche Lebertrankur rief eine leichte Besserung hervor, das Körpergewicht stieg an. Erst im 13. Monat, als dem Kinde doppelte Portionen von Gemüse und Brot gereicht werden, schwindet das Ekzem, das Kind lernt sitzen, kein Rezidiv.

Die 2. Beobachtung betrifft ein 19 Monate altes Kind, das seit dem 4. Monat an Ekzem erkrankt ist, seit einem Jahr Salben und diätetische Behandlung ohne Erfolg. Seit dem 7. Monat Stimmritzenkrampf, Körpergewicht 9,500, pastöser Habitus, nässendes Ekzem des Kopfes, Arme, Gesäßes und Beine. 1 Liter Vollmilch, 100 g Gemüsesuppe, 3 Eßlöffel Gemüse, 2 Eßlöffel Kompott bilden die Behandlungsdiät, die anfangs eine Gewichtsabnahme zur Folge hatte, welche aber wiederum durch Zulage von Grießbrei kompensiert wird. Das Ekzem geht in der Folge rasch ohne jede lokale Therapie zurück, nach 6 Monaten kein Rezidiv.

Milch wirkt anscheinend nicht als Antigen, sondern durch Salzgehalt (Finkelstein). Heubel machte die Beobachtung, daß ein Säugling nach dem Genusse von Kuhmilch jedesmal Ekzem bekam, wenn dem Futter der Tiere reichlich Salz zugegeben wurde. Daß der Stoffwechsel über die innere Sekretion geht, ist anzunehmen, aber schwer zu beweisen.

Zu obigen beiden Typen fügen Epstein und Neuland nach Czerny einen neuen Typus hinzu, der als *neurodermitischer* zu bezeichnen wäre. Vielfach aus der exsudativen Diathese hervorgehend, kann er sich auch unabhängig von ihr als besonderer Hauttypus entwickeln und stellt die meisten Ekzeme *nach dem ersten Lebensjahre.* In manchen Fällen bietet diese Erkrankung die wechselvollsten Ekzembilder, vom nässenden angefangen bis zum lichenifizierten, manchmal wieder das der Neurodermitis, in einer großen Anzahl der Fälle stellenweise Ekzem- oder Neurodermitis. Die häufigsten Lokalisationen sind Ellenbeuge und Kniekehlen, die Streckseiten der Handgelenke, die Nackenpartien, Genitale und Umgebung desselben. Charakteristisch sind „die Lokalisation, die Symmetrie, die Trockenheit, der äußerst chronische Verlauf und der gesteigerte Juckreiz". Letzteren hält Czerny für ein Symptom von Neuropathie und es läßt sich auch tatsächlich regelmäßig eine Übererregbarkeit des Nervensystems nachweisen. Epstein und Neuland berichten über 30 Fälle dieses neurodermitischen Typus, 2 derselben seien hier kurz erwähnt.

11jähriger Knabe, seit dem 2. Lebensjahr Ausschlag an den Wangen, Nacken, über den Ellenbeugen und Kreuz. Seit 2 Jahren sind die Hauterscheinungen geschwunden bis auf einige in den Kniekehlen. Niemals Erscheinungen der exsudativen Diathese, dagegen neuropathische Stigmata (Schwerhörigkeit, Unruhe, Stirnkopfschmerz, 3 Wochen dauernder Sprachverlust im 7. Lebensjahr). Bei der Untersuchung besteht eine Hauterkrankung von lichenoidem Charakter in den Kniekehlen und an den Oberschenkeln. Nach 14tägiger Quarzlichtbestrahlung anfangs Besserung, später Verschlechterung: das Hautjucken tritt wieder auf, ebenso Knötchen in den Ellenbeugen. Dieses Rezidiv war zurückzuführen auf eine Prüfung im Kopfrechnen, die dem Kinde große Schwierigkeiten bereitete.

11jähriges Mädchen, das bis zum 4. Lebensjahr Zeichen der exsudativen Diathese darbot, daneben aber auch neuropathische Veranlagung zeigte, bekam jedesmal nach Erregungen einen Hautausschlag, gleichzeitig mit Asthma und Fieber. Auch bei ihr fand man bei der Untersuchung lichenoide Efflorescenzen, auf Psychotherapie (Beruhigung, Beschäftigung mit Handarbeiten usw.) besserte sich der Ausschlag. Ein neuer Schub tritt wieder auf, als dem Kind Geld aus der Tasche entwendet wird und äußert sich als neue Aussaat in den Ellenbeugen und als sogleich einsetzende Asthma-Bronchitis.

Auch Czerny konnte durch Wechsel des Milieus neurogene Dermatosen zur Heilung bringen. Daß auch cerebrale Reize ein Ekzem auslösen können, beweisen die Beobachtungen von Heise, der bei einem jungen Mädchen, das durch einen gewaltsamen, plötzlichen Angriff erschreckt wurde, einige Stunden später ein Ekzem im Gesicht sah. Brocq erwähnt ebenfalls Auftreten von Ekzem nach Gemütserregungen. Von pädiatrischer Seite war Czerny der erste, der auf diese Dermatosen neurogenen Ursprungs hinwies und sie „neurogenes Ekzem" nannte. Hierher wäre auch der Prurigotypus zu rechnen. Eine Prurigodiathese ist klinisch anzunehmen, wenn auch sonst nicht beweisbar. Die Diathese, die zum Strophulus führt, äußert sich bei manchen Kindern durch das „Prurigoekzem", exsudatives nässendes Ekzem der Wangen, Streckseiten der Extremitäten. Zugehörigkeit zur Prurigo geht daraus hervor, daß auch beim Erwachsenen sich Prurigo durch das gleiche Ekzem äußert. Da wir die gesamte

Prurigo als eine Neurodermitis aus einer bestimmten, nicht weiter aufgeklärten Diathese auffassen, so wären diese Ekzeme den neurodermitischen zuzurechnen. Vielleicht prävaliert in den Fällen von EPSTEIN und NEULAND das Nervensystem noch mehr (psychische Erregungen) und tritt die Stoffwechselanomalie zurück, während aus dem Prurigoekzem infolge Stoffwechselanomalie echte Prurigo entstehen kann. Hierher gehört vielfach auch die Neurodermitis, die FINKELSTEIN in einem eigenen Kapitel beschreibt.

Eine disponierende Ursache liegt endlich in der Beschaffenheit der Haut. Hier spielt eine wichtige Rolle die *Seborrhöe,* eine geringere ihr Gegenstück, die Asteatosis, und ichthyotische Zustände der Haut. Der Umstand, daß oft mehrere Kinder in der Familie an Ekzem erkrankten, oder daß bei den Eltern früher Ekzem bestand, läßt den Gedanken an Heredität aufkommen; daß ein bestimmter Hauttypus vererbt wird, ist sicher. Ein Zusammenhang zwischen Ekzem und Dentition wird vom Publikum angenommen, tatsächlich treten häufig Ekzeme zugleich mit dieser auf und heilen, wenn das Milchgebiß komplett ist. Manche Autoren deuten diesen Zusammenhang als Reflexphänomen.

Trotz vieler Übergänge lassen sich etwa folgende Typen des Kinderekzems herausheben:

I. *Eczema simplex*: Der Klinik nach ist das Kinderekzem seltener ein akut artefizielles als ein echtes chronisches. Es ist natürlich ebenso wie beim Erwachsenen ein Eczema arteficiale aus einer monovalenten Schädlichkeit möglich, ob schon aus Idiosynkrasie oder nicht, sei dahingestellt. Viel häufiger sind es die komplexen Schädlichkeiten aus Urin, Schweiß, Stuhl, Wärme und die Ekzeme lokalisieren sich dort, wo die Schädlichkeiten eben am stärksten einwirken und auch liegen bleiben, das ist an den sich berührenden Hautstellen in Form der intertriginösen Erkrankungen. Es gibt zweifellos ein echtes intertriginöses Ekzem, das den punktförmigen Aufbau aus kleinsten Efflorescenzen zeigt. Infolge der leichteren Abhebbarkeit der Epidermis und Zerstörbarkeit der abgehobenen Zellen durch Maceration vermißt man vielleicht oft das Bläschenstadium. Die enge Anatomie bringt es mit sich, daß eine rote nässende Fläche nicht mehr die einzelnen nässenden Stellen erkennen läßt. Es kann dann nur der Rand sagen, ob ein Eczema intertrigo oder ein Erythema intertrigo vorliegt, wo die gleichen äußeren Schädlichkeiten zu einem breiten diffusen Erythem mit Abhebung der obersten Epithelschichten führen, wonach eine intensive rote Fläche zurückbleibt, die von einer geschlossenen Erythemlinie und dem Rand der noch nicht abgehobenen Epidermis begrenzt ist. Ausklingen in kleine Efflorescenzen würde dann fehlen. Da nur die obersten Schichten der Epidermis abgehoben sind, bildet sich beim Austrocknen ein feines Häutchen, welches der feuchten Fläche den Glanz gibt. Durch Erneuerung der Hornschicht ist rasche Heilung möglich, doch können Ekzem und Erythem bei Fortdauer der Schädlichkeit subakut und chronisch werden. Intertriginöse Erkrankungen können außer um das Genitale, um den Anus, auch zwischen Halsfalten, Ellenbeugen, Achselhöhle auftreten, oder aber sie können von ihren Prädilektionsstellen übergreifen auf den Unterkörper vom Kreuz bis zu den Füßen und nur wenig normale Haut freilassen. In späteren Monaten läßt das Ekzem mehr den Körper frei und bevorzugt das Gesicht als die traumatisch am meisten exponierte Körperpartie. Da in diesem Typus Seborrhöe als Ätiologie nicht vorherrscht, ist auch die Lokalisation im Gesicht nicht auf diese zurückzuführen, auch das artefizielle Moment ist später nicht mehr so deutlich, auch Jucken tritt nicht besonders hervor und doch können die unvermeidbaren mechanischen, physikalisch-chemischen Traumen des Waschens usw. von exsudativem Ekzem beantwortet werden. Der Grund liegt dann eben in der inneren Disposition, die wieder eine Folge des Stoffwechsels und der Ernährung sein kann. Man wird also hier die alimentären Typen unterzubringen haben, soweit sie nicht mit Seborrhöe oder hoher sensibler Erregung oder mit intensiver vasomotorischer Reaktion einhergehen. Neben der exsudativen Form des einfachen Ekzems besteht noch eine squamöse parakeratotische, die sich fast ausschließlich bei künstlich genährten Kindern findet, manchmal zusammen mit Diarrhöe oder Verstopfung. Das klinische Bild ist das eines trockenen schuppenden Ekzems, in das stellenweise auch pustulöse Herde eingestreut sein können, die übrige Haut ist trocken. Die Erkrankung ist sehr hartnäckig, der behaarte Körper bleibt meist frei, Intertrigo und Rhagaden in den Ellenbeugen sind öfters vorhanden. Die exsudative Ekzemform kann in die parakeratotische übergehen, auch Mischformen kommen vor.

II. *Neurodermitisches Ekzem* nach Czerny, betont durch die Beobachtung von Epstein-Neuland. Lebhaft ansprechendes Nervensystem, auch für psychische Reize. Hoher Juckreiz mit Scheuern, anfangs mehr von exsudativer, später von neurodermitischer Lichenifikation beantwortet: Ende des ersten Lebensjahres. Die aus Strophulus oder aus Prurigodiathese stammenden Fälle (Finkelsteins Neurodermitis) gehören hierher.

III. *Seborrhoisches Ekzem* (Crusta lactea, Milchschorf, Milchgrind). Deutliche Zeichen der Seborrhöe finden sich am Kopf, Gesicht, aber auch evtl. am Körper. Fälle, wo einzelne Herde in einer gesunden Haut, die von außen nicht irritiert ist, mit gelblichroter Farbe auftreten, an Psoriasis oder Pityriasis erinnern, scheinen die Ansicht zu bestätigen, daß die Hyperämie parallel mit der Seborrhöe von innen stammt, also gleichsam kongestiv ist. Diese entzündliche Hyperämie mit Seborrhöe hat manchmal den Charakter des Erythems und würde nach unserer Meinung hierher die Dermatitis *Leiner* zu rechnen sein, wenn keine Ekzeme vorhanden sind. Finden sich neben dem roten parakeratotischen Erythem stellenweise Symptome des Eczema seborrhoicum, so kann hier noch jenes Moment mitgewirkt haben, welches sonst die kongestive Hyperämie in den Ekzemtypus transformiert. Dieses Moment ist bis heute nicht klar, vielleicht ist es nichts weiter als die Exposition gegen die blanden mechanischen und chemischen Reize des Alltags.

Das seborrhoische Ekzem beginnt in der Regel in den ersten Lebenswochen mit dem sog. Gneis, Seborrhoea sicca: Auflagerungen, die sich aus Talgdrüsensekret und Hornzellen zusammensetzen, gelbliche oder schmutzige Farbe zeigen, manchmal bis zu 1 mm dick sind, das ganze Capillitium als Schuppenkappe überziehen können und auf Stirne und Wangen weitergreifen. Die Haut unter den Schuppenmassen ist entweder normal oder leicht glänzend, gerötet (kongestive Hyperämie). Bläschen-, Knötchenbildung fehlen. Aus diesem Vorstadium entwickelt sich das eigentliche seborrhoische Ekzem meist als nässendes, krustöses Körperekzem, ergreift Nase, Wangen, Ohren, Augenbrauen und den übrigen Körper; an den Wangen bilden sich meist squamöse Scheiben, auf den Augenbrauen liegen dichte Schuppenmassen. Das Jucken ist beim seborrhoischen Ekzem gewöhnlich gering, sehr oft fehlt es ganz. Das Hauptkontingent für das Eczema seborrhoicum stellen nach Feer und Marchand fette, pastöse, häufig konstipierte Kinder. Von anderen Ekzemen unterscheidet es sich dadurch, daß es immer zusammen mit Seborrhöe auftritt, durch die eigenartigen Schuppenmassen und durch das relativ geringe Nässen und Jucken.

IV. *Skrofulöses Ekzem* (vgl. tuberkulöses Ekzem).

Die Prognose des Kinderekzems hängt ab von der Möglichkeit eintretender Komplikationen. Es kann stets zur vollständigen Heilung kommen. Im allgemeinen ist das Ekzem um so hartnäckiger, je früher es einsetzt; bei Kindern über zwei Jahre heilt die Mehrzahl der Fälle leicht aus.

Therapie. Die Erfahrungstatsache, daß das kindliche Ekzem sehr häufig durch Ernährungsstörungen hervorgerufen wird, läßt die innere Therapie gegenüber der äußeren nicht in den Hintergrund treten und es muß daher im folgenden auf die Ernährung des Ekzemkindes speziell eingegangen werden. In den allermeisten Fällen wird äußere und innere Behandlung Hand in Hand gehen müssen, die diätetische Behandlung allein ist wohl selten imstande, ein Ekzem der dauernden Heilung zuzuführen.

Diätetische Behandlung. Prinzip derselben muß es sein, vorhandene Verdauungsstörungen zu beheben, Fehler in der Ernährungstechnik zu vermeiden. Jede Überernährung und Mästung muß vermieden werden, anderseits aber dürfen die Kinder nicht zu wenig Nahrung bekommen. Im allgemeinen ist die Milchnahrung bei fetten, überernährten Ekzemkindern je nach dem Alter zu reduzieren, Schleim-, Mehlabkochungen und Zucker als Zufütterung zu geben; beim überfetteten Kinde speziell hält man die Brustmahlzeiten knapp und versucht es später mit rohem Obst, Kartoffelpüree usw. Erzielt man damit keine Besserung, so verzichtet man einige Wochen vollständig auf Mischnahrung und gibt nur Kohlenhydrate, Gemüse und Obst, als Eiweißersatz weißen feinverteilten Käse oder Eiweißpulver (*Plasmon, Nutrose, Tropon* usw.). In der Annahme, daß die Salze der Milch für die Entstehung des Ekzems von Bedeutung sind, behandelt FINKELSTEIN entzündlich gereizte nässende Ekzeme bei Kindern, die älter sind als 6 Monate, mit der „Ekzemsuppe" (Herstellung und Anwendung derselben siehe Lehrbücher der Kinderheilkunde); bei trockenen Ekzemformen ist sie wirkungslos. Gewöhnlich gehen im Verlaufe der ersten Woche die akuten Erscheinungen zurück, in der dritten Woche zeigt sich bereits deutliche Heilungstendenz. Sollten innerhalb dieser Zeit irgendwelche Symptome auftreten, die auf Salzarmut schließen lassen (Erbrechen, Apathie, Appetitlosigkeit), so ist sofort reichlich Molke oder Buttermilch zuzuführen. Im Gegensatz zu FINKELSTEIN sieht FEER das schädliche Agens nicht in der Salzarmut, sondern im Gegenteil, behandelt daher Ekzeme mit einer salzreichen, aber fettarmen Kost (Magermilch). Bei mageren Ekzematikern hat man von der Verminderung der Kost Abstand zu nehmen, sucht vielmehr Gewichtszunahme zu erreichen, indem man bei Brustkindern Tee zugibt, Brustmahlzeiten durch künstliche Nahrung ersetzt, bei künstlich genährten ist Muttermilch anzustreben. Daß der Stuhl bei den häufig obstipierten Ekzematikern geregelt werden muß, braucht wohl nicht erst besonders betont zu werden. Außer den diätetischen Maßnahmen werden noch Arsen und Lebertran zur internen Behandlung herangezogen, letztere besonders bei den Ekzemen auf skrofulöser Grundlage. Nicht unberücksichtigt darf ferner bleiben der hohe Einfluß des *Nervensystems* und da hat ganz besonders bei neurodermitischem Ekzem die Therapie auf das Nervensystem des Kindes gerichtet zu sein; es sind daher alle Schädlichkeiten auszuschalten, die reflektorisch das Entstehen der Dermatose bedingen können. Man beobachte zunächst die Umgebung des Kindes, nötigenfalls suche man es aus dem ängstlichen, nervösen Milieu zu entfernen. Diese Psychotherapie wird ergänzt durch Anwendung juckreizstillender Mittel.

Äußere Behandlung. Zunächst sind äußere Reize, die für die Entstehung oder Weiterverbreitung des Ekzems in Betracht kommen, auszuschalten: Sorgsame Reinigung von Urin und Kot, Trockenlegen besonders der Hautfalten, Anwenden eines Lätzchens, ätiologische Behandlung etwaig vorhandener Ohren-, Nasensekretionen. Besonderes Gewicht ist auf die Verhinderung des Kratzens und dessen Effektes zu legen, was man durch Kurzschneiden der Nägel, Anwendung von Manschetten um die Ellenbeugen, Befestigung der Hände am Bettrand mit Mullbinden zu erreichen sucht.

Im speziellen unterscheidet sich die lokale Ekzemtherapie des Kindes nur wenig von der des Erwachsenen und gelten daher die dort zitierten Behandlungsmethoden auch hier. Daß man mit der Anwendung energischer Mittel beim Kinderekzem nicht zu ängstlich zu sein braucht, geht schon daraus hervor, daß Kinder sehr oft Teer vertragen in einem Stadium, in dem es bei Erwachsenen sicherlich zur Reizung kommen würde. Diesbezüglich berichtet Feer über günstige Erfahrungen mit Steinkohlenteer (Pix lithanthracis) bei den meisten Ekzemformen, auch bei leicht nässenden, und bei Neurodermitis. Zu einer Reizung kommt es fast gar nicht, der Teer wirkt juckstillend, entzündungswidrig und epidermisbildend und wird so angewendet, daß man zunächst die hyperakuten Entzündungserscheinungen einige Tage hindurch mit Burow - Umschlägen behandelt, hierauf die Ekzemfläche mit reinem Steinkohlenteer bepinselt, diesen eintrocknen läßt und dann Zinkpuder daraufstreut. Man kann die Pinselung einige Tage später wiederholen, unter dem sich abblätternden Teer erscheint neue, gesunde Epidermis. Zur Nachbehandlung werden Puder oder Trockenpinselung empfohlen. Häufige Kontrolle des Urins wegen Teerresorption ist notwendig.

Lineare Ekzeme.

In meiner Monographie „Angioneurotische Entzündung" habe ich die linearen Erkrankungen eingeteilt in

1. Spätreflexe; das sind spontan ohne äußeres Zutun, ohne Juckreiz auftretende vasomotorische Veränderungen in Form von Ödem, Urticariaerythem, Zoster, Pemphigus gangraenosus, seltene subakute und chronische entzündliche Veränderungen.

2. Reflexe; Erregung sensibler Fasern, Juckreiz und dadurch bedingt rasch folgende vasomotorische Veränderungen. In diese Gruppe würden die linearen Ekzeme gehören. Bezüglich des unklaren, sehr interessanten Falles von Bettmann ist es schwer zu sagen, ob er als atypischer Zoster zur ersten oder als eigenartiges Ekzem in die zweite Gruppe gehört. Da sich Colliquation in den Bläschen nicht aussprach, die Hauterkrankung rezidivierte, dürfte es sich eher um eine metamerale exsudative Bläschendermatitis, also um eine ekzemähnliche Erkrankung handeln, die, in Bettmanns eigenen Worten wiedergegeben, eine deutliche Beziehung zum Nervensystem aufweist:

„Es handelt sich um eine Patientin, bei welcher eine Erkrankung hinterer Spinalwurzeln zu diagnostizieren ist. Es findet sich bei der Kranken eine einseitig lokalisierte Sensibilitätsverminderung für alle Qualitäten, die nach oben mit der Grenze des Cervicalis III abschneidet, nach unten nicht leicht abzugrenzen ist, hinten mit der Wirbelsäule, vorn mit der Mittellinie abschneidet. Daneben subjektive Störungen in Form von neuralgiformen Schmerzen, die hinten von der Wirbelsäule ausstrahlen, ferner ein einseitiges Fehlen der Sehnenreflexe auf der ergriffenen Seite, vasomotorisch-sekretorische Störungen und andere auf Beteiligung des Sympathicus deutende Symptome, einseitige Verengerung der Lidspalte und Pupillendifferenz. Das läßt schließen auf eine Affektion nicht im peripheren Nerven, nicht im Rückenmark, sondern in der Gegend der hinteren Spinalwurzeln; es deutet nach dieser Richtung auch eine Druckempfindlichkeit der unteren Cervicalwirbeln. Hier hat sich in den letzten Monaten eine Hervortreibung der Wirbelsäule gebildet, die vielleicht für eine Tuberkulose der Wirbelsäule spricht. Nun findet sich gerade in dem an der Sensibilitätsstörung beteiligten Bezirke eine Hautaffektion, die sich nirgends recht einreihen läßt. Sie erinnert an ein Ekzem, in dem die einzelnen Eruptionen mit Bläschen beginnen, die nässen, Borken bilden; aber die Herde sind merkwürdig angeordnet, sie stehen in Strichen, fließen zu Plaques zusammen. Die Anordnung erinnert vielleicht an Herpes zoster. Aber sonst stimmt das Krankheitsbild nicht mit diesem überein, auch nicht mit den atypischen Zosteren, ganz abgesehen davon, daß die Krankheit chronisch andauert, und ich kann ihnen in der Tat keine Diagnose stellen. Aber der Zusammenhang mit der nervösen Erkrankung manifestiert sich auch dadurch, daß jedesmal, wenn die Schmerzen verstärkt auftreten, auch die Hauterscheinungen in dem alten Bezirke verstärkt prorupieren. Es ist also entweder anzunehmen, daß es sich um eine typische Dermatose handelt, etwa ein Ekzem, das deswegen andere Erscheinungen gewonnen hat, weil es sich auf einem nervös erkrankten Bezirke lokalisiert hat, oder daß es sich um Störungen handelt, die direkt abhängig sind von einer Erkrankung hinterer Spinalwurzeln. Eine Entscheidung wird sich nicht fällen lassen, weil der Fall wirklich ein Unikum ist."

Große Ekzemähnlichkeit besitzt der Fall SCHAEFFERs, der uns hierher gehörig erscheint:

E. SCH., 12jähriges Mädchen (Anamnese bei der ersten Besichtigung Januar 1899). Bis vor einem Vierteljahr vollständig gesund. Damals trat auf der linken Glutäalhälfte eine stark juckende, gerötete Stelle auf, die sehr bald zu nässen begann. Unter Behandlung mit verschiedenen Salben heilten einzelne Partien vollständig ab, während an anderen Stellen der Erkrankungsherd sich verbreiterte. Vor 3 Tagen entstand ganz plötzlich (nach der bestimmten Angabe der Mutter in wenigen Stunden) eine ähnliche Erkrankung in Gestalt eines langen Streifens an der Hinterseite des linken Oberschenkels. Das Allgemeinbefinden war gestört, keine Schmerzen, kein Fieber. Dagegen bestand an der erkrankten Stelle intensiver Juckreiz, auch Empfindlichkeit der Haut. Angeblich sollen anfänglich einzelne Bläschen zuerst vorhanden gewesen sein (aufgekratzte Stellen!). Bei der ersten Besichtigung zeigte die Hautaffektion folgendes Aussehen: Fast die ganze linke Glutäalgegend ist eingenommen von entzündlich roten, nicht scharf begrenzten Herden, die besonders in den peripheren Teilen durch die Konfluenz kleiner Knötchen zustande gekommen sind; im Zentrum kann man dies nicht mehr sicher erkennen, dagegen sind die Follikel dort noch deutlich markiert und eine Hautfelderung sehr ausgebildet. Die Begrenzungen der Efflorescenzen sind im allgemeinen serpiginös, aber nicht überall scharf abgesetzt, da die periphere Zone als hyperämischer Hof bisweilen ganz allmählich in die gesunde Haut übergeht. Außen, unten von dem konfluierenden Hauptherd findet sich noch eine kleinere runde Stelle, die wohl den ersten Beginn der Erkrankung in Gestalt geschwellter und entzündlicher Follikel darstellt. Im direkten Anschluß an die so veränderten Stellen sieht man nun, genau den VOIGTschen Grenzlinien an der Hinterseite des Oberschenkels entsprechend, eine Fortsetzung der Hauptaffektion in Gestalt eines Streifens, bestehend aus einzelnen, dicht beieinander stehenden Knötchen, die durchaus den oben geschilderten Efflorescenzen gleichen. Sie sind jedoch im obersten Teil der strichförmigen Eruption nicht so dicht beieinander stehend, daß sie wirklich eine fortlaufende Linie bilden. Indessen ist diese aus der Stellung der einzelnen Efflorescenzen ohne weiteres mit Leichtigkeit zu konstruieren. Diese Linie setzt sich mit einem Winkel von etwa 140° von der Glutäalgegend nach der Innenseite des Oberschenkels fort und stellt hier einen ungefähr 1 cm breiten zusammenhängenden Streifen dar, der bis an die Grenze des mittleren und unteren Drittels des Oberschenkels sich fortsetzt, hier und da etwas verschmälert. Weiter nach unten zu wird die Kontinuität des Streifens mehrfach unterbrochen; hier zeigen die Einzelefflorescenzen ein deutlich lichenoides Aussehen. Sie entsprechen den Follikeln, haben einen ausgesprochenen Glanz, nirgends eine Neigung zur blasigen Umbildung. Dagegen haben sie keine polygonale Begrenzung, so daß man an Lichen ruber planus-Knötchen nicht denkt.

Die letzten Reste der Eruption in Gestalt isolierter Knötchen finden sich im unteren Drittel des Unterschenkels. Wenn auch der letzte Ausläufer der strichförmigen Eruption ganz allmählich abklingt und hier und dort einzelne entzündliche Herdchen in der Nachbarschaft versprengt sind, so kann man auch hier eine der VOIGTschen Linie entsprechende Richtung wahrnehmen und insbesondere die charakteristische Biegung im Kniegelenk konstatieren.

Wir bringen in der Folge aus Referaten Fälle von strichförmiger Erkrankung, die nach der Beschreibung in einer Beziehung zur Ekzemfrage stehen. Es ergibt sich daraus, daß den metameralen Erkrankungen eine gewisse Eigenart in dem Sinne zukommt, daß ihre Einreihung in bekannte Bilder und Efflorescenzen nicht in jedem Falle gelingt. Hingegen erscheint uns die Zuteilung in die eingangs angeführten zwei Gruppen möglich zu sein, das wäre in solche, welche gleichsam ohne äußeres Zutun von innen heraus bestehen, wie Herpes zoster und lineare Erytheme, und solche, bei welchen primär das Jucken in der Linie oder Metamere auftritt und wo dann die Scheuerung zu Efflorescenzen führt, die einmal akuter Urticaria oder akuten Ekzemerscheinungen, das andere Mal mehr chronisch infiltrierten juckenden Knötchen oder Flächen entsprechen. So finden sich neben Erkrankungen, die im Wesen linearen Lichenifikationen entsprechen, solche, wo juckende mehr umschriebene Efflorescenzen chronisch infiltrierter Art sich finden (Lichen striatus). Endlich wird gelegentlich das Scheuern von mehr exsudativen ekzematösen Veränderungen beantwortet.

In dieser zweiten Gruppe ist ähnlich wie bei Prurigo anzunehmen, daß es zu einer linearen oder metameralen Sensibilisierung kommt, welche gleichzusetzen wäre einer zentral bedingten erhöhten Labilität der Gefäße gegen mechanische Einwirkung, der zufolge eben das Scheuern daselbst von höheren vasomotorischen Veränderungen beantwortet wird. Daß diese Veränderungen gelegentlich in einem systematisierten Nävus auftreten können, haben uns eigene Beobachtungen gezeigt und bewiesen, daß die Veränderungen leichter in einem Bezirk auftreten, der, wie der Nävus schon von Geburt aus, eine veränderte Trophik aufweist.

Afzelius: Lineares Ekzem. Eine 19jährige, etwas chlorotische, sonst gesunde Frau hat ein lineares Ekzem, das vor einem Monat ohne bekannte Ursache auf dem unteren Teil der Dorsalseite des Oberarmes auftrat und sich nach unten verbreitete, so daß es in zwei Wochen die gegenwärtige Ausbreitung innehatte. Am Oberarme ist der Ausschlag mehr diffus und etwas abschilfernd; am Unterarme läuft er als ein von dicht stehenden, roten, überwiegend planen, unbedeutend schuppenden Papeln zusammengesetztes, einige Millimeter breites Band an der Ulnarseite abwärts, wird am Handrücken wieder mehr diffus mit bleichroten, spitzen und planen Papeln und endet an den einander zugekehrten Flächen des 4. und 5. Fingers mit linear angeordneten, nicht so dicht stehenden Papeln. Diese sind nirgends für Lichen ruber planus verdächtig. Juckreiz nicht besonders stark. Afzelius glaubt auf Grund der Ausbreitung und Begrenzung des Ausschlages an die Möglichkeit eines Zusammenhanges mit dem N. cutaneus med. und dem Ramus dorsalis n. ulnaris.

Afzelius: Seborrhoisches Ekzem, bei dem ein lichenoider Ausschlag horizontal quer über die Brust, über die Schulter und über den ganzen Arm zog. Vielleicht bilden diese Segmentgrenzen einen Locus minoris resistentiae.

Blaschko: Strichförmige, seit 6 Wochen bestehende juckende Hautaffektion, aus miliaren Knötchen bestehend, welche sich zu flachen lichenoiden Papeln umwandeln, stellenweise Lichenifikation, stellenweise kleinste Bläschen.

F. Callomon: Lichenoides Ekzem in einer Voigtschen Grenzlinie. An der Vorderseite des Unterschenkels einer 25jährigen Patientin folgen lichenoide Efflorescenzen genau der Voigtschen Grenzlinie zwischen dem Gebiete des N. peronaeus superior auf der einen, des N. saphenus maj. auf der anderen Seite. Der übrige Körper ist frei von Hautveränderungen. Andauernder heftiger Juckreiz im Gebiete des Krankheitsherdes.

Fischel: 28jähriger Mann, der seit 14 Jahren eine sich allmählich ausdehnende strichförmige Erkrankung der rechten unteren Extremität zeigt. Die Affektion begann an der Wade und dehnte sich nach unten aus. Lokalisation entspricht genau der oftmals beschriebenen typischen Linie. Die Efflorescenzen haben Ähnlichkeit teils mit Lichen chronicus Vidal, teils mit Lichen ruber verrucosus.

Fischel: Bei einer Frau hat sich erstens am Rumpf im intercostalen Streifen, dann vorn in der Mittellinie aufsteigend und am Processus xiphoideus wieder um den Thorax herumgehend, zweitens in einem zweiten intercostalen Streifen am Thorax, drittens in einem langen Streifen vom Gesäß an der ganzen Innenseite des Beines, um die Sohle herum auf die Außenseite übergehend, Streifen eigentümlichen ekzemähnlichen Ausschlags entwickelt. Die Affektion begann vor 4 Wochen, schritt in der geschilderten Linie allmählich fort und ist in den Anfangspartien wieder stark in Rückbildung begriffen, während die Endstücke noch floride sind. Der Ausschlag juckt. Fischel hält die Erkrankung für eine entzündliche Dermatose vom Charakter des Ekzems.

Friedländer: Strichförmige Hauterkrankung am rechten Oberschenkel, besteht seit Geburt, ist aber teilweise spontan geschwunden, letzteres spricht gegen Nävus. Man könnte auch an Lichen moniliformis denken, doch kommt dieser nicht angeboren vor. Die Nerven sind anscheinend nicht beteiligt. Histologische Untersuchung Arndt: Ödem im Rete Malpighii und perivasculäres Infiltrat. Arndt stellt die Diagnose: „Ekzematöse Erkrankung."

Grünfeld: 31jähriger Mann, der neben anderen varikösen Erscheinungen am rechten Unterschenkel in der Kniekehle einen lichenifizierten Ekzemherd darbietet, der sich strichförmig in der Breite von 2 cm und in der Länge von 12 cm in die Wade fortsetzt. Auch diese Veränderung ist als postvariköse, durch Juckreiz und Kratzen verursachte, dem Laufe einer Vene oder eines Nerven folgende Dermatose anzusprechen.

Kies: Eczema lineare. 12jähriges Mädchen, Beginn im 4. Lebensjahre. Auf der Schulter vom Halsansatz an in mehrfach unterbrochener streifenförmiger Anordnung folliculäre, stecknadelkopfgroße, derbe, hautfarbene Knötchen, nach Abkratzen eine blutende Vertiefung hinterlassend. Der Streifen zieht entlang der Außenseite des Oberarmes und radialen Hälfte der Vorderarmstreckseite, hier sich verbreiternd, dann fächerförmig entlang den Mittelhandknochen 1—3 auf Beuge-, Streck- und Seitenflächen des 1. und 2. und bis zur Mittellinie auf den 3. Finger; hier stehen die bis hanfkorngroßen, schuppenden, drüsigwarzigen Knötchen dichtgedrängt. Sie entsprechen auf Ober- und Unterarm dem N. cut. antebrach. dorsal., auf Unterarm und Hand den Rr. cut. n. rad. und werden am Unterarm nach außen von den vorderen VOIGTschen Grenzlinien begrenzt.

Eczema lineare KIES. Am linken Arm eines dreijährigen Mädchens, vom Olecranon ungefähr der Ulnakante folgend, ein mattroter Streifen bis zum Handgelenk, am Handrücken verstreute hanfkorngroße rote Knötchen, eine weitere Knötchengruppe über dem Olecranon auf Schulter und oberem Oberarmdrittel, ein kürzeres, helleres Band, auf den Vorderarmen, der Hand, entsprechend dem R. ulnaris n. cut. antibrach. med. und R. dorsal. man. n. ulnaris.

LEVEN: Dermatitis linearis neuropathica. Die Affektion betrifft einen 16 Monate alten Knaben von sonst normaler Hautbeschaffenheit, bei dem entsprechend der inneren VOIGTschen Grenzlinie der unteren Extremität in der 6. Lebenswoche ein schmales, dunkelrotes, deutlich erhabenes Band auftrat, in der Nähe desselben Lichen ruber-ähnliche Knötchen; dem Streifen entsprechen Schüppchen und Börkchen. Intensiver Juckreiz, die Affektion macht den Eindruck einer ekzematös erkrankten Hautpartie.

LÖWENFELD: Strichförmige Dermatose. Die von der Hinterseite des rechten Oberschenkels über Knie und Unterschenkel bis auf den Fußrücken sich streifenförmig erstreckende Dermatose setzt sich aus kleinen, flachen, gelblich- und rötlich-braunen Knötchen zusammen. Vielfach treten diese zu kleineren, leistenförmigen Plaques und gyrierten Figuren zusammen, einzelne Knötchen in der Höhe des Knies ähneln durch ihre polygonale Gestalt und weißlichen Glanz einigermaßen dem Bilde des Lichen planus. Die Mehrzahl der Efflorescenzen zeigt den Charakter mäßig infiltrierter, etwas ödematöser, schuppender Knötchen, so daß die Affektion als lineare Dermatose von ekzematösem Typus angesehen werden muß. Die übrige Haut, sowie die Mundschleimhaut frei, nur am Hals Reste eines Ekzems und im Gesicht Chloasma nach abgelaufener Gravidität.

PINKUS: Ein Mann mit strichförmiger ekzemähnlicher Eruption an der Außenseite des linken Oberschenkels. Die Ausbreitung entspricht dem Gebiet des N. cut. fem. lat. von der 1. und 2. Lumbalnervenwurzel.

PINKUS: Bei einem 26jährigen Patienten (Latentluetiker) erstreckt sich ein juckender Ausschlag in Form eines handbreiten Streifens von der Gegend des Trochanter maj. an der Außenseite des linken Oberschenkels abwärts und endet über dem Knie. Der Streifen besteht aus stecknadelkopfgroßen, hellrötlichbraunen, teils mit Krüstchen bedeckten Efflorescenzen. Histologischer Befund ergibt das Bild einer Dermatitis; Exsudation von Serum und polynucleären Leukocyten in Cutis und Epidermis; Rundzelleninfiltration um die Gefäße, während die Nerven frei bleiben; geringe Degeneration des Epithels (Parakeratose), oft ohne, zuweilen mit Acanthose.

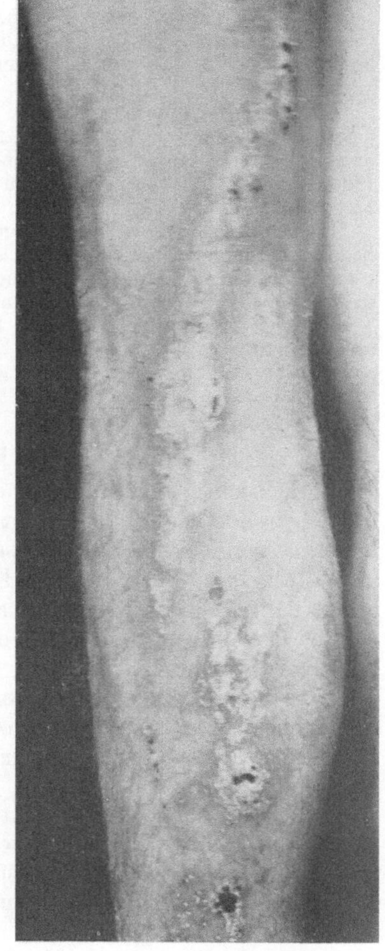

Abb. 61. Lineares lichenoides Ekzem. (Sammlung SPRINZ.)

ORLIPSKI-Halberstadt: Strichförmiges Ekzem im Versorgungsgebiet des N. cut. brach. dext. im Anschluß an eine Verletzung. Wenige Monate nach einer unbedeutenden Verletzung im Handgelenk trat bei einer sonst gesunden Frau ein Ekzem auf, das an der Stelle der Verletzung begann, strichförmig sich im Verlauf des N. cut. brach. extern. verbreitete und bis zu der Stelle am Oberarm ging, wo dieser Nerv sich vom N. musculocutan. abzweigt. Verfasser nennt die Erkrankung Eczema linciforme nervosum und vermutet, daß das Trauma eine Neuritis ascendens veranlaßte, deren Folge das strichförmige Ekzem innerhalb des Dermatoms des betreffenden Hautnervens war.

SOWADE: Neurotisches Ekzem. Eine 46jährige Ehefrau mit neurotischem Ekzem im Gebiet des 3. Cervical- bis 4. Dorsalsegments. Als Kind Gelenkrheumatismus mit Endokarditis und Veitstanz. 1915 Ziehen im rechten Arm, daselbst zosterartige Bläschen, die nach 3 Monaten schwanden. Februar 1921 in der rechten Schlüsselbeingegend, dann auf der Außenseite der rechten Ober- und Streckseite des rechten Unterarms ein Hautausschlag. Seitdem sind die ersten 3 Finger der rechten Hand ganz taub. Die Veränderungen entsprechen dem Bilde des reinen Ekzems; keine motorische, keine Reflexstörung, größtenteils aber Analgesie, stellenweise Hypalgesie am rechten Arm und rechter oberer Brust- und Rückenhälfte, etwa dem 3. Cervical- bis 4. Dorsalsegment entsprechend. Temperaturunterschiede werden an der rechten Hand nicht wahrgenommen. In letzter Zeit ziehende Schmerzen im linken Arm; seitdem ein Ekzemherd auch über der linken Schulter aufgetreten.

B. SPIETHOFF: Bei einem 20jährigen Mädchen besteht seit 3 Wochen auf der Streckseite der Hand ein vesiculöses Ekzem. Die einzelnen Bläschen sind linear nebeneinander angeordnet, teils in Längs-, teils in Querrichtung zur Längsachse des Armes; im Bläschenkonvolut strichförmige parallele Anordnung der Bläschenreihen. Keine hysterischen Stigmata!

STERNTHAL: 21jähriger Patient, bei dem die Hauterkrankung im 12. Lebensjahr mit einem nässenden und juckenden Ausschlag am rechten Daumenballen begann und auf den Arm hinaufwanderte. Vor 3 Jahren ekzematöse Veränderungen auf der Kopfhaut. Dzt. Knötchen, Pusteln und Borken genau im Verlauf der inneren Grenzlinie der oberen Extremität.

UNNA: Ein Fall von Naevus linearis zeigt histologisch die „evidentesten oberflächlichen Entzündungserscheinungen", so daß eine ungemeine Ähnlichkeit mit chronischem Ekzem bestand. „Wäre das klinische Bild nicht ein total hiervon abweichendes gewesen, so hätte man histologisch die Diagnose auf chronisches Ekzem stellen müssen."

WIRZ: Strichförmige Dermatose. Die Erkrankung betrifft ein $2^1/_2$jähriges Kind, besteht seit Geburt und zieht von der linken Schlüsselbeingrube durch die Ellenbeuge zum Daumennagel; sie weist zum Teil acneiformen, zum Teil lichenoiden, zum Teil Ekzemcharakter auf; der Daumennagel ist verkürzt, übermäßig gekrümmt, zeigt tiefe Querfurchen.

Das tuberkulöse Ekzem.

Berücksichtigt man die Neigung skrofulöser Kinder zum Ekzem oder ekzemähnlichen Zuständen, so spricht anscheinend der klinische Eindruck für eine höhere Ekzembereitschaft. Experimentell kennen wir die hohe Allergie gegen Tuberkulin, aber auch die hohe Empfindlichkeit des vegetativen Nervensystems gegen Tuberkulin von der Haut aus (vgl. Pathogenese). Läßt sich in Versuchen zeigen, daß dieselbe auch gegen Kochsalz, Wasser oder überhaupt intensive Hautreize besteht, da könnte sie annähernd die Ekzemempfindlichkeit erklären.

Zunächst ist obiger klinischer Eindruck zu analysieren. Geschieht das, so fällt manches weg, was Ekzem vortäuscht und es bleibt beim Erwachsenen nicht allzuviel übrig, was echtes Ekzem und Ekzembereitschaft ist. Es liegen folgende Möglichkeiten vor:

1. Ekzem kann Eingangspforte für Tuberkulose sein, so daß sich in der Tiefe eines Ekzems echte Tuberkulose entwickelt, oder ein Ekzem kann in Tuberkulose transformiert werden. Aus einem tuberkulösen Herd, Rhinitis, gelangen durch die offene Oberfläche des Ekzems virulente Bacillen in die Tiefe und erzeugen echte Tuberkulose.

2. Die Reaktion nach MORRO sieht am ersten Tage wie ein artefizielles Ekzem aus. Schon nach 2—3 Tagen kommt es zu einer Lymphocyteninfiltration, die nicht mehr zum Bilde des Ekzems paßt. In weiterer Folge treten epitheloide Zellen und Riesenzellen auf. Es kommt zum Plasmon, also zum Bilde der Tuberkulose. Dabei enthält das Antigen keine virulenten Bacillen. Die gebräuchlichen Tuberkuline sind aber auch keine Stoffwechselprodukte, Toxine des Tuberkelbacillus, sondern enthalten Teile des Bacillus, die man kurzweg als Splitter bezeichnen kann. Der tuberkulöse Aufbau der lokalen Tuberkulinreaktion kommt wahrscheinlich durch diese Splitter zustande. Es ist denkbar, daß die Natur diesen Vorgang nachahmt. Aus einem tuberkulösen Herd streichen Splitter über ein offenes Ekzem, bewirken in der Tiefe einen entzündlichen Reizzustand, zunächst vielleicht nur Lymphocyteninfiltrat, später Plasmon. Dieser Zustand ist nicht Ekzem, ist aber auch nicht Tuberkulose.

Ist in seinem Wesen ein Dauer-Morro durch avirulentes Material. Vielleicht kann man so manche tiefere Infiltration, chronisches Ödem, Lymphangoitis um den Naseneingang, Schwellung der Oberlippe bei skrofulösen Kindern erklären, wobei das Antigen aus dem Naseninnern stammt. Ähnliche Verhältnisse herrschen um tuberkulöse Fisteln. Der Eiter kann als banales feuchtes Sekret Ekzem verursachen, verursacht es auch tatsächlich, so daß man manchmal an eine erhöhte Empfindlichkeit denken könnte, wenn nicht eben dieser Eiter ebenfalls Splitter enthalten würde und eine Reaktion im Sinne MORROS auslösen könnte. Wir hatten seinerzeit die Empfindung, daß die Wunden nach gekratztem Lupus eine erhöhte Empfindlichkeit aufwiesen. Nach Ausschaltung von Kriegsvaseline haben symmetrische Versuche mit guter Vaseline keine eindeutigen Resultate im Sinne einer bloß chemischen Empfindlichkeit ergeben. Transformation der banalen Entzündung um Fisteln im Lichen scrophulosorum kann vorkommen, ist aber gewiß selten. Sie kann erfolgen durch Bacillen und Bacillentrümmer.

3. Eine weitere Täuschung ist möglich durch den Lichen scrophulosorum, wenn er die Form von Ekzem annimmt. Dies gilt von seinen feuchten und trockenen Varianten. Eine feuchte Variante ist KAPOSIs Eczema scrophulosorum. Wir diagnostizieren dasselbe heute als modifizierten Lichen scrophulosorum. Dies haben JADASSOHN, ARNDT, RIECKE, ZIEGLER zum Ausdruck gebracht. Hier liegt der Fall vor, daß echte Tuberkulose Ekzem vortäuscht. Das gleiche gilt von der trockenen Form. Ähnlich wie Lichen luticus, durch Schuppen bedeckt, sich als squamöses Syphilid darstellt, kann auch der Lichen scrophulosorum derartig von Schuppen bedeckt sein, daß er squamöses Ekzem vortäuscht. Erst die Entfernung der Schuppe zeigt den Aufbau aus den Knötchen des Lichen scrophulosorum. Nun gibt es weitere Fälle, wo bei einer Hauterkrankung, die ekzemähnlich ist, klinisch der tuberkulöse Charakter ganz verwischt ist, wo aber die Histologie und die Tuberkulinreaktion zeigt, daß nicht Ekzem, sondern Tuberkulose vorliegt. Ich habe die Empfindung, daß solche Affektionen bei genauem Studium auch klinisch nicht vollkommen dem Ekzem gleichen können. Vollkommen verschleiert war offenbar der tuberkulöse Charakter bei roten Flecken, die JADASSOHN auf der Kopfhaut gesehen hat und die Herdreaktion aufwiesen. Zeigt ein Lichen scrophulosorum aus irgendwelchen Gründen ekzematöse Erscheinungen, so ist es naheliegend, dies zur Unterscheidung von anderen Formen auch in der Diagnose auszudrücken, zugleich soll aber die Diagnose sagen, daß wir die tuberkulöse Basis erkannt haben. In diesem Sinne ist der Vorschlag ZIEGLERs, solche Fälle als *Eczema scrophulosorum* zu bezeichnen, und im Gegensatz zum Ekzem schlechtweg oder Ekzem bei Skrofulose zu stellen,

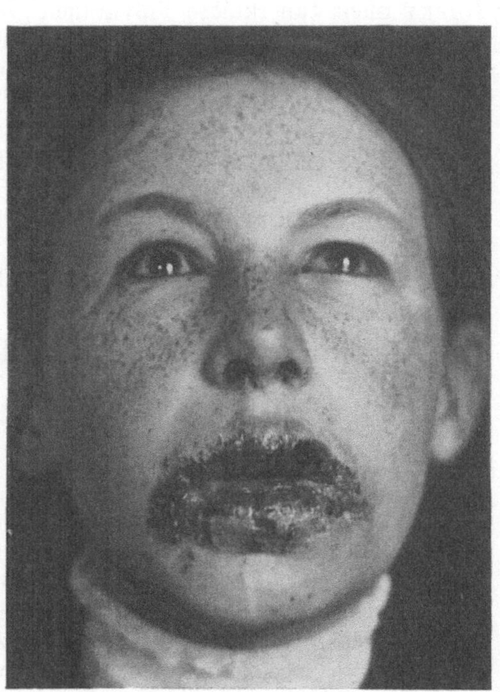

Abb. 62. Skrofulöses Ekzematoid. (Aus ROST: Hautkrankheiten. Berlin: Julius Springer 1926.)

zu akzeptieren. Für zweifelhafte Fälle verbleibt dann noch die Tuberkulinreaktion, um ihre Zugehörigkeit zu beweisen.

Im Zusammenhange mit tuberkulösem Ekzem steht die interessante Frage der Conjunctivitis phlyctaenulosa. In der Regel zeigt die Phlyktäne tuberkulösen Aufbau. Da Phlyktänen nach der Conjunctivalprobe entstehen, genügen zu ihrem Zustandekommen Stoffe, die im Tuberkulin enthalten sind. Wie schon erwähnt, fassen wir sie nicht als Toxine, wohl aber als Bakterientrümmer auf. Es ist die Ansicht gestattet, die spontanen Phlyktänen auf eine hämatogene Splitterinfektion zurückzuführen, wofür ihr Sitz am Limbus corneae spricht. Die Versuche von Rosenhauch wären so zu deuten, daß der in die Conjunctiva gebrachte Staphylokokkus als Leitschiene dient und die Infektion nach dem Gesetze Infektion und Reizung verläuft. Ob es nach Schulz und Videky nicht tuberkulöse Phlyktänen gibt, muß dahingestellt bleiben. Dort wo Rosenhauch bei gesunden Tieren nach Tuberkulin und Staphylokokken Phlyktänen erzeugt, müssen die Splitter aus dem Tuberkulin stammen. In der menschlichen Pathologie können Splitter aus tuberkulösen Herden abgelöst sein, wenn diese Herde durch die Reaktion mobilisiert werden. Die Conjunctivitis phlyctaenulosa gehört neben der Rhinitis, Drüsenschwellung, verdickter Oberlippe zum typischen Bilde des Eczema scrophulosum oder des Ekzems bei Skrofulösen. Nach Berücksichtigung obiger Möglichkeiten ist die Tatsache zu konstatieren, daß Skrofulöse eine Neigung besitzen zum Ekzem des Naseneinganges, zur Schwellung der Oberlippe mit langdauernder Rhagade, Neigung zum feuchten Mund, Augen und Ohrläppchenwinkel. Vielleicht liegt hier wirklich eine erhöhte Entzündungsbereitschaft vor, auch dann noch, wenn die Tuberkulose geheilt ist.

Dermatitis arteficialis.

Dermatitis arteficialis — Ekzem sind die beiden Endpole in Bezeichnung und Auffassung für die meist durch chemische Schädlichkeit entstandene Dermatitis. Wie aus dem geschichtlichen Rückblick hervorgeht, haben wir die im Münchener Referat gewählte Bezeichnung Dermatitis eczematosa fallen gelassen und ihren Inhalt in Hebras Eczema arteficiale aufgehen lassen. Es wurden dort schon die Gründe auseinandergesetzt, warum eine Dermatitis, wenn sie klinisch Ekzem ist, als Eczema arteficiale zu bezeichnen, anderseits aber wieder vom echten Ekzem zu trennen ist. Ich habe versucht, diesen Unterschied in der Definition festzuhalten. Es ergaben sich hierfür zwei Möglichkeiten. Entweder deskriptiv zu sagen, Ekzem ist eine, durch äußere Schädlichkeiten entstandene punktförmige akute oder unter Jucken persistierende Dermatitis factitia oder pathogenetisch zu sagen, Ekzem ist eine punktförmige Dermatitis factitia, die auf Reize hin entsteht, welche die Epidermis treffen (Eczema arteficiale) oder von ihr ausgehen (echtes Ekzem). Man kann da von der Tatsache ausgehen, daß nicht regelmäßig, wohl aber in vielen Fällen nach Wegfall der chemischen Schädlichkeit eine durch die gesetzten organischen Veränderungen bedingte funktionelle Störung des Nerven zurückbleibt, die zu einer exsudativen Neurodermitis, zum echten Ekzem führt. Soll eine Dermatitis als Eczema arteficiale bezeichnet werden, dann muß sie klinisch ein Ekzem sein, also eine Dermatitis, die mit kleinsten punktförmigen Elementen einhergeht. Was nicht wie Ekzem aussieht, ist anders zu bezeichnen, auch dann, wenn es wie Ekzem entsteht. Chemische Schädlichkeiten können ein Eczema arteficiale verursachen, das sich in einem Anfalle erschöpft. Es können aber auch mehrere Eczema arteficiale an derselben Stelle aufeinanderfolgen, wenn die chemische Schädlichkeit öfter einwirkt. So kann Terpentin, Formalin, Jod nach mehrmaliger Anwendung mehrere artefizielle Ekzeme hintereinander erzeugen und es gibt Gewerbekrankheiten, die nichts weiter sind als aufeinanderfolgende artefizielle Ekzeme, ohne daß in der Haut die Veränderungen vor sich gegangen sind, die zum echten Ekzem führen. Dies äußert sich darin, daß nach Wegfall der Schädlichkeit die ganze Dermatitis in einigen Tagen abheilt. So sehen wir nicht zu selten bei Typographen, Schriftsetzern nässende Ekzeme, die im Berufe monatelang bestanden haben, innerhalb einer bis zwei Wochen heilen; in anderen Fällen werden überall oder an umschriebenen Stellen Veränderungen zurückbleiben, die auch ohne chemische Schädlichkeit als echte Ekzeme weiter bestehen! Dies gilt nicht bloß für die obengenannten Schädigungen, sondern auch für die Beschäftigung mit Säuren, Laugen, Seifen usw., vorausgesetzt immer, daß die Dermatitis morphologisch, klinisch ein Ekzem ist.

Anders liegt der Fall, wenn die Schädlichkeit eine Dermatitis anderer Art erzeugt. So wie es niemandem einfallen wird, eine Verätzung durch stärkere Laugen, Säuren, auch dann wenn sie mit Blasen einhergeht, als Eczema arteficiale zu bezeichnen, so wird man auch nicht vom Eczema arteficiale sprechen, wenn das Agens ein diffuses Erythem erzeugt. Und man wird diese Dermatitis ebenso bezeichnen, wie sie sich morphologisch darstellt, als Erythema arteficiale, als Erythema bullosum usw. So wie Eczema arteficiale kann auch einmal ein solches Erythem in echtes Ekzem oder in Neurodermitis übergehen. So sahen wir Verbrennungen in Ekzem oder Neurodermitis übergehen, meist allerdings erst dann, nachdem die Dermatitis arteficialis abgeheilt war. Bei mancher chemischen Schädlichkeit vollzieht sich dieser Übergang rasch, so z. B. bei der Schmierseife. Der gewöhnliche Schmierseifeneffekt ist diffuses Erythem mit Mortifikation der obersten Epidermis. Ausnahmsweise kann Schmierseife einmal von vornherein Eczema arteficiale erzeugen, wenn z. B. anderwärts Ekzem besteht. Es ist denkbar, daß sich an das ursprüngliche *Erythem ein Eczema arteficiale* anschließt und es besteht noch die weitere Möglichkeit, daß sich sowohl an das Erythem und an das Eczema arteficiale aus Schmierseife ein echtes Ekzem anschließt, das auch ohne Schmierseife weiterbesteht. Diese Schädlichkeit wurde als Beispiel gewählt, weil man Gelegenheit hat, an sich selbst diese Beobachtung zu machen und wie schon beschrieben, den Übergang von Erythem in Ekzem unter Jucken und Aufschießen von kleinen Knötchen beobachten kann. Wieder gilt das Gesagte auch von anderen chemischen Schädigungen und das gleiche gilt, wenn die chemische Schädlichkeit in *Körpersekreten* enthalten ist, wie z. B. im Schweiß. Es besteht kein Zweifel, daß Schweiß an gegenseitig anliegenden Körperstellen ein Eczema arteficiale verursachen kann, i. e. eine Dermatitis mit kleinen Flecken, Bläschen und nässenden Punkten. Viel häufiger macht aber Schweißsekret eine Dermatitis, die sich morphologisch vom Ekzem entfernt, wie dies bei der Intertrigo der Fall ist. Es entsteht hier ein Erythem, das mit Desquamation der Hornschichte, Brennen, mit peripherem Schuppensaume einhergeht, keine kleinen abgesprengten Knötchen und Bläschen aufweist. Man wird diese morphologisch vom Ekzem abweichende Dermatitis nicht Ekzem nennen, und wird von einem Erythem, von einer *Intertrigo erythematosa* sprechen und sie in Gegensatz zum ersten Fall, den man als *Intertrigo eczematosa* bezeichnen kann, setzen. Ähnliche Erwägungen gelten von der Miliaria rubra, wie anderwärts auseinandergesetzt wurde. Das gleiche gilt auch von einem anderen Körpersekret, von der Seborrhöe. Hier kommt noch dazu, daß die durch die Seborrhoea congestiva erzeugte Dermatitis keine rein äußere ist, durch Einwirkung von Sekret auf die Haut entsteht, wie dies für die Intertrigo mehr wahrscheinlich ist. Auch auf dieser letzteren Dermatitis können durch weitere Umstände ekzemähnliche Erscheinungen auftreten, wobei noch immer die Klinik und die Histologie den Beweis zu erbringen hat, daß diese aufgesetzten Veränderungen dem Vorgange beim Ekzem wirklich entsprechen.

Speichelfluß kann zu Erythem und zum Eczema arteficiale, aber auch zum echten Ekzem führen. Diarrhoische Stühle können Erythem, aber mit Jucken auch echtes Ekzem erzeugen. Urin macht häufiger Eczema arteficiale und echtes Ekzem als Erythem.

Diese Erörterung wäre nicht vollständig, wenn nicht gesagt wird, daß jede chemische Schädlichkeit von außen aber auch in Körpersekreten von vornherein Veränderungen der neurodermitischen Reihe verursachen kann, also primäres Jucken erzeugt, wobei Scheuern, je nach der Disposition der Haut, zu den verschiedenen Formen der Lichenifikation, des lichenifizierten Ekzems oder des exsudativen Ekzems führen kann. Es gilt dies ebenso für Staub, Zement, Kalk, für Urin, Faeces, besonders wenn sie Oxyuren enthalten. Bezüglich der Intertrigo durch Schweiß ist noch zu sagen, daß sie auch als chronisches Erythem auftreten kann. In letzteren Fällen findet man die peripheren Partien bereits wieder von Hornschichte überzogen. Es besteht nur noch Rötung, doch kann in der Falte selbst die Desquamation fortbestehen und wird bei Zug deutlich durch eine aufgerissene Linie sichtbar.

Solche Zustände können unter der Mamma, in der Genital-, Anal-, Kreuzbeingegend lange bestehen, ohne den klinischen Charakter des Ekzems zu besitzen. Zusammenfassend wäre zu sagen: für die Einordnung einer durch äußere Reize entstandenen Dermatitis arteficialis ist ihr klinisch morphologisches Aussehen maßgebend.

Komplikationen des Ekzems.

Sekundäre Infektionen bei Ekzem sind eigentlich auffallend selten, wenn man die günstigen Infektionsbedingungen berücksichtigt. Eine nässende Fläche, durch feuchten Verband oder Salbe bedeckt, ist einem guten Nährboden zu vergleichen. Tatsächlich wachsen darauf auch reichlich Bakterien. Die nässende Fläche, die Krusten sind damit erfüllt und jede Ekzemblase wird nach einigem Bestand bakterienhaltig. Wie bereits anderwärts auseinandergesetzt, sehen wir den Grund dafür, daß relativ selten Lymphangoitis entsteht, darin, daß die intraepitheliale Blase durch neues Epithel rasch von der Lymphbahn getrennt wird, und daß durch die rasche Eröffnung der Bläschen und durch die dünne Blasendecke ein starker Innendruck verhindert wird. Wahrscheinlich vorwiegend auf anatomische Gründe ist es zurückzuführen, daß die grobe mechanische Reinigung des Ekzems, die chemische Reizung der Oberfläche selten zu Lymphangoitis führt. Selbst tiefe Rhagaden werden lange Zeit Arbeitsschädlichkeiten ohne Schaden ausgesetzt. Ab und zu wird aber doch der Schutzwall durchbrochen und es kommt zu Lymphangoitis. Der Grund kann in der Virulenz der Bakterien, in Retention in einer Pustel, in einer Rhagade, Eröffnung und Infektion des Lymphgefäßes gelegen sein. Da angenommen werden kann, daß auch sonst auf Ekzem virulente Bakterien sich ansiedeln, ist der Grund für die seltene Infektion in der günstigen Abwehr zu suchen. Warum wir diese Abwehr für eine celluläre und anatomische und weniger für eine humorale halten, ergibt sich aus folgender Erwägung. Bei einem lange dauernden Ekzem, das in seinen Krankheitsprodukten Bakterien beherbergt, wären die Vorbedingungen für eine Immunisierung gegeben. Tatsächlich tritt diese Immunität nicht ein, sondern es kommt klinisch häufig zur Überempfindlichkeit. So wenigstens ist die Tatsache zu deuten, daß Pustelbildung erst mit der Heilung des Ekzems eintritt. Die alten Kliniker haben gesagt, das Ekzem heilt, wenn die Impetigines kommen. Meist handelt es sich um Impetigo simpl., also um Cutispusteln mit Epidermisdurchbruch. In solchen Fällen einen besonders virulenten Kokkus anzunehmen ist überflüssig. Man müßte sich fragen, warum derselbe nicht schon früher, wo die anatomischen Verhältnisse günstiger waren, zur Infektion geführt hat. Man kann also den Grund für die Virulenz des Kokkus in die schlechtere Abwehr verlegen. Da die anatomischen Verhältnisse der Abwehr bei der Heilung als günstiger angenommen werden müssen, kann die erhöhte Empfindlichkeit nur humorale Gründe haben. Wir haben speziell mehrere Salvarsanekzeme gesehen, die von universeller Pustulosis, tiefen Abscessen und Phlegmonen gefolgt waren. Es bestand hier klinisch gegen den Staphylokokkus eine *Überempfindlichkeit*, wie wir sie auch sonst bei Furunculose vermuten. Auch hier war die Dermatitis nach langem Bestande bereits in Abheilung und es war trotz der auflagernden Kokken keine Immunität, sondern erst Überempfindlichkeit eingetreten. Deshalb glauben wir auch, daß bei den übrigen Ekzemen der Schutz nicht durch Immunität, sondern durch anatomische Verhältnisse bedingt ist. In so großer Zahl, Tiefe, Ausdehnung wie in obigen Fällen von Salvarsanekzem, sieht man Pyodermie selten. In der Regel heilt die Impetigo nach Ekzem auch bald ab, wenn man durch äußere Maßnahmen eine Verschleppung der Kokken verhindert.

Daß es beim Kratzekzem durch den infizierten Finger zu infizierten Excoriationen, zu Furunkeln kommt, ist leicht verständlich. Die chronische Induration von Lymphdrüsen im Anschluß an Kopfekzem ist als toxisch-hyperplastisch aufzufassen, ähnlich wie die Prurigodrüsen. Was von der Staphylokokkeninfektion gesagt wurde, gilt auch für den Streptokokken. Erysipel im Anschluß an Ekzem ist ebenso selten wie streptogene Phlegmonen.

Pyämie und Sepsis aus Ekzem ist bei Erwachsenen fast nie zu beobachten. Beim Säugling liegen offenbar die Verhältnisse für die Infektion günstiger

Eczema vaccinatum ist eine gute Bezeichnung für das Ereignis, daß Vaccine auf Ekzem geimpft wird. Natürlich nicht absichtlich, da man ja heute weiß, daß eine derartige Impfung letal enden kann, Narben und Corneatrübungen hinterläßt. Es könnte auch schon einmal die Unterlassung von Vorsichtsmaßregeln bereits als Kunstfehler gewertet werden. Zu diesen Vorsichtsmaßregeln gehört: daß man nicht nur die Impfung unterläßt, so lange bei einem Kinde offenes oder juckendes Ekzem besteht, sondern daß man auch ekzemkranke Kinder vor geimpften schützt. Seltener wird man daran denken, daß von geimpften Kindern Vaccine auch auf Erwachsene übertragen wird, wie wir dies einmal sahen. Bei einem Patienten mit nässendem Ekzem der Stirne schwoll die eine Stirnhälfte an, das Ödem wurde auffallend hart, Erysipel und Phlegmone waren wegen Mangel an Fieber auszuschließen; die Diagnose Eczema vaccinatum wurde gestellt, als die Oberfläche des harten Ödems graugelb wurde und sich mit konfluierter Vaccine bedeckte. Die Infektion erfolgte durch das geimpfte Kind, das Sonntags zum Besuche des Vaters ins Spital kam und seinen Oberarm in Berührung mit der nässenden Fläche brachte. In einem zweiten Falle wurde ein ausgebreitetes Prurigoekzem bei einem Kinde aus eigenen Pusteln vacciniert und ergab eine Vaccina confluens des ganzen Gesichtes, der Arme mit breiter Ausstreuung über den ganzen Körper; alle vom Ekzem her offenen Stellen wurden zu Impfpusteln. Es lag kein Grund vor, hämatogenen Weg anzunehmen. Der Fall endete unter hohem Fieber letal. Wird auf den weichen exsudativen Entzündungszustand Vaccine aufgeimpft, so verwandelt sich die nässende Fläche in eine colliquative Vaccine, die kleinen peripheren Ekzemefflorescenzen werden zu harten graugelben gedellten Vaccinepusteln. Der Ausgang ist meist Narbe und muß bei Gesichtsnarben von Kindern immer an abgelaufenes Eczema vaccinatum gedacht werden. Besteht keine momentane Variolagefahr, so sollen ekzematöse Kinder nicht geimpft werden, weil auch der Impfschutzverband oft nicht genügend schützt. Es wäre an Subcutan-impfung nach Leiner zu denken.

Man gewinnt nach der Beschreibung den Eindruck, daß jene alarmierende Komplikation des Eczema larvale infantum, die Kaposi als Eczema herpiforme beschrieben hat, sich mit Eczema vaccinatum deckt. Wenigstens schien Kaposi anläßlich obigen zweiten Falles von Eczema vaccinatum der Identifizierung nicht abgeneigt.

Wir sahen eine klinisch und anatomisch ähnliche Blasenaffektion auftreten als auf ein nässendes Scrotalekzem eine Zinkpasta verordnet wurde, in welcher statt Zincum oxydatum Zincum sulfuricum verschrieben war. Auch hier hartes Ödem und Umwandlung des Ekzems in einen colliquativen Blasen-prozeß. Den gleichen Effekt gleichsam in Blau sahen wir bei Verwendung einer Salbe aus Schweinefett und pulverisiertem Cupr. sulfuric. gegen Scabies. Sämtliche exsudativen Stellen waren in blaue colliquative Blasen verwandelt. Als Komplikation von Kinderekzem beschreibt Finkelstein eine Vesiculosis. Ob hier ein Bakterieneffekt oder eine chemische Reizung vorliegt, ließe sich erst nach genauer bakteriologischer Untersuchung der frischesten Elemente feststellen. Mehr macht den Eindruck bakteritischer Infektion jener Zustand, den Finkelstein *Pustulosis acuta* nennt. Die Unterscheidung Finkelsteins *Pustulosis vacciniformis acuta* vom Eczema vaccinatum wäre heute durch den Kaninchenversuch zu machen.

Die Infektion eines exsudativen Ekzems mit Impetigo contagiosa ist beim Erwachsenen selten. Wir können sie erst dann diagnostizieren, wenn am Rande die subcorneale zarte Blase der Impetigo sich einstellt. Da bei Kindern die Impetigoblase groß ist, wird diese Komplikation öfter zu diagnostizieren sein, wenigstens erkennen wir die Impetigoblase innerhalb von Kratzekzem bei Kindern im Verlauf von Scabies, Pediculi leicht. Hier findet man neben Impetigo simpl. und den Efflorescenzen des Kratzekzems ziemlich häufig die subcornealen Blasen mit ihrem gegen die tiefste Stelle gesenkten Eiter und durch ihre oft Kreuzergröße auffallend. Sie tritt auch an der Hohlhand auf und es sieht manchmal so aus, als ob Impetigo simpl., Furunkel und Impetigo contagiosa aus demselben Staphylokokkus hervorgehen würden. Daß Impetigo contagiosa so kleine Efflorescenzen besitzen kann, follikulär lokalisiert ist, daß dadurch ein Ekzem vorgetäuscht wird, ist bei der Differentialdiagnose zu erwähnen. Desgleichen wird dort artefizielles Ekzem auf dem Boden der Impetigo con-tagiosa zu erwähnen sein.

Plötzliche oder im Verlauf von wenigen Stunden erfolgende Todesfälle bei kindlichen Ekzematikern sind des öfteren beobachtet worden, doch bildet dieser *Ekzemtod* bis heute noch eine umstrittene Erscheinung. Wir möchten uns aber hier der Meinung Feers anschließen, der auf Grund selbst beobachteter Ekzemtode unter 13 zur Sektion gelangten Fällen 10 mal Status lymphaticus als einzigen oder wichtigsten Befund erheben konnte, daher dieser Konstitutions-anomalie ätiologische Bedeutung zuspricht; dabei gesteht er aber zu, daß der Status lymphaticus vielleicht wiederun nur ein Symptom einer uns noch un-bekannten tiefer liegenden Konstitutionsanomalie sein kann. Für die Ansicht Feers sprechen ferner die Sektionsbefunde bei plötzlich gestorbenen Erwach-senen (z. B. im Beginn einer Narkose, beim Baden usw.), die nichts Pathologisches ergeben außer einer für das Alter zu großen Thymus. Auch Heubner und Pfaundler erklären den Ekzemtod durch Labilität der lymphatischen Konsti-tution, während andere Autoren (Bernheim, Bloch, Fischel) die Ursache in einer septischen Infektion oder hyperakuten Toxinresorption erblicken. Bern-heims histologische Befunde ergaben entzündliche interstitielle Myokardver-änderungen, und diese Myokarditis, hervorgerufen durch toxische, infektiöse

Schädigung, sieht er als Todesursache an. Bei manchen Fällen von Ekzemtod, denen ein Symptomenbild schwerster Infektion oder Intoxikation vorausgeht, denkt FEER an einen dem anaphylaktischen verwandten Zustand.

Diagnose des Ekzems.

Diagnose und Differentialdiagnose des Ekzems ist nach seiner klinischen Morphologie zu stellen, „was wie ein Ekzem aussieht, ist ein Ekzem".

Allerdings soll die Morphe in ihren Grenzen festgestellt sein. In diesem Sinne haben wir in obigen Ausführungen dafür den Status punctosus festgelegt und ihn in Gegensatz zum diffusen Erythem gestellt. Reibung erzeugt Ekzem und Erythem, chemische Ursachen bewirken ebenfalls beides, und zwar sowohl akut als subakut und chronisch. Subakute und chronische äußere Erytheme wurden bislang vielfach als schuppende Ekzeme diagnostiziert. Legt man obige punktierte Morphe dem Ekzem zugrunde, so sind sie es nicht, sondern eben traumatische schuppende Erytheme mit gleicher Ursache und Pathogenese wie das Ekzem. Gewonnen ist mit dieser Unterscheidung die klinische Konsequenz. Die Histologie zeigt, daß die Natur Kompromisse liebt, daß sich auch in Erythemen histologische Verstärkungen des Exsudationsprozesses finden, aber sie kommen klinisch nicht mehr zum Ausdruck und können deshalb auch nicht diagnostiziert werden. Vielfach kommt das Wesen solcher Herde zum Vorschein, wenn daneben neue punktierte Herde auftreten, woraus hervorgeht, daß der ganze Fall seiner Art nach ein Ekzem ist und auch der squamöse Fleck aus punktierten Anfängen hervorgegangen ist. Ein und dieselbe Haut kann gleichzeitig mit Ekzem und Erythem reagieren, wie wir dies bei varikösen Venen gesehen haben. Es kann eine Haut zuerst mit Ekzem und dann mit Erythem und Lichenifikation reagieren. Es kann, wie oben erwähnt, ein diffuser Plaque aus der Konfluenz punktförmiger Efflorescenzen hervorgehen oder es kann ein punktierter Herd durch langdauernde Scheuerung einen diffusen Charakter annehmen, wenn die primären punktförmigen Elemente durch das sekundäre Scheuerungserythem verbunden werden. Diese Übergänge sind deshalb möglich, weil Ekzem und Erythem, wie erwähnt, aus gleicher Ursache entspringen, nur Varianten desselben pathologischen Geschehens sind. Sie gehen alle aus dem Scheuern hervor, das je nach der Gefäßlabilität, je nach seiner Itensität von punktförmiger oder diffuser Rötung beantwortet wird. In akuten Fällen ist die Unterscheidung leicht, bei chronischen Formen kann der Charakter aus obigen Gründen verwischt sein. Kann aber noch vielfach durch Laugenätzung deutlich gemacht werden. Handelt es sich um Neurodermitis, so ist das therapeutische Vorgehen dasselbe, gleichgültig, ob die ekzematöse oder erythematöse Variante vorliegt. Anders, wenn der erythematöse Zustand andere ätiologische Gründe hat. Dies gilt schon von der Dermatitis seborrhoica oder ekzematösen Veränderungen auf und in dieser Dermatitis. Dann muß die Farbe, die Lokalisation am Kopfe, Stirne, Gesicht, Brust und Rücken dazu verhelfen, den seborrhoischen Grundprozeß zu erkennen. Man soll aber auch hier nicht weiter gehen, als es die Natur anzeigt, also Seborrhöe nur dann diagnostizieren, wenn sie dem Fall oder der Lokalisation nach wirklich vorhanden ist. Wir wissen, daß eine ichthyotische Haut, gleichsam das Gegenstück der seborrhoischen, nach äußeren Schädlichkeiten ebenfalls mit schuppenden Herden reagieren kann, und wir wissen das gleiche von anämischer und kachektischer Haut. Man gewinnt nach der Literatur den Eindruck, daß Seborrhöe viel zu häufig als Ursache herangezogen wird. Die seborrhoische Dermatitis zeigt durch ihre Gefäßverfettung, durch die Art des Infiltrates gewisse Charaktere, die es ermöglichen, sie anatomisch zu diagnostizieren. Ihre häufigste Lokalisation verbietet aber eine anatomische Untersuchung. So verbleibt vielfach klinisch nur die günstige Wirkung des Schwefels, um sie therapeutisch von anderen Ekzemen zu unterscheiden.

Traumatischen chronisch schilfernden Erythemen sehr ähnlich sind die Herde der Erythrodermie disséminée en plaques Brocq, die wir heute zur Pityriasis lichenoides rechnen. Dieser schärfer herdförmigen Erkrankung gegenüber wird sich für das neurodermitische Erythem meist eine primäre juckende Ursache finden lassen, die später zu Scheuern an mehreren Orten führt; auch ist in letzteren Fällen der Farbengrundton das Rot der Reibungshyperämie, während bei der flächenhaften Pityriasis lichenoides der mehr gelbliche Farbenton vorherrscht. In älteren Herden der Brocqschen Krankheit findet man histologisch Mucin.

Findet sich für das Jucken keine lokale Ursache, z. B. Varicen, Ekzemherd, ist das Jucken universell, so kann diese Neurose die verschiedensten Ursachen haben, es kann das Jucken auch von den verschiedensten Scheuerungsveränderungen beantwortet werden. Diese können zwar morphologisch meist leicht diagnostiziert werden, vom Erythem zur Lichenifikation oder Lichen simplex, vom Kratzekzem zum lichenoid verdickten Ekzem hinauf. Größere Schwierigkeiten kann aber die Ursache des Pruritus bereiten, wenn sie sich nicht aus den Hautveränderungen ergibt, wie z. B. bei Prurigo, wenn sie nicht aus dem Drüsenbefund sich erklären läßt, wie beim Lymphogranulom, wenn sie nicht aus dem Blut- oder Harnbefund hervorgeht. Ein solcher Fall ist das pruriginöse Vorstadium der Mycosis fungoides zu einer Zeit, wo noch Infiltrate fehlen, die sich mit einer derartigen Grenze aus der Haut herausheben, daß wir sie eben dadurch als Infiltrate und nicht bloß als Infiltrationen bezeichnen können. Hier gilt das gleiche, wie bei der Unterscheidung des echten Lichen ruber planus mit seiner distinkten Grenze, bläulichen Farbe, Perlmutterglanz gegenüber den flachen Knötchen der Lichenifikation. Wir haben in einem Gerichtsfalle angeblich nach Hundebiß eine derartige tiefe wulstartige Neurodermitis gesehen, die von anderer Seite bereits als Mycosis fungoides diagnostiziert wurde. In Wirklichkeit lagen aber keine tumorartigen Infiltrate vor, sondern eine durch Scheuern tief entzündlich infiltrierte Bauchhaut mit allmählich abklingender Grenze gegen die gesunde Umgebung. Der günstige Verlauf bestätigte die Diagnose. In einem zweiten Falle bestanden auf der Stirne zwei nässende, krustöse, erhabene, tumorähnliche Herde. Auch sie waren nicht Mycosis fungoides, sondern nässende Neurodermitiden auf locker infiltriertem Grunde. Solche lockere Infiltrationen und nicht tumorartige Infiltrate finden sich manchmal bei alten Leuten als Antwort auf den Pruritus senilis.

Ein seltenes Scheuerungsphänomen hat, wie bereits anderwärts erwähnt, Pokorny aus unserer Klinik als Neurodermitis rubra beschrieben. Ihre Abhängigkeit von varikösen Venen war deutlich, die Affektion ist nicht Ekzem, hat aber als Neurodermitis Neigung, ekzematös zu werden, so daß dann die Histologie Bläschen im Epithel ergibt; sie ist vor allem nicht Psoriasis, wie die schuppenden Herde vortäuschen können, wobei aber anderseits gesagt werden muß, daß auch echte Psoriasis über Venenknoten Neurodermitis rubra vortäuschen kann.

Im allgemeinen wird man neurodermitisches Ekzem diagnostizieren, wenn der Herd Zeichen umschriebener stärkerer Durchfeuchtung zeigt. Also Knötchen mit kleinen Borken oder wenn die Lauge leicht die punktförmige Exsudation aufdeckt. Ist der Herd trocken schuppend, dann liegt eben schon Übergang zur artverwandten Lichenifikation vor. Diese von anderen Affektionen zu unterscheiden, ist dann schon Differentialdiagnose der Neurodermitis von anderen knötchenartigen Affektionen. So kann einmal ein chronisches

Knötchenekzem oder eine kleinknötchenförmige Lichenifikation, Lichen simplex an Lichen scrophulosorum oder Lichen lueticus oder Lichen ruber acuminatus erinnern. Lichen spinulosus ist selbst vielfach nichts anderes als Neurodermitis mit follikulärer Keratose. Genaues klinisches Studium der Morphe ist in diesen Fällen immer notwendig. Farbe, die mehr gleichmäßige Größe der Knötchen, die Gruppierung zu Herden sind leitend bei der Diagnose des Lichen scrophulosorum und lueticus. Dazu kommt, daß man bei Lichen scrophulosorum fast immer in der Haut oder in der Lymphdrüse den tuberkulösen Ausgangsherd findet, während sich für die Lues andere diagnostische Hilfsmomente ergeben. Die Farbe wird bei beiden lichenoiden Exanthemen deutlich, wenn man die Herde mit Xylol überfährt, bei Lues zeigt sich dann auch häufig das Infiltrat. Tuberkulinreaktion, Wa.R. bestätigen den Verdacht. Letzteren muß man allerdings gehabt haben, dann ergibt sich aus ihm schon die richtige Diagnose, ähnlich, wie man aus dem Verdacht heraus die follikuläre Keratose aus Vaseline gegenüber dem Lichen ruber acuminatus diagnostiziert.

Psoriasis zeigt eine ausgesprochene Tendenz zur Parakeratose. Hier ist die Parakeratose einheitlich in allen Herden, dazu kommt ihre typische Lokalisation, wobei man sämtliche Lokalisationen aufzusuchen hat. Auch Ekzem kann Symmetrie aufweisen, doch nicht in so ausgesprochener Form wie Psoriasis. Die Parakeratose ist beim Ekzem nicht so energisch, wechselt mit anderen Stadien und die Schuppe ist etwas feuchter. Der Psoriasis fehlt die Neigung zur Ekzematisation und meist auch zum Jucken. Maßgebend ist endlich hier auch die Anamnese.

Man sieht manchmal vesiculöse Ekzeme in so deutlichen Gruppen, daß man Herpes zoster vor sich zu haben glaubt. Genaues Studium ergibt aber die richtige Diagnose. Die Bläschen des Ekzems sind schon klinisch nicht so colliquativ aussehend, die Gruppierung ist beim Herpes eine viel ausgesprochenere,

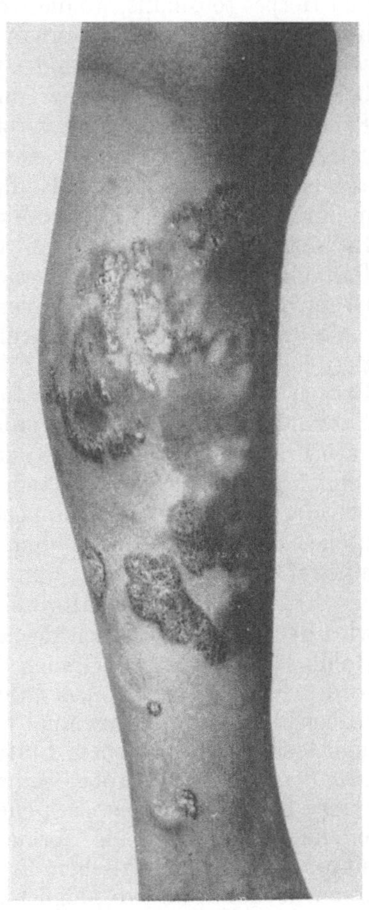

Abb. 63. Neurodermitis rubra.

die Bläschen in derselben Gruppe von gleicher Beschaffenheit, während beim Ekzem ein Abklingen der Größe in die Peripherie erfolgt. Symmetrie beim Ekzem häufig, beim Herpes zoster ungemein selten. Keine Dellenbildung beim Ekzem. Lokalisation des Herpes zoster nach metameralen Gesetzen beim Ekzem selten. Herpes simplex und akutes Bläschenekzem im Gesichte kann differentialdiagnostische Schwierigkeiten bereiten. Die Bläschen des Herpes können so klein sein und die des Ekzems so groß, daß Ähnlichkeit besteht besonders, wenn die Größe der Ekzembläschen auch am Rande anhält. Fehlendes Jucken und Brennen beim Herpes, Auftreten in kürzester Zeit ohne äußere Schädlichkeit, derbere Beschaffenheit der Bläschen, Neigung zu Gruppen, Übergreifen auf die Lippe, Lokalisation um Mund oder Nasenöffnung, ganz unvermittelter Sitz in einer sonst gesunden Haut; weichere Beschaffenheit der Bläschen, undeutliche Gruppierung, äußere Schädlichkeit, Anpassung des Herdes an dieselbe in bezug auf Größe, Form und Lokalisation beim Ekzem sind die Momente, welche die Diagnose ermöglichen. Hierzu kommt noch der positive Impfversuch an der Kaninchencornea beim Herpes.

Auch gegenüber dem Herpes tonsurans vesiculosus sind manchmal genauere Erwägungen notwendig. In der Regel hat derselbe eine festgelegte Architektur, Abheilung des Zentrums bis auf einige pustulös gewordene Bläschen, dann Schuppen, dann Bläschenwall mit runder äußerer Bogenlinie. Doch sieht man manchmal Herpes tonsurans, wo die Kreisform nicht so deutlich ist, wo eine Abheilung im Zentrum noch nicht vorhanden ist, und die randständigen Bläschen nicht sehr deutlich ausgebildet sind. Wir sahen diese Form, die an Ekzem erinnerte, bei Tierwärtern im Sommer auftreten. Immerhin waren es auch in diesen Fällen einzelne Herde, ohne verbindende kleine Efflorescenzen in der dazwischen gelegenen Haut. Einmal sahen wir ein vesiculöses Ekzem mit cyanotisch abgeheiltem Zentrum. Die Herde waren aber nicht vollkommen rund und waren in kurzer Zeit handtellergroß geworden. Es wurden keine Pilze gefunden. In allen zweifelhaften Fällen wird die Pilzuntersuchung entscheidend sein. Daß Pilzerkrankungen großvesiculösen Ekzemen ähnliche Erkrankungen ohne Gruppierung verursachen können, sieht man in der Hohlhand und an der Fußsohle, Erkrankungen, die wir früher als Ekzem, später als Dysidrosis diagnostiziert haben, in welchen sich Pilze finden, die wahrscheinlich die Ursache der Dermatitis sind. Die Lokalisation in der Hohlhand und Fußsohle, der geringe Entzündungsgrad muß den Verdacht auf Pilzaffektion erregen, entscheidend ist natürlich dann nur der mikroskopische Befund. Über Ekzem und Dysidrosis vergleiche Ekzem an den Händen und Füßen. Umschriebene gummöse Affektion der Hohlhand mit schuppender Oberfläche kann dann einmal für acanthotisches Ekzem gehalten werden, wenn die Hornschichte das gelbbraune Randinfiltrat der Lues verdeckt, wenn anderseits auch die exsudativen Erscheinungen des Ekzems durch die Hornschichte verdeckt sind. Das luetische Infiltrat wird deutlicher, wenn sich der Herd gegen die weichere Haut des Randes der Hohlhand hinzieht, wobei auch die bogenförmige Begrenzung der Lues sichtbar wird. Klärung durch Maceration der Oberfläche, durch Gummihandschuhe, Salben, Lauge wird manchmal notwendig sein. Speziell in der Hohlhand wird man erst bei vorhandenem Status punctosus *Ekzem,* bei diffuser Rötung *Erythem* diagnostizieren, wobei weiter zu entscheiden sein wird, ob das Erythem ein extern bedingtes (mechanisch-chemisch) oder ein neurodermitisch durch Jucken entstandenes ist. Beide Formen können hier zur verrukösen Lichenifikation führen. Bei symmetrischen Erythrodermien der Hohlhand mit Parakeratose kommen andere innere Möglichkeiten in Betracht.

Es wurde erwähnt, daß rein papulöses universelles Ekzem wohl selten vorkommt und daß Ekzem gewöhnlich von einer oder mehreren Stellen seinen Ausgang genommen hat, was sich daselbst durch reichlichere Efflorescenzen höherer oder älterer Art (Bläschen oder Schuppung) verrät. Darin zeigt sich eben die Polymorphie des Ekzems gegenüber den gleichmäßigen akuten Exanthemen von innen her. Betonung der geriebenen und gescheuerten Hautstellen beim Ekzem, der gedrückten beim Exanthem. Allgemeinerscheinnugen und sonstige Symptome, hier Juckreiz, Fehlen schwerer Erscheinungen dort.

In seltenen Fällen verläuft Pityriasis rosea so akut und universell, daß noch keine Zeit vorhanden war für die Bildung der zentralen Schuppe oder des Schuppenringes. Wir haben in einigen Fällen die Pityriasis rosea mit Bläschenbildung einhergehen sehen. Hier muß die richtige Diagnose von der eigenartigen Lachsfarbe ausgehen, muß beachten, daß die Affektion die Tendenz hat, sich gegen Einzelherde zu verstärken, daß beim Abreiben mit Benzin doch schon vielfach die zentrale Schuppe auszulösen ist. Häufung der Efflorescenzen gegen die Achselhöhle zu und vielleicht doch schon Vorhandensein eines älteren Herdes der Pityriasis rosea. Jucken kann auch bei letzterer vorkommen. Schwierig ist die Erkrankung dann zu erkennen, wenn sie im Gesicht und am Hals beginnt und die Schuppen durch Seife abgewaschen sind. Neben der morphologischen Analyse hilft dann die kurze Dauer gegenüber seborrhoischen, anämischen oder chronisch-chemischen Ekzemen und Erythemen zur Unterscheidung. Seit Impetigo contagiosa im Wesen von Ekzem getrennt ist, wird sie in der Regel auch klinisch leicht davon unterschieden, um so leichter, je größer

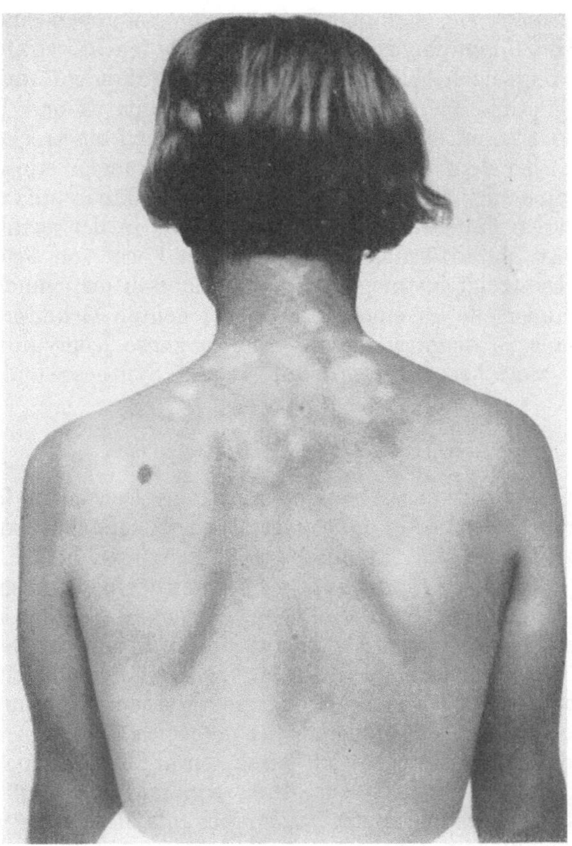

Abb. 64. Pseudovitiligo infolge von Parakeratose nach Ekzem.

die Blasenabhebung ist. Man erkennt dann die Impetigo contagiosa und Impetigo simpl. auch im Einzelexemplar zwischen den Ekzemen, z. B. bei Scabies. Nun können allerdings die Bläschen der Impetigo so klein werden, follikulär sitzen, daß eine Verwechslung mit Ekzem möglich ist, wenn nicht die Gleichmäßigkeit aller Efflorescenzen, die honiggelbe Beschaffenheit der Kruste, das Fehlen papulöser Knötchen am Rande und einzelne abgesprengte Efflorescenzen die Impetigo contagiosa verraten würden. Schwierig gestalten sich die Verhältnisse auch dann, wenn die Therapie zur Impetigo ein artefizielles Ekzem hinzufügt, was leider manchmal unter Salbenverbänden geschieht. Eine Verwechslung von akutem Ekzem und Erysipel soll nicht vorkommen. Abgesehen von den Allgemeinerscheinungen, Fieber usw., ermöglicht der etwas tiefere Sitz der Erysipelrötung, das Fehlen der kleinsten Bläschen, der ausgezackte Rand die Diagnose Erysipel, während man beim Ekzem den Status punctosus an der Oberfläche und am Rand erkennt.

Universelle Ekzeme, die sich nicht unter unseren Augen entwickelt haben, sind wie alle übrigen Erythrodermien dann schwer oder fast unmöglich mit Sicherheit zu diagnostizieren, wenn sich keine Reste gesunder Haut finden, wo speziell das Ekzem mit kleinen Efflorescenzen ausklingt. Ein unterstützendes Moment ist es, daß vielleicht das Ekzem die feuchteste der universellen Dermatosen ist, daß sie partiell zu höherer Feuchtigkeit aufsteigt und beim Reiben zum Nässen neigt. Der Status punctosus geht bei den universellen Formen verloren und zeigt sich evtl. nur noch im Nässen. Psoriasis ist in ihrer Schuppung trockener, auch mächtiger schuppend, unter den Schuppen eine trocken glänzende rötliche Haut, Pemphigus foliaceus, ebenfalls feucht, ist aber großlamellös schuppend und zeigt nach Ablösung der Schuppen girlandenförmige, rote Stellen mit dünner Epidermis. Auch Lichen ruber acuminatus und Pityriasis rubra ist trockener als Ekzem, falls eben nicht auch einmal ein trockenes squamöses Ekzem vorliegt, bei dem die exsudativen Erscheinungen erloschen sind und an seine Stelle eine universelle Neurodermitis mit follikulären Keratosen getreten ist. Auch in diesen Fällen findet man histologisch in der acanthotischen Epidermis noch Reste punktförmiger Exsudation in Form von Spongiosa, kleinen Krusten usw. Dies zeigt histologisch an, was klinisch manchmal gelingt, durch Lauge oder Schmierseife an einer Stelle den feuchten Grundprozeß zu provozieren und daraus zu diagnostizieren. Die Diagnose jeder universellen Hauterkrankung ist zunächst Intuition, auf welche Synthese und Exklusion zu folgen hat.

V. Histologie.

Wir definieren: „Ekzem ist eine punktförmige Dermatitis factitia, hervorgerufen durch Reize, welche auf die Epidermis einwirken oder von ihr ausgehen."

Die Histologie hat das anatomische Bild hierzu zu liefern. Es muß sich das Bild einer Dermatitis finden, die sich punktförmig zusammensetzt. Die Intensität der Entzündung wird abhängen von der Stärke des Reizes oder der Reizbarkeit der Gefäße, von der Dauer der Einwirkung, wobei auch in chronischen Fällen der punktförmige Reaktionstypus erhalten bleiben soll. Bei der nahen Beziehung des Ekzems zur Neurodermitis werden sich Symptome letzterer im histologischen Bilde wiederfinden, teils im Epithel, teils in der Cutis. Der ekzematöse Reaktionstypus kann sich darstellen als Eczema maculosum, papulosum, vesiculosum, madidans, crustosum, squamosum, dazu kommen beim chronischen Ekzem Veränderungen im Epithel und in der Cutis.

1. Eczema maculosum. Wir benützen zur Beschreibung den traumatischen Reaktionstypus, weil die Reibung die niedrigste Dosierung erlaubt und die niedrigsten Veränderungen ergibt. Török charakterisiert diese „als hyperämischödematöse Flecke oder Flächen, welche nach einigem Bestande schuppen", wir fassen sie als Status punctosus maculosus zusammen. Die Gefäßveränderungen steigen gleitend auf von flüchtiger Hyperämie bis zu einer Dilatation, die auch noch nach 24 Stunden erhalten und bereits entzündlich ist. Die Grenze zwischen Dilatation und Entzündung ist histologisch schwer zu ziehen, weil schwer zu sagen ist, was bereits entzündliche perivasculäre Exsudation ist. Vielleicht könnte sie bei sehr exakter Untersuchung eher aus der höheren Pyroninophilie der Endothelien bei Entzündung gezogen werden. Besser lassen sich schon leichte Grade ödematöser Exsudation an der diffusen Violettfärbung der Cutis-Epithelgrenze feststellen, wenn man die Schnitte in Paraffin auf dünner Lösung von polychromen Methylenblau färbt und nicht mit Alkohol entwässert. Dilatation und Ödem wirken auf die Epidermis ein, die Folgen hängen davon ab,

wieweit das Ödem eine Ernährungsstörung des Epithels bedingt; es gibt eine
fortlaufende Reihe von Fällen, wo das Ödem gleichsam nur mechanisch
wirkt, die Zwischenräume erweitert, die Zellen selbst etwas zum Quellen bringt
bis zu jenen, wo das Ödem tamponiert und die Anämie direkt Nekrose auslöst.
Dazwischen liegt der Fall, daß das Ödem nur vorübergehend auf die Ernährung
der Epithelzelle einwirkt; ja daß dieser Ernährungswechsel als Gewebsreiz
wirkt. Vergleicht man wie gering der Effekt mechanischer Stauung oder mechanischer Anämie z. B. bei abgebundenen gestielten Fibromen auf die Chemie der
Epithelzelle ist, so sieht man bei jenen Prozessen, die aus aktiver Hyperämie
und Ödemen hervorgehen, eine Wirkung auf die Zelle selbst, die auf Veränderung
der Ernährung zurückzuführen ist. Eine derartige Äußerung ist z. B. das
Auftreten zahlreicher Mitosen, die sich im traumatischen Ekzemflecke finden.
Eine wahrscheinlich nur ganz kurz dauernde Anämie dient als Gewebsreiz,
die folgende Hyperämie löst dann Hypertrophie und Karyokinese aus. Etwas
länger dauernde Anämie bewirkt Amitose und führt zur Epithelriesenzelle,

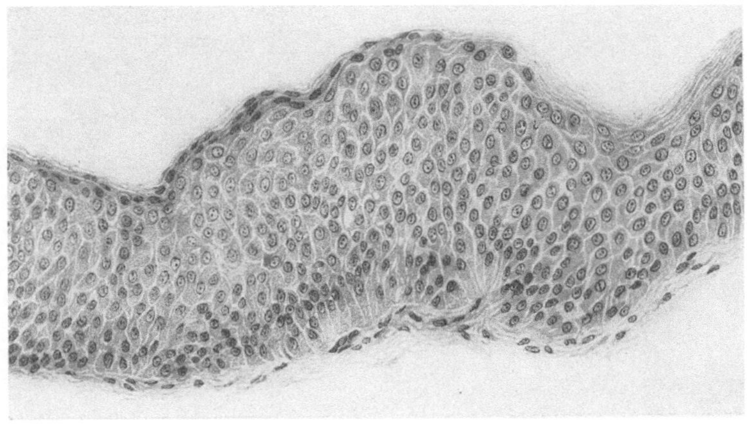

Abb. 65. Eczema maculosum. Schwächster Reibungseffekt.
Auftreten dunkler Kerne oberhalb der Körnerschichte. Beginn der Parakeratose.

zur ballonierenden Degeneration. Schon an der pigmentierten Basalzelle sind
diese Wirkungen zu sehen, die Reihe derselben ist unterbrochen, weil dieselben
bereits in die 2. und 3. Retereihe hinaufgeschoben und an ihre Stelle pigmentlose
getreten sind. Am deutlichsten aber wirkt sich der Ernährungswechsel in der
Hornschichte aus, von Veränderungen, die man noch Reizhypertrophie nennen
könnte, bis zu solchen, die man als Nekrose der Hornschichte bezeichnen muß.
Wenn oberhalb des Rete, in UNNAs Übergangsepithel eine einfache Lage von
Zellen auftritt, deren Kern intensiv gefärbt ist, deren Protoplasma auffallend
pyroninophil ist, so könnte an Hypertrophie gedacht werden; die diffuse strukturlose Färbung des Kerns zeigt aber, daß schon auch diese Zellreihe einer kurz
dauernden regressiven Trophik ihr Entstehen verdankt. Diese über der Körnerschichte gelagerte Zellreihe ist der niederste Grad einer trophischen Hornschichts-
beeinflussung. Treten mehrere derartige Reihen auf, dann liegt schon Parakeratose vor, deren Stärke direkt an der Zahl der übereinander gelagerten kernhaltigen Hornzellen gemessen werden kann. An diesen neuen Hornzellen sieht man
deutlich, daß sie aus einem nekrobiotischen Effekt hervorgehen, sie haben glasig-
hyaline Beschaffenheit, zeigen bei vielen Färbungen eine graue Nuance, und
werden wie etwas Artfremdes sehr rasch von kernloser Hornschichte unterfangen
und eliminiert. Obige physikalischen und färberischen Eigenschaften sind auch

dadurch bedingt, daß die aus Nekrobiose hervorgehenden Zellen mit Ödemflüssigkeit durchtränkt sind. Man hat also bei den jüngsten Stadien der Parakeratose im Wesen die niedrigsten Grade colliquativer Veränderungen vor sich. Das intracelluläre Ödem kann daraus erschlossen werden, daß auch außerhalb der Zellen eine geronnene Masse vorhanden ist, die beim Vertrocknen Sprünge bekommt und der in verschiedener Zahl Leukocyten beigemengt sind. Manchmal sieht man einen solchen geronnenen Serumtropfen auf der Hornschichte aufsitzen, unter ihm hat sich bereits wieder kernlose Hornschichte gebildet, oder der ganze Tropfen ist von Hornzellen umgeben, nach außen von der alten Hornschichte, an der Basis von pyroninroten kernhaltigen Hornzellen. Es ist Serum mit Leukocyten gemischt durch das Rete gedrungen, geronnen und wird von neuer Hornschichte abgekapselt. Dieser Befund leitet bereits zum papulösen Stadium hinüber; für das makulöse Stadium ist eigentlich nur die Parakeratose charakteristisch, die in größeren Flecken punktförmig auftritt, während zwischen den Punkten Hyperkeratose besteht; im Wesen gehört dieses Stadium zum Eczema squamosum. Das chemisch-makulöse Ekzem ist,

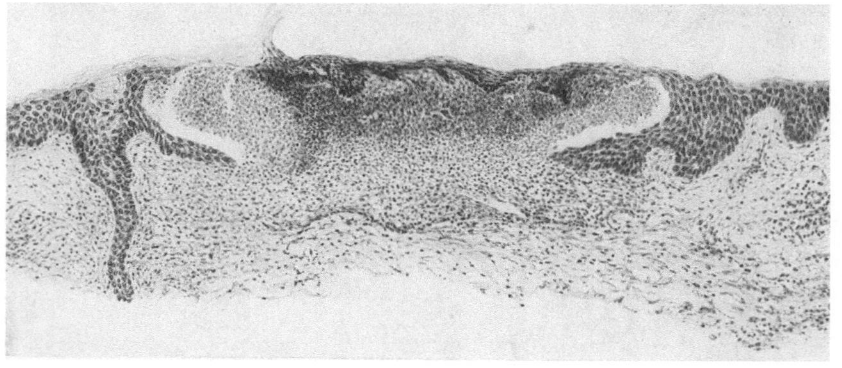

Abb. 66. Urticarieller Infarkt aus Scheuerung. Nekrotisches Epithel in Demarkation.

soweit es gelingt, dasselbe zu erzeugen, etwas exsudativer, die zellige Exsudation etwas größer und es finden sich speziell follikular doch schon häufig Spongiose oder kleinste Bläschen.

2. Eczema papulatum. Die Knötchen sind a) colliquativ, b) exsudativ, c) infiltriert.

a) *Colliquative Knötchen,* ihrer Art nach sind es urticarielle Knötchen, entstehen bei der Reibung und Scheuern, bilden Hebras *Kratzekzem,* weichen aber durch ihre Form und Anordnung soweit von der Urticaria ab, daß sie mit Recht unter Eczema papulatum beschrieben werden können. Sie entstehen dann, wenn Scheuern außer Hyperämie urticarielles Ödem erzeugt, dieses Ödem durch Tamponade zu Anämie und diese Anämie zur Nekrose oder Nekrobiose des Epithels führt. Das Ödem bewirkt Erhebung, also Knötchencharakter und höhere Ernährungsstörung als beim Eczema maculosum. Es handelt sich nicht um einfache mechanische Gefäßkompression, die Nekrose kommt nur zustande, weil die Tamponade an vorher vasomotorisch dilatierten Gefäßen erfolgt, weil eine *urticarielle Anämie* vorwiegt, die zum *urticariellen Infarkt führt.* Die Infarkte haben Kegelform, deren Spitze wohl meist bis in die Cutis reicht, oder sie betreffen nur die Epidermis, sind also Epithelcutis oder Epithelinfarkte. Die befallenen Zellen sind entweder vollkommen nekrotisch, abgestorben, oder nekrobiotisch mit den Eigenschaften plötzlich unterernährter Zellen. Beide

Formen finden sich im selben Infarkt, in der Mitte Nekrose, seitlich Nekrobiose. Die Nekrose hebt die Färbbarkeit der Zelle auf, die Epidermis sieht wie gekocht, geronnen aus, auch in der Cutis besteht dieser Zustand und alle Zellen, die im Bereich der Infarkte liegen, zeigen Zeichen des Verfalles, so besonders die Mastzellen, aber auch Leukocyten, welche später in die Zone eingewandert sind. Die seitliche Nekrobiose des Epithels äußert sich in Parakeratose, die tief ins Epithel herabzieht. Gleichzeitig ist diese Parakeratose Demarkation und dient zur Eliminierung darüber gelegener Hornschichtsnekrose. Die zentrale Nekrose wird durch Leukocyten eliminiert und ist hier die Emigration eine hochgradige, so daß die Nekrose bald von einem Leukocytenwalle umgeben ist, der an seiner Oberfläche die geronnene Epidermis trägt. In gleicher Weise wird reine Epithelnekrose von Leukocyten durchsetzt. So entstehen kleinste Pusteln im Epithel, welche meist keine Kokken enthalten und auch nicht bakteritische Effekte sind; in der Pustel kann sich bereits auch geronnenes, flüssiges Exsudat finden; nicht selten sieht man in ihr runde ballonierte Epithelien, die auch pigment-

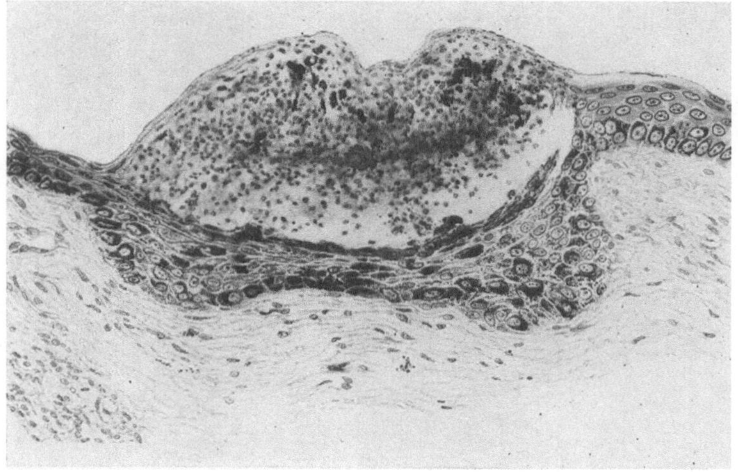

Abb. 67. Scheuerungsekzem. Urticarielles Epithelinfarkt durch neues Epithel demarkiert.

haltig sein können, also den tiefsten Epithellagen entstammen. Die Leukotaxis ist eine auffallende und könnte für eine toxische Wirkung des nekrotisierten oder dyskolloiden Eiweißes sprechen. Da diese Effekte typisch bei der Scheuerung entstehen, ist die Nekrose nicht auf äußeres Antigen, sondern auf die Zirkulation zu beziehen. Die Wiederherstellung erfolgt sehr rasch. Über den mikroskopischen Cutisdefekt zieht rasch von der Seite frisches Epithel; in der Epidermis wird der Herd durch neugebildete Zellen der Umgebung rasch emporgehoben und erscheint von parakeratotischen Zellen umgeben, bald in der Höhe der Hornschichte, auf Parakeratose folgt Hyperkeratose, wodurch sich die Tatsache erklärt, daß parakeratotische Schichten über der Hyperkeratose liegen; wie angedeutet, können der Parakeratose geronnenes Exsudat und Leukocyten beigemengt sein. — Die Infarkte können spitzen oder flachen Kegeln entsprechen, nur eine vollständige Serie kann ergeben, wie tief die Spitze (Epidermis oder Cutis) hinabreicht.

b) *Exsudative Knötchen.* Sie unterscheiden sich von den urticariell exsudativen dadurch, daß die Exsudation des Ödems nicht stürmisch rasch vor sich geht, daß keine Tamponade, Anämie und Ernährungsstörung des Epithels erfolgt. Die Hyperämie und Exsudation tritt langsam ein, das Ödem hat Zeit

sich so weit Platz zu schaffen, daß es das Papillargefäß nicht komprimiert,
die Flüssigkeit sammelt sich zunächst über der Gefäßschlinge an, wird dann
zwischen den Epithelien in die Epidermis getrieben, dies führt zu einer Erweiterung der interstitiellen Räume, die Zellen werden auseinander gezogen,
zum Teil wird ihr Protoplasma stärker durchfeuchtet. Diese Veränderungen
reichen hin, um klinisch ein Knötchen zu erzeugen, wobei allerdings die Übergänge vom Fleck gleitend sind. Dieser Ablauf erfolgt nur, wenn die Ursache
nicht stürmische urticarielle Exsudation, wie bei der Scheuerung bewirkt, deshalb
finden sich diese Knötchen vorwiegend beim chemischen Ekzem, wo die Ursache

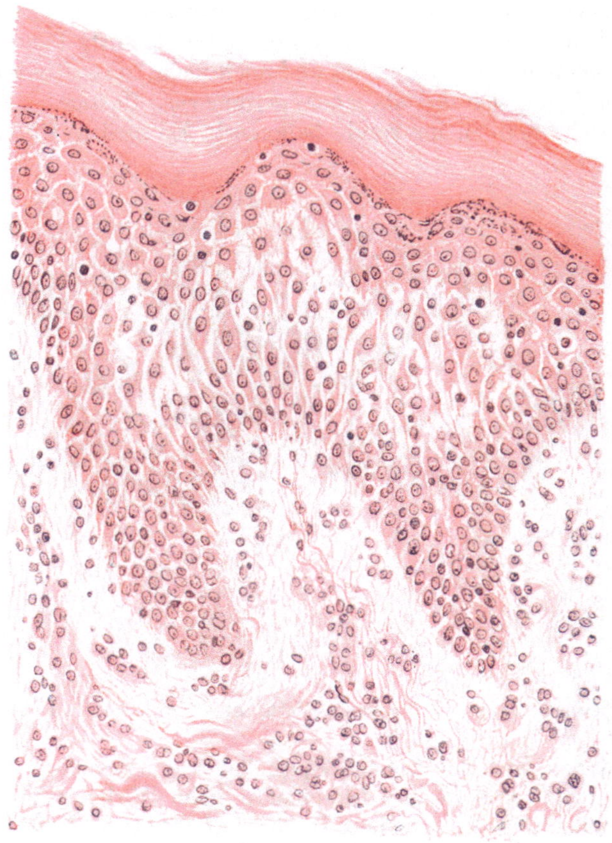

Abb. 68. Status spongiosus. (Hämalaun-Eosinfärbung. Vergr. 160.)
(Aus Kyrle, Histo-Biologie der menschlichen Haut. Wien und Berlin: Julius Springer 1927.)

schleichend wirkt. Allmählich sind auch die Übergänge zum Bläschen, denn
es brauchen nur die Epithelzellen noch weiter auseinandergedrängt werden,
so daß sich in einem Raume Flüssigkeit ansammelt, so ist das Bläschen gegeben.
Der Status spongiosus geht, da wie dort, in das mikroskopische Bläschen über.
Es ist klar, daß auch die bloß passiv auseinandergedrängten Epithelien eine
artfremde Eiweißbeschaffenheit bekommen und dadurch möglicherweise leukotaktisch wirken, worauf zum Teil die Leukocytenemigration bezogen werden
kann; es reicht aber zur Erklärung derselben auch aus, daß eben durch die
primäre Ursache Entzündung erfolgt, und daß auf das seröse Exsudat zelliges
folgt. Daß hier die zellige Exsudation geringer ist als beim colliquativen Bläschen, erklärt sich aus der geringeren Schädigung der Gefäße, aus dem Fehlen

der Nekrose und der Demarkation. Es ist einleuchtend, daß die ödematöse
Durchtränkung des Epithels von einer Änderung der Hornschichte beantwortet
wird, es kommt zur Parakeratose, die aber bald von Hyperkeratose abgelöst
und eliminiert wird. Der parakeratotischen Schuppe kann geronnene Flüssigkeit und zelliges Exsudat beigemengt sein.

UNNA hat den Zustand der Epithelauflockerung durch das interstitielle
Ödem treffend mit *Spongiose* bezeichnet und hat weiter gezeigt, daß eben dieses
interstitielle und nicht das parenchymatöse Ödem der Zelle der Grund des Bläschens ist. Letzteres führt nach LELOIR durch Hydrops der Zelle zu einer hellen,
verflüssigten Zone um den Kern, für die LELOIR die Bezeichnung *Altération
cavitaire* wählte. LELOIR hat sich nun vorgestellt, daß durch Vermehrung
der Flüssigkeit gleichsam die ganze Zelle auf Kosten des Protoplasmas verflüssigt,
das dann die Kernmembran reißt, und daß sich aus dem ausgetretenen Hydrops

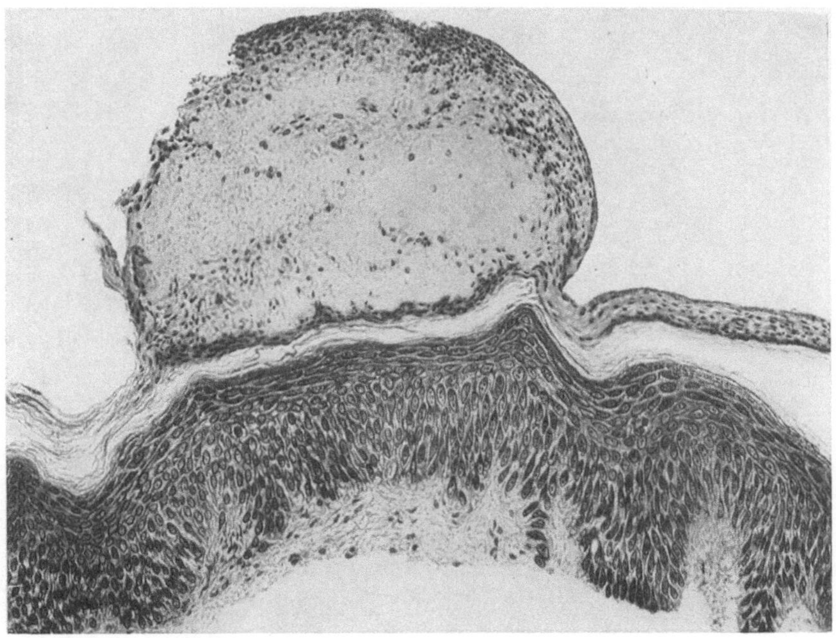

Abb. 69. Scheuerungsekzem: Kleinstes durch neue Hornschichte eliminiertes Bläschen.

die Bläschen bilden. Dieser Vorgang mag vorkommen und der Bläscheninhalt
mag um den Inhalt einzelner Zellen vermehrt werden; der Grund des Bläschens
ist aber nicht dieses intracelluläre, sondern das extracelluläre Ödem, was aus
Bläschen ohne Alteration cavitaire hervorgeht. Der Hydrops ist auch keineswegs
für Ekzem charakteristisch und beweist nur, daß eine Zelle, die in ihrer Ernährung nicht gelitten hat und deshalb mit ihren Protoplasmafasern im Verbande
bleibt, allmählich ödematös wird. Dies kann auch beim spitzen Kondylom
und verwandten Prozessen, es kann beim Lupus u. a. eintreten. Werden davon
Fälle betroffen, die der Verhornung bereits nahestehen, also starreres Protoplasma aufweisen, so widersteht dieses am Zellrand der Verflüssigung in einem
feinen Streifen, der nach Art eines Rahmens die zentrale Flüssigkeitshöhle,
in welcher der Kern liegt, umgibt und noch deutlich die Protoplasmafaserung
aufweist. Es wurde darauf von uns bei der Beschreibung der Epidermisanatomie
hingewiesen, und EHRMANN erwähnt die Bilder bei Neurodermitis.

Wir haben seinerzeit gezeigt, daß Keratohyalin nichts anderes ist als Abgabe
von Kernsubstanz an das Protoplasma von seiten eines Kernes, der infolge

14*

seiner externen Lage bereits in seiner Ernährung gelitten hat. Diese Auffassung
wurde bestätigt; kommt nun dieser Kern durch die exsudative Entzündung
und ödematöse Durchtränkung unter andere Ernährungsbedingungen, gleichsam
auch dem ernährenden Papillargefäß näher, so unterbleibt seine Auflösung
zu Keratohyalin und es fehlt die Körnerschichte. Auch dieser Vorgang ist nicht
für Ekzem charakteristisch, sondern findet sich überall, wo dieser Ernährungswechsel vorkommt. Keratohyalin tritt wieder auf, wenn sich die Trophik der
Norm nähert, und es gibt beim Ekzem Stadien, wo gerade die für Keratohyalinbildung günstige Ernährung längere Zeit anhält oder unterhalten wird, was dann
zu einer Verbreiterung der Körnerschichte führt. Diese wird beim acanthotischen
Ekzem ebensogut angetroffen wie beim verhornenden Kondylom oder Lupus
verrucosus usw. Die Epidermis ist eben ein ungemein empfindliches Erfolgsorgan der Ernährung, und die feinsten Veränderungen müssen aus der Funktion

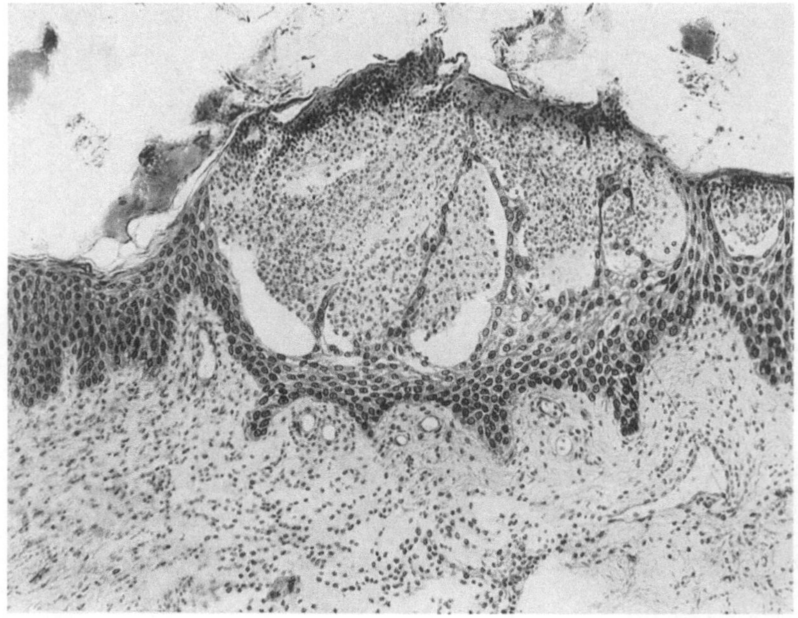

Abb. 70. Eczema vesiculosum: Seltener Reibungseffekt bei Polycythaemia rubra.

der Papillargefäße gedeutet werden. Dies gilt auch von der Pigmentfunktion,
stärkere entzündliche Durchtränkung bringt sie zum Stillstande, daher Verschwinden des Pigmentes während des akuten Ekzems, geringe Hyperämie,
welche auch sonst auf das Epithel hypertrophierend wirkt, regt sie an, daher
Pigmenthypertrophie bei chronischem Ekzem und Neurodermitis. Ein weiteres
Symptom der Überernährung besteht in der Epithelschlackenbildung. Beim
akuten Ekzem weniger ausgeprägt, bei chronischem Ekzem fast regelmäßig
und deutlich, sieht man die Lymphräume der Papillen mit schlackenförmigen
Gebilden erfüllt, die aus einer dickflüssigen, geronnenen Masse stammen. An
der Epithelgrenze sehr reichlich, nimmt die Zahl gegen die Tiefe der Cutis zu
rasch ab. Die gleichen Tropfen finden sich in den Intercellularräumen und man
kann ihr Hervorgehen aus den Zellen beobachten. Die Masse scheint durch die
unversehrte Kernmembran aus den Protoplasmafortsätzen der Zelle besonders
gegen die basale Seite zu in die Interstitialräume ausgepreßt zu werden. Die
Gebilde färben sich mit Methylgrünpyronin leuchtend rot und bestehen höchstwahrscheinlich aus Kernsubstanz, die von dem überernährten Kern in flüssiger

Form an das Protoplasma abgegeben und dann aus der Zelle ausgepreßt werden. Auch dieser Vorgang ist nicht für Ekzem charakteristisch, nur geht er bei dieser Erkrankung, ähnlich wie beim Lupus erythematodes lebhaft vor sich, während er bei anderen Affektionen wie Nävus, Morbus Recklinghausen sich langsam vollzieht, was aus der mehr gleichen Größe der kleineren Körner erschlossen werden kann. Die Schlacken färben sich außer mit Pyronin intensiv auch mit anderen Anilinfarben, so besonders gut mit polychromem Methylenblau. Als Symptom der Überernährung finden sich diese Schlacken besonders beim acanthotischen, chronischen Ekzem und beherrschen daselbst das histologische Bild der Papille, wenn der Schnitt im Paraffin gefärbt wird.

c) *Infiltrierte Knötchen.* Sie sind nicht der Effekt einer akuten Exsudation, sondern entstehen durch mehrmalige Einwirkung der Ekzemschädlichkeit. Handelt es sich um mechanische Schädlichkeit, so hat die erste Scheuerung

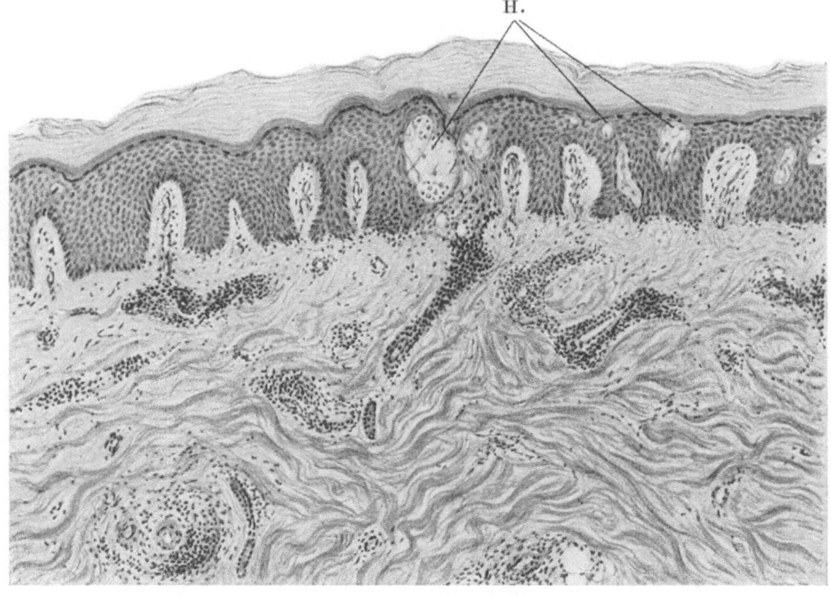

Abb. 71. Eczema vesiculosum. Jugendstadium. (Nach KYRLE.)
In der Epidermis kleinere und größere Aushöhlungen (H.).

ein colliquatives Knötchen bedingt, das Jucken hält an, die Scheuerung ebenfalls, sie kann aber die Demarkation des Schorfes nicht aufhalten, und die Epithelisierung wird trotzdem erfolgen und immer wieder erfolgen, wenn auch das junge Epithel öfter zerkratzt wird. Dabei wird aber jedes Scheuern neue Hyperämie und Ödem auslösen, was allmählich zu einem soliden derben Knötchen führt, das seinen Aufbau einem subakuten interstitiellen und parenchymatösem Ödem der Cutis, einer stärkeren zelligen Exsudation und einer Verbreiterung des Epithels verdankt. Die Veränderungen, die hier in Knötchenform auftreten, erscheinen wieder beim chronisch infiltrierten Ekzem und sollen dort besprochen werden. Auch die chemische Schädlichkeit kann primär ein Knötchen veranlassen, wirkt sie weiter ein, ohne zu höherer Exsudation und zum Bläschen zu führen, so werden sich die exsudativen Erscheinungen verstärken, die fortgesetzt unterhaltene Hyperämie wird zur Proliferation in der Cutis und Epithel führen, Veränderungen, die wieder beim chronisch rezidivierenden oder infiltrierten Ekzem wiederkehren werden.

3. Eczema vesiculosum. Wie aus der Spongiosa das Bläschen wird, wurde angedeutet. Das intercelluläre Ödem und nicht die aus der Altération cavitaire

stammende Flüssigkeit sammelt sich da und dort in einem geschlossenen
Hohlraume an. Es sitzt vorwiegend über der Quelle des Ödems, über der Papillen-
spitze und ist eine Fortsetzung der Flüssigkeitsansammlung in der Papille.
Kommt es zu langsamem Serumnachschub, so können die Bläschen sehr groß
werden, da die begrenzenden Epithelzellen Zeit haben, sich langsam zu dehnen.
Es spricht für die hochgradige Dehnbarkeit der Zellen, daß von der Basis zur
Bläschendecke lange Septen ziehen, die aus nichts als aus langgezogenen, oft
in einfachen Reihen angeordneten Epithelzellen bestehen. Hierzu ist allerdings
notwendig, daß die Zelle vor der Exsudation nicht in ihrer Ernährung gelitten
hat, und tatsächlich weisen die groben Färbungen auch keine Ernährungsstörung nach, es handelt sich lediglich um passive Verdrängung und Dehnung
der Zellen; da beim chemischen Ekzem das Protoplasma in der Regel nicht
leidet, findet sich hier vorwiegend die Verdrängungsblase. Ausnahmen kommen

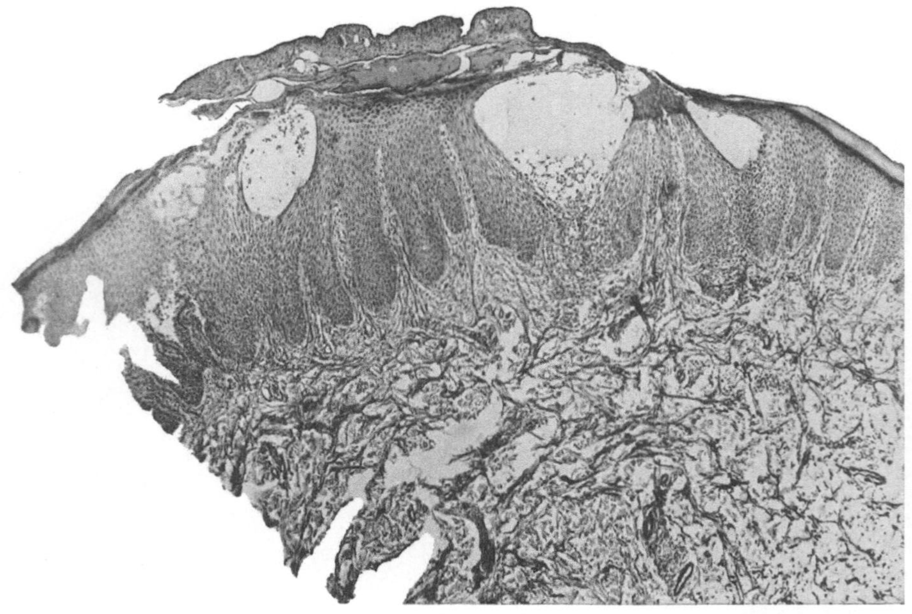

Abb. 72. Eczema vesiculo-crustosum recidivans. (♀, 25 jähr., Unterarm.) Zahlreiche epidermale
Bläschen, zum Teil unter dicker Serumkruste. Starke Acanthose, oberflächliches Infiltrat.
Orig.: 41:1, Reprod. 41:1. (Sammlung E. Hoffmann.)
(Aus Gans, Histologie der Hautkrankheiten. Bd. 1. Berlin: Julius Springer 1925.)

vor, so sieht man ab und zu bei chemischer Ursache Bläschen im Epithel, dessen
untere Reihen normal gefärbt sind, während die oberen Reihen, in welchen
eben das Bläschen liegt, eine herabgesetzte Färbbarkeit aufweisen. Hier fehlt
dann auch die Spongiosa. Die Zellen behalten ihre Form und fallen auseinander,
fallen auch in den Bläschenraum und nähern sich so etwas der Zosterblase. Auch
hier liegt nicht eine direkte Protoplasmavergiftung, Koagulation durch die
chemische Schädlichkeit, wohl aber eine intensivere Gefäßbeeinflussung vor.
Die Schädlichkeit löst hier einen Effekt aus, der dem urticariellen Infarkt nahe
kommt, d. h. das Ödem führt durch Tamponade, Anämie usw. zu verschiedenen
Graden der Ernährungsstörung und Nekrobiose. Solche Befunde erinnern an
die mattgefärbten Epithelherde, die Peter beim Jodekzem gesehen hat, und
wir sahen einmal nach Einreibung von Jothion eine Dermatitis entstehen,
die urticarielle Symptome entlehnte und Efflorescenzen aufwies, die an Strophulus infantum erinnerten. Die Härte solcher Bläschen spricht für den hohen

Fibrinogengehalt des Exsudates und für die stärkere Reizung der Gefäße. Erst wenn die chemische Schädlichkeit in hohen Konzentrationen oder in langer Dauer einwirkt, wird sie direkt auch noch auf das Protoplasma einwirken, wobei aber auch hier die nekrotisierende Wirkung auf das Gefäß die Hauptrolle spielt; es handelt sich dann eben um Ätzung.

Die Größe und Form der Blasen wird im übrigen hauptsächlich bestimmt durch die Schnelligkeit, mit der die Epidermis von Serum durchtränkt wird. Es wurde bereits erwähnt, daß große Blasen nur durch langsamen Nachschub gebildet werden können, während der rascheste Serumerguß zum Nässen und zum Platzen der Bläschen führt; zwischen beiden Extremen liegen die Übergänge. Bei langsamem Erguß wird eine spongiös gelockerte Stelle nach der anderen zur Blase und es wird vom Druck des Blaseninhaltes abhängen; wie weit die Verdrängung, Dehnung, Kompression der Umgebung getrieben wird, so können Blasen entstehen, deren Basis nur von den komprimierten Basalzellen gebildet ist.

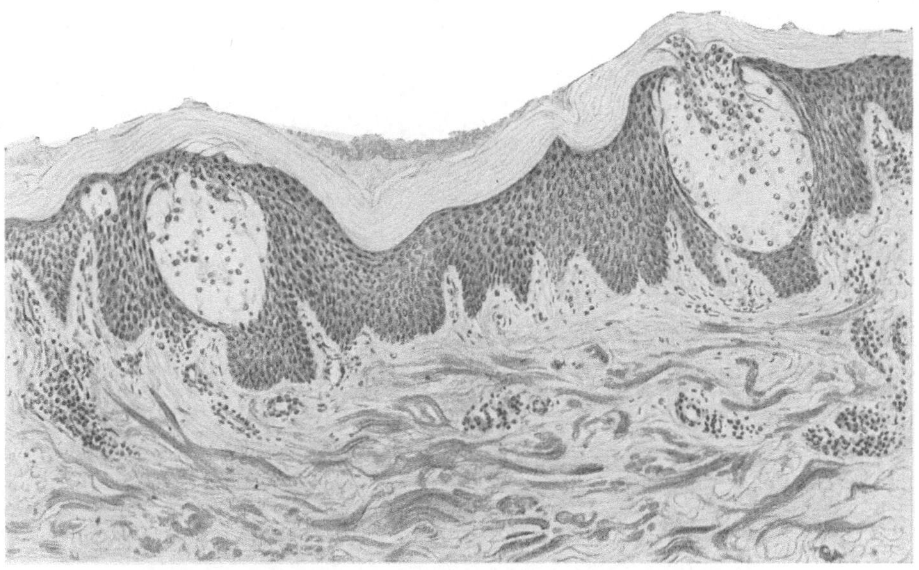

Abb. 73. Ekzembläschen von Handrücken. (Vergr. 85.) (Nach Kyrle.)

Der Blaseninhalt ist zunächst geronnenes Serum, und es ist für das Wesen des Prozesses gleichgültig, ob in einem späteren Stadium Fibrin im Serum auftritt. Der Fibrinogengehalt ist gewiß ein wechselnder nach der Ursache und Zeitpunkt, ist aber nicht von prinzipieller Bedeutung. Die Refraktometerzahlen zeigen, daß es sich um entzündliches Exsudat handelt. Die Lymphgefäße sind ausgedehnt, die natürlichste Erklärung dafür wäre vermehrte Abfuhr von Lymphe aus dem überernährten Gewebe, wofür die Schlacken sprechen; ob die Lymphgefäße sich aktiv parallel mit den Capillaren an der Exsudation beteiligen, ist strikte wohl nicht bewiesen, scheint auch gleichsam als antidrome Lymphsekretion schwer verständlich. Hingegen kann man sich vorstellen, daß das Exsudat der Gefäße auch jene Anteile enthält, die normal in Lymphe umgewandelt werden und hier aus irgendwelcher Sperrung der Lymphgefäße (Parese, Dilatation usw.) nicht abgeführt werden. Offenbleiben der Capillarwand, als zuführende Quelle, würde durch Dilatation mit Parese der Abfuhrwege und erschwerter Abfuhr unterstützt und führt zu paradox intensiver Exsudation durch das Epithel, wie sie für das nässende Ekzem charakteristisch ist. Sinngemäß folgt auf die seröse Exsudation sehr bald zellige, und es finden sich in der Blase

Leukocyten in verschieden großer Zahl. In manchen Blasen finden sich abgesprengte Epithelien, die dann in der Flüssigkeit runde Form annehmen, pigmentiert bleiben und schließlich nekrotisieren. Die Abheilung äußert sich an der

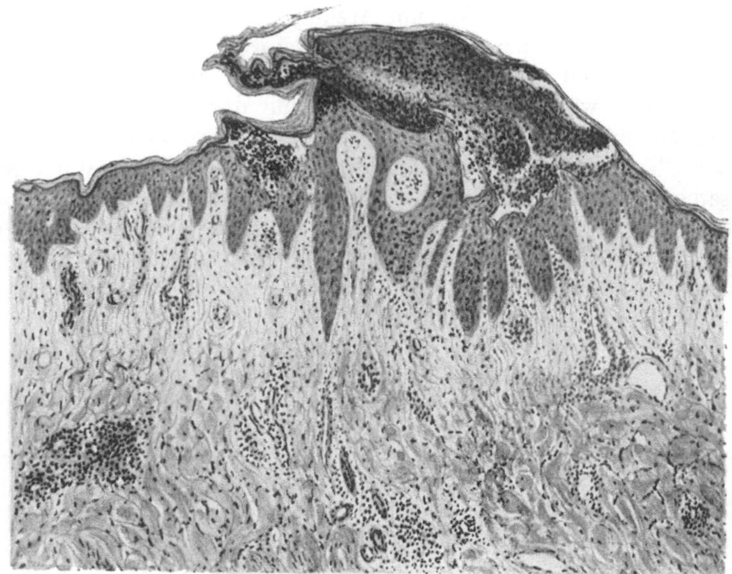

Abb. 74. Ekzempustel im Beginn der Austrocknung. (Vergr. 60.) (Nach Kyrle.)

Blasenbasis durch Mitosen, intensivere Pyroninfärbbarkeit des Zellprotoplasmas und deutliche Tinktion der Kerne. Es werden rasch die Stadien bis zur Para-

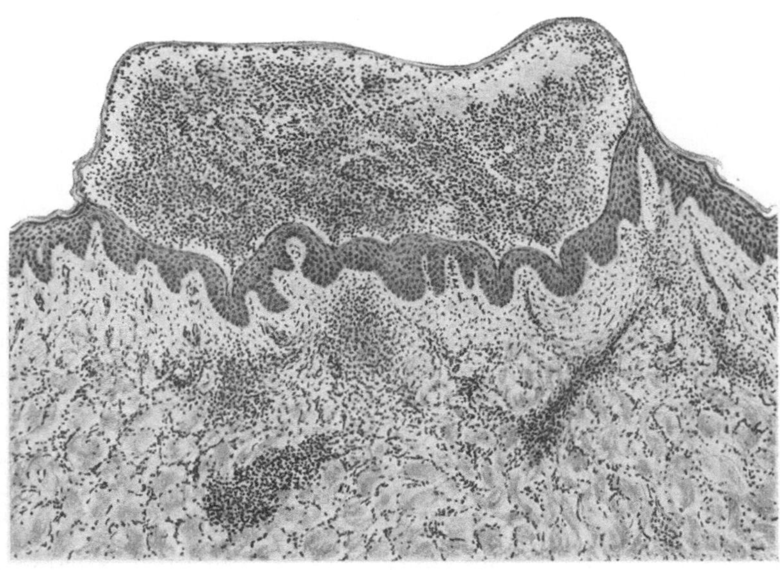

Abb. 75. Pustel bei Crotonöl-Dermatitis. (Vergr. 60.) (Nach Kyrle.)

keratose, ja bis zur kernlosen Hyperkeratose durchlaufen, so daß in kurzer Zeit der gesamte Blaseninhalt zum Syncytium vertrocknet, auf der neuen Epidermis aufsitzt und durch sie eliminiert wird (vgl. Abb. 76). Aus dem Rete gehen entweder

kernhaltige oder kernlose Hornzellen hervor, letztere stammen nicht aus den
ersteren; daran muß festgehalten werden, wenn man die Bilder in der Hornschicht-
zone deuten will. Liegt über Parakeratose Hyperkeratose, so ist es entweder die
alte Hornschichte, oder es ist auf ein hyperkeratotisches Ausheilungsstadium
wieder ein parakeratotisches Rezidiv gefolgt, das von der Basis aus wieder durch
Hyperkeratose eliminiert wird. Hyper- und Parakeratose zeigen die wechselnden schwächeren und stärkeren Durchfeuchtungen des Epithels und die Schwan-
kungen im Ekzemprozeß an. Die Durchfeuchtung kann natürlich auch im
Rezidiv noch höhere Grade aufweisen, und es kann auf Hyper- und Parakeratose
in der Tiefe wieder von neuem Spongiose oder Bläschenbildung folgen. Dies
kann so rasch eintreten, daß an der Oberfläche das frühere Bläschen noch nicht
eliminiert ist, wodurch übereinanderliegende Doppelbläschen entstehen, beide
getrennt durch eine Schichte neugebildeten Epithels. Viel häufiger als übereinander finden sich die einzelnen Stadien nebeneinander, und gerade diese

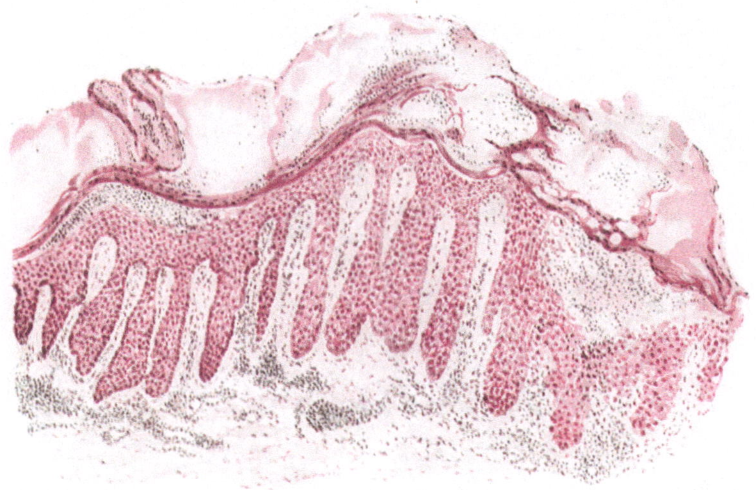

Abb. 76. Eczema madidans. (Älterer Herd.) Parakeratose, Acanthose, Spongiose, Bläschenbildung.
Zahlreiche polynucleäre Leukocyten durchsetzen Gewebe und seröses Exsudat, das in den ober-
flächlichen Lagen in dicken Massen geronnen ist. Stärkere Zellinfiltration um die erweiterten Gefäße.
Methylgrün-Pyronin. Orig. 66:1. Reprod. 50:1. (Nach GANS.)

Polymorphie in der Fläche, im kleinsten Raum (UNNA) ist der Ausdruck des
kleinen klinischen Mosaiks des Ekzems. Es wechseln in der Fläche Spongiosen,
kleinere und größere Bläschen, Para- und Hyperkeratosen, manchmal nur einigen
Papillenschlingen entsprechend; die wechselnden Erscheinungen in der Fläche
und evtl. gleichzeitig in der Höhe machen das Bild des rezidivierenden Ekzems
aus. Auffallend ist der reiche Leukocytengehalt späterer Blasenstadien, verglichen mit der geringen Leukocyteninfiltration der Cutis, gleichsam als ob nicht
nur das Serum, sondern auch die Leukocyten zum Ort des geringsten Widerstandes zuströmen.

Das nässende Ekzem ist im Wesen ein vesiculöses mit abgeworfener Blasendecke, und es gibt Bilder, wo die Epithellücke direkt nach außen geht. Das
ist dann der Fall, wenn die aus eingetrocknetem Serum, Leukocyten gebildete
Kruste durch Umschläge abmaceriert wurde, oder wenn der Prozeß so stürmisch
war, daß keine Zeit zur Gerinnung vorhanden war. Häufiger findet man allerdings die Epitheldefekte durch die Kruste gedeckt. Diese Krusten können auch
Bakterien enthalten, und der Leukocytenreichtum mag zum Teil in der Leukotaxis seinen Grund haben. Die Restitution erfolgt wie beim Bläschenekzem

durch neugebildete Zellen unter den nässenden Punkten, die ebenfalls bald
para- und hyperkeratotische Reihen bilden. In der Regel ist beim nässenden
Ekzem das Epithel, aber auch die Cutis reichlich von Leukocyten durchsetzt.
Die histologischen Bilder des *schuppenden* Ekzems ergeben sich aus dem bereits
Gesagten. Festzuhalten ist nochmals, daß aus einer kernhaltigen Hornzelle
keine kernlose wird, daß also Hyperkeratose nicht durch Umwandlung von
Parakeratose entsteht, daß beide Verhornungstypen verschiedenen Durch-
feuchtungsgraden, Ernährungsformen der Epidermis, somit verschiedener
Gefäßbeschaffenheit entsprechen; daß zwischen den verschiedenen Verhornungs-
schichten geronnenes Exsudat mit Leukocyten eingeschlossen sein kann, wenn
auf Stadien der Besserung mit Para- und Hyperkeratose ein exsudatives Rezidiv
folgt und wieder von Besserung gefolgt ist. Zwischen Para- und Hyperkeratose
liegt die Vermehrung des Keratohyalins. Sie entspricht einer Trophik und

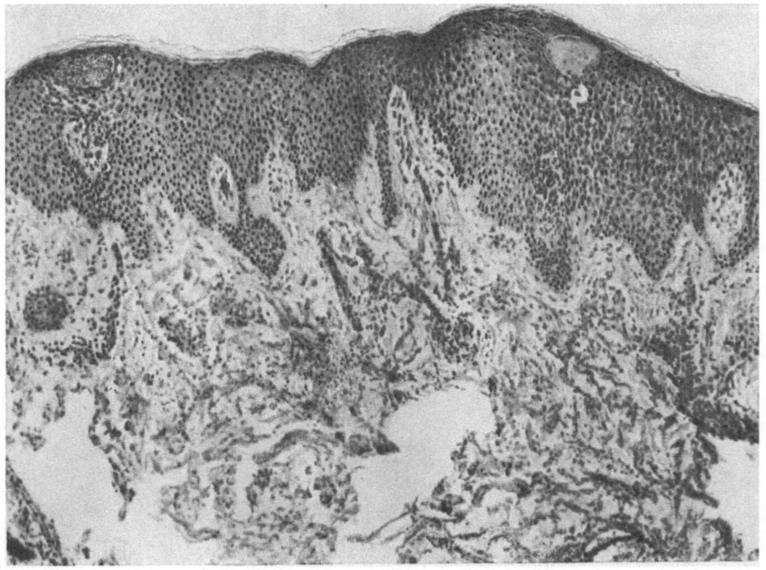

Abb. 77. Subakutes vesiculöses Ekzem. Bläschen in acanthotisch verbreiterter Epidermis.

Epitheldurchfeuchtung, welche stärker ist als bei reinen Hyperkeratosen, sie
kann nicht zustande kommen, wenn bei stärkerer Durchfeuchtung das Rete
sofort in Parakeratose übergeht. Die niedersten Grade der Parakeratose in
Form einer Zellreihe mit dunklen Kernen und pyroninrotem Protoplasma wurden
bei Eczema maculosum als Effekt kurzer Gefäßreizung erwähnt, von hier läuft
eine ununterbrochene Reihe bis zu mächtigen Keratosen, parakeratotischer
oder hyperkeratotischer Schuppe aus mehreren aufeinander folgenden Reizungen
oder die Gefäßreizung bleibt durch lange Zeit erhalten und führt zum chronisch
verdickten Ekzem.

4. Das chronisch infiltrierte Ekzem. Wie anderwärts ausgführt, halten wir
die Infiltration für ein Symptom der Neurodermitis im Ekzem, es besteht nach
unserer Auffassung kein Gegensatz zwischen Ekzem und Neurodermitis, weil
juckendes echtes Ekzem für uns Neurodermitis ist. Die Infiltration beim Ekzem
und der Lichenifikation hat den gleichen Grund vorwiegend in der mechanischen
Scheuerung, der Unterschied besteht nur darin, daß bei der Neurodermitis
gleichsam eine trockene Hypertrophie entsteht, während sich beim Ekzem
zu derselben exsudative Erscheinungen beigesellen. Das Infiltrat und die Härte

resultiert nicht mehr ausschließlich aus interstitiellem und intraparenchymatösem Ödem, sondern aus Umänderung des Bindegewebes und auch aus echter Bindegewebsvermehrung. Durch Vergleiche mit normaler Haut kommt man dazu,

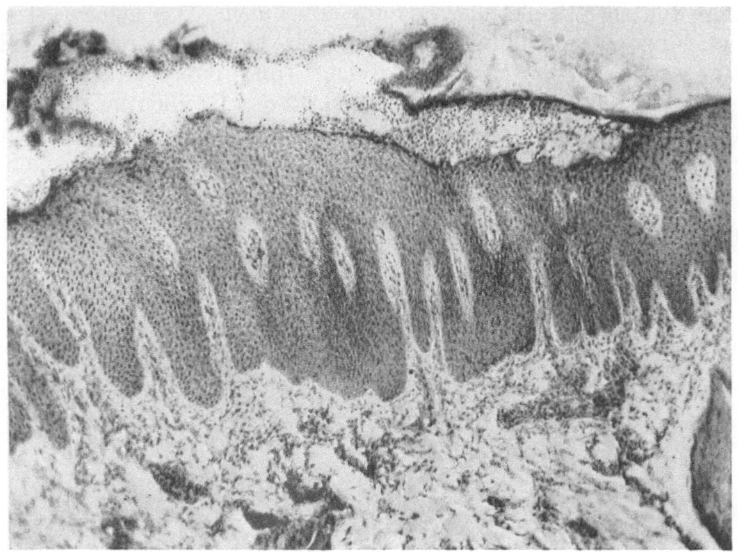

Abb. 78. Chronisch nässendes Ekzem. Acanthose, an der Oberfläche nässendes Ekzem.

die Veränderung auf folgendes zurückzuführen. Die kollagenen Fasern sind verbreitert. Beim akuten und subakuten Ekzem mag diese Verbreiterung

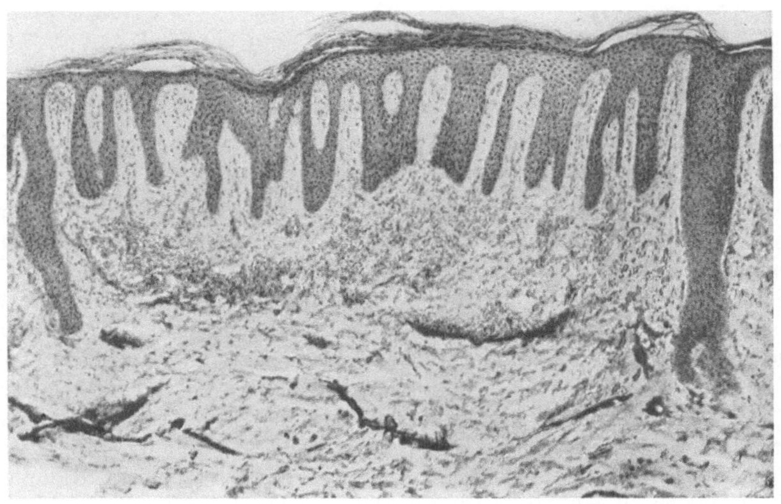

Abb. 79. Chronisch schuppendes Ekzem. Parakeratose über Acanthose.

durch Ödem der Fasern bedingt sein, später ist sie durch Kollagenhypertrophie bedingt; dies geht aus der van Giesonfärbung der Papillen hervor. Die Papillen sind mehrfach verlängert und verbreitert, würden sie Fasern in der alten Stärke enthalten, so müßten dieselben gezogen und verdünnt sein, dies ist aber nicht der

Fall, sondern man sieht dicke Kollagenfasern mit dem Gefäß emporziehen und an den Seiten unter dem Epithel gleichsam herabziehen. Es ist mehr Kollagen da, wie weit dasselbe auf Verbreiterung der alten, oder Bildung neuer Fasern zurückzuführen ist, ist schwer zu entscheiden. Urteilt man nach den elastischen Fasern, welche, obwohl gedehnt, doch stärker, aber nicht vermehrt erscheinen, könnte man für die Papille eher ersteres annehmen. Das gleiche ist der Fall im Stratum subpapillare und in der Cutis propria, hier fällt vor allem das Hervortreten der elastischen Fasern auf, welche trotz ihrer Streckung dick erscheinen, dabei nirgends Degeneration zeigen. In den Papillen, mehr in den obersten Schichten der Cutis propria findet sich eine deutliche Formänderung und auch Vermehrung der fixen Bindegewebszellen. Es finden sich zahlreiche Spinnenzellen mit großem, bläschenförmigem Kerne und zartem Chromatinnetze und multipolaren Protoplasmaausläufern, die in Verbindung mit gleichen Zellen stehen, wodurch ein Netzwerk aus jungen Fibroblasten gebildet wird, deren

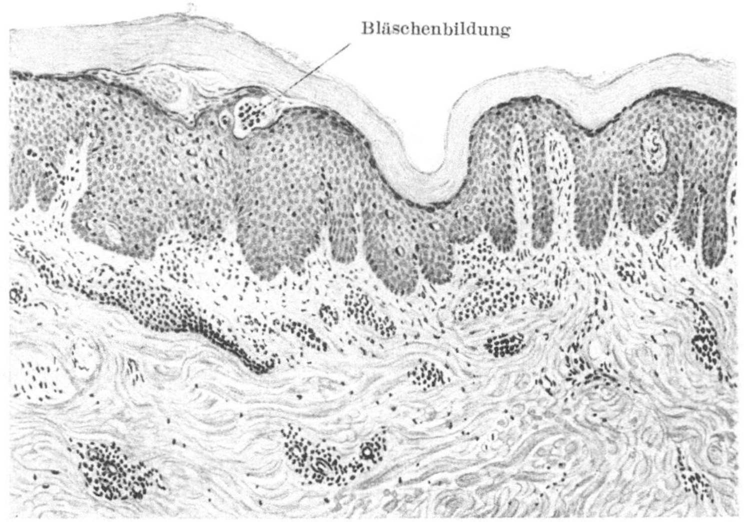

Abb. 80. Eczema chronicum mit Lichenifikation. Neurodermitis eczematosa chron. (Nach Kyrle.)

Protoplasma sich deutlich mit Pyronin färbt. Langgezogene Zellen mit gleichem Protoplasma und großen elliptischen Kernen, hintereinander zu Zügen gelagert, sind ebenfalls junge Fibroblasten. Die stärkste Zellvermehrung findet sich längs der Gefäße, während das übrige Gewebe sogar manchmal wenig Zellen aufweist, wobei besonders die geringe Zahl der exsudativen auffällt. Die Arrectoren erscheinen ebenfalls hypertrophiert, Plasmazellen spärlich, Mastzellen vielleicht etwas vermehrt. Auffallend ist in den Papillen die Ausdehnung der Lymphgefäße, wobei von Endothel ausgekleidete Räume gemeint sind, die vielfach die bereits erwähnten Epithelschlacken enthalten; wie weit das von Ehrmann hervorgehobene perivasculäre Ödem auch außerhalb vasculärer Räume liegt, ist nicht leicht zu entscheiden. Die reichlichen Lymphgefäße sind wohl weniger auf Neubildung, als auf vielfache Schlängelung der alten zurückzuführen. Ungemein schwierig zu beantworten ist endlich die Frage, ob neben der Quellung und Kollagenhypertrophie in den alten Fasern auch eine Bildung neuer Kollagenfasern erfolgt, ob die Verjüngung des Bindegewebes bei der Bildung junger Fibroblasten haltmacht, oder ob aus diesen auch neue Fasern gebildet werden. Auf der einen Seite kann sie wegen Überernährung vermutet werden und wird

besser als bloße Hypertrophie die dicke plattenartige Beschaffenheit mancher
Ekzeme erklären; auf der anderen Seite darf nicht vergessen werden, daß bei
Ekzem in der Cutis nichts durch Nekrose zugrunde geht und durch Narbe ersetzt
werden muß und daß jedes Ekzem sich ad integrum zurückbilden kann. Es
müßten also die neugebildeten Fasern wieder spurlos verschwinden, wobei der

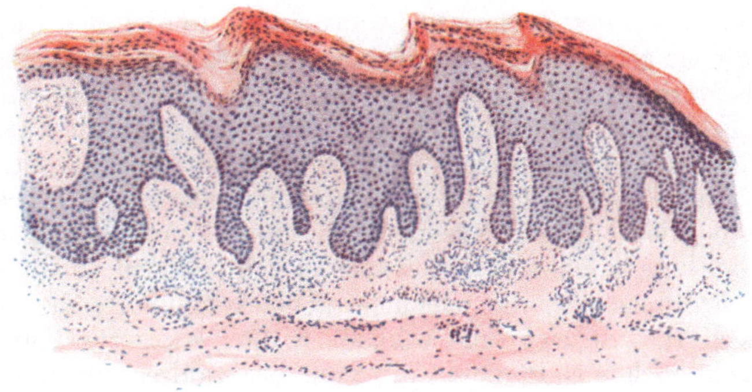

Abb. 81. Eczema chronicum squamosum. (♀, 13 jährig, Handrücken.) Parakeratose, Acanthose.
Fehlendes Stratum granulosum. Ödem im Stratum papillare und spinosum. Mäßige Gefäßerweiterung
und perivasculäre Zellinfiltration. Hämatoxylin-Eosin. (Nach GANS.)

alte anatomische Aufbau wieder zurückkehrt, was in Hinblick auf andere hyperplastische und wieder vollkommen rückbildungsfähige Prozesse immerhin möglich ist. Charakteristisch für chronische Ekzeme ist die mucinöse Degeneration
des Bindegewebes. Will man sie voll erfassen, so soll bei der Färbung der Alkohol

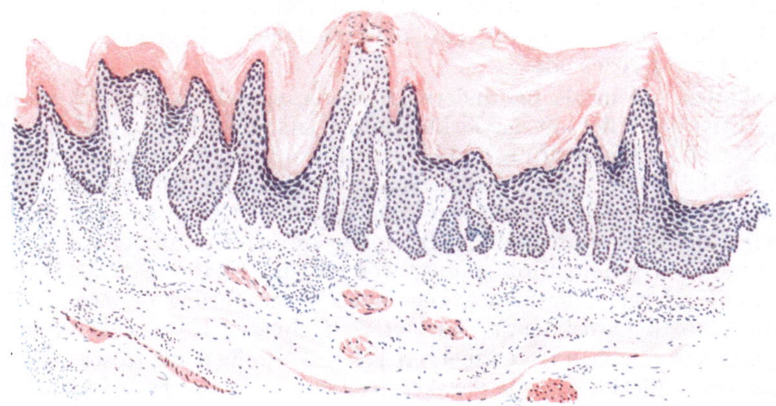

Abb. 82. Eczema chronicum callosum (tyloticum). (♂, 52 jähr., Unterschenkel, Streckseite.)
Mächtige Hyperkeratose und Acanthose. Umschriebener parakeratotischer Herd mit mangelnder
Keratohyalinbildung, erweiterte und starre Gefäße mit wechselnd ausgedehntem Zellmantel.
Hämatoxylin-Eosin. (Nach GANS.)

vermieden werden, man färbt also die Schnitte, noch im Paraffin, auf verdünnter
wässeriger Farblösung. Die mucinöse Masse färbt sich dann mit polychromem
Methylenblau metachromatisch violett, mit Methylgrün-Pyronin orange und ist
besonders anzutreffen um die Knäueldrüsen, um den Haarfollikel, findet sich
aber auch um die Subpapillargefäße und bis in die Papille hinauf.

    Aus gleichem ätiologischen Grunde ist dem Ekzem und der Neurodermitis
gemeinsam die *Acanthose*, die Verlängerung, wohl auch die Verbreiterung der

Retezapfen. Ihre Ursache ist komplex. Das zentrifugal treibende Papillargefäß findet an der gelockerten Epidermis einen geringeren Widerstand, stößt über der Schlinge auf Spongiosa oder Bläschen, ja manchmal auf ein Bläschen unter dem Epithel, streckt sich und kann das Epithel über sich direkt verdünnen; die Spitze der Retezapfen ist diesem Anstoß nicht ausgesetzt, haftet fest, wodurch allein schon eine Dehnung der Zapfen erklärt werden kann. Dort, wo die ursprünglichen Zellen des Zapfens nicht ausreichen, werden aus Überernährung durch Mitose neue gebildet werden, wie aus den Mitosen nach akuter Reibungshyperämie hervorgeht. Was dort auf einige Reibungen erfolgt, tritt hier sich summierend nach den vielen Scheuerungen, denen das juckende Ekzem oder die Lichenifikation ausgesetzt ist, in verstärktem Maße auf, und dieses Moment bleibt auch bestehen, wenn sich die Epithelverhältnisse soweit gebessert haben, daß sie bereits wieder einen Gegendruck ausüben können. Daß die Epithelzellen der Acanthose in lebhaftem Stoffwechsel sich befinden, ergibt die Pyroninfärbung des Protoplasmas, die reichliche Schlackenbildung, die eine Überernährung des Kernes anzeigt, und schließlich die gesteigerte Pigmentbildung. Letztere drückt sich aus in dem Auftreten der zahlreichen weitverzweigten Melanoblasten. Was sich im oberen Rete abspielt, hängt vom Zustande der Gefäße ab und hier äußert sich beim Ekzem der exsudative Charakter, gegenüber der Hypertrophie bei der reinen Lichenifikation. Während in der Cutis die Infiltration und Induration zunimmt, spielt sich an der Oberfläche der Ekzemprozeß ab von Spongiosa bis zur Para- und Hyperkeratose, neben und evtl. übereinander. Der Prozeß kann im nässenden Stadium verweilen, die Oberfläche mit Krusten bedeckt sein, oder es bildet Parakeratose den Abschluß nach oben. Es kann an der Oberfläche die Alteration cavitaire solche Grade erreichen, daß der Kern in einer zentralen Flüssigkeitsansammlung liegt, daß von dem Protoplasma nur eine dünne unverflüssigte Hülle übrigbleibt, was zu einer Wabenstruktur führt; bei verrukösen Formen kann mächtige Hyperkeratose vorhanden sein; Parakeratose daneben zeigt aber den exsudativ feuchten Grundprozeß an.

Rückblick. Mehr als bei anderen Erkrankungen läuft beim Ekzem der trophische Effekt parallel mit der Zirkulation. Gefäßausdehnung und Kontraktion sind die Quelle der Ernährung und Überernährung. Im Zustand des Gefäßes liegt der Grund des histologischen Geschehens, vom Papillargefäßnetze gehen die Impulse aus und im Epithel zeigen sich seine Wirkungen. Man kann bei der Scheuerung den Gefäßreiz so abstufen, daß die Hyperämie eine fluxionäre ist, mehrere Fluxionen lösen schon Mitosen aus, weil sie die Epidermis stärker ernähren und durchfeuchten. Durchfeuchtung und Überernährung ändern die Körnerschichte, eine Reihe bekommt einen stark färbbaren Kern und pyroninophiles Protoplasma, schließlich treten mehrere solche Zellreihen auf Kosten der Körnerschichte auf, schieben sich als Parakeratose unter die alte Hornschichte, Leukocyten zeigen, daß die Durchfeuchtung bereits eine entzündliche ist. Die nächsthöheren Stadien hängen von der Quantität des serösen Exsudates ab. Es sammelt sich unter der Epidermis, dringt in die Saftkanäle des Epithels ein, verbreitert sie, zerrt die Zellen zum Status spongiosus auseinander und zerreißt ihren Zusammenhang zum Bläschen. Ein gewisser Innendruck des Bläscheninhaltes wird mit weiterer Dehnung und Abplattung der Umgebung beantwortet, weitere Exsudation mit Sprengung der Oberfläche zum nässenden Punkt. Rasch auftretende pyroninophile Epithelien demarkieren den fremdgewordenen, serösen, serofibrinösen leukocytären Blaseninhalt, heben ihn rasch gegen die Oberfläche und eliminieren ihn durch Para- und Hyperkeratose, wenn die Exsudation wieder absinkt. Hält sie an, so steht das Epithel unter dem zentrifugalen Saftstrom, die Blasendecke wird aufgerissen, es kann sich keine halt-

bare Hornschichte bilden, die Gegendruck auslöst, der Weg vom Gefäß zur
Oberfläche ist offen, und das Exsudat ergießt sich auf die Oberfläche. In diesem
Stadium hilft sich die Natur anscheinend dadurch, daß das Exsudat fibrinogen-
reicher wird, rasch gerinnt und den Saftstrom von außen tamponiert. Der
Druck der Borke wirkt bis zum Gefäße und ist Ausheilungsversuch, das Epithel
gewinnt Zeit Parakeratose zu bilden, die den zentripetalen Druck verstärkt,
worauf bei herabgesetzter Zirkulation und Durchfeuchtung Hyperkeratose
und schließlich Heilung erfolgt. Sehr oft verspätet sich dieses letzte Stadium,
Hyperkeratose tritt nicht ein und die Oberfläche verharrt in Parakeratose
oder in noch höherer Durchfeuchtung. Selten ist der Zustand der Oberfläche
gleichmäßig auf die ganze Fläche verteilt, meist wechseln die einzelnen Stadien
nebeneinander, jedes Stadium entfällt auf einige Papillen, den punktförmigen
Charakter der Ekzemdermatose kennzeichnend. Hat die stärkere Durchfeuchtung der Epidermis länger angedauert, dann kommt zur Parakeratose
die Streckung der Papillen, die Verlängerung der Retezapfen, die Acanthose.
Man führt das spitze Kondylom darauf zurück, daß die Papillarschlinge gegen
verdünntes Epithel schlägt, dieser Umstand kommt auch bei der Acanthose
des Ekzems in Betracht, wo der geringere Widerstand durch Spongiosa, Fehlen
der Hornschichte gegeben ist, dazu kommt aktive Zellproliferation aus Überernährung durch wiederholte Hyperämisierung. Die Überernährung ergibt
sich aus dem Reichtum des Protoplasmas an pyroninophiler Substanz, aus
ihrem Abtropfen in die Intercellularräume und Abtransport durch die Lymphgefäße. In der Cutis Überwiegen der serösen Exsudation gegenüber der zelligen,
Ausdehnung und Schlängelung der Lymphgefäße, extravasculäres Exsudat.
Quellung der Fasern durch akutes und chronisches parenchymatöses Ödem
und echte Kollagenhypertrophie, möglicherweise Bildung neuer Kollagenfasern aus jungen Fibroblasten. Quellung und Verdickung der elastischen
Fasern, die entsprechend der Papillenvergrößerung gedehnt und auseinander-
gezogen sind. Im allgemeinen geringes, manchmal aber doch deutliches perivasculäres Infiltrat, geringe Leukocytenexsudation, spärliche Plasmazellen,
keine besondere Vermehrung der Mastzellen. Mucinöse Degeneration des Bindegewebes um Schweißdrüse und Haar, manchmal auch in der Papille. Pigmenthypertrophie.

VI. Therapie.

Entsprechend der Auffassung des Ekzems als Resultat aus äußerer Schädlichkeit und innerer Disposition unterscheidet man zwischen äußerer und innerer
Therapie, i. e. man behandelt die äußeren Schädigungen und versucht die innere
Disposition zu beeinflussen. Sinngemäß gehört zur äußeren Therapie auch noch
die Prophylaxe, die Vermeidung der äußeren Schädlichkeit. Diese setzt voraus,
daß wir sie erkannt haben und die Ekzemdiagnose ist erst dann eine vollständige,
wenn dieselbe festgestellt ist. Zunächst die monovalente Schädlichkeit, jener
Körper, der bei seiner ersten Berührung, oder so oft er auf die Haut gelangt,
Ekzem hervorruft. Zur Kenntnis dieser Schädlichkeit zu gelangen ist nicht
immer leicht. PINKUS beschreibt treffend die Situation (PINKUS, Münchener
Bericht). Vorwiegend handelt es sich um äußere Einwirkung der Schädlichkeit,
also müssen die Erhebungen in diesem Sinne einsetzen, und es muß anerkannt
werden, daß nach den experimentellen Forschungen von JADASSOHN, BLOCH
heute wohl kein Dermatologe Ekzem ohne vorhergehende weitgehendste ätiologische Erwägung behandelt.

Wir haben die chemische Schädlichkeit beim Wesen des Ekzems als schädi-
gendes Prinzip beschrieben, und manche äußere Schädlichkeiten im Kapitel

Ätiologie und bei den speziellen Ekzemen Lokalisationen noch einmal aufzu-
zählen versucht, trotzdem soll hier nicht versäumt werden, noch einmal hervorzuheben, daß man bei jedem akuten und subakuten Ekzem an artefizielle
Schädlichkeit zu denken hat. Es soll aber gleichzeitig daran erinnert werden,
daß chemische Schädlichkeiten auch Jucken verursachen können, und daß somit
artefizielles Ekzem unter dem Bilde des pruriginösen neurodermitischen Ekzems
erscheinen kann, ja, daß eine chemische Schädlichkeit echte, nicht ekzematöse
Neurodermitis auslösen kann.

Handelt es sich nur um einen bestimmten einzigen Körper, dann ist Prophylaxe und Entfernung desselben auch schon Therapie, die beste, weil ätiologische
Therapie. Viel seltener kommt die Eruierung einer chemischen Schädlichkeit
von innen her in Betracht. Auch hier hat die experimentelle Forschung durch
Bloch dahin gewirkt, daß jeder Dermatologe in diesem Sinne Nachforschungen
anstellen wird und tatsächlich hat sich in der letzten Zeit die Kasuistik vergrößert. Aber es werden immer seltene Fälle sein, wo das Ekzem in präziser
Abhängigkeit von der inneren oder parenteralen Einverleibung eines Körpers
abzuleiten ist. Anders liegen die Verhältnisse, wenn der Körper in Nahrungsmitteln enthalten sein soll. Auch diese Möglichkeit muß heute in Betracht
gezogen werden und es liegen seitens der Kinderärzte Beobachtungen von
erfolgreicher Prophylaxe vor. Beim Erwachsenen ist diese ätiologische
Erkenntnis noch nicht so weit gefestigt, daß wir danach behandeln, resp.
verhindern können. Es kann sein, daß fortgesetzte experimentelle Forschung,
präziser als es bis jetzt der Fall ist, noch manche Beziehung aufklären wird,
aber eine prinzipielle Änderung der Ekzemtherapie wird von hier aus nicht
erfolgen.

Handelt es sich um polyvalente Schädlichkeiten, also um Überempfindlichkeit gegen eine Vielheit von Schädigungen, dann deckt sich Prophylaxe
mit der alten Vorstellung von Empfindlichkeit der Ekzemhaut gegen äußere
Reize überhaupt und die ärztliche Anweisung, sich vor Wasser, Seife, Schweiß
usw. zu schützen, ist Prophylaxe gegen polyvalente Schädlichkeiten. Ergibt
sich in der Ernährung keine monovalente Schädlichkeit, dann muß man Hebra
vollkommen zustimmen, wenn er sagt, daß ebensogut Armut wie Reichtum,
Mäßigkeit und Schwelgerei, Enthaltsamkeit und Genußsucht im gleichen Maße
ihre Vertreter unter den Ekzemkranken haben. Es fällt das Wort Idiosynkrasie,
es tritt an seine Stelle die Empfindlichkeit der Haut überhaupt und der Arzt
hat die wichtige Entscheidung zu fällen, gegen welche Schädlichkeit diese
Empfindlichkeit besteht oder bestehen könnte. In der Voraussicht der letzteren
Möglichkeit zeigt sich die Überlegenheit des Therapeuten. Bei der ersten
Ordination zu erkennen, gegen welche Therapie das vorliegende Ekzem empfindlich sein könnte, welche Therapie am besten nützen muß, ist das Resultat
vorausgehender Erfahrung, spezieller Intuition. Dabei handelt es sich weniger
um bestimmte Medikamente, als um den zu wählenden Behandlungsmodus, da
die Tatsache lehrt, daß ein Ekzem häufiger gegen den Modus — feuchter Verband, Salbenverband, Pastenbehandlung usw. — als gegen einen Körper aus
dem Behandlungsmodus heraus, überempfindlich ist. Vor allem wird man
zu entscheiden haben, ob offene oder okklusive Behandlung vorzuziehen ist.
Im allgemeinen wird man trachten, so bald als möglich zur offenen Behandlung
zu gelangen, weil die Erfahrung lehrt, daß lang andauernder Salbenverband sehr
häufig zur Reizung führt, in anderen Fällen wird man erst nach längerem Salbenverbande zur offenen Behandlung gelangen.

Da das akute Ekzem weitgehend mit Puder zu behandeln ist, anderseits
das squamöse Ekzem Objekt der Pastenbehandlung ist, so verbleibt für die
Okklusivbehandlung — feuchter Verband, Salbenverband — vorwiegend das

nässende oder krustöse Ekzem, und es muß getrachtet werden, über dieses Stadium rasch hinauszukommen.

Eine selbstverständliche Erwägung ist es, bei mehreren Herden den primären und diesen womöglich ätiologisch zu behandeln, wie sich dies bei Ekzem aus Varicen, bei Ekzem aus Gewerbeschädigung bewährt. Bessert sich der primäre Herd, dann bessern sich mit abnehmender Ekzembereitschaft auch die sekundären Herde.

Es ist besser, mit wenig Mitteln, deren Wirkung man aus längerer Erfahrung kennt, als mit einer Fülle von Medikamenten zu arbeiten.

Das artefizielle Ekzem bereitet der Therapie keine zu großen Schwierigkeiten, vorausgesetzt, daß die Therapie nicht selbst artefizielle Schädigung ist, in der Art, daß auf eine Dermatitis eine zweite und dritte gesetzt wird. Die Schwierigkeiten beginnen beim echten Ekzem, bei der Empfindlichkeit gegen polyvalente Schädlichkeiten und bei den Endstadien des Ekzems. Hier verbleibt oft Jucken, das ebensogut zur Lichenifikation, als zum lichenoiden, oder rezidivierenden Ekzem führen kann. Ein Mittel, das in allen diesen Fällen die sensible Erregung günstig beeinflussen würde, besitzen wir nicht, weder ein äußeres noch ein inneres. Immerhin besitzen wir ein altes inneres und ein neues äußerliches Mittel, welches in vielen Fällen nützt. Ersteres ist Arsen, letzteres die Röntgenbehandlung. Beide Mittel erfordern breitere Erwähnung. Der Röntgenbehandlung nahekommend ist der Teer. Seine Indikationsstellung ist schwierig und soll versucht werden. Er ist meist Ausgangsbehandlung. Zwischen Beginn und Ausgang liegen Ekzemstadien, für deren Behandlung wir durch HEBRA Mittel und Wege kennen, Mittel, die auf Ruhestellung, Maceration, Austrocknung usw. hinarbeiten, sie müssen beschrieben werden. Das Wichtigste jeder Ekzembehandlung ist die Beurteilung des jeweiligen Effektes („daß man wisse", KAPOSI) und es ist natürlich von Vorteil, daß man möglichst oft in die Lage versetzt ist, diesen Effekt zu beurteilen.

Nach diesen allgemeinen Bemerkungen gliedert sich die Materie, wie folgt:

A. Mittel und Methoden der Ekzemtherapie.
B. Licht- und Strahlentherapie.
C. Behandlung der einzelnen Ekzemformen:
   1. Das akute Ekzem.
   2. Das rezidivierende Ekzem.
   3. Das infiltrierte Ekzem.
   4. Einzelne Ekzemlokalisationen. Universelles Ekzem.
D. Innere Behandlung.

A. Mittel und Methoden der Ekzemtherapie.

1. Allgemeines.

In der Beurteilung unserer externen therapeutischen Maßnahmen haben wir zweierlei Wirkungen zu berücksichtigen: die physikalischen und die chemischen. Die letzteren schweben uns oft allein vor Augen, wenn wir irgendein Medikament zur Anwendung bringen und doch stehen die ersteren, die physikalischen an Bedeutung zumindestens nicht zurück.

Diese physikalische (mechanische) Wirkung ist nun hauptsächlich in der Art und Weise begründet, *wie* wir ein Mittel zur Anwendung bringen, also in der Methode der Applikation. Ein an sich chemisch fast indifferenter Stoff kann durch entsprechende Form der Anwendung eine sehr heftige Wirkung entfalten, anderseits kann die Wirkung intensiv wirkender Medikamente durch geeignete Anwendungsweise abgeschwächt werden.

Die verschieden intensive Wirkung bei verschiedener Applikationsform ist hauptsächlich auf den größeren oder geringeren Grad der Tiefenwirkung zurückzuführen. Diese Tiefenwirkung nun wird — wenn wir die chemische Wirkung eines Medikamentes vorläufig unberücksichtigt lassen — um so beträchtlicher sein, je größer die Fähigkeit der Hautschichten ist, einen Stoff durchzulassen, bzw. ihn zu resorbieren.

Für diesen Umstand spielt die größte Rolle das *Prinzip der impermeablen Deckschichte* (Besnier). Die dabei wirksamen Momente lassen sich schematisch etwa folgendermaßen zusammenfassen: Vollkommener Luftabschluß, Verhinderung der Hautperspiration, Flüssigkeitsretention, Durchtränkung der oberen Hautschichten, Erweiterung der intraepithelialen Räume und Lymphspalten.

Nach dem Grade der Tiefenwirkung lassen sich die einzelnen Applikationsformen etwa in nachstehender, aufsteigender Reihenfolge aneinanderreihen: Puder, Pinselungen, Schüttelmixturen, Pasten, Salben, Pflaster, Firnisse, feuchter Verband (Schäffer).

Im ersten Teile dieses Abschnittes sind die Methoden und Formen der Applikation für die verschiedenen Medikamente besprochen, im zweiten sind die einzelnen Mittel alphabetisch aneinandergereiht und ihre wichtigsten Eigenschaften angeführt. Nur die Salben sind gleich im ersten Teile ausführlicher besprochen, weil in diesem Falle eine Trennung der Orientierung nicht zum Vorteile gedient hätte.

Abkürzungen: A bedeutet, daß das betreffende Medikament nach der Pharmakopoea Austriaca, G nach der Pharmakopoea Germanica offizinell ist.

a) Puder.

Puder standen bereits bei den alten Ägyptern zu kosmetischen Zwecken in Verwendung; über die Zusammensetzung derselben sind wir erst in neuester Zeit durch Analysen an Mumien genauestens unterrichtet worden. Bei den Griechen und Römern wurden sie als schweißaufsaugendes Mittel verwendet. Zu Beginn der Neuzeit traten sie von Frankreich aus ihren „Siegeszug" in alle Länder an.

Die *Wirkung der Puder* ist hauptsächlich physikalischer Natur, und zwar:

a) *deckend, schützend,*

b) *trocknend,* daher auch zum schnelleren Trocknen als Zusatz zu Pasten und Schüttelmixturen.

c) *aufsaugend,* wodurch der Säftestrom gesteigert und die Wasserverdunstung begünstigt wird,

d) *kühlend, juckstillend, entzündungswidrig,* durch die Verengerung der Blutgefäße.

Die Wirkung, insbesondere die trocknende und aufsaugende, ist um so größer, je kleiner die Körnchengröße (Oberflächenvergrößerung); daher verdienen in dieser Beziehung die feinkörnigen Puder den Vorzug, z. B. Amylum oryzae. Die chemische Zusammensetzung der Puder ist von untergeordneter Bedeutung, weil eben die chemische Wirkung hinter der physikalischen ganz zurücktritt.

Nachteile der Puder sind erstens ihre schwache Wirksamkeit und weiters der Umstand, daß sie bei stärkerer Sekretion zur Bildung von sekundären Auflagerungen führen. Bei längerem Gebrauche ist zu beachten, daß die Puder infolge ihrer absorbierenden Wirkung der Haut Flüssigkeit und Fett entziehen, sie daher glanzlos und trocken machen. Es empfiehlt sich daher in solchen Fällen dem Puder einige Prozent Lanolin oder einen anderen fettartigen Körper zu inkorporieren (*Fettpuder*). Durch übermäßigen Gebrauch werden die Talgdrüsenmündungen verlegt, und es kommt zur Comedonenbildung. Sind die

Puder in den Hautsekreten löslich, z. B. Metallsalze, so wirken sie adstringierend und machen die Haut sehr trocken, so daß sie ihre Elastizität verliert.

Verwendung der Puder: 1. als solche, 2. als Zusatz zu anderen Medikamenten, z. B. Pasten, Schüttelmixturen usw.

Technik der Applikation. a) Wattebausch oder Pinsel in den Puder eintauchen und die Haut, ohne sie zu berühren, bestreuen oder Verwendung von Büchsen oder Schachteln mit durchlöchertem Deckel (Puderbüchsen). b) Aufstreuen auf ein Leintuch und einwickeln (Puderleintuch), besonders bei großen Flächen.

Entfernung des Puders. Die Wiederentfernung des Puders, sobald er längere Zeit auf der Haut gelegen ist, ist von großer Wichtigkeit, da die unter dem Einfluß der Hautsekrete entstehenden Zersetzungsprodukte eine schädliche Wirkung entfalten.

Die Entfernung des Puders gelingt leicht mit Wasser, da dieses jedoch meistens kontraindiziert ist, sollen leicht schmelzende Fette und Öle, am besten Olivenöl verwendet werden. Benzin kann Reizung verursachen, noch weniger empfehlenswert ist Glycerin, das geringe lösende Eigenschaften besitzt und außerdem auf die Haut austrocknend wirkt.

Puderpapiere. Feinstes, poröses, japanisches Seidenpapier wird einseitig mit Puder maschinell präpariert. Sie können infolge ihrer großen Porosität beim einfachen Abreiben viel Feuchtigkeit aufnehmen und während der Puder neu aufgetragen wird, wird gleichzeitig der alte verkleisterte entfernt. Ihre Verwendung ist bisher fast ausschließlich auf die Kosmetik beschränkt.

Die wichtigsten als *Puder* verwendeten Stoffe sind: Zinkoxyd, Talk, Stärke (Weizen-, Reis-), Lycopodium, Bolus alba, Dermatol, Acid. tannicum, Alsol, Höferpuder, Tannoform, Lenicet-Streupuder, Vasenol-Streupulver, hautfarbene Puder (Näheres siehe II. T.).

b) Schüttelmixturen, Pinselungen, Firnisse.

Die *Schüttelmixturen* (Mixturae agitandae) wurden zuerst von BOECK angegeben sie werden auch als Trockenpinselungen bezeichnet; BOECK selbst nannte sie Glycerinlinimente.

Sie stellen Gemische von Flüssigkeiten und pulverförmigen Substanzen dar, die, auf die Haut aufgetragen, nach Verdunstung des flüssigen Anteiles eine gleichmäßige Deckschicht zurücklassen; diese Applikationsform stellt also gleichsam eine modifizierte Puderbehandlung dar (vgl. auch spir. Pinselungen).

Die ursprünglichen Glycerinlinimente bestanden aus einem Gemisch von Talk, Stärke, Glycerin, Aqua plumbi und Gummi arabicum. Heute nimmt man zur Bereitung der Schüttelmixturen Pulver und Flüssigkeit zu gleichen Teilen, und zwar gewöhnlich Zinkoxyd und Talk einerseits, Glycerin und Wasser anderseits, also z. B.:

> Zinci oxydati
> Talci
> Glycerini
> Aquae dest. āā 25,0.

In diese Schüttelmixtur kann man nun alle möglichen Medikamente, sowohl feste als flüssige, inkorporieren, nur muß man dann, je nachdem, das Pulver oder die Flüssigkeit der Grundmischung entsprechend verringern. Statt Wasser kann auch Spiritus verwendet werden (NEISSER); diese Mischung trocknet rascher und wird zuweilen auch besser vertragen. Als Zusätze sind besonders gebräuchlich: Ichthyol, Thigenol, Liquor carbon. detergens, Tumenol, Bromokoll u. a.

Vorteile der Schüttelmixturen sind: 1. die bequeme Anwendung, 2. kein Verband nötig; 3. kein Fettigkeitsgefühl; 4. kühlende Wirkung.

Nachteile: Die geringe Tiefenwirkung, da keine impermeable Deckschicht.

Technik der Applikation. Vor dem Gebrauche umschütteln und mit einem Wattestäbchen, bei größeren Flächen mit einem weichen Haarpinsel, auftragen. Die Entfernung geschieht mit Öl, Abbadung in warmem Wasser, evtl. mit Benzin. Man kann aber hier länger liegen lassen, um die Wirkung zu erhöhen.

Als **Pinselungen** bezeichnet man Lösungen verschiedener Stoffe, welche, auf die Haut aufgetragen, nach Verdunstung des Lösungsmittels das Medikament in feiner, gleichmäßiger Verteilung zurücklassen. Dabei ist gleichzeitig eine innige Berührung mit der Haut erreicht. Die Wirkung ist eine oberflächliche, ähnlich den Pudern. Als Lösungsmittel wird hauptsächlich Äther und Alkohol, seltener Wasser verwendet. Die Pinselungen machen den Verband unnötig und ersparen die Salbengrundlage, da sie meist reizend wirken, sind sie nur in weniger irritablen Stadien des Ekzems anwendbar.

Medikamente, welche besonders in dieser Form verabreicht werden, sind: Argentum nitricum, Salicyl-Resorcin, Pyrogallus, Jod(-tinktur), Kalium causticum, Carbolsäure.

Die **Firnisse und Lacke** sind Flüssigkeiten, welche auf der Haut leicht eintrocknen, so daß sie auf der Haut einen dichten, undurchlässigen Belag bilden. Die zugesetzten Stoffe werden also bei dieser Applikationsform eine intensive Wirkung entfalten. Zu berücksichtigen ist, daß es unter dieser wasserundurchlässigen Decke leicht zur Sekretretention kommt.

Als Vehikel werden benützt:

Kollodium: Schießbaumwolle, in Äther gelöst.

Collodium elasticum: Kollodium mit Zusatz von 10% Oleum ricini.

Traumaticin: Kautschuk in Chloroform gelöst, besonders für Chrysarobin geeignet.

Aceton: siehe II. Teil.

Filmogen: Cellulose-Nitrat, in Aceton gelöst.

Tinct. benzoes: Lösung von Benzoe in Alkohol (1 : 5), rötlichbraune Flüssigkeit, von charakteristischem Geruch.

Benzoe ist ein Harz von vanilleartigem Geruch, gewonnen aus dem Saft eines ostindischen Baumes (Styrax Benzoin Dryander). Es enthält Benzoresine, Phenole, Benzoesäure, ätherische Öle, Vanillin.

Tinct. benzoes eignet sich besonders zur Aufnahme von Anthrarobin (ARNINGsche Pinselung).

Gelanth (UNNA) besteht aus Traganth und Gelatine zu gleichen Teilen (Traganth siehe II. Teil). Trocknet nach der Applikation auf der Haut zu einer elastischen Decke ein; es läßt sich mit nahezu allen Medikamenten mischen und mit Wasser leicht entfernen, ist also wasserlöslich, daher hier die Gefahr der Sekretretention geringer.

Bei dieser Gelegenheit sind auch zu erwähnen die „Trocknenden Caseinsalben" (O. TROPLOWITZ), Unguent. Caseini (UNNA), Zinkleim [UNNA (siehe II. Teil)].

c) Pasten.

Pasten sind Mischungen von Streupudern mit Fetten und sind von teigiger Konsistenz.

Wirkung. Sie wirken austrocknend, bilden eine schützende Decke und erzeugen einen leichten Druck. Man kann sagen, daß sie die Vorteile der Salben mit denen der Puder verbinden. Sie sind wesentlich milder als die leicht reizenden Salben, deren erweichende Wirkung in genügendem Maße erhalten bleibt. Der Nachteil der Sekretretention wird durch den Puderzusatz verringert; die Tiefenwirkung ist nicht erheblich.

Ihr Vorteil liegt ferner in der bequemen Anwendung, die einen Verband entbehren läßt und sie für die ambulante Praxis geeignet macht.

Zusammensetzung. Zur Bereitung der Pasten nimmt man gleiche Teile eines indifferenten Puders und eines weichen fettartigen Bindemittels, wie Vaselin,

Lanolin, Fett usw.; als Pulver Talk, [Amylum, Bolus alba, Zinkoxyd usw. Dann kann man evtl. spezielle Medikamente inkorporieren, und zwar so, daß das Verhältnis zwischen Pulver und Fett immer möglichst gewahrt wird, die Konsistenz also nicht geändert wird.

Das klassische Beispiel für die Pasten ist die Pasta Zinci: Zinci oxydat. Amyl. āā 25,0, Vaselin. ad 100,0.

d) Salben.

Salben sind weiche bei Körpertemperatur schmelzende Massen; ihr Hauptbestandteil ist die Salbengrundlage, das ist ein möglichst indifferenter Körper oder ein Gemenge von solchen, welche die oben erwähnte Eigenschaft besitzen. Die Salbengrundlage ist an sich schon zur Erfüllung mancher therapeutischer Zwecke geeignet (Deck-, Verbandsalbe), vielfach wird sie zur Erreichung spezieller Zwecke mit anderen Medikamenten gemischt. Verhältnis meist 1 : 10 oder 1 : 5. In der Salbengrundlage lösliche Stoffe werden ohne weiteres beigemengt, in der Salbengrundlage unlösliche Stoffe werden der Salbengrundlage in feinster Verteilung mit Fett beigemischt. In Wasser lösliche Stoffe können zuvor in wenig Wasser gelöst und dann der Salbe beigemischt werden, so daß sie sich in einer Art Emulsion befinden.

Wirkung. Die Salbenstoffe, insbesondere die Fette, durchsetzen die Oberhaut, bringen sie zur Quellung, verursachen eine Zurückhaltung des Hautsekretes, führen zu einer Verlangsamung der Wasserverdunstung und einer Verminderung der Wärmeabgabe. Sie bringen den Vorteil, die sekundären Krankheitsprodukte und die obersten Hautschichten zu erweichen und dadurch den Medikamenten eine bessere Einwirkung zu gestatten.

Den Nachteilen der Salbenwirkung kann teilweise begegnet werden; der Verminderung des Säftestromes durch Zusatz von Pulvern, wie wir es bei den Pasten bereits besprochen haben, der verminderten Wärmeabgabe durch Umschläge über die Salben, welche häufig gewechselt werden, oder durch Zusatz von Flüssigkeit (Kühlsalben).

Technik der Applikation. 1. Einreiben, darüber evtl. Schutzverband; *2. Salbenverband.*

Die Salbe wird auf einen Stoff aufgestrichen, etwa messerrückendick, darüber Verband. Als für den Salbenverband geeignete Stoffe kommen in Betracht:

1. Borlint, Lintstoff (Barchent), Cambricbinde (glatte Seite auf die Haut!);
2. Gaze, verbraucht viel, wirkt aufsaugend;
3. Watte, darüber fixer Verband.

Durch diese Art der Anwendung wird die Wirkung der Salben noch erweitert:

1. Erweichung der oberen Hautschicht,
2. Lösung von Auflagerungen,
3. resorbierend auch auf tiefere Schichten,
4. juckstillend durch Luftabschluß,
5. Verhinderung des Kratzens,
6. spezielle Wirkung der inkorporierten Medikamente.

Einteilung der Salben.

1. Fettsalben, Öle, Wachse,
2. Glycerinsalben,
3. Paraffinsalben,
4. Wollfettsalben,
5. Cerata, Linimente, Salbenmulle, Salbenstifte,
6. Kühlsalben.

1. Fettsalben.

Adeps suillus (G), *Axungia porci* (A), *Schweinefett.*
> Darstellung: Durch Ausschmelzen von Schweinerohfett.
> Zusammensetzung: Gemisch von Olein-, Palmitin-, Stearinsäureglyceriden, geringe Mengen von freien Fettsäuren.
> Eigenschaften: Reines Schweinefett ist weiß, undurchsichtig, fast geruch- und geschmacklos; der Einwirkung von Licht und Luft ausgesetzt, wird es ranzig, wobei sich durch einen Oxydationsprozeß aus den ungesättigten Fettsäuren aldehydartige Körper und Oxyfettsäuren bilden.
> Verfälschung besonders mit Wasser, knistert beim Einschmelzen, besonders leicht verderblich.
> Der leichten Zersetzlichkeit des Schweinefettes wird durch Zusatz von 1% Acid. benzoicum vorgebeugt:

Adeps benzoatus (G).
> Schweinefett dient auch zur Bereitung des offizinellen (A) Unguentum rosatum: Axung. porc. 10,0, Cerae alb. 2,0, Aqu. rosar. 1,0.

Unguentum simplex (A): Axungia porci 4 T. Cera alba 1 T.

Oleum olivae (A, G), Olivenöl, Provenceröl.
> Zusammensetzung: Vorwiegend Trioleinglycerid.
> Darstellung: Aus den reifen Früchten von Olea europaea (L) durch kaltes Pressen gewonnen.
> Eigenschaften: Hellgelb oder farblos, dickflüssig, geruchlos, milder Geschmack, nicht eintrocknend, bei 0° erstarrend, leicht zersetzlich.
> Beste Sorten: Oleum oliv. optimum, Jungfernöl, Aixeröl, Provenceröl.
> Mindere Sorten: Oleum oliv. commune, dunkel, dickflüssig.

Oleum amygdalarum (A G), Mandelöl.
> Darstellung: Durch Pressen der süßen Mandeln von Prunus amygdalus var. dulcis.
> Zusammensetzung: Fast reines Triolein.
> Eigenschaften: Hellgelb, dünnflüssig, geruchlos, sehr milde, wird leicht ranzig.
> Verfälschung besonders mit Aprikosen- und Pfirsichöl.
> Nachweis: Beim Schütteln mit einer Mischung von Wasser und rauchender Salpetersäure (2 : 3) bleibt reines Mandelöl weiß, bei Verunreinigung wird es gelb bis orange.

Oleum Ricini, Ricinusöl.
> Darstellung: Samen von Ricinus communis (L) kalt gepreßt.
> Zusammensetzung: Hauptsächlich Ricinolein-Triglycerid der Ricinolsäure ($C_{18}H_{34}O_3$).
> Eigenschaften: Durchsichtig, hellgelb oder farblos; verdorbenes ist dick und ranzig; zuweilen verunreinigt durch Ricin-Toxalbuminat, durch Kochen wieder entgiftet.
> Verwendung u. a. zur Lösung der Salicylsäure in verschiedenen Medikamenten.

Oleum Lavandulae, Lavendelöl.
> Dargestellt aus Lavandula officin. (Labiatae), enthält Lavendelcampher ($CH_{16}O$), farblos oder schwach gelblich, sauer reagierend, aromatischer Geruch.
> Verwendung als Geruchskorrigiens z. B. bei Unguent. diachylon.

Oleum Sesami (A, G), Sesamöl, aus dem Samen des orientalischen Sesams, hellgelb, mild, haltbar.

Oleum Arachidis (G), Arachisöl, Erdnußöl, Ersatz des Olivenöls.

Oleum jecoris aselli (G, A), Lebertran.
> Zusammensetzung: Hauptsächlich Ölsäureglyceride (75%) und Palmitinsäureglyceride (25%), Spuren von Jod und anderen anorganischen Substanzen.
> Gewinnung aus den Lebern von Gadus morrhua (Kabeljau).
> Eigenschaften: Hellgelbes, eigentümlich riechendes und schmeckendes Öl, meist sauer reagierend, gehört zu den trocknenden Ölen.

Oleum Lini, Leinöl.
> Zusammensetzung: Linolen-, Isolinolen- und Linolsäureglycerid.
> Darstellung: Durch Pressen von Leinsamen, dann erhitzt, dadurch verliert es die Hälfte seines Gewichtes und trocknet leicht ein (Leinölfirnis).
> Eigenschaften: Wenig haltbar, gut vertragen, schmerzlindernd.
> Einige seltener gebrauchte Öle sind: Oleum nucis avellaneae, Haselnußöl, Oleum Cocos, Cocosöl, Oleum Cacao, Kakaoöl u. a.

Unguentum Diachylon (G), *Unguent. plumbi oxydati* [*Hebrae* (A)], Diachylonsalbe
> (ὁ χῦλος = der Saft, διὰ χυλῶν = mit Hilfe von Säften bereitet).
> Zusammensetzung: Nach Ph. Austr.: Emplastrum Lithargyri 100,0 T.
>   Ol. oliv.   70,0 T.
>   Ol. lavandul.   4,0 T.
>   Nach Ph. Germ.: Emplastrum Lithargyri
>   Ol. oliv. āā

HEBRA bediente sich der Diachylonsalbe ursprünglich zur Behandlung des Fußschweißes, bis er die Erfahrung machte, daß bei einem Individuum, welches gleichzeitig an Ekzem litt, nach Anwendung der Salbe auch das Ekzem verschwand.

Nach HEBRA kann die Bereitung auf zweierlei Weise erfolgen. Entweder: Fertiges Emplastrum diachylon simplex wird bei gelindem Feuer geschmolzen, bis eine gleichmäßige flüssige Masse geworden ist, sodann wird die gleiche Menge Ol. oliv. zugesetzt; das Gemenge läßt man erkalten und verrührt es gut.

Die andere Bereitungsart wurde von STEINHÄUSER (ehemaliger Direktor der Wiener Hofapotheke) angegeben:

<pre>
Rp. Olei oliv. optim.   500,0
    Lithargyri   130,0
    Coque l. a. in unguent. molle dein adde
    Olei lavandul.   9,0
    M.F.U.
</pre>

Als weitere Details bei dieser Bereitungsart gibt HEBRA an, daß das Olivenöl, mit 1000,0 Wasser gemengt, zuerst erhitzt werden soll und in dasselbe unter fortwährendem Umrühren und Zusatz von Wasser das frischgesiebte Lithargyrum einzutragen sei. Die fertige Salbe wird bis zum Erkalten gerührt und sodann erst das Lavendelöl eingetragen. Im Winter muß auf jedes Kilo Salbe zwei Unzen Öl mehr zugesetzt werden. HEBRA verwendete die Diachylonsalbe entweder allein oder in Verbindung mit Perubalsam oder anderen speziellen Zwecken dienenden Medikamenten, und zwar stets als Salbenverband.

KAPOSI faßt die HEBRAschen Bereitungsvorschriften in folgende Rezeptformel:

<pre>
Rp. Lithargyri   100,0
    Olei oliv.   400,0
    Sub leni igni et addendo pauxilli aqu. font.
       coque usque ut fiat unguentum consistentiae
       spissioris, dein adde:
    Olei lavandul.   10,0
    D.S. Unguent. Diachylon.
</pre>

Durch die Verwendung von Olivenöl statt Schweinefett wird die Haltbarkeit der Diachylonsalbe erhöht und die reizende Wirkung herabgesetzt.

2. Glycerinsalben.

Glycerinum (A, G), Glycerin.
> Zusammensetzung: Dreiwertiger Alkohol: $C_3H_5OH_3$.
> Darstellung: Als Nebenprodukt bei der Seifenfabrikation.
> Eigenschaften: Farblose, ölige Flüssigkeit, in Wasser leicht löslich, mit Alkohol in jedem Verhältnis mischbar, unlöslich in Äther, Chloroform, fetten Ölen, stark hygroskopisch, aus der Luft bis zu 50% Wasser aufnehmend.
> Auf der Haut bildet es einen gleichmäßigen, nicht eintrocknenden Überzug, macht die Hornschicht durchscheinend und schlüpfrig, wirkt oft reizend, besonders auf nicht stark verhornte Epidermis.
> Das offizinelle Präparat enthält nach Ph. Austr. 93%; Ph. Germ. 84—87%.

Unguentum Glycerini (A, G), Glycerinsalbe.

<pre>
Nach Ph. Austr.: Amylum tritic.   10,0 T.
                  Aqua   15,0 T.
                  Glycerin.   90,0 T.
Nach Ph. Germ.:   Amylum tritic.   10,0 T.
                  Glycerinum   100,0 T.
                  Tragacant.   2,0 T.
                  Spiritus   5,0 T.
</pre>

Eigenschaften: Durchscheinende, gallertige Salbe, gut haltbar, fettfrei, aber reizend.

3. Paraffinsalben.

Paraffinum solidum (A, G), Paraffin.

Zusammensetzung: Hochsiedende Kohlenwasserstoffe der Reihe C_nH_{2n-2}.

Darstellung: Zum Teil aus den Rückständen bei der Petroleumdestillation; in größeren
Mengen bei der trockenen Destillation von Braunkohle und bituminösen Schiefern;
die erhaltenen Rohparaffine werden durch besondere Verfahren gereinigt.

Eigenschaften: Krystallinische, wachsartige Masse, in Alkohol wenig, Äther, Benzin,
Chloroform leicht löslich.

Paraffinum liquidum (A, G), Paraffinöl, Vaselinöl.

Zusammensetzung wie oben; Darstellung durch Auspressen der paraffinhaltigen Rückstände bei der trockenen Destillation (s. o.).

Eigenschaften: Wasserhelle, gelbe bis dunkelbraune Flüssigkeit.

Unguentum Paraffini (A): Paraffin. solid.   1 T.

Paraffin. liquid.   4 T.

Ungeeignet als Excipiens für Medikamente, welche resorbiert werden sollen.

Vaseline, Cosmaline, Adeps Petrolei. Seit 1875 in Verwendung.

Im Handel befinden sich drei Präparate:

	Farbe:	Schmelz-punkt:	spez. Gew.:
1. Vaselinum americanum flav. . . (Cheseborough)	orangegelb	$33-35^0$	$0,865-0,875$
2. Virginiavaseline, Vaselinum album germanicum . . . . (Fa. Hellfreich, Offenbach)	weiß mit bläu- lich. Schimmer	$41-42^0$	$0,855-0,866$
3. Vaselinum flavum austriacum . . (Fa. Hell, Troppau)	gelblich	45^0	$0,880$

Zusammensetzung der Vaseline: Wechselnde Mischung von Kohlenwasserstoffen, die
bei gewöhnlicher Temperatur teils fest, teils flüssig sind, mit hohem Kohlenstoff-
gehalt, von der Formel C_nH_{2n+2}, also kein Fett enthaltend, säurefrei, daher nicht
verseifbar, nicht ranzig werdend.

Darstellung: Die Rückstände bei der Petroleumdestillation werden an der Luft schwach
erhitzt, mit Schwefelsäure und Natronlauge von Verunreinigungen befreit, mit Tier-
kohle entfärbt und evtl. filtriert.

Eigenschaften: Geruch-, geschmacklos, neutral, salbenartige Konsistenz, mit allen
Medikamenten mischbar, haltbar.

Da die Vaseline häufig verfälscht wird, ist es von Bedeutung, die wichtigsten Anhaltspunkte für die Prüfung auf Reinheit und Säuregehalt zu kennen:

1. *Physikalisch*:
   a) Farbe, Schmelzpunkt, spez. Gew., Löslichkeit (siehe oben).
   b) Mikroskopisch: es darf nicht körnig und nicht krystallinisch erscheinen.
2. *Chemisch:*
   a) Reaktion neutral.
   b) Auf freie Säure und Alkalien: 20 Teile heißes Wasser plus 5 Teile Vaseline geschüttelt; auf Zusatz von 2 Tropfen Phenolphthalein keine Farbänderung, bei
   weiterem Zusatze von 1 ccm $^1/_{10}$ n Kalilauge tritt Rotfärbung ein.
   c) Auf verseifbare Fette und Harze: 20 ccm Wasser plus 3 ccm $NaOH$ plus
   5 Tropfen verflüssigte Vaseline unter Umschütteln zum Sieden erhitzen; beim
   Übersättigen mit HCl darf keine Ausscheidung stattfinden:
   d) Auf organische Verunreinigungen: Ein Gemisch von Vaseline plus Schwefelsäure
   in einer mit Schwefelsäure gereinigten Schale zu gleichen Teilen zusammen-
   gerieben, darf innerhalb einer $^1/_2$ Stde. sich höchstens bräunen, nicht schwärzen.

Vasogen (Pearson & Comp., Hamburg), Vaselinum oxygenatum.

Zusammensetzung: Mit Sauerstoff angereicherte, oxygenierte Vaseline.

Darstellung: Aus Vaselinöl, Ölsäure und Salmiakgeist.

Eigenschaften: Dicke, gelbbraune Flüssigkeit, alkalische Reaktion, spezifischer Geruch, große Aufnahmsfähigkeit für Wasser und ebenso für Medikamente wird gerühmt; gutes Resorptionsvermögen.

Originalpräparate in Flaschen mit verschiedenen Medikamenten: Ichthyol $(10^0/_0)$,
Salicylsäure $(10^0/_0)$, Schwefel $(10^0/_0)$ usw.

Vasol (Hell & Comp.). Mischung von einem Teil Ammoniumoleat und zwei Teilen Vaselin.

Seifenartiger Charakter, neutral, überfettet, ausgesprochen keratoplastische Wirkung
wird gerühmt.

Ähnlich sind die *Vasolimente* derselben Firma; hergestellt aus 1 T. Ammoniumoleat
und 2 T. Paraffin.

Vasenol (Kopp, Leipzig).

    Zusammensetzung: Angeblich 80 Teile Vaselin flav.; 20 Teile Lanolin; 20 Teile Wasser. Von anderer Seite wird angegeben: Vaselin oder Vasol mit Zusatz einiger Prozent Wachsalkohol, dadurch größere Wasseraufnahmsfähigkeit.

Neuvasenol (in Originaltuben) ist eine reinweiße Modifikation des Vasenols.

4. Wollfettsalben.

Lanolin, Wollfett (Ösypus des Altertums). Im Handel als Lanolinum Liebreich (Lanae oleum); offizinell in 2 Formen:

1. *Adeps lanae* (A), Adeps lanae anhydricus (G), entspricht dem Lan. anhydr. des Handels. Zusammensetzung: Freie Fettsäuren, Cholesterinfettsäuren, Isocholesterinfettsäureester. Darstellung: Das an der Schafwolle haftende Fett geht beim Reinigen derselben ins Waschwasser über und kann aus demselben gewonnen werden. Eigenschaften: Weiß, geruchlos, neutral, in Wasser unlöslich, in Alkohol schwer, in Äther leicht löslich, leicht mischbar mit Fetten und Glycerin, kann fast 300 Prozent Wasser aufnehmen, wird nicht ranzig, sehr zäh, allein als Salbe ungeeignet.

2. *Adeps lanae hydrosus* (A), Lanolinum (G), hat einen Zusatz von 15% Paraffinum liquid., so daß es leichter einreibbar ist und wird durch Einkneten von 25% Wasser in Lanolin. anhydr. hergestellt; reizlos, leicht in die Haut eindringend.

    Ein synthetisch hergestelltes Lanolin ist Adeps lanae arteficialis, Adelan (Hentschel, Wien). Geruchlos, billig!

Mitin Dr. JESSNER (Fa. Krewel, Köln). Zusammensetzung: Lanolin 20% und harte und weiche Fette. Eigenschaften: Serumähnliche Zusammensetzung, „physiologische Salbenbasis"; weiß, haltbar, geschmeidig, mit den meisten Medikamenten mischbar. Präparate: Mitinum purum, Mitincreme, Mitinpasten.

Eucerin UNNA (Fa. Beiersdorf).

1. Eucerin anhydricum: Mischung von 5 Teilen der aus dem Wollfett abgeschiedenen Oxycholesterine und 95 Teilen Unguent. paraffini; gelbliche, geschmeidige Salbengrundlage, viel Wasser aufnehmend.

2. Eucerin. purum: Eucerin. anhydric. und Wasser zu gleichen Teilen. Schneeweiß, noch geschmeidiger, mit den meisten Medikamenten mischbar.

    Der besondere Vorzug des Eucerins ist seine große Wasseraufnahmefähigkeit; seine Zusammensetzung beruht auf der Überlegung, daß die Wasseraufnahmefähigkeit des Lanolins nicht auf dem Gehalt an Cholesterinestern, sondern an freien Cholesterinen und Oxycholesterinen begründet ist; diese Oxycholesterine sind hier isoliert.

Gadose anhydrica (STROSCHEIN, Berlin), früher aus dem Fett von Gadus morrhua (Dorsch) Wollfett und Lanolin, jetzt aus dem Fett des Hühnereies hergestellt. Ähnliche Eigenschaften wie Lanolin, reizlos, unbegrenzt haltbar, schnell resorbierbar, kann über 400% Wasser aufnehmen.

Resorbin (LEDERMANN), wasserhaltige Emulsion aus Wachs, Mandelöl, Seife, Gelatine und Lanolin; gut verreiblich, nicht fettiges Gefühl, kühlend!

    Anhangsweise sei hier erwähnt das

Serol und *Physiol* (Polydin-Werke, Staab, Bhm.). Ein hydrophyles Kolloid, dessen nähere Zusammensetzung nicht bekannt ist; wasserlöslich und wasseraufnahmefähig. Das Physiol ist mit physiologischer $NaCl$-Lösung hergestelltes Serol. Verwendung als Salbengrundlage, geeignet zur Aufnahme der meisten Medikamente mit Ausnahme der Metallsalze. Billig!

5. Cerata, Linimente, Salbenmulle, Salbenstifte.

    Cerata sind Fettgemische steifer Konsistenz, welche zu Stücken zerschneidbar sind.

Ceratum cetaceum (sog. Lippenpomade) besteht aus Cetaceum, Sesamöl und Wachs zu gleichen Teilen.

Ceratum fuscum besteht aus Pb-Pflaster Wachs und Schweinefett.

Linimente sind sehr weiche, fast flüssige Salben, meist aus Olivenöl, Spiritus und anderen Flüssigkeiten und Traganth zusammengesetzt.

Linimentum exsiccans (PICK):

Tragacant.	5,0
Glycerin.	2,0
Aquae	100,0
Acid. salicyl.	2,0

Lanolimentum leniens hat folgende Zusammensetzung:

Ad. lan., Vasel. āā	50,0
Aqu. Aurant. flor.	
Aqu. ros.	25,0

Lanolimentum Glycerin.: Acid. boric.   2,0
                            Solv. in Glycerin   10,0
                            Aqu.   5,0
                            Adde Adip. lanae   35,0
                            Olei oliv.   13,0

Salbenmulle, Unguenta extensa (UNNA) bestehen aus lockerem Baumwollgewebe (Mus-
    seline), welches mit Salbenmasse dünn bestrichen ist; sie schmiegen sich der Haut
    dicht an und erlauben eine lokal begrenzte Wirkung.
Salbenstifte (UNNA) bestehen aus Öl, Wachs, Seifenpulver und Medikamenten; sie sind in
    Zinndosen mit verschieblichen Deckeln im Handel und erlauben eine saubere und
    handliche Applikation der Medikamente auf umschriebene Herde.

. 6. Kühlsalben.

Kühlsalben sind Mischungen von Fetten mit Wasser. Zu ihrer Bereitung sind also be-
    sonders die wasseraufnahmefähigen Salbengrundlagen geeignet. Spezielle Formen sind:
PASCHKIS'sche Kühlsalbe:
                            Lanolin anhydr.   65,0
                            Paraffin. liquid.   30,0
                            Ceresini   5,0
                            Aquae   350,0
                            Evtl. Aqu. calcar. oder Aqu. plumb.
Unguentum leniens (A):
                            Cerae alb.   7,0
                            Cetac.   8,7
                            Ol. amygdal.   57,0
                            Aqu.   28,0
                            Ol. rosar. gtt. I.
Unguentum emoliens (G), Creme celeste:
                            Cetacei   2 T.
                            Cerae alb.   1 T.
                            Ol. amygdal.   8 T.
                            Aqu. rosar.   2 T.

e) Feuchter Verband (feuchte Umschläge).

Eine besondere Rolle spielt das Wasser, wenn es als sog. feuchter Verband oder Dunst-
verband appliziert wird. Das Wesentliche hierbei ist die impermeable Decke, die den feuchten
Verband streng von dem *feuchten Umschlage* unterscheidet.

Technik des feuchten Verbandes:

Mehrere Lagen Verbandmull werden mit Wasser oder der wässerigen Lösung eines Medikamentes getränkt (Zimmertemperatur), darüber kommt ein wasserundurchlässiger Stoff,
z. B. Billrothbatist, welcher den Mull am Rande überragen muß, hierauf noch einige Schichten
Watte und dann die fixierende Binde. Ein in dieser Weise exakt angelegter Verband hält
sich 12—24 Stunden feucht.

Wirkung des feuchten Verbandes:

1. Unter dem feuchten Verband nehmen die Entzündungserscheinungen einen schnelleren
und günstigeren Ablauf und führen rascher zur Restitutio ad integrum, besonders wenn
er gleich zu Beginn des Prozesses angelegt wird (SCHÄFFER).

2. Lockerung der Auflagerungen und Verhütung der Sekretretention, da infolge der
capillaren Wirkung der angefeuchteten Gaze das Sekret fortwährend angesaugt wird.

3. Erweichung der Hautschichten und evtl. Resorption von Infiltraten.

4. Milderung des Schmerz- und Spannungsgefühls.

Beim feuchten *Umschlage* fehlt die impermeable Deckschicht; seine Wirkung ist von
der des feuchten Verbandes wesentlich verschieden, jedoch nicht einheitlich. Bei heftigen
Entzündungserscheinungen schafft er oft Erleichterung und wird zuweilen dort vertragen,
wo für den feuchten Verband Intoleranz besteht.

Als *Zusätze* zu den für den feuchten Verband verwendeten Lösungen stehen in Benützung:

Tonerdelösung, Liquor Burowii, Aqua Goulardi, Aqua plumbi, Alsol, Resorcin, Sublimat,
Oxycyanat, Arg. nitricum, Wasserstoffsuperoxyd, Zinkperhydrol, Pikrinsäure, Borax,
Kleie, Stärke, Alaun, Kaliumpermanganat.

f) Bäder, Waschungen, Seifen.

Wasser spielt nicht nur als Reinigungsmittel, sondern auch als therapeutisches Agens
eine große Rolle, und zwar:

1. Zur Entfernung von sekundären Krankheitsauflagerungen; sowie zur Erweichung der oberen Hautschichten, wodurch eine bessere Einwirkung der Medikamente erzielt wird.

2. Als Lösungsmittel verschiedener Medikamente.

3. Es hat ferner einen Einfluß auf die Zirkulationsvorgänge in der Haut, je nach der Temperatur; und zwar führt *kaltes Wasser* zu einer anfänglichen Kontraktion der Hautgefäße, mit nachfolgender Erschlaffung und venöser Hyperämie; *warmes Wasser* regt die arterielle Zirkulation an; *heißes Wasser* führt zu einer kurzdauernden Erweiterung, dann Verengerung der Gefäße.

Bei Ekzem wird Wasser sehr oft nicht vertragen, besonders das kalte Wasser, während für warmes und heißes eine viel größere Toleranz besteht, letzteres wird sogar als gutes therapeutisches Mittel von ROSENTHAL empfohlen.

Die Irritabilität des Wassers wird durch Zusatz verschiedener Substanzen oft weitgehend herabgesetzt (s. später).

Bäder. Es werden hauptsächlich warme Bäder, deren Temperatur etwa 34—36° betragen soll, angewendet; für ein Vollbad rechnet man etwa 200—300 l, für ein Sitzbad 25, für ein Fußbad 10 l.

Betreffs der Wirkung gilt das oben allgemein vom Wasser Gesagte, besonders hervorzuheben wäre nur noch die *antipruriginöse* Wirkung.

Als Zusätze zu Bädern und Waschungen stehen in Verwendung (siehe auch II. Teil):

Kleie (Weizen-, Wasch-, Mandelkleie): 1—1$^{1}/_{2}$ kg auf ein Bad! Die Kleie soll dem Bad nicht direkt zugesetzt werden, sondern man kocht sie erst in Wasser auf und seiht sie oder näht sie in ein Leinwandsäckchen ein, das man ins Wasser hängt.

Kaliumpermanganat: 25—30 g auf ein Bad (bis zur weinroten Färbung).

Eichenrinde: Decoct. cortic. querc. e 500,0—1000,0 dem Bade zugesetzt.

Bolus alba: Weißer Ton; etwa 500 g.

Schwefelbäder. Zur Bereitung dienen Solut. Vlemingx. sulfur. pro balneo, Thiopinol usw. s. Schwefelpräparate II. Teil. Wichtig ist, eine Holzwanne zu verwenden, weil Metall angegriffen wird!

Teerbäder. Technik: Man bestreicht die kranken Stellen mit einer Teerlösung, z. B. Ol. rusci und läßt dann baden; oder man setzt dem Bade selbst ein Teerpräparat zu. Teerpräparate s. II. Teil.

Weitere Zusätze sind:

Radium-Emanation, steigend von 25 000 M.E. pro Bad über 50 000 zu 75 000 evtl. 100 000 M.E.; bewährt bei chronischen Ekzemen und Neurodermitis.

Borsäure (1—3%), *Alaun, Kamillenabkochung* (5 : 1000—5000), *essigsaure Tonerde, Aqua Goulardi, Liquor Burowii, Liquor plumb. subacetic., Resorcin, Essigsäure, Seife, Sublimat, Kochsalz* usw.

Seifen. Seifen spielen zur Unterstützung anderweitiger therapeutischer Maßnahmen in der Behandlung des Ekzems eine Rolle, zur alleinigen Anwendung sind sie weniger geeignet, weil sie bei einfachen Waschungen eine zu geringe Wirkung entfalten, bei längerem Liegenlassen leicht reizen und weil der Bereitung von Seifen mit medikamentösen Zusätzen vielfach technische Schwierigkeiten entgegenstehen; freilich sind letztere von der modernen Industrie größtenteils überwunden worden.

Zusammensetzung: Chemisch stellen die Seifen Verbindungen von Fettsäuren mit Alkalien dar; Kalium gibt die weichen, Natrium die harten Seifen. Je nach dem Alkalizusatz ist die Reaktion entweder alkalisch, dann stark macerierende Wirkung, oder neutral, dann mild wirkend. Durch einen Überschuß an Fett entstehen die sog. überfetteten Seifen, die besonders mild wirken.

Wirkung der Seifen: 1. Die Haut wird gereinigt, erweicht, das Fett emulgiert und auf dem gebildeten Schaum wird der Schmutz abgeführt. 2. Spezielle Wirkung der inkorporierten Medikamente.

Technik der Applikation: 1. Einfache Waschung, 2. Einreiben des Schaumes, 3. dasselbe und impermeabler Verband.

Die vielfach reizende Wirkung der Seifen, ist wie erwähnt, auf den Gehalt an freiem Alkali zurückzuführen, welches die Epidermis erweicht und zu einer chemischen Alteration der Hornzellen führt. Um dies zu vermeiden, wird das überschüssige Alkali durch Zentrifugieren entzogen oder Fett bzw. Lanolin im Überschuß zugesetzt. Man erhält so die ,,zentrifugierten Neutralseifen‘‘, bzw. die überfetteten Seifen. Aber auch die auf diese Weise hergestellten Seifen sind nicht ganz reizlos, weil wahrscheinlich auch die freien Fettsäuren eine gewisse alterative Wirkung ausüben.

Eine besondere Bedeutung hat die

Schmierseife, Sapo viridis, grüne Seife, Soft soap.

Darstellung: Durch Verseifen von 20 Teilen Leinöl und 27 Teilen Kalilauge. Es ist eine weiche, schlüpfrige, gelbbraune Masse, enthält freies Alkali, hat einen seifenartigen

Geruch; löslich in Wasser und Alkohol. Durch Zusatz von Chlorophyll kommt die grüne Farbe zustande, durch Zusatz von Fettabfällen u. a. entsteht Sapo niger. HEBRA verlangt von einer guten Schmierseife, daß sie

1. etwas konsistenter als Sirup ist, so daß sie beim Umkehren des Tiegels nicht herausfließt,
2. sie muß auf der Zunge scharf alkalisch schmecken, olivgrün, grün oder braun gefärbt, gleichmäßig breiig sein, beim Zerreiben zwischen den Fingern keine sandigen Bestandteile haben, in Alkohol ohne Rückstände löslich sein.

Zur Vermeidung des unangenehmen Geruches hat HEBRA die Schmierseife in Alkohol gelöst und dann evtl. noch ein Odorans, z. B. Spir. lavandul., zugesetzt; so entstand der *Spiritus saponato-kalinus.*

Er besteht aus 2 Teilen Schmierseife und einem Teil Alkohol; die Lösung soll nach HEBRA alle therapeutischen Wirkungen der Schmierseife ungemindert entfalten.

Sapo kalinus kann auch verschiedenen Salben und Pasten zugesetzt werden und entfaltet in dieser Form gleichfalls seine macerierende Wirkung. Verschiedene Modifikationen verfolgen den Zweck, die reizende Wirkung herabzusetzen; Glycerinum saponatum (HEBRA), aus reinem Cocosöl mit Natronlauge und Glycerin; Mollinum, mit unverseiftem Fett und Glycerin, SARGsche Glycerinkaliseife.

Besondere Formen der Seifen sind noch die Seifenpuder, die flüssigen Seifen und die *Sapalkole* (Wolff, Breslau), d. i. ein weicher Seifenbrei mit viel Alkohol, geeignet als Vehikel für viele Medikamente.

Medizinische Seifen sind heute in unübersehbarer Mannigfaltigkeit im Handel; als Zusätze werden u. a. verwendet: Schwefel, Campher, Ichthyol, Perubalsam, Sublimat, Afridol, Salicylsäure, Resorcin, Naphthol, Teer, Bimsstein, Marmor, H_2O_2 Albumosen usw.

HEBRA, welcher die damals im Handel befindlichen Seifen vielfach versuchte, bemerkt, daß, obwohl sich gegen keine derselben eine besondere Kontraindikation erheben läßt, nur wenige von solcher Wirksamkeit befunden werden, welche die Erfinder und Bereiter derselben ihnen so gerne vindizieren.

g) Pflaster.

Pflaster im chemischen Sinn sind Bleisalze der Fettsäuren; zu therapeutischen Zwecken wird zur Bereitung nicht nur Blei, sondern auch Harze, Wachs und Kautschuk (Collemplastra) u. a. verwendet.

Die Pflaster sind plastische Massen, bei gewöhnlicher Temperatur fest, bei Körpertemperatur erweichend, ausgezeichnet durch ihre Fähigkeit auf der Haut festzuhaften. Die Pflastermassen werden mit mannigfachen Medikamenten gemischt, auf Stoffe aufgestrichen und in dieser Form angewandt. Sie stellen eine bequeme Applikationsform dar, deren Wirkung den Salben ähnlich ist, für ambulante Praxis geeignet, besonders bei circumscripten Herden. Modifikationen sind die Guttaplaste (auf durch Zusammenwalzen mit Mull verstärktes Guttaperchapapier aufgestrichene Pflaster) und die Paraplaste (auf Batist gestrichene Pflastermasse aus Kautschuk, Wollfett, Kolophonium und Dammaraharz).

2. Spezielle Besprechung der in der Ekzemtherapie verwendeten Medikamente.

Acidum aceticum (A), Essigsäure.
1. *Ac. acet. concentratum,* konzentrierte Essigsäure, Eisessig.
   Darstellung aus Natriumacetat mit Schwefelsäure. In der Therapie wegen der starken Ätzwirkung nicht verwendet.
2. *Ac. acet. dilutum* (A, G), verdünnte Essigsäure.
   Darstellung: Wie oben oder durch Verdünnen der konzentrierten Essigsäure.
   Eigenschaften: Nach (A): 20,4%ig; nach (G) 30%ig, klare, farblose Flüssigkeit, stechend saurer Geruch und Geschmack, mit Wasser, Alkohol, Glycerin mischbar.
   Anwendung: Bäder, Waschungen, feuchter Verband, Umschläge (5—30%).
3. *Acetum,* 6%ig, Anwendung wie oben, fünffach verdünnt.
4. *Acetum pyrolignosum crudum* et *rectificatum* (G), Holzessig, gelbbraune Flüssigkeit von 5 bzw. 80% Konzentration. Anwendung wie oben. S. auch Teer!

Adeps benzoatus, s. I. T. Salben.
Adeps lanae, s. I. T. Salben.
Adeps suillus, s. I. T. Salben.
Alumen, Alaun (A, G), Kalialaun, wasserhaltiges Kalium-Aluminiumsilicat.
   Eigenschaften: Farblose Krystalle, hart, geruchlos, herber Geschmack, löslich in kaltem Wasser 1 : 10, in heißem 1 : 1, unlöslich in Alkohol, wässerige Lösung reagiert sauer.
   Anwendung: Bäder, Puder, Umschläge, Salben (1—10%).

Alkohol, s. Spiritus.

Alsol (Originalpräparat Athenstädt). Aluminium acetico-tartaricum, essig-weinsaure Tonerde.
Darstellung: Aus Aluminiumacetat und Weinsäure.
Eigenschaften: Farblose, amorphe, schwach nach Essigsäure riechende Lamellen, in
Wasser löslich 1 : 1, Lösung reagiert sauer, in Alkohol unlöslich.
Anwendung: Bäder, feuchter Verband, Waschungen, Umschläge, Salben, Puder ($^1/_2$—3 $^0/_0$).
Originalpräparate (Athenstaedt & Redecker, Hemelingen): Liquor Alsoli (50$^0/_0$), Alsol-
creme, Alsolstreupulver.

Acidum salicylicum (A, G), Salicylsäure (Acid. spiricum).
Darstellung: Aus Phenolen (Carbolsäure).
Chemisch: o-Oxybenzoesäure.
Eigenschaften: Farblose, nadelförmige oder prismatische Krystalle oder krystallinisches
Pulver, geruchlos, herb schmeckend, löslich in 450—500 Teilen kalten Wassers, leichter
in Alkohol, Äther, warmem Glycerin, Öl. Lösung färbt sich auf Zusatz von Eisen-
chlorid violett.
Wirkung: Antiseptisch, keratolytisch, antipruriginös.
Anwendung: 1. als Salbe,
        2. Paste (Lassarpaste 2$^0/_0$),
        3. Pflaster (5—10$^0/_0$,
        4. Puder (3$^0/_0$),
        5. alkoholische und ätherische Pinselungen.

Acidum boricum (A. G), Borsäure, Acid. boracicum.
Darstellung aus Borax, chemisch: H_3BO_3.
Eigenschaften: Schuppenförmige, sich fettig anfühlende Krystalle, von bittersüß-
lichem Geschmack, löslich in 35 Teilen kalten Wassers,
               3 ,, heißen Wassers.
            15 ,, Alkohol,
            10 ,, Glycerin.
Wirkung: Milde Desinfektionswirkung, welche nicht allein von der H-Ionenkonzen-
tration abhängt, sondern wahrscheinlich auch dem B-Ion zukommt.
Nebenwirkung: Bei ausgedehnter Applikation wurden Vergiftungserscheinungen be-
obachtet (Gastroenteritis, Erythem, Kollaps).
Anwendung: Gewöhnlich 3$^0/_0$ig; Salbe, feuchter Verband, Bäder.

Acid. picrinicum, Pikrinsäure s. I. T.

Acidum tannicum (A, G), Tannin, Acid. gallotannic.
Darstellung: Aus türkischen Galläpfeln.
Chemisch: Hauptsächlich Digallussäure ($C_{14}H_{10}O_9$) und kleine Mengen eines leicht
zerfallenden Glykosids.
Eigenschaften: Weißes oder gelblich-weißes Pulver, am Licht sich leicht zersetzend
(gelbe Farbe!), herber zusammenziehender Geschmack; löslich in 2 Teilen Alkohol,
5 Teilen Wasser, 8 Teilen Glycerin; unlöslich in Fetten und reinem Äther; wässerige
Lösung reagiert sauer, schimmelt leicht, gibt mit Eisenoxyd blaue Farbe (Tinte!);
fällt Bitterstoffe, Eiweiß und die meisten Metalle aus ihren Lösungen. Vor Licht
geschützt aufzubewahren!
Wirkung: Adstringierend; austrocknend.
Anwendung: Puder (50$^0/_0$), Bad, feuchter Verband.

Aluminium aceticum basicum, essigsaure Tonerde, $Al_5(CH_3CO_2)_4(OH)_2$, weißliche, krystallinische Schuppen, Ausgangsmaterial für die Bereitung der Tonerdelösung s. u.

Aluminium aceticum solutum (A), Liquor alumin. acet. (G), essigsaure Tonerdelösung.
Darstellung aus Al. acet. bas. oder nach der Pharmakopoe aus Aluminiumsulfat,
Essigsäure, Ca-Carbonat und Wasser.
Eigenschaften: Farblose, klare Flüssigkeit, schwach nach Essigsäure riechend, sauer
reagierend.
Wirkung: Antiphlogistisch.
Anwendung: Feuchter Verband (6—10fach verdünnt), Bäder, Umschläge, Salben.

Aluminium acetico-tartaric. s. Alsol.

Alumnol (Höchst), b-naphthol-disulfosaures Aluminium, Pulver in Wasser und Glycerin
löslich, als Streupulver 10$^0/_0$.

Ambra alba, s. Cetaceum.

Amylum, Stärke:

Amylum tritici (A, G), Weizenstärke.
Chemisch: Polysaccharid; Pflanzenreservestoff von Triticum vulgare in Zellen ein-
geschlossen, welche bei der Darstellung zertrümmert werden.
Eigenschaften: Feines, weißes Pulver, geschmacklos, hygroskopisch, unlöslich in Wasser,
Alkohol, Äther, Ölen; in wasserhaltigem Glycerin beim Erhitzen aufquellend; mit

Wasser erwärmt bildet sich Kleister; mit Wasser gekocht: Amylodextrin-Dextrin-Dextrose-Maltose; mit Jod Blaufärbung; wegen ihrer geringen chemischen Widerstandsfähigkeit verkleistert die Weizenstärke leicht unter dem Einfluß der sauren Hautsekrete; bei der sauren Gärung bildet sich Milchsäure, welche die Haut reizt; daher kontraindiziert an intertriginösen Stellen.

Wirkung: S. Puder.

Verwendung: Streupuder, für Schüttelmixturen.

Amylum oryzae (A, G), Reisstärke, Reismehl. Aus den Früchten von Oryza sativa L. gewonnen, sehr feines Korn, weiß, matt.

Anwendung: wie A. trit.

Andriol (Dr. Truttwin).

Andriolpräparate enthalten jodhaltige Metallverbindungen labilen Aufbaues; das Jod wird aus dem Grundkörper fortwährend frei, bleibt aber in Lösung, liegt also in Statu nascendi vor. Hohes Tiefenwirkungsvermögen wird gerühmt. Zur Zeit sind 2 Metallverbindungen im Handel;

1. *Andriol-Uransalbe.*

Jod-Uranoxydverbindung in einer Salbengrundlage von nicht bekannter Zusammensetzung (vermutlich Vaselin und Lanolin). Das Uran soll an sich als chemisches Agens wirken und außerdem soll die Emanation hier so zur Verwendung kommen, daß eine Applikation in Salben und gelöster Form möglich ist. Gelbe bis braune Farbe; in Originaltiegeln in zwei Stärken im Handel:

Andriol-Uransalbe III (schwächere); 1 g enthält 0,06 g Uranoxyd.

Andriol-Uransalbe VI (stärkere); 1 g enthält 0,21 g Uran.

2. *Andriol-Bismutum*, Jod-Wismutverbindung, wasserlöslich; als

Andriol-Wismutsalbe, gelbrot, gewebsregenerierende Wirkung.

Andriol-Wismutlösung, rote, klare Flüssigkeit.

Andriol-Wismut-Streupulver, gelb.

Anthrarobin.

Durch Reduktion von Alizarin mittels Zink und Ammoniak; unlöslich in Wasser, leichtlöslich in verdünnten Alkalien, Alkohol; Haut und Wäsche werden rot gefärbt! Ersatz für Pyrogallol und Chrysarobin, aber milde wirkend.

Anwendung: Salbe 10—20%, Tinktur (Tinct. benzoes).

Anthrasol (Knoll & Comp., Ludwigshafen).

Darstellung aus Steinkohlenteer durch besonderes Reinigungsverfahren: Eliminierung der Pechbestandteile, Entfernung der Pyridinbasen; mit ebenso gereinigtem Wacholderteer gemischt.

Zusammensetzung: Gemenge von Teer-Kohlenwasserstoffen und Phenolen.

Eigenschaften: Leichtflüssiges, hellgelbes Öl, spez. Teergeruch, frei von den lästigen Eigenschaften des Teers: Klebrigkeit, Unlöslichkeit, Verunreinigung der Wäsche; kann verdünnt werden mit Alkohol, Aceton, fetten Ölen, Vasogen, flüssigem Paraffin; ausgezeichnetes Teerersatzmittel.

Anwendung: Salbe 10—30%, Seife 5—10%, Pasten.

Aqua Goulardi (A), Aqua plumbi spirituosa (G).

Zusammensetzung: Bleiessig (2), verdünnter Alkohol (5), Wasser 100.

Eigenschaften: Alkalische, trübe Flüssigkeit, vor dem Gebrauch umschütteln.

Anwendung: Feuchter Verband, Umschläge (1 : 5—10), Waschungen, Bäder.

Aqua plumbica (A), Aqua plumbi, Lösung von Bleiessig in Wasser (2 : 100). Anwendung wie oben.

Argentum nitricum (A), Silbernitrat, $AgNO_3$.

Darstellung: Lösen von Silber in Salpetersäure und abdampfen lassen: Arg. nitr. crystallisatum (A), farblose, tafelförmige Krystalle, löslich in 0,6 Teilen Wasser, 10 Teilen Alkohol, Reaktion sauer, widerlicher Geschmack. Werden die Krystalle bei nicht allzu hoher Temperatur geschmolzen und in Formen gegossen, so entstehen grauweiße Stäbchen: Arg. nitricum fusum [Ag. nitr. (G)]; Lapis infernalis (A), Höllenstein; in Wasser löslich, Reaktion neutral, in Verbindung mit organischen Stoffen wird das Silber reduziert; vor Licht zu schützen; macht Flecken auf Haut und Wäsche [Lapis infernalis mitigatus (A): 2 Teile Kaliumnitrat und 17 Teile Arg. nitr. zusammengeschmolzen, mildere Wirkung].

Anwendung: Wässerige und alkoholische Pinselung (bis 50%), Salbe.

Axungia porci, s. I. T. Salben.

Acetoform, essig-citronensaures Hexamethylentetramin, Ersatz der essigsauren Tonerde.

Acetonum, Aceton, Spir. pyroaceticus, CH_3COCH_3.

Darstellung aus Bariumacetat oder bei der trockenen Destillation des Holzes; farblose, neutrale Flüssigkeit, in Wasser, Äther, Alkohol löslich; ausgezeichnetes Lösungsmittel für Fette, Harze, Campher.

Anwendung: Als Vehikel für Firnisse (besonders Pyrogallus, Cignolin).

Azodolen (Kalle, Bieberich a. Rh.).
Besteht aus gleichen Teil Pellidol und Jodol, einer Jodeiweißverbindung. Salben und Pasten (2%).

Balnacid (Nördlinger, Flörsheim), Teerpräparat. Durch Oxydation aus Destillaten des Buchholzteeres gewonnen; in Wasser leicht löslich, schwach aromatisch riechend, schwarz, in Literflaschen im Handel.
Verwendung zu Bädern, etwa 200 ccm auf ein Vollbad.

Balsamum peruvianum s. Perubalsam.

Benzol, C_6H_6, aus Steinkohlenteer durch trockene Destillation gewonnen, klare, farblose Flüssigkeit, flüchtig, unlöslich in Wasser, leicht löslich in Alkohol, Äther, Chloroform, Aceton, Lösungsmittel für Schwefel, Jod, Öle, Harze!
Verwendung als Vehikel für Teer, Cignolin u. a.

Birkenteer, s. Teer.

Bismutum subgallicum, s. Dermatol.

Bismutum subnitricum (A, G), basisches Wismutnitrat, Magisterium Bismuti; chemische Zusammensetzung nicht konstant: $BiONO_3$, $BiOOH$.
Darstellung: aus neutralem Wismutnitrat und Wasser; weißes, krystallinisches Pulver, sauer, geruchlos, unlöslich in Wasser und Alkohol.
Wirkung: Adstringierend und desinfizierend!
Verwendung: Als Salbe [10% (NEISSERsche Zink-Wismutsalbe)], Puderzusatz.

Bleipflaster, s. Emplastr. Diachylon.

Boluphen, Formaldehyd-Phenol, ungiftig, geruchlos, großes Absorptionsvermögen, antiseptisch, desodorierend, Puder, Salbe.

Bolus alba (A, G), Argilla, weißer Ton, wasserhaltige Aluminiumsilikate, vielfach verunreinigt.
Darstellung durch Schlemmen, evtl. Elektrolyse von Tonerden, weißes, erdiges, fettiges Pulver, unlöslich in Wasser, sehr hygroskopisch, große chemische Widerstandskraft, bildet mit Wasser eine plastische Masse.
Anwendung als Streupulver.

Borax (G.), Natrium boracicum (A.), kommt als solcher in der Natur vor (Tinkal, Ponnxa).
Darstellung: Aus verschiedenen Borsalzen; chemisch $Na_2B_4O_7$ und 10 Wasser.
Eigenschaften: Große, prismatische, farblose Krystalle, Löslichkeit wenig größer als das der Borsäure, Lösung alkalisch.
Wirkung: Milde Seifenwirkung (Alkali), desinfizierend (B-Ion).
Verwendung: Feuchter Verband, Umschläge, Waschungen, Bäder.

Borsäure, s. Acidum boricum.

Bromokoll (Agfa A.G., Berlin).
Dibrom-Tannin-Leimverbindung folgender Zusammensetzung: 20% organisch gebundenes Brom, 40% Tannin, 30% Leim, 10% Wasser.
Eigenschaften: Schwach gelblich, geruch- und geschmacklos, in Wasser und verdünnten Säuren kaum löslich, leicht löslich in alkalischen Flüssigkeiten. Quillt in Schüttelmixturen auf, so daß man von der Pulvermasse weniger nehmen soll, etwa 40%, sonst zu feste Konsistenz. Bromokoll solubile ist eine 10%ige Lösung.
Wirkung: Juckstillend. Nebenwirkung: Evtl. Acne, einmal Dermatitis.
Anwendung: Salben, Schüttelmixturen (10%).

Cerata, s. I. T. Salben.

Cera alba, flava, s. I. T. Salben.

Cadogel (Dr. KERESZTY und Dr. WOLF, A.G., Budapest).
Aus Ol. cadin. durch fraktionierte Destillation im Vacuum hergestelltes Teerpräparat, farblos, gut vertragen, salbenartige Konsistenz, minimaler Teergeruch. Im Handel in Tuben zu 20 und 50 g, 10%, 33% und rein.
Verwendung: Salben, darüber Puder.

Cetaceum, s. I. T. Salben.

Chrysarobinum (G), Ararobina depurata (A), Chrysarobin, Goapulver, Acid. chrysophanicum. Chemisches Derivat des Anthrachinons.
Darstellung: Das rohe Chrysarobin ist eine ockergelbe, vielfach verunreinigte Masse, welche das Umwandlungsprodukt des Holzes bestimmter ausländischer Leguminosen darstellt; dieses Rohprodukt wird gereinigt.
Eigenschaften: Leicht abfärbendes, goldgelbes, geruch- und geschmackloses Pulver, krystallinisch, unlöslich in Wasser, schwer löslich in Alkohol und Äther, leicht in Chloroform; in Gegenwart von Luft oder Alkalien oxydiert es sich zur Chrysophansäure, welche mit Alkalien rote Salze bildet; daher Violett- bis Braunfärbung der Wäsche und Haut.
Wirkung: Stark reduzierend.
Nebenwirkung: Reizung der Schleimhäute (daher im Gesicht nicht anwenden!) und Nieren.

Anwendung: Salben, Pasten, Traumaticinpinselungen, Pflaster, in aufsteigender Konzentration, 0,1—10%.

Cignolin, 1,8-Dioxyanthranol, gelbes, in Wasser unlösliches, in organischen Lösungsmitteln lösliches Pulver von reduzierender Wirkung.
Anwendung: Salbe 2—5%, alkohol. Lösung $^1/_4$—1%, Schüttelmixtur $^1/_4$—$^1/_2$%.

Coldcream, s. I. T. Salben.

Diachylonsalbe, s. I. T. Salben.

Dermatol, Bismutum subgallicum (A, G). Enthält ungefähr 53% Wismutoxyd.
Darstellung aus Wismutnitrat, Eisessig und Gallussäure.
Eigenschaften: Unlöslich in Wasser, Alkohol, Äther, löslich in Natronlauge, nicht hygroskopisch; wirkt austrocknend.
Verwendung: Rein oder 20% als Streupulver.

Desitinsalbe (Desitin-Werke, Berlin-Tempelhof); enthält aus Lebertran extrahiertes Vitamin H; äußerst reizlos; im akuten und subakuten Stadium des Ekzems sehr bewährt.

Emplastrum Diachylon simplex (A), Emplastrum Lithargyri (G), Bleipflaster.
Chemisch: Basische und neutrale Salze der Fettsäure-, Ölsäurereihe.
Darstellung: Nach Ph. A.: Schweinefett 1000 T., Lithargyri (Plumbum oxydatum, PbO) 500 T., n. Ph. G. : Ol. oliv. 800 T., Litharg. 400 T., Wasser 400 T.
Verwendung: Zur Bereitung der Diachylonsalbe und rein.

Empyroform (SCHERING, Berlin). Kondensationsprodukt aus Ol. rusci und Formaldehyd.
Eigenschaften: Graubraunes, trockenes, nicht hygroskopisches Pulver, in Wasser unlöslich, in Alkohol, Äther, kaust. Alkalien, Chloroform leicht löslich; ganz schwacher Geruch, welcher in Salben usw. vollends verschwindet; ungiftig, die Wäsche nicht beschmutzend.
Wirkung: Juckstillend, austrocknend.
Nebenwirkung: Manchmal Harn leicht dunkelbraun, Phenol in Spuren, vereinzelt spärliche follikuläre Infiltrate.
Anwendung: Salben 1—20%, Pasten 25%, Tinktur (Chloroform, Tinct. benzoes āā) 5—10%, Schüttelmixtur 10%.

Essig(-säure), s. Acid. acetic.

Eucerin, s. I. T. Salben.

Fettpuder, s. I. T. Puder und Vasenolstreupuder.

Filmogen, s. I. T.

Firnisse, s. I. T.

Formaldehydum solutum, Formaldehyd, Formalin, Formol. Wässerige Lösung von CH_2O (etwa 35%).
Darstellung: Durch Oxydation von Methylalkohol; klare, farblose Flüssigkeit, stechender Geruch, neutral (oft durch Ameisensäure verunreinigt), mit Wasser und Alkohol mischbar.
Anwendung: Waschungen, Bäder, 20—30 Tropfen auf 1 l.

Gadose, s. I. T. Salben.

Gelanth, s. I. T.

Glycerin, s. I. T. Salben.

Hautfarbene Puder:
Ichthosin (GOLDSCHMIDT), bestehend aus: Zinkoxyd, Amylum und einer Verbindung von Ichthyol mit Eosin; drei verschiedene Nuancen.
Pulvis cuticolor (UNNA):

Zinc. oxyd.	5,0
Magnes. carbonic.	4,0
Bolus alba	2,5
Bolus rubr.	0,5
Amyl. oryz.	8,0 evtl. noch als Odorans.

Pulvis radic. irid. (Veilchenwurzelpulver) zugesetzt.

Höferpuder. Mit Borsäure versetzter Puder, dessen genauere Zusammensetzung nicht bekannt ist; in 2 Stärken im Handel.

Holzteer, s. Teer.

Hydrogenium hyperoxydatum solutum (A), H. peroxyd. sol. (G), Wasserstoffsuperoxyd.
Chemisch: H_2O_2.
Darstellung: Aus Bariumdioxyd oder aus Perhydrol.
Eigenschaften: 3%ige Lösung; farblose, schwach sauer reagierende Flüssigkeit, beim Erhitzen unter 60° tritt kein Zersetzen ein, vor Licht zu schützen.
Anwendung: Bäder, Waschungen, Umschläge, Seifen.

Heliobrom (Teichgräber, A.G., Berlin). Dibromtanninharnstoff, dem Bromocoll verwandt.
Eigenschaften: Gelbes feinkörniges, geruch-, geschmackloses Pulver, unlöslich in Wasser, löslich in Alkohol.
Wirkung: Antipruriginös.
Anwendung: Salbe 10%, Paste, alkoholische Pinselung, Schüttelmixtur.

Hydrargyrum praecipitatum album (G), Hydrargyrum bichloratum ammoniatum (A), weißes Präcipitat, $HgClNH_2$; dargestellt aus Mercurichlorid und NH_3; weißes lockeres Pulver, in Wasser und Alkohol unlöslich; Hydrargyrum praecipit. flavum; Hydrargyrum oxydatum flavum.

Anwendung: Salbe 5—20%.

Ichthalbin (Knoll & Comp., Ludwigshafen). Ichthyol-Eiweißverbindung mit 40% Ichthyol-Sulfosäure; feines, graubraunes Pulver; keratoplastische und juckstillende Wirkung; als Puder.

Ichthoform (Ichthyol-Ges., Hamburg). Kondensationsprodukt aus Ichthyol, Sulfosäure und Formaldehyd. Schwarzbraunes, fast geruchloses, in den gewöhnlichen Lösungsmitteln fast unlösliches Pulver; stark baktericid.

Anwendung: 1% Kieselgurpaste (UNNA), Salbe, Streupuder 5—10%.

Ichthyol (Ichthyolgesellschaft Hamburg), Fischöl, Ammonium sulfoichthyolicum.

Darstellung: Durch trockene Destillation des bei Seefeld in Tirol vorkommenden bituminösen Kalksteines erhält man eine ölartige Flüssigkeit, ein Gemenge von organischen Substanzen mit etwa 10% Schwefelgehalt; diese wird durch Schwefelsäure wasserlöslich gemacht und mit NH_3 neutralisiert.

Eigenschaften: Rotbraune, dicke Flüssigkeit von eigenartigem Geruch; löslich in Wasser in jedem Verhältnis, nur teilweise in Äther und Alkohol.

Wirkung: Reduzierend, keratoplastisch, vasokonstriktorisch (entzündungswidrig).

Anwendung: Salbe (5—10%), Zinkpaste, Guttaplaste, Seifen, Lösung, Umschläge.

Ichthosin, s. hautfarbene Puder.

Kalium causticum (G), Kalium hydrooxydatum (A), Ätzkali, KOH. Trockene, weiße, durchscheinende Stücke oder Stangen, in Wasser leicht löslich, an der Luft zerfließend.

Wirkung: Ätzend und adstringierend.

Anwendung: Wässerige Lösung 1 : 2 oder 1 : 1. Aufstreichen und mit nassem Tupfer abreiben, so daß die eigentliche Ätzwirkung nicht zur Geltung kommt.

Kalium hypermanganicum (A), Kalium permang. (G), Kaliumpermanganat, Chamäleon, $KMnO_4$. Darstellung aus Mangansuperoxyd und Kaliumnitrat bzw. -chlorat; rhombische Krystalle, löslich in 16 Teilen kalten Wassers, beim Erhitzen zerfällt es.

Anwendung: Bäder, Umschläge, feuchter Verband, Waschungen.

Kamillenabkochung. Dekokt aus Flores Chamomillae vulgaris (echte Kamille) oder Flor. Chamom. Romana [A. (römische Kamille)], welche ätherische Öle und Bitter- bzw. Gerbstoffe enthalten. Verwendung zu Bädern etwa 5 : 5000, Umschlägen.

Kieselerde, s. Terra silicia.

Kieselgur, s. Terra infusorium.

Kollodium, s. I. T.

Lacke, s. I. T.

Lanolimenta, s. I. T.

Lanolin, s. I. T.

Lavendelöl, s. I. T.

Lebertran, s. I. T.

Leinöl, s. I. T.

Lenigallol (Knoll, Ludwigshafen). Triacetat des Pyrogallols, weißes Pulver, in Wasser unlöslich, bei Berührung mit Alkalien, z. B. dem Hautsekret spaltet es sich in seine Komponenten, welche dann leicht macerierend, bzw. leicht ätzend wirken, ohne zu reizen; dabei tritt aber eine graue Verfärbung der Haut ein; bewährt, besonders bei Kinderekzem.

Anwendung: Puder (rein), Zinkpaste (10%), Salbe (10%).

Lenizet (Dr. REISS, Berlin). Polymerisationsprodukt des Aluminiumacetats; 30% Aluminiumoxyd, 70% Essigsäure; voluminöses, feines, luft- und lichtbeständiges Pulver, von schwach säuerlichem Geruche.

Lenizetpräparate: Lenizet-Streupuder (10%), Lenizet-Bolus, s. Peroxyd, enthält außer Lenizet Perborate der Alkalien und Erdalkalien, entsprechend H_2O_2 0,75%; antiseptisch. Lenizet-Wundpuder: 20%. Lenizet-Bolus c. Argento, Silberlenizetpuder, 0,5—1% Ag.

Liantral (Beiersdorf & Comp., Hamburg). Extrakt aus Steinkohlenteer mit Hilfe von Benzol hergestellt; farblos, wenig riechend, juckstillend, nicht reizend; 5—20%ige Salben am besten in Unguent. Caseini.

Linimente, s. I. T.

Liquor alum. acetic., s. Liqu. Burowii.

Liquor Burowii, Liquor alumin. acetic. crudus.

Zusammensetzung: Alumin. crud. 5,0; Plumb. acetic. basic. solut. 25,0; Aqu. font. 500,0. Klare, farblose Flüssigkeit. Anwendung zu Umschlägen (etwa 5fache Verdünnung); Salben (mit Lanolin u. ä.), Bädern, feuchten Verband.

Liquor carbonis detergens. Mischung von Steinkohlenteer mit Quillayatinktur. Verschiedene Mischungsverhältnisse im Handel; das englische Präparat, Liquor carbonis detergens Wright, enthält: Teerkohlenwasserstoffe 39%, Äthylalkohol 40%, ferner Methylalkohol und Quillayaabkochung.
> Wirkung: Ausgesprochen antipruriginös.
> Verwendung als Schüttelmixtur, Salbe.

Lycopodium (A, G), Bärlappsamen, Hexenmehl. Sporen von Lycopodium clavatum L. (mikroskopisch erkennbar); enthält Ölsäure und Myritinsäure; blaßgelbes, feines geruchloses Pulver, weich, etwas fettig.
> Verwendung als Streupuder.

Mandelkleie, s. I. T.

Mandelöl, s. I. T.

Mentholum (A, G), Menthol. Pfefferminzcampher, $C_{10}H_{20}O$, Hauptbestandteil verschiedener ätherischen Öle der ausländischen Menthaarten (Labiatae) in besonderen Ölzellen; nadelförmige, farblose Krystalle, von charakteristischem Geruch; unlöslich in Wasser (Geruch und Geschmack wird jedoch an dasselbe abgegeben), leicht löslich in Alkohol, Äther, Öl; juckstillende Wirkung. Verwendung als Puderzusatz und alkoholische Pinselung, 1—2%!

Mitin, s. I. T.

Naftalan (Naftalan-Ges., Dresden). Darstellung aus dem kaukasischen Erdöl auf chemischem Wege, dann Zusatz einer besonders gereinigten Seife.
> Eigenschaften: Dunkle Salbe, fast geruchlos, trotz starrer Konsistenz leicht verreiblich, neutral, haltbar; unlöslich in Äther, Chloroform, Benzin; S.P. 65—70°. Hinterläßt in der Wäsche Flecken, welche aber durch Waschen mit Seife zu entfernen sind.
> Wirkung: Juckstillend, reduzierend, entzündungswidrig.
> Anwendung: Als Salbengrundlage statt Vaselin geeignet, Salbe (10—50%), Zinkpaste.

Naphthol, β (A), Naphthol (G). $C_{10}H_7OH$.
> Darstellung aus Naphthalin; klare, weiße, perlmutterglänzende Krystallblättchen, phenolartiger Geruch; leicht löslich in Alkohol, Äther, Ölen, alkalischen Flüssigkeiten, wenig in Wasser.
> Wirkung: Antiparasitär.
> Anwendung: Salbe 1—10%, Naphtholvasogen, Seife, a-Naphthol darf wegen seiner Giftigkeit nicht angewendet werden.

Natrium boracicum, s. Borax.

Neuvasenol, s. Vasenol.

Oleum amygdalarum, s. I. T.
> „   *arachidis,* s. I. T.
> „   *fagi empyreumaticum,* s. Teer.
> „   *jecoris aselli,* s. I. T.
> „   *lavandul.,* s. I. T.
> „   *lini,* s. I. T.
> „   *oliv.,* s. I. T.
> „   *ricini,* s. I. T.
> „   *rusci,* s. Teer.
> „   *sesami,* s. I. T.

Oxycyanat, Hydrargyrum oxycyanatum, $HgCN_2$.
> Darstellung aus Hg-Chlorid und Hg-Cyanid; gelblichweißes Pulver, löslich in Wasser.
> Anwendung wie Sublimat, weniger reizend, da es eine geringere Neigung zu Eiweißverbindungen besitzt.

Paraffin, s. I. T.

Pellidol. Diacetyl-amido-azotoluol, rotgelbes Pulver, in Wasser unlöslich, in Alkohol, Fetten, Öl, Glycerin löslich.
> Wirkung: Epithelisierend.
> Anwendung: Salben, 2%.

Perhydrol (Merck). Konzentriertes, 33%iges Wasserstoffsuperoxyd; Originalflaschen zu 50 und 200 g.
> Anwendung: Zur Herstellung verdünnter Lösungen (1—3%); Salben, feuchte Verbände, Bäder, Waschungen.

Perubalsam, Balsamum peruvianum (A, G), San Salvatorbalsam.
> Zusammensetzung: 1. feste Bestandteile: Harze, bestehend aus Zimtsäure, Benzoesäure, Peruresinotannol; 2. flüssige Bestandteile: Cinnamein : Benzoesäure-Benzylester.
> Darstellung aus der Rinde einer ausländischen Papilionacee (Toluifera Pereirae).
> Eigenschaften: Braunrote, dickölige, nicht klebende Flüssigkeit, sauer reagierend, angenehmer Geruch, charakteristischer Geschmack; löslich in Chloroform, Essigsäure, absolutem Alkohol, fetten Ölen; in Wasser fast unlöslich.

Wirkung: Antiphlogistisch.

Anwendung: Rein, Salben 10%.

Pix liquida, s. Teer.

Pix lithantracis, s. Teer.

Pitralon (Lignerwerke, Dresden), Pitralum compositum.

Darstellung aus Nadelholzteer in Verbindung mit Estern und Kohlenwasserstoffen der Fett- und Benzolreihe. Hellgelbe, angenehm riechende Flüssigkeit.

Wirkung: Tiefenwirkung, antiphlogistisch, antiparasitär.

Anwendung: Rein.

Pittylen (Lingner, Dresden). Teerersatzmittel, dargestellt durch Einwirkung von Formaldehyd auf Nadelholzteer; feines lockeres, braungelbes Pulver, schwacher, nicht teerartiger Geruch, löslich in Äther, Alkohol, Aceton, Kollodium.

Anwendung: Pasten 2—10%, Schüttelmixtur, 5—10%, Kollodium, Streupulver, 10 bis 20%, Seife.

Präcipitat, s. Hydrargyrum praecipitatum.

Puder, hautfarbene, s. hautfarbene Puder.

Pyrogallol, Acidum pyrogallicum (A, G). 3-Oxybenzol.

Dargestellt durch Erhitzen der Gallussäure; farblose, glänzende Blättchen von herbem Geschmack, leicht löslich in Wasser, weniger gut in Alkohol und Äther.

Wirkung: Starke Reduktionswirkung; in Berührung mit Alkalien zieht es große Mengen Sauerstoff an und wird dadurch schwarz.

Nebenwirkung: Bei ausgedehnter Anwendung Intoxikationserscheinungen (zentrale Lähmungen, Methämoglobinbildung).

Anwendung: Salben 5—10%.

Reisstärke, s. Amylum oryzae.

Resorbin, s. I. T.

Resorcinum (A, G), Resorcin, m-Dioxybenzol.

Dargestellt aus d, l-Benzol, kommt in der Natur in verschiedenen Harzen vor. Farblose Krystalle von schwach urinösem Geruch, kratzendem Geschmack, löslich in Wasser, Alkohol, Äther, Glycerin; wässerige Lösung bei Licht leicht zersetzt (in vitro nigro!).

Wirkung: Desinfizierend und keratolytisch, juckstillend, jedoch reizend; Umschläge, Salben, Streupuder ($0,5$—$5,0\%$).

Ricinusöl, s. I. T.

Salbenmulle, s. I. T.

Salumin insolubile, salicylsaures Aluminium, farbloses oder rötliches Pulver, in Wasser schwerlöslich. Verwendung als Streupuder.

Salicylsäure, s. Acid. salicylicum.

Sapalkole, s. I. T.

Sapo kalinus, s. I. T.

Schwefel, Sulfur. In verschiedenen Formen im Handel:

1. Sulfur sublimatum (A, G), depuratum, Flores sulfuris, Schwefelblumen; citronengelbes Pulver, unlöslich in Wasser, schwer in Alkohol, Äther, Chloroform und Öl; leicht in Schwefelkohlenstoff, häufig verunreinigt (S. depuratum ist rein!).
2. Sulfur praecipitatum (A, G), Lac sulfuris, Schwefelmilch, sehr zartes, gelblichweißes, amorphes Pulver, neutral; sonst wie 1.
3. Sulfur pro balneo, Hepar sulfuris, Kalium sulfuratum pro balneo (A), Schwefelkalium; aus Schwefel und Pottasche hergestellt; Bäder, Waschungen.
4. Calcium oxysulfuratum, Solutio Vlemingkx, dargestellt aus Calcaria usta und Sulfur subl. durch Kochen, granatrote bis gelbliche Flüssigkeit, zersetzt sich leicht an der Luft.

Wirkung des Schwefels: Antiparasitär, schälend, reduzierend.

Anwendung: Salben 2—10%, Zinkpaste, Schüttelmixtur, alkoholische Pinselung, Seife, Bad, Waschung, Salben.

Serol, s. I. T.

Steinkohlenteer, s. Teer.

Sublimat, Hydrargyrum bichloratum corrosivum (A), Hydrargyrum bichloratum (G), $HgCl_2$.

Dargestellt aus einer Mischung von Mercurisulfat und Kochsalz; rein weißes, geruchloses Pulver; löslich in kaltem Wasser (1 : 16), Alkohol (1 : 3), Äther (1 : 4), Glycerin, Lösung ist schwach sauer, durch Zusatz von Alkalien, z. B. NaCl, neutral, mit Eiweiß geht es unlösliche Verbindungen ein; um die saure Reaktion zu vermeiden und eine Verwechslung zu verhindern, wird das Sublimat hauptsächlich in Form der ANGERERschen Pastillen verwandt: Sublim. 500 T., NaCl 500 T., Eosin 1 T.; Pastillen zu $\frac{1}{2}$ und 1 g.

Sulfidal (Heyden, Radebeul). Milde wirkendes, kolloidales, mit 25% Eiweißkörpern versehenes Schwefelpräparat!

Sulfoform (KAUFMANN). Triphenyl-Stibinsulfid, feine, geruchlose, weiße Krystalle, leicht
Schwefel abscheidend (in statu nascendi); leicht löslich in Benzol, Chloroform, Eis-
essig, schwerer in Alkohol, sehr schwer in Äther; löslich in fetten Ölen.
Tinctura sulfoformii in Olivenöl und Alkohol gelöstes Sulfoform; citronengelbe, leicht
bewegliche Flüssigkeit.
Anwendung: Salben, Pasten, ölige Lösung (5—25%).
Talcum (A, G), Talk, Speckstein, Edelweiß. Magnesiumhydrosilikat.
Aus den reinen Varietäten des perlmutterglänzenden, weißen Minerals dargestellt durch
Pulverung, Sieben und Schwemmen.
Eigenschaften: Krystallinisches, weißes, sich fettig anfühlendes Pulver, unlöslich in
Wasser und Säuren, chemisch indifferent.
Anwendung: Streupulver (rein), Zusatz zu Pasten und Schüttelmixturen.
Tannin, s. Acid. tannic.
Tannoform (Merck, Darmstadt). Methylenditannin, Kondensationsprodukt aus Gerb-
säure und Formaldehyd; weißrötliches Pulver, löslich in Alkohol und Alkalien, un-
löslich in Wasser; juckstillend; Streupulver, rein oder 10%.
Teer und Teerpräparate. Der Teer hat für die Therapie des Ekzems eine solche Bedeutung,
daß er eine ausführlichere Besprechung erfordert.

Die Verwendung von Teer ist alt. Schon PLINIUS THEOPHRAST, DIOSCORIDES
benützten ihn bei Hautkrankheiten. Unter dem Einflusse GALENs, wonach
die Hautkrankheiten als Blutkrankheiten angesehen wurden, schätzte man die
Lokaltherapie wenig und vergaß den Teer. Lange Zeit verwendete man ihn als
Teerwasser oder in Form von Teerdämpfen bei inneren Erkrankungen. Die
heutige Bedeutung gewann er erst im vorigen Jahrhundert wieder. In England
war es besonders BATEMANN und WILKINSON, in Frankreich RAYER, CAZENAVE,
GIROUT, GAUTHIER, EMMERY, BAZIN, SERRE, GIBERT, DEVERGIE, in Deutschland HERTWIG, KRIEG, OTTO, CLESS, VEIEL, in Österreich HEBRA. HEBRA
benutzte hauptsächlich Holzteere, er weist auf ihre unangenehmen Eigenschaften
hin, den scharfen durchdringenden Geruch, die intensiv schwarze, fest an der
Haut haftende Farbe, sowie ihre Dickflüssigkeit. Am wenigsten von diesen
unangenehmen Eigenschaften hat das Oleum rusci, das deshalb HEBRA besonders
gern benutzte. Heute ist die Steinkohlenteerproduktion so weit fortgeschritten,
daß auch diese Teere reichlich benutzt werden. Zu HEBRAs Zeit waren von den
störenden Eigenschaften besonders der Leuchtgasgeruch sehr störend.

In der letzten Zeit hat man die Teere auf ihre Verwendbarkeit in der Dermatologie besonders studiert, und es wurden speziell von der Frankfurter Hautklinik,
dann von SACK und NEISSER und anderen eine Reihe von Teerpräparaten
angegeben, die sich gut bewährt haben.

Ihrer Chemie nach sind die Teere ölige Zersetzungsprodukte, die durch
trockene Destillation, d. h. durch Erhitzung unter Luftabschluß gewonnen
werden. Aus Nadelhölzern wird das Oleum empyreumaticum coniferum erzeugt,
aus Fichten speziell die Pix liquida. Weiß- und Rotbuche ergeben Oleum fagi,
aus Juniperus oxycedrus wird das Oleum cadini, aus der Rinde von Betula alba
Oleum rusci dargestellt. Für den mineralischen Teer ist die Steinkohle Ausgangsmaterial.

Über die Bildung des Teers ist noch immer nichts Sicheres bekannt. Man
nimmt an, daß durch Kondensation des bei der Kohlendestillation entstehenden
Acetylens sich die verschiedenen Teerbestandteile bilden. Einige dieser Stoffe
sind auch schon in der Steinkohle selbst enthalten. Die Zahl der im Teer vorkommenden Substanzen ist sehr groß und es ist nicht bekannt, welchen Anteilen
etwa die günstige dermatotherapeutische Wirkung zuzuschreiben ist. Man
kann an die Phenolderivate, die Kresole, die Pyridinbasen, aber auch an die
hochmolekularen Bestandteile denken. In den Steinkohlenteeren finden sich
viele Körper der aromatischen Reihe, die Holzteere enthalten viel Sauerstoff,
daneben viel Verbindungen von saurem Charakter, wie die Phenole und ihre
Ester. Die Nadelholzteere sind besonders durch ihren Harzgehalt und die darin

enthaltenen Terpene wertvoll. Neben den einfachen Terpenen finden sich auch Terpenalkohole, Terpenketone, Terpenaldehyde von höherem Sauerstoffgehalt als bei den einfachen Terpenen.

In ihrer therapeutischen Wirkung beim Ekzem richten sich die Teere nach mehreren Seiten. Ihre juckstillende Wirkung ist nach HEBRA auf die empyrorheumatischen Öle zurückzuführen, die Gefäße des Stratum papillare und subpapillare werden kontrahiert, wodurch die Hyperämie langsam verschwindet. Da die Teere dem Gewebe Sauerstoff entziehen, haben sie die Eigenschaften der reduzierenden Mittel, wie sie DARIER kennzeichnet: in schwacher Konzentration keratoplastisch, antiseptisch, entzündungswidrig, jucklindernd, in sehr starken Konzentrationen exfoliierend, reizend und eine intensive Entzündung der Epidermis und Cutis bewirkend. Durch die reduzierende Wirkung hört nach UNNA die Neubildung von Epithel und Mitosen auf, die Stachelzellenschicht wird dadurch verdünnt, ihr Volumen kleiner; antiakanthotische Wirkung. Von PICK und KAPOSI ist besonders auf die Wirkung des Teers als Deckmittel, auf den gleichmäßigen Druck beim Erstarren hingewiesen worden. Die Versuche, Stoffe, die im Teer reichlich vorhanden sind, isoliert zu verwenden, haben meist zu keinem guten Resultate geführt. Das gilt z. B. für Phenol, Resorcin, die sehr oft reizen.

Da die alten Teere verschiedene Nachteile hatten, z. B. daß ihre intensiv schwarze Farbe die allgemeine Anwendung erschwerte und besonders im Gesicht unmöglich machte, daß die darin enthaltenen Harze, das Pech und die Kohlenbestandteile die Poren verstopfen und schwer zu entfernen sind, da sie oft reizten, versuchte man mit verschiedenen Mitteln wirksame Stoffe aus den Vollteeren zu extrahieren, ohne die unangenehmen Eigenschaften in Kauf nehmen zu müssen. Bekannt ist die Tinctura lithanthracis von LEISTIKOW und MIELK, ein Alkoholätherextrakt aus Steinkohlenteer. Dann das ursprünglich englische Präparat Liquor carbonis detergens, von HERXHEIMER in Deutschland eingeführt, ein Teerextrakt mit Tinct. Quillajae. HERXHEIMER sieht als das teerlösende, wie auch die guten chemischen und physikalischen Eigenschaften des Liquor carbonis detergens bedingende Prinzip, die als Saponine in Pflanzenrinden enthaltenen Glykoside an und schreibt die gute Wirkung noch nebenbei der Pflanzengerbsäure zu. Er verwendete daher im Kriege als Quillaja-Ersatz einheimische Glykosid-Pflanzenauszüge zu Teerextrakten, wie Tinct. Hippocastani, die dem englischen Liquor carbonis detergens an Wirkung gleichkamen.

Diese Extrakte sind braun, dünnflüssig, zeigen beim Eintrocknen nach Aufpinselung fast gar keine Verfärbung. So lassen sie sich auch im Gesicht und auf freien Körperstellen verwenden und beschmutzen infolge des schnellen Auftrocknens die Wäsche nicht. Von anderen Teerextrakten sind mit Erfolg verwendet worden: Anthrasol Knoll, ein hellgelbes Öl aus Steinkohlenteer, im allgemeinen wenig reizend, aber ziemlich stark riechend. Cadinol durch trockene Destillation aus dem Holz von Juniperusarten dargestellt und Cadogel, das Destillat des Oleum cadini. Ganz besonders wenig reizend, daher als Anfangsbehandlung zu verwenden, ist das durch Alkoholextraktion aus Kienruß gewonnene Fuliginol-Hell, etwas dunkler, aber auch mehr reizend, ist das Fuliginol-Dunkel. Ein dunkelbrauner, gereinigter Steinkohlenteer ist das Liantral-Beiersdorf. Aus den Lingner-Werken stammt das Pitralon, ein Nadelholzteer, und das Pittylen, ein gereinigter Teer, der auch Formaldehyd enthält. Unter den von HERXHEIMER angegebenen Präparaten hat sich der Tetrachlorkohlenstoffextrakt aus Steinkohlenteer in seinen alkoholischen Lösungen, das Carboneol, als wirksam erwiesen. Er führt aber öfters zu Follikuliden und vermag besonders die damit behandelte Haut gegen Licht zu sensibilisieren.

Den Teeren nahe stehen einige Destillationsprodukte aus bituminösen Schiefern und Mineralölen, ausgezeichnet dadurch, daß sie mehr oder weniger schwefelhaltig sind, das Ichthyol, das Thigenol, das Tumenol. Tumenol, das nicht immer Schwefel enthalten muß, wirkt durch seine reduzierenden Eigenschaften und seine gute Resorbierbarkeit, während im Ichthyol der Schwefelgehalt stark mitbestimmend ist. Tumenol als das mildeste läßt sich in noch ziemlich akutem Stadium als Tinktur verwenden.

Kontraindiziert ist der Teer im allgemeinen bei ganz akuten und den chronischen nässenden Ekzemen, bei Schwellung der Ekzemfläche stärkerer Rötung mit Auftreten von neuen Bläschen und Temperaturerhöhung. Gelegentlich können aber, wie schon Hebra betont, auch nässende Stellen eingerieben werden, wenn in einem größeren Ekzemherde sich nur nässende Punkte oder kleine Flecke zeigen. Veiel sagt darüber: man muß im allgemeinen nur trockene Ekzemstellen mit Teer behandeln; es gibt aber im Gesicht manche nässende Ekzeme, die ohne Applikation auch auf nässende Stellen nicht zum Trocknen gebracht werden können, oder, wenn schon zum Trocknen gebracht, ohne Teer immer wieder von neuem nässen. Eine andere Kontraindikation besteht bei Nephritis. Hier soll man im allgemeinen gar nicht, oder nur mit sehr verdünnten Teerpräparaten und nur kleine Hautgebiete behandeln. Auch bei Diabetikern ist Vorsicht geboten.

Eine unerwünschte Nebenwirkung der Behandlung ist das gelegentliche Auftreten einer Follikulitis, der Teeracne besonders an den stärker behaarten Streckseiten der Extremitäten, an Bart und Pubes. Sie entsteht durch Verstopfen der Ausführungsgänge in den Haarfollikeln. Es muß dann die Teerbehandlung ausgesetzt werden. Deshalb sind auch an behaarten Stellen besser ölige und spirituöse Lösungen anzuwenden als Salben, da hier die Gefahr der Verstopfung nicht so groß ist. Die bedeutendste Gefahr der Behandlung liegt in der Teerintoxikation bei Anwendung an großen ausgebreiteten Flächen. Durch gleichzeitige Anwendung von Diureticis kann dem prophylaktisch entgegengearbeitet werden. Auch ist bei Behandlung größerer Flächen dauernde Urinkontrolle notwendig, denn durch die grüne Verfärbung und den Carbolgeruch des Harns zeigt sich die beginnende Intoxikation an. Wird sie übersehen, so kommt es zu Kopfschmerzen, Übelkeit, Erbrechen, Durchfällen, Nephritis, Ausscheiden von grünem bis schwarzem Carbolharn und schließlich zur Oligo- und Anurie, teerig-graugrünen Fäkalien, zu Krämpfen mit Somnolenz. Besonders Blond- und Rothaarige sollen in dieser Richtung gefährdet sein. Diese ganz schweren Intoxikationen kommen indessen selten vor.

Sehr viel hängt auch bei der Teerbehandlung von der Güte des Präparates ab. Der Teer darf keine festen Bestandteile aufweisen. In Salben, zwischen den Fingern verrieben, darf er sich nicht körnig anfühlen.

Zur Verwendung kommt der Teer beim Ekzem in spirituöser Lösung, in Schüttelmixtur und als Zusatz zu Salben und Pasten. Man kann ihm auch verschiedene andere Medikamente beimischen, wie z. B. Schwefel, Hydrarg. praecipit. und Salicylsäure. Man beginnt zumeist mit einem Teergehalt von 1% und kann bis zu 50% aufsteigen, ja sogar bis zu reinem Teere.

Seine Wirkung geht zunächst gegen das Jucken und die Rötung und beseitigt alsdann auch die Infiltration. Man muß sehr im Auge haben, daß man zunächst mit niedrigen Dosen beginnt, um keine neuen Reizungen hervorzurufen. Wir haben da Gutes von sehr verdünnten spirituösen Lösungen gesehen, besonders, wenn ihnen Glycerin oder Öl als Mittel gegen die sonst zu starke Austrocknung beigefügt war. Es scheint, daß dadurch in vielen Fällen die Ekzemdisposition herabgesetzt wird, so daß man dann auch mit anderen Medikamenten den Prozeß leichter zur Heilung bringen kann. Setzt man die Teerbehandlung fort, so kann man langsam zu immer stärker teerhaltigen Präparaten schreiten, muß aber bei Reizung sofort zu einer indifferenten Paste zurückgehen, um dann wieder vorsichtig mit einem milden Präparat, wie etwa Liquor carbonis detergens zu beginnen. HERXHEIMER fand Fuliginol-Hell am verträglichsten in solchen Fällen. Verhältnismäßig oft reizten dagegen die alten Pflanzenteere, wie Oleum fagi oder Oleum rusci.

Beim chronischen Ekzem mit seinen dicken Infiltrationen kann man schärfer vorgehen. Starke Tinkturen oder reiner Teer sind da am Platze. Oft ist es gut, mit erweichendem Verband vorzubereiten und andere Medikamente, wie Salicylsäure den Teerpräparaten zuzusetzen.

Bei der Neurodermitis bedarf man vor allem der juckstillenden Wirkung des Teers. Auch hier bewähren sich Tinkturen oder reiner Teer gut. Wird die Haut während der Behandlung spröde, so schiebt man für einige Tage indifferente Pasten ein. Eine besondere Anwendungsform, die Teerglycerolate, hat HERX-HEIMER besonders empfohlen. Sie bestehen aus einem Teer, Traganth, Glycerin, Wasser und Alkohol. Sie bewährten sich in ihrer kühlenden Wirkung besonders gegen das oft unerträgliche Jucken.

Die verschiedenen Arten des Teeres:

I. Holzteer.
   a) *Nadelholzteer,* Pix liquida (G), Holzteer. Gewinnung durch Schwellung verschiedener Nadelhölzer. Braunschwarze, klebrige Flüssigkeit, von charakteristischem Geruch und Geschmack; schwerer als Wasser; unlöslich in Wasser, löslich in Alkohol und Terpentin. Aqua picis (G) ist ein wässeriger Auszug aus dem Holzteer. Eine andere Art des Nadelholzteeres ist der Wacholderteer, Oleum cadinum (A), Oleum Juniperi empyrheumaticum (G), dargestellt aus Juniperus oxycedrus.
   b) *Buchenteer,* Pix liquida (A). Oleum fagi empyrheumaticum; dargestellt aus dem Buchenholz durch trockene Destillation; dicke, ölige Flüssigkeit, charakteristischer Geruch und Geschmack; in Wasser unlöslich, das Wasser nimmt aber beim Schütteln den Geruch und Geschmack an; löslich in Äther, Chloroform, Anilin.
   c) *Birkenteer,* Oleum rusci, Oleum Betulae empyrheumaticum! Gewonnen durch trockene Destillation der Rinde und Wurzeln von Betula alba; ziemlich dünnes, braunschwarzes, angenehm riechendes Öl; löslich in Äther, Benzol, Chloroform, Terpentinöl, Olivenöl, teilweise in Benzin, unvollkommen in Alkohol.

II. Steinkohlenteer, Pix lithantracis, Pix carbonis, Oleum lithantr. Dicke, ölige bis salbenartige Flüssigkeit, alkalisch, an der Luft erhärtend, löslich in Alkohol, Benzol, Chloroform.

Unterschiede in der chemischen Zusammensetzung der verschiedenen Teerarten:
Holzteer (Ol. fag. emp.), reichlich 2- und 3 atomige Phenole.
Ol. rusci, reichlich 1- und 2 atomige Phenole.
Ol. cadin. enthält die aus dem Holz übergegangenen ätherischen Öle und reichlich 2 atomige Phenole.
Pix lithantr. enthält basische Substanzen: Pyridin, Chinolin, Isochinolin.

Terra infusorium, Kieselgur. Findet sich in der Natur in der Lüneburger Heide, bei Bilin i. Bhm. usw. und besteht aus den Kieselpanzern abgestorbener Diatomeen; weißes bis rötliches Pulver, unlöslich in Wasser; verwendet als Pastenzusatz und Streupulver.

Terra silicia, Kieselerde, SiO_2. Natürlich vorkommendes Kieselsäureanhydrit, Terra silicia (praeparata), oder aus Wasserglas hergestellt (praecipitata), unlöslich in Säuren und den gewöhnlichen Lösungsmitteln. Verwendung zur Bereitung von Pasten.

Thigenol (HOFFMANN-LA ROCHE, Basel-Grenzach). Natriumsalz eines synthetisch hergestellten Sulfoöles, welches $20^0/_0$ Schwefel organisch gebunden enthält; braune, sirupöse Flüssigkeit, geruch- und geschmacklos, völlig löslich in Wasser, verdünntem Alkohol und Glycerin.
Wirkung: Außer der spez. S-Wirkung auch juckstillend und desodorierend.
Anwendung: Rein, Salbe, Paste, spir. Lösung, Schüttelmixtur, Seife (bis $20^0/_0$).

Thiol (RIEDEL, Berlin). Gemisch von Schwefel-Kohlenwasserstoffen; schwarz, neutral, leicht löslich in Wasser, besser noch in Alkalien; enthält $12^0/_0$ Schwefel; 2 Formen:
Thiolum liquidum: Angenehm riechend, auf der Haut zu einem Überzug eintrocknend, keine Flecken hinterlassend.
Thiolum siccum: Braunes Pulver.
Anwendung: Streupulver (25—30), Salbe (5—$20^0/_0$).

Thiopinol, Matzka. Wasserlösliches Schwefelpräparat, geringer Geruch, geringe Schädigung
  der Wanne.

Traumaticin, s. I. T.

Tumenol.
  Darstellung aus bituminösen Gesteinen. Tumenolum venale: Mischung von Tumenol-
  sulfon (Tumenolöl) und Tumenolsulfosäure (Tumenolpulver); dunkelgelbe, dicke
  Flüssigkeit; unlöslich in Wasser, leicht löslich in Fetten; zähe Konsistenz, läßt sich
  schwer zu Salben verarbeiten.
  Wirkung (Neisser): Gut, austrocknend, entzündungswidrig, überhornend, juckstillend;
  wegen der zähen Konsistenz wird jetzt besser
  Tumenol-Ammonium (Höchst) verwendet; enthält 1,4$^0/_0$ an Tumenol gebundenen
  Ammoniak, vollkommen neutral, dunkelbraune, ölige Flüssigkeit, in Wasser beliebig löslich, leicht zu Salben verreiblich, keine Flecken hinterlassend.
  Anwendung: Salben (5—20$^0/_0$), Pasten, alkoholische Lösung, Bäderzusatz, Schüttelmixtur, Pflaster.

Unguentum Caseini Unna (Beiersdorf).
  Zusammensetzung: Caseini sicci 14,0 T., Alkali 0,43, Glycerin 7,0, Vaselin 21,0, Antisept.
  1,0, Aqua 56,57; Zusatz von Alkalien, z. B. Sapo virid. erhöht, Zusatz von Pyrogallol, Zinkoxyd, Resorcin vermindert die Konsistenz. Casein ist der aus der Kuhmilch gewonnene Käsestoff; es stellt im getrockneten Zustand ein weißlich-gelbes,
  geruchloses Pulver dar, welches in Wasser unlöslich ist; nach Entfernung des Lösungsmittels trocknet es auf der Haut ein und bildet einen festhaftenden Überzug (trocknende
  Caseinsalben, Troplowitz).
  Wirkung: s. I. T. Firnisse.

Unguentum diachylon, s. I. T.
  „   *emmoliens*, s. I. T.
  „   *Glycerini*, s. I. T.
  „   *leniens*, s. I. T.
  „   *Paraffini*, s. I. T.
  „   *simplex*, s. I. T.

Vaselin, s. I. T.

Vaselinöl, s. Paraffin I. T.

Vasenol, s. I. T.

Vasenolstreupuder (Dr. Köpp, Leipzig), s. Vasenol. Fettpuder, 10$^0/_0$ Vasenol und Zinkoxyd. Vasenolsanitätspuder hat einen leicht antiseptischen Zusatz.

Vasogen, s. I. T.

Vasol, s. I. T.

Wasserstoffsuperoxyd, s. Hydrogenium.

Zinkleim (Unna).
  Zusammensetzung (Mielcksches Rezept):

Gelatin. alb.	30,0
Zinc. oxyd.	30,0
Glycerin.	50,0
Aqu. dest.	90,0

  Die bei gewöhnlicher Temperatur feste Masse wird in Wasser unter Umrühren erwärmt
  und flüssig gemacht; die flüssige Masse wird dann auf die Haut aufgetragen und entweder leichte Watteschichten daraufgelegt oder ein richtiger Verband angebracht.
  Über die Wirkung s. Firnisse.

Zincum oxydatum (A, G), Zinkoxyd, ZnO; dargestellt durch Glühen von basischem Zink-
  carbonat; weißes, amorphes, geruch- und geschmackloses Pulver, neutral, unlöslich
  in Wasser, löslich in Säuren.
  Anwendung:
    Zinkpaste, Pasta Zinci (A, G);
    Pasta Zinci mollis (Unna):

Calcar. carbon.	
Zinc. oxyd.	
Ol. lini	
Aqu. calcis āā	5,0

    Kieselgurpasta (Unna):

Zinc. oxyd.	10,0
Terr. silic.	2,0
Adip. benzoat.	28,0
sehr aufsaugungsfähig.	

Zinköl: Zinc. oxyd., Ol. oliv. 30 : 20 oder āā; Zinkstreupulver, mit Amyl., Talkum oder Lycopodium āā; Unguent. Zinc. oxyd. (G):

Zinc. oxyd.	20 T.
Ol. amygd.	10 T.
Axungia porc.	100 T.
Cer. alb.	20 T.

LASSARsche Zinkpaste mit 2% Salicylsäurezusatz; NEISSERsche Zn-Wismutsalbe:

Zinc. oxyd.
Bismutum subnitr. āā 2,0
Unguent. leniens
Unguent. simpl. āā ad 30,0

B. Licht- und Strahlentherapie.

Neben der medikamentösen Behandlung des Ekzems hat die Behandlung mit physikalischen Heilmethoden, namentlich die Licht- und Strahlentherapie in den beiden letzten Jahrzehnten immer größere Verbreitung und Bedeutung gewonnen. Sie ist nicht nur imstande, die medikamentöse Behandlung vielfach zu unterstützen und abzukürzen, sondern auch Ekzemformen der Heilung zuzuführen, bei denen uns erfahrungsgemäß alle Medikamente im Stiche lassen. Vor allem aber ist es die Sauberkeit der Behandlung im Gegensatze zu der dem Patienten meist sehr lästigen Salbentherapie, die bei ihr oft ganz ausgeschaltet oder auf ein Minimum reduziert wird, sowie der Umstand, daß sie gewöhnlich ohne Berufsstörung durchgeführt werden kann, die ihr zu immer größerer Beliebtheit bei Arzt und Patienten verhelfen. Dabei ist allerdings zu bedenken, daß namentlich Röntgen- und Radiumstrahlen keine indifferenten Mittel darstellen, sondern daß sie besonders auf der erkrankten Haut als Erfolgsorgan sehr sorgfältig dosiert werden müssen, und daß auch bei genauester Dosierung allzu häufige Bestrahlungen zu bleibenden, oft erst nach Jahren sichtbar werdenden Veränderungen der Haut führen können, so daß bei der Neigung des Ekzems zu häufigen Rezidiven auch der Bestrahlung Grenzen gezogen sind, will man eine Hautschädigung vermeiden.

Nach den zur Anwendung kommenden Strahlenqualitäten lassen sich die Behandlungsmethoden zweckmäßig in drei große Gruppen gliedern, in die *Lichtbehandlung* mit ultravioletten Strahlen, die *Röntgenbehandlung* und die *Behandlung mit Radium und radioaktiven Substanzen*. Die größte Bedeutung in der Ekzemtherapie kommt dabei der Röntgenbehandlung zu, während die Lichttherapie den anderen Behandlungsmethoden nur gelegentlich überlegen ist, die Radiumbehandlung meist nur bei bestimmten circumscripten Formen des Ekzems zur Anwendung kommt.

Lichttherapie.

Die Behandlung der verschiedenen Ekzemformen mit ultravioletten Strahlen stellt wohl in vielen Fällen eine Ergänzung der medikamentösen Therapie dar, ist aber allein in der Regel wohl nicht imstande, das Ekzem zur Heilung zu bringen. Im allgemeinen stehen die Erfolge der Lichttherapie weit hinter denen der noch zu besprechenden Röntgen- und Radiumtherapie zurück. Immerhin gibt es einzelne Ekzemformen, bei denen das Licht nicht nur mehr leistet als die medikamentöse Therapie, sondern auch die Röntgentherapie übertrifft. Stillung des Juckreizes, Hebung des Allgemeinbefindens, bessere Durchblutung der Haut, Desquamation und Resorption der Infiltrate sind die Hauptfaktoren, die hier für die Behandlung in Frage kommen.

Von den zur Verwendung kommenden Lichtquellen sind die KROMEYER*sche Quarzlampe* und die *künstliche Höhensonne* die gebräuchlichsten, neben denen das *Uviollicht, Eisenbogenlicht, Rotlicht* und viele andere eine mehr untergeordnete Rolle spielen. Dort, wo es sich um die Bestrahlung großer Flächen handelt, verwendet man mit Vorteil die künstliche Höhensonne als *Fernbestrahlung* in einer Distanz von 50—100 cm. Die Strahlen kommen teils ungefiltert als *Weißlicht*, teils nach Vorschaltung von Blaufiltern als *Blaulicht* zur Verwendung. Bei kleineren scharf umschriebenen Herden wird besser die Kromeyerlampe verwendet, entweder ebenfalls als Fernbestrahlung oder indem man die Haut in einem Abstand von 2 mm bis zu 3 und 5 cm plättet oder schließlich nach Ansatz verschiedener Quarzlinsen in Form der Kompressionsbestrahlung, wobei die Haut anämisiert wird, und die ultravioletten Strahlen, die sonst größtenteils von den roten Blutkörperchen absorbiert werden, tiefer in das Gewebe eindringen können.

Die *Art der Bestrahlung* kann eine *zweifache* sein, entweder man erzeugt mit Weißlicht eine *intensive Entzündung* der Haut bis zur Blasenbildung, oder man wendet Weißlicht oder Blaulicht *in geringerer Stärke* an, so daß entweder kein oder nur ein geringes Erythem zustande kommt.

Das erstere Verfahren ist das energischere und raschere. Durch eine einmalige Lichtentzündung können auf der bestrahlten Partie nicht nur alle ekzematösen Veränderungen, sondern auch die Neigung zu Rezidiven beseitigt werden; die Haut ist gewissermaßen reingewaschen von der Krankheit (Kromeyer). Das Verfahren hat aber den Nachteil, daß es über größere Hautpartien nicht gut angewendet werden kann, da es für den Patienten nichts weniger als angenehm ist. Bei der großen Reizbarkeit auch subchronischer Ekzeme besteht außerdem immer die Möglichkeit einer dann nur schwer zu behandelnden Verschlimmerung, weil die Lichtdermatitis eben nicht als Erythem, sondern als Ekzem erscheint.

Die zweite Art der Anwendung ist milder. Man belichtet mit Weißlicht oder mit Blaulicht an mehreren aufeinander folgenden Tagen, um jedesmal nur eine geringe, den Patienten nicht belästigende Reaktion hervorzurufen. Dieses Verfahren läßt sich auch bei der Ausbreitung auf große Hautflächen, selbst bei Ausbreitung auf die Haut des ganzen Körpers durchführen; wir sprechen dann von einem *Lichtbade*. Unter dieser Art der Behandlung sieht man die Ekzembläschen eintrocknen, die Papeln abblassen und einsinken.

Daß das Licht auch ohne wesentliche Lichtentzündung heilend wirken kann, wird durch die Erfahrung bestätigt, die von verschiedenen Autoren seit längerer Zeit in Seebädern und klimatischen Kurorten gemacht wurde, wo ausgedehnte und seit langem bestehende Ekzeme allein durch Anwendung natürlicher Sonnenbäder zur Heilung gebracht werden konnten. So berichtet neuerdings wieder Hoffner über gute Erfolge von Luft- und Sonnenbädern bei nässenden Ekzemen, ebenso wie Staehelin durch Sonnenbestrahlung Ekzeme skrofulöser Natur schwinden sah.

Akute und *subakute Formen* des Ekzems gelten im allgemeinen als *nicht geeignet* für die Lichtbehandlung (Stümpke, Scherber, Frühwald u. a.). Bei der bekannten Reizbarkeit dieser Ekzemformen können nur zu leicht Verschlimmerungen provoziert werden, deren Beseitigung außerordentlich schwer ist. Hingegen konnten Rawe und Kromeyer, ebenso Thomson Fälle von akutem und subakutem, papulösem und Bläschenekzem mit stärkerer Neigung zu Rezidiven, wo neben Abheilung der alten Stellen immer neue hervorbrachen, nachdem sie jeder anderen Behandlung gegenüber Widerstand geleistet hatten, durch Quarzlichtbestrahlung zur Heilung bringen. Jedenfalls dürfen bei derartigen Versuchen nur ganz schwache Bestrahlungen vorgenommen werden.

Sehr *gute Erfolge* mit der Quarzlampenbestrahlung erzielte Kromeyer auch bei *Dysidrosis* der Hände, wobei er unter Blaulichtbehandlung die Affektion abheilen sah, ohne daß die gesunden Hautpartien auch nur eine Spur von Rötung zeigten. Hier mußte das Licht durch die gespannte und verdünnte Blasendecke zum Blasengrunde gelangt sein und den Rückgang der Entzündung bewirkt haben, ohne daß auf der gesunden Haut, wahrscheinlich infolge der dicken Epidermis der Hände, eine Lichtreaktion bemerkbar wurde.

Für die Lichtbehandlung in Form der Schwachbestrahlung geeignet sind auch die *subakuten Bläschenekzeme,* die sich dem Typus des seborrhoischen Ekzemherdes nähern (KROMEYER), sowie die seborrhoischen Ekzeme (STÜMPKE u. v. a.). Allerdings muß nach Abheilung des Ekzems die Seborrhoe mit anderen Mitteln weiter behandelt werden, da sie durch das Licht der Quarzlampe nicht beseitigt wird.

Für *subchronische nummuläre* Formen empfiehlt THEDERING, der im allgemeinen die Röntgenbehandlung des Ekzems der Quarzlampenbestrahlung vorzieht, ebenfalls die Quarzbestrahlung. Gute Erfolge bei *impetiginösem* Ekzem des Gesichtes, des äußeren Gehörganges und des behaarten Kopfes sah BORDONI besonders bei lymphatischen Individuen, auch BARKER empfiehlt die Behandlung von Ohrekzemen mittels eines an die Kromeyerlampe angesetzten Quarzstabes, PITCHER die Behandlung von Gesichtsekzemen. VAN DER VELDE verwendet die Höhensonnenbestrahlung zur Behandlung ekzematöser Erkrankungen der Schamlippen, des Perineums, der Umgebung des Mons veneris und des Anus, wobei er nicht bis zur Lichtentzündung geht.

Je chronischer der Charakter des Ekzems wird, desto mehr tritt der Wert der Lichtbehandlung im Vergleiche zur Röntgentherapie zurück. Doch werden auch bei *chronischen* Formen Erfolge erzielt (LÜTH, LODE, HEYMANN, MÜLLER, REINER, WETTERER u. a.). Hier kommt besonders die juckstillende Wirkung zur Geltung. So hebt OLIVER die gute Wirkung des Lichtes beim chronischen Ekzem der Handflächen mit dicken Hornauflagerungen und heftigem Jucken hervor. Auch bei chronisch infiltrativen Formen, besonders bei sehr ausgebreitetem Lichen chron. Vidal leistet das Licht oft recht Gutes (DOHI, STÜMPKE, WISE). Bei diesen Formen muß die Bestrahlung allerdings bis zur Dermatitis getrieben werden (SOKOLOW, FRÜHWALD). Interessant ist dabei die elektive Wirkung des Lichtes auf die Ekzemplaques, die nach der Bestrahlung oft deutlich erhaben, quaddelartig die normale Haut überragen.

Die besten Wirkungen sieht man aber bei den sog. *Ekzemen auf konstitutioneller Basis,* so beim Ekzem anämischer Frauen und Kinder (SCHERBER), sowie bei dem Ekzem auf skrofulöser Basis (THEDERING), bei denen sich die guten Erfolge der Höhensonnenbestrahlungen wohl durch die Beeinflussung des Grundleidens erklären lassen.

Die geringe Tiefenwirkung der ultravioletten Strahlen, deren Eindringen in die Tiefe die nach öfter durchgeführter Bestrahlung auftretende Pigmentierung einen erhöhten Widerstand entgegensetzt, sucht SCHINDLER durch Bepinseln der Haut mit 5% Argentum-nitricum-Spiritus zu begegnen. Es kommt zu einer Schwärzung der bepinselten Stellen, die jetzt kein Lichtstrahl passiert, so daß nur die kurzwelligen ultravioletten Strahlen in die Tiefe dringen. Selbst tiefe Infiltrate sollen hierbei rasch schwinden, ohne daß Lichterytheme auftreten, obwohl die Bestrahlungszeit beliebig verlängert werden kann.

Neben der Höhensonne und der Kromeyerlampe als Erzeuger ultravioletter Strahlen tritt die Verwendung anderer Lichtquellen mehr in den Hintergrund. RENZ konnte ausschließlich mit *Kohlenbogenlicht* akute und chronische Ekzeme auffallend rasch zur Heilung bringen. Ebenso berichten MESSERLI und MAC GREGOR über gute Erfolge bei der Behandlung von lokalisierten Ekzemen, sowie von Ekzemen der Hände und Füße bei Bestrahlung mit der SIMPSON-*Bogenlampe,* einer elektrischen Bogenlampe mit Wolframelektroden, deren intensiv weißes Licht außerordentlich reich an ultravioletten Strahlen sein soll.

Das gleiche gilt von der *Nitralampe*, einer hochkerzigen Wolframdrahtlampe, bei der das Verdampfen des Glühfadens durch Füllung der Glaskugel mit Stickstoff unter 2—3 Atmosphären Druck vermieden wird, mit der Heusner eine gute Beeinflussung seborrhoischer Ekzeme erzielen konnte.

Finsen und seine Schüler beobachteten bei der Behandlung von Röntgenatrophien, die im Anschluß an Bestrahlungen von Ekzemen aufgetreten waren, mit *konzentriertem Kohlenbogenlicht*, daß zurückgebliebene Ekzemreste heilten. Diese *Finsenbestrahlungen* wurden nun von Lomholt systematisch zur Behandlung verschiedener Ekzemformen verwendet. Er konnte damit in allen Stadien des Ekzems, besonders aber bei alten, infiltrierten Formen und beim Lichen simplex chron. ausgezeichnete Erfolge erzielen, und empfiehlt daher die Finsenbestrahlungen bei allen refraktären Fällen, selbst bei solchen, die durch Röntgenbehandlung unbeeinflußt blieben. Der Verbreitung dieser Behandlungsart stehen allerdings die großen Kosten der Apparatur, sowie die Mühsamkeit der Bestrahlung entgegen.

Erwähnt seien endlich noch Thederings Versuche mit der *Rotlichttherapie* des Ekzems. Er nimmt an, daß die roten Strahlen, im Gegensatze zu den entzündungserregenden blauen, eine entzündungshemmende Wirkung haben und empfiehlt die Rotlichttherapie unter anderem zur Austrocknung akuter nässender Ekzeme, als jeder anderen Therapie überlegen, während Quarzlichtbestrahlungen seiner Ansicht nach nur verschlimmernd wirken. Auch trockene akute Ekzeme hat er durch Rotlicht günstig beeinflußt.

Führt auch, wie aus all diesen Beobachtungen hervorgeht, die Lichtbehandlung in vielen Fällen zum Ziele, so muß doch hervorgehoben werden, daß einerseits die hyperämisierende Wirkung des Lichtes sehr oft auch zu Reizzuständen Veranlassung geben kann, was bei allen akuten und subakuten Ekzemformen berücksichtigt werden muß, daß anderseits die Wirkung des Lichtes bei chronischen Ekzemen lange nicht so sicher ist, wie die Wirkung der Röntgenstrahlen und daß hier die Lichtbehandlung allein meist nicht zur Heilung ausreicht. Die besten Resultate werden wir dort erzielen, wo die Lichttherapie die ätiologische Therapie darstellt, wie beim anämischen und skrofulösen Ekzem. Wir werden schließlich die juckstillende Wirkung des Lichtes bei pruriginösen Ekzemformen ausnützen, bei denen das Befallensein des ganzen Körpers die Röntgenbehandlung nicht angezeigt erscheinen läßt.

Röntgentherapie.

Der Lichtbehandlung in ihren Erfolgen überlegen, stellt die *Röntgentherapie* des Ekzems eine *wesentliche Bereicherung unserer Behandlungsmethoden* dar. Die Wirkung der Röntgenstrahlen auf die verschiedenen Ekzemformen, besonders auf das subakute und chronische Ekzem ist meist eine derart prompte und vollständige, daß wir hier die Strahlenbehandlung, namentlich in Anbetracht der häufigen Unzulänglichkeit unserer medikamentösen Therapie, als souveränes Mittel bezeichnen müssen.

Schon bald nach der Entdeckung der Röntgenstrahlen wurde von Hahn und Albers-Schönberg die gute Beeinflußbarkeit des Ekzems durch diese neuen Strahlen festgestellt (1898) und Hahn konnte als erster die Heilung akuter und chronischer Ekzeme durch Röntgenstrahlen demonstrieren. Diese neue Methode wurde rasch von einer Reihe von Forschern übernommen und weiter ausgebaut. Mit den Fortschritten in der Entwicklung der Röntgentechnik und in der Erforschung der biologischen Wirkungen der Röntgenstrahlen wurden die der Behandlung noch anhaftenden Mängel, die größtenteils auf die ungenaue Messung und Dosierung der Strahlen zurückzuführen waren, immer mehr beseitigt. *So stehen heute den Vorteilen der Behandlung fast keine Gefahren mehr gegenüber.*

Der Erfolg der Röntgenbehandlung beruht auf der *Beseitigung subjektiver und objektiver Symptome. Subjektiv* kommt vor allem die bekannte *juckstillende Wirkung* der Röntgenstrahlen zur Geltung, die meist schon 2—3 Tage nach der Bestrahlung, manchmal auch schon wenige Stunden später, also noch lange vor dem Schwinden der Ekzemherde, einsetzt. Damit kann der beim Ekzem so verhängnisvolle Circulus vitiosus mit einem Schlag durchbrochen werden, der in Juckreiz, vermehrtem Kratzen und Scheuern, dadurch bedingter Steigerung der Entzündungserscheinungen und gesteigertem Jucken besteht. Die Beseitigung des Juckreizes, die oft schon durch eine Bestrahlung mit kleinen Dosen gelingt — wir bezeichnen eine derartige Bestrahlung als „*Röntgenschlag*" —, kann nun den Boden für die medikamentöse Therapie ebnen, so daß manchmal jede weitere Bestrahlung unnötig wird. Die prompte Wirkung auf den Ekzemherd erklärt sich aus dem pathologischen Prozeß. *Acanthose, Parakeratose* und *Spongiose*, sowie die mehr oder weniger ausgedehnten *Infiltrate* stellen durchwegs pathologische Veränderungen dar, die sich aus jungen, zum Teil in lebhafter Proliferation begriffenen Zellen aufbauen, die alle *außerordentlich radiosensibel* sind. Mit dem Verschwinden des Juckens gehen Reizung und Hyperämie zurück, nachdem sie manchmal noch eine vorübergehende Steigerung erfahren haben. Wo Exsudation bestand, kommt es zum Eintrocknen der nässenden Flächen. Bläschen und Pusteln trocknen ab, die Papeln werden abgeflacht und verschwinden. Exfoliative Formen zeigen oft noch eine stärkere Schuppung, dann läßt die Schuppung nach und die Haut wird glatt. Am schönsten zeigt sich aber die Wirkung der Bestrahlung bei stark infiltrierten Herden, wo die Infiltration allmählich schwindet und einer völlig normalen, oft allerdings stärker pigmentierten Haut Platz macht.

Leichtere Fälle, bei denen auch die anatomischen Veränderungen noch gering sind, können schon durch eine einmalige Bestrahlung mit kleiner Dosis zur Heilung gebracht werden. In der Regel kommt es aber nach einiger Zeit wieder zur Zunahme des krankhaften Prozesses, und es muß dann eine zweite und dritte Bestrahlung, evtl. auch mehr verabfolgt werden, um die völlige Heilung zu erreichen.

Die *Technik* der Röntgenbestrahlung des Ekzems entspricht *der für alle oberflächlichen Dermatosen üblichen.* Dort, wo nur einzelne, scharf umschriebene Herde vorliegen, kann der Herd mit Abdeckung der gesunden Umgebung bestrahlt werden. Die Neigung der Ekzematiker zu stärkerer Pigmentbildung bedingt aber oft ein Zurückbleiben eines pigmentierten Fleckes, der, wenn er sehr scharf begrenzt ist, kosmetisch störend wirken kann. Zur Vermeidung einer derart scharf begrenzten Pigmentierung wird nach KIENBÖCK der Schutzstoff während der Bestrahlung verschoben, oder man bestrahlt überhaupt ohne Abdeckung. Dies gilt besonders für Herde im Gesicht, wo eine evtl. auftretende umschriebene Pigmentation unangenehm empfunden wird; es werden hier nur die Augenbrauen durch Bariumbrei, die Lippen und die Augen durch Bleiplättchen oder Bleigummi geschützt. Bei Bestrahlung größerer Herde oder ausgedehnter Teile des Körpers verwendet man die Technik sich überkreuzender Felder, wobei auf entsprechende Entfernung der Fußpunkte der Röhre Rücksicht genommen werden muß. Überall dort, wo große Körperabschnitte bestrahlt werden, muß man darauf achten, daß nicht zu stark penetrierende Strahlen zur Anwendung kommen, die zu einer Schädigung der inneren Organe führen könnten.

Während im allgemeinen nur eine direkte Beeinflussung der Ekzemherde versucht und erreicht wurde, berichtet neuerdings COTTENOT über Versuche, die er gemeinsam mit ZIMMERN und DARIAUX unternommen hat, wobei sie durch *Bestrahlung der Spinalganglien* im nervös versorgten Gebiet gelegene Herde, selbst solche, die sich der lokalen Therapie gegenüber refraktär verhielten, zur Heilung bringen konnten.

Ähnliche Resultate erzielten KRISER und ebenso SCHOENHOF bei chronischem Ekzem und Neurodermitis durch Bestrahlung der Wirbelsäule entweder in ihrem ganzen Verlauf oder durch Bestrahlung der den einzelnen Erkrankungsherden entsprechenden segmentären Abschnitte. Gerade die Versuche SCHOENHOFs erscheinen deshalb wichtig, weil durchwegs sehr schwere, meist viele Jahre den verschiedensten Behandlungen gegenüber refraktäre Fälle dieser Behandlung unterzogen wurden. Wenn auch nur in wenigen Fällen eine völlige Beseitigung der Krankheitserscheinungen erzielt werden konnte, so war fast stets bei Ausschaltung jeder sonstigen Therapie eine wesentliche Beeinflussung vor allem des Juckreizes zu beobachten. Das Indikationsgebiet dieser *indirekten Bestrahlung* muß sich vorläufig auf Fälle mit universeller Ausbreitung beschränken, sowie auf jene Ekzemformen, bei denen die direkte Röntgenbestrahlung nicht gern angewendet wird, wie z. B. Genitalekzeme. Hier erzielte SCHOENHOF in 3 Fällen Heilung, bei denen vorher jede andere Therapie, zweimal auch die lokale Röntgentherapie versagt hatte. Ebenso berichtet auch SCHRÖPL über Heilung einer durch Oxyuren bedingten Neurodermitis durch Bestrahlung des Lendenmarks.

Im Gegensatz zur ursprünglich angewendeten frontalen Bestrahlung der Wirbelsäule scheint die Kreuzfeuerbestrahlung nach BORDIER bessere Resultate zu ergeben. SCHOENHOF gibt folgende Technik an: Es wird je nach dem Sitz der Affektion entweder das Brustmark oder das Lendenmark isoliert in 2 Feldern oder die ganze Wirbelsäule in 4 Feldern (je 2 zu beiden Seiten der Wirbelsäule) bestrahlt. Bei einer Neigung der Röhre um 45^0 wird jedes Feld mit $^1/_3$ der E.D. einer harten, durch 0,5 mm Zn plus 1 mm Al gefilterten Strahlung belegt. Die Bestrahlung wird in zweiwöchentlichen Intervallen 2—3 mal wiederholt.

Bei der geringen Tiefenausdehnung des pathologischen Prozesses wäre für die Ekzembehandlung a priori die Anwendung wenig penetrierender Strahlen anzunehmen. Es wurden auch in der ersten Zeit der Röntgenära derartige *weiche Strahlen* verwendet, und man hat damals sogar eigene Röhren für Oberflächentherapie gebaut, die besonders weiche Strahlen liefern sollten. Die geringe Sensibilitätsbreite der weichen Strahlung zwischen der schädigenden und der therapeutisch wirksamen Dosis, die schon bei einer kleinen Überdosierung zu einem stärkeren Erythem mit nachfolgender Atrophie und Teleangiektasiebildung führen kann, hat aber bald zur Vermeidung der die Haut und besonders die entzündete Haut irritierenden weichen Strahlung und zu breiterer Anwendung der weit weniger gefährlichen *mittelharten Strahlung* geführt [E. HOFFMANN (1916), JADASSOHN, MAC KEE, SCHMIDT, WETTERER u. a.]. Einen Schritt weiter gingen H. MEYER und RITTER, die auf dem Röntgenkongreß 1912 an der Hand von experimentellen Untersuchungen die Verwendbarkeit *harter* Strahlen auch für die Dermatotherapie feststellen konnten, und FRANK-SCHULZ, der sich auf dem gleichen Kongreß für die Verwendung härterer als der bisher üblichen Strahlen in der Ekzembehandlung aussprach, eine Forderung, die FREUND und SCHIFF schon 1901, damals allerdings im Gegensatze zu fast allen Autoren gestellt hatten. Die Verwendung *dünner Aluminiumfilter,* namentlich die Einführung eines Filters von $^1/_2$ mm Dicke durch KUZNITZKY und SCHAEFFER, die damit die Ausschaltung der auch im harten Strahlengemisch reichlich vorhandenen und der Haut gefährlichen weichen Strahlung bezweckten, bedeutet einen weiteren Fortschritt in der Schonung der Haut.

Allerdings nimmt dadurch die Penetration der Strahlung noch zu, so daß von vielen Autoren eine Schädigung der tiefer gelegenen Organe, namentlich bei Bestrahlung großer Teile der Körperoberfläche, gefürchtet und lieber eine *unfiltrierte harte Strahlung* verwendet wird [GUNSETT, der bei größerer Tiefenausdehnung des Ekzems auch gefilterte Strahlen bevorzugt, E. HOFFMANN (1921), H. MEYER, SCHREUS]. Der Verwendung *harter*, durch 0,5—1 mm Aluminium *schwach gefilterter Strahlen*, wie sie heute die Mehrzahl der Autoren übt (FUHS, HOLZKNECHT, LENK, F. M. MEYER, THEDERING, WEBER und viele andere), steht endlich die Anwendung *hochgefilterter* Strahlen in der Ekzemtherapie gegenüber, wie sie sonst in der Tiefentherapie gebraucht werden (KEITH $2^1/_2$ mm Aluminium, MERIAU 3 mm Aluminium, STARK 0,5 mm Zink). Uns scheint allerdings die Anwendung derartig hochgefilterter Strahlen in der Ekzemtherapie bei Berücksichtigung der starken Penetration in Anbetracht der evtl. Tiefenschädigung im allgemeinen zu gefährlich. Wir selbst arbeiten gewöhnlich mit einer harten durch 0,5 mm Aluminium gefilterten Strahlung und verwenden nur bei sehr infiltrierten Formen, sowie beim tylotischen Ekzem der Hände und Füße und beim Ekzem der Nägel eine stärkere Filterung, wie dies auch von der Mehrzahl der Autoren für diese Formen angegeben wird, auch von jenen, die im allgemeinen eine ungefilterte harte Strahlung bevorzugen.

Die zur Beseitigung des Ekzems notwendigen Dosen sind in Anbetracht der großen Radiosensibilität des pathologischen Produktes, das die Herde bildet, nicht sehr große. Die meisten Therapeuten verwenden *eine unter der Erythemgrenze liegende Dose*, geben aber auch diese nicht auf einmal, sondern *in mehreren Sitzungen*, die in 7-, 10- und 14 tägigen Intervallen verabreicht werden. Dies geschieht besonders deshalb, *weil sich die Haut des Ekzematikers in einem abnormen Reizzustand befindet*, so daß sie bereits bei Verabfolgung einer sonst nicht zum Erythem führenden Dose mit einem solchen reagieren könnte. Wird aber nur eine Teildosis gegeben, so erholt sich die Haut bis zur nächsten Bestrahlung, so daß dann nie ein Erythem zustande kommt. Es handelt sich dabei nicht allein darum, eine akute Schädigung zu vermeiden, sondern auch später auftretende Hautveränderungen hintanzuhalten. Wissen wir doch, daß auf einer Hautstelle, die nur einmal mit einem stärkeren Erythem reagiert hat, sich noch nach Jahren eine Röntgenatrophie mit all ihren Folgen entwickeln kann. Die meisten Autoren verwenden daher die Bestrahlung in dosi refracta, wobei jedesmal nur $^1/_3$—$^1/_4$ der Erythemdose zur Anwendung kommt. 3—4 derartige Bestrahlungen bilden eine Serie. Hierauf wird eine mehrwöchentliche Pause (3—6 Wochen) eingeschaltet, bevor wieder eine neue Serie begonnen werden kann. In der Regel heilt der Ekzemherd schon nach einer Serie ab, oft kann sogar die dritte Teilbestrahlung unterbleiben, bzw. wird sie auf eine bereits normale Hautstelle verabreicht. Die empirisch festgestellte günstige Wirkung der Bestrahlung des Ekzems in dosi refracta führt SCHREUS auf den Umstand zurück, daß die elektive Überempfindlichkeit des pathologischen Zellkomplexes bei kleinen Dosen relativ besser zum Ausdruck kommt und daß die Bestrahlungseffekte hier noch länger nachwirken als in der normalen Umgebung, so daß dadurch die elektive Wirkung der Strahlen gleichsam noch gesteigert wird.

In allerletzter Zeit hat BUCKY wieder auf die Verwendung weicher, bzw. *überweicher Strahlen* zurückgegriffen, wobei er hauptsächlich jede Schädigung gesunder Gewebsschichten vermeiden will. Da seiner Ansicht nach die rationelle Strahlentherapie der Haut eine Schonung der germinativen Schichte und besonders der Basalzellen verlangt, sollen nur außerordentlich weiche Strahlen zur Anwendung kommen. Zu diesem Zweck verwendet er eine eigens konstruierte Röhre mit LINDEMANN-Fenster, die nur sehr weiche Strahlen durchläßt, und arbeitet mit einer maximalen Spannung von 10—11 K.V. Die gewonnene Strahlung hat eine Halbwertschicht von nur $^5/_{100}$ mm Al bzw. $^7/_{10}$ mm Wasser. Bucky berichtet über ausgezeichnete Behandlungserfolge bei Ekzemen jeder Art. Schädigungen sollen bei dieser Behandlung ausgeschlossen sein.

Die zu verabreichende Strahlenmenge hängt neben der Härte der verwendeten Strahlung noch ab von der Akuität des Krankheitsprozesses und der Empfindlichkeit der Haut des Patienten. Je akuter die Entzündungserscheinungen sind, desto kleinere Dosen sind zu deren Beseitigung notwendig, desto größer ist aber auch die Gefahr, durch Anwendung höherer Dosen eine unerwünschte Reaktion und damit evtl. eine dauernde Schädigung zu provozieren. Das gleiche gilt von der Empfindlichkeit der Haut, die bei blonden Individuen, besonders aber bei Kindern und Säuglingen eine größere ist.

Ergibt sich nun aus dem Gesagten, daß gerade bei der Behandlung des Ekzems jede Schematisierung gefährlich werden kann, so wollen wir in folgendem kurz einige Typen der von verschiedenen Autoren namentlich in letzter Zeit mitgeteilten Dosierungen und Zeitintervalle zwischen den einzelnen Bestrahlungen anführen, wobei allerdings nochmals betont werden soll, daß es sich hier um Durchschnittsangaben handelt, die nur für nicht sehr reizbare Formen gelten.

Bei *mittelharter ungefilterter Strahlung* (ca. 5—6⁰ B = 0,8—1,0 cm Halbwertschicht Wasser) gibt z. B. Hoffmann dreimal 3 X in 7—10 tägigen Intervallen, Wetterer 1¹/₄ H 3—4 mal in Intervallen von 7, 14 und 21 Tagen. Bei *harter ungefilterter* Strahlung (HW. etwa 1,6 Wasser = 8⁰ B) gibt Gunsett 3 mal 4 X in 10 tägigen Intervallen, Hoffmann dreimal ¹/₃ ED., Ritter 3 mal 3 X. Bei *harter gefilterter* Strahlung (0,5—1 mm Aluminium, HW. etwa 2 cm) verabreicht Fuhs 2—3 H in Intervallen von 14 Tagen, ähnlich den Dosen von Holzknecht und Lenk, Gunsett 8 X in zweiwöchentlichem Intervall mit einer Pause von 4 Wochen, Kuznitzky und Schaefer 5 X, 3 X und nochmal 3 X, Ritter 4 X alle 10 Tage. Wir selbst bestrahlen in 8—10 tägigen Intervallen dreimal mit etwa ¹/₃—¹/₄ ED. (1³/₄—2 H) einer harten, durch 0,5 Aluminium gefilterten Strahlung und schalten nach Applikation einer Serie eine 6—8 wöchentliche Pause ein.

Bei akuten Prozessen, sowie bei gesteigerter Empfindlichkeit der Haut geht man mit der Dosierung zweckmäßig herab, während die Pausen zwischen den Bestrahlungen verlängert werden. So bestrahlt Wetterer akute Ekzeme mit 1 H (evtl. sogar noch weniger), Jadassohn verabreicht bei Kindern nur 1 X pro Feld, ebenso Wetterer 0,6 H, Fuhs ¹/₂ H. Bei stärkerer Infiltration und wenig reizbaren, gut abgegrenzten Formen, wie beim tylotischen, rhagadiformen Ekzem der Hände, beim Ekzem der Fingernägel usw. kann mit stärkerer Filterung intensiver bestrahlt werden, z. B. Wetterer 8—10 H alle 3 Wochen, Gunsett 20 X alle 4 Wochen unter 3 mm Aluminiumfilter.

Wenden wir uns nun der Indikation der Röntgenbestrahlung bei den verschiedenen Ekzemformen zu, so müssen wir vor allem zwischen akuten und chronischen Formen unterscheiden.

Was das *akute* Ekzem anlangt, so finden wir hier eine Divergenz der Ansichten verschiedener Autoren über die Notwendigkeit und Zweckmäßigkeit der Röntgentherapie in diesem Stadium, eine Divergenz, die zum Teil wenigstens sich aus der verschiedenen Auffassung des akuten Ekzems ergibt, indem ein Teil nur die durch äußere und innere Ursachen hervorgerufenen Dermatitiden unter diesen Begriff einreiht, die mit Wegfall der Noxe in kurzer Zeit unter indifferenter Behandlung abheilen, ein Teil aber jede akute mit Nässen, Bläschen und Papeln einhergehende Exacerbation miteinbezieht. Schon Hahn konnte die auffallend gute Beeinflußbarkeit akuter Ekzeme zeigen, ebenso Merz, Müller, Scholz und viele andere. SCHREUS empfiehlt neuerdings die Bestrahlung bei richtiger Indikation und Dosierung selbst bei akuten Ekzemen von Säuglingen und verwendet die Röntgenbestrahlung mit Erfolg sogar bei akuten Dermatitiden und bei Toxikodermien, wie der Salvarsan- und Hg-Dermatitis, bei denen seiner Ansicht nach vorsichtig tastende Bestrahlungen mit 0,2—0,3 der ED. in 10 tägigen Intervallen die sonstige Therapie unterstützen. Auch WETTERER bestrahlt dort, wo besondere Umstände es angezeigt erscheinen lassen, akute Formen mit kleinen Dosen. Trotz der anerkannt guten Wirkung der Röntgenstrahlen auf die akuten Formen wird man im allgemeinen beim akuten Ekzem meist wohl mit der üblichen indifferenten Behandlung auskommen und nicht zur Röntgenbestrahlung greifen müssen, die übrigens in diesem Stadium nur bei einwandfreier Technik und Dosierung versucht werden darf. Denn die Haut ist im Zustande des akuten Ekzems außerordentlich empfindlich, so daß auch bei Applikation kleiner Dosen die Empfindlichkeitsgrenze überschritten werden kann. Deshalb wird von einer Reihe von Autoren die Röntgenbestrahlung akuter Formen strikte abgelehnt (GUNSETT, F. M. MEYER, PFÖRRINGER, RITTER u. a.). Eine Ausnahme macht hier vielleicht nur das perakute dysidrotische Ekzem, dessen Behandlung mit Salben außerordentlich langwierig ist und das auf Röntgenbestrahlung meist sehr gut anspricht, so daß auch wir hier die Bestrahlung häufig vornehmen. Auch FUHS und WILLIAMS berichten über auffallend gute Erfolge bei Eczema dysidroticum.

Weniger als beim akuten Ekzem spielt die hohe Empfindlichkeit bei der *subakuten* Form eine Rolle, die weit häufiger als die akute Form für die Röntgentherapie in Betracht kommt, namentlich dann, wenn sie sich der üblichen Therapie gegenüber refraktär verhält. Das gleiche gilt von akuten Exacerbationen chronischer Ekzeme.

Das *chronische* Ekzem ist in allen seinen Lokalisationen in hervorragendem Maße für die Röntgentherapie geeignet. Selbst Fälle, die einer jahrelangen medikamentösen Behandlung trotzen, werden meist prompt zur Heilung gebracht.

Auch universelle Ausbreitung stellt der Therapie kein Hindernis entgegen, weil bei entsprechender Vorsicht in der Dosierung eine Schädigung der inneren Organe wohl fast immer vermieden werden kann. Handelt es sich um circumscripte, aber über den ganzen Körper verstreute Efflorescenzen, so werden nur die einzelnen Herde, evtl. mit Abdeckung der gesunden Umgebung, bestrahlt. Bisweilen können wir dann einen glatten Rückgang der minder intensiven Erscheinungen auch an nicht bestrahlten Hautpartien unter indifferenter Behandlung beobachten. Dort, wo aber die Haut des ganzen Körpers oder großer Körperabschnitte diffus ergriffen ist, empfiehlt sich die *Totalbestrahlung* nach HOLZKNECHT, d. h. die Bestrahlung mit mehreren Aufsatzpunkten ohne Abdeckung.

Chronische Ekzeme der Kinder, die auf Röntgenbestrahlung sehr gut reagieren, können ohne Gefahr einer Wachstumsschädigung oder einer Schädigung der inneren Organe bestrahlt werden (JADASSOHN, SCHREUS, WETTERER). Selbstverständlich sind die verwendeten Dosen nur Bruchteile der beim Erwachsenen zur Anwendung kommenden. Trotz der erzielten guten Resultate und der Vermeidung von Schädigungen selbst bei der Bestrahlung akuter Kinderekzeme möchten wir uns aber, um eine unnötige Gefährdung der kindlichen Organe zu vermeiden, WETTERERS Ansicht anschließen, der für die Bestrahlung nur jene Fälle ausgewählt wissen will, die sich auf die sonstige Behandlung nicht bessern. Von einem Teil der Autoren wird die Röntgenbehandlung der Ekzeme bei Kindern wegen der Gefahren der Schädigung völlig abgelehnt (RITTER, THEDERING).

Die überwiegende Mehrzahl der chronischen Ekzeme bilden die mehr weniger *lokalisierten Formen,* die auch das *Hauptgebiet der Röntgentherapie* des Ekzems darstellen. *Nässende* und *vesiculöse*, *krustöse*, *squamöse*, *sykosiforme*, *lichen-infizierte* und stark *infiltrierte* Herde reagieren meist prompt auf die Behandlung. Nach einer bei vielen Fällen auftretenden Frühreaktion, die mit Zunahme des Juckreizes und der entzündlichen Erscheinungen einhergeht, kommt es gewöhnlich schon nach 2—3 Bestrahlungen ohne eine sichtbare Hautreaktion zum Schwinden der Symptome. Wetterers Feststellung, daß juckende Herde meist besser auf die Bestrahlung reagieren als solche, die ein brennendes Gefühl hervorrufen, können auch wir bestätigen.

Die *Lokalisation* in *behaarten Teilen* des Körpers, so namentlich am Kopfe, aber auch im Barte, den Augenbrauen usw. *braucht von der Röntgenbehandlung nicht abzuhalten.* Wenn auch im Bereiche des Ekzems Haarausfall leichter zustande kommt als sonst, so gelingt es bei entsprechender Dosierung (Schreus zweimal 0,3 ED. in 14 tägigen Intervallen, Wetterer zwei Teildosen von je $1^1/_4$—$1^1/_2$ H in längerem Abstand) die Ekzemherde gewöhnlich zum Verschwinden zu bringen und trotzdem auch einen temporären Haarausfall zu vermeiden.

Besonders gute Resultate gibt die Behandlung der sog. *Gewerbeekzeme*, wie sie bei Ärzten, Chemikern, Drogisten, Tischlern, Lackierern usw. an den Händen vorkommen, auf deren gute Beeinflußbarkeit Lassar als erster aufmerksam gemacht hat (Dore, Eichenlaub, Joseph und Siebert, Ritter, Wetterer und viele andere). Oft gelingt hierbei nicht nur die Beseitigung der vorliegenden Herde, manchmal sogar ohne daß die schädigende Beschäftigung aufgegeben wird, sondern es erfolgt eine Umstimmung der Haut in der Art, daß auch bei Weiterbestehen der Berufsschädigung Rezidive überhaupt nicht oder erst nach längerer Zeit auftreten.

Bei Bestrahlung der *Ekzeme* des *Scrotums*, zum Teil auch solcher des *weiblichen Genitales* muß immer an die Möglichkeit einer Schädigung der Keimdrüsen gedacht und diese tunlichst vermieden werden. Bei Bestrahlung des Scrotums läßt man daher den Patienten die Hoden mit den Händen weit nach dem Leistenkanal hinaufschieben und während der Bestrahlung unter dem Schutzstoff festhalten, so daß nur das leere Scrotum den Strahlen ausgesetzt wird. Bei Verwendung nicht zu penetrierender Strahlung und schwacher Filter ist übrigens eine Schädigung durch kleine Dosen nicht zu erwarten. Ebenso muß auch bei der Bestrahlung von Analekzemen der Schutz der Keimdrüsen berücksichtigt werden.

Meist etwas *langwieriger* und in ihren Erfolgen *unsicherer* ist die *Behandlung chronisch tylotischer* und *rhagadiformer Ekzeme* der Handflächen und Fußsohlen. Wenn auch eine Reihe von Autoren hier über sehr gute Resultate berichtet (in neuerer Zeit Hoffmann, Schmidt, Schreus u. a.), so finden wir fast ebensooft Mitteilungen über sehr schwere Beeinflußbarkeit oder ein völliges Versagen der Röntgentherapie. Ritter empfiehlt ebenso wie Alexander eine *Vorbehandlung mit* 5% *Salicylvaseline*, um die Krusten und Hyperkeratosen zu beseitigen, und findet danach meist eine sehr prompte Reaktion auf die Bestrahlung. Wetterer, der die tylotisch-rhagadiformen Ekzeme für sehr hartnäckig hält, für eine ein- bis zweimalige intensive *Quarzlampenbestrahlung* durch, um durch die entstehende aktive Hyperämie der Haut die Zugänglichkeit der Herde für die Röntgenstrahlen zu steigern. Letzteres Verfahren erscheint uns, ebenso wie Fuhs, in Anbetracht der oft beobachteten Tatsache, daß die Röntgenreaktionen nach Quarzlichtbestrahlungen intensiver verlaufen als sonst, im allgemeinen doch etwas zu gewagt.

Gleichfalls nicht immer von Erfolg begleitet, aber bei der Unzulänglichkeit jeder sonstigen Therapie doch in jedem Falle zu versuchen, wäre unseres Erachtens nach die Röntgenbehandlung der *chronischen Nagelekzeme*, bei denen eine Reihe von Autoren wie Kuznitzky und Schaefer, Merian, Pasini,

RITTER, SCHINDLER, SCHULZ, WETTERER u. a. über gute Erfolge berichtet. Hier sind ebenso wie beim tylotischen und rhagadiformen Ekzem meist größere Dosen stärker gefilterter Strahlen notwendig.

Ganz *ausgezeichnete Resultate* gibt schließlich die Bestrahlung der *chronischen Neurodermitis, des Lichen simplex chron. Vidal* (ALEXANDER, BLASCHKO, BRUHNS, COTTENOT, DOHI, EICHENLAUB, FORESTI, GUNSETT, HOFFMANN, JADASSOHN, JOSEPH und SIEBERT, MOUTOT, PASINI, RITTER, SCHULZ, STEIN, WILLIAMS und viele andere), die hier vielfach direkt als Methode der Wahl bezeichnet wird. Das rasche Schwinden des quälenden Juckreizes und der chronischen Infiltration, die oft schon nach einer Bestrahlungsserie dauernd beseitigt erscheint, bedingen hier die Überlegenheit der Röntgentherapie über jede andere.

Doch auch die *Röntgentherapie des Ekzems* stellt *keine ätiologische* Therapie dar, sondern ist wie jede äußere medikamentöse nur eine *Lokalbehandlung*. Es werden infolgedessen nur die Erscheinungsformen, das sind die Ekzemherde, für kürzere oder längere Zeit zum Schwinden gebracht, ohne daß die Ursachen und damit die Neigung zur Bildung neuer Herde und von Rezidiven beseitigt werden. Überall dort, wo daher ätiologische Momente berücksichtigt werden können, muß neben der Röntgentherapie auch eine ursächliche Behandlung erfolgen, will man das Ekzem dauernd beseitigen. Dies gilt besonders für die sog. symptomatischen Ekzeme, bei denen verschiedene innere Krankheiten die Ekzemdisposition schaffen (exsudative Diathese, Anämie usw.). Die Behandlung der Grundursachen kommt aber auch in Betracht bei Ekzemen, die sich auf dem Boden lokaler Schädigungen entwickeln, z. B. Analekzeme im Anschlusse an Hämorrhoiden oder Oxyuren, Vulvaekzem, bedingt durch Erkrankungen des inneren Genitales, Unterschenkelekzem beim varikösen Symptomenkomplex usf. Bei der Gruppe der Gewerbeekzeme spielt neben der Röntgenbehandlung die Fernhaltung der äußeren Schädigung gleichfalls eine große Rolle, wie sie überhaupt für alle röntgenbestrahlten Ekzeme notwendig ist.

Damit streifen wir bereits die viel umstrittene Frage, ob neben der Bestrahlung eine äußere Behandlung des Ekzems durchzuführen ist oder nicht. Auch jene Autoren, die sich gegen jede äußere Therapie wegen der Gefahr einer unerwünschten Reaktion aussprechen, wie z. B. WETTERER, haben gegen eine reizlose Behandlung, die im wesentlichen im Schutze vor äußerer Schädigung besteht, nichts einzuwenden. Gerade beim chronischen Ekzem aber wird man vielfach auch eine lokale äußere Behandlung zur Unterstützung der Röntgenwirkung in Form einer milden Salbenbehandlung anwenden können, ohne unerwünschte Hautreaktionen befürchten zu müssen. Daß jede Verwendung ätzender oder stark irritierender Medikamente vermieden werden muß, ist wohl selbstverständlich.

Daß auch die Röntgenbehandlung *Rezidive nicht verhindern* kann, ergibt sich aus ihrem Wesen als Lokalbehandlung (EICHENLAUB, FISCHER, HOFFMANN, JADASSOHN, PASINI, PFÖRRINGER, RITTER, STARK, WETTERER, WILLIAMS und viele andere). Die *Rezidiven* kommen aber bei der Bestrahlung viel *seltener* vor als nach medikamentöser Behandlung, und treten meist auch viel später zutage als bei dieser. Dies zeigt sich besonders deutlich beim Gewerbeekzem.

Selbst nach vollständiger Abheilung des Ekzems empfiehlt WETTERER weitere Bestrahlungen in längeren Intervallen, sog. *prophylaktische Nachbestrahlungen,* mit denen er den Prozentsatz der Dauerheilungen noch erhöhen konnte. So konnte er bei einem Material von 820 durch längere Zeit beobachteten Fällen feststellen, daß ohne prophylaktische Nachbestrahlung 57% rezidivfrei blieben, bei Nachbestrahlung aber 92%. Obwohl wegen der Gefahr einer Röntgenschädigung durch zu oft wiederholte Bestrahlung einzelne Autoren, so z. B. Ritter, eine prophylaktische Nachbestrahlung, da sie als Zwischenbehandlung bei normaler Haut zwecklos sei, nicht für angebracht halten, wird von anderer Seite (Hoffmann, Pförringer) die Nachbestrahlung sehr gelobt, eine Ansicht, der auch wir uns namentlich für das dysidrotische und das Gewerbeekzem, bei dem eine dauernde Hintanhaltung der Schädlichkeiten meist wohl nicht durchführbar ist, anschließen möchten.

Was schließlich die Gefahr der Röntgenschädigung und vor allem der Röntgenverbrennung anlangt, so finden sich, trotz der ungeheuer großen Zahl der durchgeführten Röntgenbehandlungen von Ekzemen nur eine verschwindend kleine Zahl von Mitteilungen in der Literatur, von denen wiederum nur ein Bruchteil nach Wegfall der durch technische Fehler zustande gekommenen Schädigungen anscheinend auf eine Überempfindlichkeit der Haut des Ekzematikers zurückzuführen ist. Wenn auch diese Überempfindlichkeit für akute Formen nicht bestritten werden kann, so glauben wir, daß schwerere Schädigungen bei genauer Kenntnis der verschiedenen Ekzemformen und bei vorsichtiger Dosierung wohl immer vermieden werden können.

Radiumtherapie.

In gleicher Weise wie die Röntgenstrahlen eignet sich die Strahlung des *Radiums* zur Behandlung der verschiedensten ekzematösen Veränderungen der Haut. Die Ähnlichkeit der Wirkungen beider Behandlungsmethoden bringt es mit sich, daß vielfach lokale Umstände die Wahl der einen oder der anderen bestimmen werden. In Anbetracht der geringen Radiummengen, die aber im allgemeinen zur Verfügung stehen, wird das Radium zur Behandlung ausgedehnter Ekzeme meist wohl nicht verwendet werden können und es wird sich daher die *Radiumtherapie* gewöhnlich *auf* bestimmte *circumscripte Formen beschränken*, wo sie die gleichen Erfolge zeitigt wie die Röntgenbehandlung, bisweilen letzterer sogar überlegen ist, so daß auch bei einzelnen röntgenrefraktären Fällen der Versuch einer Radiumbehandlung angezeigt erscheint.

Die günstige Beeinflussung von Ekzemherden durch die Strahlen des Radiums wurde zuerst von Lassar erkannt und von Blaschko, Wickham und Degrais, Barcat und vielen anderen bestätigt.

Zur Ekzembehandlung verwendet man das Radium meist in Form von sog. *Plattenträgern*, während die Füllung in Röhrchen hier nicht angezeigt ist. In der heute üblichen Form stellen die Träger Metallplatten dar, auf die das gleichmäßig in verharztem Terpentin aufgetragene Radiumsalz durch eine dünne Metallschichte von 0,2—0,3 mm Silber, welche direkt angelötet ist, befestigt wird. Dadurch wird das Radium zugleich vor äußeren Einwirkungen geschützt, so daß Verluste des kostbaren Elementes, wie sie bei den früher gewöhnlich in Verwendung stehenden Lackträgern durch Ablösung der Lackschichte zustande kamen, vermieden werden.

Die Plattenträger können verschiedene Form haben; zur Ekzembehandlung werden mit Vorteil *rechteckige* oder *quadratische* Träger benützt, bei denen man durch Zusammenlegen mehrerer solcher Platten die Möglichkeit hat, größere Flächen zu bestrahlen, ohne daß ausgesparte Ränder oder tote Winkel zustande kommen.

Von den drei Strahlenarten des Radiums werden α-Strahlen, die die Haut am stärksten irritieren, durch die Fassung des Radium bereits eliminiert, da sie ja schon durch das Silberfenster ebenso wie die weichsten Anteile der β-Strahlung zurückgehalten werden, so daß nur härtere β-Strahlen und die härtesten γ-Strahlen zur Wirkung kommen. Eine Abhaltung der β-Strahlen und Verwendung reiner γ-Strahlung, wie sie durch Vorschaltung verschieden dicker

Metallfilter zu erzielen ist, wird meist nicht notwendig sein. Da aber die Radiumstrahlen beim Auftreffen auf die Silberplatte weiche Sekundärstrahlen erzeugen, müssen diese durch Umhüllung der Platte mit metallfreien Stoffen (Gummi, Gaze, Papier, Hartgummi, Celluloid, Paraffin od. dgl.) zurückgehalten werden.

Die Bestrahlung geschieht entweder in der Weise, daß die Platte direkt auf die Haut aufgelegt wird — *Kontaktbestrahlung* —, oder, wenn man etwas größere Flächen bestrahlen will, indem man die Platte in einer bestimmten Entfernung von der Haut befestigt — *Fernbestrahlung* —, oder schließlich zur Bestrahlung sehr großer Flächen nach der sog. *Wischmethode* (WETTERER), indem die Platte möglichst gleichmäßig über den Herd hin- und hergeführt wird.

Neben den Plattenträgern, die das Radiumsalz in relativ großer Menge enthalten, kommen auch schwache Radiumpräparate zur Anwendung, wie sie die sog. *Stoffapparate* und *Radiumkompressen* darstellen. Erstere bestehen aus Leinwand oder Seide, die mit einer Radiumsalzlösung getränkt und in Stanniol oder dünne Bleischichten eingeschlossen sind. Letztere stellen kleine Säckchen dar, zu deren Füllung von Uran befreite Pechblendenrückstände, die nicht unbeträchtliche Mengen Radium enthalten (1 kg etwa $^1/_4$—$^1/_2$ mg Radiumelement) verwendet werden, so daß man ein schwaches Radiumpräparat erhält, das auf die erkrankte Stelle gelegt wird. Natürlich müssen derartige schwache Präparate, die aber dafür wieder eine größere Fläche bedecken, tagelang, 1, 2 bis 4 Tage an einer Stelle liegen bleiben (BARCAT).

Ebenso wie bei der Röntgenbehandlung erfolgt die *Bestrahlung* am besten *in dosi refracta*, d. h. es werden mehrere Teilbestrahlungen in längeren oder kürzeren Intervallen durchgeführt, deren Summe gewöhnlich eine *unterhalb der Erythemgrenze* liegende *Dosis* ergibt.

Die Dosierung wird in Milligrammstunden Radiumelement oder in Bruchteilen der empirisch festgestellten Erythemdosis abgegeben.

Akute Ekzeme sind zur Behandlung viel *weniger geeignet* als chronische Formen. Wohl erzielt man manchmal bei der *Cheiropompholix gute Erfolge* (RIEHL und KUMER).

Am häufigsten wendet man die Radiumtherapie bei *chronischen* Ekzemen an. Einzelne nicht zu große, längere Zeit bestehende Herde, die mit Verdickung der Haut und hyperkeratotischen Veränderungen einhergehen, geben die besten Resultate (BARCAT, HEINER, RIEHL und KUMER, SILBLEY, WICKHAM u. a.). Zur Bestrahlung eignen sich vor allem die umschriebenen Herde, wie das Ekzem der Lippen, der Gelenkbeugen, der Mamilla, in der Retroauricularfalte, sowie Lidekzeme und chronische Blepharitiden. Auch chronisch nässende circumscripte Formen eignen sich für die Behandlung, so intertriginöse und Analekzeme (HALBERSTAEDTER), Ekzeme des Scrotums und der Vulva usw.

Die sehr hartnäckigen *chronischen tylotischen* Ekzeme der Handteller und Fußsohlen sind ebenso, wie die *rhagadiformen* Ekzeme für die Radiumtherapie sehr geeignet und geben oft in verhältnismäßig kurzer Zeit Dauerheilungen (AZUA, BARCAT, FUHS).

Ebenso können *Nagelekzeme*, die jeder medikamentösen Therapie trotzen, dauernd geheilt werden.

Sehr gute Resultate geben schließlich, ebenso wie bei der Röntgentherapie, circumscripte *Neurodermitiden* (BARCAT, DEGRAIS, KRZYSZTALOWICZ, RIEHL, PINCH, SILBLEY, WICKHAM und viele andere).

Zur Beseitigung des Juckreizes können auch radiumhaltige Salben oder Umschläge mit Radiumemanation zur Anwendung kommen. So verwendet BARCAT eine *radiumhaltige Salbe,* und zwar:

<pre>
Rp.: Zinc. oxyd.
      Talc. āā   20,0
      Lanolin. anhydr.   30,0
      Solutio Radiumbromid
      1 mg pro 1000 ccm 5—10 g
      Vaselin.   30,0
</pre>

mit sehr gutem Erfolg.

Riehl verwendet *Radiumemanation* in Form von Umschlägen auch bei *akutem* Ekzem, wobei auf feuchte Umschläge mit schwacher essigsaurer Tonerde (1 : 10) oder $2^0/_0$ ige Borumschläge unmittelbar vor dem Gebrauch Emanationswasser von 50 000—200 000 ME. Aktivität gegossen wird. Darüber kommt dann ein impermeabler Verband, um das rasche Entweichen der Emanation zu verhindern.

Bei universeller Ausbreitung des Ekzems empfiehlt Heiner die *Radiumbalneotherapie.*

Auch wir hatten durch Radiumemanationsbäder (verwendet wurde ein Präparat „*Radiosola*" der A.-G. Medica, Prag, in der Stärke von 25 000 bis 100 000 M.E.) gute Resultate zu verzeichnen. Die Balneotherapie kam vor allem bei subakuten und chronischen Ekzemen großer Ausdehnung, besonders bei universellen Formen zur Anwendung. Auch bei universellen Dermatitiden, Hg- und Salvarsandermatitis, scheint eine günstige Beeinflussung herbeigeführt werden zu können.

Erwähnt sei endlich noch das *Thorium X* oder *Doramad,* das Jadassohn in die Therapie der Hautkrankheiten eingeführt hat. Es ist das direkte Zerfallsprodukt des Radiothor, das als Nebenprodukt bei der Glühstrumpffabrikation gewonnen wird. Es sendet fast ausschließlich (zu $99^0/_0$) α-Strahlen aus. Sein Nachteil ist, daß es seine Radioaktivität nach vorübergehender Zunahme sehr bald verliert, so daß nur frische Präparate verwendet werden können. Seine Halbwertzeit, d. h. die Zeit, in der die Aktivität auf die Hälfte des Ursprungswertes sinkt, beträgt nur $3^1/_2$ Tage. Das *Doramad* wird entweder als *Salbe* verwendet, indem man die Doramadlösung einer Salbengrundlage einverleibt, die eine hohe Wasseraufnahmefähigkeit besitzt, wie Lanolinum anhydr., Eucerin usw. oder in Propylalkohol als *alkoholische Lösung.* Die Salbe wird messerrückendick aufgestrichen und darüber ein Verband mit Guttaperchapapier angelegt. Bei Verwendung des Alkohols wird die Stelle mehrmals hintereinander bepinselt und mit Mastisol gedeckt; Salbe und Alkohol bleiben 24 bis 48 Stunden liegen und können dann erneuert werden.

Akute Formen sind für die Behandlung meist nicht geeignet (Sluczewski). Bei chronischen, trockenen psoriasiformen Ekzemen, beim Lichen Vidal werden aber sehr gute Resultate erzielt, die in Parallelversuchen der Röntgenwirkung nicht nachstehen (Forster, Jadassohn, Jessner, Sluczewski, Scholz und Fischer).

C. Behandlung der einzelnen Ekzemformen.

1. Behandlung des akuten Ekzems.

Das akute Ekzem ist vorwiegend eine artefizielle Dermatitis, durch chemische Schädlichkeiten entstanden. Die äußere Schädlichkeit ist erhoben, fortgelassen oder vermutet und der Patient ist, so gut es eben geht, vor jeglicher Schädlichkeit gewarnt. Das Eczema arteficiale acutum heilt in typischen Fällen in der seiner Höhe entsprechenden Zeit ab. Die Behandlung hat die vorliegenden Veränderungen in kürzester Zeit zur Rückbildung zu bringen und vor allem zu vermeiden, daß neue Reizung zu der gereizten Haut hinzutritt. Der Behandlungsmodus ist die Trockenbehandlung und Ruhigstellung der Hautoberfläche — die Puderbehandlung. Eine andere Behandlung kann erwogen werden, wenn hochgradiges Ödem subjektive Beschwerden auslöst, muß erwogen werden, wenn profuses Nässen besteht. Es fallen in die Puderbehandlung alle akuten papulösen Formen, aber auch die vesiculösen Ekzeme unter der Voraussetzung, daß die Bläschen geschlossen bleiben. Rein papulöse Ekzeme kommen vor, viel häufiger ist die Kombination von vesiculösem Ekzem mit papulösem. Das papulöse ist ein häufiger Ausdruck sekundärer Ekzemempfindlichkeit und so ist die Puderbehandlung vor allem indiziert bei sekundär reflektorischen Herden und zur Bekämpfung der allgemeinen Ekzembereitschaft. Der Puder wird in reicher Menge aufs Ekzem gebracht, mit flacher Hand leicht auf der Oberfläche verrieben, so daß besonders nach Anwendung von Talcum veneti die Oberfläche glatt erscheint, wodurch Reibung möglichst herabgesetzt wird. Der Puder wirkt austrocknend, setzt das Gefühl des Wundseins der Haut, die Neigung zur Cutis anserina herab, zugleich auch die Empfindlichkeit gegen Reibung, schließlich vermindert er etwas das Juckgefühl — letzteres häufig doch nicht in entsprechendem Maße, so daß man versucht hat, dem Puder anti-pruriginöse Zusätze beizugeben. Die Resultate in dieser Richtung sind nicht befriedigend. Kleine Bläschen verhalten sich wie Knötchen, auch sie vertrocknen unter Puderbehandlung rascher als unter einer anderen Therapie. Die kranke Haut soll fortgesetzt mit Puder bedeckt sein. Er soll 2—3 mal im Tage erneuert werden und es besteht gegen seine häufige Anwendung keine Kontraindikation. Um sein Haften zu unterstützen, können an den Händen Zwirnhandschuhe, oder an anderen Stellen lockere Verbände angewendet werden. Sich gegenseitig berührende Hautflächen werden durch Wattepudereinlagen auseinandergehalten, und es kann in dieser Form der Puder auch für kurze Zeit an leicht nässenden Stellen, welche sich bei papulösem Ekzem des Stammes an Kontaktflächen (Genitale, Achsel, unter der Mamma) finden, angewendet werden. Unterstützt muß die Puderbehandlung dadurch werden, daß man Reibung durch eng anliegende Kleider vermeidet, stärkere Schweißsekretion verhindert, und es empfiehlt sich daher, besonders in der warmen Jahreszeit, ganz lockere Wäsche zu tragen, Bewegung und Erwärmung zu vermeiden. Bei ausgebreitetem akutem Ekzem des Stammes wird am besten das Puderleintuch angewendet, i. e. der Patient legt sich nackt auf ein Leintuch, wird mittels Streubüchse oder Quaste eingestaubt, und das Leintuch wird über ihm geschlossen, nachdem vorher die Kontaktstellen mit Puderwatte auseinandergehalten wurden.

Da der Puder von allen Medikationen am wenigsten reizt, so ist er die erste Behandlung und Ordination. Es kann nämlich sein, daß ein akutes Ekzem seine Höhe erst nach der ersten Ordination erreicht, und man hat dann die Gewähr, selbst nicht geschadet zu haben, was bei jeder anderen Therapie möglich ist. Die Einfachheit der Medikation wird dem Patienten gegenüber dadurch ausgeglichen, daß der Arzt vielleicht selbst den Puder appliziert. Dies trifft hauptsächlich dann zu, wenn starkes Jucken besteht, und man sich doch zu keiner anderen Therapie entschließen kann. Eine Variierung der Puderbehandlung besteht darin, daß man denselben in Form der Schüttelmixturen anwendet. Sie wirken ähnlich wie Puder, in manchen Fällen vielleicht noch besser austrocknend. Reizung von dem wässerigen Vehikel ist schwer zu erwarten, eher wird die zu starke Austrocknung manchmal unangenehm empfunden und könnte durch Glycerinzusatz behoben werden. Verwendung des reinen Puders oder der Schüttelmixtur wird von der speziellen Erfahrung des einzelnen abhängen. Im allgemeinen ist wohl zu sagen, daß sich beide Applikationsformen ergänzen und für einander eintreten können, wobei jedoch die Puderbehandlung vorauszugehen hat. Ist die Juckempfindung eine sehr intensive, dann ist man manchmal gezwungen, etwas gegen dieselbe zu tun. Intelligente Patienten werden es vermeiden, sich bei Tage zu kratzen. Die Scheuerung kann aber im

Schlafe erfolgen und es ist vollkommen indiziert, wenn man dem Patienten im Stadium der höchsten Reizung innerlich ein Beruhigungs- oder Schlafmittel gibt. So kommt der Patient über die ersten Tage hinweg und man hat in der äußeren Ekzemtherapie nicht geschadet. Besteht aber trotzdem der Juckreiz weiter, so kann man gezwungen sein, antipruriginöse Mittel zu verordnen, weil der Puder allein zu wenig gegen das Jucken hilft. Man verordnet spirituöse Flüssigkeiten mit Salicyl oder dem stärker abkühlenden Mentholspiritus, auch 1—3% ige Tinctura rusci in Alkohol wirkt in diesem Sinne. Reizwirkung kann eintreten, besonders dann, wenn der Patient den Alkohol oft benützt, so daß derselbe eigentlich nur vor dem Schlafengehen verordnet werden soll. Unmittelbar auf den Alkohol kommt dann wieder Puder. Um ein festes Haften desselben zu bewirken, kann dem Alkohol 1% Glycerin zugesetzt werden. Der bei Pruritus senilis so gut wirkende Carbolspiritus ist beim Ekzem nicht zu empfehlen. Während warme Bäder, Waschungen usw. streng zu verbieten sind, und auch das Gesicht und die Hände nur mit Alkohol leicht gereinigt werden sollen, haben wir in manchen Fällen mit intensivem Juckreiz von kalter Dusche oder kühlen Bädern günstige Wirkung gesehen — vorausgesetzt, daß die Haut nach dem Bade nicht frottiert wird und wieder mit Puder gedeckt wird. Salben, auch Kühlsalben, solche mit antipruriginösen Beisätzen sind beim akuten papulösen Ekzem anfangs kontraindiziert. Hingegen kann damit der primäre Herd, der sich gewöhnlich bereits in einem späteren Stadium befindet, behandelt werden, wenn daselbst die Spannung unangenehm empfunden wird. Als Salbe kann dann verwendet werden Pasta Lassari, gutes Vaselin, Kaloderma. Auch der Umstand, daß noch neue Herde auftreten, darf zu keiner aggressiveren Therapie verleiten, eine Zurückhaltung, die manchen Patienten gegenüber Schwierigkeiten bereitet, aber sich lohnt durch das Gefühl, nicht selbst geschadet zu haben. Noch größere Zurückhaltung ist nötig, wenn sich das akute Ekzem mit tiefem Ödem kombiniert. Das Ödem kann oft ein mächtiges sein und es erscheint nach der Vorstellung von Arzt und Patient paradox, eine so heftige Entzündung bloß mit Puder oder Puderverband zu behandeln, und doch führt auch hier der Puder am raschesten zum Ziele.

Vielleicht wirkt in manchen Fällen der feuchte Verband rascher, wird bei hoher Spannung auch angenehm empfunden, aber die Möglichkeit, daß feuchte Wärme reizt, besteht und die Verschlechterung fällt dann der Behandlung zur Last. Als Fehler kann die Verordnung feuchter Verbände nicht angesehen werden und sie wird indiziert sein, wenn die Spannung äußerst unangenehm empfunden wird. In solchen Fällen ist die Oberfläche von miliaren Bläschen besetzt und es leiten diese Fälle zu jenem akuten Ekzem über, dessen Efflorescenzen Bläschen sind.

Es wurde erwähnt, daß kleinste Bläschen so wie Knötchenekzeme behandelt werden können, und es kann der Puder auch noch bei relativ größeren Bläschen angewendet werden. Der Vorteil besteht darin, daß die Bläschen unter dem Puder vertrocknen und daß man ohne Maceration mit Pastenbehandlung die resultierenden Krusten zur Abschuppung bringen kann. Lymphangitis und Retentionsreizung sieht man eigentlich bei dieser Behandlung selten. Die Spannung kann dadurch behoben werden, daß man die Bläschen mit einer ausgeglühten Nadel aufsticht und durch Kompression zum Platzen bringt. Ein Tag Puderbehandlung und dann die Veränderungen unter Zinkpaste, auf Leinwand aufgestrichen, zur Abheilung bringen. Der erfahrene Dermatologe wird beurteilen können, bis zu welcher Bläschengröße er mit dieser rasch zum Ziele führenden Behandlung gehen kann. Die typische Behandlung großvesiculöser Ekzeme ist die macerierende und sie wird einzutreten haben bei großen Blasen, bei zahlreichen Bläschen auf ödematösem Grunde. Die Behandlung ist in diesen

Fällen schon die der nässenden Ekzeme, besonders dann, wenn man die Bläschen mechanisch eröffnet. Man verordnet gegen die Schwellung feuchtwarme Verbände, vorwiegend mit Liquor Burowi, Ichthyol oder Tannin, eröffnet durch Nadel und Druck die Bläschen und geht, nachdem die Schwellung und Entzündung nachgelassen hat, zum macerierenden Salbenverbande über. Am stärksten maceriert wohl Ung. Diachylon, ist aber bei akutem Ekzem besser zu vermeiden oder nur ein bis zwei Tage anzuwenden. Als bester Salbenverband erweist sich hier in diesen Fällen Pasta Lassari auf Leinwand aufgestrichen und aufgelegt. Der Verband wird alle 24 Stunden gewechselt, Abtragung der Epidermisdecken, Abreiben mit Pudertupfer zur Freilegung kleiner Randbläschen. Dieser Zinkpastaverband verbleibt so lange, bis Abreiben keine offenen Stellen mehr bloßlegt, worauf die weitere Abheilung unter derselben Salbe, als Pasta mit Puder verwendet, erfolgen kann. Auch wenn während der Behandlung keine artefizielle Reizung (Diachylon) eintritt, erfordert ein großvesiculöses Ekzem bei dieser Macerationsbehandlung immerhin einen Zeitraum von zwei bis drei Wochen bis zur vollständigen Heilung und es erfordert speziell in der Hohlhand die dünne Hornschichte noch längere Schonung. Empfindlichkeit gegen Wasser und Seife kann noch einige Zeit Reinigung mit Benzin, Alkohol und Einfetten mit Lanolincreme, Kaloderma nötig machen, weil man schließlich von der Zinkpasta mit Rücksicht auf die Kleidung sobald als möglich wegzukommen trachtet. Gegen Juckreiz können die alkoholischen Flüssigkeiten mit Glycerinzusatz verwendet werden.

Die Behandlung eines großvesiculösen Ekzems unterscheidet sich nicht mehr von der Behandlung eines *akuten nässenden Ekzems*. Der Vorgang für das nässende Ekzem ist: feuchte Umschläge, Tannin, Ichthyol, Liquor Burowii 1:10 fortgesetzt, bis die Schwellung und entzündlichen Erscheinungen abgenommen haben und die Stelle beim Offenbleiben nicht mehr näßt, was gewöhnlich damit zusammenfällt, daß sich neues, graues Epithel an der Oberfläche der nässenden Punkte zeigt. Dann Salbenverband wie beim vesiculösen Ekzem mit Pasta Lassari, Ung. simplex, Vaseline, Lanolin, Borsalbe so lange, bis mechanische Abreibung keine Stellen mehr eröffnet, dann Pasten, Zinköl zur Festigung und Austrocknung der neuen Hornschichte. Übergang zur Einfettung mit pulverfreier Creme, Lanolin, Vaseline usw. Dieser Typus wird einzuhalten sein bei intensiv nässenden Ekzemen von großem Flächenraume. Bei kleinen Flächen kann zur Abkürzung ein Versuch mit Anthrarobinlack gemacht werden. Dieses ausgezeichnete Mittel wirkt speziell bei akutem Intertrigo in überraschend kurzer Zeit. Es vermag aber auch bei echten umschriebenen Ekzemen manchmal das Nässen in kurzer Zeit zu beheben, worauf unter Pastenbehandlung die Abheilung erfolgt. Kleine akut nässende Ekzeme können so wie die intertriginösen Steigerungen bei universellem papulösem Ekzem unter Puder gleichsam erstickt werden. Man appliziert Puder, darüber Watte, entfernt am nächsten Tage die obersten Schichten der Watte und drückt neue Puderwatte an, bis nach zwei bis drei Tagen die Watte entfernt und Zinksalbe zur Ausheilung verwendet wird. Gelingt der Versuch, so ist die Heilung eine rasche. Öfters mißlingt er, und dann hat man Zeit verloren. Es kann sein, daß akutes Ekzem erst oder vorwiegend im *squamösen Stadium* zur Behandlung kommt. Die entzündliche Reizung hat bereits nachgelassen und es besteht Parakeratose. In diesem Stadium ist die typische Behandlung die Pastenbehandlung und zwar, wenn es sich um akut artefizielles Ekzem handelt, reine Zinkpastenbehandlung oder Zinköl ohne weitere Zusätze. Erst später, wenn die Salbe vertragen wird, kann Oleum rusci, Ichthyol zur Paste zugesetzt werden.

Das Wesen der Behandlung des akuten Ekzems besteht also darin, den natürlichen Heilungsvorgang der Dermatitis nach Tunlichkeit zu unterstützen und nicht zu stören, sich vor aggressiverer Therapie zurückzuhalten. Entbehrlich ist dabei mit den oben angeführten Ausnahmen der Teer, kontraindiziert Zusätze von Schwefel, die Verwendung von Schmierseife und Präcipitat. Kontraindiziert erscheint mir auch die Anwendung von Resorcinumschlägen, welche zwar juckstillend wirken sollen, aber nach unserer Erfahrung ungemein oft schwere Dermatitis auslösen. Die Vorteile gegenüber dem Liquor Burowi-Verband sind nicht so groß, als daß diese Möglichkeit in Kauf genommen werden müßte.

2. Behandlung des Eczema recidivans.

Nicht das akute und infiltrierte, sondern das Eczema recidivans macht die Ekzemtherapie zum schwierigsten Problem ärztlichen Handelns. Die blande Therapie des akuten Ekzems führt nicht zum Ziele, die eingreifende des infiltrierten ist nicht erlaubt, so steht man mit denselben Mitteln einem Objekte gegenüber, das unter der Hand des Therapeuten seine eigenen Wege geht. Dadurch wird man zu energischem Handeln verleitet, was wieder mit Verschlechterung beantwortet wird. Dazu kommt, daß der Fortfall des monovalenten Körpers, der vielleicht ursprünglich das Ekzem veranlaßt hat, keineswegs mehr zur Heilung genügt. Das rezidivierende Ekzem bringt die neuen Nachschübe aus sich selbst hervor. In Wirklichkeit beruht die Neigung zum Rückfall auf der Empfindlichkeit gegen alle Arten äußerer Reize, wozu noch das Scheuern, die gewöhnlichen Manipulationen der Reinigung mit Wasser und Seife kommen. So charakterisiert sich das Eczema recidivans als ein äußerst empfindlicher Katarrh der Haut, der ohne Infiltration der Cutis aus kleinsten Anlässen rezidiviert; die jeweilige Reizung geht mit Ekzembereitschaft der übrigen Haut einher, mechanische und chemische Ursachen führen an zweiten und dritten Stellen zu neuen Herden, die Therapie bringt alles zur Abheilung bis auf eine kleine Stelle, von der aus das Spiel von neuem beginnt.

Trotz der vielen Unregelmäßigkeiten ist ein typischer Behandlungsmodus festzulegen, der erst abgeändert wird, wenn er zur paradoxen Reizung führt. Der Vorgang ist dem beim akuten Ekzem vorgeschlagenen ähnlich. Er besteht: feuchtwarme Umschläge mit Liquor Burowi mit und ohne Billrothbatist, Umschläge mit Tannin, dort, wo Nässen, Ödem, frische entzündliche exsudative Reizung besteht. Etwa wieder bis zu dem Zeitpunkte, wo das offen gelassene Ekzem kein spontanes Nässen zeigt, wo Abreibung keine Exsudation mehr provoziert; dann Salbenverband bis zu dem Zeitpunkte, wo auch stärkeres Abreiben keine gelockerte Epidermisstelle mehr freilegt. Während beim akuten Ekzem auf den Salbenverband sofort Pastenbehandlung folgt, schaltet sich hier ein Vorgang ein, welcher noch unter dem Verband durch Teer, Ichthyol, eine weitere Beeinflussung der Gefäße bezweckt, worauf erst die offene Pastenbehandlung folgt. Während das akute Ekzem unter Pastenbehandlung zur Ausheilung gelangt, müssen beim rezidivierenden Ekzem Zusätze zur Pasta gegeben werden. Die Haut muß viel länger damit behandelt werden, damit sie geeignet ist, den äußeren Einwirkungen standzuhalten. Sinngemäß liegt hier der wichtigste, aber auch schwierigste Teil der Behandlung. Um diese Widerstandsfähigkeit schon am Beginn der Behandlung anzustreben, empfiehlt es sich, so wie beim infiltrierten Ekzem, vielfach die Unterstützung von Arsen und Röntgenbehandlung herbeizuziehen.

Atypien kommen in jeder Phase dieses Behandlungsmodus vor. Es ist notwendig, hier einige davon zu erwähnen. Dem Nässen gegenüber ist der feuchtwarme Verband die naheliegendste und billigste Therapie. In der Regel verwendet man Burow 1:10, fast vorteilhafter wirkt in manchen Fällen der feuchte Ichthyol- oder Tanninverband. Reizung ist nach letzterem etwas seltener als nach Burow.

Feuchtwarme Wasserverbände werden wohl heute nicht mehr gemacht. Wasser verwendet man hingegen manchmal in Form öfter zu wechselnder Kompressen, ohne okklusiven impermeablen Stoff. Tritt nach Burow oder Tannin Reizung auf, dann stammt sie weniger vom Medikament als von der feuchten Wärme überhaupt. Es kann sein, daß man dann noch mit den soeben erwähnten feuchten Kompressen ohne Luftabschluß Besserungen erzielt. Äußere Umstände, Berufsstörung usw. erschweren diese Therapie, so daß sie meist nur für kurze Zeit in Betracht kommt. Resorcinumschläge geben wir auch in diesen Fällen nicht. Feuchtwarme Verbände können lange verwendet werden. Gegenindikation ist höchstens die Maceration in der Hohlhand. Gegenindikation ist weiter natürlich die Reizung des Ekzems, die sich subjektiv durch Jucken und Brennen, objektiv einfach durch Verschlechterung manifestiert. Wegen seiner Billigkeit wird also der feuchtwarme Verband solange verwendet, als er noch eine, wenn auch langsame Besserung bewirkt.

Hierauf beginnt man vorsichtig mit dem Salbenverband. Bei diesen Ekzemen bewährt sich Unguentum Diachyli etwas besser als beim akuten Ekzem; doch kommen auch hier Reizungen vor (3.—4. Tag). Auf die Angabe des Patienten, daß unter dem Verbande Jucken aufgetreten ist, ist zu achten. Aus diesem Grunde müssen noch andere Salbenverbände bereitgehalten werden. So Verbände mit Pasta Lassari, Unguentum simpl., Borsalbe, Unguentum paraffini, Vaselin, Brandöl, Schweinefett usw. Es ist kein Zweifel, daß von allen Salben Unguentum Diachyli am meisten vermag, seine Wirkung vielleicht weniger seiner Chemie, als seiner physikalischen Beschaffenheit verdankt. Diese auffallend günstige Wirkung in manchen Fällen erklärt auch die Idiosynkrasie in anderen oder die Reizung nach einiger Zeit in demselben Falle. Andere Salbenverbände reizen weniger, wirken dafür aber auch weniger deutlich. Unterschiede können sich noch ergeben zwischen echten Fetten und Vaselin, Lanolin- oder Paraffinverbänden.

Oft ist aber die Überempfindlichkeit dieser Ekzeme nicht gegen einen, sondern gegen alle Salbenverbände gerichtet. Aus diesem Grunde wurde oben als erster Ersatz der Diachylonsalbe Pasta Lassari als Salbenverband genannt, weil in demselben Vorteile des Verbandes und der Pastenbehandlung vereinigt sind. Es empfiehlt sich daher, nach dem ersten, nicht vertragenen Salbenverband diesen zu wählen. Wird auch dieser oder andere nicht vertragen, dann steht man vor der Situation, ein offenes Ekzem offen zu behandeln. Hier greift wieder manchmal in befreiender Weise die Röntgenbehandlung ein. Da es sich um äußerst empfindliche Ekzeme handelt, sind hier nur schwache Dosen zu geben (siehe Röntgenbehandlung). Sie genügen auch, um die Gefäßverhältnisse derartig zu gestalten, daß entweder der Verband oder die Pastenbehandlung vertragen wird. Kann Röntgen nicht angewendet werden, so muß man versuchen, mit offener Behandlung zurecht zu kommen und kann dieselbe mit folgenden Versuchen unterstützen. Es wurde schon beim akuten Ekzem die günstige Wirkung des *Anthrarobinlackes* nach ARNING erwähnt. Auch hier kann derselbe gelegentlich mit Erfolg angewendet werden. Das Nässen sistiert, es bildet sich ein Häutchen, das einen Druck ausübt, man kann durch weitere Verwendung des Lackes diesen Druck länger einwirken lassen und dann den Lack durch Pasta oder Fett natürlich ohne mechanische Irritation entfernen. Ähnliche Wirkungen erzielt man mit 5—10% Tinctura Rusci-Alkohol. Auch hier Häutchenbildung und folgende Pastenbehandlung. Zu diesen Versuchen gehört auch die paradoxe Anwendung der WILKINSONschen Salbe auf nicht zu große nässende Ekzeme, wobei man besser den Schwefel aus der Salbe wegläßt. Hier wirkt offenbar die mortifizierende Schmierseife durch Häutchenbildung und der gefäßkontrahierende Teer. Das Nässen durch Schorfbildung zu bekämpfen, wird auch durch Ätzung mit Arg. nitr. angestrebt, ein Verfahren, das besonders bei Kinderekzemen häufig angewendet wird. Ich habe aber den Eindruck, daß die günstige Schorfwirkung vielfach durch eine gleichzeitige Gefäßreizung aufgehoben wird. Wenigstens habe ich von Arg. nitr. allein nicht immer befriedigende Resultate gesehen. Es gilt das gleiche wie von der Höhensonne; auch sie bewirkt Schorf und Häutchen, gleichzeitig aber auch Gefäßreizung, so daß sie bei Ekzem nicht die Erfolge zeigt, die eigentlich zu erwarten wären, da sie etwas juckstillend wirkt. Dies ist wohl auch der Grund, warum diese Therapie bei Ekzem weniger verwendet wird, als es der Zahl der etablierten Höhensonnen entspricht.

Hingegen habe ich von einem Verfahren manchmal die besten Resultate gesehen, von dem schon Hebra sagt, daß damit die meisten Ekzeme zu heilen sind. Es ist dies die Ätzung mit Lauge nach Hebra, kombiniert mit Ätzung durch Arg. nitr. nach Spiegler. Die eigentliche Domäne dieses Verfahrens ist das infiltrierte Ekzem und die Neurodermitis. Hier ersetzt es vielfach Röntgenstrahlen und wird dort auch noch einmal erwähnt werden müssen. Ab und zu zwingen die Verhältnisse, das Verfahren auch beim rezidivierenden, nässenden Ekzem anzuwenden, und man erzielt damit oft überraschende Erfolge. Es gibt kleine, restierende, nässende Ekzemherde, die jeder blanden Therapie trotzen, heftig jucken, gescheuert werden und dann profus nässen. Ätzt man solche Ekzeme sehr rasch mit Lauge (50%), und dann mit 50% Arg. nitr., so kann es sein, daß man mit zwei bis drei Ätzungen den Herd zur Ausheilung bringt. Nach der ersten Ätzung bleiben gewöhnlich noch mehrere offene Stellen zurück, die bei der zweiten oder dritten Ätzung ebenfalls verschwinden. Diese Ätzung ist gleichsam das einzige radikale Verfahren, das wir dem Ekzem gegenüber besitzen. Es kommt einer Verödung des Ekzems gleich; Temperament und Situation zwingt manchmal dazu. Die residualen Veränderungen nach der Ätzung, nicht im Sinne von Narbe, vielleicht höchstens als Pigmentverschiebung, bilden eigentlich keine Kontraindikation. Immerhin ist es mehr ein Verfahren für die bedeckt getragenen Körperstellen, weil im Gesicht bei brünetten Personen vielleicht doch einmal eine Pigmentverschiebung auftreten könnte. Die Kaliseife, welche ähnlich, aber langsamer wirkt, scheint mir außer in der oben erwähnten Verwendung in der Wilkinsonschen Salbe bei dieser Ekzemform wegen der häufigen Reizungsmöglichkeiten weniger geeignet.

Ist es gelungen, auch ohne Salbenverband über das nässende Stadium hinauszukommen, dann kann in offener Pastenbehandlung das Ekzem zu Ende behandelt werden. Werden Salbenverbände vertragen, so erfordert, wie schon erwähnt, das rezidivierende Ekzem die Einschaltung des Teers vor der Pasta. Sie wird einschleichend in der Art gemacht, daß zur Reinigung Olivenöl mit steigendem Teergehalt benützt wird, worauf wieder Salbenverband kommt. Das Verfahren bezweckt, auf die Hyperämie zu wirken und die noch feuchte Epidermis zu festigen, wobei natürlich fortgesetzt auf Teerreizung zu achten ist.

Beim *krustösen* Ekzem sind die Verhältnisse insofern etwas günstiger, als die Krustenbildung bereits der Ausdruck einer gewissen spontanen Besserung ist. Das Ekzem ist von selbst über die höchste Reizbarkeit hinausgelangt und diese geringere Reizbarkeit äußert sich in einer besseren Verträglichkeit gegen Medikamente. Die Therapie hat vor allem zu vermeiden, daß das Ekzem wieder in seine hohe Empfindlichkeit zurücktritt, was leider öfters geschieht, am häufigsten durch den Salbenverband. Dem kann dadurch begegnet werden, daß man die Phase des Salbenverbandes relativ kurz gestaltet. Man erweicht die Krusten durch Umschläge, hält daran solange fest, als noch Besserung zu verzeichnen ist, läßt dann durch einige Tage den Salbenverband folgen und trachtet bald zur Pasta zu gelangen. Es kann auch der Versuch gemacht werden, von den Umschlägen sofort zur Pasta überzugehen, aber meistens mißlingt er. Wird der Salbenverband vertragen, dann folgt auch hier die Einschaltung des Teers. Natürlich kann die Ablösung der Krusten auch sofort durch den Salbenverband erfolgen, besonders wenn die umgebende Haut keine Ekzembereitschaft zeigt. Immer kommt es auf letztere an, ob man dem primären Herd eine aggressivere Therapie zumuten kann, die zwar heilt, die aber auch die Möglichkeit einer Reizung in sich schließt. In dieser Richtung erscheint mir die Pastenbehandlung weniger kritisch als der Salbenverband und selbst als der feuchte Verband, wo jedesmal die Haut durch 12—24 Stunden unter der Wirkung eines Medikamentes steht und der Beobachtung entzogen ist. Daraus resultiert auch offenbar die Beliebtheit der Pastenbehandlung bei Arzt und Patient und sie ist auch berechtigt, allerdings nur dann, wenn man damit den wirklichen Ekzemprozeß und nicht die Krusten, also erst nach Ablösung der Krusten behandelt. Ihr Repräsentant ist die Pasta Lassari oder die fetthaltigen Salben Unguentum Zinci oxydat., Unguentum Zinci Wilsoni, Zinköl, Desitinsalbe. In das Bereich der Pastenbehandlung fällt die Parakeratose von ihrem feuchtesten Stadium bis zur Hyperkeratose, klinisch also das

rezidivierende schuppende Ekzem.

Die Pasta wird bloß eingerieben und mit Puder gedeckt. Entfernung mit Oleum olivarum, mit Vaselin oder Schweinefett. Bei zunehmender Heilung sind Zusätze möglich und leistet in dieser Richtung die $1-3\%$ ige Teerzinkpasta, Ichthyolzinkpasta, Wilkinsonpasta, Teermentholpasta Gutes. Eine auffallend günstige Wirkung zeigt bei Parakeratose die Joduransalbe oder Wismuturansalbe nach TRUTTWIN. Sie reizt fast nicht, auch nicht bei längerem Gebrauch und entfernt in ausgezeichneter Weise Parakeratose. Hinderlich ist ihre starke Gelbfärbung. Aber auch bei ihr stellt sich wie bei den anderen Pasten das Bedürfnis ein, etwas energischer gegen die Hyperämie vorzugehen. In diesem Sinne wirkt schon die Teerzinkpasta oder man schaltet hier die Verwendung von $10-20\%$ iger Tinctura Rusci, Linimentum Exsiccans Pick mit Teer ein. Unterschiede in der Wirksamkeit der Pasta ergeben sich außer durch die Zusätze noch durch die Grundlage. So erwies sich z. B. Sapolan bei chronischen Ekzemen als eine viel wirksamere Grundlage als Vaseline. Sapolan zeigt allein oder als Pastengrundlage eine Wirkung, die auf eine chemische Wirksamkeit schließen läßt und einer schwachen Teerwirkung zu vergleichen ist. Gute Dienste leistet bei schuppenden, nicht infiltrierten Ekzemen der Teer in Form der Teerseife. Anfangs nur in Form von Waschungen, später als eingetrockneter Seifenschaum. Diese Therapie ist einfacher zu kontrollieren als die eingeschaltete Teertinktur. Bei squamösen Prozessen ist vor allem zu konstatieren, ob squamöses Ekzem (Status punctosus) oder schuppendes Erythem vorliegt, weiter ist der Zustand der Haut zu berücksichtigen, da unter den squamösen Erythemen sich vielfach das seborrhoische Ekzem verbirgt, bei welchem Zusätze von Schwefel, Ichthyol oder die Verwendung von Präcipitatsalbe zu erwägen ist.

3. Behandlung des chronisch infiltrierten Ekzems.

Es ist in obigen Ausführungen die Ansicht vertreten, daß die Infiltration und Verdickung beim Ekzem der Verdickung bei Neurodermitis gleichzustellen ist. Das infiltrierte Ekzem ist gleichzusetzen einem Ekzem an der Oberfläche plus Lichenifikation aus Kratzen und Scheuern in der Tiefe, so ist es eine exsudative Variante der Neurodermitis. Allen diesen Ekzemen ist mehr minder starker Juckreiz gemeinsam und das tägliche Scheuern führt dann zur Verdickung. Die Reizbarkeit ist geringer als beim rezidivierenden exsudativen Ekzem, auf der anderen Seite kann das Ekzem nicht heilen, solange Verdickung besteht. Jucken bedingt die Verdickung und die Verdickung das Jucken. Die Behandlung hat zweierlei zu leisten: die ekzematösen Erscheinungen so weit zu bessern, daß gleichsam nur Neurodermitis, Lichenifikation vorliegt und dann gegen diese vorzugehen. Die ekzematösen Erscheinungen sind neben der Infitration auch durch Acanthose und Parakeratose ausgedrückt. Folgende Erwägungen veranlassen uns anders vorzugehen als bei den bereits beschriebenen Formen. Man weiß von vornherein, daß das Ekzem ohne Schwinden des Infiltrates nicht heilen kann. Grund dieser Verdickung ist die sensible Erregung und das Jucken. So beginnt man die Behandlung mit dem Verfahren, das sich gegen die sensible Erregbarkeit richtet. Das leistet am besten Röntgenbestrahlung und Arsen innerlich. Macht man es sich zur Regel, mehr minder ausgebreitete juckende Ekzeme von vornherein mit Arsen zu behandeln, so findet man nach einigen Wochen, wo Arsen zu wirken beginnt, die äußere Therapie von innen her unterstützt. Bei kleinen Ekzemen erreichen wir dieses Ziel durch äußere Maßnahmen ohne Arsen und man kann dem Kranken die eingreifenden Stoffwechselveränderungen durch Arsen ersparen. Ebenso wie Arsen wirken auch die Röntgenstrahlen erst nach einer Inkubationszeit. Um diese nicht zu verlieren, behandelt man nach Klärung der Oberfläche derartige infiltrierte Ekzeme am besten sofort mit Röntgenstrahlen. Wir haben in dieser Richtung Versuche an symmetrischen Ekzemen gemacht und ausnahmslos einen rascheren und günstigeren Verlauf an der bestrahlten Seite gesehen. Da hier das exsudative Ekzem auf einer soliden Hautverdickung aufliegt, ist die Gefahr der Überdosierung nicht so groß wie beim exsudativen Ekzem. Genauere Angaben siehe unter Röntgenbehandlung.

Sind aus irgendwelchen Gründen Röntgenstrahlen nicht anwendbar, so tritt an ihre Stelle die Laugen-Silber-Ätzung. Bei nässenden Ekzemen ist sie paradox, beim infiltrierten ist sie die Methode der Wahl. Ich habe viele Fälle gesehen, wo sie in bezug auf Rezidive der Röntgenbehandlung überlegen war; die Gegenindikation ist eigentlich nur die Schmerzhaftigkeit, aber sie wird an Stelle des Juckens hingenommen. Ich verwende seit Jahren diese Methode ohne Cocain. Man kann die Schmerzhaftigkeit verringern, wenn man das erstemal nur mit Silber ätzt, cder, was noch besser ist, die erste Kaliätzung (50%) sehr rasch ausführt. Man überfährt mit der einen Hand das Ekzem mit Lauge und wischt mit einem nassen Wattebausch mit der zweiten Hand sofort nach. Narben habe ich nicht gesehen. Die Schmerzen treten sofort ein, erreichen bald ihren Höhepunkt und weichen dann einer Euphorie, weil das frühere Jucken ausbleibt. Feuchter Verband ist entbehrlich, widerspricht auch dem Verfahren, das eine Schorfbildung darstellt; am besten bleibt der Schorf trocken, bis er spontan abfällt. In der Regel erzeugt das Verfahren keine Ekzematisation, so daß nach Abfall des Schorfes mit einer 2. oder 3. Ätzung vorgegangen werden kann. Das Verfahren ist hauptsächlich beim umschriebenen Ekzem indiziert, und haben wir damit bei Analekzemen die besten Erfolge erzielt, wobei allerdings die ersten Ätzungen nicht bis zur Umschlagstelle Haut-Schleimhaut reichen soll. Das Verfahren kann so lange wiederholt werden, bis objektiv und subjektiv Heilung erfolgt ist. Was vom Ekzem gilt, gilt noch viel unbedenklicher von echter Neurodermitis ohne Ekzem. Hier kann man von vornherein aggressiver vorgehen und nach der Lauge auch vielfach den scharfen Löffel zur Abtragung der Acanthose benützen. Blutungen sind zu vermeiden. Eine Indikationsstellung erfordert nur das Ausmaß der zu behandelnden Fläche, wobei an den bedeckten Körperstellen wieder nur die Schmerzhaftigkeit der Maßstab ist.

Ich erwähne, daß ich einmal ein Ekzem behandelt habe, das die ganze Unterbauchgegend, Scrotum und Schenkeloval einnahm. Für gewöhnlich empfiehlt es sich, so große Flächen zu teilen. Spezielle Erfahrungen sagen dem Arzt, wie weit er in dieser Richtung gehen kann. Immer muß zur Vermeidung tieferer Veränderungen die Laugenätzung eine rasche sein.

Das Verfahren ersetzt die von HEBRA für ähnliche Zwecke empfohlene Schmierseife oder den Seifenspiritus, ersetzt zum Teil auch die Pflaster- und Teerbehandlung. Über die Verwendung der Kaliseife sagt HEBRA folgendes:

„Partielle Einreibungen mit Schmierseife oder Seifengeist lasse ich so vornehmen, daß ich ungefähr ein walnußgroßes Stück Schmierseife auf einen Wollappen auftrage und nun die Seife mittels desselben auf die ekzematöse Stelle *stark aufdrückend* einige Minuten hindurch verreiben lasse, während welcher Zeit zur besseren Verseifung der Lappen wiederholt in Wasser getaucht werden kann. Nach vollbrachter Einreibung mit Seife wird dann wieder Wasser appliziert oder, wo dies nicht tunlich ist, eine jener oben erwähnten Salben oder öligen Mittel auf die Stellen aufgelegt. Die Seifeneinreibungen werden jeden zweiten Tag mindestens zweimal vorgenommen, und zwar solange, als sich noch jedesmal nach geschehener Einreibung kleine excoriierte Pünktchen an den ekzematösen Stellen einfinden. Es darf hier nicht unerwähnt bleiben, daß eine Einreibung von Schmierseife auf die gesunde Haut bekanntlich keine krankhaften Erscheinungen hinterläßt, sondern daß sich nach Entfernung der Seife mittels Wasser die gewaschene Stelle rein, glatt und angenehm anfühlt. Im Gegensatz zu dieser Erscheinung an der gesunden Haut wird beim Einreiben der Schmierseife auf eine kranke Haut (ekzematöse) insbesondere der Umstand ins Auge fallen, daß sich zahlreiche, intensiv rote, von ihrer Epidermis beraubte nässende Stellen vorfinden werden, die dadurch bedingt sind, daß die obersten Epidermidalschichten, welche von dem Ekzemfluidum bereits unterminiert waren und die Bläschendecken bildeten, durch die Einwirkung der Seife erweicht und zerstört wurden.

Während nach den ersten Einreibungen eine große Menge solcher roter nässender, glänzender Punkte zum Vorschein kommt, und dadurch das Ekzem in den Augen eines Unkundigen verschlimmert erscheint, werden bei den nachfolgenden Einreibungen die Pünktchen geringer, bis sie endlich ganz schwinden, und so die früher kranke Hautstelle sich ähnlich verhält wie die gesunde, d. h. von der Seife gar nicht mehr angegriffen wird."

Wie aus der Schilderung hervorgeht, wird damit in langsamer Weise ähnliches wie mit der Ätzung angestrebt. Die Beurteilung, ob nur alte Ekzemstellen freigelegt wurden, oder ob schon neue Ekzemreizungen hinzugetreten sind, ist für den praktischen Arzt schwierig, und dies ist wohl auch der Grund, warum man diese Form der Maceration verlassen hat, besonders als man nach der Fabrikation von Pflastern und Pflastermullen ähnliche Effekte erzielte. Wenn wir die Tatsache erwähnen, daß wir in den letzten Jahren an der Klinik von Pflastern nur einen geringen Gebrauch machen, so soll damit nichts gegen diesen Behandlungsmodus gesagt werden. Wir erzielten seinerzeit mit Pflaster allein oder in der Kombination mit Teer gewiß auch gute Erfolge, aber es erscheint mir heute in der Erinnerung, daß der Effekt in keinem richtigen Verhältnis zur Zeit und zu den Kosten stand. Vielfach spielt die Qualität des Pflasters, die Schwierigkeit einer verläßlichen Applikation, die kostspielige Anwendung auf großer Fläche eine Rolle. Es muß gesagt werden, daß die Resorption der Infiltrate erfolgt, wenn auch längere Zeit dazu notwendig ist, daß Ekzematisation nicht allzuhäufig eintritt und daß in der Anwendung des Dauerpflasters von 3 bis 4 Tagen sich auch die Kosten verringern. Zweck des Salicylpflasters war eine je nach dem Salicylgehalte langsame oder rasche Maceration, und diesen Zweck verfolgen wir auch heute noch damit, forcieren durch höheren Salicylgehalt und Verwendung von Collemplastra, wobei wir die macerierte Schicht mit Seife oder scharfem Löffel entfernen. Schwache Konzentration zur Ausheilung der Ätzung oder neben den Röntgenstrahlen kommt bei lokalen Ekzemen auch noch heute in Betracht. Zu bedenken ist, daß gut klebende Pflaster wegen ihres Kautschukgehaltes Ekzematisation verursachen können; denn die Möglichkeit, daß ebenso wie jeder Salbenverband auch jedes Pflaster, gleichgültig welcher Zusammensetzung, durch seine Okklusion reizen kann, besteht.

Wo Röntgenstrahlen nicht angewendet werden können, die große Fläche Ätzung verbietet, besitzen wir ein ausgezeichnetes Macerationsmittel in dem billigen feuchten Verband und im Kautschuk. Es ist kein Zweifel, daß der feuchte Verband nicht nur die exsudativen Erscheinungen, sondern auch die Acanthose und das Infiltrat beeinflußt. Sein Gebiet ist die große Fläche und die Extremität. Bei Eczema cruris kann der feuchte Verband auch ohne Berufsstörung getragen werden. An anderen Stellen ist er im Beruf meist hinderlich, ist also mehr eine Methode der Anstaltsbehandlung. Indiziert ist er zur billigen Erweichung der Krankheitsprodukte, sachlich ist er so lange möglich, als er nicht reizt und eine, wenn auch langsame Besserung bewirkt. Er kann mit Seifenwaschungen kombiniert werden, da die Seifenreizung durch ihn günstig beeinflußt wird, die Reizung aber wieder günstig auf das Infiltrat wirkt. Die Indikationsbreite des Kautschuks ist von dem prachtvoll wirkenden, aber kostspieligen Kautschukgewande heute auf die Verwendung von Gummihandschuhen geschrumpft. Diese Indikation kann allerdings nicht genug hervorgehoben werden. Bei den meisten Gewerbeekzemen, para- und hyperkeratotischen Ekzemen der Hand bewährt sich die Maceration durch weiße Gummihandschuhe während der Nacht ausgezeichnet; früh Reinigung mit Seife oder Wasser und Einfetten als Schutz gegen die Gewerbeschädlichkeit und zur Verhinderung der Austrocknung. Bei chemisch aggressivem Gewerbe evtl. auch Tragen während des Berufes. Mechanische Abreibung nach Abnahme des Handschuhes. Die Anwendung von Gummistoff an anderen Körperstellen scheitert daran, daß man nicht genug Luftabschluß erzielt; hier leistet der feuchte Verband Besseres. Mit Vorsicht vor dem Zerreißen geschützt, ist der Gummihandschuh eigentlich eine billige Therapie. Ich habe ihn ab und zu bei großvesiculöser Dysidrosis zur raschen Maceration benützt und verwende ihn regelmäßig bei para- und hyperkeratotischen Zuständen der Hohlhand.

So wie das squamöse, nicht infiltrierte ist auch das infiltrierte Ekzem Objekt der Teerbehandlung. Es sei von vornherein erwähnt, daß man dabei vielfach mit Idiosynkrasie zu rechnen hat, indem der Patient den Teer sofort nicht verträgt. Allgemein übt man daher die Vorsicht, eine umschriebene Stelle auf Idiosynkrasie zu prüfen. Besteht sie nicht, so kann eine Teerempfindlichkeit noch im Verlauf der Behandlung entstehen. Im allgemeinen wird Teer um so besser vertragen, je weiter der Fall von Ekzembereitschaft entfernt ist oder je weiter er sich der squamösen Form nähert. In jedem Fall sind vorher durch Umschläge oder Salbenverbände die Krusten zu entfernen. Neben dem lokalen Versuch kann man den Teer in der Weise einschleichen lassen, daß man ihn in steigender Konzentration dem Olivenöl, das zur Reinigung dient, zusetzt. In hoher Konzentration kann er angewendet werden, wo die Oberfläche nicht mehr näßt, nicht vesiculös ist. Hier wird er auch haften, seine juckstillende und, wie man wohl mit Recht annimmt, auch gefäßkontrahierende Wirkung äußern. Die Anwendung des Teers ist wegen der schwierigen Indikationsstellung etwas zurückgetreten, seit man durch andere Methoden das Infiltrat bekämpft. Wegen seines starken Geruchs ist er vorwiegend Anstaltsbehandlung und eignet sich für ambulante Behandlung nur als Zusatz zu Pasten. Teer ist zweifellos ein echtes Ekzemmittel, das, verglichen mit den bloß deckenden und erweichenden Mitteln, manchmal eine spezifische Mehrleistung zeigt, weshalb man immer auf ihn zurückkommt. Hat man ein Ekzem vor sich, das den Teer verträgt, so soll man seine günstige Wirkung ausnützen, weil die durch ihn erzielten Effekte lange anhalten. Man pinselt in solchen Fällen die kranke Stelle direkt mit Teertinktur, läßt dieselbe 1—2 Tage liegen und wiederholt dann das Verfahren. In dieser Form wirkt der Teer auch durch Häutchenbildung und Kompression. Die Häutchenwirkung kann noch verstärkt werden durch das Vehikel und ist in dieser Richtung das Linimentum exsiccans (PICK) mit Teer zu nennen. Eine praktische Methode seiner Anwendung sind die Teerbäder, id est: man pinselt die Haut mit Oleum Rusci, Oleum Fagi oder mit DREUwscher Salbe (ohne Chrysarobin), läßt $^1/_4$ Stunde an der Luft trocknen, dann protrahiertes Bad, worauf am Ende desselben der Teer abgewaschen wird. Für die ambulante Praxis eignet sich die allerdings etwas schwächer wirkende Teerseife. In ihr tritt die Seifenwirkung gegenüber der Teerwirkung zurück und letztere kann beliebig verstärkt werden, je nachdem man mit der Teerseife nur wäscht oder den Schaum beliebig lange eingetrocknet auf der kranken Stelle beläßt. Die Teerseife hat den Vorteil, daß sie auch bei großen Flächen angewendet werden kann, ohne daß Teerresorption zu fürchten ist. Sie spielt eine Rolle speziell in der Ausheilung der Endstadien. Eventuelle Spannung der Haut wird zwischendurch mit Fett behandelt. Diese Medikation paßt besonders für chronisch-papulöse Ekzeme, die ebenfalls infiltriert sein können und sich so dem Lichen chron. Vidal nähern. In Form der DREUwschen Salbe ohne Chrysarobin vor dem Bade angewendet, wirkt die Seife juckstillend, günstig auf die Hauterscheinungen und kann ohne Berufsstörung und mit Schonung der Kleider verwendet werden. Die praktische Handhabung der Teertherapie paßt sich vielfach den äußeren Verhältnissen an, ob eine Badegelegenheit zu Hause ist, ob der Geruch für den Patienten oder Umgebung nicht unangenehm empfunden wird usw. Zu achten hat man in allen Fällen auf evtl. Dunkelfärbung des Urins und vor allem auf Hyperämie nud Reizung des Ekzemherdes. Schwarzfärbung der Follikel ist noch keine Kontraindikation, stärkere Follikelreizung ist leicht durch Aussetzen zu bekämpfen. Schließlich kann die Teerseife auch in Badeanstalten mitgenommen werden und kann mit Sonnenbädern kombiniert werden. Mit gewissen Ausnahmen sind letztere ein ausgezeichnetes Mittel, auf persistierendes Jucken und Infiltrat zu wirken. Voraussetzung ist, daß die Dermatitis, die die Sonne erzeugt, nicht in Form des Ekzems erscheint, was durch geringe Anfangsdosen verhindert wird. Zu starker Effekt wird sich durch Jucken verraten.

Werden Sonnenbäder von vornherein oder durch langsame Gewöhnung vertragen, so wirken sie teils allein, teils in Kombination mit Teerseife ausgezeichnet, wenn durch gleichzeitiges Baden zu starke Erwärmung, Schwitzen verhindert wird. Bei latenten Ekzematikern lohnt es sich, durch Gewöhnung diese einfache und angenehme Therapie zu erzwingen. Vielfach kommen Patienten von selbst auf diese Methode und erzielen dadurch oft bessere Effekte, als durch manche Heilquellen.

4. Behandlung der einzelnen Ekzemlokalisationen.

Maßgebend für eine von der Regel abweichende Behandlung ist vielfach auch die Lokalisation des Ekzems.

Ekzem des Kopfes. Bei Männern verschaffen wir uns bei etwas stärkeren Ekzemerscheinungen durch Kurzschneiden der Haare ein Behandlungsgebiet, welches sich nur wenig von unbehaarter Haut unterscheidet. Borken und Krusten erweicht man am besten durch Verbände von Unguentum simpl., nachfolgende mechanische Lockerung und Seifenwaschung mit warmem Wasser. Ähnlich, aber nicht so rasch wirkt die Ölhaube: der Kopf wird alle zwei Stunden mit Olivenöl eingepinselt und mit gutsitzender Flanellhaube, Fez, bedeckt. Olivenöl gibt den Vorteil, durch steigenden Zusatz von Teeröl sofort auch auf das Ekzem therapeutisch einzuwirken, da gerade Kopfekzeme den Teer gut vertragen. Im allgemeinen vermeidet man Salben mit pulverigen Substanzen, wie Zink und Talk, weil die Haare verklebt werden. Die häufig seborrhoische Grundlage läßt einen Versuch mit Schwefel angezeigt erscheinen. Wird derselbe nicht vertragen, so ersetzt man ihn durch Ichthyol oder verwendet eine 2—5%ige weiße Präcipitatsalbe. Krustöses Ekzem: 1—3 Tage Erweichung der Borken mit Unguentum simpl. oder Unguentum Diachyl. Hat das Nässen aufgehört, Anwendung folgender Salbe: Oleum rusci 1. Vaselini flavi 30,0.

Hierauf Anwendung von Salicylalkohol oder Tinctura rusci 5—10 auf 100 Alkohol. Schuppendes Ekzem: Soweit die Behandlung nicht unter Eczema seborrhoicum besprochen ist, Einfetten des Kopfes mit Unguentum simpl., Flanellhaube, nächsten Tag warme Seifenwaschung, dann allabendlich Anwendung 3%iger Teervaseline oder Präcipitatsalbe. Nachbehandlung mit dünnem Teeralkohol oder Salicylalkohol. Ähnlich verfährt man, wenn die Abschuppung nichts weiter ist als der Ausdruck einer schuppenden Neurodermitis. Geht die Neurodermitis mit Verdickung der Haut einher, dann kommt man nur mit der hochkonzentrierten Teer- oder mit Röntgenbehandlung zum Ziel. Wir haben derartige Fälle mit schwieliger Verdickung der Kopfhaut mit Röntgenstrahlen gebessert, nachdem die Patienten vorher auf die vorübergehende Depilation aufmerksam gemacht wurden.

Bei Frauen schont man solange als möglich die Haare; um dies zu erreichen bedarf allerdings jedes schwere, namentlich nässende Ekzem einer sehr sachkundigen Pflege. Bestehende Pediculosis ist vorher zu behandeln. Wir verwenden hierzu Petroleum zu gleichen Teilen mit Olivenöl, 10%ige Naphtholsalbe, Sublimatspiritus. Mit diesen Mitteln werden die Haare durchtränkt, der Kopf eingebunden und den nächsten Tag mit warmem Wasser und viel Seife gewaschen. Sind die Pediculi auf diese Art behandelt, so werden Krusten und Borken durch wiederholtes Pinseln mit Olivenöl oder Unguentum simpl. gelockert und erweicht und der Kopf fortgesetzt mit einem Tuch oder Flanellhaube bedeckt. Nach 2—3 Tagen wird der Kopf wieder mit Wasser und Seife gewaschen und das angedeutete Verfahren so lange fortgesetzt, bis sämtliche Borken entfernt und die erkrankte Fläche ohne Auflagerung zutage tritt. Da Verbände nicht angewendet werden können, setzt man zu dem Olivenöl steigende Mengen von Teeröl zu, so daß man bald bei einer 10%igen Teerolivenöllösung angelangt ist. Bilden sich wieder Krankheitsprodukte, so wieder Seifenwaschung, die evtl. jeden 3. bis 4. Tag wiederholt wird. Ist kein Nässen mehr vorhanden, die Haut aber noch hyperämisch schuppend, so ersetzt man das Teeröl durch steigenden Teeralkohol, i. e. 5—10% Tinct. rusci auf Spir. vini rectif. und führt mit Salicylalkohol die Behandlung zu Ende. Um eine zu große Sprödigkeit zu vermeiden, wird es sich notwendig erweisen, die Stellen mit Vaselin, Unguentum emolliens ab und zu einzufetten. Bei seborrhoischem Charakter kann Schwefelteervaseline in Kombination mit Seifenwaschung (Schwefelseife, Schwefelteerseife, Schwefelnaphtholseife) verwendet werden. Bei akuten artefiziellen Ekzemen, meist aus Haarfärbemitteln, kommt man in der Regel mit reiner Olivenölbehandlung aus und hat nur die hintere Ohrfläche mit Salbenverband zu bedecken. Es ist eine Tatsache, daß Frauen auch nach überstandenem Ekzem nur sehr ungern von dem Färbemittel lassen, was oft zu mehreren Rezidiven führt. Genauer Vermerk des Befundes empfiehlt sich wegen evtl. späterer Schadenersatzansprüche. Gleichzeitiges Ekzem des Halses weicht unter Puderbehandlung.

Ekzem des Gesichtes. Beim Gesichtsekzem vermeidet man aus leicht begreiflichen Gründen gern die Verbände. Sind sie nach der Regel notwendig, so appliziert man Salbenmasken. Eine Leinwandmaske wird an der Innenfläche mit Salbe bestrichen und durch eine zweite aus Flanell mit Bändern rückwärts befestigt. Gute Erfolge von Diachylonsalbenverband bei Kindern. Pasten haben den Vorteil, daß der Patient seinem Berufe nachgehen kann. Sie werden über Nacht angewendet und früh mit Olivenöl, Puder, evtl. Alkohol, vielleicht

auch einmal Benzin abgewischt. Bei akuten Ekzemen weitgehendst Puder-
behandlung und nur bei sehr starker Schwellung evtl. feuchtwarme Verbände.
Ist Nässen vorhanden, können letztere nicht gut umgangen werden. Erst bis
die akuten Erscheinungen geschwunden sind, oder bei von vornherein subakuten
Formen verwendet man Pasten, Pasta Lassari, Unguentum Zinci oxydati, die
Wilsonsche Salbe, Zinköl, bei subakuten und chronischen Formen eine Pasta
mit Sapolan. Je nach der Hautbeschaffenheit Zusätze zur Pasta. Oleum rusci,
Ichthyol, evtl. auch ab und zu $1^0/_0$ Schwefel. Ekzeme mit Hautverdickung
sind wohl heute am besten mit Röntgenstrahlen zu behandeln.

Ekzem des Naseneingangs. Behandlung der Pediculosis, Erweichung der
Borken durch Stöpsel mit Diachylonsalbe, bei drohender Lymphangitis und
Erysipel über eine Nacht in beide, sonst abwechselnd nur in eine Nasenöffnung
eingeführt; früh entfernt und die Stelle zur Vermeidung von Krusten während
des Tages mit derselben Salbe, Zinksalbe oder Vaseline eingerieben. Bei Pustelbildung am Naseneingang sind die Haare mechanisch zu entfernen. In gleicher
Weise werden die Haare bei *Oberlippenekzemen* mechanisch entfernt, gleichgültig, ob Pustelbildung vorhanden ist oder nicht. Immer sinkt erst nach
Entfernung der Haare die kranke Stelle ein und ist für die bequeme Pastenbehandlung zugänglich. Wegen zu großer Fläche kann dieses Ziel beim *Backen-
bart* nur selten erreicht werden, ist bei akuten Formen auch nicht notwendig.
Bei chronischen Formen ist es anzustreben und ist am besten dem Patienten
selbst die Epilation zu überlassen, soweit nicht aus Gründen einer bestehenden
Sycosis Röntgenbehandlung notwendig ist. Diese Behandlung ist heute nicht
zu umgehen, wenn es sich um chronisch verdickte Ekzeme der behaarten Gesichtshaut handelt, gleichgültig, ob dieselben mit Pusteln einhergehen oder
nicht. Bei den *Augenbrauen* ist Epilation aus ästhetischen Gründen nicht gut
angängig, wodurch sich die Behandlung langwierig gestaltet. Häufig sind es
neurodermitische Ekzeme, mit Hautverdickung, erfordern Teerbehandlung, zur
Verringerung der Disposition fortgesetzte Waschungen mit Teerseife, evtl. wird
auch hier in hartnäckigen Fällen Röntgenbehandlung in Betracht kommen.
Jedes Gesichtsekzem erfordert eine lange Nachbehandlung, damit die Haut
der späteren Exposition standhalten kann. Langsame Gewöhnung an Seifen,
Verwendung von Teerseife, Verwendung von indifferenter Gesichtscreme, überfettete Seifen, Waschungen mit Kleie, Verwendung nur von Fett zur Reinigung, Gesichtswässer, sind Dinge, die bereits in die Kosmetik hinüberspielen
und sich sachlich aus der jeweiligen Beschaffenheit der Haut motivieren lassen.
Im großen und ganzen ist die Gesichtshaut viel weniger empfindlich als angenommen wird, verträgt auch dort, wo sie trocken und zart ist die Manipulation
des Schminkens gut und verträgt erst recht gut eine gröbere Behandlung durch
medizinische Seifen, wenn sie seborrhoisch ist.

Die kongestiven Zustände der Acne eczematique sind keine Ekzeme, führen
nicht zu Ekzemen und gelangen auch durch Ekzemtherapie nicht zur Heilung.
Öfter für Ekzem gehalten, muß der Zustand hier erwähnt werden, auch aus
dem Grunde, weil hier neben dem Eczema seborrhoicum eine der wenigen
Indikationen für den Schwefel vorliegt, der hier wie beim Eczema seborrhoicum
des Gesichtes, als Schwefelzinkpasta zu geben ist. Will man den Schwefel
nicht in Salbenform geben, so genügt häufig Waschung mit Schwefelnaphtholseife, Verwendung dieses Seifenschaums, Ichthyolsalbe oder weiße Präcipitatsalbe. Die weiße Präcipitatsalbe findet vielfach Anwendung bei trockenem
Eczema periorale ebenso wie Teerzinkpasta, obzwar hier viel größere Erfolge
durch Feststellung einer äußeren Schädlichkeit (Mundwasser, Zahnpasta)
erzielt werden. *Rhagaden des Mundwinkels* erfordern oft Lapisätzung. Das
gleiche gilt von der *Rhagade des Ohrläppchens*. Bei Ekzem des *äußeren*

Gehörganges der gleiche Diachylonstöpsel wie bei der Nase. Reinigung mit derselben Salbe oder mit warmem Olivenöl.

Das schwierigste Problem der Ekzembehandlung überhaupt ist das nässende pruriginöse Ekzem kleiner Kinder. ·Der Art des Ekzems nach sind Umschläge, Salbenverbände, Salbenverbände mit Teerölabreibungen indiziert, und man muß auch versuchen, diese Therapie durchzuführen, bis man zur trockenen Form gelangt, was, durch wiederholte Juckanfälle und Scheuern gestört, oft lange Zeit in Anspruch nimmt. Dann wird man durch Teerzinkpasta, Wilkinsonzinkpasta oder Heliobromzinkpasta, Waschungen mit Teerseife versuchen das trockene Stadium zu erhalten und das Ekzem langsam zur Ausheilung zu bringen. Bei schwer nässenden Ekzemen wird ein Versuch mit Silberätzung zu machen sein, Laugensilberätzungen sind nicht unbedingt notwendig.

Das chronische *Ekzem des Halses,* meist der neurodermitischen Reihe angehörig, wird ebenso wie der Lichen simpl. am besten mit Röntgenstrahlen behandelt, wodurch jede langwierige weitere Salben- oder Pflasterbehandlung erspart ist. Hier kann auch an Laugensilberätzung als Ersatz gedacht werden. Nässende Ekzeme der vorderen Halsfalte bei Kindern sind am besten mit Diachylonsalbenverband zu behandeln. Die *Dermatitis exfoliativa labiorum* wird so wie das idiopathische Mammaekzem mit Kaliätzung behandelt. Die rechte Hand überfährt mittels eines Wattepinsels rasch das Lippenrot mit Lauge, während die linke Hand die Lauge wieder mit einem nassen Wattetampon entfernt, hierauf Borsalbenverband und Neuätzung, wenn die Spuren der ersten verheilt sind. Unguentum Diachyli mit Teer folgt, Zinksalben machen den Schluß. In gleicher Weise kann Laugensilberätzung verwendet werden.

Ekzem der Achselhöhle. Für das Ekzem der Achselhöhle oder überhaupt für Dermatitis in dieser Lokalisation bewährt sich die Verwendung von Anthrarobinlack in allen Formen so ausgezeichnet und die Heilung tritt oft so rasch ein, daß die Verfärbung der Wäsche oder eines Trikots sich noch immer billiger stellt, als die Anlegung umständlicher Verbände. Auf den Lack kann in der Regel sofort Pastenbehandlung folgen.

Ekzem der Mamma. Soweit es nicht durch Scabies bedingt ist, stellt es meist ein Leiden von langer Dauer dar. Die Röntgenologen versichern, daß durch Behandlung des Ekzems keine größeren Schädigungen des Organs erfolgen. Ist diese Auffassung richtig, dann ist Mammaekzem ein Objekt der Röntgenbehandlung. Mit fast gleich günstigem Erfolge verwendet man hier die Laugensilberätzung am besten in der Art, daß man den schwarzen Schorf selbst abfallen läßt, worauf neue Ätzung so lange in Betracht kommt, als dieselbe keine offenen Stellen mehr bloßlegt. Schließlich Ausheilung unter Pasten mit Teerzusatz, Abreibungen mit Olivenöl, dem Teer zugesetzt ist. Während der ganzen Behandlung Schutz der Mamma gegen Reibung durch die Wäsche. Ätzungen oder Röntgenbehandlung ist unbedingt indiziert, wenn es sich um neurodermitische, verdickte Ekzeme handelt. Mammaekzeme ohne Röntgen und Ätzung nur mit kombinierter Diachylonteerbehandlung zu Ende zu führen, ist ein langwieriger Vorgang.

Hände. Die häufigen Gewerbeekzeme erfordern eine Verbilligung der Therapie, ohne daß sie weit von den angegebenen Regeln abweicht. An Stelle des Liquor Burowi tritt mit ähnlichem Effekt der feuchtwarme Verband mit gewöhnlichem Wasser für die Nacht. Früh werden die Hände mit Fett, Pasta Sapolani, Vaseline oder Lanolincreme abgerieben. Durch die feuchte Wärme werden Borken erweicht und maceriert, durch die Pasta wird der Prozeß selbst günstig beeinflußt und eine schützende Hülle für die ersten Stunden der schädigenden Arbeit gebildet. Bequemer, allerdings stärker macerierend und vielleicht etwas kostspieliger sind weiße Gummihandschuhe. Sie leisten Ausgezeichnetes bei subakuten und chronisch verdickten Ekzemen. Früh vorsichtige Abnahme, um ein Zerreißen der Handschuhe zu verhindern, hierauf wieder Einfetten mit obigen Salben. Mancher Beruf wird bei eingetretener Überempfindlichkeit überhaupt nur mit Gummihandschuhen ausgeübt werden können. Gegen das Ekzem der Hohlhand ist von der Laugensilberätzung ausgedehnter Gebrauch zu machen, evtl. mit Verwendung des scharfen Löffels. Natürlich ist in solchen Fällen auch Röntgenbehandlung indiziert. Spezielle Maßnahmen erfordert die Hyperidrosis und Dysidrosis. Lassen sich diese Zustände mit Sicherheit diagnostizieren, dann geht man austrocknend vor mit Höferpuder Nr. 2, $5^0/_0$igem Tannoformpuder, Formalinspiritus, Formalinseife, Tannoformpasta, Röntgenbehandlung. Ist die Diagnose nicht vollkommen sicher und besteht die Möglichkeit, daß statt Dysidrosis ein Ekzem vorliegt, dann ist natürlich Formalin zu vermeiden, hingegen kann Höferpuder und Tannoformpuder unbedenklich angewendet werden. Verbände werden an der Hand vielfach durch Handschuhe ersetzt. Letztere durch den primitiven Handsack, Fäustling, der bei akutem Ekzem mit Puder gefüllt wird, aber auch über die eingefettete Hand gezogen werden kann. Es soll noch einmal hervorgehoben werden, daß jede Hautverdickung behoben werden muß, bevor die Hand so weit ist, daß sie die gewöhnlichen Manipulationen der Seifenwaschung usw. verträgt. Röntgenbehandlung der Hände soll nur durch erfahrene Therapeuten erfolgen. Eher Unterdosierung, Berücksichtigung der Empfindlichkeit subakuterer Formen, Möglichkeit einer Spätschädigung aus Röntgen und Gewerbe.

Genitale. Männer: Für das häufige Scrotalekzem dient als zweckmäßiger Verband das Suspensorium. Die sehr bald eintretende Hautverdickung erfordert Anwendung von Teer, Laugensilberätzung. Ist die Verdickung hochgradig, so war es früher oft notwendig, das Ekzem durch Schmierseifenbehandlung oder Wilkinson zu reizen, akute Erscheinungen zu provozieren und diese dann nach angegebenen Regeln zu behandeln. Heute behandelt man auch Scrotalekzeme mit Röntgenstrahlen, weil die Röntgenologen die Ansicht vertreten, daß eine besondere Tiefenwirkung nicht in Betracht kommt. Obige Schmierseifenreizung ersetzt man auch durch die bereits angegebene Laugensilberätzung. Für die intertriginösen akuten Formen verwendet man mit ausgezeichnetem Erfolge Anthrarobinlack, wobei als Schutz für die Wäsche gewirkte Schwimmhosen verwendet werden. — *Frauen*: Chronische Ekzeme des Genitales bei Frauen verschwinden oft erst dann, wenn Diabetes, Fluor, gebessert ist. Der entsprechende Verband ist die T-Binde. Hier können, nachdem Tiefenschädigungen so gut wie ausgeschlossen sind, Röntgenstrahlen viel unbedenklicher angewendet werden, und man behandelt damit auch tatsächlich die neurodermitische Reihe vom Pruritus bis zum verdickten Ekzem mit bestem Erfolge. Die Enthaarung, auf welche aufmerksam zu machen ist, wird gegenüber dem qualvollen Jucken hingenommen. Nach Heilung und Besserung der Hautveränderungen besteht bei Frauen manchmal noch eine Empfindlichkeit gegen den zuckerhaltigen Harn und ist die Schleimhaut durch Fetteinlagen davor zu schützen, bis es gelingt, den Urin zuckerfrei zu bekommen.

Analekzeme heilen oft erst nach Entfernung von Oxyuren durch Knoblauchklistiere oder Oxymors, nach Verödung von Hämorrhoidalknoten. Da hier Röntgenstrahlen komplizierter anzuwenden sind, haben wir vielfach mit Erfolg die Laugensilberätzung verwendet. In dieser empfindlichen Gegend kommt allerdings die hohe Schmerzhaftigkeit in Betracht und gilt über Anästhesierung usw. das anderwärts Gesagte.

Füße. So wie an den Händen ist auch hier Hyperidrosis die häufigste Ursache des interdigitalen Ekzems. Die stärkere Schweißsekretion erfordert austrocknende Therapie. Man verwendet mit gutem Erfolge Pasta Lassari, welcher $5^0/_0$ Tannoform zugesetzt sind. Tannoformpuder, Höferpuder Nr. 3, $^1/_2^0/_0$igen Formalinalkohol, Bäder mit hypermangansaurem Kali. Erschwert wird oft die Behandlung durch Parese aus Stase, oder leichter Erfrierung, dann ist Stimulierung durch aktive Hyperämie und warme Fußbäder manchmal notwendig.

Eczema universale. Hier zeigt die klinische Erfahrung, daß mit Besserung der Extremitätenhaut auch die des Stammes Schritt hält, ohne daß sie die gleiche Behandlung erfährt.

Während man die Extremitäten nach der Regel mit Umschlägen, Salbenverbänden behandelt, sucht man für die Haut des Stammes mit Pasten auszukommen. Der Grund hierfür liegt weniger im Ekzemprozeß, als in der Kostspieligkeit der Medikamente und Verbände. Bei den akuten Ekzemen weitgehende Puderbehandlung, bei subakuten kann die Pasta durch das Zinköl ersetzt werden. Bei absteigenden Ekzemen Zusätze zur Pasta und Versuch frühzeitig zu Bäderbehandlung mit medikamentösen Seifen zu gelangen. Auch hier wird man sehr oft heute zur Röntgenbehandlung greifen und sie partienweise durchführen. Daß jedes universelle Ekzem eine schwere Erkrankung darstellt und gleichzeitig interne Behandlung erfordert, wurde anderwärts auseinandergesetzt.

D. Interne Therapie.

Zweck der internen Behandlung ist die Selbsthilfe des Organismus zu unterstützen. KAPOSI hat immer die Ansicht vertreten, daß wahre Medikamente Gifte in abgeschwächter Form sind. Medikamente, die etwas Besonderes leisten, stoßen daher auch oft auf Idiosynkrasie und Überempfindlichkeit und haben in höherer Konzentration Giftwirkung. Dies trifft zu bei äußeren Mitteln, wie Teer, Diachylon, Chrysarobin und trifft zu für das *Arsen* innerlich. Arsen vermag Hautkrankheiten zu erzeugen, Zoster, persistierende Erytheme, Ekzeme, wenn es als Gift wirkt, und vermag Hauterkrankungen zu heilen oder zu bessern, wenn es als Medikament angewendet wird. Die Arsenkeratose zeigt, daß Arsen, ganz allgemein gesprochen, auf die Trophik einwirkt, auf jenen Apparat, der die Trophik besorgt. Ist derselbe in eine veränderte Einstellung gekommen, so verbleibt er darin längere Zeit und der pathologische Zustand kann, wie die erwähnte Arsenkeratose, jahrelang bestehen. So weit darf natürlich Arsentherapie nicht gehen, weil eine pathologische Trophik mit evtl. atypischer Keratose eben nicht mehr Therapie, sondern Schädigung ist. Es muß die Therapie jene Wirkung ausnützen, welche dieser Schädigung vorausgeht. Auf der anderen Seite muß auch jede akute Giftwirkung vermieden werden. Arsentherapie darf also nicht akute und chronische Giftwirkung, sondern soll subakute Medikamentwirkung sein. Der Arsenzoster spricht dafür, daß Arsenik weniger auf die Endothelzellen als auf den vasomotorischen Apparat wirkt. Der Zoster, der Einfluß auf Pruritus spricht weiter dafür, daß Arsen auf sensible und dilatatorische Bahnen einwirkt. In letzterem Sinne ist die tiefe sensible Erregung, die dem Gefäßschmerz ähnlich ist, zu deuten, die durch Arsenüberdosierung zustande kommt. Diese Sensationen werden als tiefe unerträgliche, von *außen* nicht zu beeinflussende Schmerzen angegeben und kombinieren sich mit Gefäßausdehnung, Erythemen und Blasenbildung. Es ist kein Zweifel, daß Psoriasis durch Arsen allein geheilt werden kann. Psoriasis ist Acanthose, so sehen wir ähnlich auch Arsenwirkung beim acanthotischen Ekzem. Allerdings scheint der Weg beider Wirkungen ein verschiedener zu sein. Bei

Psoriasis entsteht die Acanthose nicht durch Jucken, obwohl auch hier chronische Scheuerung zur verrukösen Form führen kann. Hier kann man eine Wirkung des Arseniks auf die sensiblen Nerven nicht konstatieren wie beim Ekzem, welches juckt und wo unter Arsenik das Jucken und damit Scheuerung und Acanthose abnimmt. Bei der nichtjuckenden Psoriasis wirkt Arsenik vorwiegend auf den vasomotorischen Apparat und ähnlich auch bei den Ekzemen, die nicht jucken und ihren Fortbestand in der hohen Gefäßlabilität besitzen, wie dies beim rezidivierenden nässenden Ekzem zum Ausdruck kommt. Danach erscheint Arsen zweimal indiziert zur Bekämpfung des Juckreizes mit seinen Konsequenzen und zur Beeinflussung der Labilität. Im Wesen ist es wahrscheinlich nur eine Wirkung mit zwei wechselnden Teilwirkungen; dazu kommt als weitere Indikation die Beeinflussung herabgesetzten Stoffwechsels, Anämie, Chlorose, allgemeine Schwäche usw. Hier wirkt es ganz allgemein ausgedrückt als Roborans. Der Dermatologe wird zu diesem Roborans lieber greifen als zum Eisen, weil die Erfahrung sagt, daß Arsen über seine roborierende Komponente hinaus auch beim Ekzem etwas vermag. Innere Arsentherapie ist nur als Unterstützung der äußeren Behandlung aufzufassen und tatsächlich unterstützt sie dieselbe auch in vielen Fällen. Leider versagt sie aber auch manchmal, so wie sie bei Pruritus, Nesselsucht beim Morbus Duhring versagen kann. Verstärkung des Juckgefühls von innen heraus kann Giftwirkung sein, gleichgültig, ob durch zu hohe Dosierung an und für sich oder für den betreffenden Patienten. Daß manche Patienten gegen Arsen sehr empfindlich sind, ergibt sich oft schon daraus, daß zwei bis drei Tropfen des Sol. Fowleri Magenschmerzen verursachen. Es kann sich um eine spezifische Empfindlichkeit der Magenschleimhaut handeln, es kann aber auch eine allgemeine höhere Empfindlichkeit gegen Arsenik vorliegen und man muß an letztere denken, wenn man wegen Empfindlichkeit des Magens zur subcutanen Arsentherapie übergeht. Wir ziehen die Sol. Fowleri jeder anderen Arsendarreichung vor, auch der der asiatischen Pillen, weil man bei Überdosierung Schädigungen speziell auf der Haut sieht, was auf dermatotrope Wirkung hinweist. Diese Überdosierung mit ihrer Schädigung wird im allgemeinen vermieden, wenn man nicht über eine Tagesdosis von 10 Tropfen Sol. Fowleri hinausgeht. Wir verordnen Sol. Fowleri mit Aqua Menthae zu gleichen Teilen und lassen davon 10 Tropfen auf ein halbes Glas Wasser nach dem Mittagessen nehmen. Bei kräftigen Patienten steigt man nach der ersten Woche auf 20 Tropfen, i. e. 10 Tropfen Sol. Fowleri, bleibt auf dieser Dosis durch drei Wochen, um dann wieder eine Woche zu 10 Tropfen zurückzukehren. Maßgebend ist immer die Verträglichkeit des Magens. Eine solche Kur muß manchmal wiederholt werden. Bei den asiatischen Pillen gehen wir nicht über 8 als Tagesdosis hinaus, geben früh, mittags und abends je eine Pille und steigen nach drei Tagen um je eine, bis wir zu 8 Pillen gelangen, hierauf Rückkehr zur Anfangsdosis. Zur subcutanen Injektion von Arsen benützt man eine 2%ige Lösung von Natrium arsenicosum

Rp. Natr. arsenicosi   0,4
Aqu. dest.   20,0

und gibt davon jeden 2. oder 3. Tag 1 ccm subcutan.

Statt Natr. arsenicos. können zur subcutanen Injektion die vielfach fabriksmäßig hergestellten, in sterilen Ampullen abgefüllten Lösungen benützt werden. Als Roborans und in der Kinderpraxis wird Arsenik gern in Form arsenikhaltiger Wässer, Levico, Roncegno, Guberquelle gegeben. Eine therapeutische Wirkung des Arseniks ist nicht vor der 3. Woche zu erwarten und hier liegt auch bei Überdosierung der Zeitpunkt der Reizung.

Es hat nicht an Versuchen gefehlt, neben Arsen noch andere Mittel bei Ekzem zu erproben. Wenn wir darüber nicht die gleichen Erfahrungen besitzen, so liegt dies daran, daß vielfach die immer vom Patienten verlangte äußere Therapie das Urteil über die Wirksamkeit der bloß inneren trübt, und daß wir manchmal nicht in der Lage sind, die internen Mittel in jener Menge zu geben, wie sie sich im Tierexperiment als wirksam erweisen. Dies gilt z. B. von der Kalktherapie bei Ekzem. Wir haben wiederholt Kalk bei Ekzem gegeben und unter vollkommen blander äußerer Therapie (Zinköl) Heilung und Besserung gesehen, die wir auf die interne Kalktherapie zurückführten, in anderen Fällen versagte diese Therapie. Wir geben Calcium chloratum 10,0 auf Aq. dest. 50,0, dreimal täglich einen Eßlöffel durch längere Zeit. In Betracht kommen nur echte Ekzeme, wo die äußere Komponente zurücktritt und das Ekzem seinen Grund in der inneren Disposition und Gefäßlabilität hat.

In Fällen, in welchen die Kalktherapie aus irgendwelchen Gründen nicht durchgeführt werden kann, kann ein Versuch mit Proteinkörperchen gemacht werden. Bei akuten Ekzemen ist sie überflüssig, bei subakuten kann eine anfängliche Reizung ungünstig einwirken, bei chronischen infiltrierten Ekzemen muß diese hingenommen werden, wenn man spätere Wirkung sehen will. Wir haben einige Versuche mit ihr gemacht und darüber in Hamburg berichtet. Einen besonderen Einfluß auf das Ekzem haben wir nicht gesehen. Seither haben wir die Autoseruminjektionen fallen gelassen und in manchen Fällen nur ausgiebigen Aderlaß gemacht. Wir glauben bei jenen Ekzemen eine Wirkung gesehen zu haben, wo wir eine gichtische Grundlage annahmen. Es wurde in der spez. Ätiologie ausgeführt, daß wir an einen Zusammenhang von Gicht und Ekzem glauben in dem Sinne, daß Vermehrung der Harnsäure im Gewebe zum Jucken, Scheuern und echten Ekzem führt. Wir gehen hier von einer präzisen Beobachtung bei einem Kollegen aus, der früher an Gichtanfällen gelitten hatte, und der von Zeit zu Zeit eine derartig schmerzhafte Trockenheit der Fußsohle bekommt, daß ihm früh das Gehen fast unmöglich ist. Dieser Patient bekam mehrmals Juckanfälle über dem Schienbein und Scheuern führte zu trockenem, squamösem Ekzem. Die Erscheinungen schwanden ohne äußere Therapie nach einigen Flaschen Vichywasser. So prompt ist in anderen Fällen der Erfolg nicht, zum Teil, weil die uratische Diathese nicht immer so sicher festgestellt ist und weil sie auch nicht immer so prompt anspricht. Die Energie, gegen dieselbe vorzugehen wird immer von der Sicherheit der Diagnose Gicht abhängen. Ist die Diagnose gestellt, dann hängt es wieder von der Intensität der Hauterkrankung ab, wie energisch man gegen die Diathese vorgeht. Man wird zunächst mit Atophan oder mit Neoatophan beginnen, weil man von diesem Mittel in höherer Dosierung bei Pruritus senilis Wirkungen sieht. Ist letzterer eine sensible Neurose, und sind gichtische Ekzeme neurodermitische Ekzeme, so kommt bei diesem Mittel auch die sensibel-sedative Wirkung in Betracht. Hand in Hand damit hat natürlich zu gehen die entsprechende Diätänderung. Zweifellose Wirkungen sieht man von energischer Hunger- und Entziehungskur. Es finden sich in der Praxis derartig schwere Fälle, daß sich der Patient einer solchen schweren Kur unterzieht. Wir sahen nach einem Gewichtsverlust von 12 kg eines der schwersten Ekzeme schwinden. Es soll damit nicht gesagt werden, daß dieses Ekzem ausschließlich nur deshalb heilte, weil ihm die gichtische Unterlage entzogen wurde, heilte es auch aus anderen Gründen, so spricht dies eher für als gegen die Therapie der Entziehung und Aushungerung. Klar vorgezeichnet ist das Vorgehen bei Diabetes. Hier hat der Dermatologe vielfach Gelegenheit aus den Hautveränderungen Diabetes zu diagnostizieren. Die Diagnose ergibt sich meist aus der Empfindlichkeit gegen den zuckerhaltigen Harn, die zu artefiziellem Ekzem führt und aus der

Neigung zu Pyodermien. Ist die Diagnose gestellt, so hat eben alles zu geschehen, den Urin zuckerfrei zu bekommen und die zugrunde liegende Stoffwechselanomalie zu beheben und zu beeinflussen.

Es ist selbstverständlich, daß Fälle, die in ihrer Ätiologie auf Magendarmstörungen hinweisen, ätiologisch von hier aus zu behandeln sind. Hyperacidität, Hypacidität, Darmträgheit mit ihren möglichen Folgen sind durch die geeignete Therapie zu beeinflussen. Ähnliches gilt für die *Anämie* und für *endokrine Störungen*. Anämie und Chlorose lassen sich ja leicht ziffernmäßig feststellen und es wird sich in manchen Fällen auch die Ursache dafür finden. Als häufigsten Grund der Frauenanämie sehen wir menstruellen Blutverlust an, und es kann die daraus resultierende Anämie, ebenso wie sie ein häufiger Grund des Haarausfalles ist, einmal zu Ekzem führen. Sind diese Zustände nicht durch die einfache Medikation von Stypticin zu beheben, so ist der Frauenarzt zu befragen, ebenso wie der Internist andere Ursachen der Anämie festzustellen hat. Chlorotische Ekzeme, die wir früher so häufig sahen, sind so gut wie verschwunden. Die Tatsache spricht für die Ansicht, daß Mieder und Korsett die Ursache der Chlorose sind. Es wurde auseinandergesetzt, warum bei Anämie dem Arsen oder Eisenarsen der Vorzug vor dem reinen Eisen zu geben ist.

Man kann nicht sagen, daß die endokrine Forschung an der Dermatologie vorübergegangen ist. Im Gegenteil, sie hat das frühere Schlagwort der Anämie abgelöst. Wir haben gelernt, ausgesprochene Fälle zu erkennen und weniger ausgesprochene Beziehungen zu vermuten. Wir sind auch in ausgesprochenen Fällen mehrfach ätiologisch vorgegangen und haben bei Ekzem und Menstruationsanomalien Reizbestrahlungen des Ovariums vorgenommen.

Die menstruelle Störung wurde dadurch auch vielfach gebessert; auf das Ekzem haben wir eine greifbare Einwirkung eigentlich nicht konstatieren können. Besteht die Vermutung einer anderen endokrinen Störung, so bringt die Therapie nicht immer eine Bestätigung, wobei allerdings zugegeben werden muß, daß die Energie einer Thyreoidinbehandlung viel unter dem Bedenken bezüglich des Herzens leidet. In bezug auf die Änderung des Gesamtmineralstoffwechsels der Haut, Kieselsäuremangel, verweisen wir auf LUITHLEN, dessen Ansicht in der speziellen Ätiologie wiedergegeben wurde.

Die wenig befriedigenden Resultate der inneren ätiologischen Behandlung haben wiederholt dazu geführt, sich an das Nervensystem, als den vermuteten Vermittler zwischen Haut und inneren Vorgänger zu wenden. Man versuchte sedativ zu wirken mit jenen Mitteln, die man sonst zur Herabsetzung der Nervenerregbarkeit benützt, ohne damit sicher Erfolge zu erzielen. Erst in den letzten Jahren hat man ein Verfahren gefunden, das bessere Resultate zu geben scheint und wenn es das hält, was es bis jetzt versprochen hat, berufen sein könnte, Arsen zu ersetzen. LEBEDJEW injizierte Brom-*Natrium* ($1-10^0/_0$) intravenös bei Ekzem und sah Erfolge. NOBEL benützt das von der Firma Tosse & Co. in Hamburg eingeführte Ekzebrol, eine $20^0/_0$ige Traubenzuckerlösung, in welcher auf je 10 ccm 1 g Strontium bromatum gelöst ist. Er sah dabei gute Resultate bei juckenden Erkrankungen. Davon ausgehend verwendet W. LÖWENFELD an NOBELs Material das Ekzebrol zur intravenösen Ekzembehandlung mit gutem Erfolg. Ähnliche Berichte stammen von LENNARTZ und DESELAERS. Versuche im gleichen Sinne an unserer Klinik verlaufen günstig. Ob damit ein Verfahren vorliegt, welches den mühevollen Weg der rein äußeren Behandlung verläßlich abzukürzen imstande ist, wird die Zukunft lehren.

Orts- und Milieuwechsel, Höhenkur, Sonnenbehandlung bedeuten Flucht vor Antigenen, die den Patienten umgeben, bedeuten Versetzung der Psyche und des Nervensystems in eine vollkommen andere Lage, Beeinflussung des Schlafes, Änderung der Diät, Wirkung auf die Blutzusammensetzung, damit

auf die Labilität und auf das Jucken. Geht es zu Hause mit dem Ekzem fortgesetzt und trotz aller Bemühungen schlecht, so kann der Versuch gemacht
werden, das Ekzem und den Ekzematiker in geänderte Verhältnisse zu versetzen. Vielfach kommt der Patient hierin dem Arzte zuvor.

Literatur.

Geschichtlicher Rückblick.

Adamson, H. C.: Siehe Gray. — Alibert: Monographie des dermatoses. 1832. —
Auspitz: System der Hautkrankheiten. Wien 1881. — Bateman, Thomas: Delineations
of cutaneous diseases. London 1817. — Bender: Ätiologie des Ekzems. Verhandl. d.
73. Vers. dtsch. Naturforscher u. Ärzte 1901. Ref. Arch. f. Dermatol. u. Syphilis. Bd. 61.
1902. — Bender, Bockhart und Gerlach: Experimentelle Untersuchungen über die
Ätiologie des Ekzems. Monatsh. f. prakt. Dermatol. Bd. 33, Nr. 4. — Besnier, E.: Eczéma,
eczématisation, eczémas. La Pratique dermatol. Tom. 2, p. 1, sq. — Biett, H. E.: Schedel
et Alphée Cazenave: Abrégé pratique des maladies de la peau, IV. édition (d'après
les leçons cliniques de Biett). Paris 1847. — Blaschko: Zur Ätiologie und Pathogenese
des Gewerbeekzems. Verhandl. d. dtsch. dermatol. Ges., 3. Kongr. zu Leipzig 1891. —
Bloch, B.: Referat über Ekzem: Pathogenese. Verhandl. d. dtsch. dermatol. Ges., 13. Kongr.
zu München 1923. Arch. f. Dermatol. u. Syphilis. Bd. 145. 1924. — Bockhart: (a) Diskussion zur Ätiologie des Ekzems. Verhandl. d. 73. Vers. dtsch. Naturforscher u. Ärzte
1901. Ref. Arch. f. Dermatol. u. Syphilis. Bd. 61. 1902. (b) Untersuchungen über die
parasitäre Natur des Ekzems und über das Staphylotoxin-Ekzem. Monatsh. f. prakt.
Dermatol. Bd. 33. 1901. — Brill, E.: (a) Die experimentellen und klinischen Grundlagen
zum neuropathischen Typus des Ekzems. Arch. f. Dermatol. u. Syphilis. Nr. 150, H. 3,
S. 529—590. 1926. (b) Ergebnisse pharmakodynamischer Prüfungen des vegetativen
Nervensystems bei Hautkranken, besonders beim Ekzem. Arch. f. Dermatol. u. Syphilis.
Bd. 151, S. 155. — Brocq, L.: (a) Traitement des maladies de la peau. Paris 1890.
(b) L'eczéma consideré comme une réaction cutanée. L'eczéma suivant les âges. Ann. de
dermatol. et de syphiligr. 1903. Ref. Monatsh. f. prakt. Dermatol. Bd. 36. 1903. (c) Conception générale des dermatoses. Théories des réactions cutan., des dermatoses composées
et des faits de passage. Ann. de dermatol. et de syphiligr. 1904. Ref. Arch. f. Dermatol.
u. Syphilis. 1905. Bd. 74, S. 133. (d) Traité élémentaire de Dermatologie pratique etc.,
Paris, Doyen 1907. (e) Lichen simple chronique etc. Journ. de praticiens. 1908. Nr. 1.
Ref. Monatsh. f. prakt. Dermatol. Bd. 47, S. 223. 1908. — Brocq et Pautrier: Etude de
quelques formes anormales de lichénification. Cpt. rend. d. XVI. Congr. internat. de méd.
Budapest 1909. Sept. XIII. p. 432. Ref. Arch. f. Dermatol. u. Syphilis. Bd. 99, H. 3. 1910. —
Brocq, C. und S. Hidaka.: Biologische Untersuchungen über die Rolle der Staphylokokken
bei Ekzemen. Arch. f. Dermatol. u. Syphilis. Bd. 100, H. 1—3. 1910. — Bulkley, D.: Über
die Beziehungen des Ekzems zu den Störungen des Nervensystems. Dermatol. Studien II.
1891. H. 5. — Buschke, A. und E. Sklarz: Über Lichen ruber-ähnliche Salvarsanexan-
theme, Lichen ruber, lichenoide Disposition und einige Konstitutionstypen der Haut.
Dermatol. Wochenschr. Bd. 76, Nr. 24 u. 25. 1923. — Cameron, H. C.: siehe Gray. —
Cazenave, A. et H. E. Schedel: Abrégé practique des maladies de la peau, IV. Edition
(d'après les leçons cliniques de Biett). Paris 1847. — Coke, F.: Siehe Gray. — Colomiatti:
Alterazioni dei nervi del derma nell' eczema. Giorn. ital. d. malatt. vener. e d. pelle. 1879.
— Crocker, R.: Diseases of the skin. London. 1905. — Csillag, J.: Zur Ekzemfrage. II.
Gibt es ein „Reflexekzem"? Arch. f. Dermatol. u. Syphilis. Bd. 63, H. 2 u. 3. 1902. —
Darier: Précis de Dermatologie. Paris: Masson & Co. 1909. Bespr.: Monatsh. f. prakt.
Derm. Bd. 48, S. 270. 1909. — Devergie, Alph.: Traité pratique des maladies de la peau.
Paris 1854. — Dore, S. E.: Siehe Gray. — Düring, E. v.: Zur Lehre vom Ekzem. Münch.
med. Wochenschr. 1904. Nr. 36, S. 1593. Ref. Monatsh. f. prakt. Dermatol. 1905. Bd. 40.
— Ehrmann, S.: Ekzem, in E. Riecke, Lehrbuch der Haut- u. Geschlechtskrankheiten. Jena: Gustav Fischer 1909. S. 47. — Eulenburg, Albert: Über cutane
Angioneurose. Berl. klin. Wochenschr. 1867. Nr. 17 u. d. f. — Finger, E.: Die Hautkrankheiten. Leipzig-Wien 1907. — Frank, Joseph: Die Hautkrankheiten (übersetzt
von Dr. Christian Gotthilf Voigt). Leipzig 1843. — Frédérie, J.: Zur Ekzemfrage.
Münch. med. Wochenschr. 1901. Nr. 38, S. 1484. — Friese, Friedrich Gotthelf: Übersetzt von Robert Willan, Die Hautkrankheiten und ihre Behandlung. Breslau 1799 und
1806. — Fuchs, C. H.: Die krankhaften Veränderungen der Haut und ihrer Anhänge
in nosologischer und therapeutischer Beziehung. Göttingen 1840. — Gamberini: Studi
teorico-clinici relative all' eczema. Giornal. ital. d. malatt. vener. e d. pelle. 1890. H. 4.
— Gaucher: Maladies de la peau. Baillière et Fils. Paris 1909. — Gerlach: s. Bender,

BOCKHART und GERLACH. — GILCHRIST, T. J.: Bakteriologische und mikroskopische Untersuchungen von 300 vesiculösen und pustulösen Hautläsionen. Verhandl. d. Americ. dermatol. Assoc. Mai/Juni 1900. Ref. Arch. f. Dermatol. u. Syphilis. Bd. 58, S. 297. 1901. (Disk. HYDE, KLOTZ, BULKLEY, JOHNSTON, SHERWELL, ALLEN, BOWEN, WHITE, ELLIOT, GILCHRIST.) — GRAY, A. M. H.: Discussion on the aetiology and treatment of infantile eczema. Proc. of the roy. soc. of med. Vol. 19, Nr. 5, sect. of dermatol. and the sect. for the study of diseases in children (17. 12. 1925). p. 71—84. 1926. — GREEN, JONATHAN: A practical Compendium of the diseases of the skin. Philadelphia 1838. — GUNDRUM, LAWRENCE K.: Die Beeinflussung von Asthma und Ekzem durch das Ganglion nasale sphenopalatinum. Ann. of clin. med. Vol. 4, Nr. 7, p. 572—573. 1926. — HALDIN, D.: Siehe GRAY. — HARDY, A.: Traité pratique et déscriptif des maladies de la peau 1886. — HAXTHAUSEN, H.: Untersuchungen über Cutanreaktionen bei Hautkrankheiten. Arch. f. Dermatol. u. Syphilis. Bd. 151, S. 85. 1926. — HEBRA F. v., M. KAPOSI: Lehrbuch der Hautkrankheiten. Bd. 1, 2. Aufl. 1872. (Handb. d. spez. Pathol. u. Therapie, VIRCHOW, RUD. Bd. 3, 1. Abt. Erlangen: Ferdinand Enke.) — HIDAKA: s. BROCQ, C. und S. HIDAKA. — HILGERMANN: Die Therapie und Ätiologie der chronischen Hautekzeme. Münch. med. Wochenschr. 1921. S. 702. — JADASSOHN, J.: (a) Sur l'origine parasitaire des eczémas. XIII. Congr. internat. d. méd. Paris. IV. Congr. internat. d. derm. et de syph. Paris 1900. (b) Hautkrankheiten bei Stoffwechselanomalien. Berlin: Hirschwald 1905. Ref. auf d. V. internat. Dermatol.-Kongr., Berlin 1904. (c) Bemerkungen zur Sensibilisierung und Desensibilisierung bei den Ekzemen im Anschluß an einen Fall von Odolekzem. Klin. Wochenschr. 2. Jg. Nr. 36 u. 37/38. 1923. (d) Die Toxikodermien. Deutsche Klinik am Eingang des 20. Jahrhunderts. Urban u. Schwarzenberg 1905. — JADASSOHN, W.: Wesen der Idiosynkrasie und deren Beziehungen zur Anaphylaxie. Klin. Wochenschr. 1926. Nr. 42. — JARISCH: Die Hautkrankheiten. H. NOTHNAGELs spezielle Pathologie und Therapie. Bd. 24, 1. Teil. Wien: Hölder 1900. — KAPOSI, M.: Pathologie und Therapie der Hautkrankheiten. 5. Aufl. Urban u. Schwarzenberg 1899. — KAUFMANN-WINKEL: Entzündung und Nervensystem. Klin. Wochenschr. 1, Nr. 1, S. 12—15. — KLINGMÜLLER: Die ekzematösen Erkrankungen. Die deutsche Klinik am Eingang d. 20. Jahrh. Herausg. v. LEYDEN-KIEMPERER. Bd. 10, 2. Abt., S. 449. 1905. — KREIBICH, C.: (a) Sur la nature parasitaire des eczémas. Ann. de dermatol. et de syphiligr. IV. Serie, T. 1. 1900. Recherches bactériologiques sur la nature des eczémes. Ann. de dermatol. et de syphiligr. 1900. H. 5, p. 569. (b) Referat über Ekzem: Ätiologie und Pathogenese. Verhandl. d. dtsch. dermatol. Ges., 13. Kongr. 1923 zu München. Arch. f. Dermatol. u. Syphilis. Bd. 145. 1924. (c) Zum Wesen des Ekzems. Dermatol. Wochenschr. Bd. 78, Nr. 10. 1924. — LANCASHIRE, G. H.: Siehe GRAY. — LANGMEAD, F.: Siehe GRAY. — LEHNER, EMERICH und RAJKA: Klinische und experimentelle Beiträge zur Kenntnis der Rolle der Überempfindlichkeit bei der Entstehung der Hautentzündung. Arch. f. Dermatol. u. Syphilis. Bd. 146, S. 253—275. 1924. — LELOIR H.: Les Dermatoneuroses. Journ. des maladies cutanées et syphilitiques 1890. Anatomie pathologique de l'eczéma. Ann. de dermatol. et de syphiligr. 1890. — LEOD, MC J. M. H.: Siehe GRAY. — LOW, R. CRANSTON: Skin-sensitiveness to non-bacterial proteins and toxins. Brit. journ. of dermatol. a. syph. Vol. 36, p. 292. Ref. Zentralbl. f. Haut- u. Geschlechtskrankh. Bd. 15, S. 330. — LUITHLEN, F.: (a) Ätiologische Therapie des Ekzems. Verhandl. der dtsch. dermatol. Ges., 13. Kongr. 1923, München. Arch. f. Dermatol. u. Syphilis. Bd. 145. 1924. (b) Tierversuche über Hautreaktion. Wien. klin. Wochenschr. 1911. Nr. 20, S. 703. (c) Über Chemie der Haut. Vortrag am VII. internat. Dermatol.-Kongr. Rom 1911. Wien. klin. Wochenschr. 1912. Nr. 18, S. 658. (d) Arch. f. exp. Pathol. u. Pharmakol. Bd. 68 u. 69. 1912. — MANTEGAZZA, M.: Beitrag zum Studium der Hämolysine und Agglutinine der Staphylokokken in der Dermatologie. Ref. Monatsh. f. prakt. Dermatol. Bd. 49, S. 93. 1909. (Ann. d'igiene sperim. 1908. Nr. 1.) — MATZENAUER: Diskussion zur Ätiologie des Ekzems. Verhandl. der 73. Versamml. dtsch. Naturf. u. Ärzte. 1901. Ref. Arch. f. Dermatol. u. Syphilis. 1902. Bd. 61. — MURRAY BLIGH: Siehe GRAY. — NEISSER, A.: (a) Die Pathologie des Ekzems. Verhandl. d. dtsch. dermatol. Ges., 3. Kongr. zu Leipzig 1891. (b) Über das Jucken und die juckenden Hautkrankheiten. Die deutsche Klinik am Eingange des 20. Jahrh. Herausg. von LEYDEN und KLEMPERER. Bd. 10, 2. Abt. Urban und Schwarzenberg 1905. (c) Diskussion zur Ätiologie des Ekzems. Verhandl. d. 73. Vers. dtsch. Naturf. u. Ärzte 1901. Ref. Arch. f. Dermatol. u. Syphilis. Bd. 61. 1902. (d) Urticarielles Ekzem in „Krankheiten der Haut", NEISSER-JADASSOHN. Bd. 3, 2. Teil. Von EBSTEIN-SCHWALBES Handb. d. prakt. Med. S. 96. Stuttgart: Enke 1903. (e) Über das urticarielle Ekzem. Arch. f. Dermatol u. Syphilis. Bd. 121, S. 319. 1916. — NEISSER und JADASSOHN: Krankheiten der Haut. EBSTEIN-SCHWALBES Handb. d. prakt. Med. Bd. 3, 2. Teil. Stuttgart: Enke 1901. — PERUTZ, A.: Terpentindermatitis. Arch. f. Dermatol. u. Syphilis. Bd. 152, H. 3. — PETER, FRANZ: Die Reaktion der Haut von Ekzemkranken gegen Kokken und deren Toxine. Dermatol. Wochenschr. Bd. 80, Nr. 14. 1925. — PICK, P. J.: Zur Pathologie des Ekzems. Verhandl. d. dtsch. dermatol. Ges., 3. Kongr. zu Leipzig 1891. — PINKUS, F.: (a) Die Pathologie des Ekzems (1898 bis 1904). Ergebn. d. allg. Pathol. u. pathol. Anat. 1906. 10. (b) Bemerkungen über Pathologie u. Therapie des Ekzems. Med. Klinik 1906. Nr. 9. — Plumbe, Samuel: A practical treatise of the diseases of the skin. London 1837. — Rajka: (a) Diskussion zu den Referaten über Ekzem. Verhandl. d. dtsch. dermatol. Ges. 13. Kongr. München 1923. Arch. f. Dermatol. u. Syphilis. Bd. 145. 1924. (b) Untersuchungen über die Ätiologie des Ekzems. Die Rolle der pyogenen Mikroorganismen bei der Entstehung des Ekzems. Arch. f. Dermatol u. Syphilis. Bd. 141, S. 32. 1922. (c) Untersuchungen über die Hautüberempfindlichkeit beim Ekzem. Klin. Wochenschr. 1923. — Rajka: s. Lehner, Emerich und Rajka: Klinische und experimentelle Beiträge zur Kenntnis der Rolle der Überempfindlichkeit bei der Entstehung der Hautentzündung. Arch. f. Dermatol. u. Syphilis. Bd. 146, S. 253—275. 1924. — Rayer, P.: Traité des maladies de la peau. Tom. 1. Paris 1835. — Riecke E.: (a) Ekzem (1900/01—1909/10). Praktische Ergebnisse auf dem Gebiete der Haut- und Geschlechtskrankheiten. Herausgegeben von A. Jesionek. 1. Jg. 1910. (b) Referat über Ekzem: Symptomatologie des Ekzems und Abgrenzung von verwandten Dermatosen. Verhandl. d. dtsch. dermatol. Ges., 13. Kongr. 1923, München. Arch. f. Dermatol. u. Syphilis. Bd. 145. 1924. — Riecke, V. A.: Handbuch über die Krankheiten der Haut. Dresden 1841. — Riehl: Über Ekzem. Allg. Wien. med. Zeitung. 1904. Nr. 21—34. — Róna, S.: Zur Ekzemfrage. I. Können mechanische Einwirkungen und unter ihnen in erster Reihe das Kratzen Ekzem verursachen? Arch. f. Dermatol u. Syphilis. Bd. 63, H. 1. 1902. — Sack, W. Th.: (a) Zur Psychogenese und Psychotherapie der Hautkrankheiten. Arch. f. Dermatol. u. Syphilis. Bd. 151. S. 169 u. 206. 1926. (b) Die Haut als Ausdrucksorgan. Arch. f. Dermatol. u. Syphilis. Bd. 151, S. 200. 1926. — Samberger: Diskussion zu den Referaten über Ekzem. Verhandl. d. dtsch. dermatol. Ges., 13. Kongr. 1923, München. Arch. f. Dermatol. u. Syphilis. Bd. 145. 1924. — Schamberg and Brown: Arch. of internat. med. Vol. 32. 1923. — Schedel, H. E. et Alphée Cazenave: Abrégé pratique des maladies de la peau. IV. Edition. (D'après les leçons cliniques de Biett, Paris 1847.) — Schoenhof, S.: (a) Fall zur Diagnose. Sitzungsber. d. dtsch. dermatol. Ges. in d. tschechoslow. Republik (Prag). Zentralbl. f. Haut- u. Geschlechtskrankh. Bd. 11, S. 12. 1924. (b) Über einen Fall von Spargeldermatitis. Dermatol. Wochenschr. Bd. 79, Nr. 42 a, S. 1221—1227. 1924. — Schröpl, E.: Neurodermitis durch Oxyuren. Ein Beitrag zur Pathogenese der Prurigo. Dermatol. Wochenschr. Bd. 83, Nr. 30, S. 1083—1097. 1926. — Schürch, O.: Reizversuche mit physiologischen Substanzen auf der Haut von Normalen und Ekzematikern. Klin. Wochenschr. 1925, Nr. 1, S. 11. — Schwimmer: Die neuropathischen Dermatosen. Wien 1883. — Sellei, J.: Über Jucken (ungarisch). Orvosi Hetilap. Jg. 69, Nr. 31, S. 749—753. 1925. — Sequeira, J. H.: Siehe Gray. — Sidney, Thomson: Siehe Gray. — Simon, Gustav: Die Hautkrankheiten durch anatomische Untersuchungen erläutert. Berlin 1851. — Sklarz, E., s. Buschke und Sklarz. — Spiethoff, B.: Die vasomotorischen Erscheinungen beim Ekzematiker und ihre Behandlung. Arch. f. Dermatol. u. Syphilis. Bd. 149, H. 2, S. 355—358. 1925. — Tachau, P.: (a) Monatsschr. f. Kinderheilk. Bd. 29, S. 638. 1925. (b) Zeitschr. f. Kinderheilk. Bd. 39, S. 638. 1924. — Török, L.: (a) Welche Hautveränderungen können durch mechanische Reizung der Haut hervorgerufen werden? Arch. f. Dermatol. u. Syphilis. Bd. 63, H. 1. 1902. (b) Über das Verhältnis des Ekzems zur artefiziellen Hautentzündung und zur Impetigo. Dermatol. Wochenschr. Bd. 76. Nr. 13. S. 237—281. 1923. — Touton: Über Neurodermitis chronica circumscripta (Brocq) = Lichen simplex chronicus circumscriptus (Cazenave-Vidal). Arch. f. Dermatol. u. Syphilis. Bd. 33, S. 109. 1895. — Touton, K.: (a) Die Hautkrankheiten durch Pflanzen und Pflanzenprodukte. Zentralbl. f. Haut- u. Geschlechtskrankh. Bd. 17, Nr. 13/14, S. 713—782. (b) Nachträge zu dem Ergebnisbericht: Die Hautkrankheiten durch Pflanzen und Pflanzenprodukte. Zentralbl. f. Haut- u. Geschlechtskrankh. Bd. 20, Nr. 15/16, S. 833—854. — Trisch, H. G.: Über den Einfluß des Nervensystems auf Erkrankungen der Haut. Inaug.-Diss. Marburg 1872. — Unna, P. G.: Ekzem in Mračeks Handb. d. Hautkrankh. Bd. 2 (Standpunkt von 1901). Wien: Alfred Hölder 1905. — Urbach, E.: Zur Pathogenese der cutanen Idiosynkrasien. Arch. f. Dermatol. u. Syphilis. Bd. 148, H. 1, S. 146—157. — Veiel, Fr.: Die Staphylokokken des chronischen Ekzems. Münch. med. Wochenschr. 1904. Nr. 1. Ref. Monatsh. f. prakt. Dermatol. Bd. 39, S. 365. 1904. — Veiel, Th.: Über einen Fall von Eczema solare. Arch. f. Dermatol. u. Syphilis. Bd. 19, S. 1113. — Walter, F.: Eitererreger und Hautallergie beim chronischen Ekzem. Dermatol. Wochenschr. Bd. 81, Nr. 27, S. 987—992. 1925. — Weidenfeld, St.: Beiträge zur Pathogenese des Ekzems. Arch. f. Dermatol. u. Syphilis. Bd. 111, S. 891. 1912. — Werther: Pruriginöses Ekzem bei Polycythaemia vera und Asthma. Dtsch. med. Wochenschrift. Jg. 51, Nr. 44, S. 1819—1821. 1925. — Willan, Robert: Die Hautkrankheiten und ihre Behandlung, systematisch beschrieben; übersetzt von Friedr. Gotthelf Friese. Breslau 1799 u. 1806. — Wilson, Erasmus: On diseases of the skin. Sixth edition 1867. — Winkel: s. Kaufmann-Winkel. — Wittgenstein, H.: Exsudative Diathese und vegetatives Nervensystem. Ein Beitrag zur Kasuistik des Kinderekzems, des Asthma bronchiale und der paroxysmalen Tachykardie. Wien. Arch. f. inn. Med. Bd. 11, H. 2, S. 417

bis 424. 1925. — Wolters: Sonnenekzem. III. Kongr. d. dtsch. dermatol. Ges. 1891. — Zieler, K.: Lehrbuch und Atlas der Haut- und Geschlechtskrankheiten. Berlin-Wien 1924. S. 85/86.

Spezielle Ätiologie.

Czerny: Jahrb. f. Kinderheilk. 61, S. 199. — Deligny: Union med. 1885. p. 168. — Ebstein: Ebstein-Schwalbes Handbuch der inneren Medizin. — Eddows: Brit. med. journ. 21, 4. — Ehrmann: (a) Über diabetische und gichtarthritische Dermatosen. Wien. med. Wochenschr. Nr. 43. 1902. (b) Arch. f. Dermatol. u. Syphilis. Bd. 138, S. 346. — Finkelstein: Med. Klinik. 1907, S. 37. — Garrod: 3. Aufl. 1876. Zit. bei Jadassohns Referat. — Hillier: Handbook of skin 1865. — Hofbauer: Verhandl. d. dtsch. Kongr. f. inn. Med. 1921. S. 175. Zentralbl. f. Haut- u. Geschlechtskrankh. Bd. 1, S. 340. — Hoffmann: Konstitutionskrankheiten. S. 280. — Jadassohn: Ref. am V. internat. Dermatol.-Kongr. — Kauders: Wien. med. Wochenschr. Jg. 71, Nr. 37. 1921. — Kreibich: (a) Lehrbuch der Hautkrankheiten. (b) Kongreßbericht. Arch. Bd. 145. — Lang: Lehrbuch der Hautkrankheiten. — Levin: Arch. of dermatol. a. syphilol. Bd. 3. Ref. Zentralbl. f. Haut- u. Geschlechtskrankh. Bd. 1, S. 290. — Luithlen: Med. Klinik. 1921. Ref. Zentralbl. f. Haut- u. Geschlechtskrankh. Bd. 1, S. 125. — Mraček: Lessers Enzyklopädie. S. 167. — Naunyn: Diabetes in Nothnagels Handbuch. — v. Noorden: Ref. am V. internat. Dermatol.-Kongr. — Pulay: Stoffwechsel und Hautkrankheiten. Dermatol. Wochenschr. 72. — Rasch: Ref. Arch. f. Dermatol. u. Syphilis. Bd. 41, S. 314. — Sandor, Waller: Orvosi Hetilap. Jg. 65, Nr. 13. 1921. Ref. Zentralbl. f. Haut- u. Geschlechtskrankh. Bd. 11, S. 269. — Schamberg und Brown: Ref. Zentralbl. f. Haut- u. Geschlechtskrankh. Bd. 11, S. 28. — Schmidt, R.: Med. Klinik. 1912. — Sicilia: Arch. dermo-sifil. y rev. pract. de la especial. Jg. 1921. Ref. Zentralbl. f. Haut- u. Geschlechtskrankh. Bd. 3, S. 463. — Spiethoff: Dtsch. med. Wochenschr. 1908. S. 27. — Szondi und Haas: Gyógyászat 1921. Ref. Zentralbl. f. Haut- u. Geschlechtskrankh. Bd. 11, S. 277. — Urbach: Arch. f. Dermatol. u. Syphilis. Bd. 142, S. 29. — Siehe Literatur aus Bazin und Brocq.

Klinik.

Afzelius: Dermatol. Ges. Stockholm, 24. 3. 1910. Dermatol. Wochenschr. Bd. 60, 1915. — Ahrens, Ed.: Eczema verruco-callosum nodulare (Prurigo nodularis). Dermatol. Wochenschr. Bd. 71, Nr. 41, S. 823. 1921. — Alexander: Die Trichophytie der Hände und Füße. Med. Klinik 1923. — Alexander, A.: Zur Histologie des Lichen chronicus Vidal. Dermatol. Zeitschr. Bd. 33, H. 5/6, S. 251—291. — Appel, J.: Dermatitis frontalis durch Hutlederersatz. Dermatol. Wochenschr. Bd. 71, Nr. 38, S. 775. 1920. — Ayres, S.: The differential diagnosis of eczematoid diseases. Dep. of dermatol., White mem. hosp. Los Angeles. California journ. of med. Vol. 20, Nr. 4, p. 116. 1922. — Bettmann, S.: Hautkrankheiten in Schwalbes Diagnostische und therapeutische Irrtümer. Leipzig: Thieme 1922. — Bizzozero, Enzo: Des formes anormales de lichénification. Ref. Zentralbl. Bd. 15, S. 185. — Blaschko: (a) Eczema folliculare. Berlin. dermatol. Ges., Sitzg. v. 11. 2. 1913. Ref. Dermatol. Wochenschr. 1913. S. 318. (b) Zit. von O. Kirsch. Arch. Bd. 101, S. 348. 1910. — Blaschko, A.: Eczema „migrans". Arch. f. Dermatol. u. Syphilis. Bd. 129, S. 121. — Bloch, Br.: Ekzem und Diathese. Ref. Zentralbl. Bd. 15, S. 188. — Brenning: Ein Fall von Dermatitis durch Spargelsaft. Dermatol. Wochenschr. Bd. 71, Nr. 42, S. 851. 1920. — Brocq, L.: (a) Les objektions à la conception des lichénifications. Ann. de dermatol. et de syphiligr. Tome 4, Nr. 5, p. 273. 1923. (b) Einige Bemerkungen über das Ekzem. Bull. méd. 1911. S. 923. — Brocq, L., L. M. Pautrier und J. Ayrignac: Die symptomatischen, histologischen und biochemischen Eigenschaften des papulo-vesikulösen Ekzems. Ann. de dermatol. et de syphiligr. Okt. 1911. — Bukovsky: Zur Frage der Neurodermitiden. Česka Dermatologie. Jg. 3, H. 3, S. 57; H. 4, S. 89; H. 5, S. 122. — Bürkmann: Dermatitis linearis verrucosa. Vers. südwestdtsch. Dermatol. Frankfurt a. M. Sitzg. v. 8.—9./10. 1921. Zentralbl. f. Haut- u. Geschlechtskrankh. Bd. 3, S. 131. — Callomon: Arch. Bd. 101, S. 220. 1910. — Cedercreutz, A.: Über sog. Neurodermitiden. Finska läkaresällskapets handlingar. Vol. 57, Nr. 7. — Christ, J.: Zur Kasuistik des „dentalen" bezw. „neurogenen" Ekzems. Dermatol. Zentralbl. Bd. 17, Nr. 4. Januar 1914. — Chuitton: Eczéma des mains chez trois malades atteintes de fibrome. Journ. de radiol. et d'électrol. Tome 6, Nr. 11, p. 517. — Civatte, A.: Cytologie des lésions élementaires de l'eczéma, des eczématides et du psoriasis. Cpt. rend. des séances de la soc. de biol. Tome 84, Nr. 11, p. 546. — Crary, G. W.: Das Kinderekzem. New York med. journ. a. med. record. 30. 12. 1916. — Crawford: Neurodermatitis and the white line of Sergent. Dermatol. soc. Pittsburgh, 18. 1. 1923. Arch. of dermatol. a. syphilol. Vol. VII, Nr. 4, p. 564. 1923. — Darier: Lancet. 1919. Nr. 13. — Engman, M. F. and W. G. Wander: The applikation of cutaneous sensitization to diseases of the skin. Arch. of dermatol. a syphilol. Vol. 3, Nr. 3, p. 223. — Ehrmann: (a) Neurodermitis generalisata und Erythema multiforme antibrachii. Wien. dermatol. Ges. Sitzg. v. 18. 5. 1922. Zentralbl. f. Haut- u. Geschlechtskrankh. Bd. 6, S. 332. (b) Über den Zusammenhang von Pruritus, Dermographismus und Dermatitis lichenoides pruriens usw. Dermatol. Zeitschr. 1918. H. 5. (c) Über den Zusammenhang der Neurodermitis mit Erkrankungen des Verdauungstraktus und Störungen der inneren Sekretion. Arch. f. Dermatol. u. Syphilis. Bd. 138, S. 346. (d) Über den Zusammenhang innerer Krankheiten mit Hautkrankheiten. Wien. med. Wochenschr. Jg. 72, Nr. 42, S. 1686. 1922. — Feldman: Linear eczema (lineares Ekzem). Ref. Zentralbl. Bd. 15, S. 185. — Finkelstein, Galewsky und Halberstädter: Hautkrankheiten und Syphilis im Säuglings- und Kindesalter. Berlin: Julius Springer 1922. — Fischel: Berlin. dermatol. Ges. 9. 5. 1911. Dermatol. Wochenschr. Bd. 42. 1906. — Fischl: Exfoliierende Erythrodermie nach Ekzem. Wien. dermatol. Ges. Sitzg. v. 9. 6. 1921. Zentralbl. f. Haut- u. Geschlechtskrankh. Bd. 2, S. 6. — Fordyce, John A.: Infektiöse ekzematöse Dermatitis als mögliche Folge einer Anaphylaxie bei Hautreaktionen. Journ. of cutaneous diseas. including syphilis. März 1911. — Fox, Howard: Radiodermatitis. New York dermatol. soc. 26. 10. 1920. Arch. of dermatol. a. syphilol. Vol. 3, Nr. 2, p. 195. 1921. — Frieboes, Walter: Beiträge zur Anatomie und Biologie der Haut. VII. Biol. Deutungsversuche pathol. Hautprozesse. Arch. f. Dermatol. u. Syphilis. Bd. 139, H. 2, S. 177. — Friedländer: Dermatol. Wochenschr. Bd. 54, S. 439. — Fuchs, Dora: Ein Fall von Ichthyosis mit Ekzem. Schles. dermatol. Ges. Breslau. Sitzg. v. 6. 5. 1922. Zentralbl. f. Haut- u. Geschlechtskrankh. Bd. 6, S. 68. — Fuchs, H.: Generalisierte Hautödeme bei universellem Ekzem. Arch. f. Dermatol. u. Syphilis. Bd. 121, H. 5. 1916. — Galewsky, E.: Über das Stirnekzem infolge Hutlederersatz und seine Ursache. Dermatol. Wochenschr. Bd. 70, Nr. 23, S. 353. 1920. — Gans, O.: Histologie der Hautkrankheiten. Bd. 1. Berlin: Julius Springer 1925. — Gaucher, Gougerot und Saint Marc: Ekzem des Gesichtes und Conjunctivitis eczematosa nach Chinin. Bull. de la soc. franç. de dermatol. Sitzg. v. 4. 7. 1912. — Gavini, G.: Über zwei Fälle von linearer, unilateraler Dermatitis. Morgagni. 1912. Nr. 11. — Greenbaum: Eczema folliculorum (Eczema folliculare). Ref. Zentralbl. Bd. 15, S. 185. — Grenet, H. a. R. Clément: Ekzéma et prurit par anaphylaxie á la farine. Désensibilisation. Bull. et mém. de la soc. méd. des hôp. de Paris. Jg. 39, Nr. 19, p. 814. 1923. — Grünfeld: Arch. Bd. 112. 1912. — Harris, F. G.: The etiology of eczema. Arch. of dermatol. a. syphilol. Vol. 3, Nr. 5, p. 579. — Heise, W.: Ein Beitrag zur Frage des akuten Ekzems mit psychischer Ätiologie. Neurol. Zentralbl. Bd. 33, H. 8. 1914. — Hirschberg, M.: Ekzem und innere Erkrankungen. Petersburger med. Zeitschr. 1913. Nr. 21. — Jacquet, L. und P. Jordanet: Studien über Ätiologie, Pathogenese und Therapie der professionellen Hautentzündung der Hände. Ann. de dermatol. et de syphiligr. Januar 1911. H. 1. — Jaeger: Hypersensibilité et idiosyncrasie épidermique chez les eczématique. V. Kongr. d. Schweiz. dermatol. Ges., Basel. Sitzg. v. 9.—10. 7. 1921. Schweiz. med. Wochenschr. Jg. 52, Nr. 22, S. 575. 1922. — Jakobi-Zieler: Lehrbuch und Atlas der Haut- und Geschlechtskrankheiten. Berlin-Wien: Urban & Schwarzenberg 1924. — Joseph, Max: Lehrbuch der Hautkrankheiten. 9. Aufl. Leipzig: Thieme. — Kaufmann-Wolff: (a) Über Pilzerkrankungen der Hände und Füße. Dermatol. Zeitschr. Bd. 22. 1915. (b) Zur Klassifizierung einiger Dermatomykosen. Dermatol. Zeitschr. Bd. 22. 1915. — Kiess: Zentralbl. 1921. S. 342. — Klingmüller, V.: Über Kinderekzeme. Sammlg. zwangl. Abhandlg. a. d. Geb. d. Dermatol. usw. Bd. 2, H. 3. — Kreibich, C.: Weitere Beiträge zur abnormen Hautempfindlichkeit. Arch. f. Dermatol. u. Syphilis. Bd. 108, H. 2. — Kyrle, J.: Histobiologie der menschlichen Haut und ihrer Erkrankungen. Bd. 2. Wien-Berlin: Springer 1926. — Lehnert, A.: Über Ekzem und Neurodermitis im Kindesalter. Berlin. klin. Wochenschr. 1914. Nr. 44. — Leod, Mac: Dermatitis nach Berührung mit deutschen Bomben. Brit. med. Journ. 21. 7. 1917. Nr. 2951. — Lesser, E.: Lehrbuch der Haut- und Geschlechtskrankheiten. 13. Aufl. Berlin: Julius Springer 1914. — Leven: Arch. Bd. 101, S. 349. 1910. — Lewith, R.: Lichtdermatose bei Geschwistern. Dermatol. Wochenschr. Bd. 79, S. 844. 1924. — Löwenfeld: (a) Strichförmige Dermatose. Wien. dermatol. Ges. Sitzg. v. 18. 5. 1922. Zentralbl. f. Haut- u. Geschlechtskrankh. Bd. 6, S. 333. (b) Dermatol. Wochenschr. Bd. 75. 1922. — Löwenstein, Arnold: Katarakt bei Neurodermitis. Ref. Zentralbl. Bd. 15. S. 188. — Lutembacher: Das Bläschenekzem. Monde méd. 5. 6. 1914. — Machida, S. H.: Ätiologie und Pathogenese des Ekzems. Japan. Zeitschr. f. Dermatol. u. Urol. Bd. 11, H. 3—5. — Marbais, S.: Eczéma d'origine tuberculeuse. Cpt. rend. des séances de la soc. de biol. Tom. 85, Nr. 26, p. 338. 1921. — Marfan, A. B.: L'eczéma des nourissons. Description, form, évolution, complication. Nourrisson. Jg. 11, p. 258, Nr. 4. 1923. — Mills, H. Brooker: Eczema. New York med. journ. a. med. record. Vol. 116, Nr. 3, p. 125. 1922. — Morris, M.: Prurigo, Eczema pruriginosum und Lichenisierung. Brit. med. journ. 29. 6. 1912. — Müller, Hugo: 1 Fall von strichförmiger, stark juckender Dermatose der unteren Extremitäten. Vers. südwestdeutscher Dermatol. Frankfurt a. M. Sitzg. v. 8.—9. 10. 1921. Zentralbl. f. Haut- u. Geschlechtskrankh. Bd. 3, S. 130. — Mulzer, P.: Kompendium der Haut- und Geschlechtskrankheiten. Stuttgart: Enke 1923. — Nakano, H.: Über die Ätiologie des Ekzems.

Japan. Zeitschr. f. Dermatol. u. Urol. Bd. 11, H. 3. — NESTOROWSKY: Die anatomischen Veränderungen der Haut bei Dysidrosis. Dermatol. Zeitschr. Bd. 13. 1906. — NIKOLSKY: Ekzem des Lippenrandes bei Morbus Basedowii. Dermatologia, Russische Monatsschr. Bd. 4. 1914. — OCHS, BENJ.: Kinderekzem. Med. record. 22. 11. 1913. — OKOSHI, T.: Über die Ätiologie des Ekzems. Japan. Zeitschr. f. Dermatol. u. Urol. Bd. 11, H. 3—5. — ORLIPSKI: Dermatol. Wochenschr. Bd. 37, S. 360. 1903. — ORMSBY and MITCHELL: Eczema. Chicago dermatol. soc. 18. 1. 1922. — OTA: Arch. of dermatol. a. syphilol. Vol. 5. 1922. — PAUTRIER, L. M.: (a) Lichen obtusus corné (forme anormale de lichénification). Lichen obtusus corneus. Réunion Straßbourg, 10. 7. 1921. Bull. de la soc. franç. de dermatol. Jg. 1921. Nr. 8, p. 48. 1921. (b) Nouveau cas de lichénification circonscrite nodulaire chronique. Réunion dermatol. Straßbourg, 8. 1. 1922. Bull. de la soc. franç. de dermatol. et de syphiligr. Jg. 1922. Nr. 2, p. 25. — PETHEÖ, J. v.: Über Ekzemtod. Monatsschr. f. Kinderheilk. Bd. 27, H. 1, S. 50. 1923. — PINKUS: (a) Beiträge zur Kenntnis der als Ekzem bezeichneten Hautkrankheiten. Arch. f. Dermatol. u. Syphilis. Bd. 131, S. 353. (b) Berlin. dermatol. Ges. 5. Mai 1903. Dermatol. Wochenschr. Bd. 38, S. 391. — POKORNY: Neurodermitis rubra. Arch. f. Dermatol. u. Syphilis. Bd. 145, S. 148. — POLZIN, F.: Zwei Fälle von Eczema callosum. Dermatol. Zeitschr. Bd. 34, H. 1/2, S. 78. 1921. — PULAY, E.: Ekzematisation als eine vegetative (vagotonische) Manifestation. Med. Klinik. Jg. 17, Nr. 27, S. 808. 1921. — RASCH, C.: Ausschlag durch gefärbtes Pelzwerk. Ugeskrift f. Laeger. Jg. 84, Nr. 15, p. 365. 1923. — RAJKA: Zur Ätiologie der Dysidrose. Arch. f. Dermatol. u. Syphilis. Bd. 143. 1923. — RIECKE: Symptomatologie des Ekzems und Abgrenzung von verwandten Dermatosen. Ref. am XIII. Kongr. d. dtsch. dermatol. Ges. München 1923. Arch. f. Dermatol. u. Syphilis. Bd. 145, S. 82. 1924. — RIEHL: Ekzem bei einer Ichthyotischen. Wien. dermatologische Ges. Sitzg. v. 20. 11. 1919. Sitzungsber.: Dermatol. Wochenschr. Bd. 70, H. 3, S. 43. 1920. — ROST, A.: Lehrbuch der Hautkrankheiten. Berlin: Julius Springer 1926. — SABOURAUD, R.: Das Ekzem der Zwischenzehenfalten ist meistens parasitärer Natur. La clinique 1911. Nr. 46. — SACHS: (a) Akute Dermatitis des Gesichtes durch Dämpfe von Carbolsäure. Wien. dermatol. Ges., Sitzg. v. 10. 2. 1921. Zentralbl. Bd. 1, S. 107. 1921. b) Vitiligo und Neurodermitis. Wien. dermatol. Ges., Sitzg. v. 18. 5. 1922. Zentralbl. Bd. 6, S. 334. 1922. — SCHAMBERG: Dermatitis lichenoides pruriens Neisser? Arch. of dermatol. a. syphil. Vol. 5, Nr. 1, p. 140. 1922. — SEQUEIRA, J. H.: Dermatitis durch Explosivstoffe bei Luftangriffen. Brit. med. journ. 4. 8. 1917. Nr. 2953. — SICILIA: Klinische Verschiedenheiten des Ekzems. Rev. valenciana de cienc. med. Vol. 23, Nr. 480, p. 191. 1921. — SIEMENS, H. W.: Über Heftpflasterdermatitis. Münch. med. Wochenschr. 1922. S. 506. — SPIETHOFF, B.: Dermatol. Wochenschr. S. 542. — STERNTHAL: Arch. Bd. 47, S. 268. 1899. — STRANDBERG, J.: Untersuchungen über das sog. Streichholzschachtelekzem. Acta dermato-venereol. Vol. 1, Nr. 1. 1920. — STRICKLER, A.: Anaphylaktische Nahrungsmittelreaktionen bei Hautkrankheiten mit spezieller Beziehung auf Ekzem. New York med. journ. 29. Juli 1916. — SUTTON, R.: Diseases of the skin. St. Louis: C. V. Mosby 1921. — SUTTON, R. L.: Über die Möglichkeiten von Verwandtschaftsbeziehungen zwischen der Dermatitis infectiosa eczematoides, der Dermatitis repens und der Akrodermatitis perstans. Monatsh. f. prakt. Dermatol. Bd. 53, Nr. 11, S. 583. — ŠAMBERGER, F.: (a) Hautatmung. Zentralbl. Bd. 14. S. 307. 1924. (b) Über das Wesen des Ekzems. Dermatol. Wochenschr. Bd. 62, S. 217. 1916. (c) Artefizielles Ekzem. Tschechoslow. Ges. f. Dermatol. u. Venerolog. in Prag, Sitzg. v. 23. 3. 1923. Zentralbl. Bd. 11, S. 212. 1924. — TACHAU, PAUL: Hautkrankheiten und exsudative Diathese. I., II. u. III. Mitt. Ref. Zentralbl. Bd. 14, S. 416 u. Zentrabl. Bd. 15, S. 189. — UNNA, P. G.: (a) Ohrekzem. Dermatol. Wochenschr. Bd. 63, Nr. 29, S. 711. 1916. (b) Klinische Vorlesungen über Dermatologie. 2. Ekzem und Dermatitis. 3. Eczema papulatum und verrucosum — Acanthose. 4. Das callöse und pruriginöse Ekzem. Dermatol. Wochenschr. Bd. 72, Nr. 12, S. 233, Nr. 18, S. 353, Nr. 19, S. 393. (c) Klinische Vorträge über Hautkrankheiten. 1. Die feuchten Ekzeme. Parakeratose. Spongiose. Acanthose. Dtsch. med. Wochenschr. Jg. 47, Nr. 9, S. 231. — VEYRIÉRES et JUMON: Eczéma vrai de l'enfance et métastases. Paris méd. Jg. 11, p. 519. 1921. — VIGNOLO, LUTATI K.: Neurodermitis linearis psoriasiformis. Arch. f. Dermatol. u. Syphilis. Bd. 111, H. 3. — WAELSCH, L.: Unterempfindlichkeit der Haut gegenüber akutem Ekzem innerhalb eines Naevus teleangiektaticus. Dermatol. Wochenschr. Bd. 75, Nr. 39, S. 982. — WALKER, I. CH.: Sensitization tests with digestive products of proteins. 37. sess. Washington, 2.—4. 5. 1922. Transact. of the assoc. of the Americ. physicians. Vol. 37, p. 108. 1922. — WINTERNITZ: Neurodermitis und Oxyuren. Dtsch. dermatol. Ges. i. d. tschechoslovak. Republik, Sitzg. v. 25. 1. 1925. Zentralbl. f. Haut- u. Geschlechtskrankh. Bd. 16. 1925. — WIRZ: Arch. Bd. 146, S. 153. 1923. — WISE, FRED: Pruritus with Lichenification. New York med. journ. a. med. record. Vol. 118, Nr. 11, p. 688. 1923. — ZULEGER: Neurodermitis und Oxyuren. Dtsch. dermatol. Ges. i. d. tschechoslovak. Republik, Sitzg. v. 1. 3. 1925. Zentralbl. f. Haut- u. Geschlechtskrankh. Bd. 16. 1925.

Therapie.

Sammelwerke zur allgemeinen Ekzemtherapie.

Bernatzik-Vogel: Lehrb. d. Arzneimittellehre. — Bruck, C.: Rezepttaschenbuch f. Dermatologen. 2. Aufl. Berlin: Julius Springer 1925. — Buchheister: Handb. d. Drogistenpraxis. — Gehe-Codex. — Hanousek: Weidingers Warenlexikon d. chem. Industrie u. Pharmazie. — Hebra: Lehrb. d. Hautkrankheiten. — Holde: Untersuchungen d. Kohlenwasserstofföle und Fette. — Hollemann: Lehrb. d. organischen Chemie. — Luithlen: Pharmakologie der Haut. — Meyer-Gottlieb: Experimentelle Pharmakologie. — Nevinny: Allg. u. spezielle Arzneiverordnungslehre. — Schäffer: Therapie d. Haut- u. venerischen Krankheiten. — Skutetzky - Starkenstein: Neuere Arzneimittel. — Tappeiner: Arzneimittellehre. — Truttwin: Handb. d. kosmetischen Chemie.

Medikamentöse Therapie.

In der Arbeit Rieckes, „Ekzem", in Jesionek: Praktische Ergebnisse 1913 ist die einschlägige Literatur bis zum Jahre 1910 zusammengestellt. Wir können daher hier ausdrücklich auf jene Arbeit hinweisen und haben unsere Zusammenstellung mit dem Jahre 1911 begonnen, jedoch unmittelbar vorhergehende Veröffentlichungen, welche dort noch nicht erwähnt sind, in unsere Arbeit aufgenommen, so daß der Zusammenhang hergestellt ist.

Das folgende Verzeichnis berücksichtigt die Literatur bis zum Jahre 1925 exklusive, die inländische Literatur wurde noch etwa bis zum Juli dieses Jahres aufgenommen. Wir bemühten uns möglichst ausführlich zu sein und haben auch Arbeiten erwähnt, welche den einschlägigen Gegenstand nicht zum Hauptthema haben, wohl aber wesentliche Hinweise enthalten, insbesondere haben wir auch pharmakologische Arbeiten berücksichtigt.

Abt, A. Isaac.: Eczema infantile. Journ. of the Americ. med. assoc. Vol. 53, Nr. 11. — Adler, E.: Pixspor (Teerpuder). Dermatologisches Zentralblatt Bd. 16, Nr. 5. 1913. — Alvarez, E. y Contera: Die Pasten von Dohi und Joseph in der Dermatologie. Actas dermo-sifiliogr. Bd. 2. 1915. — Ambrosoli, G. A.: Die nichtbakterielle Protein-körpertherapie bei einigen Hautkrankheiten. Giorn. ital. d. malatt. vener. e d. pelle. Vol. 62, H. 2. 1921. — Ando, N.: Über Thiolcalcium (ein neues Mittel für Haut- und urologische Leiden). Japan. Zeitschr. f. Dermatol. u. Urol. Bd. 11. 1922. — Arechaga, Piriz: Ein Fall von Ekzem. Arch. latino-americ. de pediatria. 1923. H. 1. — Arends, G.: Neue Arzneimittel und pharmazeutische Spezialitäten usw. 6. Aufl. Berlin: Springer 1922. — Armknecht: Der Zinkleimverband. Dtsch. med. Wochenschr. 1916. 6. — Aron, H.: Die Behandlung der Impetigo contagiosa, impetiginöser und anderer Ekzeme mit Trocken-pinselungen. Berl. klin. Wochenschr. 1917. Nr. 33. — Azpuru, Espana Julio: Der Stärke-kleister in der Behandlung des trockenen Ekzems. Asclepios 1922. Nr. 11/12. — Bäumer, Ed.: Erfahrungen mit Obermeyers Herbaseife in der hautärztlichen Praxis. Allg. med. Zentral-Zeit. 1922. Nr. 36. — Becher, H.: Über Terpentinölbehandlung (Klingmüller) mit besonderer Berücksichtigung ihrer Anwendung in der Dermatologie. Dtsch. med. Wochen-schrift 1920. Nr. 28. — Bechet, E.: Behandlung des Eczema rubrum der unteren Extremi-täten. Med. record. März 1912. — Beck, S. E.: Pellidolsalbe als Ekzemmittel. Münch. med. Wochenschr. 1915. — Beeson, B. Barker: Diagnose und Behandlung des Ekzems. Illinois med. journ. Vol. 42, Nr. 2. 1922. — Bendix, B.: (a) Behandlung des Ekzems junger Kinder. Therap. Monatsh. 1913. H. 4. (b) Pellidolsalbe bei Ekzemen. Allg. med. Zentral-Zeit. 1913. Nr. 14. — Benningson, W.: Verwendung kolloidalen Schwefels bei Hauterkrankungen. Dermatol. Wochenschr. 1924. Nr. 46. — Berliner: Über die Verwendung des Balnacid. Berl. klin. Wochenschr. 1916. Nr. 42. — Blau, Otto: Über Heliobrom. Med. Klinik. 1922. Nr. 52. — Blechman, G. und Hallez: Fall von Erythrodermia desquamativa. Bull. de la soc. de pédiatr. de Paris. 1919. Nr. 21. — Blum, Paul: Über die Behandlung von Hautkrankheiten durch Mineralwässer. Progr. méd. 1924. Nr. 50. — Blumer, H.: Intravenöse Zuckerinjektionen bei Säuglingen. Zeitschr. f. Kinderheilk. Bd. 29, H. 5/6. — Bockhart, M.: (a) Antiparasitäre Alkoholbehandlung d. Ekzems. Dermatol. Wochen-schrift 1922, 1, 11. (b) Eucerinum Unna zur Verhütung von Ekzemrezidiven. Dermatol. Wochenschr. 1914. 7. 58. (c) Die Therapie des callösen Analekzems. Arch. f. Dermatol. u. Syphilis. Bd. 129. 1921. — Bonnet und Morenas: Hohe Dosen von kakodylsaurem Natrium bei Behandlung des Ekzems und einiger Prurigofälle. Lyon med. 1920. 18. — Bonnin, Leo: Über eine neue lokale Vaccinetherapie. Allg. med. Zentral-Zeit. 1922. 34. — Born, Wilh.: Über die Verwendung neuer Teerpräparate in der dermatologischen Praxis. Dermatol. Zeitschr. 1922. 1. — Bornstein, A. und H. Prost: Einfluß des Arsens auf Oxydationsprozesse bei Mensch und Tier. Arch. f. Dermatol. u. Syphilis. 1921. 129. — Bortlin: Pellidol und Azodolen zur Behandlung der Ekzeme bei exsuda-tiver Diathese. Münch. med. Wochenschr. 1912. Nr. 39. — Boruchowitsch: Naftalan bei akuten Ekzemen. Russische Zeitschr. f. Haut- u. vener. Krankh. Bd. 35. März 1913. — Bory, Louis: Les cures hydro - minérales dans les dermatoses. Progr. méd.

1924. Nr. 31. — BREMER, E.: Ekzemtherapie. Americ. journ. of dermatol. a. genit. urol. dis. 1911. 6. — BROCQ und BRISSON: Behandlung des Ekzems mit Kohlenteerlakkoderme. — BRODFELD, E.: Bei welchen Hautkrankheiten sollen wir Bäder anwenden? Med. Klinik. 1913. 28. — BRUCK: (a) Zur Wirkung der Levurinose usw. Zeitschr. f. Krankenpflege. Nr. 12. (b) Hautkrankheiten und Allgemeinbehandlung. Dtsch. med. Wochenschr. 1921. 28. (c) Rezepttaschenbuch für Dermatologen. Berlin: Julius Springer 1925. (d) Über die Verwendbarkeit der SIEBERTschen Leukutane zur Behandlung von Hautkrankheiten. Dermatol. Wochenschr. 1922. 42. — BRUHNS C.: Über Ekzembehandlung. Therapie d. Gegenw. 1914. Jänner. — BUBA: Beitrag zur Ätiologie und Therapie des Ekzems. Dermatologisches Zentralblatt 1913. Nr. 5. — BUGARSKI, S. und S. TÖRÖK: Cadogel ein neues Teerpräparat in der Behandlung des Ekzems. Wien. med. Wochenschr. 1913. 26—27. — BULYOLOSZKY, J. und B. MATTYASOWSKY: Die Anwendung des Teers in der Therapie des Ekzems. Bor es Bujakortan. 1913. 4. — BUNCH, J. L.: Über neuere Methoden in der Behandlung der Hautkrankheiten. Lancet. 3. April 1909. — BURZI, G.: Die Wirkung des Kalium-Goldcyanürs bei Syphilis und einigen Hautkrankheiten. Rif. med. 1913. 41. — BUSSALAI, L. u. A. DEVOTO: Die Eigenbluttherapie bei einigen Hautkrankheiten. Giorn. ital. d. malatt. vener. e d. pelle. 1923. 6. — CARVALHO, A.: Ekzem der Ohrmuschel. Brazil-med. 1921. Nr. 4, 35. — CASTELLINO, PIERO: Autoserum und Eigenbluttherapie in der Dermatologie. Rif. med. 1925. Nr. 5. — CHAJES, B.: (a) Über Purium, einen neuen Steinkohlenteer. Dermatol. Wochenschr. 1914. 42. (b) Über Teerbehandlung bei chronischem Ekzem. Dtsch. med. Wochenschr. 1915. 16. — CHEINISSE, L.: Autoserum- und Autobluttherapie bei Dermatosen. Presse méd. 1921. 29, 35. — CHRISTIANSEN, J.: Einige Erfahrungen über die Anwendung des Propylalkohols. Ugeskrift f. Laeger. 1921. 41. — CLAUS, MARTIN: Über unspezifische Therapie mit besonderer Berücksichtigung der Proteinkörpertherapie. Ergebn. d. Hyg., Bakteriol., Immunitätsforsch. u. exp. Therapie. Bd. 5. 1922. — CONVERT, CARLO: Die Heteroproteinkörpertherapie auf intradermalem Wege bei den Haut- u. Geschlechtskrankh. Rif. med. 1925. Nr. 3. — CORNIDES, J.: Über Cykloform. Wien. med. Wochenschr. 1919. 40. — COVISA, J. S. u. J. BEJARANO: Intravenöse Injektionen hypertonischer Glykoselösungen in der Dermatologie (span.). Actas dermo-sifiliogr. 1922. 3. — CRAMER, H.: Über den Einfluß des Unguentum Obermeyer auf einige Hautkrankheiten. Therapie der Gegenw. 1913. — CRARY, W.: Das Kinderekzem. New York med. Journ. Dez. 1916. — CZILLAG, J.: Ferrum sesquichloratum in der Therapie des subakuten und chronischen nässenden Ekzems. Bor es Bujakortan. 1913. 3. — DAMAN, E.: Seife, Creme und Puder in der Kosmetik. Fortschr. d. Med. 1914. 32. — DE HEZAIN: Das Kupfersulfat in der Therapie. Presse méd. 1918. 60. — DESAUX, A. und NOEL: Die fadenförmige Dusche in der Dermatologie. Ann. de dermatol. et de syphiligr. Vol. 2, Nr. 5. 1921. — MC DONAGH: Behandlung einiger Hautkrankheiten, begründet auf der Oxydations- und Reduktionstheorie. Brit. journ. of dermatol. April 1918. — DRESEL, K. u. M. JAKOBOVITS: Untersuchungen über die theoretischen Grundlagen und die Indikationen der Calciumtherapie. Klin. Wochenschr. 1922. 15. — DREUW: (a) Die Adhäsoltherapie in der Chirurgie und Dermatologie. Allg. med. Zentral-Zeit. 1913. Nr. 10. (b) Salbenapplikation ohne Pinsel und Spatel. Dermatol. Wochenschr. 1914. 8. (c) Salbenapplikation ohne Salbenverband. Dermatol. Wochenschr. 1914. 8. — DUBARD, M.: Über einige Anwendungsarten der Proteinkörpertherapie usw. Scalpel 1923, 2. — DUHOT: Zur modernen Methode der ergotropen Therapie. Rev. belge d'urol. et de dermato-syphiligr. 1921. 4. — DYBOSKI, TADEUSZ: Eigenblutbehandlung bei pruriginösen Hauterkrankungen. Polska gazeta lekarska 1921. 30, 31. — DYER, I.: Diagnose und Behandlung des Ekzems. Americ. journ. of dermatol. Bd. 14. — EBEL, O.: Anwendung von Flavicid. Dermatol. Wochenschr. 1921. 72, 26. — EHRMANN, S.: Das Resorcin in der Dermatologie. Münch. med. Wochenschr. 1923. 12/1. — ENGMAN, M. F. and WANDER: Die Verwendung der Hautüberempfindlichkeit bei Hauterkrankungen. Arch. of dermatol. a. syphilol. Bd. 3, Nr. 3. 1921. — FASANI, VOLARELLI, F.: Einfluß der Alkalien auf die Haut, Studium. 1911. Nr. 5. 21. — FEER, E.: Steinkohlenteer gegen das kindliche Ekzem. Klin. Wochenschr. 1923. 39. — FEJTÖ, MIKSA: Heliobrom in der Dermatologie (ung.). Börgyog. urol. es ven. szemle. 1924. 4/5. — FENYÖ, A. und E. HALMI: Die mit Cadogel erreichten Resultate. Budapest. Orvos. Ujssag. 1913. 5. — FINKELSTEIN, H.: Behandlung des Säuglingsekzems mit molkenarmer Milch. Therapeut. Monatsh. 1912. 6. — FLAMINI, M.: Die Anwendung von Kalksalzen auf subcutanem Wege bei Ekzemen der Säuglinge (ital.). Pediatria. 1923, 23, 22. — FRAENKEL, E.: Über die Behandlung von Hautaffektionen mit Thigasin „Henning". Münch. med. Wochenschr. 1916. 7. — FREUND, H.: Studien zur unspezifischen Reiztherapie. Arch. f. exp. Pathol. u. Pharmakol. 1921, Bd. 91. — FREY, E.: Die Wirkungen von Gift- und Arzneistoffen. Berlin: Julius Springer 1921. — FRIEDLÄNDER, M.: Veroform und Epithelan, zwei neue Präparate für die Dermatologie. Dermatol. Wochenschr. 1923. 44. — GALEWSKY: (a) Behandlung des Säuglingsekzems. Med. Klinik. 1910. 47. (b) Über Cignolin, ein Ersatzpräparat des Chrysarobins. Dermatol. Wochenschr. 1916. 6. — GALLARDO, J. S.: Versuche mit Proteintherapie bei Haut- und Geschlechtskrankheiten. Rev. méd. de Sevilla. 1923. 1

(span.). — GATÉ, J., D. DUPASQUIER: Praktische Betrachtungen über die Eigenbluttherapie in der Dermatologie. Journ. de méd. de Lyon. 1922. 57. — GEBER, J.: Über den klinischen Wert des Cadogel, eines neuen kolloidalen Teerpräparates. Gyógyászat. 1913. 15. — GEHRMANN: Kalzan bei Hautkrankheiten. Dermatologisches Zentralblatt. März 1919. — GERSTLEY, JESSE R.: Umformung einiger Anschauungen über das infantile Ekzem. Med. clin. of North America (Chicago). 1923. Nr. 2. — GINSBURG, A.: Beiträge zur Hefetherapie mit Biozyme. Fortschr. d. Med. 1916. 19. — GLÄSER, F.: Tonusschwankungen bei der Reizkörpertherapie. Med. Klinik. 1922. 22. — GLOMBITZA: Laneps, eine synthetische fettähnliche Salbengrundlage. Dtsch. med. Wochenschr. 1917. 45. — GORDON, A.: Behandlung eines chronischen Ekzems mit Ekzemhaptinogen Loizaga. Semana méd. (span.). Jg. 28, Nr. 5, 1921. — GOTTHEIL, S. und L. SATENSTEIN: Eigenblutinjektionen bei hartnäckigen Dermatosen. Med. record. April 1914. 4. — GOUGEROT: Behandlung des akuten Ekzems. Rif. med. 1913. 46. — GRIFFITH, J. P. CROZER: Die allgemeine und diätetische Behandlung des Ekzems. New York med. journ. Bd. 114, Nr. 3. 1921. — GÜNSBURGER: Über die Wirkung der Wildbader Thermen bei Hautkrankheiten und ihre Erklärung. Allg. med. Zentral-Zeit. 1922. 11. — HÄBERLIN, C.: Ergebnisse der Thallasotherapie. Therap. Halbmonatsschr. 1921. H. 1, 35. — HAHN: Behandlung des Ekzems. Fortschr. d. Med. 10, 45. — HAHN und HANEMANN: Über Pitralon. Münch. med. Wochenschr. 1920. 32. — HAMANO, T.: Bemerkungen zur Ekzemtherapie. Japan. Zeitschr. f. Dermatol. u. Urol. 1911. 5. — HAMMER, F.: Die Verwendung des Spiritus bei Hautkrankheiten. Württ. Korresp.-Blatt. Bd. 13. — HELLMER, E.: Hefetherapie bei Hautkrankheiten. Allg. med. Zentral-Zeit. 1912. 48. — HERBST, KAETHE: Über die Behandlung der Säuglingsekzeme mit Mitigal. Arch. f. Kinderheilk. 1923. 3. — HERMANN, HAROLD: Eine kritische Studie über 61 Fälle von Asthma und Ekzem im Kindesalter usw. Americ. journ. of dis. of childr. 1922. 3. — HERNANDEZ, A.: Behandlung des Ekzems mit Umschlägen von Pikrinsäure. Actas dermosifiliogr. 1910, 4. — HERXHEIMER, K.: Über farblosen Teer und seine therapeutische Verwendung. Münch. med. Wochenschr. 1923. 41. — HERXHEIMER u. ALTMANN: Über Liquor carb. detergens. Berl. klin. Wochenschr. 1919. 49. — HERXHEIMER, K. und W. BORN: (a) Über Teerbehandlung von Hautkrankheiten. Therapie d. Gegenw. 1923. 24—27. (b) Über die Teerbehandlung von Hautkrankheiten. Samml. zwangl. Abh. a. d. Geb. d. Dermatol., d. Syphilidol. u. d. Krankh. d. Urogenitalapparates. Neue Folge 1923. H. 4. — HIDOEGI, I.: Cadogel bei der Therapie der Ekzeme. Wien. med. Wochenschrift 1913. 37. — HILGERMANN: Therapie und Ätiologie des chronischen Ekzems. Münch. med. Wochenschr. 1921. 68, 23. — HOFF, F. und K. HEESCH: Über unspezifische Intracutantherapie bei Hautkrankheiten. Dermatol. Zeitschr. 1925. 6. — HOFFA: Über Pellidol und Azodolen in der Säuglingspraxis. Dtsch. med. Wochenschr. 1913. 25. — HOFFMANN, E.: Die Behandlung der Haut- u. Geschlechtskrankheiten. Berlin-Bonn: Marcus u. Weber 1920. — HOLLÄNDER, A.: Neue Indikationen für eine chronische Suprareninbehandlung. Dtsch. med. Wochenschr. 1925. 11. — HOLSTE, A.: Neue Arzneimittel. Dtsch. med. Wochenschr. 1920. 27. — HÜBSCHMANN: (a) Zur Ätiologie und Therapie des Ekzems. Časopis lékařův českých. 1925. 7. (b) Über Ekzemtherapie durch wiederholte Venenpunktion. Tschech.-Slow. dermatol. vener. Ges. Prag. Sitzung v. 14. 10. 1923. — ISACSON, L.: (a) Terpentinbehandlung der Hautkrankheiten. Med. Klinik 1921. 32. (b) Die Behandlung der nässenden Ekzeme mit Lenigallol. Dtsch. med. Wochenschr. 1923. — JADASSOHN, J.: Zur Behandlung juckender Hautkrankheiten, nebst Bemerkungen über Calmitol. Fortschr. d. Therapie. 1925. 1. — JAEGER: Über eine neue Salbengrundlage „Laneps" und deren therapeutische Verwendung in der Säuglingspflege. Therap. Monatsh. 1917. 10. — JAENEL: Die Kalktherapie bei Ekzemen. Klin.-therap. Wochenschr. 1919. 19, 20. — JAMIESON, W. A.: Einige Bemerkungen über Prophylaxe und Therapie des Ekzems. Edinbourgh J. Nov. 1913. — JEANSELME und C. LIAN: Behandlung des Ekzems durch subcutane Injektionen von Meerwasser. Bull. méd. 1910. 44. — JESSNER, S.: (a) Dermatologische Heilmittel. 4. Aufl. Leipzig: Kabitzsch 1923. (b) Die kosmetische und therapeutische Bedeutung der Seife. Leipzig: Kabitzsch 1920. — JOSEPH, M.: (a) Dermatologische Ratschläge für den Praktiker. Dtsch. med. Wochenschr. 1920. 12. (b) Die therapeutische Technik in der Dermatologie. Dtsch. med. Wochenschr. 1924. 8. (c) Die Behandlung des Kinderekzems. Zentralbl. f. Kinderheilk. 1913. 7. — JOSEPH, M. und L. KAUFMANN: Über die Verwendung des Sulfoforms in der Dermatologie. Therapeut. Monatsh. 1913. 12. — JOSEPH, WALTER: Ein neues Antipruriginosum, Heliobrom. Dtsch. med. Wochenschr. 1922. 51. — KALLMANN, C.: Über die Anwendung von Flavicid in der Dermatologie. Med. Klinik 1921. 49. — KAPF, SIGM. v.: Die Säuretherapie, ihre Entstehung, wissenschaftliche Begründung und praktische Anwendung. München: Verlag Gmelin 1924. — KATZ, TH.: Über die Behandlung der Hautkrankheiten mit Pankreasdispert. Dtsch. med. Wochenschr. 1925. 10. — KING, M.: Ratschläge zur Behandlung gewisser Hautkrankheiten. New Orleans med. a. surg. journ. 1922. 1. — KINOSHITA, T.: Bemerkungen zur Ekzemtherapie. Japan. Zeitschr. f. Dermatol. u. Urol. 1911. 5. — KIONKA, H.: (a) Über die Bewertung medizinischer Seifen. Münch. med. Wochenschr.

1923. 43. (b) Über medizinische Seifen. Arch. f. Dermatol. u. Syphilis. 1923. 3. — KISS-MEYER, A.: (a) Die Behandlung der gewöhnlichen Hautkrankheiten für den praktischen Arzt zusammengestellt (dänisch). Kopenhagen 1924. (b) Versuch mit paraffinartigen Stoffen in der Hauttherapie (Ambrine, Parasan). Ugeskrift f. Laeger. 1921. 14. (dänisch). — KLAUDER: Ausgesprochene Besserung eines generalisierten Ekzemes nach 4 tägigem künstlichen Schlaf. Arch. of dermatol. a. syphilol. 1925. Nr. 4. — KLEINSCHMIDT, L.: Zur Behandlung des Ekzems. Dermatol. Wochenschr. 1920. 47. — KLINGMÜLLER: (a) Über Behandlung von Entzündungen und Eiterungen mit Terpentinöleinspritzungen. Dtsch. med. Wochenschr. 1917. 41. (b) Weiterer Beitrag zur Terpentinbehandlung. Dtsch. med. Wochenschr. 1923. 21. — KOFLER, L. und A. PERUTZ: Über Liquor cadini detergens. Med. Klinik. 1924. 39. — KOLPATSCHKI, M. E.: Zur Therapie verschiedener Hautkrankheiten mit intravenösen Injektionen von NaCl-Lösung. Wratschebnaja Gaseta. 1924. 11/12. — KRAUS, A.: Milchtherapie bei Hautkrankheiten. Dermatol. Wochenschr. 1918. 51. — KREIBICH, C.: Diskussion zum Referat MÜLLER: Proteinkörpertherapie, dem Wesen nach Fremdkörpertherapie. Arch. f. Dermatol. u. Syphilis. 1922. Bd. 138. — KREN, O.: (a) Die allgemeine Therapie der Hautkrankheiten. Wien. med. Wochenschr. 1923. 12, 13. (b) Allgemeine Therapie der Hautkrankheiten. Wien. med. Wochenschr. 1923. 32, 33. — KRÜGER, M. und W. PFEILER: Protoplasmaaktivierung bzw. Schwellenreiztherapie zur Behandlung der Hautkrankheiten. Dermatol. Wochenschr. 1922. 5. — KUNDMÜLLER, C.: Die Indikationen des Diadin-Verfahrens. Med. Klinik. 1921. 2. — KUNDRATITZ, KARL: Andriol in der Kinderpraxis. Münch. med. Wochenschrift. 1924. 43. — KUNST, J. ERDMANN: Die Epithensalbe in der ärztlichen Praxis. Med. Klinik. 1923. 15. — LABORDERIE, J.: Über die gefäßverengernde Wirkung der Elektrizität. Journ. de radiol. et d'électrol. 1921. 6. — LACAPERE, G.: (a) Arsenbehandlung des Ekzems. Journ. des praticiens. 1923. 36. (b) Reine Arzneitherapie. Presse méd. 1923. 65. (c) Behandlung des Ekzems mit „Jonoide d'arsenic". Bull. de la soc. franç. de dermatol. et de syphil. 1923. 4. — LACHENBACHER, RUDOLF: Ein neues Ichthyolpräparat, Detthyol. Wien. med. Wochenschr. 1922. 40. — LAMPRONTI, GINO: Über Calciumchlorat bei der Behandlung von Ekzemen. Rif. med. 1923. 9. — LANARA: Behandlung der Hautkrankheiten mit ätherischen Extrakten von Filix mas. Journ. des praticiens. 1910. 5. — LASSNER: Die Behandlung gewisser Ekzeme durch Flavine. Schweiz. med. Wochenschrift. 1923. 27. — LAURENT, CH.: Injektionen von Zuckerlösung bei Ekzemen mit Ödem. Bull. de la soc. franç. de dermatol. et de syphil. Sitzung 20. April 1914. — LEDERMANN: Trockenluftbehandlung von Wunden usw. Zeitschr. f. ärztl. Fortb. 1913. 20. — LEDERMANN, R.: Über dermato-therapeutische Ersatzpräparate. Dermatol. Zeitschr. 1919. 2. — LEGRAIN, P.: Ernährungsvorschriften und Darmantisepsis bei den Dermatosen. Scalpel 1922. 25. — LEHNER, IMRE: Therapie des Ekzems (ung.). Börgyósgyászati urol. es vener. szemle. 1923. 2. — LEHNERT, A.: Über Ekzem und Neurodermitis im Kindesalter. Berl. klin. Wochenschr. 1914. 44. — LEVEN: NOURNEYs Venenbluteinspritzung in der Dermatologie. Dermatol. Wochenschr. 1923. 11. — LEVI, FERNANDO: Die Autohämotherapie bei Dermatosen. Semana méd. 1922. 39 (span.). — LEVIN, O. L. und E. ROSE: Intramuskuläre Terpentininjektionen bei Hautkrankheiten. Arch. of dermatol. a. syphil. 1922. 5. — LEVY-FRANCKEL, A.: (a) Behandlung der Pruritusformen. Journ. de méd. de Paris. 1923. 33. (b) Ekzemtherapie. Journ. de méd. de Paris. 1922. 20. — LEVY-FRANCKEL et JUSTER: Solanin in der dermatologischen Therapie. Presse méd. 1923. 67. — LINSER: Die Anwendung von normalem menschlichem Serum bei Hautkrankheiten. Arch. f. Dermatologie u. Syphilis. Bd. 138. 1922. — LOIZAGA, N. S.: Das Ekzemhaptinogen und die Fragen der Ekzeme (span.). Semana méd. 1921. 28. 4. — LORTAT-JACOB et LEGRAIN: Parenterale Milch-Proteinkörper-Autohämotherapie in der Dermatologie. Presse méd. 1923. 65. — LUITHLEN, F.: (a) Vorlesungen über Pharmakologie der Haut. Berlin: Julius Springer 1921. (b) Ernährung und Haut. Zentralbl. f. Haut- u. Geschlechtskrankh. Bd. 7. 1923. (c) Über Allgemeinbehandlung von Hautkrankheiten. Wien. med. Wochenschr. 1914. 32, 33. (d) Ätiologie und ätiologische Therapie des Ekzems auf chemischer Basis. Urol. a. cut. review. 1913. Nr. 1. (e) Neue Wege in der Dermotherapie. Wien. med. Wochenschr. 1924. 47. (f) Kieselsäuretherapie bei Hautkrankheiten. Wien. med. Wochenschr. 1923. 12/13. (g) Über Beeinflussung von Hautentzündungen. Wien. med. Wochenschr. 1913. 38. (h) Einwirkung parenteral eingeführter Kolloide und wiederholter Aderlässe auf die Durchlässigkeit der Gefäße. Med. Klinik. 1913. 42. — LÜTH, W.: Terpentin in der Dermatologie. 1921. 47, 27. — LUX, F.: Die Behandlung juckender Dermatosen mit Ringerlösung und Eigenblut. Dermatol. Wochenschr. 1914. 45. 46. — MAJOCCHI, DOMENICO: Die therapeutische Wirkung der Schwefelwässer in der Dermatologie. Pisa, Arti grafiche Nistri. 1923. — MANTHLE, A.: Erfolgreiche Behandlung von Ekzemen u. a. durch Irrigation des Colons. Lancet. Juli 1910. — MARBAIS, S.: Die tuberkulöse Natur des Ekzems. Cpt. rend. des séances de la soc. de biol. Tom. 85. Nr. 26. — MARFAN: (a) Günstiger Einfluß einer Höhenkur auf das Säuglingsekzem. Bull. méd. 1911. p. 477. (b) Einfluß der Höhenluftbehandlung auf das Ekzem der Säuglinge. Bull. de l'acad. de méd. Mai 1911. — MARIANI, G.:

Die unspezifische Proteinkörpertherapie bei der Behandlung der Haut- und Geschlechtskrankheiten. Giorn. ital. d. malatt. vener. e d. pelle. 1922. 2. — MARSHALL, C. F.: Dymal bei der Behandlung der Hautkrankheiten. M. press. a. Circ. 8. April 1914. — MAYER: (a) Grundzüge der modernen Ekzemtherapie. Fortschr. d. Med. 1910. 33. (b) Beiträge zur Hefebehandlung. Klin.-therapeut. Wochenschr. 1915. 45. — MC CORMAC, H.: Die Behandlung des Kinderekzems. Lancet 1923. 5. — MEMMESHEIMER, ALOIS: (a) Die Bedeutung der Ätiologie für die Behandlung des Ekzems. Therapie d. Gegenw. 1924. H. 7. (b) Die Behandlung der Dermatosen mit Eigenblut. Zeitschr. f. ärztl. Fortb. 1925. 6. — MENDEL, BRUNO: Die intravenöse Anwendung der Phenylchinolincarbonsäure, zugleich ein Wort zur Lehre von der Heilentzündung. Dtsch. med. Wochenschr. 48. 1922. — MENDEZ, J.: Ekzem (span.) Semana méd. 1921. 5. — MERTENS, V. E.: Zur Behandlung des Ekzems um Dünndarmfisteln: Granugenpaste. Zentralbl. f. Chirurg. 1924. 4. — MERZBACH, G.: Gleitpuderpasten oder Mattane und ihre Verwendung in der Dermatologie. Therapie d. Gegenw. Juni 1913. — MEYER, FRITZ und FRANZ KARL: Erfahrungen mit Milanol bei Hauterkrankungen. Therapie d. Gegenw. 1921. 47. — MINDACK: Über Acetoform. Berl. klin. Wochenschrift. 1918. 32. — MISIKOW: (a) Über die Behandlung von Ekzem, Scabies und einiger anderer Hauterkrankungen mit Xylol. Wratschebnaja Gaseta 1918. (b) Behandlung des Ekzems usw. mit Xylol per se (russ.). Therapeut. Rundschau. 1913. 4. — MONTGOMERY, D. C.: Über die Diachylonsalbe. Arch. of dermatol. a. syphilol. 1922. 5. — MONTGOMERY, D. W.: Die Verwendung der Borsäure bei Hautkrankheiten. Journ. of the Americ. med. assoc. 1915. 11. — MORRIS, M.: Die therapeutische Wirkung von Kolloidpräparaten. Brit. med. journ. 12. Mai 1917. — MORTON: Kohlensäureschnee bei Ekzem. Semaine méd. 1913. 29. — MOUSSEAUX, A.: Die Mineralwassertrinkkuren bei Hautkrankheiten. Progr. méd. 1923. 31. — MÜLLER: Chronisches Ekzem und Bartflechte und ihre einheitliche Behandlung. Allg. med. Zentral-Zeit. 1921. 3. — MÜLLER, P.: Zur Behandlung mit Dauerumschlägen. Allg. med. Zentral-Zeit. 1920. 50. — MÜLLER, R.: Über die Behandlung der Haut- und Geschlechtskrankheiten mit Milchinjektionen. Arch. f. Dermatol. u. Syphilis. Bd. 138. 1922. — NICOLAS et GATÉ: Autohämotherapie in der Dermatologie. Presse méd. 1922. 52. — NICOLAS, J. GATÉ, DUPASQUIER: Neue Versuche mit der Autobluttherapie bei Dermatosen. Ann. de dermatol. et de syphiligr. Vol. 3, 4. 1922. — NOBL: (a) Das Waschverbot in der Ekzembehandlung. Zentralbl. f. d. ges. Therapie. 1916. 8. (b) Behandlung des Ekzems. Sonderbeilage der Wien. klin. Wochenschr. 1924. 48. — NOBL, G. und R. KANTOR: Zur parenteralen und percutanen Schwefelbehandlung. Med. Klinik. 1924. 8. — NONELL, J.: Behandlung der Psoriasis und mancher Ekzemformen mit Chrysarobin-Teerbädern. Acta dermato-venereol. 1912. 5. — NOTTHAFT, v.: Über eine neue Salbengrundlage „Laneps". Med. Klinik. 1918. 8. — OCHS, B. F.: Kinderekzem. Med. record. Nov. 1913. — OCHSENIUS, K.: Lenigallol bei Ekzem der Kinder. Dtsch. med. Wochenschr. 1921. 43. — O'KEEFE, EDW. SCOTT: (a) Diätbehandlung des Ekzems junger Kinder. Journ. of the Americ. med. assoc. 1922. 7. (b) Ekzem beim Brustkind und Eiweißüberempfindlichkeit. Boston med. a. surg. journ. 1921. 7. — OKOSHI, T.: Pittylen bei der Behandlung des Ekzems. Japan. Zeitschr. f. Dermatol. u. Urol. 1911. 5. — OKUGAWA, S.: Kohlenteer in der Ekzemtherapie. Japan. Zeitschr. f. Dermatol. u. Urol. 1911. 3—8. — OLLENDORF, v.: Zur Behandlung von Ekzemen mit Combustin. Klin.-therapeut. Wochenschr. 1915. 52. — PAUTRIER: Die Ekzemtypen und die Behandlungsarten. Mond. méd. 1914. S. 161. — PATSCHKE, W.: Über Injektionen mit Lebertran in der Dermatologie. Münch. med. Wochenschr. 1921. 46. — PAWLAS, TADEUSZ: Terpentinbehandlung bei Haut- und Geschlechtskrankheiten. Polska gazeta lekarska. 1922. 49—51. — PERLMANN, J.: Heißluftbehandlung der Ekzeme im Kindesalter. — PHILIP, C.: Die Behandlung der Ekzeme mit heißen Bädern. Dermatol. Wochenschr. 1914. 35. — PHILIPPSON, A.: Zur Behandlung der Gesichtsekzeme, des Analjuckens und der Intertrigo. Dtsch. med. Wochenschr. 1925. Nr. 13. — PICK, WALTER: Die Therapie des Ekzems der Kinder. Wien. med. Wochenschr. 1909. 39. — PICO, C. E.: Über Ekzembehandlung mit Ekzemhaptinogen. Semana méd. 1921. 9. — PILZ, KLARA: Xerosinpräparate bei der Hautbehandlung der Säuglinge. Klin. Wochenschr. 1925. 2. — PINARD, MARCEL: Das Terrain der Ekzematiker und Richtlinie der Behandlung. Bull. et mém. de la soc. méd. des hôp. de Paris. 1922. 28. — PLANNER, H.: „Cehasol" in der Dermatologie. Wien. klin. Wochenschr. 1921. 5. — PLIQUE, A. F.: Steinkohlenteer in der Ekzembehandlung. Bull. méd. 1914. 51. — PODESTÀ, G. B.: Über einige moderne Methoden antipruriginöser Therapie. Policlinico, sez. prat. 1924. 40. — POLLAND, R.: (a) Das Teerpräparat Pinosol in der Hauttherapie. Österr. Ärzteztg. 1913. 3. (b) Das Teerpräparat „Cadogel". Med. Klinik. 1916. 31. — PULAY, E.: (a) Pathogenese, Symptomatologie und Therapie des Ekzems im Kindesalter. Urol. a. cut. review. 1921. 10 u. 11. (b) Die aus dem Studium über die chemische Hautbeschaffenheit bei Hautkrankheiten sich ergebenden therapeutischen Richtlinien. Klin. Wochenschr. 1922. 9. (c) Stoffwechsel und Haut. Urban u. Schwarzenberg. 1923. — PULVERMACHER, L.: Grundzüge der Behandlung von Haut- und Geschlechtskrankheiten. Berlin: Urban u. Schwarzenberg. — PUSEY, W. A.: Die therapeutische Anwendung der Gefriermethode, speziell mit fester Kohlensäure. Journ.

of cut. dis. Juni 1910. — RAMIREZ: Versuche mit Proteinfütterung bei Ekzem. Arch. of dermatol. a. syphil. Sept. 1920. — RAVAUT, P.: (a) Die Bedeutung der internen Medikation bei Dermatosen. Presse méd. 1920. 8. (b) Sensibilisation und Desensibilisation bei Hautkrankheiten. Act. dermo-syphil. 1923. 11. — RAVITCH, M. L.: Autoserumbehandlung in der Dermatol. Journ. of the Americ. med. assoc. 1915. 15. — REID, G. A.: Eine neue Behandlungsmethode für Hautkrankheiten. Proc. of the roy. soc. of med., sect. of dermatol., 1923. 12. — REINES, S.: Behandlung gewisser Ekzemformen mittels Elektrophorese. Wien. med. Wochenschr. 1910. 30. — RIESS, E.: Die Behandlung oberflächlicher Hautaffektionen mit Cergalin. Med. Klinik. 1921. 19. — ROHLAND, P.: Die Verwendung des Talkes in der Dermatologie. Pharm. Zentralhalle. 1915. 40. — ROHRBACH. E.: Erfahrungen mit der KLINGMÜLLERschen Terpentintherapie. Dtsch. med. Wochenschr. 1923. 24. — ROSEN, H. v.: Der jetzige Stand der parenteralen Terpentintherapie. Zeitschr. f. ärztl. Fortb. 1921. 19. — ROSSIJANSKI, N.: Reaktionsfähigkeit der Haut und unspezifische Behandlung (russ.). Vener. u. Dermatol. 1924. 2. — ROST, E.: Die Seifen in der Therapie. Med. Klinik. 1921. 21. — RUEDA, P.: Ekzeme und Seborrhöen des Säuglings, Behandlungsmethode des Verfassers. Semana méd. 1923. 29. — RYBAK: Kühlende Puder und Salben. Ceska Dermatologie 1921. 9. — SAKAGUCHI, J.: Über Ekzembehandlung. Japan. Zeitschr. f. Dermatol. u. Urol. 1911. 4. — SALSA, FRANT: Erfahrungen mit Autohämotherapie (tschech.). Česka Dermatologie. 1925. 4. — SAMBERGER, F.: Eine neue Behandlungsmethode des akuten Ekzems. Dermatol. Wochenschr. 1914. 30. — SARTORELLI, U.: Ungewisse Gewerbeekzeme. Gazz. d. osp. e d. clin. 1921. 51. — SASAOKA, Y.: Bemerkungen zur Ekzemtherapie. Japan. Zeitschr. f. Dermatol. u. Urol. 1911. 3—5. — SAUERBREY, K.: Ein Beitrag zur Naphthalantherapie. Münch. med. Wochenschr. 1922. 6. — SAUPHAR, G.: Die Behandlung des Ekzems. Paris méd. 1923. 11. — SAVNIK, P. und H. TRUTTWIN: Über neuartige medikamentöse Behandlung in der Dermatologie und Venerologie. Med. Klinik. 1923. 9. — SCHAMBERG, F. BR.: Eine Studie über Harnsäure bei Hautkrankheiten, mit spezifischem Bericht über Ekzem usw. Arch. of dermatol. a. syphilol. 1923. 6. — SCHERBER, G.: (a) Über die Anwendung eines Glycerinpflanzenschleimpräparates in der dermatologischen Praxis. Therapie d. Gegenw. 1924. 11. (b) Die Anwendung des Elarsons in der Dermatologie. Wien. med. Wochenschr. 1913. 36. (c) Über eine Therapie gewisser Hautkrankheiten. Wien. med. Wochenschr. 1923. 14. — SCHERBER, J.: Erfahrung mit Terpentinölbehandlung bei dermatologischen und urologischen Erkrankungen. Allg. med. Zentral-Zeit. 1920. 24. — SCHITTENHELM, A.: (a) Zur Frage der Proteinkörpertherapie. Münch. med. Wochenschr. 1921. 46. (b) Theorie und Praxis der Proteinkörperwirkung. Med. Klinik. 1922. 30. — SCHKARIN, E.: Ekzem bei Brustkindern in Abhängigkeit von Diathesen. Wratschebnaja Gazeta. 1913. 11. — SCHLICHTEGROLL: Die Dumexsalbe und ihre Heilwirkung. Med. Klinik. 1920. 45. — SCHOLTZ, MOSES: Endokrine Therapie bei Hautkrankheiten. New York med. journ. a. med. record. 1922. 1. — SCHOLTZ, W. und C. RICHTER: Über die Wirkung intravenöser Traubenzuckerinjektionen auf die Haut und ihre Erkrankungen. Dtsch. med. Wochenschr. 1921. 50. — SCHOLTZ, W.: Über Protoplasmaaktivierung und Osmotherapie, insbesondere durch intravenöse Traubenzuckerinjektionen. Dermatol. Zeitschr. 1921. 3. — SCHRAUTH, W.: Die medikamentösen Seifen. Berlin: Julius Springer 1914. — SCHROEDER, H.: Therapeutische Erfahrungen mit WINTERs Heilsalbe Combustin. Zeitschr. f. Krankenpflege. 1921. 2. — SCHUBERT, JOH.: Über die Verwendung von Andriolpräparaten. Dermatol. Wochenschr. 1925. 1. — SEIDEL, A.: Über Salbengrundlagen. Wien. klin. Wochenschr. 1923. 13. — SELLEI, JOS.: Die Wirkung des Teers mit besonderer Berücksichtigung des Ekzems. Wien. med. Wochenschr. 1919. 31. — SELLEI, J. und E. LIEBNER: Über die intravenöse Anwendung des Kalium bromatum. Börgyog. urol. és venerol. 1925. 3. — SFAKIONAKIS, J.: Erfahrungen mit Terpichin bei dermatologischen (u. a.) Erkrankungen. Dtsch. med. Wochenschr. 1914. 32. — SICILIA: Serotherapie bei Haut- und Geschlechtsleiden (span.). Acta dermo-sifiliogr. 1923. 4. — SIEBERT, C.: Über Leukutan, eine neue Form der dermato-therapeutischen Trockenpinselung. Therapie d. Gegenw. 1922. 5. — SINGERMANN, MAX.: Über die Wirkung des Terpentins, bzw. Terpichins bei Ekzem und Furunkulose. Dermatologisches Zentralblatt 1920. 8. — SIROTA, L.: Zur Behandlung der Dermatosen mit Calcium chloratum. Münch. med. Wochenschr. 1925. 10. — SLUKA, E.: Die Behandlung ekzematöser Erkrankungen im Säuglingsalter. Wien. med. Wochenschr. 1920. 4—6. — SMITH, J.: Mitteilungen über den Gebrauch von Flavinbreiumschlägen bei Ekzemen. Brit. journ. of dermatol. a. syphil. 1922. 5. — SPIETHOFF, B.: (a) Methoden und Wirkung der Eigenserumbehandlung und Eigenblutbehandlung. Med. Klinik. 1913. 45. (b) Eigenserum und Aderlaß. Med. Klinik. 1916. 47—48. — SPIETHOFF, B. und H. WIESENACK: Klinische und pharmakologische Beobachtungen bei intravenöser Kalkzufuhr. Afenil. Dtsch. med. Wochenschr. 1920. 44. — SPURGIN, P. B.: Kochsalzklystiere zur Behandlung von Ekzem. Brit. med. journ. 1919. 24. März. — STAHL, W.: Combustin, eine wismuthaltige Salbe und ihre Verwendung in der dermatologischen Praxis. Schweiz. med. Wochenschr. 1923. 14. — STARKENSTEIN, E.: Die physiologischen und pharmakologischen Grundlagen der Calciumtherapie. Therapeut. Halbmonatsh. 1921. 18, 19. — STEIN, A. K.: Calcium bei Ekzem auf Grund einer exsudativen Diathese (russ.). Wratschebnaja Gazeta. 1924. 10. — STEPHENS, G. A.: Petroleum als Heilmittel. Dublin. journ. Dez. 1913. — STERN, C.: Bemerkungen zur Frage der Proteinkörpertherapie. Zeitschr. f. ärztl. Fortb. 1922. 5. — STERN, K.: Die Behandlung des Ekzems mit Vaccine unter besonderer Berücksichtigung der Maststaphylokokkenvaccine Staphar. Münch. med. Wochenschr. 1922. 7. — STOEBER: Die Vasogene in der Dermatologie. Med. Klinik. 1922. 3. — STOEBER, CHR.: (a) Eine neue Salbengrundlage. „Novitan". Dtsch. med. Wochenschr. 1922. 10. (b) Zur Caseosanbehandlung von Haut- und Geschlechtskrankheiten. Dtsch. med. Wochenschr. 1921. 18. — STOPFORD, TAYLOR: (a) Praktische Bemerkungen zur Behandlung des Ekzems. Brit. med. journ. 11. Okt. (b) Praktische Punkte bei der Ekzemtherapie. Med. Press. a Circ. 1912. 38. — STORMVAN LEEUWEN, W.: Diagnose und Behandlung allergischer Krankheiten. Internat. clin. Vol. 2, Ser. 33. — STRICKLER, A.: Die Beziehungen der Diät zu Hautkrankheiten. New York med. journ. a. med. record. 1916. 9. Sept. — STÜMPKE, GUST.: (a) Über „Sulfobadin", ein neues Schwefelpräparat zur Herstellung von Bädern. Dtsch. med. Wochenschr. 1922. 24. (b) Über Sulfobadin. Münch. med. Wochenschr. 1923. 40. (c) Über Serumbehandlung von Hautkrankheiten. Dtsch. med. Wochenschr. 1913. 30. — SUTHERLAND, W. D.: Ekzembehandlung in den Tropen. Journ. of the roy. army med. corps. Sept. 1911. — SUTEJEFF, G. O.: Ein Versuch von Laktotherapie bei Hautkrankheiten. Mosk. med. journ. 1921. 4—5. — SZABO, M.: Anwendung jodhaltiger Antiseptica bei kleinen Kindern. Dermatol. Wochenschr. 1914. 9. — TAENZER, P.: Trichlorbutylmalonsaures Wismut bei Ekzem. Dermatol. Wochenschr. 1920. 33. — TAILLENS: Säuglingsekzem und Höhenkur. Bull. méd. 1911. p. 533. — TAYLOR, G. S.: Die therapeutische Wirkung von Kharsiosoan und Neokharsioan. Brit. med. journ. 19. Okt. 1918. — THEDERING: (a) Über Teerbehandlung chronisch nässender Ekzeme. Berl. klin. Wochenschr. 1915. 30. (b) Über Teerbehandlung von chronischen Ekzemen. Dtsch. med. Wochenschr. 1915. 11. — THILO, O.: Zur Behandlung des Formalinekzems. Münch. med. Wochenschr. 1913. 51. — TOYOMA, J.: Einige Bemerkungen zur Ekzemtherapie. Japan. Zeitschr. f. Dermatol. u. Urol. 1911. 3. — TRIBET: Chronisch generalisiertes Ekzem durch Autohämotherapie geheilt. Marseille-méd. 1922. 4. — TZANK, ARN.: Behandlung der serösen Exsudation durch alkoholische Okklusivverbände. Bull. de la soc. franç. de dermatol. et de syphil. 1922. 6. — ULLMANN: Diskussionsbemerkungen zu KUMER. Zentralbl. Bd. 3, S. 429. 1922. — ULLMANN, K.: Combustin, eine wismuthaltige Brand- und Ekzemsalbe. Wien. med. Wochenschr. 1921. 43. — UNNA, PAUL: Pasta Kali chlorici cum creta. Dermatol. Wochenschrift. 1914. 39. — UNNA, P. G.: (a) Die Kaolinglycerinpaste in der Dermatologie. Med. Klinik. 1913. 41. (b) Anwendung des Ichthargans in der Dermatologie. Med. Klinik. 1913. 30, 31. (c) Die Sauerstoffmittel in der Dermatologie. Dermatol. Wochenschr. 1914. 40, 41. (d) Kreidepasten. Dermatol. Wochenschr. 1914. 44. (e) Zinkmattan als Unterlage. Dermatol. Wochenschr. 1914. 30. (f) Weizenstärke als Hautmittel und ihr Ersatz. Dermatol. Wochenschr. 1915. 20. (g) Weizenstärkemehl als Hautmittel, sein Ersatz. Pharm. Zentralhalle. 1915. 18. (h) Suprarenin in der Dermatologie. Dermatol. Wochenschr. 1916. 20. (i) Ohrekzem. Dermatol. Wochenschr. 1916. 29. 30. (k) Kriegsaphorismen eines Dermatologen. Berlin: Hirschwald 1916. (l) Neoichthargan. Dermatol. Wochenschr. 1918. 51. (m) Klinische Vorträge über Hautkrankheiten. Dtsch. med. Wochenschr. 1921. — URBACH, ERICH: Röntgenologische und klinische Befunde am Magen-Darmtrakt bei Ekzemen und ihre Bedeutung für die kausale Therapie. Arch. f. Dermatol. u. Syphilis. 1923. 1. — URBACH, E. und F. SIMHANDL: Über den Ca- und K-Gehalt des Blutserums bei Ekzematikern. Klin. Wochenschr. 1923. 34. — VALMORIN, P. A. A.: Behandlung des Säuglingsekzems mit Schilddrüse (Opotherapie). Thèse de Bordeaux. 1911. — VARIOT: Behandlung des infantilen Ekzems durch Änderung der Milch. La clinique infantile. Nov. 1911. — VARIOT, G.: Behandlung des Kinderekzems durch Veränderung der Milch. Gaz. des hôp. civ. et milit. 1911. 126. — VEIEL, TH.: Behandlung schwer zu heilender Ekzemfälle. Arch. f. Dermatol. u. Syphilis. 1911. 2. — VEIEL, TH. und F.: (a) Die Therapie des Ekzems. Samml. zwangl. Abh. a. d. Geb. d. Dermatol., d. Syphilidol. u. d. Krankh. d. Urogenitalapparates. Bd. 1, H. 7. (b) Die Therapie des Ekzems. 2. Aufl. Halle: Marhold 1922. — VEYRIERE: (a) Über dermatologische Therapie. 1923. 41. (b) Anwendung der Pasten in der Dermatologie. Ann. de dermatol. et de syphiligr. 1923. 4. (c) Anwendung der filiformen Dusche usw. Gaz. des eaux. 1913. — VEYRIERES et FERREYROLLES: (a) In der Dermatologie gebräuchliche Medikamente. Bull. méd. 1921. 35. (b) Die fadenförmige Dusche in der Dermatologie. Ann. de dermatol. et de syphiligr. 1921. 4. (c) Einfache und doch wirksame Therapie einiger häufiger Hautkrankheiten. Gaz. des hôp. civ. et milit. 1921. 40. (d) Die Behandlung des Ekzems mit Eisen-Tanno-Gallatlösung. Bull. méd. 1922. 5. — VEYRIERES et GUIBERT: Silbernitrat in der Dermatologie. Bull. méd. 1924. 39. — VEYRIERES et R. HUERRE: Über die äußere Behandlung der Hautkrankheiten, Bemerkungen über Heilverfahren und Heilstoffe (franz.). Paris: Masson & Cie. 1924. — VOIGT, A.: Behandlung des Ekzems mit der STRAUSschen Salbe. Berl. klin. Wochenschr. 1921. 29. — VOSS, H.: Über Odyx 0,05, ein neues Teerpräparat gegen Hautkrankheiten.

Dermatol. Wochenschr. 1921. 41. — WATANABE, S.: Beiträge zur Ekzemtherapie. Japan. Zeitschr. f. Dermatol. u. Syphilis. 1911. 4. — WEHNER: Behandlung hartnäckiger nässender Ekzeme. Therapie d. Gegenw. 1911. 9. — WEICHARDT, W.: (a) Über Proteinkörpertherapie. Münch. med. Wochenschr. 1922. 4. (b) Die Behandlung der Haut- und Geschlechtskrankheiten mit Organismuswaschungen und parenteraler Einführung unspezifischer Stoffe. Arch. f. Dermatol. u. Syphilis. Bd. 138. 1922. (c) Die Leistungssteigerung als Grundlage der Proteinkörpertherapie. Ergebn. d. Hyg., Bakteriol., Immunitätsforsch. u. exp. Therapie. 1922. 5. — WEIN, M. A., SALUTZKI und KÖNIGSBERG: Die Autohämotherapie bei einigen cutanen und venerischen Krankheiten. Dermatol. Wochenschr. 1924. 55. — WHITE, CH. J.: (a) Kinderekzem und Stuhluntersuchung. Arch. of dermatol. a. sypdilol. 1923. 1. (b) Roher Steinkohlenteer in der Dermatologie. Arch. of dermatol. a. syphilol. 1921. 6. (c) Zwei moderne Methoden der Behandlung des chronischen Ekzems. Journ. of the Americ. med. assoc. 1917. 2. (d) Dasselbe. Dermatol. Wochenschr. 1917. 4. — WHITMAN, WILLIS A.: Intravenöse Antimontartratbehandlung. Ann. of. clin. med. 1924. 5. — WIECHOWSKI, W.: Ölsaures Aluminium. Münch. med. Wochenschr. 1921. 34. — WINDMÜLLER, MATHILDE: Über Pellidol. Arch. f. Kinderheilk. Bd. 66. — WINKLER, F.: (a) Juckstillende Mittel. Wien. med. Wochenschr. 1925. 14. (b) Die Verwendung des Amylnitrits in der Dermatologie. Dermatol. Wochenschr. 1925. 7, 8. — WIRZ, FR.: Über Iontophorese. Dtsch. med. Wochenschr. 1925. 8. — WITZINGER, O. W.: Zur diätetischen Behandlung des Säuglingsekzems. Wien. med. Wochenschr. 1909. 23. — WOOD, F. M.: Die Vaccinetherapie des Ekzems. The urol. a. cut. review. Dez. 1915. — WOOD und MURTRY: Dermatologische Therapie. The Journ. of cut. dis. incl. syphil. Nov. 1913. — WUNSCH: Erfahrungen mit Thigenolseife. Allg. med. Zentral-Zeit. 1922. 50. — YENNAR, N.: Mit QUINTONschem Plasma behandeltes Ohren-, Hals- und Armekzem. Rev. méd. de la Suisse romande. 1925. 3. — ZAKARIAS, L.: Die Osmosetherapie in der Dermatologie. Dermatol. Wochenschr. 1924. 45. — ZUMBUSCH, L. v.: Über die Behandlung des Ekzems. Münch. med. Wochenschr. 1921. 13 u. 15.

Licht- und Strahlentherapie.

ALBERS-SCHÖNBERG: (a) Über die Behandlung des Lupus und des chronischen Ekzems mit Röntgenstrahlen. Fortschr. a. d. Geb. d. Röntgenstr. Bd. 2, S. 20. 1898. (b) Demonstration mit Röntgenstrahlen behandelter Hautkranker. Ärztl. Verein Hamburg, 18. 10. 1898. — ALBERS-SCHÖNBERG und HAHN: Zur Therapie des Lupus und der Hautkrankheiten mittels Röntgenstrahlen. Münch. med. Wochenschr. 1900. Nr. 9 u. 10. — ALEXANDER: Die Indikationen und die Methodik der Röntgenbestrahlung der Hautkrankheiten. Berl. klin. Wochenschr. 1910, Nr. 42 u. 43. — ASSFALG: Über Behandlung mit Quecksilberlicht. Münch. med. Wochenschr. 1906. Nr. 41, S. 2011. — AZUA: Radiumbehandlung von hyperkeratotischen und infiltrativen Hautveränderungen. Sociedad española de dermatol. y sifil. Okt. u. Nov. 1918 (spanisch). Ref. Arch. f. Dermatol. u. Syphilis. Bd. 137, S. 171. 1921. — BACHEM, M.: Die therapeutische Verwendbarkeit der Röntgenstrahlen. Fortschr. a. d. Geb. d. Röntgenstr. Bd. 14, H. 1 u. 3. — BALLARD, J. W.: Röntgenstrahlen als ideale Lokaltherapie für Ekzem. Med. Record. März 1915. Ref. Dermatol. Wochenschr. Bd. 65, S. 723. 1917. — BARCAT, J., Die Radiumtherapie in der Dermatologie. Strahlentherapie. Bd. 4, S. 322. 1914. — BARKER, W.: A technic for actinic therapy in aural eczema. Americ. journ. of electrotherapeut. a. radiol. Vol. 40, p. 255. 1922. Ref. Zentralbl. f. Haut- u. Geschlechtskrankh. Bd. 6. S. 439. 1923. — BATTEN, G. B.: Discussion on radiotherapy. The radiotherapy of superficial structures. Proc. of the roy. soc. of med. Vol. 14. 1921. Sect. of electrotherap. p. 9. Ref. Zentralbl. f. Haut- u. Geschlechtskrankh. Bd. 1, S. 406. 1921. — BELOT: Eczema chronique et radiothérapie. Arch. d'électr. méd. 1907. p. 563. — BERING: Grundsätze und Erfahrungen über die Behandlung von Hautkrankheiten. Zeitschr. f. neuere physik. Med. Jg. 2, Nr. 8. — BESSOU, P.: Das Radium und die Radioaktivität. Deutsch von W. v. RÜDIGER. Leipzig: Ambros. Barth 1905. — BEURMANN, WICKHAM et DEGRAIS: Behandlung des Pruritus und anderer hartnäckiger Dermatosen mit Radium. Tribune méd. 1907. Nr. 44. Ref. Monatsh. f. prakt. Dermatol. Bd. 47, S. 330. 1908. — BLASCHKO, A.: Zur Röntgenbehandlung der Hautkrankheiten. Berl. klin. Wochenschr. 1908. Nr. 46, S. 2060. — BLASI, F.: La cura dell' eczema con raggi X. Ann. di electr. med. e therapeut. fis. 1913. Nr. 11. Ref. Zeitschr. f. phys. u. diätet. Therapie. Bd. 18, S. 312. 1914. — BLOCH, O. E.: The therapeutic use of X-rays in dermatology. Americ. journ. of dermatol. and genito-urin. diseases. 1906. H. 3, p. 103. Ref. Monatsh. f. prakt. Dermatol. Bd. 43, S. 19. 1906. — BOHAČ: Über die Indikationen der Lichtbehandlung bei Hautkrankheiten. Verein dtsch. Ärzte in Prag. 7. Okt. 1910. Ref. Münch. med. Wochenschr. 1910. Jg. 57. S. 2446. — BORDONI, L.: Ulteriori osservacioni sulla utilita della luce ultravioletta nella forunculosi e in alcune forma di eczema. (Beobachtungen über den Nutzen des ultravioletten Lichtes bei Furunculosis und einigen Ekzemformen.) Atti d. R. accad. dei fisiocrit. Siena. Vol. 13, p. 321. 1922. Ref. Zentralbl. f. Haut- u. Geschlechtskrankh. Bd. 7, S. 325. 1923. — BROCQ, L.: Einige praktische Winke bei der Röntgenbehandlung. Ann. de dermatol.

et de syphilol. 1916—1917. S. 333. Ref. Arch. f. Dermatol. u. Syphilis. Bd. 125, S. 237. 1920. — Bruhns, C.: (a) Die Indikationen der Röntgenbehandlung bei Hauterkrankungen. Prakt. Ergebn. a. d. Geb. d. Hautkrankh. Sonderabdr. Berl. klin. Wochenschr. 1906. Nr. 6. S. 168. (b) Über Ekzembehandlung. Therapie d. Gegenw. Bd. 57, S. 20. 1916. — Bucky, G.: Reine Oberflächentherapie mit überweichen Röntgenstrahlen. Münch. med. Wochenschr. Jg. 52, S. 802. 1925. — Burns: Some observations on X-ray therapeutics in skin diseases. Boston med. and surg. journ. 29. 10. 1903. — Butcher, D.: The therapeutic action of radium. Brit. med. assoc. 1908. Section of electric. The Brit. med. journ. 12. 9. 1908. p. 720. Ref. Arch. f. Dermatol. u. Syphilis. Bd. 44, S. 429. 1909. — Cottenot, P.: Traitement par les rayons X des prurits et des dermatoses prurigineuses. (Behandlung des Pruritus und pruriginöser Dermatosen mit Röntgenstrahlen.) Journ. de méd. de Paris 1923. Jg. 42, p. 795. Ref. Zentralbl. f. Haut- u. Geschlechtskrankh. Bd. 12, S. 156. 1924. — Davis: Röntgenstrahlen für die Behandlung der Krankheiten der Handteller. The brit. med. journ. 1913, p. 1053. Ref. Arch. f. Dermatol. u. Syphilis. Bd. 117, S. 699. 1914. — Degrais, G.: Utilité et utilisation des rayons du radium. Presse méd. Jg. 31, p. 145. 1923. — Dentico, A.: I raggi X nella cura del eczema. Giorn. di electr. med. 1907. 8. p. 120. Ref. Dermatol. Jahresber. 1909. II, III. p. 184. — Dohi, K. und Mine: Die Quarzlampe (Kromayer) in der Dermatologie. Japan. Zeitschr. f. Dermatol. u. Urol. Bd. 12, H. 3. 1912. Ref. Arch. f. Dermatol. u. Syphilis. Bd. 112, S. 729. 1912. — Dollinger: Sammelbericht über die Arbeiten auf dem Gebiete der Röntgenstrahlen in Frankreich. Fortschr. a. d. Geb. d. Röntgenstr. Bd. 1. — Mac Donald: Röntgen ray treatment of eczema. (Röntgenbehandlung des Ekzems.) Boston med. a. surg. journ. Dec. 1923. Ref. Urol. a. cut. review. Vol. 28, p. 40. 1924. — Dore, E.: (a) Der Gebrauch, die Wirkung und die Dosierung der Röntgenstrahlen bei Psoriasis und anderen Hautkrankheiten. Brit. med. journ. 1913. p. 1016. (b) Die Anwendung und Wirkung der Röntgenstrahlen bei Psoriasis und anderen Hautkrankheiten. Brit. med. assoc., sect. of dermatol., Brighton 22. bis 24. 7. 1923. Ref. Strahlentherapie. Bd. 1, S. 122. 1916. — Duhot: Einige Fälle von Hautkrankheiten, geheilt durch X-Strahlen. Policlinique centrale. 1904. p. 244. Ref. Monatsh. f. prakt. Dermatol. Bd. 41, S. 228. 1905. — Duncan, R. and C. Witter: Effect, reaction and some dermatologic uses of the actinic ray. (Wirkungsweise, Reaktion und einige dermatologische Indikationen der aktinischen Strahlen.) Urol. a. cut. review. Vol. 27, p. 434. 1923. — Eberhart, Noble M.: The X-ray and the high-frequency current in the treatment of eczema and psoriasis. Americ. journ. of dermatol. and genito-urin. diseases. Vol. 11, Nr. 5, p. 227. 1907. Ref. Monatsh. f. prakt. Dermatol. Bd. 45, S. 99. 1907. Dermatol. Jahresber. 1909. II/III. S. 184. — Eichenlaub, F. I.: The roentgen ray treatment of the eczema group. (Röntgenbehandlung der Ekzemgruppe.) Americ. journ. of roentgenol. Vol. 8, p. 520. 1921. Ref. Zentralbl. f. Haut- u. Geschlechtskrankh. Bd. 3, S. 452. 1922. — Faulhaber: Der gegenwärtige Stand der Radiotherapie. Dtsch. med. Wochenschr. 1909. Nr. 17. Ref. Dermatol. Zeitschr. Bd. 17, S. 299. 1910. — Fischer, M.: Die Röntgenbehandlung des Ekzems. Med. rec. 1913. p. 384. Ref. Arch. f. Dermatol. u. Syphilis. Bd. 119, S. 190. 1914. — Foresti, Brito: Ekzembehandlung. Med. de Uruguay. Bd. 20, S. 354. 1917. Ref. Strahlentherapie. Bd. 9, S. 710. 1919. — Forster, E.: Über Erfolge mit Thorium X (Doramad)-salbe. Dtsch. med. Wochenschr. 1922. Jg. 48, S. 1385. — Fox, H.: The roentgen ray in the treatment of skin diseases. (Die Röntgenbehandlung der Hautkrankheiten.) Arch. of dermatol. a. syphilol. Vol. 9, p. 13. 1924. — Francois, P.: Radiotherapie von Hautkrankheiten. Journ. de radiol. Bd. 8, H. 4. 1914. Ref. Fortschr. a. d. Geb. d. Röntgenstrahlen. Bd. 23, S. 105. 1915/16. — Freund, L.: Grundriß der gesamten Radiotherapie. Urban und Schwarzenberg. — Frühwald, R.: (a) Die Anwendung der künstlichen Höhensonne in der Dermatologie. Strahlentherapie. Bd. 11, S. 1170. 1920. (b) Heilerfolge durch Radium und Röntgenstrahlen. 2. Tag. Mitteldtsch. Dermatologen, Leipzig. Sitzung vom 20. April 1921. Ref. Zentralbl. f. Haut- u. Geschlechtskrankh. Bd. 1, S. 329. 1921. — Fuhs, H.: Die Indikationsstellung zur Röntgentherapie verschiedener Ekzemformen. Dermatol. Wochenschr. Bd. 77, S. 1313. 1923. — Gamlen: Arch. of the roentgen ray. 1904. Nr. 48. — Gann: Radium: Its use in medicin. (Anwendung des Radiums in der Medizin.) Urol. a. cut. review. Vol. 25, p. 1. 1921. — Gocht: Handbuch der Röntgenlehre. 4. Aufl. Stuttgart: Enke 1911/12. — Mac Gregor, A.: The light from the Simpson arc. lamp. (The so called „Simpsonlight"). Its nature and therapeutic properties. (Das Licht der Simpsonbogenlampe, das sog. Simpsonlicht. Sein Wesen und seine therapeutische Wertigkeit.) Arch. of radiol. a. electrotherapy. Vol. 20, p. 378. 1916. — Gunsett, A.: Die Röntgentherapie in der Dermatologie. Strahlentherapie. Bd. 7, S. 639. 1916. — Haenisch: Über den heutigen Stand der Röntgentherapie. Leipzig 1908. — Hagen, H. H.: Röntgenbehandlung der Hautkrankheiten. Americ. journ. of roentgenol. April 1922. Ref. Fortschritte a. d. Geb. d. Röntgenstr. Bd. 29, S. 835. 1922. — Hahn: (a) Durch Röntgenstrahlen geheiltes chronisches Ekzem. Ärztl. Verein Hamburg 1898. Fortschr. a. d. Geb. d. Röntgenstr. Bd. 2, H. 1. 1898. (b) Die Röntgentherapie bei Ekzem, Psoriasis usw. Vers. dtsch. Naturforsch. u. Ärzte 1901. — Halberstaedter, L.: Radiumtherapie äußerer Erkrankungen.

Arch. f. Dermatol. u. Syphilis. Bd. 120, S. 675. 1914. — HEINER, M.: Die Radiumbehandlung und ihre Indikation. Med. Klinik. Jg. 19, S. 612. 1923. — HERXHEIMER, H.: Röntgenschädigung der Haut nach Anwendung ungefilterter Strahlung. Strahlentherapie. Bd. 14, S. 163. 1923. — HEUSNER, H. L.: Die Nitralampe, eine Strahlenquelle für therapeutische Zwecke. Münch. med. Wochenschr. Jg. 62, S. 1458. 1915. — HEYMANN: Erfahrungen mit der Quarzlampe. Dtsch. med. Wochenschr. 1907. S. 1737. — HIRSCH: Diskussion zu MEYER: Über filtrierte Röntgenstrahlenbehandlung in der Dermatologie. Münch. derm. Ges. 19. Nov. 1920. Ref. Arch. f. Dermatol. u. Syphilis. Bd. 137, S. 134. 1921. — HOFFMANN, E.: (a) Über die Bedeutung der Strahlenbehandlung in der Dermatologie. Strahlentherapie. Bd. 7, S. 1. 1916. (b) Die Entwicklung der Röntgenbehandlung in der Dermato-logie. Berl. klin. Wochenschr. Jg. 58, S. 179. 1921. — HOFFNER, K.: Zwanzigjährige ärztliche Erfahrung über Luft- und Sonnenbäder. Strahlentherapie. Bd. 12, S. 819. 1921. — HOLLAND: Bestrahlung eines chronischen Ekzems am Handrücken mit Röntgenstrahlen und Heilung. Brit. med. journ. 29. 4. 1899. — HOLM: Resultate mittels Röntgenbestrah-lung bei chronischem Ekzem. Ärztlicher Verein Hamburg. 12. 7. 1898. — HOLZKNECHT: (a) Jahreskurse für ärztliche Fortbildung. 1910. H. 8. (b) Dosierungstabelle für die Röntgen-therapie. Wien 1922. — JADASSOHN: Über die Behandlung einiger Hautkrankheiten mit Thorium X (Doramad)-Salben. Therapeutische Monatsh. Bd. 29, S. 555. 1915. (b) Über Röntgenbehandlung der Kinderekzeme. Korresp.-Blatt f. Schweiz. Ärzte. Jg. 47, Nr. 51. 1917. (c) Zur Behandlung der Kinderekzeme mit Röntgenstrahlen. Therap. Monatsh. Bd. 32, S. 119. 1918. — JADER, C.: Über die Anwendung des roten Lichtes bei verschiedenen Dermatosen. Accad. med.-fisica fiorent. 14. 2. 1907. Ref. Monatsh. f. prakt. Dermatol. Bd. 46. S. 461. 1908. — JESSNER, M.: Über Doramadbehandlung in der Dermatologie. Klin. Wochenschr. Jg. 1, S. 1697. 1922. — JOSEPH und SIEBERT: Die Röntgenbehandlung in der Dermatologie. Deutsch. med. Wochenschr. Jg. 38, S. 68. 1912. — JUNGMANN, A.: Licht-therapie bei Hauterkrankungen. Jahrb. über Leistung u. Fortschr. a. d. Geb. d. physi-kalischen Med. Jg. 1. S. 316. 1908. — KABISCH, C.: Über den derzeitigen Stand der ultra-violetten Strahlentherapie. Zeitschr. f. physikal. u. diätet. Therapie. Bd. 21, S. 307. 1917. — MAC KEE: X-rays and radium in the treatment of the skin. — KEITH, D. Y.: Roentgen-ray treatment of a few chronic skin diseases. Urol. a. cut. review. Vol. 23, p. 449. 1919. — KIENBÖCK: Radiotherapie. Stuttgart: Enke 1907. — KOZEVSKI, A. und S. GORKIEWICZ: Aus eigenen Beobachtungen im Bereiche a) der Röntgen-, b) der Radium-und c) der Phototherapie. (Poln.) Zeitschr. f. Dermatol. u. Venerol. 7, 9. 1907. Ref. Monatsh. f. prakt. Dermatol. Bd. 44, S. 622. 1907. — KRISER: Die Röntgenbehandlung der Dermatosen durch indirekte Bestrahlung. Wien. klin. Wochenschr. Jg. 38, S. 569. 1925. — KRZYSZTALOWICZ, Fr. v.: Erfahrungen mit Radiumbehandlung. Derm. Wochen-schrift Bd. 67, S. 751. 1918. — KROMAYER: (a) Quecksilberwasserlampen zur Behand-lung von Haut- und Schleimhaut. Dtsch. med. Wochenschr. Bd. 43, S. 678. 1906. (b) Die Anwendung des Lichtes in der Dermatologie. Berl. klin. Wochenschr. 1907. Nr. 3, 4, 5. (c) Die bisherigen Erfahrungen mit der Quarzlampe. Monatsh. f. prakt. Dermatol. Bd. 46, S. 20. 1908. (d) Über die Indikationen der Quarzlampe für die Behand-lung von Hautkrankheiten. Entgegnung auf den gleichlautenden Artikel von Dr. THE-DERING in Nr. 24 dieser Wochenschr. Münch. med. Wochenschr. Jg. 59, S. 1555. 1912. (e) Röntgen, Radium und Licht in der Dermatologie. Berlin. 1913. — KROMAYER und GRÜNBERG: Die Behandlung des Ekzems. Münch. med. Wochenschr. 1901. Nr. 6. — KUZNITZKY: Über die Röntgentherapie oberflächlicher Dermatosen. Berl. klin. Wochen-schrift. Jg. 53, S. 160. 1916. — KUZNITZKY, E. und F. SCHAEFER: Die Röntgenbehandlung oberflächlicher Dermatosen mit 0,5 mm Aluminiumfilter. Berl. klin. Wochenschr. Jg. 55, S. 927. 1918. — LAQUEUR, A.: Grenzen der Leistungsfähigkeit der künstlichen Höhen-sonne. Strahlentherapie. Bd. 11, S. 433. — LASSAR: Röntgenbehandlung bei Ekzem. 32. Kongr. d. dtsch. Ges. f. Chir. 1903. — LAWRENCE, W. S.: The rational of X- ray treat-ment of certain intractable skin diseases. Urol. a. cut. review. Vol. 26, p. 31. 1922. — LEFEVRE, W. I.: Ist die X-Strahlenbehandlung der Hautkrankheiten nur eine Modesache? Cleveland med. journ. 1905. Nr. 9. Ref. Monatsh. f. prakt. Dermatol. Bd. 42, S. 579. 1906. — LEHMANN, W.: Indikationen zur Röntgentherapie. California state journ. of med. Sept. 1905. Ref. Monatsh. f. prakt. Dermatol. Bd. 42, S. 578. 1906. — LEIDNER, J.: Die Röntgentherapie der Hautkrankheiten. Ärztl. Mitteil. aus u. f. Baden. 1906. Nr. 6. Ref. Monatsh. f. prakt. Dermatol. Bd. 43, S. 682. 1906. — LENK: Röntgentherapeutisches Hilfsbuch. Berlin 1922. — LEREDDE et MARTIAL: (a) Radiothérapie du lichen simplex. Rev. prat. des maladies cutan. syphil. et vénérolog. 1907. H. 3, p. 76. (b) Traitement de l'eczéma par la radiothérapie. Rev. d. cutan., syphil. et vénérol. 1905. H. 8, p. 296. Ref. Monatsh. f. prakt. Dermatol. Bd. 41, S. 379. 1905. Dermatol. Jahresber. 1905. S. 143 ff. — LEWAN-DOVSKY: Neurodermitis disseminata. Med. Ges. Basel, 29. 11. 1917. Ref. Strahlentherapie. 1919. S. 735. — LOHDE, R.: Behandlung der Hautkrankheiten mittels der Quarzlampe. Zeitschr. f. ärztl. Praxis. Bd. 23. 1907. Ref. Monatsh. f. prakt. Dermatol. Bd. 48, S. 278 u. 492. 1909. — LOMHOLT, S.: (a) Behandlung des chronischen Ekzems mit konzentriertem

Kohlenbogenlicht. Acta dermato-venereol. Vol. 3, p. 399. 1922. Ref. Zentralbl. f. Haut-
u. Geschlechtskrankh. Bd. 9, S. 190. 1923. (b) Treatment of chronic eczema with concentrated
carbon arc light. Brit. journ. of dermatol. a. syphil. Vol. 35, p. 45. 1923. Ref. Zeitschr.
f. d. ges. physikal. u. diätet. Therapie. Bd. 21, S. 88. 1923. (c) Behandlung nichttuberkulöser Hautleiden mit konzentriertem Kohlenbogenlicht. Ugeskrift f. Laeger. Jg. 85,
p. 349. 1923. — Löwenberg, M.: Anwendung der Röntgenstrahlen in der Therapie der
Hautkrankheiten. Münch. med. Wochenschr. 1910. Nr. 10, S. 2233. — Markuse, J.: Der
gegenwärtige Stand der Lichttherapie. Balneol. Zentralbl. 1902. Nr. 22/23 u. Dtsch. med.
Zeitg. Nr. 51. 1902. Ref. Monatsh. f. prakt. Dermatol. Bd. 36, S. 266. 1903. — Meirowsky:
Die Röntgen-Radiumtherapie der Haut- u. Geschlechtskrankheiten in Jesioneks prakt.
Ergebnissen der Haut- u. Geschlechtskrankh. Jg. 1. — Meriau, L.: (a) Die Röntgentherapie
in den Nagelerkrankungen. Korresp.-Blatt f. Schweiz. Ärzte. Jg. 45, S. 1521. 1917. (b) Die
harten Röntgenstrahlen in der Dermatologie. Korresp.-Blatt f. Schweiz. Ärzte. Jg. 46
S. 1616. 1916. — Merz: Sammelreferat. Schweiz. Korresp.-Blatt. 1911. Nr. 6. — Messerli
Die Simpsonstrahlen. Korresp.-Blatt f. Schweiz. Ärzte. Jg. 46, S. 1487. 1916. — Meyer,
F. M.: (a) Die neueren Fortschritte in der Röntgentherapie und ihre Bedeutung für die
Dermatologie. Dermatol. Zeitschr. Bd. 21, S. 209. 1914. (b) Neuere Fortschritte in der
Röntgentherapie und ihre Bedeutung für die Dermatologie. Berl. dermatol. Ges. 13. 1. 1914.
Ref. Dermatol. Wochenschr. Bd. 58, S. 205. 1914. (c) Der Einfluß filtrierter Röntgenstrahlen
auf Hautkrankheiten. Berl. klin. Wochenschr. Jg. 52, S. 1095. 1915. (d) Die filtrierte
Röntgenstrahlenbehandlung des chronischen und subakuten Ekzems. Dtsch. med. Wochen-
schrift. Jg. 41, S. 492. 1915. (e) Zur Anwendung der Röntgenstrahlen in der Dermatologie.
Strahlentherapie. Bd. 5, S. 227. 1915. (f) Fünfjährige Ergebnisse der filtrierten Röntgenbehandlung der Hautkrankheiten. Dtsch. med. Wochenschr. Jg. 43, S. 1043. 1917. (g) Die
Röntgenbehandlung der Haut- und Haarkrankheiten. Strahlentherapie. Bd. 12, S. 900.
1921. — Meyer, H.: Grundzüge der röntgentherapeutischen Methodik für die dermatologische Praxis in Rieckes Lehrbuch der Haut- u. Geschlechtskrankh. Jena 1921. —
Meyer und Ritter: Experimentelle Untersuchungen zur biologischen Strahlenwirkung.
Strahlentherapie. Bd. 1, H. 1. — Moberg: Über das Analekzem und die Behandlung desselben. Verhandl. d. 2. Kongr. d. nord. dermatol. Verein. Stockholm. 5.—7. 6. 1913. Nord.
med. Arch. 1913, Abt. 2. Anhang. Stockholm 1914. Ref. Arch. f. Dermatol. u. Syphilis.
Bd. 119, S. 541. 1914. — Müller, G. J.: Röntgentherapie der oberflächlichen Hautka-
tarrhe. Dtsch. Medizinalztg. 1910. Nr. 1. — Müller, J.: Zur Behandlung von Hautkrankheiten mit Röntgenstrahlen. Münch. med. Wochenschr. 1904. Nr. 23, S. 999. Ref. Monatsh.
f. prakt. Dermatol. Bd. 41, S. 56. 1905. — Mutot-Jaubert de Beaujeu: Behandlung
der Neurodermitis circumscripta chronica mit Radiotherapie und Scarificationen. Lyon
méd. 1913. Nr. 52. Ref. Dermatol. Wochenschr. Bd. 59, S. 1116. 1914. — Nemenow: Die
Röntgenbehandlung in der Dermatologie. Pirogoff Kongreß St. Petersburg. Juni 1913.
Ref. Fortschr. a. d. Geb. d. Röntgenstr. Bd. 21, S. 368. 1914. — Nicholson, G. Bet.:
Treatment of X-ray dermatitis. Brit. med. journ. 3. 11. 1906. p. 1215. Ref. Monatsh.
f. prakt. Dermatol. Bd. 44, S. 648. 1907. — Oliver, E. L.: Quarzlamp in dermatology.
Boston med. a surg. journ. Ref. Urol. a. cut. review. Vol. 24, p. 535. 1920. — Pasini, A.:
(a) Nah- und Fernresultate der Röntgentherapie bei einigen infiltrativen Hauterkrankungen. Morgagni 1914. 27. März. Ref. Dermatol. Wochenschr. Bd. 61, S. 830. 1915.
(b) Die Resultate der Röntgentherapie bei einigen infiltrativen Hautkrankheiten. Verhandl.-Ber. d. ital. Ges. f. Radiol. Mailand 1914. Ref. Strahlentherapie. Bd. 1, S. 431.
1916. — Pförringer: (a) 18 Jahre Röntgentherapie. Fortschr. a. d. Geb. d. Röntgenstr.
Bd. 30, S. 536. 1922/23. (b) Zur Verwendung stark gefilterter Röntgenstrahlen in der
Oberflächentherapie. Fortschr. a. d. Geb. d. Röntgenstr. Bd. 21, S. 557. 1924. — Pinch,
A. E. H.: (a) Bericht über die Tätigkeit des Radiuminstitutes vom 14. 9. 1911—31. 12.
1912. Brit. med. journ. 1913. p. 149. Ref. Arch. f. Dermatol. u. Syphilis. Bd. 117, S. 455.
1914. (b) Arbeitsbericht aus dem Radiuminstitute Londons vom 1. 1.—31. 12. 1913.
Strahlentherapie. Bd. 5, S. 12. 1915. — Pisko: Quarzlicht bei Hautkrankheiten, erfolg-
reiche Erfahrungen damit. New York med. journ. a. med. record. Sept. 1916. Ref. Dermatol.
Wochenschr. Bd. 66, S. 375. 1918. — Pitcher, H. F.: Phototherapy in benign diseases
of the skin. Lichtbehandlung gutartiger Hauterkrankungen. Americ. journ. of electro-
therap. a. radiol. Vol. 39, p. 143. 1921. Ref. Zentralbl. f. Haut- u. Geschlechtskrankh.
Bd. 1, S. 566. 1921. — Polland, R.: Behandlung von Hautleiden mit der künstlichen
Höhensonne. Mitt. d. Ver. d. Ärzte Steiermarks 1916. Nr. 6. Ref. Dermatol. Wochenschr.
Bd. 66, S. 375. 1918. — Ratera, J.: Postekzematöser Pruritus, durch Radiotherapie geheilt.
Actas dermo-sifiliogr. 1913. 2 u. 3. Ref. Dermatol. Wochenschr. Bd. 60, S. 82. 1915. —
Rave, W.: Die klinische Verwendung der Kromayerschen Quarzlampe bei Ekzemen.
Arch. f. Dermatol. u. Syphilis. Bd. 101, S. 1. 1910. — Renz, H.: Zur physikalischen Behand-
lung der Hautkrankheiten. Zeitschr. f. physikal. u. diätet. Therapie. Bd. 17, S. 287. 1913.
— Reyn, Axel: Lichtekzem mit Röntgen behandelt. Dänische dermatol. Ges. 4. 4.
1906. Ref. Dermatol. Zeitschr. Bd. 16, S. 239. 1909. — Riecke: Lehrbucn f. Haut- u.

Geschlechtskrankheiten. Jena 1912. — RIEDEL: Therapeutische Beiträge zur Bogenlicht-bestrahlung bei Hauterkrankungen. Münch. med. Wochenschr. 1908. Nr. 13, S. 662. Ref. Dermatol. Zeitschr. Bd. 15, S. 401. 1908. — RIEDER, H.: Die bisherigen Erfolge der Lichttherapie. Wien. med. Presse. 1903, Nr. 43. Ref. Monatsh. f. prakt. Dermatol. Bd. 39, S. 106. 1904. — RIEHL, G.: (a) Radiumtherapie. Wien. klin. Wochenschr. Jg. 34, S. 182. 1921. (b) Bemerkungen zur Röntgentherapie. Wien. klin. Wochenschr. 1904, Nr. 10. Ref. Monatsh. f. prakt. Dermatol. Bd. 39, S. 550. 1904. Arch. f. Dermatol. u. Syphilis. Bd. 74, S. 347. 1905. — RITTER, HANS: (a) Die Röntgenbehandlung des Ekzems. Strahlentherapie. Bd. 3, H. 2. 1913. (b) Die Röntgenbehandlung des Ekzems. Strahlen-therapie. Bd. 3, S. 599. 1914. — SCHAMBERG, J. F.: Finsenlicht und Röntgenstrahlen bei der Behandlung der Hautkrankheiten. St. Louis med. and surg. journ. 1904. Ref. Monatsh. f. prakt. Dermatol. Bd. 40, S. 337. 1905. — SCHAUMANN, J.: Über die Radiumbehandlung von Hautkrankheiten. 2. Kongr. d. nord. Dermatol.-Vereins Stockholm. 5.—7. 6. 1913. Ref. Dermatol. Wochenschr. Bd. 60, S. 73. 1915. — SCHEIN und TÖRÖK: Die Radiotherapie und Aktinotherapie der Hautkrankheiten. Münch. med. Wochenschr. 1902. S. 18. — SCHELLENBERG, G.: Über das gehäufte Auftreten von Eczema marginatum in Lazaretten und bei der Truppe. Münch. med. Wochenschr. Jg. 64, S. 702. 1917. — SCHERBER, G.: Die therapeutische Anwendung der Höhensonne in der Dermatologie. Arch. f. Dermatol. u. Syphilis. Bd. 123. S. 849. 1916. — SCHEUER: Über die Erfolge der Behandlung des Ekzems mittels Uviollicht. Med. Klinik. 1909, Nr. 12. Ref. Monatsh. f. prakt. Dermatol. Bd. 50, S. 185. 1910. Dermatol. Zeitschr. Bd. 16, S. 841. 1909. — SCHILLER, A. E.: Die Behand-lung der Hautkrankheit mit Ultraviolettlicht. Urol. a. cut. review. Bd. 25, S. 265. 1921. — SCHINDLER: (a) Die Behandlung kranker Nägel mit Röntgenstrahlen. Dtsch. med. Wochenschr. 1908. (b) Die Behandlung von Dermatosen mit Quarzlichtbestrahlungen bei gleichzeitiger Einwirkung von 5% Argentum nitricum-Spiritus 70%. Dtsch. med. Wochen-schr. Jg. 46, S. 127. 1920. — SCHIRREN: Heilung eines chronischen Handekzems mit Röntgenstrahlen. Med. Ges. in Kiel. 7. 1. 1905. Ref. Dermatol. Zeitschr. Bd. 12. S. 143. 1905. — SCHMIDT, H. E.: (a) Über Röntgenbehandlung der Hautkrankheiten. Dermatol. Zeit-schrift. Bd. 11, H. 1. 1904. Ref. Monatsh. f. prakt. Dermatol. Bd. 38, S. 391. (b) Kom-pendium der Röntgentherapie. Berlin: Hirschwald 1904. Ref. Monatsh. f. prakt. Dermatol. Bd. 39, S. 414. 1904. (c) Die Röntgenbehandlung der Psoriasis und des Ekzems. Zeitschr. f. physikal. u. diätet. Therapie. Bd. 10, H. 3. 1906. (d) Kompendium der Röntgentherapie. Berlin: Hirschwald 1913. — SCHMIDT, L. E.: Die Blaulichtbehandlung bei Hautkrankheiten. Journ. of the Americ. med. assoc. 27. 2. 1904. Ref. Monatsh. f. prakt. Dermatol. Bd. 39, S. 548. 1904. — SCHOENHOF, S.: (a) Licht- und Strahlentherapie des Ekzems. III. Tagung der deutschen Röntgenologen und Radiologen in der tschechoslowakischen Republik. Prag, 25. u. 26. 10. 1924. Med. Klinik. Jg. 21, H. 15. 1924. (b) Weitere Mitteilungen über indirekte Röntgenbestrahlungen bei Hautkrankheiten. V. Tagung der deutschen Röntgenologen und Radiologen in der tschechoslowakischen Republik. Prag 1926. Ref. Fortschr. a. d. Geb. d. Röntgenstrahlen. Bd. 35, H. 5. 1927. — SCHOLTZ: (a) Über den Einfluß der Röntgenstrahlen auf die Haut im gesunden und kranken Zustand. Arch. f. Dermatol. u. Syphilis. Bd. 59. (b) Über die Behandlung von Haut-krankheiten mit Röntgenstrahlen und konzentriertem Licht. Dtsch. med. Wochen-schrift. Nr. 33 u. 34. 1903. — SCHOLTZ, W. und B. W. FISCHER: Über die Anwendung des Doramad bei der Behandlung von Hautkrankheiten. Berl. klin. Wochenschr. Jg. 58, S. 1138. 1921. — SCHREUS: Röntgenbehandlung in der Dermatologie. Bonn 1922. — SCHULTZ, FRANK: Die Röntgentherapie in der Dermatologie. Berlin 1910. — SCHUYLER, C.: Die KROMAYERsche Lampe bei der Behandlung gewisser Hautkrankheiten. The Journ. of cutan. diseas. 1914. p. 426. Ref. Dermatol. Zeitschr. Bd. 22, S. 169. 1905. — SCHWARZ: Eczema seborrhoic. mit Röntgenstrahlen behandelt. Ges. f. physikal. Med. 18. 11. 1908. — SIBLEY, K. W.: Radiumbehandlung der Hautkrankheiten. Urol. a. cut. review. Vol. 22, p. 90. 1918. — SIEBELT: Die Lichttherapie in der Hand des praktischen Arztes. Med. Klinik. 1909. Nr. 25. Ref. Dermatol. Zeitschr. Bd. 16, S. 841. 1909. — SIMONSON: Die schmerzstillende Wirkung der Röntgenstrahlen und Radiumstrahlen. Strahlentherapie. Bd. 2, S. 192. 1913. — SJÖGREN und SEDERHOLM: Beitrag zur therapeutischen Verwertung der Röntgenstrahlen. Fortschr. a. d. Geb. d. Röntgenstr. Bd. 3, S. 145. — SLUCZEWSKI, A.: Thorium X-Doramad-Behandlung bei Dermatosen. Dermatol. Zeitschr. Bd. 28, S. 211. 1919. — SOKOLOW, P.: Erfahrungen über die Behandlung mit Quarzlicht. Korresp.-Blatt f. Schweiz. Ärzte. Jg. 47, S. 673. 1917. — STAEHELIN, W.: Beiträge zu dem Gebiete der Heliotherapie. Beiträge z. Klin. d. Tuberkul. Bd. 36, S. 181. 1917. — STANSFIELD, F. J.: X-ray-treatment of the skin and its appendages. Röntgenbehandlung der Haut und ihrer Anhänge. Med. journ. of Australia. Vol. 2, p. 217. 1923. Ref. Zentralbl. f. Haut-u. Geschlechtskrankh. Bd. 12, S. 261. 1924. — STARK, M. E.: Weitere röntgentherapeutische Erfahrungen. Strahlentherapie. Bd. 12, S. 1024. 1921. — STEIN: Über Ekzemtherapie. 82. Vers. dtsch. Naturforsch. u. Ärzte. Königsberg, 21. 11. 1910. Arch. f. Dermatol. u. Syphilis. Bd. 104, S. 321. 1910. — STELWAGON: Some observations on the use of Röntgen-rays in dermatology. 27. Kongr. d. americ. dermatol. association. — Stern, C. und Hesse: Über die Wirkung des Uviollichtes auf die Haut und deren therapeutische Verwendung in der Dermatologie. Münch. med. Wochenschr. 1907. Nr. 7, S. 318. — Stümpke, G.: (a) Über therapeutische Erfolge mit der Quarzlampe. Münch. med. Wochenschr. Jg. 62. S. 1604. 1915. (b) Über filtrierte Röntgenbehandlung in der Oberflächentherapie. Med. Klinik. 1916. S. 1205. (c) Die medizinische Quarzlampe und Höhensonne, ihre Handhabung und Wirkungsweise. Bilbliothek d. physikal.-med. Techniken; von H. Bauer. 3. Aufl. Ref. Dermatol. Wochenschr. Bd. 77, S. 1345. 1923. — Thedering: (a) Über die Indikationen der Quarzlampe für die Behandlung von Hautkrankheiten. Münch. med. Wochenschr. Jg. 59, S. 1316. 1912. (b) Über die Röntgenbehandlung des chronischen Ekzems. Strahlentherapie. Bd. 3, S. 620. 1914. (c) Erfahrungen mit der künstlichen Höhensonne und natürlicher Heliotherapie. Strahlentherapie. Bd. 6, S. 64. 1915. (d) Über Rotlichttherapie. Versuch einer theoretischen Begründung. Münch. med. Wochenschr. Jg. 66, S. 72. 1919. (e) Röntgenbehandlung mit kleinsten Dosen. Zeitschr. f. d. ges. physik. Therapie. Bd. 27, S. 213. 1923. — Thomson, C. S.: Some details of technic of actinotherapie in dermatology. Einige Einzelheiten über die Technik der Ultraviolettherapie in der Dermatologie. Americ. journ. of electrotherapeut. a. radiol. Vol. 41, p. 215. 1923. Ref. Zentralbl. f. Haut- u. Geschlechtskrankh. Bd. 10, S. 257. 1924. — Tousey, S.: Elektrische Heilmethoden bei Dermatosen. Americ. journ. of dermatol. 1911. p. 522. Ref. Arch. f. Dermatol. u. Syphilis. Bd. 112, S. 915. 1912. — Ullmann, K.: (a) Physikalische Therapie der Hautkrankheiten. Stuttgart 1908. Ref. Dermatol Zeitschr. Bd. 16, S. 71. 1909. (b) Physikalische Therapie der Hautkrankheiten. Stuttgart: Enke 1909. — Urbantschitsch, E.: Über Behandlung des Ekzems der Ohrmuschel mit Röntgenstrahlen. Demonstration i. d. österr. otolog. Ges. Ref. Monatsschr. f. Ohrenheilk. u. Laryngo-Rhinol. Jg. 45, S. 232. 1911. — Van de Velde, Th. H.: Strahlenbehandlung in der Gynäkologie. Zentralbl. f. Gynäkol. Jg. 39, S. 313. 1915. — Veiel, Th.: Zur Therapie des tylotischen, rhagadiformen Ekzems der Handteller u. Fußsohlen. Arch. f. Dermatol. u. Syphilis. Bd. 113, S. 1181. 1912. — Viner, A. K.: Erfahrungen mit der Radiumtherapie der Haut und des uropoetischen Systems. Med. rev. of rev. Vol. 27, p. 177. 1921. Ref. Zentralbl. f. Haut- u. Geschlechtskrankh. Bd. 1, S. 567. 1921. — Waddington, J. E. G.: The high frequency current. Its scope and technic. Der Hochfrequenzstrom, sein Anwendungsgebiet und seine Technik. Nat. elect. med. assoc. quart. Vol. 14, p. 237. 1923. Ref. Zentralbl. f. Haut- u. Geschlechtskrankh. Bd. 10, S. 253. 1924. — Weber, H.: Unsere röntgentherapeutischen Erfahrungen. 1920—1921. Strahlentherapie. Bd. 15, S. 323. 1923. — Weljamowitsch: Die Derivate des Formaldehyds bei Behandlung der Intertrigo, Hyperhidrosis und einigen anderen Formen von Ekzem. Med. Obosrenije. 1902. S. 712 (Orig.). Ref. Monatsh. f. prakt. Dermatologie. Bd. 35, S. 353. 1902. Arch. f. Dermatol. u. Syphilis. Bd. 66, S. 252. 1903. — Wetterer, J.: (a) Die hochfiltrierte Strahlung in der Dermatotherapie. Strahlentherapie. Bd. 8, S. 100. 1918. (b) Handbuch der Röntgen- u. Radiumtherapie. Leipzig 1919. — Wickham, L.: Sur l'emploi du radium en thérapeutique. Presse méd. 12. 12. 1908. Ref. Monatsh. f. prakt. Dermatol. Bd. 48, S. 277. 1909. — Wickham, L. und P. Degrais: (a) Spezifische Wirkung des Radiums auf gewisse hartnäckige Hautaffektionen ohne entzündliche Reaktion. 10. Congr. franç. de méd. zu Genf. 1908. (b) Radium bei chronischem Ekzem. Verhandl. d. Soc. franç. de dermatol. et syphil. Ref. Arch. f. Dermatol. u. Syphilis. Bd. 104, S. 110. 1910. (c) Radiumtherapie. Dtsch. v. M. Winkler: Berlin 1910. — Williams, E. G.: The treatment of malignant growths by the Röntgen-rays. Journ. of the Americ. med. assoc. Vol. 48, p. 311—316. 26. 1. 1907. Ref. Arch. f. Dermatol. u. Syphilis. Bd. 89, S. 129. — Williams, F. H.: (a) X-ray treatment of diseases of the skin. Röntgenbehandlung der Hautkrankheiten. Urol. a. cut. review. Bd. 28, S. 308. 1924. (b) Die Anwendung der X-Strahlen bei der Behandlung von Hautkrankheiten usw. Med. News. 3. 10. 1903. Ref. Monatsh. f. prakt. Dermatol. Bd. 38, S. 249. 1904. — Winternitz: Heilung von Ekzemen im roten Sonnenlichte; eine vorläufige Mitteilung. Blätter f. klin. Hydrotherap. 1900. 7/8. — Wise, F.: (a) Röntgenstrahlen bei Ekzem der Hände. Vorläufiger Bericht über die Behandlung chronischer, rezidivierender und hartnäckiger Fälle. New York med. journ. a. med. record. 1914. 3/1. Ref. Dermatol. Wochenschr. Bd. 60, S. 255. 1915. (b) Ultraviolettlight in skin diseases. Ultraviolettlicht bei Hautkrankheiten. New York med. journ. a. med. record. 3. 2. 1917. Ref. Urol. a. cut. review. Vol. 21, p. 157. 1917. — Zieler, K.: Über die Wirkung des konzentrierten elektrischen Bogenlichtes (nach Finsen) auf die normale Haut. Dermatol. Zeitschr. 1906. H. 1. Ref. Monatsh. f. prakt. Dermatol. Bd. 42, S. 312. 1906. — Zinsser, F.: (a) Die Gefahren der Röntgentherapie der Hautkrankheiten. Med. Klinik. 1911. Jg. 7, S. 1614. (b) Zur Röntgentherapie der Hautkrankheiten. Med. Klinik. 1908. Nr. 38, S. 1448.

Prurigo, Strophulus, Pruritus.

Von

MAX WINKLER-Luzern.

Mit 14 Abbildungen.

I. Prurigo.

Geschichte und Einteilung. Die Geschichte der Prurigo gehört zu den schwierigeren Kapiteln der Dermatologie. Nirgends mehr wie hier hat die unglückliche Fülle von Namen die Geister verwirrt. Man hat auch heute noch die größte Mühe, sich in dem Chaos der verschiedenen Bezeichnungen zurechtzufinden. Eine der Hauptschwierigkeiten liegt in der betrübenden Tatsache, daß für dieselben Affektionen bald der Ausdruck *Prurigo,* bald die Bezeichnung *Lichen* verwendet wurde.

In bezug auf die frühere Geschichte verweise ich auf die Darstellungen von FERDINAND HEBRA in seinem Handbuch, ferner auf diejenige von JACQUET (Prurigo) und von BROCQ (Les lichens) in der Pratique Dermatologique.

Die eigentliche Geschichte der Prurigo beginnt mit WILLAN, der in seiner Ordnung der Papeln drei Gruppen unterscheidet:

1. Den Strophulus. 2. Den Lichen und 3. Die Prurigo. Bei letzterer beschreibt er verschiedene Varietäten, so a) mitis, b) formicans, c) senilis, d) podicis, e) praeputii, f) urethrae, g) pubis, h) scroti, i) pud. muliebris. Die Ideen von WILLAN wurden von einer großen Zahl von Autoren seines Landes und des Auslandes aufgenommen und propagiert. Aber erst mit FERDINAND HEBRA wurde eine neue Epoche in der Frage der Prurigo eingeleitet. Mit einer bewundernswerten Klarheit und Schärfe des Geistes hat er das bisherige System der pruriginösen Affektionen zerlegt und seine Prurigo herausgearbeitet. Von den bisherigen Affektionen läßt er nur die Prurigo mitis et formicans als Prurigo gelten, denn nur bei diesen Affektionen gehen nach HEBRA dem Jucken krankhafte Veränderungen der Haut voraus und bedingen dasselbe, während bei Prurigo senilis das Jucken das Primäre sei und auf einer krankhaften Veränderung der Hautnerven beruhe. Die Prurigo localis sei eine Folge von Veränderungen der inneren Organe oder des Blutes. Die Prurigo pedicularis sei durch verschiedene Epizoen besonders Pediculi vestimentorum bedingt. Für alle diese letzteren Affektionen schlägt er die Bezeichnung Pruritus cutaneus vor. Von den Lichen anerkennt er nur den Lichen ruber und Lichen scrophulosorum. Den Lichen circumscriptus der Franzosen (RAYER, CAZENAVE, CHAUSSIT, CANUET, BAZIN und DEVERGIE) rechnet er zum Ekzem. Im Jahre 1886 wendet sich VIDAL gegen die enge Lichenfassung HEBRAS, die namentlich im deutschen Sprachgebiet, aber auch in England, Italien, Dänemark und in den Vereinigten Staaten allgemeine Geltung bekommen hatte, aber ohne sichtlichen Erfolg. Es ist unstreitig das Verdienst BROCQS und seines Mitarbeiters JACQUET, mit der klaren Herausarbeitung des Begriffes „Lichenifikation" VIDALS Bestrebungen zum Durchbruch verholfen und das Knäuel weiter entwirrt zu haben. Die Lichenifikation, von BESNIER „Lichenisation" genannt, führte zu den Krankheitsformen der Neurodermitis circumscripta und der Neurodermitis disseminata. VIDAL ist also volle Genugtuung widerfahren, indem auch auf deutschem Sprachgebiet die Neurodermitis chronica circumscripta kurz „Lichen Vidal" genannt wird, ähnlich wie BESNIER seinerzeit dazu beigetragen hat, daß die von HEBRA herausgearbeitete Prurigo als „Prurigo Hebrae" bezeichnet wurde. Von TOMMASOLI ist dann der Begriff Prurigo temporanea autotoxica aufgestellt worden. Er klassifiziert folgendermaßen:

1. Prurigo temporanea (acuta und subacuta).

2. Prurigo chronica: a) Typus Hebra, b) Varietäten der chronischen Prurigo. Letztere sollen die spezifischen eruptiven Elemente und die Chronizität aufweisen, dürfen aber nach TOMMASOLI nicht mit der wahren HEBRAschen Prurigo verwechselt werden, weil sich

die Dermatose erst in der zweiten Kindheit oder beim Erwachsenen zeigt, keine bestimmten Prädilektionsstellen aufweist und zu jeder beliebigen Jahreszeit auftreten kann. Die Wiener Schule teilte den Standpunkt von TOMMASOLI nicht, wohl aber haben BESNIER bei seiner „Prurigo diathésique" und JACQUET bei seinen „Prurigos atypiques" ähnliche Fälle im Auge gehabt. BESNIER legt den Hauptwert auf die pruriginöse Diathese. Die Läsionen sind banaler Natur, durch das Kratzen bedingt und bestehen in Lichenifikationen und Ekzematisationen. DARIER hält den Ausdruck Prurigo diathésique nicht für besonders glücklich und möchte ihn fallen lassen, während HAXTHAUSEN, gestützt auf seine Cutireaktionen, wieder für die selbständige Stellung der Prurigo Besnier eintritt und sie von der Neurodermitis abgetrennt wissen möchte. BROCQ hat dann seinen Lichen simplex acutus mit „Prurigo simplex acuta" bezeichnet, die bei Kindern dem Strophulus, beim Erwachsenen am ehesten der Prurigo temporanea acuta et subacuta entspricht. In neuester Zeit hat DARIER, dem für die Sichtung der komplizierten Materie zweifellos ein großes Verdienst zukommt, den Begriff der Prurigo wieder weiter gefaßt. Er versteht darunter jeden primären Pruritus, der von speziellen Hautreaktionen gefolgt ist, die in Prurigopapeln und Lichenisation bestehen (siehe Précis de dermatol. 1923). Folgerichtig rechnet er die Neurodermitis BROCQ dazu und unterscheidet neben einer Prurigo Hebrae und Prurigo simplex acuta seu strophulus, noch eine Prurigo vulgaris diffusa (Nevrodermites disseminées) und eine Prurigo circumscripta (Lichen chronicus VIDAL). Damit wären nun glücklich die Prurigo und ein Teil der lichenoiden Erkrankungen wieder vereinigt. Ich halte es aus klinischen und didaktischen Gründen unbedingt für richtiger, bei der Trennung zu bleiben. Die Neurodermitis circumscripta resp. der Lichen chronicus VIDAL ist ein so gut definiertes Krankheitsbild, daß es seine selbständige Stellung bewahren sollte. Für eine Trennung sprechen auch die Befunde von BRACK. Er hat bei Prurigo vulgaris das Vorkommen der alimentären Hämoklasie festgestellt und eine positive Reaktion hauptsächlich bei den Fällen bekommen, die neben Prurigopapeln auch sekundäre Lichenifikationen aufwiesen. Bei Neurodermitiden und chronischen Ekzemen mit sekundären Lichenifikationen wurde die Reaktion stets vermißt. Wir haben demnach auch biologische Gründe, um eine Trennung der Prurigo von der Neurodermitis vorzunehmen. Die Ansicht HERXHEIMERs, die Prurigo Hebrae zur Neurodermitis im ersten Lebensjahr zu rechnen, scheint mir daher auch eine wenig glückliche zu sein.

Der Ausdruck Prurigo vulgaris kann aber akzeptiert werden. Ich rechne dazu einmal die Prurigo diathésique von BESNIER, dann die atypischen Fälle der Prurigo von JACQUET und die Varietäten der chronischen Prurigo, die nicht zum Typus Hebra gehören (TOMMASOLI). Es muß aber zugegeben werden, daß die Trennung der Prurigo vulgaris von der Neurodermitis disseminata manchmal kaum möglich ist und daß es vielleicht Übergangsformen gibt, namentlich wenn man sich auf den Standpunkt BROCQs stellt, nach dem es mehr auf die individuelle Reaktion des Menschen, als auf die ätiologischen Faktoren ankäme. Diese Möglichkeit nimmt auch JADASSOHN an, wie er mir persönlich mitgeteilt hat.

Es ist von VIDAL noch eine Form von Lichen beschrieben worden unter dem Ausdruck „Lichen polymorphe ferox", von dem ein Teil der Fälle der Prurigo Hebrae zuzugehören scheint. Der größte Teil derselben zeichnet sich aber durch das Vorhandensein von großen Papeln aus, die häufig hyperkeratotisch werden, stets isoliert stehen, sehr heftiges Jucken verursachen, jahre- und jahrzehntelang bestehen können und der Therapie nur sehr schwer zugänglich sind. Diese Krankheit ist unter den verschiedensten Namen beschrieben worden. Bei den Franzosen heißt sie auch kurzerhand „Prurigo à grosses papules". LAILLER und BROCQ nannten sie Lichen obtusus corneus; KAPOSI, PICK, KREIBICH und FABRY Urticaria perstans. UNNA bezeichnet sie als Eczema callosum verrucosum, PAUTRIER „Lichenification circonscrite chronique". HYDE nennt sie kurz Prurigo nodularis, ein Ausdruck, den auch DARIER aufnimmt und der den Vorzug der Kürze und der allgemeinen Verständlichkeit für sich hat.

DARIER unterscheidet nun noch eine Prurigo lymphadénique. Diese Krankheit kann hier nicht abgehandelt werden, da sie unter dem Kapitel „Blutkrankheiten und Haut" untergebracht werden muß; denn sie tritt vorwiegend bei der Lymphogranulomatose, bei leukämischen und aleukämischen Prozessen auf. Auch die Krankheit von FORDYCE und FOX werde ich nicht berühren, da sie mehr ins Gebiet der Neurodermitis chronica circumscripta zu gehören scheint oder eine selbständige Krankheit darstellt.

Es gibt nun noch eine sog. Sommerprurigo HUTCHINSONs, die eine große Ähnlichkeit mit der Prurigo temporanea aufweist. Sie tritt allerdings nur im Sommer an den unbedeckten Körperpartien auf, und es scheinen die Lichtstrahlen ätiologisch eine gewisse Rolle zu spielen. Nach E. PICK gehört aber die Sommerprurigo nicht zur Hydroa vacciniforme, eine Ansicht, die dadurch zustande kam, daß HUTCHINSON neben seiner Sommerprurigo noch eine Affektion unter dem Titel „Sommereruption" beschrieb, die unstreitig zur klassischen Hydroa vacciniforme BAZINs gehört. Die HUTCHINSONschen Fälle von Sommerprurigo scheinen auch nicht ganz einheitlicher Natur zu sein. So wird Fall 5 zur Prurigo Hebrae gerechnet (E. PICK). Die anderen Fälle entsprechen zum Teil auch in bezug auf die Lokalisation nicht alle der typischen Sommerprurigo. Was gegen Hydroa spricht, ist das Fehlen von Hämatoporphyrin im Urin, das vorwiegende Auftreten bei Erwachsenen und beim weiblichen Geschlecht. Der Juckreiz ist intensiver bei Sommerprurigo als bei Hydroa vacciniforme und führt zur sekundären Lichenifikation. Ich schließe mich daher PICK an, wenn er diese Fälle von der Hydroa vacciniforme trennt. Ich möchte einen Teil davon den pruriginösen Affektionen zuteilen. Was die Prurigo gestationis betrifft, so wird ein Teil derselben wohl dem Herpes gestationis zugehören. Es bleiben aber die Fälle von GASTOU, BARTHÉLEMY, BESNIER und BAR übrig, die eine enge Verwandtschaft mit der Prurigo temporanea aufweisen.

Es wäre nun noch kurz die Streitfrage zu erörtern, ob bei Prurigo das Jucken präeruptiv oder posteruptiv resp. vor oder nach dem Erscheinen der Efflorescenzen auftritt. Die Erörterung dieser Frage nimmt in der Fachliteratur einen breiten Raum ein. Zuerst haben CAZENAVE und CANUET die Ansicht vertreten, daß bei den pruriginösen Affektionen primär das Jucken auftrete und daß die Hauterscheinungen erst unter dem Einfluß des Kratzens zum Vorschein kommen. HEBRA hat dann im Gegensatz dazu die Behauptung aufgestellt, daß das Prurigoknötchen das Primäre sei, und daß das Jucken durch dieses Knötchen verursacht werde. Es zeigte sich dann immer deutlicher der Gegensatz der deutschen, resp. Wiener zur französischen Schule. Im Jahre 1892 hat JACQUET Experimente bei einem an Prurigo leidenden Mädchen gemacht, mittels deren er die Frage endgültig entschieden zu haben glaubte. Er schloß zunächst den rechten Arm dieser Patientin mittels Watte und Binden sehr sorgfältig gegen äußere Schädigungen ab und es zeigten sich angeblich an dieser Extremität keine neuen Prurigoknötchen, während am übrigen Körper und auch am linken Arm täglich neue Knötchen zu konstatieren waren. Nach einigen Tagen ließ er dann den rechten Arm frei und verband in gleicher Weise den linken Arm. Er erhielt dasselbe Resultat, d. h. neue Efflorescenzen am rechten, keine Efflorescenzen am linken Arm. JACQUET und mit ihm sein Lehrer BROCQ schlossen daraus, daß das Jucken der primäre Faktor sei und daß erst durch das Kratzen und Scheuern die Hauterscheinungen auftreten. Wo das nicht möglich sei, unterbleiben die Hauteruptionen. Dieser Ansicht schlossen sich dann weiter an VIDAL, BESNIER, HALLOPEAU, EHLERS, BONFIGLI, TOMMASOLI und PERNET, während die Wiener und die deutsche Schule und zum Teil die Amerikaner der Auffassung HEBRAS beipflichteten. AUSPITZ tritt für eine selbständige Sensibilitätsneurose ein, die mit einem Krampf der hypertrophischen Arrectores pilorum verbunden sei. HANS V. HEBRA schloß sich der Theorie von AUSPITZ betreffend die Sensibilitätsneurose an, lehnte aber die Motilitätsneurose (Krampf der Arrectores pilorum) ab.

Nach NEISSER und MAC LEOD treten das Jucken und die Knötchen gleichzeitig und untrennbar miteinander auf. Von BERNHARDT wird auch die Theorie von der Sensibilitätsneurose bekämpft, weil er einen Fall von Prurigo beobachtet hat, bei dem die gelähmte rechte obere Extremität — infolge akuter Kinderlähmung — stets frei von Prurigoknötchen blieb. Wäre die Prurigo eine Sensibilitätsneurose, so müßte auch die gelähmte Extremität befallen sein, da dort die Sensibilität intakt war. BERNHARDT glaubt auch nicht, daß die Vasomotoren eine wichtige Rolle bei der Pathogenese der Prurigo spielen, sondern er verlegt den Entstehungsort in die trophischen Zentren. Die Vernichtung derselben im Rückenmark vermochte seiner Ansicht nach den Ausschlag an der Extremität zu verhüten. Er sieht die Prurigo für eine Dystrophia cutis an, welche sich infolge einer chronischen Reizung der trophischen Zentren oder deren Leitungsbahnen entwickelt. Die Knötchen entstehen primär, das Jucken sekundär. JARISCH, MATZENAUER und FINGER stehen auf dem alten HEBRASchen Standpunkt und halten das Jucken für posteruptiv. Nach MALCOLN MORRIS kann der Juckreiz den Prurigopapeln vorausgehen oder ihnen nachfolgen. Wenn DARIER in seiner neuesten Ausgabe seines Précis de dermatol. 1923 sagt, daß die Prurigopapeln und die Lichenisation sekundär seien und vom Kratzen herrühren und behauptet, daß diese Theorie fast universell angenommen sei, so dürfte das für das deutsche Sprachgebiet jedenfalls noch nicht gelten. Neuestens bringt nun allerdings BRACK eine neue Stütze für den französischen Standpunkt bei — wenigstens was die Prurigo vulgaris betrifft. Er hält gestützt auf seine Versuche mit der alimentären Hämoklasie, das Jucken für primär, die Prurigoknötchen für sekundär. Sollten die BRACKschen Resultate auch für die Prurigo Hebrae ihre Bestätigung finden, so dürfte der Zeitpunkt nicht mehr fern stehen, wo diesem alten Zankapfel ein Ende bereitet wird, und zwar zugunsten der französischen Auffassung.

Nach diesem historischen Abriß komme ich nun zur Einteilung resp. Klassifikation der pruriginösen Erkrankungen, die mir nach dem heutigen Stande der Wissenschaft aus klinischen und didaktischen Gründen berechtigt erscheint.

I. Prurigofälle von eminent chronischem Verlauf, die der Behandlung sehr schwer zugänglich sind. Dahin gehören:

1. *Die Prurigo Hebrae.*
2. *Die Prurigo à grosses papules = Prurigo nodularis* (HYDE).

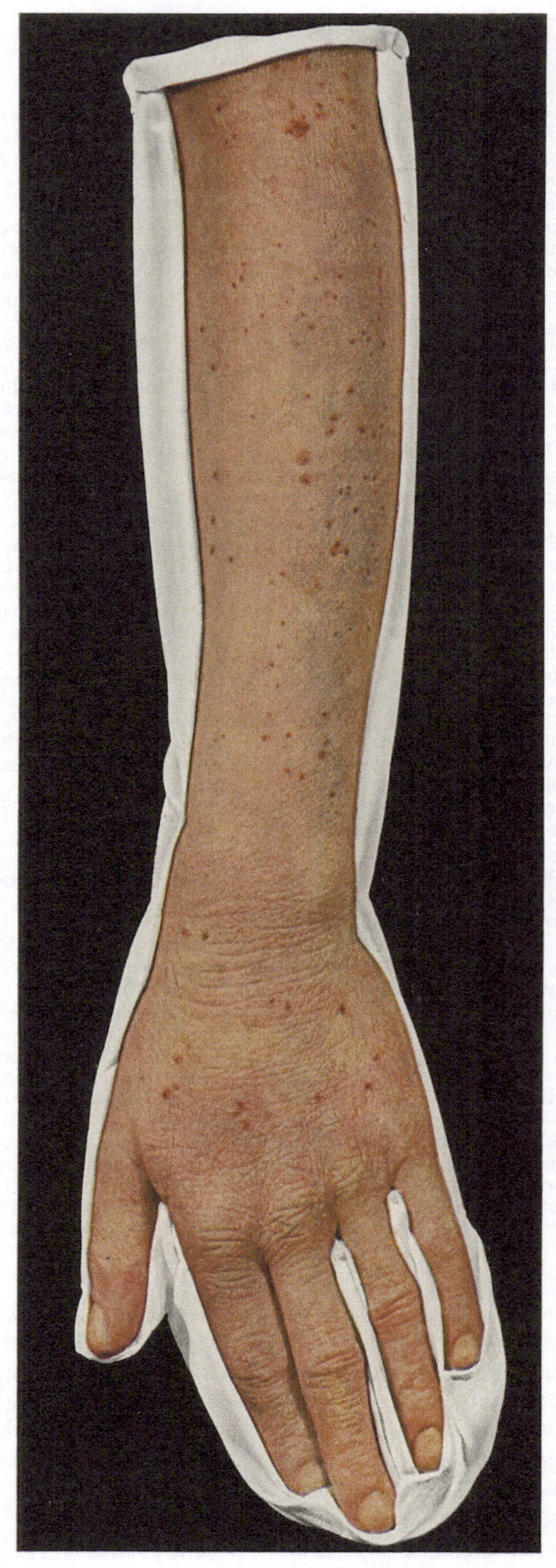

Abb. 1. Prurigo ferox. (Aus Finkelstein-Galewsky-Halberstaedter, Hautkrankheiten und Syphilis im Säuglings- und Kindesalter. 2. Aufl. Berlin: Julius Springer 1924.)

II. Prurigoformen, die zum Teil mehr flüchtigen Charakter aufweisen, zum Teil mehr chronisch verlaufen, aber der Behandlung besser zugänglich sind. Zu ihnen zählen wir:

1. *Die Prurigo simplex acuta = Strophulus.* Man kann sich fragen, ob man dieses wohl definierte Krankheitsbild, das so viele Analogien mit der Urticaria aufweist, bei der Prurigogruppe belassen oder mehr zur Urticaria rechnen soll. Man könnte es gewissermaßen als Übergangsform von der Prurigogruppe zur Urticaria betrachten.

2. *Die Prurigo simplex acuta der Erwachsenen = Prurigo temporanea.*

3. *Die Prurigo vulgaris* (DARIER) aber im engeren Sinne mit Ausschluß der Neurodermitiden.

III. Der Pruritus.

1. Die Prurigo Hebrae.

Klinisches Bild und Verlauf. Die Prurigo Hebrae beginnt in der Regel im frühesten Kindesalter, am Ende des ersten oder zu Beginn des zweiten Lebensjahres. Es werden zunächst vielfach Schübe von gewöhnlichen Urticariaquaddeln oder von Strophulusefflorescenzen konstatiert. Nach und nach lassen sich zwischen diesen Effloreszenzen kleine hautfarbene oder schwach rötlich verfärbte, derbe, disseminierte Knötchen von Hanfkorn- bis Stecknadelkopfgröße nachweisen, die mehr palpierbar als sichtbar sind und sehr intensiv jucken [1]). Die Knötchen werden allmählich zahlreicher, während die quaddelartigen Effloreszenzen mehr und mehr in den Hintergrund treten und schließlich verschwinden. Nach dem Kratzen treten diese Knötchen „die eigentlichen Prurigoknötchen" stärker hervor und nehmen eine rote Farbe an. Sie werden zufolge des intensiven Juckens mit dem Fingernagel aufgekratzt, und es bildet sich je nach der Tiefe des Kratzeffektes eine gelbliche oder blutig tingierte Kruste an der Kuppe des Knötchens. Die nicht aufgekratzten Knötchen weisen an der Kuppe ein mit einer dicken Decke überzogenes Bläschen oder Pustelchen auf. Diese Effloreszenzen sind flüchtiger Natur und verschwinden nach Stunden oder Tagen unter Bildung eines bräunlichen Fleckes. Durch das Kratzen entstehen öfters Sekundärinfektionen, und es kommt zur Pustel- und nachfolgender Borkenbildung. Die Pusteln können zusammenfließen und größere Hautpartien unterminieren. Nach dem Eintrocknen entstehen dann größere Borkenflächen. Durch die steten Schübe von neuen Knötchen und infolge des ständigen Kratzens wird die Haut allmählich diffus verdickt, und es kommt zu sekundärer Ekzematisierung und Lichenifizierung. Nach 3—4 Jahren, d. h. auf dem Höhestadium der Krankheit, zeigt sich dann folgendes Bild:

Die Haut ist in toto verdickt und läßt sich nur schwer von der Unterlage abheben. Am stärksten betroffen sind die Streckseiten der Unterschenkel. Die Hautfalten sind viel dicker als normal. Auch die Furchenbildung der Haut ist verändert. Die Furchen stehen weiter auseinander und sind tiefer als normal (Lichenifikation). Die Haut ist diffus ekzematisiert und mit einem feinen weißen Schuppenstaub bedeckt. Dazwischen liegen Knötchen, Pustelchen, braune Flecke, kleine weiße Närbchen als Folge von abgeheilten Pusteln. Vielfach ist auch eine diffuse bräunliche Pigmentierung zu konstatieren. Die Haare sind entweder abgescheuert, oder es sind nur noch kleine verdickte Haarstümpfe zu sehen. Die Kopfhaare sind trocken, glanzlos und sehen wie mit Staub bedeckt aus.

Infolge der Kratzeffekte und der Sekundärinfektionen schwellen die entsprechenden Lymphdrüsen an, speziell die Cruraldrüsen, die Cubital-, Axillar-

---

[1]) Nach HERXHEIMER sollen sie lichenoid und glänzend sein.

und Halsdrüsen. So können besonders die Schenkeldrüsen Faustgröße erreichen und werden als Prurigobubonen bezeichnet. Sie haben wenig Neigung zur Vereiterung.

Durch das intensive Jucken werden die Patienten vielfach des Schlafes beraubt. Es leidet daher das Allgemeinbefinden. Die Prurigopatienten sehen meistens blaß aus, weisen Zeichen von Anämie auf. Die Augen sind umrändert. Die Patienten sind vielfach in gedrückter Stimmung. Schwerere gesundheitliche Störungen treten aber in der Regel nicht auf. Ja man ist ab und zu sogar erstaunt über das gute Allgemeinbefinden bei einem so qualvollen und jahrelang bestehenden Leiden. Im Blute ist häufig eine Eosinophilie wie in der Haut zu konstatieren (JADASSOHN, WÜSTENBERG). Letzterer beobachtete neben dem Anstieg der Eosinophilen auch eine Vermehrung an Lymphocyten. Nach HEBRA wäre die Krankheit unheilbar. Nach ihm treten höchstens zur Sommerzeit leichte Remissionen ein. Im Winter stelle sich die alte Eruption in unverminderter Heftigkeit wieder ein. Es kommt augenscheinlich aber auch ein umgekehrter Typus vor, bei dem die Remissionen zur Winterszeit nachweisbar sind (BROCQ, JACQUET).

Lokalisation. Die Krankheit befällt vorzugsweise die Streckseiten, und zwar ist sie am stärksten an der Vorderseite der Unterschenkel zu konstatieren. Von da nehmen die Erscheinungen nach oben zu allmählich ab. Frei bleiben in der Regel die Gelenkbeugen, die Handteller, die Fußsohlen und der behaarte Kopf.

Wir haben also ein Krankheitsbild, das sich auszeichnet durch den frühen Beginn, die beschriebenen Hautveränderungen, die Bubonen, die Lokalisation und die Unheilbarkeit. In diesen HEBRAschen Symptomenkomplex sind nun im Verlaufe der Zeit verschiedene Breschen geschlagen worden. So haben namentlich VIDAL, EHLERS und auch STEINER, VÖRNER und SPIETHOFF betont, daß die

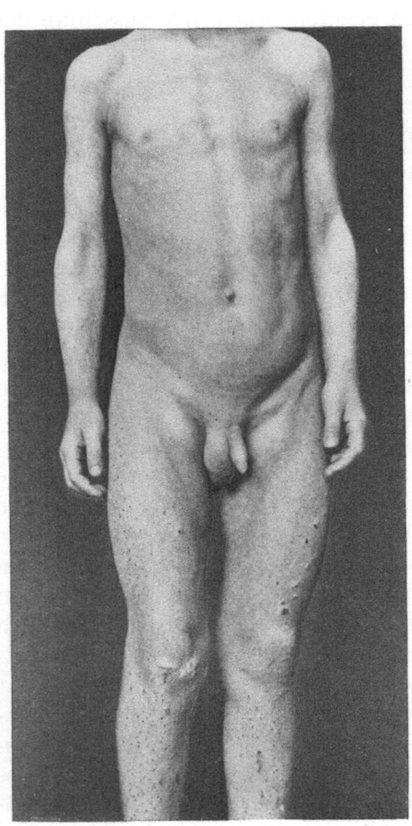

Abb. 2. Prurigo.
(Aus LESSER, Lehrb. der Hautkrankheiten. 14. Aufl. bearbeitet von JADASSOHN. Berlin: Julius Springer.)

Prurigo auch in späteren Jahren — zur Pubertätszeit oder noch später — ihren Anfang nehmen könne. Bei SPIETHOFFs Fall begann die Affektion erst im 46. Lebensjahr. Von anderen Autoren wurde die Heilbarkeit betont (VIDAL), und selbst NEISSER sah bei frühzeitiger und lange fortgesetzter Hautpflege bei milderen Formen Heilung eintreten. Auch JANOVSKY spricht auf dem Londoner Kongreß von geheilten Prurigofällen. JADASSOHN und WHITE beobachteten bei bloßem Spitalaufenthalt weitgehende Besserung des pruriginösen Exanthems. Nach DARIER gibt es neben dem HEBRAschen noch einen sog. französischen Typus, bei dem die Hautveränderungen vorwiegend im Gesicht und an den oberen Extremitäten zu konstatieren sind mit Abnahme nach unten zu. Man wird hier also wohl einige Konzessionen machen müssen und kann nicht mehr streng am HEBRAschen Schema festhalten. Charakteristisch bleiben vor allem aus die Prurigoknötchen, der intensive Juckreiz mit den sekundären Erscheinungen der Ekzematisation und Lichenifikation, dann das Freibleiben der Gelenkbeugen und die Prurigobubonen, also genügend Momente, die uns nötigen, diesen Typus der Prurigo als gesonderte Krankheit zu beschreiben und zu benennen.

Es müssen noch einige Besonderheiten des Verlaufes erwähnt werden. So sah VÖRNER einen Fall von Prurigo bei einem 4 jährigen Mädchen, bei dem neben dunkelroten Quaddeln hämorrhagische Efflorescenzen mit zentraler Blutkruste zu konstatieren war. Auf Calcium phosphoricum und Eichenrindenbäder trat in 8 Tagen Heilung ein. Dann Rezidiv von Prurigo ohne Hämorrhagien. Auf die obenerwähnte Therapie bald wieder Heilung. Die Affektion soll im ersten Lebensmonat bei gutem Allgemeinbefinden aufgetreten sein. Der frühe Beginn und der rasche Verlauf machen es sehr unwahrscheinlich, daß dieser Fall ins Gebiet der Prurigo Hebrae gehört. Auch der Fall von HALLOPEAU und ROY mit einer großen Zahl kleiner schwarzer Krusten ohne Knötchen und Kratzeffekte dürfte kaum als Prurigo Hebrae anzusprechen sein.

Vorkommen. Im allgemeinen scheinen die osteuropäischen Länder mehr von der Krankheit heimgesucht zu werden als der Westen. So war es denn auch in Wien mit seiner etwas kosmopolitischen Bevölkerung, wo HEBRA die schweren, nach ihm unheilbaren Fälle von Prurigo ferox beobachtet hat. Nach PAYNE, GRAHAM LITTLE und COLCOT FOX ist die Krankheit in England selten und STELWAGON will in Philadelphia nie einen Fall beobachtet haben. Nach CORLETT, ZEISLER, HOLDER, BULKLEY u. a. kommt die Affektion auch in Amerika nicht ganz selten vor, während sie nach JAMES WHITE dort kaum vorzukommen scheint. Von Interesse ist die Mitteilung von DYMNICKI, der bei Emigranten, die einige Zeit in Amerika zugebracht hatten und dort frei von Prurigo waren, nach ihrer Rückkehr nach Polen Prurigo auftreten sah. Es würde das dafür sprechen, daß Milieueinflüsse bei der Entstehung der Affektion eine Rolle spielen. In der Schweiz scheint die Krankheit auch sehr selten geworden zu sein. Während ich zur Zeit meiner Berner Assistentenzeit unter JADASSOHN noch vereinzelte Prurigofälle zu sehen bekam, habe ich während meiner 20 jährigen praktischen Tätigkeit in Luzern noch nie einen Fall zu Gesicht bekommen, obschon ich auch die niederen Schichten der Bevölkerung in Beobachtung hatte. Im ganzen scheinen das sog. Proletariat, d. h. verwahrloste, schlecht genährte Kinder das Hauptkontingent zu stellen, während in den besser situierten Kreisen die Krankheit selten vorkommt. Da die Schweiz das Großstadtproletariat und Elend im allgemeinen weniger kennt, so könnte das mit ein Grund des seltenen Vorkommens der Krankheit sein. Das würde auch erklären, warum die Kollegen in den Vereinigten Staaten im allgemeinen die Prurigo weniger beobachten als die Ärzte vieler osteuropäischen Staaten. Es spielt vielleicht die Reinlichkeit oder allgemein ausgedrückt die Möglichkeit einer gewissen Körperpflege ätiologisch eine Rolle. Dem widerspricht nun allerdings die Beobachtung von JADASSOHN, der während des Krieges und unmittelbar nach dem Kriege in Breslau keine Zunahme der Prurigo Hebrae beobachtet haben will, obschon das Elend und die mangelnde Körperpflege damals sehr groß waren (persönliche Mitteilung).

Pathologische Anatomie. Was das histologische Bild betrifft, so sind von den einzelnen Autoren voneinander abweichende Bilder beschrieben worden. Das scheint offenbar davon herzurühren, daß das Untersuchungsmaterial speziell in bezug auf die Prurigoknötchen von verschiedenen Entwicklungsstadien der Krankheit herrührte. Vielleicht sind auch Efflorescenzen von etwas atypischen Fällen untersucht worden, indem der Krankheitsbegriff „Prurigo" im weiteren

Sinne gefaßt wurde und möglicherweise auch schwerere Strophulusfälle usw. miteinbezogen wurden.

Die erste genauere Beschreibung des histologischen Bildes verdanken wir HEBRA und man muß wohl annehmen, daß er typisches Material untersucht hat. Wenn ein Prurigoknötchen von einer erst kurze Zeit erkrankten Haut untersucht wird, so findet man nach HEBRA die Papillen etwas vergrößert, ödematös und von Zellen in mäßiger Zahl durchsetzt. Die Epidermis zeigt in den tieferen Schichten gequollene oder auch proliferierende Zellen und vereinzelte Wanderzellen. Das Pigment ist vermehrt. An stärker erkrankten Hautpartien fand der Autor auch das Corium großmaschig und eine mäßige bis reichliche Zellinfiltration längs der Gefäße. Entstammt das Gewebe der verdickten Haut des Unterschenkels, so sollen die Papillen vergrößert, die Bindegewebsbalken im Papillarkörper und Corium stark und trocken und die Maschen eng sein (Sklerose) mit wenig eingestreuten Zellen. Bei noch intensiverer Erkrankung sind die Arrectores pilorum hypertrophisch (DERBY), die äußeren Wurzelscheiden verbreitert, die Haartaschen in den tieferen Partien stellenweise ausgebuchtet (DERBY und GAY) und manchmal auch die Schweißdrüsen durch Zellproliferation erweitert (GAY). In ganz alten Fällen wären dann die Follikel und

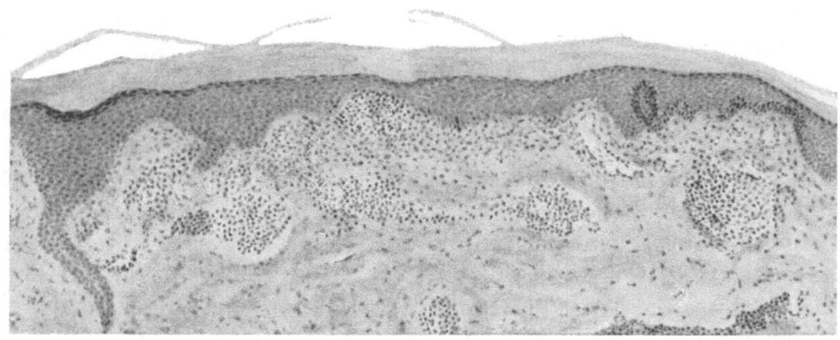

Abb. 3. Prurigo Hebrae. Prurigoknötchen mit Erweiterung der Blut- und Lymphgefäße und Infiltration im Papillarkörper und in den oberen Cutispartien. (Präparat der Breslauer Klinik.)

Talgdrüsen verkleinert (GAY) und die Haare von der Scheide losgelöst. HEBRA sieht im histologischen Bilde große Analogien der Prurigo zum Ekzem. AUSPITZ glaubt, daß die Prurigoknötchen auf einem Krampf der hypertrophischen Arrectores pilorum beruhen. Er leugnet jede Form der Entzündung. Die Prurigoknötchen sollen daher stets an die Follikel gebunden sein, was aber JACQUET bestreitet. Nach CASPARY handelt es sich um eine lokalisierte Proliferation des Rete Malpighi, also eine Acanthose, welcher Auffassung sich neuestens DARIER anzuschließen scheint wenn er sagt, daß sich die Definition des Prurigoknötchens in zwei Worten zusammenfassen lasse: „Acanthose localisée". RIEHL hebt dann wiederum in Anlehnung an HEBRA den urticariellen Charakter des Prurigoknötchens hervor. Er findet die Hauptveränderung in der Cutis. Dieser Ansicht schließen sich MORRISON, JARISCH, NEISSER u. a. an. Das Bindegewebe zeige eine teigig-ödematöse Durchtränkung. Die Lymphbahnen und Blutgefäße seien erweitert. Die Papillargefäße und das subpapillare Gefäßnetz zeigen eine kleinzellige Infiltration. Zahlreiche Wanderzellen von unregelmäßiger Form liegen zerstreut zwischen Infiltrat und Bindegewebsfasern. Epidermis, Talg- und Schweißdrüsen, Haarbälge, glatte Muskeln und Fettgewebe seien normal. Nach NEISSER spielt beim Knötchen der vasomotorisch transsudative Vorgang die Hauptrolle analog der Urticaria. JADASSOHN fand im Corium häufig zahlreiche eosinophile Zellen. Von LELOIR und

Tavernier ist dann auf eine spezielle Veränderung der Epidermis aufmerksam
gemacht worden, die sie für charakteristisch halten. Es handelt sich um eine
Art Cyste im Stratum Malpighi, die oben von Retezellen oder der Hornschicht,
seitlich und an der Basis ebenfalls von Retezellen begrenzt ist; letztere sollen
eine Tendenz zur Keratinisierung aufweisen. Die Cysten weisen angeblich eine
helle Flüssigkeit, degenerierte Epithelien und einige Leukocyten auf. Hin
und wieder sollen diese Cysten mit den Schweißdrüsenausführungsgängen in
Verbindung stehen (Bonfigli und Campana). Unna hat dann besonders auf
die Unterschiede aufmerksam gemacht, die zwischen Ekzem und Prurigopapeln bestehen. Bei der Prurigo handle es sich um eine Nekrose des Rete
Malpighi ohne Beziehungen zu den Schweißdrüsen. Daneben betont er aber
ebenfalls das Vorhandensein eines spastischen Ödems in der Cutis und gibt
Riehl Recht in bezug auf den urticariellen Charakter des Prurigoknötchens.
Bei den chronischen Fällen trete dann die Hyperkeratose und Acanthose in den

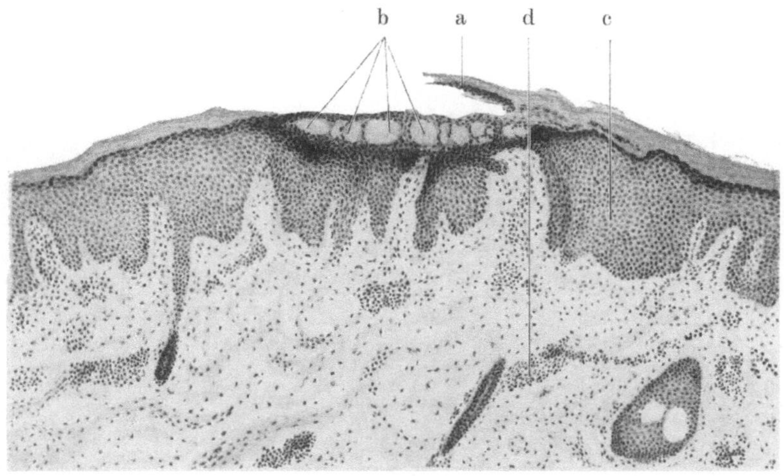

Abb. 4. Prurigo Hebrae.
a Schuppenlamelle; b mehrkammeriges Bläschen; c Acanthose; d Infiltration in der Cutis.
(Präparat der Breslauer Klinik.)

Vordergrund. Das Fehlen der Parakeratose bei Prurigo und der stärker vesiculöse Charakter beim Ekzem gestatte aber die beiden Krankheiten voneinander zu unterscheiden. Darier will Cysten nie beobachtet haben.

Wenn wir diesen kurzen historischen Abriß überblicken, so fällt auf, daß das
eine Mal das Hauptgewicht auf die Cutis resp. auf den urticariellen Charakter
der Läsion gelegt wird, während die andere Richtung mit Caspary, Leloir
und Tavernier, Darier an der Spitze die Veränderungen des Epithels als maßgebend für die Knötchenbildung erachtet. Unna nimmt eher einen vermittelnden Standpunkt ein. In neuerer Zeit haben sich Gans und namentlich Civatte
wieder eingehender mit der Histologie der Prurigo Hebrae befaßt. Nach Gans
entspricht das Prurigoknötchen einer Urtica. Erst sekundär komme es zu
stärker entzündlichen Erscheinungen im Corium. Es handle sich dabei um ein
Ödem der oberen Cutispartien und des Papillarkörpers mit Erweiterung der
Blut- und Lymphgefäße und einer perivasculären Infiltration. Die Veränderungen im Epithel sollen sich auf eine umschriebene Acanthose beschränken.
Civatte betont, daß die primäre Prurigopapel nur Cutisveränderungen aufweise,
während die Epidermis sozusagen normal sei. Es handle sich um eine unscharf
begrenzte und wenig dichte Anhäufung von polynucleären Leukocyten zwischen

den Bindegewebsbündeln. Zu einer Einschmelzung des Bindegewebes komme
es dabei nicht. Die Leukocyten degenerieren angeblich sehr rasch, wobei das
Cytoplasma zerfalle und die Kerne frei werden. Zugleich komme es zu einer
leichten Proliferation der Fibroblasten. Um dieses Infiltrationszentrum sei
eine weitere Infiltrationszone zu konstatieren, die ebenfalls aus Leukocyten
bestehe. Letztere seien aber weniger dicht gelagert und besser erhalten. Betroffen von diesen Veränderungen sind die Cutis und der Papillarkörper. CIVATTE
konnte dann noch weitere Infiltrationszüge beobachten, die aus Lymphocyten
bestehen und perivasculär angeordnet sind. Von Ödem sei sozusagen nichts
zu sehen. Auch die Subcutis erweise sich beinahe als infiltrationsfrei. Das
zentrale, fast knötchenförmige Infiltrat ist angeblich sehr flüchtiger Natur,
weshalb es den bisherigen Beobachtern entgangen sein soll. Die Epidermis
sei meist normal und weise nur hin und wieder eine Excoriation oder ein Bläschen
mit perforiertem Grunde auf. In späteren Stadien sei dann die Cutis nicht mehr
allein betroffen, sondern es finden sich auch epitheliale Läsionen vor, auch wenn

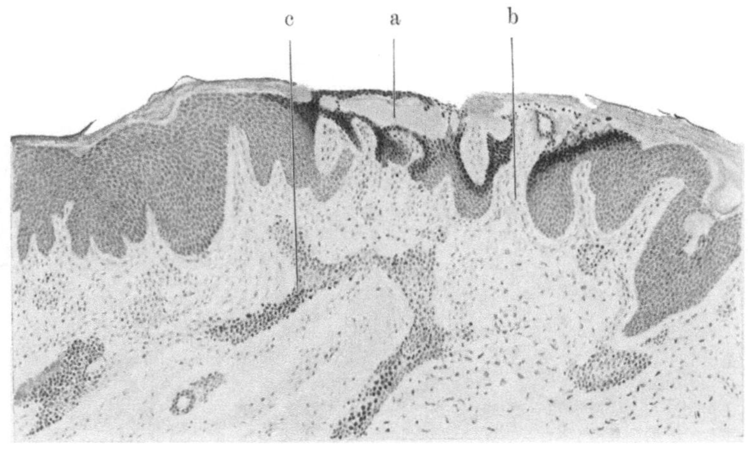

Abb. 5. Prurigo Hebrae.
a Bläschen, das bei b mit dem Papillarkörper kommuniziert. c Infiltrationszüge in der Cutis.
(Präparat der Breslauer Klinik.)

keine hämorrhagischen Krusten vorhanden seien. In der Cutis fehle dann das
zentrale Knötchen von degenerierten Leukocyten und es ist nach CIVATTE nur
eine diffuse Infiltration von gut erhaltenen polynucleären und von perivasculär angeordneten Lymphocyten zu konstatieren. In der Epidermis läßt sich
eine Vermehrung der Hornschicht, des Keratohyalins und des Stratum Malpighi
beobachten, die mit dem Alter der Krankheit an Intensität zunehmen. Klinisch
äußern sich diese Veränderungen in Form der Lichenifikation. Wenn die Entwicklung abgeschlossen sei, so finde man nur noch epidermoidale Veränderungen.
So ließen sich die Befunde von CASPARY, DARIER u. a. erklären. CIVATTE hat
dann auch Fälle beobachtet, bei denen im Stratum spinosum eine Nekrose
bestand. Das Bild glich den Befunden von UNNA, LELOIR und TAVERNIER.
Diese Cystenbildung trat vorwiegend bei stark verdickter Haut auf. Unser
Autor ist geneigt, diese Veränderungen auf das Kratzen zurückzuführen. Ohne
das Kratztrauma würde das Prurigoknötchen kaum sichtbar sein.
   In dem Untersuchungsmaterial, das mir von Herrn Geheimrat JADASSOHN
in Breslau in freundlicher Weise zur Verfügung gestellt wurde, fanden sich
bei früheren Stadien der Krankheit die Hauptveränderungen ebenfalls in
der Cutis. Es handelt sich um Erweiterung der Blut- und Lymphgefäße

mit sehr mäßigem Ödem. Im Papillarkörper und in den oberen und mittleren Cutispartien sind streifenförmige Infiltrationsherde zu konstatieren, die hauptsächlich perivasculär angeordnet sind. Das Infiltrat besteht aus Lymphocyten und fixen Bindegewebszellen. Nur an einer Stelle konnte ich in einem Infiltrat um eine Schweißdrüse spärliche polynucleäre Leukocyten feststellen. Im Papillarkörper war die Vermehrung der Bindegewebszellen mehr diffus. Im Epithel konnten außer einer geringgradigen Hyperkeratose und Acanthose keine Veränderungen beobachtet werden. Es fehlte manchmal jede Spur von Blasenbildung oder Epithelnekrose, in anderen Präparaten waren sie deutlich zu konstatieren (s. Abb. 4). Es fragt sich nun, wie die Befunde von CIVATTE zu deuten sind. Es muß wohl angenommen werden, daß, sofern er wirklich ganz typisches Material von Prurigo Hebrae

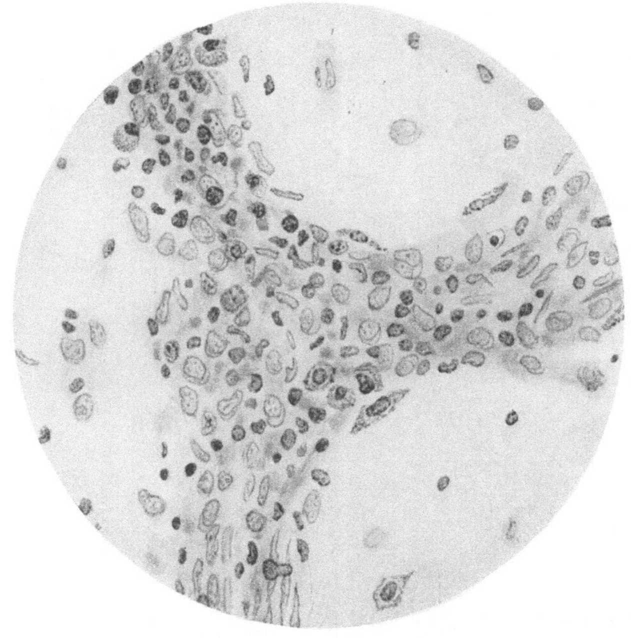

Abb. 6. Prurigo Hebrae. Ölimmersion.
Infiltrationszug in der Cutis von Präparat V, bestehend aus Fibroblasten, Lymphocyten, stellenweise Plasmazellen und Mastzellen. (Präparat der Breslauer Klinik.)

untersucht hat, die Excision vielleicht beim Aufschießen der Knötchen vorgenommen wurde, und daß GANS, mir und andern Material von späteren Stadien der Krankheit vorgelegen ist. Ich stimme mit CIVATTE, RIEHL, NEISSER insofern überein, daß bei Prurigoknötchen die Hauptveränderungen in der Cutis liegen und daß die Epithelläsionen mehr sekundärer Natur zu sein scheinen. Jedenfalls müssen die Befunde von CIVATTE an möglichst frischen Efflorescenzen nachgeprüft werden. Im lichenifizierten Stadium fand ich eine deutliche Hyperkeratose und Acanthose mit Verbreiterung der Reteleisten und teilweiser Verlängerung derselben. Dementsprechend sind die Papillen teils verbreitert, teils filiform. Die von LELOIR und TAVERNIER beobachtete Cyste im Rete Malpighi konnte ich ebenfalls beobachten. Sie ist mehrkammerig, nur durch zwei Zellagen von Epidermis vom darunterliegenden Papillarkörper getrennt und mit koaguliertem Serum gefüllt. Die Hornschicht fehlt darüber. Die Cystendecke besteht aus Resten von Retezellen und degenerierten Lymphocyten.

Im Papillarkörper ist eine diffuse Zellvermehrung zu konstatieren, die aus Bindegewebszellen und Lymphocyten sowie vereinzelten eosinophilen Zellen besteht. In den oberen und mittleren Cutispartien lassen sich breitere und schmälere Infiltrationszüge beobachten, die vorwiegend aus Lymphocyten und fixen Bindegewebszellen bestehen, denen aber in unregelmäßiger Weise auch vereinzelte Leukocyten und, teils gruppiert, teils disseminiert, reichlich Mastzellen und Plasmazellen beigemengt sind. Ein analoges Infiltrat ist vielfach um die Schweißdrüsen zu konstatieren. Die Subcutis ist frei von entzündlichen Erscheinungen. Die elastischen Fasern sind etwas spärlich, weisen im übrigen aber keine Veränderungen auf. An den Schweißdrüsen und sonstigen Anhangsgebilden der Haut fand ich nichts Besonderes.

Pathogenese und Ätiologie. Die Ätiologie der Prurigo ist zur Zeit noch nicht bekannt. Hebra hielt die Prurigo für ein Hautleiden im strikten Sinne des

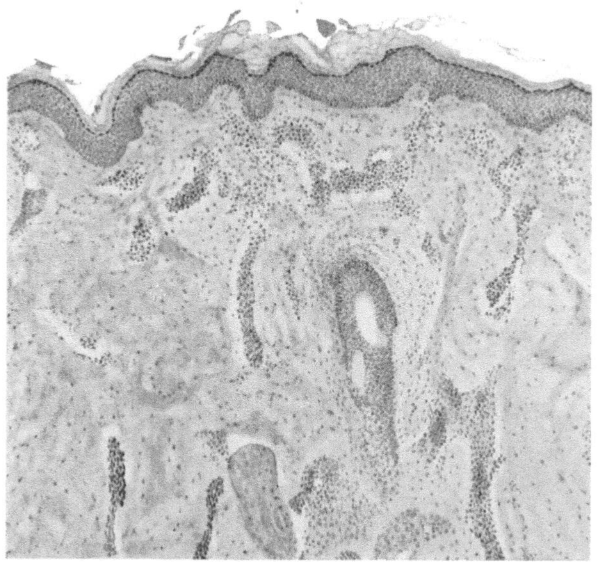

Abb. 7. Prurio Hebrae in späteren Stadien mit Hyperkeratose, leichter Acanthose und Infiltration in den oberen und mittleren Cutispartien. (Präparat der Breslauer Klinik.)

Wortes. Er glaubte nicht, daß man innere Ursachen, insbesondere die auch heute noch in Laienkreisen stark verbreitete Ansicht oder Theorie der scharfen Säfte zur Erklärung der Krankheit heranziehen könne. Vielmehr scheint ihm irgend ein Bildungsdefekt in der Epidermis vorgeschwebt zu haben, zufolge dessen sich ein Blastemtropfen (Intercellularflüssigkeit) im Rete Malpighi ansammeln könne. So entsteht nach Hebra zunächst das Prurigoknötchen und sekundär durch Druck auf den Papillarkörper das Jucken. Diese Theorie ist heute in ihrer Einfachheit wohl nicht mehr haltbar. Auch die Erfahrung Hebras, daß die Mütter pruriginöser Kinder während der Gravidität oder später häufig an Tuberkulose litten oder starben, konnte von späteren Beobachtern nicht bestätigt werden. Wo eine Tuberkulose etwa vorkommt, wird diese als zufällig koinzidierende Affektion angesehen. Daß überhaupt die Prurigo mit der Tuberkulose etwas zu tun habe, ist wohl noch von anderer Seite angenommen (Brocq, Erolof), aber nicht als alleinige Ursache angesehen worden. Boas hat diese Theorie abgelehnt. Er machte bei 12 Fällen von Prurigo, bei 2 Erwachsenen und 10 Kindern, Tuberkulinreaktionen. Sieben bekamen eine positive Reaktion

— Steigerung der Temperatur um 0,5⁰ —, 5 reagierten negativ. Dies lasse nicht auf nähere Beziehungen zwischen Prurigo und Tuberkulose schließen. Auch die Lues ist ätiologisch herangezogen worden (BROCQ, EROLOF). EROLOF hält die Krankheit für eine Dystrophie der Haut, die zum Teil auf hereditär-luetischer Basis beruhe; auch FOURNIER soll öfters eine hereditäre Lues als Ursache konstatiert haben (MILIAN). Nach JACQUET wird die Prurigo häufig in Familien beobachtet, in denen Lues, Tuberkulose, Alkoholismus und Fettsucht vorkommen.

Was die Vererbungsmöglichkeit der Krankheit betrifft, so ist von BROCQ auf die Blutsverwandtschaft als eine weitere Ursache hingewiesen worden. ROEDERER beobachtete einen Prurigofall bei einem 22 jährigen Manne, dessen Vater auch an Prurigo gelitten haben soll. WERTHER sah Fälle von Prurigo mitis bei 3 Geschwistern. Über ähnliche Beobachtungen aus früherer Zeit verfügten KAPOSI, NEUMANN, MATZENAUER. Das Beobachtungsmaterial ist aber viel zu klein, um daraus irgendwelche Schlüsse auf die Vererbbarkeit ziehen zu können. Es darf höchstens die Tatsache registriert werden, daß in gewissen Familien eine Disposition zur Erkrankung an Prurigo vorkommt (HERXHEIMER). Nach letzterem Autor ist die Krankheit häufig mit Rachitis und exsudativer Diathese verbunden.

Es sind dann auch verschiedene abnorme Organfunktionen als ätiologische Faktoren in Betracht gezogen worden. So nimmt ROBERTS eine Infektion von seiten der Tonsillarkrypten an. Mittels Exstirpation der Tonsillen könne die Prurigo beseitigt werden. Es handle sich um eine Wechselwirkung von Bakterien und Blutplasma, nicht um eine Endotoxinwirkung. Auch durch parenteral zugeführte Proteine lasse sich ein der Prurigo ähnliches Krankheitsbild erzeugen. Nach ULLMANN kommt bei der Krankheit eine angeborene Leberinsuffizienz in Frage. Er fand in einem Falle eine vermehrte Säuerung von Urin und Blut. Eine Vermehrung der Harnsäure um das Doppelte will auch PULAY konstatiert haben, ferner KAMBAYASHI und KIUCHI (4,69—6,85). PULAY fand daneben auch den Kalk und das Cholesterin vermehrt. Die Elektrolyte (Säuren und Alkalien) bringen das Gewebe zur Quellung und Entquellung, woraus sich die Entstehung und das Verschwinden der Prurigoknötchen erklären lasse. Dem stehen Befunde von FOLCHI gegenüber, der den Kalkgehalt im Blute vermindert fand. Es gelang ihm nicht durch Kalkzufuhr den Gehalt desselben im Blute zu erhöhen. NEGISHI fand bei Prurigo mitis einen Kohlensäuregehalt des Blutes von 52,5⁰/₀, bei Prurigo ferox noch 48,5⁰/₀. Es scheint ihm eine Verwandtschaft zwischen Prurigo und der Verringerung der Kohlensäure im Blute zu bestehen. BETTMANN sucht die Ursache des Pruritus mehr in abnormalen Konstitutionstypen (Status hypoplasticus). Die Motilitätstheorie von AUSPITZ in bezug auf die Arrectores pilorum und die Ansicht von HOLDER hinsichtlich der Gewebsdruckspannung durch die Arrectores pilorum lassen sich heute nicht mehr aufrecht erhalten. Von den Franzosen ist hauptsächlich die Theorie der Neurose (VIDAL) resp. der Sensibilitätsneurose vertreten worden, während NÉKÁM und NEISSER von einer vasomotorischen Dermatose sprechen, die der Urticaria nahe stehe. Beide Theorien sind von BERNHARDT gestützt auf seinen Fall, bestritten worden zugunsten seiner Theorie einer zentralen trophischen Störung.

Heute stehen nun hauptsächlich zwei Theorien im Vordergrund. Einmal die toxische resp. die autotoxische und zweitens die innersekretorische resp. die Ansicht, daß die Prurigo auf einer Störung des vegetativen Nervensystems beruhe. Am meisten Anhänger hat unstreitig die autotoxische Theorie gefunden. Schon von HEBRA wurde betont, daß vorwiegend die schlecht genährte arme Bevölkerung (Findelkinder, Insassen von Armenanstalten, Waisenhäusern) von der Krankheit betroffen werde. Dies ist von vielen Autoren bestätigt worden. Die Prurigokinder sollen angeblich falsch oder ungenügend ernährt worden sein. Dadurch bilden sich im Darm abnorme Stoffwechselprodukte, die zur Resorption kommen und die Haut reizen (Tommasoli). Finger schließt sich derselben an und führt als Beweis an: 1. den Beginn mit einer Urticaria. 2. Diese Urticaria sei häufig von Darmkatarrhen, Ikterus, Koliken und Diarrhöen begleitet. 3. Diese Urticaria schließe sich vielfach an die Ablactationsperiode an, wo Diätfehler besonders häufig vorkommen. 4. Die Krankheit komme bei Kindern armer Leute vor, wo der zu frühe Genuß von Rindssuppen und kräftigen Fleischspeisen eine Rolle spiele. So gelinge häufig der Nachweis vermehrter Darmgärung durch Feststellung einer starken Vermehrung von Skatol, Skatoxyl, Indican, Ätherschwefelsäuren im Harn (Freund). Schon früh hat Jadassohn auf die *Idiosynkrasie* solcher Patienten auf äußere und innere Reize hingewiesen. Dabei scheinen ihm die äußern Reize im allgemeinen wichtiger zu sein. Der Autor hat in dieser Hinsicht sehr demonstrative Beobachtungen publiziert, die seine Theorie zu schützen scheinen. So wurde einer seiner Patienten stets sehr rasch symptomfrei, wenn er ins Spital verlegt wurde. Wenn er zu Hause war trat ein Rezidiv auf. Jadassohn veranlaßte nun den Patienten, sich zu Hause zu verpflegen, aber in der Klinik zu schlafen. Dabei ging es ihm ganz gut, ebenso wenn er zu Hause auf einem Sofa schlief und nur mit einer Decke bedeckt war. Sobald er aber in seinem Bette schlief (Strohsack), so trat die Prurigo wieder auf. Jadassohn schließt daraus, daß hier nur äußere Momente, und zwar die Lagerstatt als hautreizendes Agens in Betracht kommen könne und rät, bei jedem Falle von Prurigo nach derartigen Schädlichkeiten, sei es die Lagerstatt, Kleidung usw. zu fahnden. Daß er dabei auch die Nahrungseinflüsse in den Bereich der Beobachtungen eingeschlossen wissen will, sei nur nebenbei erwähnt. Die Jadassohnsche Ansicht scheint in neuerer Zeit durch Storm gestützt zu werden, der den Gehalt der Luft an Schimmelpilzen bei der Genese der Prurigo in Betracht zieht, ähnlich wie das bei der Genese des Asthmas angenommen wird.

Bbocq nimmt neben der Blutsverwandtschaft, Lymphatismus, Tuberkulose, Lues, neurotischen Zuständen der Eltern chronische Intoxikationen (Abusus in Alkohol, Kaffee, Tee) und Autointoxikationen als ätiologische Momente an. Während Rob. Leslie und Steiner Unterernährung anführen, scheint Schwarz ein Zusammenhang zwischen starker Proteinzufuhr und Prurigoeruption unverkennbar zu sein. Es bestehe eine gewisse Analogie zur Anaphylaxie. Auch Winternitz will eine Vermehrung des Indicans im Urin festgestellt haben, während das Jadassohn und Ullmann an ihrem Materiale nicht bestätigen konnten. Ein abnormes Verhalten von Zucker, Harnsäure und Calcium hat Kambayashi festgestellt. Besnier, Gilbert und Lereboullet wollen Leberveränderungen für das Auftreten der Prurigo Hebrae verantwortlich machen. Gilbert und Lereboullet fanden chronische Cholämie. Der eine der Patienten hatte dazu einen Milztumor. Sie glauben die Ursache des Juckens in einer Ablagerung von Körnchen von Bilirubin in der Haut suchen zu müssen. In neuester Zeit hat Cederberg einen Fall von prurigoähnlicher Dermatose bei einem 8 jährigen Knaben beobachtet, der an starker Ascaridiasis mit konsekutiver Eosinophilie litt. Zweimal verschwand das Exanthem rasch nach Beseitigung der Ascariden. Ebenso ging die Eosinophilie ziemlich rasch zurück. Der Autor hält sowohl die Haut- als die Blutveränderungen für anaphylaktische Erscheinungen, die durch das Helminthentoxin bedingt sind. Er sieht diesen Fall als eine Bestätigung der Autointoxikationstheorie von Finger an. Leider ist bei der Krankengeschichte nicht erwähnt, ob der Junge nach der zweiten Abtreibung der Askariden dauernd geheilt geblieben ist, so daß nicht genau festzustellen ist, wie viel der bloße Spitalaufenthalt zur Heilung beigetragen hat. Das außerordentlich schnelle Verschwinden des Exanthems nach der Wurmkur scheint dem Autor aber unbedingt für einen genetischen Zusammenhang zu sprechen.

Für die innersekretorische Theorie tritt namentlich SCHOLTZ ein. Er fand eine Hypofunktion der Thyreoidea und hat die Schilddrüsentherapie empfohlen. WINSTEL sah bei einem Falle hyperthyreoide Störungen, SPIETHOFF Hyperfunktion der Genitalien und mangelnde Intelligenz, NEGISHI Dystrophia adiposo-genitalis. LÉVY-FRANCKEL und JUSTER suchen die Ursache der Krankheit im Sympathicus. Da derselbe öfters von der Lues affiziert werde, müsse ein Versuch mit der spezifischen Therapie gemacht werden. Auch GOLAY tritt für eine funktionelle Störung des Sympathicus ein, die zum Jucken und sekundär infolge des Kratzens zur Knötchenbildung führe. Das Alternieren mit Asthma und den begleitenden vasomotorischen Störungen (Urticaria) werden als Belege für die von JACQUET vertretene Sympathicustheorie herangezogen. Auch LEHNER will eine pluriglanduläre Sklerose mit deutlicher Sympathicotonie konstatiert haben. Die neueren Untersuchungen von BRACK bei Prurigo vulgaris (DARIER) sind vielleicht geeignet, auch in die Genese der Prurigo Hebrae einiges Licht zu werfen, sofern sie auch für dieses Leiden ihre Bestätigung finden sollten. BRACK fand nach Zufuhr von Eiweißpräparaten, Traubenzucker, Ringerlösung, Pepton, Eigenblut, hämoklasische Krisen auftreten, die mit Blutdrucksenkung, Leukocytensturz und Verminderung des Eiweißes im Blute einhergingen. Bei anderen Leiden wie Neurodermitis, chronischen Ekzemen wurde das Phänomen nicht beobachtet. Ich werde später bei Besprechung der Ätiologie der Prurigo vulgaris genauer auf die Befunde von BRACK eingehen. Jedenfalls müssen neuere Untersuchungen in erster Linie die BRACKschen Versuche bei Prurigo Hebrae wiederholen. Das liegt deshalb nahe, weil Pilocarpin und Physostigmin die hämoklasische Krise zum Verschwinden, Atropin dieselbe zur Verstärkung bringen, und das Pilocarpin sich auch bei Prurigo Hebrae bewährt hat (SIMON). Auch BUSSOLAI und DEVOTO beobachteten bei Eigenblutinjektionen eine hämoklasische Krise bei Prurigo. LESZCZYŃSKI ist der Meinung, daß es sich bei Prurigo Hebrae um anaphylaktische Erscheinungen im Zusammenhang mit einer Leberinsuffizienz handle. ROST vermutet, daß vielleicht die Prurigo überhaupt kein abgeschlossener Krankheitsbegriff sei, sondern, daß ähnliche Krankheitsbilder vielleicht auf verschiedenem Wege zustande kommen.

Diagnose. Bei der Diagnose ist in erster Linie auf die spezielle Art der Efflorescenzen (Prurigoknötchen), die multiplen Kratzeffekte, dann auf die sekundären Erscheinungen der Lichenifikation, Ekzematisation, die diffuse Verdickung der Haut zu achten. Es kommen dann ferner in Betracht die Lokalisation mit dem in die Augen stechenden Freibleiben der Gelenkbeugen, die Bubonen und die Hartnäckigkeit des Leidens. Differentialdiagnostisch müssen die Hautveränderungen in Berücksichtigung gezogen werden, wie sie bei der Prurigo lymphadenica (DUBREUILH) beschrieben werden. Es sind das Exantheme die aus prurigoartigen Knötchen bestehen, die zum Teil aufgekratzt sind und die mit Lichenifikation, Pigmentierung und mit sehr intensivem Juckreiz verbunden sind. Auch entwickeln sich nach einiger Zeit multiple Drüsen, zum Teil auch in den tieferen Partien, so in der Mediastinalgegend. Die Krankheit zeichnet sich durch Remissionen und neue Schübe aus, welch letztere in der Regel mit Fieber einhergehen. Sie endet gewöhnlich mit Kachexie. Wir konstatieren diese Form hauptsächlich bei der Lymphogranulomatose. Sie kann aber auch bei Leukämie und Pseudoleukämie vorkommen. Eine Blutuntersuchung ist in solchen Fällen stets vorzunehmen und wird für die Diagnose entscheidend sein. Verläuft aber die Blutuntersuchung resultatlos, so ist der histologische Befund einer exzidierten Drüse ausschlaggebend. Zuweilen kann eine hochgradige Scabies auch das Bild einer Prurigo Hebrae nachahmen. Immerhin werden die Anamnese, das gleichzeitige Befallensein der Gelenkbeugen, der Nachweis von Scabiesgängen und in Zweifelsfällen der Erfolg der Therapie — Scabieskur — die Sachlage rasch abklären. Zu Verwechslungen kann unter Umständen eine Prurigo vulgaris, oder eine hochgradige Neurodermitis disseminata führen. Diese Fälle lassen aber die Gelenkbeugen gewöhnlich nicht frei und dann wird man meistens das Zusammenfließen aus den einzelnen Plaques nachweisen können wenigstens bei der Neurodermitis disseminata. Die Drüsen sind in der Regel nicht oder viel weniger geschwollen. Differentialdiagnostisch muß schließlich noch das chronische hochgradig infiltrierte Ekzem herangezogen werden. Hier ist die Lokalisation, evtl. zeitweises Nässen, das Vorhandensein von Bläschen oder Papulo-Vesikeln, das Fehlen der großen Drüsen maßgebend. Bei Prurigo mitis in den ersten Stadien dürfte eine Unterscheidung von Strophulus allerdings nicht immer möglich sein, da die Prurigo ihren Anfang fast immer unter dem Bilde des Strophulus nimmt. Bei steten Rezidiven, die in ihrer Intensität eher zu- als abnehmen, muß die Möglichkeit einer Prurigo incipiens im Auge behalten werden.

Prognose. HEBRA hat bekanntlich seine Krankheit speziell die Prurigo, ferox seu agria als unheilbar bezeichnet. Wer damit behaftet sei, müsse das ganze Leben daran tragen. Es wechseln höchstens Exacerbationen mit Remissionen, eine vollständige Heilung gebe es nicht. Im Gegensatz dazu halten BESNIER, VIDAL, BROCQ, EHLERS u. a. die Prurigo für heilbar. Es kommt allerdings nach JARISCH und MATZENAUER ganz darauf an, wie weit der Begriff Prurigo gefaßt wird. Die schweren Fälle HEBRAS halten letztere Autoren, sowie auch FINGER für unheilbar. Die Prognose werde allerdings dadurch etwas gemildert, daß es durch geeignete Maßnahmen gelinge, sehr weitgehende Remissionen zu erzielen. Für relativ günstig in bezug auf die Prognose wird die Prurigo mitis der Kinder gehalten. Es gelinge häufig, diese Krankheitsformen im dritten, vierten oder fünften Lebenjahr zur Heilung zu bringen (FINGER). Daß die schweren Fälle durch die gestörte Nachtruhe psychisch und vielfach auch körperlich leiden, ist als feststehend zu betrachten. Diese Patienten sind häufig anämisch und von gedrückter Stimmung. Sie werden in ihrer sozialen Stellung geschädigt, indem sie von den Mitmenschen wegen ihres Leidens gemieden werden. Denn heute mehr als je gelten die Hautkrankheiten in Laienkreisen für kontagiöse Leiden und die Prurigokranken finden daher ihr Fortkommen nur sehr schwer.

Über das Schicksal der älteren Pruriginösen ist man im allgemeinen noch wenig orientiert. Es ist aufgefallen, daß man fast nie Greise trifft, die an Prurigo leiden. Man nimmt an, die Kranken seien vorzeitig gestorben oder das Leiden sei im Alter verschwunden. Es muß diesbezüglich noch weiteres Beobachtungsmaterial gesammelt werden. LEHNER hat jüngst einen Fall beobachtet, bei dem zur Zeit des Eintrittes der Menstruation sowie im Klimakterium Exazerbationen auftraten. Zudem trat ein Verlust sämtlicher Kopfhaare ein, der allerdings durch eine konkomittierende Alopecia areata bedingt war. Daß es heute noch wegen Prurigo zum Suicid kommt, wie es HEBRA beobachtet hat, ist sehr unwahrscheinlich, es sei denn, daß sonstige psychische Störungen vorliegen, die zu diesem Akte der Verzweiflung führen. Jedenfalls sollte jeder einzelne Fall von Prurigo von Anfang an sorgfältig beobachtet und gepflegt werden, wobei vielleicht doch die Möglichkeit vorliegt, daß die Entwicklung eines schwereren Krankheitsbildes auf diese Art vermieden werden kann. Eine Fortentwicklung der Prurigo mitis zur Prurigo gravis soll allerdings nicht vorkommen. Die Natur der Krankheit bleibe sich gleich. Die Mitis bleibe auch später eine milde Krankheit und die Prurigo gravis lasse sich nicht zur Mitis zurückbilden. Indessen bedarf auch dieses Axiom neuer Beweise.

Therapie. Es ist eine alte Erfahrungstatsache, daß die Prurigo durch Milieuwechsel, zum Beispiel einen Spitalaufenthalt, ohne jegliche lokale oder allgemeine Therapie geheilt resp. weitgehend gebessert werden kann. Nach Verlassen des Krankenhauses tritt aber bald wieder ein Rezidiv ein (JADASSOHN, FINGER u. a.). Ähnlich wirken auch Badekuren, z. B. ein Schwefelbad und das Hochgebirgsklima. Diese Tatsache macht es wahrscheinlich, daß in der Wohnung oder häuslichen Nahrung des Patienten irgend ein Faktor vorhanden ist, der das Leiden unterhält.

Günstig wirken in der Regel auch protrahierte $^1/_2$—1 stündige Bäder mit Zusatz von Schwefel-Schwefelleber oder Solut. Vlemingkx 50—100—200 g-Schmierseife, Kal. permang. usw. Nach dem Bade ist die Haut einzufetten. Von HEBRA ist besonders das Teerbad empfohlen worden. Die Patienten werden mit einem dicken Teer (z. B. Ol. Rusci spissum) überstrichen und gehen dann ins Bad, worin sie 2—3 Stunden bleiben sollen. Der Teer löst sich dann allmählich von der Haut ab. Durch das Teerbad soll der Juckreiz sehr rasch beseitigt und ein ruhiger Schlaf erzielt werden. WOHLSTEIN rät das Pistyaner Quellenschlammbad an, das auch zu Hauskuren in Form der Pistyaner Quellenschlammwürfel Verwendung finden könne. Einfetten mit 5—10% Schwefel-Teer-Naphtholsalbe soll ebenfalls günstig wirken. Überhaupt ist dem Prurigokranken eine stete Hautpflege anzuraten, bestehend in häufigen, womöglich täglichen Bädern und Einfettungen. Immer ist bei den stärker wirkenden Mitteln (Beta-Naphthol, Teerpinselungen) der Urin zu kontrollieren. Von wohltätiger Wirkung sind auch das Epicarin und das Ungt. Wilkinsoni. Von UNNA wird das 10% ige Ichthyolgelanth, von KISSMEYER das Paraffin in Form von Ambrine (französisches Präparat) oder Paresan (dänisches Präparat) empfohlen. DIND will gute Erfolge mit dem rohen Steinkohlenteer (Coaltar) erzielt haben. Ist das Leiden stark gebessert, so können spirituöse Einreibungen verordnet werden in Form von Thymol-Menthol-Tumenol-Carbolsäurespiritus, die tonisierend und zugleich juckstillend auf die Haut einwirken.

Was die internen Mittel betrifft, so ist deren Wirksamkeit von HEBRA bestritten worden. Auch RAYER riet fast ausschließlich zur äußerlichen Behandlung. Diejenigen Autoren, die auf dem Boden der Autointoxikationslehre stehen, empfehlen desinfizierende Mittel, wie Menthol, Ichthyol usw. Daneben Beschränkung der Proteinkörperzufuhr, Steigerung von Urin und Stuhl zur Eliminierung der Toxine, Steigerung des Nerventonus (SCHWARZ). Es ist auch Calcium empfohlen worden, da es das Nervensystem beruhige. Es wurden ferner Arsen, Lebertran, Jod gegeben. Der Wert dieser Mittel ist durchaus problematisch. Ein allerdings nur vorübergehender, aber rascher Erfolg scheint höchstens dem Pilocarpin beschieden zu sein. 1% Lösungen, intern oder noch besser subcutan verabreicht bewirken eine starke Schweißabsonderung und dadurch eine Erweichung der meist sehr trockenen Haut. Neuerdings empfiehlt FEUILLIÉ das Kalomel 3 mal 0,04 pro die. Es soll 8—10 Tage lang gegeben werden. Es könne mit Arsen und Schilddrüsenpräparaten kombiniert werden, wodurch sehr wirksame Medikamente entstehen sollen. Das Hg wirke leukotaktisch, dechlorierend (Steigerung des Chlors im Urin) und bindegewebslösend. Mit dem Veschwinden der klinischen Symptome sollen auch die anaphylaktischen Erscheinungen zurückgehen. GUERRERO sah 2 Fälle von Prurigo, die vorher jeder Therapie getrotzt hatten, auf eine antiluetische Kur heilen. Hier kommt die Möglichkeit einer luetischen Genese des Prurigobildes in Frage. Pepton 3 mal 0,5 bis 3 mal 0,75 werden von LÉVY-FRANCKEL, Ichthyolgelanth von UNNA, Atophan von FRÜHWALD, 10% Terpichin von BECHER, Lebertran intramuskulär von Cimoca und Ponndorfsche Impfungen mit Alttuberkulin von Vogel empfohlen. Vogel sah dabei lokale und allgemeine Reaktionen. Auch ein Rezidiv soll sehr gut auf die Behandlung reagiert haben. Leszczyński sah bei einem Fall von Prurigo agria bedeutende Besserungen nach Pepton und Pankreon per os und besonders nach Insulin. Es wurden täglich 5 Insulineinheiten 6 Wochen lang gegeben.

In neuerer Zeit spielen die Serum- und Blutinjektionen eine große Rolle. Es werden teils Eigenserum (Spiethoff, Ullmann, Dohi), teils normales Menschenserum (Linser), teils Eigenblutinjektionen (Nicolas, Gaté und Dupasquier, Dybolski, Bussolai und Devoto, Werther usw.), teils Blutinjektionen vom Bruder des Patienten (Baum) empfohlen. Die Erfolge sollen manchmal recht gute sein. Bei den Eigenseruminjektionen werden bei Jugendlichen 50 ccm, bei Erwachsenen 100 ccm Blut entnommen, das Serum inaktiviert und 10—25 ccm intravenös injiziert. Wo keine Reaktion und kein Erfolg zu konstatieren sind, kann nach Spiethoff das Eigenserum mit artfremdem gemischt werden. Es treten dann öfters noch Besserungen ein. Die Eigenblutinjektionen werden intramuskulär gemacht und zwar werden 10—25 ccm jeden 2. bis 3. Tag injiziert. Es kommt dabei hin und wieder zur Hämoklasie. Von den physikalischen Heilmethoden wird die Höhensonne empfohlen (Stümpke). Die Bestrahlungen sollen in 50 cm Abstand gemacht werden und 10—20 Minuten dauern.

Diese kurze Übersicht beweist, daß uns heute bei der Prurigo Behandlungsmethoden zur Verfügung stehen, die das Schicksal dieser armen Patienten etwas trostvoller gestalten als zu Hebras Zeiten.

2. Prurigo nodularis.

Zu den eminent chronischen Formen der Prurigo gehört auch die Prurigo nodularis. Diese Affektion ist zum erstenmal von Hardaway in den Vereinigten Staaten im Jahre 1880 beschrieben worden. Es haben sie dann in Frankreich Lailler, Brocq, de Beurmann, Hallopeau u. a. beobachtet. Brocq beschreibt sie in der Pratique Dermatologique unter dem Titel „Lichen corneus obtusus" oder „Lichen corneus disseminatus". In der deutschen Literatur sind Fälle dieser Krankheit unter der Bezeichnung Urticaria perstans chronica papulosa (Fabry), Urticaria perstans verrucosa (Kreibich) als Neurodermitis nodulosa (Fabry), als Tuberosis cutis pruriginosa (Hübner), als obtuse Papeln (Brill) beschrieben worden. Hyde hat den Namen Prurigo nodularis vorgeschlagen, ein Name der von Zeisler, Rasch, Darier u. a. akzeptiert wurde. Darier glaubt, daß auch Fälle von Lichen polymorphe ferrox Vidal hierher gehören. Von Unna wird die Affektion Eczema verrucosum callosum, von Ahrens Eczema verrucosum callosum nodulare, von Brocq und Pautrier „Lichénification circonscrite nodulaire chronique" benannt. Diese Bezeichnung akzeptiert auch Willy Pick. In der französischen Literatur figuriert auch der Name Prurigo à grosses papules. Auch hier wieder die bei den Dermatologen fast zur üblen Gewohnheit gewordene Fülle von Namen. Es wäre dringend zu wünschen, daß man sich international auf einen Namen einigen könnte, einmal um sich gegenseitig verstehen zu können und anderseits um dem angehenden Dermatologen das Studium nicht allzu sehr zu erschweren. Der Ausdruck Urticaria könnte füglich fallen gelassen werden. Schon Neisser hat anläßlich der Demonstration eines Falles von Walther Pick in der Breslauer dermatologischen Gesellschaft gesagt, „er habe es nie verstehen können, warum man die Krankheitsfälle dieser Art unter die Gruppe der Urticaria gestellt habe, wie man den Begriff Urticaria überhaupt mit diesen Affektionen verquicken

könne“. In der Tat sprechen weder das klinische Bild, noch der histologische
Befund, noch der Verlauf für eine Urticaria. Man könnte sich eher fragen, ob
man diese Krankheit nicht besser bei der Neurodermitis einreiht (HERXHEIMER).
Aber es bestehen auch hier wieder viele Eigentümlichkeiten — Auftreten in
Einzelefflorescenzen ohne Plaquesbildung, Unbeeinflußbarkeit durch die
Therapie usw. — die eine Abtrennung von der Neurodermitis rechtfertigen.
Ich nehme also einweilen die HYDEsche Nomenklatur an, bis neues Tatsachen-
material zu einer anderen Angliederung oder zur Aufstellung eines anderen
Namens nötigt.

Klinik und Verlauf. Die Krankheit tritt vorwiegend bei Frauen auf und
zeigt sich in Form von halbkugeligen Knoten, die einen Durchmesser von 3 bis

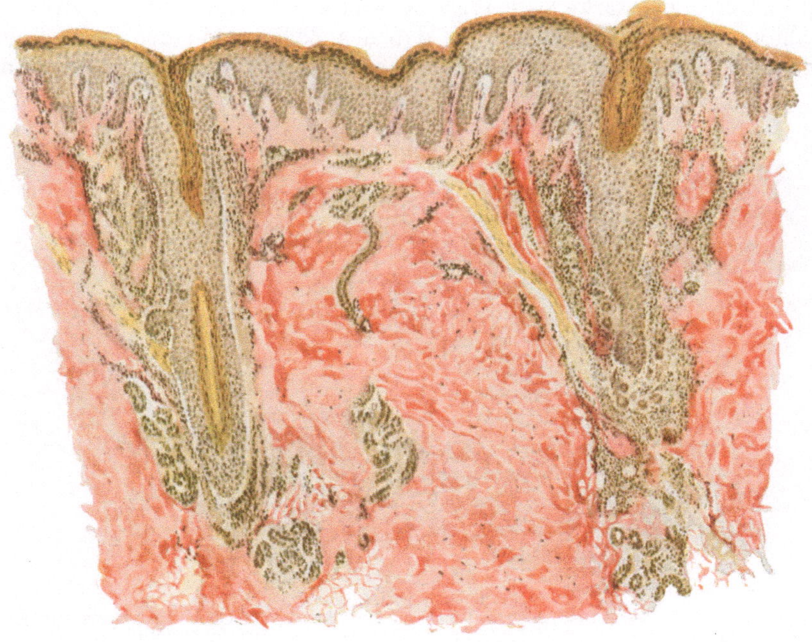

Abb. 8. Urticaria papuloso perstans necroticans (Prurigo nodularis, „Acne urticata“) in Rückbildung.
(♀, 21 J., Oberschenkel, Streckseite. Hyperkeratose und Acanthose der Epidermis, Parakeratose
in den Follikeltrichtern. Ödem vor allem in Epidermis, Stratum papillare und subpapillare. Perifollikuläre Infiltration mit zahlreichen Riesenzellen. (Eisenhämatoxin-van Gieson.) O. 66:1, R. 48:1.
(Aus GANS, Histologie der Hautkrankheiten. Berlin: Julius Springer 1925.)

10 mm aufweisen. Die Efflorescenzen sitzen hauptsächlich an den Extremitäten,
dann auch am Rumpf, selten im Gesicht. PAUTRIER hat einen sehr ausgedehnten
Fall beobachtet, bei dem neben dem Rumpf und den Extremitäten auch das
Gesicht, die Handteller und Fußsohlen betroffen waren. Die Knötchen sind
gewöhnlich zuerst glatt, sehr derb und kaum verfärbt. Manchmal haben sie
einen schwach rosa bis weißlichen Farbenton. Sie nehmen langsam an Umfang
zu und verursachen einen sehr intensiven Juckreiz. Infolge des Kratzens bilden
sich kleine Excoriationen und Krusten. Andere Efflorescenzen weisen kleine
trockene gräuliche festhaftende Schuppen auf, die ihnen ein verruköses Aussehen verleihen. Zugleich ändert die Farbe der Knötchen: sie geht langsam ins
Bräunliche — Milchkaffeefarbe — über. Durch das Kratzen kommt es in der
Umgebung der Knötchen hin und wieder zu leichter Pigmentierung und Lichenifikation. Sie haben einen sehr langen Bestand. Sie können jahrelang ja

jahrzehntelang unverändert fortbestehen. Das Jucken hält fortwährend an oder es wechseln Perioden von relativer Ruhe mit solchen von unerträglichem Pruritus miteinander ab; letztere treibt die Patienten fast zur Verzweiflung. Ab und zu tritt eine spontane Involution einer Läsion ein und es bleibt an deren Stelle ein weißer atrophischer Fleck mit einem pigmentierten Hof zurück. Im allgemeinen treten nur wenig Efflorescenzen auf. Sie sind in der Regel disseminiert, selten gruppiert.

Pathologische Anatomie. Histologisch sind die Knötchen hauptsächlich charakterisiert durch eine ziemlich tief ins Corium reichende Infiltration, die vorwiegend die Gefäße betrifft. Das Hauptkontingent der Infiltratzellen liefern die Lymphocyten. Daneben konstatieren wir auch Plasmazellen, Mastzellen, Eosinophile und Zellen mit großem bläschenförmigen Kern (Rasch). Im Epithel sind eine starke bis mäßige Acanthose, Spongiose und Hyperkeratose beobachtet worden. Ahrens meint, daß das Zellödem in der Stachelschicht so weit gehen könne, daß kleine Bläschen entstehen. Er fand neben dünnen

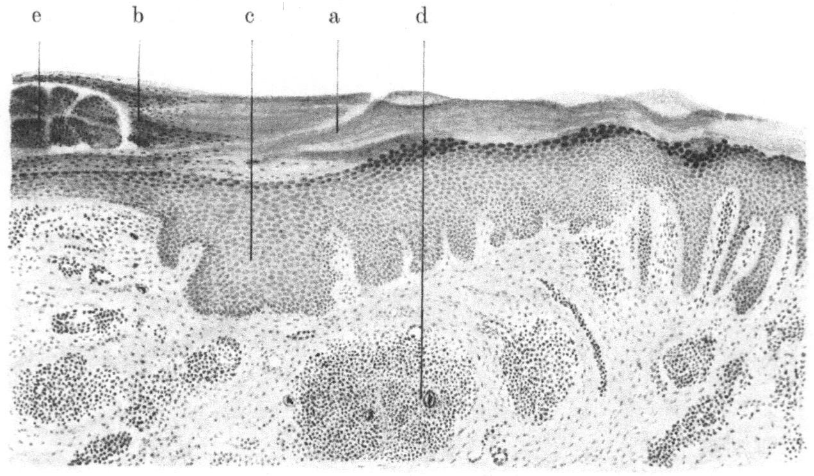

Abb. 9. Prurigo nodularis.
a Hyperkeratose; b Parakeratose; c Acanthose; d Infiltrat in der Cutis; e Nekrose im Epithel mit beginnender Bläschenbildung. (Präparat der Breslauer Klinik.)

seitlich zusammengedrückten Papillen auch breite und starke Papillen mit Ödem. Netherton sah die Zellinfiltration vorwiegend um die Schweißdrüsen lokalisiert und glaubt, daß hier der Angriffspunkt der Krankheit liege. Pautrier konstatierte neben einer starken Hyerkeratose stellenweise auch eine Parakeratose und eine ausgesprochene Acanthose. Die Papillen waren teils verlängert und dünn, teils breit. Im Papillarkörper und in der Cutis bestand eine deutliche Sklerose mit dicken Bindegewebsbündeln. In der Cutis fand er da und dort kleine Inseln, in deren Bereich die Bindegewebsbündel dünn waren und zwischen denen eine Infiltration zu konstatieren war, die ausschließlich aus Lymphocyten und fixen Bindegewebszellen bestand. Dieser Autor meint, daß eine große Analogie zur Neurodermitis bestehe. Nur sei bei der Neurodermitis die Sklerose weniger ausgeprägt und die Infiltration sei auch im Papillarkörper zu konstatieren und sei diffus. In der Epidermis finde sich bei Neurodermitis eine noch stärkere Proliferation. Hügel betont, daß das Rete stellenweise atrophisch sei.

Ich kann die obigen Befunde im allgemeinen bestätigen. Neben Hyperkeratose, stellenweiser Parakeratose und Acanthose fand ich eine leichte Spongiose. Das Ödem ist teils intracellulär, teils zwischen den Zellen zu konstatieren.

Zu einer eigentlichen Bläschenbildung scheint es in meinen Präparaten nur in obersten Retezellen oder in der parakeratotischen Schicht gekommen zu sein. Die kleinen Höhlen bestehen aus geronnenem Serum und Resten von Leukocyten und Lymphocyten. Es ist aber sehr wohl möglich, daß die Exsudation gelegentlich auch stärkere Formen annehmen kann, so daß die von AHRENS beobachteten Bläschen zustande kommen. In der Cutis sind die rundlichen

und streifenförmigen Infiltrationsherde charakteristisch, die vorwiegend aus Lymphocyten und fixen Bindegewebszellen bestehen. Diese Herde liegen in den oberen und mittleren Cutispartien und reichen bis an die Subcutis heran. Sie sind hauptsächlich an die Gefäße, die Follikel und die Schweißdrüsen gebunden. Eine Veränderung an den Schweißdrüsen konnte auch ich im Gegensatz zu UNNA nicht konstatieren. Die Gefäßwände sind meist verdickt und die Gefäße selbst stellenweise mit Lymphocyten gefüllt. Im Papillarkörper besteht eine mäßige Vermehrung der fixen Bindegewebszellen und ein leichtes Ödem mit Erweiterung der Lymphspalten.

In neuerer Zeit hat GANS neben Lymphocyten und Bindegewebszellen wiederum Plasma- und Mastzellen im Infiltrat konstatiert. KREIBICH beobachtete eosinophile Leukocyten und BAUM spricht von einem fast reinen Plasmazellencharakter des Infiltrates. Der Fall von BAUM dürfte allerdings mehr ins Gebiet der Urticaria gehören. Zudem spricht das konkomittierende Oesophaguscarcinom für eine Ausnahmestellung dieses Falles. Wieweit die nekrotisierenden Formen, die GANS in seiner Abbildung in Band I der Histologie der Hautkrankheiten, S. 238 (vgl. diesen Beitrag S. 319, Abb. 8) als Prurigo nodularis sive „Acne urticata" bezeichnet, mit unserem Begriffe der Prurigo nodularis in schärferer Fassung übereinstimmen, läßt sich schwer entscheiden. Sofern sie wirklich als follikuläre Formen hierher gehören, stellen sie Atypien dar (s. Abb. 8). Bei der Prurigo

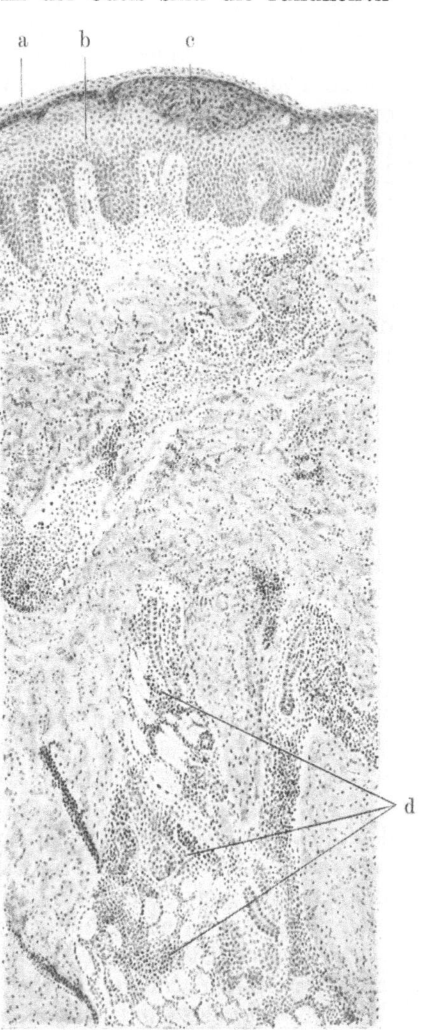

Abb. 10. Prurigo nodularis.
a Parakeratose; b Acanthose;
c Nekrose in der Stachelschicht;
d Infiltration um die Schweißdrüsen.
(Präparat der Breslauer Klinik.)

nodularis scheinen ähnlich wie bei der Prurigo Hebrae die primären Veränderungen in der Cutis zu liegen, während die Epithelläsionen wohl erst sekundär vielleicht unter dem Einflusse der traumatischen Schädigung zustande kommen[1]).

[1]) WILLY PICK bestätigt neuestens in seinem Falle die obigen Befunde. Er hebt noch speziell den Pigmentreichtum der peripheren Basalzellen hervor, ferner die Spärlichkeit der elastischen Fasern im Papillarkörper und das Auseinandergedrängtsein derselben in der Cutis. Das Lymphocyteninfiltrat reicht in seinem Falle bis zur Subcutis. In der hyperkeratotischen Hornschicht konnte er an einer Stelle einen kleinen Zapfen nach der Tiefe konstatieren, der von Vakuolen durchsetzt war.

Pathogenese und Ätiologie. Diese sind noch vollkommen unklar. Die Tatsache, daß die Krankheit vorwiegend Frauen befällt und daß dabei häufig Menstruationsstörungen vorkommen, läßt an die Möglichkeit denken, daß irgendwelche endokrinen Störungen (Ovarien) eine Rolle spielen.

W. Pick glaubt an toxische und autotonische Vorgänge bei individueller Disposition (chronische Obstipation). Brill fand der Prurigo Hyde ähnliche Papeln auch bei 2 Fällen von Lues II. Während das luetische Exanthem auf die antiluetische Behandlung zurückging, reagierten die obtusen Papeln nicht. Brill glaubt aber nicht an ein selbständiges Krankheitsbild, sondern hält die Knoten nur für eine selbständige Varietät einer anderen Hautaffektion (Lichen ruber, Neurodermitis, Lues usw.). Die Entstehung der halbkugeligen Form der Knoten soll durch toxische Wirkungen entstehen, wobei die Architektur der Haut durch einen besonderen Modus der Invasion des spezifischen Giftes verändert werde (Unna). Irgendein experimenteller Beweis für diese Auffassung liegt aber bis heute nicht vor.

Diagnose. Die Diagnose stützt sich auf den objektiven Befund, wobei auf die disseminierten spärlichen derben großen verrukösen Knötchen zu achten ist, die einen außerordentlich heftigen Juckreiz erzeugen und der Therapie den hartnäckigsten Widerstand leisten. Differentialdiagnostisch kommt der Lichen obtusus von Unna in Frage, der eine Abart des Lichen ruber planus darstellt. Häufig wird es möglich sein, noch andere Efflorescenzen von Lichen ruber, sei es an der Haut oder an den Schleimhäuten zu finden, die eine Diagnose ermöglichen. Wo der Lichen obtusus in reiner Form vorkommt ist klinisch eine Differentialdiagnose sehr schwer und man wird zur histologischen Untersuchung eine Zuflucht nehmen müssen. Letztere zeigt dann, daß bei der Prurigo Hyde die Infiltration viel tiefer greift als bei Lichen obtusus Unna. Bei letzterer Affektion erstreckt sich die Infiltration im wesentlichen auf den Papillarkörper und ist mit Ödem verbunden. Auch die mit Hornmassen gefüllten Schweißdrüsenporen bei Lichen obtusus dürften zur Unterscheidung herangezogen werden. Weiterhin kommt differentialdiagnostisch die Neurodermitis chronica in Betracht. Bei dieser Affektion sind aber die Knötchen in der Regel kleiner und plaqueförmig gruppiert. Der Therapie ist die Neurodermitis viel leichter zugänglich. Die Lichenifikation ist viel ausgesprochener als bei Prurigo Hyde. Auch histologisch lassen sich Differenzen nachweisen. Was die Urticaria perstans betrifft, so handelt es sich dabei ursprünglich um eigentliche Quaddeln, die sich gegenüber der gewöhnlichen Urticaria durch ihre lange Persistenz auszeichnen, schließlich aber spontan verschwinden. Eine Verwechslung dürfte kaum möglich sein.

Prognose. Die Prognose ist ungünstig. Die Krankheit hat sich in charakteristischen Fällen als unheilbar erwiesen. Der intensive Juckreiz und die dadurch bedingte Schlaflosigkeit können auf die Psyche der Patienten einen ungünstigen Einfluß ausüben. Es kommt zu Depressionen und Lebensüberdruß. Eine direkte Gefährdung des Lebens ist hingegen dabei nicht zu befürchten.

Therapie. Bis jetzt ist keine Behandlungsart bekannt geworden, mit der sich eine Heilung des Leiden erzielen ließe. Von allen Autoren wird übereinstimmend die Unheilbarkeit des Leidens betont. Wohl sind von einzelnen Forschern Involutionserscheinungen an Efflorescenzen beobachtet worden. Es fragt sich aber, ob dabei wirklich typische Fälle von Prurigo Hyde vorgelegen haben. Wo die Krankheit mit Urticariaquaddeln kombiniert ist, oder bei der die Knötchen direkt aus Quaddeln hervorgehen, sind an der Diagnose Zweifel berechtigt. Die Therapie bleibt also vorwiegend eine symptomatische. Bei ganz hochgradig juckenden Fällen werden die Knötchen am besten direkt mit dem Mikrobrenner zerstört (Rasch). Damit bekommen die Patienten wenigstens vorübergehend Ruhe. Lombolt will Erfolge mit Radiumemanation in Wachsplatten erzielt haben.

II. Die Prurigoformen flüchtigeren Charakters.

1. Strophulus.

Die Krankheit ist unter den verschiedensten Namen beschrieben worden. Ich führe hier nur die bekanntesten auf, möchte aber gleich betonen, daß der Ausdruck Strophulus beibehalten werden sollte, da er historisch gerechtfertigt ist und den Vorzug der Kürze und der internationalen Einbürgerung für sich hat. Vielgenannt sind die Ausdrücke Lichen urticatus, Urticaria papulosa, Urticaria chronica infantum, Lichen simplex acutus (VIDAL), Prurigo simplex acuta (BROCQ). Der Ausdruck Urticaria chronica infantum hat deshalb eine gewisse Berechtigung, weil die Krankheit in naher Verwandtschaft zu der Urticaria steht und viele Analogien mit derselben aufweist. Anderseits steht die Krankheit in so naher Beziehung zur Prurigo temporanea, daß BROCQ letztere geradezu als Strophulus der Erwachsenen bezeichnet.

Die Krankheit befällt vorzugsweise Kinder von der Zeit der ersten Zahnung an bis zum dritten bis vierten Lebensjahre. Hin und wieder können auch später noch Eruptionen beobachtet werden bis ins schulpflichtige Alter hinein. WERTHER hat sogar zwei Fälle bei Erwachsenen gesehen. Beide litten an Achylia gastrica. In Laienkreisen ist die Krankheit allgemein unter dem Namen „Zahnschwielen", Zahnpocken oder „feux de dents" bekannt und wird ohne weiteres mit dem Durchbruch der Zähne in Zusammenhang gebracht. Ich werde bei der Besprechung der Ätiologie darauf zurückkommen.

Vor der Eruption sind bei genauer klinischer Beobachtung hin und wieder leichte Prodromalerscheinungen zu konstatieren. Die Kinder sind etwas reizbar, schlafen unruhig und haben etwas weniger Appetit als sonst. Dann tritt ganz plötzlich gewöhnlich nachts die Eruption auf. Es lassen sich kleine hirsekorngroße bis stecknadelkopfgroße Knötchen auf urticarieller Basis konstatieren. Die Knötchen sind manchmal fast ganz durch die rote Quaddel verdeckt und lassen sich nur nach der seitlichen Kompression einer Hautfalte mittels Fingers oder durch Druck mit Glasspatel nachweisen. Die urticarielle Komponente ist sehr flüchtiger Natur und verschwindet nach einigen Stunden. Die Quaddel ist nicht scharf begrenzt und verläuft diffus nach der gesunden Umgebung hin. Hin und wieder gibt es auch Quaddeln ohne Strophulus-Efflorescenzen und nach DARIER können durch Kratzen und Reiben leicht weitere Schwielen erzeugt werden. Die Haut befindet sich in urticarieller Bereitschaft. Erst nach Verschwinden der Schwielen sieht man die eigentlichen Strophulusknötchen deutlich. Es handelt sich um derbe, halbkugelige, rundliche oder unregelmäßig begrenzte schwach rötliche Knötchen, die an der Kuppe ein kleines Bläschen tragen. Die Bläschen schimmern weißlich oder gelblich durch. Sticht man mit einer Nadel ein, so kommt ein minimales Tröpfchen gelbliches Serum zum Vorschein. Werden die Knötchen nicht aufgekratzt, so trocknen die Bläschen ein und es lassen sich dann bräunlichrote Knötchen mit einem gelblichen Krüstchen an der Kuppe konstatieren. Die meisten Efflorescenzen werden aber aufgekratzt und durch den Austritt von Blut und Serum kommt es zu einer bräunlichen, blutig tingierten Kruste, die nach einiger Zeit abfällt und einen bräunlich pigmentierten Fleck oder eine Narbe zurückläßt. Auch die Pigmentflecke verschwinden nach relativ kurzer Zeit wieder. Die ganze Evolution eines solchen Strophulusknötchens dauert etwa 4—10 Tage, selten viel länger. Stets treten aber neue Efflorescenzen auf, sei es in der darauffolgenden Nacht oder schubweise jede zweite oder dritte Nacht, gewöhnlich in nicht sehr großer Zahl. Damit kommt ein polymorphes Krankheitsbild zustande. Wir sehen nach etwa acht Tagen teils frische urticarielle Efflorescenzen in kleiner Zahl, eine Menge

krustöser Läsionen, teils mit blutiger, teils unblutiger Kruste und schließlich
Knötchen in Heilung, die nur noch an leicht infiltrierten Pigmentflecken zu erkennen sind. Es können die Efflorescenzen auch einen stärker exsudativen Charakter aufweisen. Es treten dann bis linsengroße Bläschen auf, die manchmal zum
vornherein ohne Sekundärinfektion eitrig getrübt sind. Solche Efflorescenzen
sitzen vorwiegend an den Extremitäten, speziell an den Händen und Füßen.
Sind sie am Körper zu konstatieren, so macht die Affektion den Eindruck
von Varicellen oder Variolis. Solche Fälle sind von Hutchinson unter der
Bezeichnung „Varicella oder Vaccinia Prurigo" beschrieben worden. Es können
selbstverständlich auch die Strophulusefflorescenzen sekundär infiziert werden,
speziell mit den Erregern der Impetigo. Es kommt dann zu eigentlichen impetiginösen Läsionen, die das ursprüngliche Bild des Strophulus maskieren. Die Knötchen fließen nie zusammen. Es kommt trotz heftigsten Kratzens weder zur Ekzematisation noch zur Lichenifikation.

Die Krankheit kann etwa drei Wochen dauern und dann verschwinden. In anderen Fällen folgt Schub auf Schub und die Affektion erstreckt sich auf zwei bis drei Monate. Häufig sind auch später stets wieder Rezidive besonders bei neuroarthritisch belasteten Kindern zu konstatieren. Wenn die Affektion stets in schwereren Formen auftritt, wenn es mit der Zeit zur Schwellung der Lymphdrüsen oder gar zur Lichenifikation und Ekzematisation kommt, so muß mit der Möglichkeit einer Prurigo incipiens gerechnet werden.

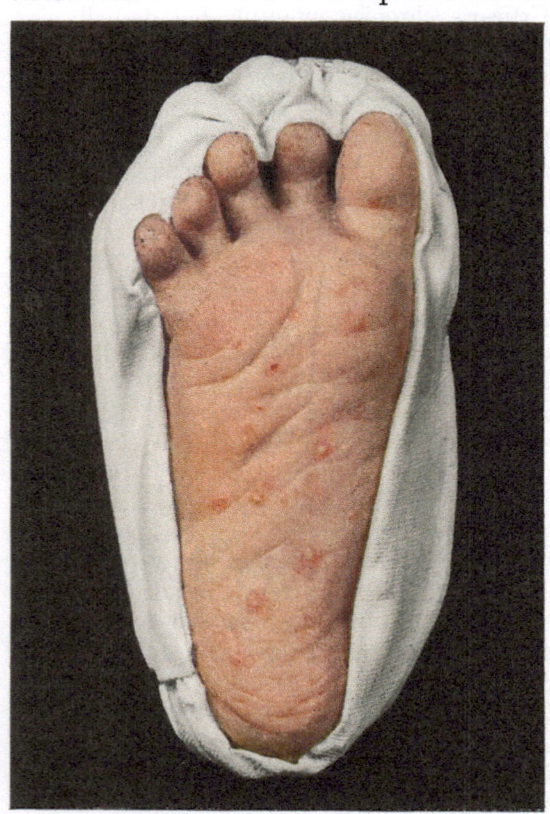

Abb. 11. Strophulus.
(Aus Finkelstein-Galewsky-Halberstaedter, 2. Aufl.
Berlin: Julius Springer.)

Die Lokalisation. Am meisten betroffen sind nach meinen Erfahrungen die Dorsolumbalgegend, die Nates und die Unterbauchgegend. Erst in zweiter Linie die Extremitäten. Am wenigsten Efflorescenzen zeigen die oberen Rumpfpartien und das Gesicht.

Subjektiv besteht ein intensiver Juckreiz besonders nachts. Die Kinder schlafen unruhig, wachen häufig auf, schreien und kratzen sich stark. Das Allgemeinbefinden leidet relativ wenig. Sie werden nur etwas mißmutig und sind reizbar, Erscheinungen, die sich durch den Juckreiz und den gestörten Schlaf leicht erklären lassen. Über eigentliche Verdauungsstörungen wird nach meinen Beobachtungen eigentlich fast nie geklagt. Es betonen im Gegenteil die Mütter solcher Patienten fast stets, daß die Kinder ihre Nahrung gut verdauen und regelmäßig Stuhl hätten. Die Kinder sehen denn auch vielfach geradezu blühend aus. Die Krankheit tritt in gewissen Jahreszeiten gehäuft

auf. Nach HAXTHAUSEN kommen die meisten Fälle vom Juli bis Oktober
vor. Er führt dies auf die Reifezeit der gewöhnlichen Obstsorten zurück,
nicht auf klimatische Verhältnisse. Für eine gewisse Steigerung der Er-
krankungsziffer in der Sommer- und Herbstzeit scheinen auch meine Erfahrungen zu sprechen. Der Dezember soll die kleinste Morbiditätsziffer aufweisen (JACQUET).

Pathologische Anatomie. Es muß auch hier betont werden, daß die histologischen Befunde differieren können, je nach dem Charakter der Efflorescenzen.
Übereinstimmend wird festgestellt, daß im Papillarkörper eine stellenweise
diffuse Infiltration besteht, daß die Blut- und Lymphgefäße erweitert sind,
und daß je nach dem Exsudationsstand der Efflorescenzen ein mehr oder
weniger starkes Ödem zu konstatieren ist. In den oberen Cutispartien ist das
Infiltrat mehr perivasculär angeordnet. CIVATTE ist eine nicht nur um die
Gefäße angeordnete Infiltration von eosinophilen Zellen aufgefallen. Ferner
beobachtete er im Papillarkörper vereinzelte rote Blutkörperchen und stellenweise etwas Fibrin. Er führte diese Befunde auf Kratzeffekte zurück. GANS

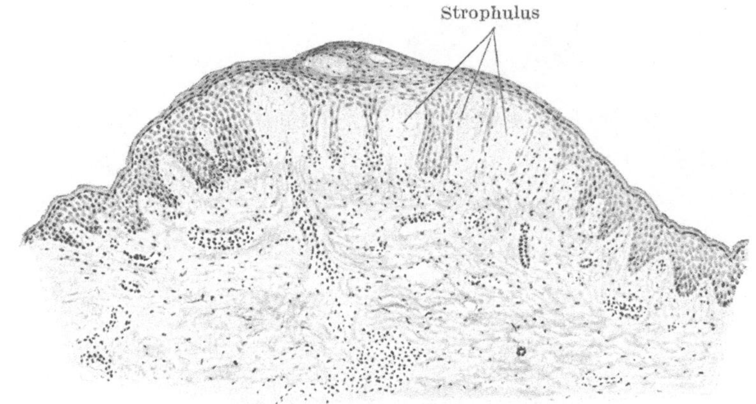

Abb. 12. Strophulus.
Aus LESSER, Lehrb. d. Hautkrankheiten, 14. Aufl., bearb. von JADASSOHN, Berlin: Julius Springer.)

sah zahlreiche polynucleäre Leukocyten im Papillarkörper, während er in der
Cutis lediglich eine mäßige Ansammlung lymphocytärer und leukocytärer Zellen
um die erweiterten Gefäße konstatieren konnte. Ich konnte bei meinen Präparaten vorwiegend Lymphocyten konstatieren. Die vorhandenen Leukocyten
wiesen Zerfallserscheinungen auf. Die Blut- und Lymphgefäße sind erweitert.
Die Anfangsgebilde der Haut normal. Im Rete Malpighi ist fast stets ein Bläschen zu konstatieren, das teils mit geronnenem, teils flüssigem Serum gefüllt ist
und Reste von zerknitterten Epithelien, Lymphocyten und Leukocyten aufweist. Hin und wieder ist diese Höhle in verschiedene Kammern abgeteilt.
Bei Serienschnitten sah CIVATTE am Grunde der Vesikel häufig eine Perforation
und Kommunikation mit dem darunter liegenden Papillarkörper. Allmählich
trocknet dieses Bläschen ein und wird nach außen abgestoßen. In diesem
Stadium kann folgender Befund erhoben werden. An einer circumscripten
Stelle hat die normale Hornschicht einem scheibenförmigen vorgewölbten
Gebilde Platz gemacht, das aus eingetrocknetem Serum und Detritus von
Epithelien, Leukocyten und Lymphocyten besteht. An der Basis ist noch eine
schmale Schicht von abgeplatteten Epithelzellen vorhanden, die mit dem Rete
Malpighi zusammenhängt, während seitlich der Zusammenhang gelockert ist.
Dieses Gebilde stellt klinisch die sich in Abstoßung befindliche kleine Kruste dar.

Unter dieser Kruste läßt sich eine leichte Acanthose nachweisen mit ziemlich vielen Mitosen und ein leichtes intra- und intercelluläres Ödem. Hin und wieder ist zwischen den Retezellen ein Lymphocyt eingelagert. Nach Darier ist die kolloidartige Scheibe charakteristisch, die aus parakeratotischen Hornzellen besteht und über die eine ziemlich normale Hornschicht hinzieht. Unter dieser Scheibe sollen eingetrocknete und ödematöse Retezellen und seitlich eine Spongiose der Zellen zu konstatieren sein. Das Infiltrat im Papillarkörper besteht nach Darier aus Leukocyten.

Wie aus diesen Befunden zu ersehen ist, kommt es bei den Strophulusefflorescenzen ebenfalls auf das Stadium der Untersuchung und auf den mehr oder weniger entzündlichen Charakter der Läsionen an. Daraus lassen sich leicht die differierenden histologischen Befunde der verschiedenen Autoren erklären. Das Bild wird vor allem aus beherrscht von dem akuten entzündlichen Charakter im Papillarkörper, bestehend in Ödem, Blut- und Lymphgefäßerweiterung

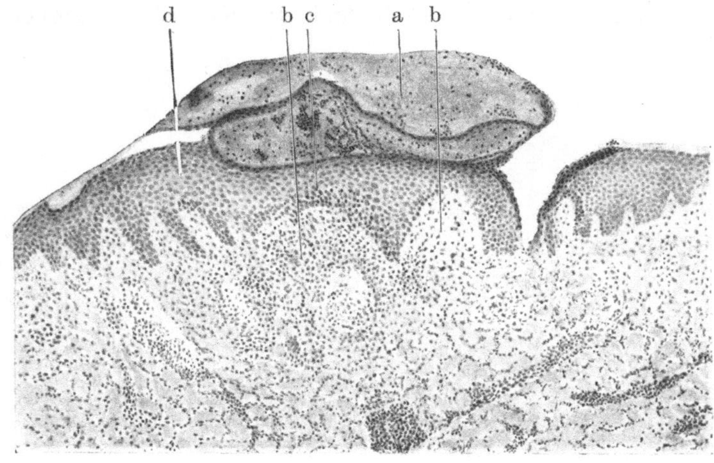

Abb. 13. Strophulus.

a Eingetrocknetes Bläschen, das aus koaguliertem Serum und Detritus von Lymphocyten und Leukocyten besteht und als Kruste abgestoßen wird; b ödematöser Papillarkörper, der mit Lymphocyten, Leukocyten und mit vermehrten Bindegewebszellen infiltriert ist; c das Infiltrat erstreckt sich bis in die untersten Lagen des Stratum Malpighi; d Acanthose leichten Grades.

und Austritt von weißen Blutzellen aus den Gefäßen. Offenbar kommt es dann, sei es durch den Exsudatstrom vom Papillarkörper her oder unter dem Einfluß von Kratzeffekten zu den beschriebenen Veränderungen im Epithel. Während bei der Prurigo im allgemeinen die Veränderungen etwas tiefer liegen und vorwiegend die oberen und mittleren Cutispartien betreffen, sind beim Strophulus hauptsächlich der Papillarkörper und die oberen Cutispartien betroffen. Zudem weisen die Efflorescenzen beim Strophulus einen stärkeren exsudativen Charakter auf als bei der Prurigo.

Pathogenese und Ätiologie. Auch bei dieser Affektion ist die Streitfrage entstanden, ob das Jucken oder die Efflorescenzen primär auftreten. Jacquet hält auch hier das Jucken für primär, die Eruption für sekundärer Natur, als eine Folge des Kratzens und Scheuerns. Demgegenüber hat C. Fox betont, daß er Efflorescenzen unter seinen Augen bei Kindern habe entstehen sehen, die erst einige Tage alt waren und noch nicht die Fähigkeit hatten, sich zu kratzen. Auch Darier mißt dem Kratzen eine gewisse Bedeutung hinsichtlich der Entstehung der Efflorescenzen bei, mit Sicherheit könne aber diese Art der Genese nicht angenommen werden.

Es wurde bei der Schilderung des klinischen Bildes schon erwähnt, daß in Laienkreisen die Krankheit vielfach als Zahnpocken bezeichnet wird. Der Durchbruch der Zähne, der mit Schmerzen verbunden ist und eine gewisse nervöse Reizbarkeit der Kinder bedinge, führe zum Ausbruch des Exanthems. Auch DARIER und JACQUET sind geneigt, dem Zahndurchbruch eine Bedeutung für die Genese des Strophulus zuzuerkennen. Ersterer glaubt auch, daß der Strophulus der Erwachsenen im Alter von 15—25 Jahren häufig mit dem Durchbruch der Weisheitszähne zusammenhänge. Nicht erklärt ist mit dieser Theorie der Strophulus der 3- und 4 jährigen Kinder, bei denen sämtliche Milchzähne vorhanden und im guten Zustande sind. Da muß nach anderen ätiologischen Momenten gesucht werden. Auch FEER steht der Annahme, daß die Dentition ätiologisch eine Rolle spiele, sehr skeptisch gegenüber. Nach ihm sind bis jetzt noch keine sog. Zahnungskrankheiten bewiesen. In neuerer Zeit spielt die intestinale Genese jedenfalls eine viel wichtigere Rolle. Wie bei der Prurigo Hebrae wird von Intoxikation und Autointoxikation, von fehlerhaftem Eiweißstoffwechsel (HALLEZ), von Überernährung usw. gesprochen. Keine dieser Theorien ist noch genau fundiert. Immerhin sprechen einige Erfahrungstatsachen für eine alimentäre Genese. So wurden von SIDLICK und CROCER KNOWLES bei 12 an Strophulus leidenden Kindern Intradermoreaktionen mit Nahrungsmittelproteinen gemacht. 9 davon reagierten positiv, 3 negativ. Von den positiv reagierenden sollen 3 durch eine entsprechende Diät geheilt und 4 gebessert worden sein. 2 blieben unbeeinflußt. Diese Versuche verdienen im großen Maßstabe wiederholt zu werden. WEIGERT sieht als häufigste Ursache des Strophulus die Überernährung bei exsudativem Terrain an, welcher Ansicht sich auch ROST für einen Teil der Fälle anschließt. Für andere Fälle nimmt er einen Kalkmangel als Ursache an. Auch febrile Erkrankungen, wie Schnupfen, Angina, Vaccination usw. sollen dabei eine Rolle spielen. Es bestehe eine wechselnde Toleranz gegen Milch, Eier, Zucker, gewürzte und geräucherte Speisen. Ich sah zwei Kinder, die auf Schweinswürste stets mit einem typischen Strophulusschub reagierten. Die zwei Fälle konnten zu wiederholten Malen beobachtet werden. Es genügte eine minimale Quantität des schädlichen Nahrungsmittels, um das Exanthem auszulösen. Es bildet sich dabei vielleicht eine Art Anaphylaxie aus (HALLEZ). BLASCHKO nahm eine Erkrankung der Blutgefäße der Haut an, die auf leichte Reize mit Entzündung der Haut reagieren sollen. Die Ursache dieser abnormen Innervation der Blutgefäße wird auch wieder in einer Intoxikation gesucht.

Diagnose. Diese bereitet im allgemeinen keine Schwierigkeiten. Die Efflorescenzen und die Lokalisation sind in der Regel so typisch, daß die Diagnose auf den ersten Blick gestellt werden kann. Bei Fällen mit stärkerem exsudativen Charakter könnte man an Varicellen oder an sehr leichte Pocken denken, wie sie zur Zeit in der Schweiz auftreten und auch anderswo beobachtet wurden. Das Freibleiben der Mundschleimhaut und das Fehlen des Fiebers werden wohl meistens eine Entscheidung gestatten, und zwar für den Strophulus. Es muß aber betont werden, daß sich bei der sehr leichten Pockenepidemie das Exanthem manchmal auf wenige Efflorescenzen beschränkt, das Allgemeinbefinden sehr gut sein kann und das Fieber fehlt, da es manchmal nur 1—2 Tage dauert und bei der ersten ärztlichen Untersuchung schon endgültig verschwunden ist. In solchen Fällen werden der Impfzustand des Patienten, das Vorhandensein anderer Pockenfälle und der weitere Verlauf maßgebend sein. Strophulusartige Efflorescenzen können auch durch Gerstenstaub hervorgerufen werden. In der Gerste ist hin und wieder eine Milbe enthalten, die sog. Pediculoides ventriculosus, die strophulusartige Hauterscheinungen verursacht. Ähnliche Erscheinungen sind auch bei Baumwollarbeitern beobachtet worden. Diese

Läsionen kommen vorwiegend bei Männern vor, die beruflich mit Gerstenstaub in Berührung kommen. Sie kommen also nur beim Strophulus der Erwachsenen differentialdiagnostisch in Frage. Der akute Charakter der Erscheinungen und die Anamnese werden auch hier die Diagnose ermöglichen.

Prognose. Die Prognose des Strophulus ist günstig. Es ist in der Regel mit einer raschen Besserung des Exanthems zu rechnen. Wohl kann das Leiden durch wiederholte Rezidive etwas lästig werden. Es stört aber das Allgemeinbefinden wenig und eine Gefährdung des Lebens ist nie zu befürchten. Nur in den Fällen, bei welchen die Rezidive stets heftiger werden und das Exanthem nicht verschwinden will, ist die Prognose wegen der Gefahr einer evtl. sich entwickelnden Prurigo Hebrae mit größerer Vorsicht zu stellen.

Therapie. Nach Jadassohn heilen im Spital die Strophuluseruptionen oft sehr schnell ohne jede Behandlung. Im allgemeinen ist die Aufmerksamkeit in erster Linie auf den Darm zu lenken, da die alimentäre Theorie zur Zeit am besten fundiert ist. Wo also Darmstörungen bestehen, ist deren rasche Beseitigung anzustreben. Was die Diät betrifft, so ist es zweckmäßig, die Eiweißnahrung einzuschränken. Man wird speziell auf Verminderung der Milch-, Eier-, Fleisch- und Zuckerzufuhr dringen müssen. Schweinefleisch, Käse, Würste, Meerfische und Gewürze wird man den Kindern am besten ganz verbieten. Rohes Obst ist durch gekochtes zu ersetzen. Jadassohn empfiehlt auch eine Einschränkung der Kohlenhydratzufuhr, viel Gemüse, namentlich Spinat, ist empfehlenswert (Rost). Medikamentös wird Kalomel 3 mal 0,005—0,02 empfohlen (Darier und Feuillé). Auch Lactose 2 mal 1,0 pro die, 2 Tage pro Woche, soll günstig wirken. Wo Lactose nicht vertragen wird, empfiehlt Darier Alkalien. Es werden Natr. sulf. 0,3 und Natr. bicarbonic. 0,15 morgens nüchtern in etwas lauwarmem Wasser an 3—4 aufeinanderfolgenden Tagen alle 2 Wochen gegeben. Bei chronischen Fällen soll man eine Desensibilisation mittels Calcium zu erreichen suchen. Spiethoff und Wiesenack geben intravenöse Afenilinjektionen. Jeden 3.—5. Tag sollen 10 ccm injiziert und in toto 8 Injektionen gemacht werden. Die Flüssigkeit soll man langsam einfließen lassen, um das Hitzegefühl zu vermeiden. Auch Rost sah manchmal nach Kalkdarreichung (Kalzan, Tricalcol usw.) rasche Heilung der Eruption. Frühwald hat gute Erfolge mit Atophan, 2—4 g pro die während 3—4 Tagen, erzielt. Auch Darier hält diese Medikation im akuten Stadium für die wirksamste. Werther hat bei einem Fall von Strophulus beim Erwachsenen Heilung mittels intravenöser Injektionen von 1% Natrium silicicum $^1/_2$—2 ccm 2 mal wöchentlich erzielt. Pepton soll oft wirksam sein. Es ist in Dosen von 3 mal 0,15—0,3 vor jeder Mahlzeit zu nehmen (Lévy-Franckel). Auch Salol kann versucht werden. In neuerer Zeit spielt wie bei der Prurigo Hebrae die Blutserumtherapie eine Rolle. Normalserum und Eigenseruminjektionen werden vielfach verwendet (Linser, Kreibich, Hallez). Balina gibt Euchinin 2 mal 0,025 pro die. In schweren Fällen Aristochinin in ähnlichen Dosen. Auch Luftveränderungen mit Gelegenheit zu Benützung von Mineralbädern, wie Moor-Schwefelbädern, Säuerlinge wirken oft sehr günstig. Allerdings dürfte letztere Verordnung nur bei sehr hartnäckigen Fällen, die stets zu Rezidiven neigen, und bei denen das Schreckgespenst der Prurigo Hebrae droht, in Frage kommen.

Ebenso wichtig wie die Allgemeinbehandlung ist eine sorgfältige Lokalbehandlung. Man wird ruhig sagen können, daß man in den meisten Fällen mit einer gewissen Regelung der Diät und mit der Lokalbehandlung zum Ziele kommt. Sehr zweckmäßig sind warme Bäder. Dieselben werden am besten abends vor dem Schlafengehen gegeben. Die Dauer derselben soll etwa 10—15 Minuten betragen. Sie beruhigen die Haut und das Nervensystem und erzeugen im allgemeinen einen ruhigen Schlaf. Mir hat sich der Zusatz von Solut. Vlemingkx sehr gut bewährt. Davon sind bei einem Kinde unter 2 Jahren dem Bade etwa 2 Eßlöffel, bei einem Erwachsenen 250 g zuzusetzen. Auch Kal. permanganic.-Bäder wirken sehr günstig. Es können zweckmäßig auch schwache Adstringentien, wie Tannin, Eichenrinde, Soda usw. dem Badewasser beigefügt werden. STÜMKE lobt die Sulfobadin-Bäder. Nach dem Bade läßt man die Patienten mit einer juckstillenden Salbe, z. B. Mentholzinkpaste, $^1/_2$—1$^0/_0$-ig, Tumenol-Carbol-Teerzinkpasten usw. einfetten. Es können auch Schwefelsalben, Unguent. leniens mit Zusatz von essigsaurer Tonerde oder Bleiwasser 10—20$^0/_0$ und das englische Präparat „Hazeline-Snow" verwendet werden. FEJTÖ will gute Wirkungen von Pinselungen mit 10$^0/_0$ alkoholischem Extrakt von Heliobrom gesehen haben. Es muß 3—4 mal pro Tag damit gepinselt werden. Bequemer, aber weniger anhaltend in der Wirkung sind spirituöse Abwaschungen mit juckstillenden Zusätzen. Als solche kommen in Betracht Thymol, $^1/_4$—1$^0/_0$, Menthol, 1—5$^0/_0$, Carbolsäure, 1—3$^0/_0$, Tumenol-Ammonium, 2—5$^0/_0$, Naphthol usw. Gut abschließende Verbände tragen wesentlich zur Verminderung des Juckreizes bei. In Laienkreisen beliebt und bis zu einem gewissen Grade wirksam sind Abwaschungen mit Essigwasser und Citronensaft. Zweckmäßig ist es, nach dem Verschwinden des Strophulusschubes die spirituösen Abwaschungen fortzusetzen, da sie den Tonus der Haut heben und die Reizbarkeit derselben etwas herabsetzen. Man wird dann mit der Zeit vielleicht die Rezidive vermeiden oder wenigstens mildern können. Die physikalischen Heilmethoden sind in der Regel entbehrlich. Immerhin kann man in sehr hartnäckigen Fällen des Säuglingsalters einen Versuch mit den von RUEDIGER empfohlenen Bestrahlungen mit dem weißen Kohlenlichte machen. Die Erfolge sollen sehr gute sein. Im allgemeinen ist die Behandlung des Strophulus eine recht dankbare. Es tritt in der Regel bei der erwähnten Behandlung sehr rasch eine Besserung ein und die Mütter dieser geplagten Kinder sind froh, wenn sie ihnen und sich eine ruhige Nacht verschaffen können.

2. Prurigo temporanea.

Diese von TOMMASOLI eingeführte Bezeichnung entspricht einem Bedürfnis, da die Krankheit im Gegensatz zur Prurigo Hebrae einen flüchtigen Charakter hat, während die Einzelefflorescenzen klinisch und histologisch eine gewisse Ähnlichkeit mit dem Prurigoknötchen aufweisen. Sie entspricht der „Prurigo aigue et subaigue des adultes" von BROCQ und JACQUET.

Klinik. Die Krankheit nimmt hin und wieder ihren Anfang mit gewissen Störungen des Allgemeinbefindens. So können sich Unbehagen, Kopfschmerzen, Frostgefühl, Schlaflosigkeit, Müdigkeit, leichte Verdauungsstörungen bemerkbar machen. Plötzlich stellt sich dann die Eruption ein. Es treten kleine, ziemlich derbe Knötchen auf, die mehr fühlbar als sichtbar sind und einen blassen bis schwachroten Farbenton aufweisen. Die Größe der Knötchen entspricht einem kleinen bis großen Stecknadelkopf und kann sogar den Umfang einer Linse erreichen. Sie sind rund und konisch mit abgeplatteter Kuppe, selten spitz. MILIAN will mehr spitze Efflorescenzen beobachtet haben. Die Kuppe weist zuerst eine opaline, später eine mehr gelbliche Verfärbung auf. Sticht man mit einer Nadel ein, so kommt ein minimales seröses Tröpfchen zum Vorschein. Es handelt sich also um einen Papulovesikel. Der entzündliche Prozeß kann aber auch zur ausgesprochenen Vesikel führen. In einzelnen Fällen können die Efflorescenzen auch pustulös sein und mit einer Variola oder Varioloispustel verwechselt werden. In ganz seltenen Fällen werden die Knötchen hämorrhagisch. Dies scheinen JACQUET diejenigen Fälle zu sein, die WILLAN als Lichen lividus bezeichnet hat. Der Fall VÖRNERS (Prurigo haemorrhagica) dürfte vielleicht auch hierher gehören. Nach einiger Zeit weisen die Knötchen an der Oberfläche eine adhärente gelblichbraune bis braune Kruste auf. Hebt man die Kruste weg, so kommt ein lebhaft roter, etwas sanguinolenter Grund zum Vorschein, sofern die Efflorescenzen frisch sind. Bei längerem Bestand ist der Grund weniger tief, trocken und gerötet. Nach einer gewissen Zeit — gewöhnlich einige Tage — sinteit das Knötchen zusammen. Um die zentrale Kruste ist häufig noch eine Schuppenfranse zu konstatieren, die allmählich mit der Kruste abfällt. Es bleibt ein bräunlicher Fleck zurück. Werden die Efflorescenzen auf dem Höhestadium abgekratzt, so bildet sich eine viel dunklere, braunschwarze Kruste zufolge des Eintrocknens des ausgetretenen mit Serum untermischten Blutes. In diesen Fällen bleibt nach dem Abfallen der Kruste eine kleine, glänzend weiße oder pigmentierte Narbe zurück. Neben diesen charakteristischen Efflorescenzen beobachtet man öfters auch Abortivformen, die viel rascher verlaufen und bei denen die Bläschen- und Krustenbildung ausbleibt. Es sind das reine Knötchenformen. Hin und wieder lassen sich auch Urticariaquaddeln konstatieren.

Was die Lokalisation betrifft, so sind die Knötchen gewöhnlich diffus angeoidnet. Am stärksten betroffen sind die Extremitäten, und zwar vorwiegend die Streckseiten, die Ellbogen und Knie, das Gesäß, weniger der Rumpf. Die Efflorescenzen fließen nicht zusammen, können aber gelegentlich in Gruppenform auftreten. Nie kommt es zur Lichenifikation. Sie sind teils follikulär, teils perifollikulär angeordnet, können aber auch unabhängig von den Follikeln bestehen.

Die Krankheit tritt gewöhnlich in Schüben auf. Jede neue Eruption kann intensiver als die vorhergehende sein oder mildere Formen annehmen. Die Dauer der Affektion beträgt durchschnittlich etwa 2 Wochen, erreicht aber hin und wieder einen Zeitraum von 2—3 Monaten. Es gibt nach Milian auch Fälle, bei denen der ganze Prozeß in 4—5 Tagen abgelaufen ist, ohne Rezidive. Im übrigen treten Rezidive öfters auf. Befallen werden vorzugsweise Leute von 15—30 Jahren.

Subjektiv besteht meist ein intensives Jucken, das sich besonders nachts bemerkbar macht. Daneben wird auch noch über andere unangenehme Sensationen wie Prickeln, Stechen, Brennen usw. geklagt. Abends beim Entkleiden und morgens beim Aufstehen sind häufig Paroxysmen zu verzeichnen. Öfters zeigen die von der Krankheit Befallenen einen gewissen Erethismus der Haarfollikel (Hühnerhaut) beim Entblößen der Haut. Es scheint besonders die Bettwärme das Jucken zu steigern. Die Patienten sind denn auch vielfach schlaflos und kratzen sich nachts blutig. Die Krankheit kommt zu gewissen Jahreszeiten gehäuft vor. Frühjahr, Sommer und Herbst liefern die meisten Fälle. Veischiedene Beobachtungen Hutchinsons von „Summer prurigo“ gehören hierher, wie schon bei der Einteilung ausgeführt wurde[1]).

Pathologische Anatomie. Die histologischen Veränderungen bei der Prurigo temporanea gleichen denei Strophulusefflorescenzen sehr stark. Die Hauptveränderungen sind auch hier im Papillarkörper und in den oberen Cutisschichten zu konstatieren. Es handelt sich um eine diffuse dichte Infiltiation, die vorwiegend aus Lymphocyten besteht. Daneben sind aber auch vereinzelte Leuko-

---

[1]) Hierher sind auch die Fälle von Sellei und Liebner zu rechnen, bei denen die Affektion im Frühling begann und erst im Herbste verschwand und bei denen in der Hälfte der Fälle nur die bedeckten Körperpartien betroffen waren. Kein Hämatoporphyrin im Urin. Neben strophulusartigen Efflorescenzen waren auch konische erbsengroße Papeln zu konstatieren. Die Verfasser glauben, daß das Krankheitsbild zwischen die Prurigines und die Urticaria papulosa gehöre und am ehesten der Prurigo simplex chronica recidivans von Brocq entspreche.

cyten und eine Vermehrung der Bindegewebszellen zu beobachten. Das Infiltrat ist stellenweise an die Follikel gebunden, an anderen Orten regellos verteilt. Die Veränderungen im Epithel sind eher geringfügiger Natur. Neben einer leichten Exfoliation der Hornschicht konnte ich stellenweise eine Andeutung von Parakeratose, eine leichte Spongiose im Rete Malpighi und eine Vermehrung der Mitosen konstatieren. MILIAN fand ebenfalls Erweiterung der Lymphräume und perivasculäre Infiltrate, sowie namentlich eine starke Vermehrung der Bindegewebszellen, vermißte aber die polynucleären Leukocyten. Er beobachtete feine Fibrinfasern um die Gefäße herum und Erythrocyten zwischen den Bindegewebsfasern, ferner feine wie Kokken aussehende Granula, die er für Abkömmlinge vom Protoplasma der Bindegewebsfasern hält. In der Epidermis konstatierte er einen Hohlraum, der mit Erythrocyten und Lymphocyten gefüllt war. Die Blasendecke wies rautenförmig veränderte Epithelien auf. Zwischen den Zellen war ein leichtes Ödem zu konstatieren, das sich auch auf die dem Hohlraum benachbarten Zellen in seitlicher Richtung erstreckte, wo

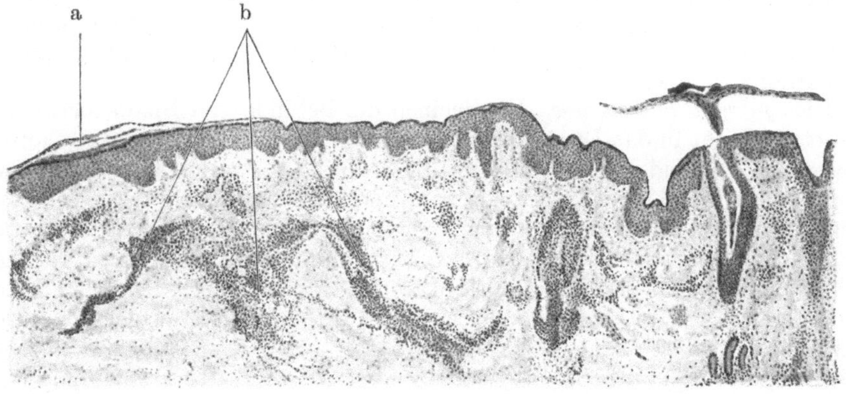

Abb. 14. Prurigo temporanea.
a Parakeratotische Schuppenlamelle; b Infiltration in den oberen Cutispartien.

die Zellkerne schlecht gefärbt waren und die sog. „Altération cavitaire" aufwiesen. Der Hohlraum selbst war durch die Abhebung der Epidermis von der Cutis entstanden. Über der Blasendecke will MILIAN eine feine Kruste konstatiert haben, die aus zerfallenen Epithelien und Leukocyten bestand. Die Primärefflorescenz dieser Prurigo acuta hält MILIAN für eine Papel.

3. Prurigo vulgaris.

Neben der Prurigo temporanea muß noch eine mehr chronische Form angeführt werden, die DARIER als Prurigo vulgaris bezeichnet. Sie könnte auch Prurigo temporanea chronica genannt werden. DARIER faßt den Begriff Prurigo vulgaris in einem erweiterten Sinne, indem er darin neben der Prurigo diathésique auch noch die Neurodermitis disseminata unterbringen will. Nach den Untersuchungen von BRACK und HAXTHAUSEN halte ich aber an der Trennung fest, gebe aber, wie schon in der Einleitung betont wurde, die Möglichkeit von Übergangsformen zu. Ich rechne dazu die Prurigo BESNIERs, die Prurigo atypiques von JACQUET und die Varietäten der chronischen Prurigo, die nicht zum Typus Hebra gehören (TOMMASOLI).

Klinisch zeigt sich die Krankheit zunächst in Form von Jucken, dem sekundär die typischen Prurigopapeln, Ekzematisationen und Lichenifikationen folgen.

Im Höhestadium sieht die Krankheit ähnlich wie die diffuse Neurodermitis aus. Es wird aber fast stets gelingen, noch vereinzelte Prurigopapeln nachzuweisen, während bei der Neurodermitis die lichenoiden Knötchen charakteristisch sind Die Affektion ist gegenüber der Prurigo Hebrae durch das Fehlen der typischen Lokalisation charakterisiert. So sind dabei häufig die Gelenkbeugen betroffen, wie beim Lichen chronicus Vidal. Zudem kann die Diagnose noch durch den evtl. positiven Ausfall der alimentären Hämoklasie von Brack gesichert werden. Ich werde darauf später noch zu sprechen kommen. Die Affektion kann weiterhin noch mit den chronisch licheninfizierten Ekzemen verwechselt werden. Das Vorhandensein von Prurigopapeln und der positive Ausfall der alimentären Hämoklasie wird auch hier für die Differentialdiagnose entscheidend sein. Brack will beim chronischen Ekzem nie eine positive Reaktion erhalten haben.

Pathologische Anatomie. Das histologische Bild weist Besonderheiten nicht auf. Brack betont besonders die Lymphocyteninfiltrationen um die Gefäße, die in der Mitte zusammenflossen. Dazwischen konstatierte er Ödem. Im Epithel speziell im Stratum spinosum hat er mehrkammerige Bläschen beobachtet, die nach oben von einer parakeratotischen Hornschicht und nach unten von Spinosazellen begrenzt waren.

Ätiologie und Pathogenese. Es scheinen die Befunde von Brack berufen zu sein, etwas Licht in das Dunkel dieser Affektion, sowie der ganzen Prurigofrage zu werfen. Er fand bei dieser Form, sowie bei der Prurigo temporanea eine positive alimentäre Hämoklasie. Er nennt sie alimentär, nicht digestiv, da sie anscheinend mit der Verdauung nichts zu tun hat. Dieselbe konnte konstatiert werden nach Trinken von 200 ccm Milch (Vidal), nach Eigenblutinjektionen, nach oralen Dosen von Pepton. Auch mittels anderer tierischer oder pflanzlicher Nahrungsmittel (Eiklar) usw. konnte die Reaktion ausgelöst werden. Trinken von großen Mengen Ringerlösung oder von 10 ccm Milch in 200 ccm Wasser ergab ebenfalls eine positive, aber abgeschwächte Reaktion. Es scheint sich nach Brack nicht um spezifisch eingestellte Reize zu handeln, während Haxthausen mittels seiner Cutisreaktionen eine gewisse Spezifität glaubte feststellen zu können. Die alimentäre Hämoklasie äußert sich in folgender Form: Der Blutdruck sinkt, die Leukocyten und Erythrocyten nehmen an Zahl ab. Ebenso nehmen der Eiweißgehalt und die Viscosität des Blutes ab. Es findet eine Verlangsamung der Senkungsgeschwindigkeit der roten Blutkörperchen statt. Der Chlorgehalt bleibt gleich, während das Calcium im Verhältnis zum Kalium eine Verschiebung erleidet. Oft ist ein Überschuß von Kalium gegenüber dem Calcium festzustellen, sei es, daß Calcium im Blute abnimmt und das Kalium gleichbleibt, sei es, daß der Kalkspiegel sich gleichbleibt und das Kalium vermehrt wird. Brack glaubt, gestützt auf die Versuche von Peterson und Hughes, daß damit der Symptomenkomplex der hämoklasischen Phänomene nicht erschöpft sei. Bei einem zweiten Typus, der bei einer Patientin mit einer Lebererkrankung mit Prurigo konstatiert wurde, zeigte sich zuerst ein Leukocytenanstieg. Kalium und Calcium nahmen gleichzeitig ab. Später stieg das Calcium langsam wieder, während das Kalium weiter fiel. Nach Brack genügt die Leukocytenzählung allein bei der alimentären Hämoklasie nicht, da sie irreführend sein könne. So komme es durch accidentelle und nicht zu kontrollierende Faktoren manchmal zu einem Anstieg der Leukocyten. Die Ursache der alimentären Hämoklasie bei Prurigo wird in einer abnormen Schwäche des Vagus oder einer Hypertonie des Sympathicus gesucht. Bei einer Schwäche des Vagus findet eine Zunahme des Kaliums im Blute statt, während das Calcium im Gewebe durch das Übergewicht des Sympathicus retiniert werde. Bei Sympathicotonie trete zum vornherein eine starke Retention des Calciums im Gewebe in Erscheinung, wodurch eine relative Vermehrung des Kaliums im Blute zustande komme. Es wird aber auch ein gleichzeitiges Sinken von Kalium und Calcium beobachtet, da neben dem Antagonisten auch der Agonist gereizt werde, aber schwächer, wodurch dann der rasche Wiederanstieg eines Elektrolytes möglich sei. Durch einen Reflexmechanismus in der Leber tritt eine Sperrvorrichtung in den Lebervenen auf und dadurch das Auftreten der geschilderten Symptome. BRACK glaubt nun, daß infolge der abnormen Zusammensetzung des Blutes in chemischer und physikalischer Beziehung eine Reizung der feinen Nervenendigungen in den Capillaren hervorgerufen und dadurch primär der Juckreiz ausgelöst werde. Erst viel später komme es dann sekundär zum Auftreten der Prurigopapeln. So seien auch die guten Erfolge der periarteriellen Sympathektomie bei juckenden und schmerzhaften Zuständen der Haut dem Verständnis näher gerückt. Wenn nun das Jucken nicht so augenscheinlich hervortrete wie beim anaphylaktischen Chok, so könne das daraus erklärt werden, daß die Reizbarkeit der Hautcapillaren nur erhöht sei und daß es noch eines leichten mechanischen Insultes, wie Traumen, thermische Irritationen bedürfe, um den Juckanfall auszulösen. Daß das eine Mal eine Urticaria, das andere Mal eine Prurigo hervortrete, hänge wesentlich vom Funktionszustande der Haut ab (BRACK). Häufig wird bei Prurigo vulgaris die Cutis anserina und eine Oligoidrosis konstatiert, Zeichen, die auf einen erhöhten Tonus des Sympathicus hinweisen. Es mögen hier auch noch die Befunde von HAXTHAUSEN erwähnt werden. Er fand bei Prurigo vulgaris speziell bei der BESNIERschen Form in 80% der Fälle eine positive Cutireaktion. Es wurden ungefähr 200 Patienten mit 40 verschiedenen Extrakten von Nahrungsmitteln und Bekleidungsstoffen, sowie mit verschiedenen Fleischsorten, Fischen, Krebsen, Eiweiß und Eigelb, verschiedenen Gemüsearten und Getreidesorten, mit Federn usw. geprüft. Am stärksten reagierten die Fälle, die mit Asthma und Heufieber kompliziert waren. Die Neurodermitis und die typischen Ekzeme ergaben eine negative Reaktion. Ebenso die meisten anderen Prurigofälle, während einige Säuglingsekzeme — 4 von 11 untersuchten Fällen — positiv reagierten. Der Autor vermutet, daß diese Formen mehr ins Gebiet der Prurigo Besnier als zum Ekzem gehören. Diese Fälle zeichneten sich auch dadurch aus, daß das Jucken primär und das Ekzem sekundär auftrat. Die positiven Reaktionen waren meistens multipel und wechselten von Fall zu Fall. Einige Extrakte gaben besonders häufig Reaktionen (Federn, Haare, Menschenschuppen). Es ist dem Verfasser im Gegensatz zu den Verhältnissen beim Asthma bronchiale nicht gelungen, eine ursächliche Beziehung zwischen den Stoffen, welche positive Reaktionen ergeben und dem Hautleiden festzustellen. Wenn auch die betreffenden Stoffe wochenlang per os zugeführt oder auf die Haut gebracht wurden, so konnte dennoch ein schädlicher Einfluß auf das Hautleiden nicht beobachtet werden. Ebenso war der therapeutische Erfolg wenig bemerkenswert, wenn die positiv reagierenden Stoffe von den Kranken ferngehalten wurden.

Wir hätten demnach zur Charakterisierung dieser Krankheitsgruppe zwei Hilfsmethoden zur Verfügung, die in Zweifelsfällen zur Stellung einer Diagnose herangezogen werden können, das sind die alimentäre Hämoklasie und die positive Cutireaktion, vorausgesetzt, daß sich die Resultate von BRACK und HAXTHAUSEN an einem größeren Material bestätigen sollten.

Die Diagnose, Prognose und Therapie der Prurigo temporanea und vulgaris können zusammen abgehandelt werden. Die *Diagnose* der Prurigo temporanea stützt sich auf die Art der Efflorescenzen, die Lokalisation und den Verlauf. Am schwierigsten ist die Affektion vom papulo-vesiculösen Ekzem zu unterscheiden. Bei letzterer Affektion sind die Efflorescenzen im allgemeinen etwas kleiner, weniger derb, intensiver gerötet, deutlicher vesiculös und weniger urticariell. Sie fließen hin und wieder zusammen und es kommt da und dort zum Nässen. Allmählich kann man öfters diffuse ekzematisierte Plaques konstatieren. Histologisch haben wir ein deutlicheres Bläschen im Rete Malpighi. Nach BROCQ ist aber das klinische und histologische Bild beider Krankheiten so ähnlich, daß sie nicht voneinander unterschieden werden können. Und TOMMASOLI hat geradezu den Vorschlag gemacht, den Begriff „papulo-vesiculöses Ekzem" aufzugeben und die Affektion der Prurigo anzugliedern. BROCQ sieht im papulo-vesiculösen Ekzem eine Art Übergangsform vom amorphen vesiculösen Ekzem zur Prurigo Hebrae. Immerhin tritt er aus klinischen Gründen für die selbständige Stellung dieser Ekzemform ein, ebenso DUBREUILH. Ich schließe mich dieser Auffassung an und trenne die Prurigo temporanea vom papulo-vesiculösen Ekzem aus den obenerwähnten Gründen ab. Eine Verwechslung könnte evtl. noch stattfinden mit gewissen Insektenstichen, wie Wanzen, Stechmücken usw. Die Lokalisation der letzteren und der rasche Verlauf werden in der Regel bald eine Entscheidung ermöglichen. Bei den Insektenstichen werden vorwiegend die unbedeckten Körperstellen betroffen und die Efflorescenzen haben einen mehr urticariellen Charakter. Was die Prurigo vulgaris betrifft, so ist schon auf die besonderen Merkmale gegenüber der Neurodermitis disseminata und die lichenifizierten chronischen Ekzeme hingewiesen worden.

Prognose der Prurigo temporanea und vulgaris.

Die Prognose beider Affektionen ist günstig. Es ist in der Regel mit einer raschen Besserung und Heilung zu rechnen, wenigstens was die Prurigo temporanea betrifft. Wohl können sie durch wiederholte Rezidive etwas lästig werden, sie stellen aber keine Gefährdung des Lebens dar. Die Prurigo temporanea verschwindet in der Regel bald, während die Prurigo vulgaris mehrere Monate unter Umständen, sogar jahrelang dauern kann. Im Gegensatz zur Prurigo Hebrae ist sie therapeutisch viel leichter zu beeinflussen.

Therapie der Prurigo temporanea und vulgaris.

Die Behandlung der Prurigo temporanea ist ähnlich wie die des Strophulus. Man wird in erster Linie das Augenmerk auf etwa vorhandene Verdauungsstörungen oder Diätfehler richten müssen und deren rasche Beseitigung anstreben. Wenn in der Anamnese keine Anhaltspunkte für derartige Störungen vorliegen, so ist es doch zweckmäßig, die Eiweißzufuhr herabzusetzen und starke Gewürze vermeiden zu lassen. Äußerlich wird man mit juckstillenden Salben und Pasten und spirituösen Abreibungen, denen kalmierende Substanzen beigemischt sind, ziemlich rasch eine Heilung der Efflorescenzen erzielen können, wie dies bei der Besprechung der Strophulustherapie des Näheren ausgeführt wurde. Schwieriger ist die Behandlung der Prurigo vulgaris. Ein erstes Postulat stellt die Beruhigung resp. Festigung des Nervensystems dar. Man wird neben einer zweckmäßigen Lebensweise Nervina, wie Brompräparate, Luminal, Somnifen, Chloralhydrat, Dial usw. nicht ganz entbehren können. Sie bringen dem Patienten einen ruhigen Schlaf und tragen damit zu einer Herabsetzung der nervösen Erregungszustände bei. HAXTHAUSEN und RASCH empfehlen eine lactovegetabilische Diät und wollen damit in vielen Fällen eine bedeutende Besserung und sogar Heilung erzielt haben. Auch die Vermeidung der Substanzen, die eine positive Cutireaktion auslösten, führten hin und wieder zu geringen Erfolgen. BRACK legt einen großen Wert auf die Beseitigung der alimentären Hämoklasie, da damit auch das Jucken und die Prurigoefflorescenzen

verschwinden sollen. Er will günstige Erfolge mit Peptonum siccum, 3 mal
täglich 0,005 bis 3 mal 0,5, erzielt haben, und zwar auch bei Fällen, bei denen
die Prurigo mit einer Lebererkrankung kompliziert war. In gleicher Weise
können intramuskuläre Eigenblutinjektionen — 2 pro Woche — angewendet
werden. FORNARA und ARTOM empfehlen intradermale Eigenblutinjektionen
in die Nähe der kranken Herde. Sie wollen damit bei Prurigo und Pruritus
allerdings nur geringe und vorübergehende Erfolge erzielt haben. Das Pilocarpin
soll keine besonderen Erfolge geben, wohl aber will BRACK vom Gynergen
„Sandoz", einem Ergotamintartrat Gutes gesehen haben. Dem Gynergen
kommt augenscheinlich eine sympathicushemmende Wirkung zu, die vielleicht
mit einer vagussteigernden Komponente verbunden ist. Die Lokalbehandlung
hat sich nach den oben ausgeführten Prinzipien zu richten.

4. Die Prurigo gestationis.

Eng verwandt mit der Prurigo temporanea ist die Prurigo gestationis. Sie
tritt ähnlich wie der Herpes gestationis in der Gravidität, auf und zwar etwa
im 3. oder 4. Monat. Statt Bläschen sind hier Prurigoknötchen zu konstatieren.
Gewöhnlich zeigt sich die Affektion nicht bei der ersten Schwangerschaft,
sondern bei der zweiten oder dritten und von da ab stets wieder, in der Regel
im verstärkten Maße. Mit der Geburt verschwindet im allgemeinen das Exanthem.
In einem Falle von BARTHÉLEMY verschwanden die Knötchen erst 6 Wochen
nach dem Partus. Die Efflorescenzen sitzen vorwiegend an den Extremitäten,
und zwar auf den Streckseiten. Der Rumpf ist gewöhnlich nur in einem leichten
Grade befallen. Eine Ausnahme bildete wiederum der Fall BARTHÉLEMYs, bei
dem das Exanthem sehr hochgradig, fast generalisiert war.

Die Krankheit beginnt zuerst mit einem intensiven Pruritus an den Hand-
und Fußrücken, und zwar ganz unvermittelt, ohne daß irgendwelche Störungen
vorausgegangen wären. Das Jucken ist in der Wärme — besonders nachts —
am stärksten. Dann treten die Knötchen auf, die halbkugelig vorspringen und
mit einem roten Hof umgeben sind. Sie werden sehr bald aufgekratzt und zeigen
die charakteristischen gelblichen oder schwärzlichen Krusten, je nachdem der
Kratzeffekt nur die Epidermis oder auch den Papillarkörper betroffen hat,
das heißt, je nachdem nur Serum oder auch Blut ausgetreten ist. Sehr selten
soll es zu Sekundärinfektionen kommen. Gewöhnlich bleibt das Exanthem
knötchenförmig und nur selten sind sekundäre Ekzematisationen und Lichenifikationen zu konstatieren. Wenn der Juckreiz sehr heftig wird, können die
Knötchen durch tiefe Kratzeffekte zur Ulceration gebracht werden und wir
finden dann nach der Abheilung kleine pigmentierte Narben. Es ist im allgemeinen bei der Affektion eine Tendenz zur Pigmentbildung vorhanden, da ja
auch die Gravidität als pigmentbildender Faktor in Betracht fällt. So ist denn
ab und zu eine eigentliche Melanodermie wie bei einer hochgradigen Pediculosis
zu konstatieren. Im Blute fehlt die bei Herpes gestationis konstatierte Eosinophilie. Es kommt höchstens zu einer leichten Lymphocytose. Im Urin soll nach
GASTOU eine Verminderung der Urate, Phosphate und Chloride zu beobachten
sein. BAR und BARTHÉLEMY fanden eine Verminderung der Urinmenge.

Der histologische Befund entspricht dem der Prurigo temporanea und des
Strophulus.

Ätiologie. Den Blutveränderungen ist wohl keine besondere Bedeutung bei-
zumessen, da bei der Gravidität normalerweise eine Vermehrung der Lymphocyten stattfinden kann. Wichtiger sind vielleicht die von GASTOU gefundenen
Veränderungen des Urins. Sie würden im Sinne einer Intoxikation sprechen.
Es fragt sich natürlich daneben, ob nicht abnorme Stoffwechselprodukte von

seiten des graviden Uterus die Krankheit bedingen. Auf alle Fälle muß die Gravidität ätiologisch in erster Linie berücksichtigt werden, denn ohne Schwangerschaft wird das Exanthem nicht beobachtet. Gastou mißt gewissen Infektionen und pathologischen Zuständen, die bei früheren Graviditäten bestanden haben, eine Bedeutung bei, so sollen Mastitis, Aborte, Metritiden, Erysipele öfters anamnestisch nachweisbar sein. Dies würde dann zu einer Autoinfektion oder Autointoxikation führen. Alle diese Hypothesen bedürfen noch der Bestätigung.

Diagnose. Für die Diagnose sind die Gravidität, die Art der Efflorescenzen, die Lokalisation und der Verlauf maßgebend. Die Prurigo gestationis zeichnet sich von dem Herpes gestationis durch die Knötchen, das vorzugsweise Befallensein der Streckseiten der Extremitäten und den Mangel der Eosinophilie im Blute aus. Eine Verwechslung könnte evtl. noch mit Scabies oder Pediculi vestimentorum stattfinden. Die Milbengänge oder der Nachweis der Parasiten, unter Umständen der Erfolg einer antiparasitären Therapie werden die Diagnose bald sicherstellen. In Frage kommen differentialdiagnostisch auch die Lymphogranulomatose, Leukämie und Pseudoleukämie. Für diese Leiden ist der Blut- sowie der histologische Befund maßgebend. Zu einer Verwechslung mit Neurodermitis könnten nur hochgradige Fälle Veranlassung geben, wo es gelegentlich sekundär zur Ekzematisation und Lichenifikation kommt. Die Anamnese, der Verlauf und die bestehende Gravidität werden auch hier eine Diagnose ermöglichen.

Prognose. Die Prognose ist insofern günstig, als mit der Geburt auch das Jucken und das Exanthem verschwinden. Ungünstig ist sie in bezug auf die Rezidive. Es gibt bis jetzt noch kein Mittel, um diese zu verhüten, im Gegenteil, es findet mit jeder Gravidität eine Verschlimmerung des Leidens statt. Auf die Gravidität selbst hat die Krankheit keinen Einfluß. Nach Gastou sollen die Kinder der an Prurigo gestationis Leidenden zu pruriginösen Hautkrankheiten disponiert sein.

Therapie. Die Behandlung ist ziemlich machtlos. Irgend ein inneres Mittel, das imstande wäre, das Leiden nachhaltig zu beeinflussen, gibt es nicht. Man muß sich damit begnügen, rein symptomatisch das Jucken zu lindern. In schweren Fällen soll Bettruhe am besten wirken. Um Rezidive zu verhüten, kann man evtl. versuchen, konkomittierende genitale Affektionen möglich rasch zu beseitigen. Ein sicherer Erfolg ist aber im allgemeinen davon nicht zu erwarten.

III. Der Pruritus.

Der Ausdruck Pruritus stammt vom Lateinischen „prurire" und heißt jucken. Wir verstehen unter Pruritus besondere Arten von Empfindungen, die wir als Juckreiz bezeichnen und die das Bedürfnis nach Kratzen und Reiben auslösen. Während bei der Prurigo die Frage, ob das Jucken prä-, co- oder posteruptiv ist, noch nicht definitiv beantwortet werden konnte, ist sie hier entschieden. Das Jucken ist primär, die Hauterscheinungen sind sekundär, ohne irgendwelchen spezifischen Charakter aufzuweisen. In den meisten Fällen handelt es sich nur um banale Kratzeffekte oder es kommt bei langer Dauer allmählich zu sekundären Veränderungen, wie zu Ekzemen, z. B. am After, zu Pyodermien, Furunculose usw. Es muß hier gleich die Frage erörtert werden, ob es nicht einen sog. physiologischen Juckreiz gibt, wie ihn schon Hebra postuliert hat und der eine natürliche Abwehrtätigkeit der Haut bedeutet. Jacquet bezeichnet den Zustand, in dem keine unangenehmen Sensationen von der Haut aus wahrgenommen werden, als Eudermie. Von diesem Normalzustand bis zum patho-

logischen Pruritus gibt es alle Übergänge und es ist im einzelnen schwer festzustellen, wo der sog. physiologische Zustand aufhört und das Pathologische anfängt. Es gibt in der Tat fast keine Menschen, die nicht ab und zu einen kleinen
Juckreiz verspüren oder sich wenigstens zeitweise reiben oder kratzen. Manchmal geschieht das unbewußt, wie z. B. bei BENDA, der sich während einer intensiven geistigen Beschäftigung, die 40 Minuten dauerte, 14 mal gekratzt hat,
den Juckreiz aber nur 3—4 mal wahrgenommen haben will. Auch das Jucken,
das infolge des Kriechens eines Insektes in der Haut wahrgenommen oder bei
leichtem Bestreichen der Haut mittels Pinsels ausgelöst wird, scheint ein durchaus normaler Abwehrvorgang zu sein. Selbst bei Tieren kommt das Jucken
auch ohne Anwesenheit von Parasiten vor. Es scheinen die Haare dabei eine
gewisse Rolle zu spielen. In diesem Sinne können wir wohl von einem physiologischen Juckreiz sprechen. Pathologisch wird das Jucken erst dann, wenn das
befallene Individuum von seinem Pruritus wirklich belästigt wird, sei es durch
Störung des Schlafes oder der Arbeit, sei es, daß das Jucken sich durch seine
längere Dauer oder besondere Stärke bemerkbar macht. Im allgemeinen hängt
es stark von der psychischen Verfassung des Patienten ab, wann ärztliche Hilfe
nachgesucht werden muß. Wehleidige oder sich ängstlich beobachtende Menschen werden schon sehr bald zum Arzte gehen, während psychisch ausgeglichene
oder mehr indifferente Naturen manchmal monate- und jahrelang ihren Pruritus
herumschleppen, bis sie sich entschließen, ärztliche Hilfe in Anspruch zu nehmen.

Nach diesen einleitenden Bemerkungen kann auf das klinische Bild des
Pruritus eingetreten werden. Wir müssen zwischen einem generalisierten und
einem lokalisierten Pruritus unterscheiden.

1. Der generalisierte Pruritus.

Als Prototyp des generalisierten Pruritus darf der Pruritus senilis gelten.
Derselbe stellt sich gewöhnlich erst nach dem 60. Lebensjahre ein, und zwar
vielfach bei Leuten, die sich bis dahin eines sehr guten Allgemeinbefindens erfreut hatten. Am meisten werden 70- und 80 jährige von dem Leiden betroffen.
Die Haut dieser Unglücklichen trägt vielfach den Stempel des Alters an sich.
Sie ist welk, hat ihre Elastizität etwas eingebüßt, sie ist trocken und glatt oder
mehr granuliert. Dies braucht aber nicht immer der Fall zu sein, wie schon
KAPOSI betont hat. Es kann auch eine fettreiche, gut genährte, elastische Haut
gelegentlich einmal vom Pruritus ergriffen werden. Der Fettschwund resp.
die Xerose der Haut mit Druck auf die Hautnerven können also in diesen Fällen
ätiologisch nicht herangezogen werden. Der Pruritus senilis stellt ein sehr
qualvolles, therapeutisch schwer zu beeinflussendes Leiden dar, das meistens
unheilbar ist. Der Juckreiz erfolgt gewöhnlich anfallsweise, manchmal dauert
er aber mehr oder weniger unverändert fort. Gefürchtet sind die nächtlichen
Paroxysmen. Kaum sind die Patienten ausgezogen oder im Bett, folgt ein unausstehliches Jucken, das sie jeden Schlafes beraubt. Auch der stärkste Wille
ist nicht imstande, den Kratzreiz zu überwinden. So wird denn die Haut mit
den Nägeln oder irgendeinem rauhen Gegenstande (Bürste, Lappen) bearbeitet;
sie wird gekratzt oder gerieben. Charakteristisch sind die glänzenden polierten
Fingernägel dieser Kranken, deren freie Ränder fein abgeschliffen sind. Sie
sehen aus, wie wenn sie einer sorgfältigen Nagelpflege unterworfen worden
wären. Die Haut der an Pruritus senilis Leidenden ist sehr widerstandsfähig;
zufolgedessen lassen sich gewöhnlich fast keine Läsionen feststellen. Hin und
wieder beobachtet man kleine Excoriationen, weiße Flecke resp. Narben von
abgeheilten Excoriationen und eine intensive diffuse Pigmentierung (Melanodermie). Durch die gestörte Nachtruhe kommen die Patienten in ihrem

Allgemeinbefinden herunter. Sie sind deprimiert, sehen blaßgelblich aus, zeigen tiefliegende umränderte Augen und eine allgemeine Abnahme der Lebenskraft. So kommt es denn leicht zum Marasmus und ein interkurrentes Leiden, wie Bronchitis, Bronchopneumonie, kann ihrem Leiden ein vorzeitiges Ende setzen. In anderen Fällen aber dauert die Krankheit jahrelang und man ist erstaunt über das relativ gute Allgemeinbefinden dieser Menschen, die nie Ruhe oder einen erquickenden Schlaf finden können. Ich habe eine 85 jährige Dame beobachtet, die sich 5 Jahre lang fast unaufhörlich Tag und Nacht gekratzt hat und die eine erstaunliche körperliche Widerstandskraft zeigte. Die Haut derselben war sehr trocken, bräunlichgelb und zeigte leichte Lichenifikationen und Excoriationen nebst zahlreichen pigmentierten und weißen Närbchen. In anderen Fällen sind außer leicht geschwellten Follikeln kaum irgendwelche Hautläsionen konstatierbar. Einzelne Patienten geben an, daß ihnen dieses oder jenes Klima besser behage. Es scheinen da manchmal klimatische Einflüsse — stärkerer Feuchtigkeitsgehalt der Luft — eine Rolle zu spielen. Ungünstig auf das Jucken wirkt nach meinen Erfahrungen der Alpensüdwind, „Föhn" genannt.

Ganz ähnlich verhält sich der Pruritus generalisatus jüngerer Personen. Das Alter von 20—40 Jahren scheint bevorzugt zu sein. Hier sind die nächtlichen Paroxysmen besonders ausgesprochen. Schon beim Entkleiden kann sich der Juckreiz einstellen. Er beginnt an irgendeiner Stelle und breitet sich rasch über den ganzen Körper aus. Die Bettwärme steigert dann gewöhnlich das Jucken noch bedeutend. Wir konstatieren alle möglichen Folgeerscheinungen des Kratzens, wie Excoriationen, Erosionen und insbesondere strichförmige Kratzeffekte. Je nach der Tiefe der Läsionen bleiben sie trocken oder sind mit gräulich gelblichen oder blutigen Krusten bedeckt. Die Kratzeffekte heilen in der Regel, ohne Narben zu hinterlassen. Hingegen kommt es auch hier bei längerer Dauer der Affektion häufig zur Pigmentbildung, wie bei Pediculi vestimentorum. Daß es auch Fälle gibt, bei denen die Haut absolut nichts Abnormes aufweist, sei nur nebenbei bemerkt. Die Kratzeffekte können dann und wann sekundär mit pyogenen Bakterien infiziert werden, die gelegentlich an den Fingernägeln haften. Es kommt zu Pyodermien, Furunkeln und Narbenbildung. Ist ein an Pruritus Leidender zu Ekzem disponiert, so kann sich schließlich mit der Zeit ein Kratzekzem oder eine Lichenifikation entwickeln und in solchen Fällen ist es oft schwer, nachträglich den primären Pruritus festzustellen, wenn die Affektion nicht von Anfang an beobachtet werden konnte.

Man hat den Pruritus auch schon mit der Onanie und mit der Epilepsie verglichen und es existiert in der Tat eine gewisse Verwandtschaft. Der Prurituskranke bekommt seine Paroxysmen von Juckreiz, die trotz großer Willensanstrengung nicht bewältigt werden können. Er gibt nach und kratzt sich mit einer unwiderstehlichen Begierde und einem gewissen Gefühl von Wollust, bis der brennende Schmerz seiner Kratzwunden den Juckreiz übertönt hat. Erschöpft und beschämt findet er für einige Stunden Ruhe, bis sich eine neue Attacke einstellt. Immer ist dem Patienten das Brennen seiner mißhandelten Haut viel angenehmer, als der unerträgliche Juckreiz, der bald als Kitzeln, Jucken oder Stechen empfunden wird. Auch im Schlafe finden die Kranken gewöhnlich keine Ruhe. Schon Hebra hat darauf hingewiesen, daß sie mitunter von Träumen mit einem merkwürdigen Inhalt heimgesucht werden. So kommt es ihnen vor, als streicheln sie einen Hund, eine Katze oder eine Wand oder ein Parkett, und zwar stärker und stärker, bis sie erwachen und merken, daß sie ihre eigene Haut mit den Fingernägeln blutig gekratzt haben. Auch diese Formen sind manchmal sehr hartnäckig; immerhin lassen sie sich viel leichter beseitigen als der Pruritus senilis.

Es gibt noch einen Pruritus, bei dem offenbar Kälteeinflüsse eine Rolle spielen und der von DUHRING als Pruritus hiemalis bezeichnet wird. In neuerer Zeit bestätigt MACDONALD das Vorkommen dieser Pruritusform. Sie ist hauptsächlich in Nordamerika beobachtet worden, wo der Pruritus gewissermaßen als Nationalkrankheit gilt. Diese Art Pruritus beginnt gewöhnlich im Oktober, wenn sich die ersten kalten Tage bemerkbar machen und hält mehr oder weniger unvermindert den ganzen Winter über an, bis sich im Frühjahr die wärmere Jahreszeit einstellt. In milden Wintern soll die Affektion leichter, in kalten schwerer auftreten. Erfolgt während eines kalten Winters eine mildere Temperaturperiode, so nimmt das Jucken sofort ab, um bei tieferer Temperatur wieder zuzunehmen. Das Jucken nimmt in der Regel an der Streckseite der Unterschenkel seinen Anfang und breitet sich von da allmählich über den ganzen Körper aus. Es stellt sich vorzugsweise am Abend im warmen Zimmer ein oder beim Auskleiden, manchmal auch erst in der Bettwärme. An der Haut ist objektiv manchmal gar nichts Abnormes zu konstatieren. In anderen Fällen treten nach einiger Zeit ziemlich starke Veränderungen infolge der stets sich wiederholenden Traumen auf; so kommt es zu Rötungen der Haut, Excoriationen, blutigen Krusten, strichförmigen Kratzeffekten, Schwellung und Rötung der Follikel. Die Haare sind vielfach an der Austrittsstelle abgebrochen. Es kommt kurz gesagt zum Bilde einer sekundären Dermatitis. Nach CROCKER sind es vorwiegend xerodermatische Kinder, die zu dieser Affektion disponiert sind. Auch STOKES will die Affektion besonders bei leichten Ichthyosisfällen beobachtet haben. Im Sommer, wenn die Haut besser durchfeuchtet ist, verschwindet die Affektion. Das Allgemeinbefinden scheint irrelevant zu sein. Während DUHRING nur der kalten Temperatur eine Bedeutung beimißt, glaubt SACK, daß auch die wollenen Unterkleider, die verminderte Tätigkeit der Haut — weniger intensive Atmung und Transpiration — die vermehrte Nierentätigkeit und die Kälte eine Rolle spielen, also eine Summe pruriginöser Reize.

In ähnlicher Weise gibt es auch einen Pruritus aestivalis und einen Pruritus e calore, der hauptsächlich bei Schmieden und bei Arbeitern, die dem offenen Feuer ausgesetzt sind, beobachtet wird. Ich sah eine Patientin, die gleichzeitig an Pruritus aestivalis und Heufieber litt. Während das Heufieber nach 2—3 Wochen — also nach der Heuernte schwindet — dauert der Pruritus den ganzen Sommer über an bis zur Temperaturabnahme im Spätherbst. Neben einer Idiosynkrasie der Schleimhäute gegen den Blütenstaub scheint hier noch eine Überempfindlichkeit der Haut gegen die Wärme vorhanden zu sein.

2. Lokalisierte Pruritusformen.

Wir müssen auch hier wieder eine Unterscheidung machen zwischen mehr flüchtigen Formen, die kaum einer Behandlung bedürfen und dem fixierten Pruritus, der sich durch eine größere Intensität und längere Dauer auszeichnet. Bekannt ist es, daß die Frauen häufig einen ziemlich heftigen Juckreiz bekommen, wenn sie sich ihres Korsetts oder ihrer Strumpfbänder entledigen. Viele Männer klagen über Juckreiz an den Stellen, wo die Hosenträger oder die Sockenhalter die Haut gedrückt haben oder es macht sich bei ihnen abends beim Entkleiden ein Pruritus über den Schulterblättern bemerkbar. So kratzen sich viele Menschen jeden Abend, ohne ärztliche Hilfe in Anspruch nehmen zu müssen, da das Jucken rasch vorübergeht und die Betroffenen nicht weiter belästigt. Diese Formen haben zudem die Eigenschaft, daß das Jucken von einer Stelle des Körpers auf eine andere überspringen kann, ohne daß irgendein anatomischer Zusammenhang zwischen den befallenen Teilen nachweisbar wäre. Anders verhalten sich die fixierten Formen. Hier dauert das Jucken nicht nur einige

Sekunden oder Minuten, sondern hält manchmal stundenlang an, tritt in Paroxysmen auf, die von Ruhepausen unterbrochen werden. Die Krankheit kann jahrelang dauern.

Es ist hier die Frage zu erörtern, ob es einen Pruritus der Schleimhäute gibt. Es scheint soviel festzustehen, daß die eigentlichen Schleimhäute des Körperinnern frei von Pruritus sind. Nur die Anfangsteile der Körperöffnungen können gelegentlich vom Jucken befallen sein, so ist ein Pruritus der Nasenschleimhaut, der Zunge, des harten Gaumens und der unteren Rectalschleimhaut, sowie der Urethra beschrieben worden. Prinzipiell ist es möglich, daß jede Stelle der menschlichen Haut von einem fixierten Jucken ergriffen werden kann. Die Erfahrung lehrt aber, daß gewisse Körperpartien Prädilektionsstellen des Juckens sind. Ich werde mich nur mit den bekannteren Lokalisationen befassen, die praktisch eine Rolle spielen, und beschreibe der Reihe nach den Pruritus des behaarten Kopfes, der Augenlider, der Nasenschleimhaut, der Mundschleimhaut, der Gehörgänge, der Handteller und Fußsohlen, des Anus, der Genitalgegend und der Unterschenkel.

Pruritus capitis. Häufig kommen Patienten in die Sprechstunde, die über ein starkes Jucken am behaarten Kopf klagen. Trotz genauester Untersuchung ist objektiv nichts Krankhaftes nachzuweisen; es fehlt insbesondere jede Spur von Parasiten. Das Jucken stellt sich vielfach am Morgen ein. Es kann sich beim Manne auch auf die Bartregion erstrecken. In selteneren Fällen sind auch die Achselhöhlengegend und der Mons veneris ergriffen. Es kommt dabei hin und wieder die von Hallopeau beschriebene Trichotillomanie vor, die darin besteht, daß die Kranken die üble Gewohnheit haben, sich im Bereiche der Juckzone die Haare auszureißen. Diese Pruritusform wird am häufigsten in der Pubertätszeit beobachtet (Jacquet). Sie bildet öfters den Vorgänger einer späteren Seborrhöe, einer Pityriasis oder eines seborrhoischen Ekzems. Bei Glatzenbildung verschwindet das Jucken an den kahlen Kopfstellen, persistiert aber hin und wieder in dem restierenden Haarkranz, ein Zeichen, daß auch hier die Haare bei der Auslösung des Pruritus eine gewisse Rolle spielen.

Pruritus der Augenlider. Ähnlich wie am behaarten Kopf kommt ein Pruritus an den Augenlidern vor, und zwar zunächst an den Lidrändern. Das Jucken läßt häufig nach, wenn ein oder zwei Wimperhaare entfernt worden sind. Der Wechsel des Haares spielt hier ätiologisch vielleicht eine Rolle (Jacquet). Von den Lidrändern greift das Jucken auf die Conjunctiva über. Es wird hier bekämpft durch das Reiben der geschlossenen Augenlider über dem Bulbus, bis eine Entspannung eintritt.

Pruritus der Mundschleimhaut. Ob ein eigentlicher Pruritus der Zungenspitze und des harten Gaumens vorkommt, wie Tommasoli und Jacquet annehmen möchten, ist noch nicht völlig erwiesen. Es steht aber fest, daß ein leichtes Bestreichen der Zungenspitze und der Zungenränder, sowie des harten und weichen Gaumens ein eigentümliches Gefühl auslöst, das stark an Kitzeln erinnert und dessen Beseitigung durch stärkeren Druck oder starkes Reiben angestrebt wird. Es gibt nun ab und zu Leute, die spontan über unangenehme Sensationen an der Zungenspitze und an den Zungenrändern klagen, die bald als Kitzeln, häufiger aber als Brennen bezeichnet werden, ohne daß objektiv eine Veränderung nachweisbar wäre. Diese Gefühlsempfindungen scheinen eine gewisse Verwandtschaft mit dem Pruritus cutaneus zu haben. Diese Fälle sind es wohl hauptsächlich, die Tommasoli und Jacquet veranlaßt haben, vom Pruritus der Mundschleimhaut zu sprechen.

Pruritus der Nasenschleimhaut und der Trachea. Häufiger und besser fundiert als der Pruritus der Mundschleimhaut ist der Pruritus der Nasenschleimhaut.

Bekannt ist das Kitzeln der Nasenschleimhaut vor dem Niesen. Es verschwindet, sobald der Niesakt vorüber ist. Häufig ist auch ein Pruritus vor dem Auftreten der Coryza wahrzunehmen. Er betrifft besonders die hinteren Schleimhautpartien und den Retronasalraum. Hin und wieder verläuft die Coryza abortiv und der Pruritus ist das alleinige Symptom. Man muß in diesen Fällen von einem symptomatischen Pruritus sprechen. Unabhängig von diesen beiden Erscheinungen dürfte er jedenfalls selten sein und praktisch kaum eine Rolle spielen. In Laienkreisen herrscht die Ansicht vor, daß bei Kindern ein häufiges Reiben mit dem Finger in der Nase auf einem Pruritus beruhe, der von Eingeweidewürmern herrühre. Eine ganz analoge Erscheinung ist der Pruritus der Trachealschleimhaut, der sich vor dem Ausbruch einer Tracheitis einzustellen pflegt. Er äußert sich in Form eines intensiven unangenehmen Kitzelns, der zu steten Deglutationen Veranlassung gibt. Die Betroffenen suchen durch beständiges Schlucken den Kitzelreiz wenigstens für ganz kurze Zeit zum Verschwinden oder wenigstens zur Abschwächung zu bringen.

Pruritus der Gehörgänge und der Ohrmuschel. Der Pruritus der Gehörgänge ist keine seltene Erscheinung. Das Kratzen der Gehörgänge mit dem kleinen Finger oder mittels eines besonderen Instrumentes kann oft konstatiert werden. Das Reiben bewirkt vorerst gewöhnlich eine Steigerung des Kitzelns und ist von einem angenehmen Gefühl begleitet. Ätiologisch spielen dabei vielleicht Anomalien der Absonderung des Cerumens oder dessen Eintrocknung eine Rolle. Es können durch das häufige Kratzen sekundäre Veränderungen auftreten wie Gehörgangsfurunkel, Ekzeme oder Pityriasis. Die Ohrmuscheln selbst werden seltener vom Jucken befallen, am ehesten noch die Läppchen.

Pruritus der Handteller und Fußsohlen. Solche Fälle sind bekannt. An den Händen macht er sich in Form von Hitzegefühl und Jucken bemerkbar, die nachts so stark exacerbieren können, daß der Patient aufstehen muß, um seine Hände in kaltes Wasser einzutauchen. Nur so bekommt er vorübergehend Erleichterung. Etwas häufiger als die Handteller sind die Plantae betroffen. Der Pruritus kann die gesamte Sohle ergreifen oder er betrifft nur einen Teil derselben, sei es die Beugeseiten der Zehen, die Zwischenzehenfalten oder nach meinen Erfahrungen am häufigsten die Seitenränder der Füße. Auch die Ferse ist öfters Sitz des Juckens.

Pruritus der Unterschenkel. Frauen sind davon mehr betroffen als Männer Offenbar spielen hier die Varicen eine große Rolle, vielleicht auch der Druck der Strumpfbänder. Die Blutstauungen begünstigen ja bekanntermaßen den Ausbruch des Juckens. Auch die große Hitze, der z. B. Schmiede oder Eisengießer ausgesetzt sind und die große Kälte führen häufig auf dem Gefäßwege zum Pruritus.

Pruritus ani. Die häufigste Form des lokalisierten Pruritus ist der Pruritus ani. Er stellt ein sehr unangenehmes Leiden dar. Die Betroffenen fühlen sich beschämt wegen ihrer Krankheit und scheuen sich vielfach, zum Arzte zu gehen; sie ziehen es vor, ihr Leiden monate-, ja jahrelang herumzutragen. Der Pruritus ist hin und wieder mit Hämorrhoiden verbunden, kommt aber nach meinen Erfahrungen noch mehr ohne diese Komplikation vor. Die subjektiven Beschwerden manifestieren sich in Form von Kitzeln oder von eigentlichem Jucken, das sich nachts außerordentlich steigern kann und die Patienten des Schlafes beraubt. Der Juckreiz kann so unerträglich werden, daß sie sich des Kratzens oder Reibens nicht enthalten können, und dieses solange fortsetzen, bis ein eigentlicher Schmerz entsteht oder Blut aus den Kratzwunden austritt. Erst dann bekommen sie für einige Zeit Ruhe. Bei anderen Kranken bleibt der Pruritus stets in erträglichen Grenzen, so daß das Kratzen mit einiger Willensanstrengung unterdrückt werden kann. Der Pruritus besteht entweder nur am Anus selbst oder greift auf die tieferen Partien über und kann sich auch auf die untersten Partien der Rectalschleimhaut erstrecken. In anderen Fällen wird auch die Umgebung des Afters vom Jucken betroffen und kann auch auf den Damm übergreifen. Objektiv sind meistens keine Veränderungen zu konstatieren. Bei größerer Intensität oder längerer Dauer der Affektion stellen sich bei Disponierten Folgezustände ein. So kann man Excoriationen, Rhagaden, Verdickungen und Infiltration der Schleimhautfalten, sekundäre Kratzekzeme oder neurodermitische Veränderungen konstatieren. Häufig sind Fissuren, die beim Stuhl leicht bluten und manchmal heftige Schmerzen verursachen.

Von Pruritus ani sind vorwiegend Erwachsene von 30—60 Jahren betroffen, und zwar mehr Männer als Frauen. Neger sollen sehr selten davon befallen sein (ROSSER). Bei Jugendlichen ist in erster Linie nach Oxyuren zu fahnden. Bei Greisen scheint er eher wieder etwas abzunehmen. Vielfach leiden die Befallenen an Carcinomophobie. Sie stellen sich vor, das Leiden sei krebsiger Natur oder werde später zu Krebs führen. Ein Körnchen Wahrheit liegt in diesem Angstzustand, da, wie wir später sehen werden, der Pruritus ein prämonitorisches Zeichen eines malignen Tumors der inneren Organe sein kann.

Pruritus der Genitalien. Beim Manne finden wir die Genitalien seltener betroffen als bei der Frau. Der Pruritus kommt vorzugsweise an der Scrotalhaut vor. Hier führt das Leiden mit der Zeit zur Verdickung und Infiltration mit Excoriationen und Rhagadenbildung. Es können dann ferner auch die Peniswurzel, etwas weniger häufig der Penisschaft, die Glans und der Sulcus coronarius betroffen sein. Auch die Urethralschleimhaut ist ab und zu einmal der Sitz eines Kitzelns, das recht unangenehm werden kann, aber in der Regel nicht sehr lange anhält. Bekannt ist auch der prämonitorische Pruritus bei Gonorrhöe oder Herpes. Bei der Frau sitzt der Pruritus vulvae an den großen oder kleinen Labien, an der Klitoris, am Introitus vaginae oder, wenn auch selten, in der Vagina selbst. Objektiv lassen sich manchmal lange Zeit keine Veränderungen feststellen. In anderen Fällen kommt es zu Excoriationen, Infiltrationen, Verdickungen, Rötungen, Nässen, kurz Symptomen, wie ich sie beim Pruritus ani geschildert habe. Auch ein an Kraurosis vulvae erinnerndes Bild kann die Folge eines sehr lange bestehenden Pruritus sein. Der Pruritus vulvae ist ein Leiden, das den Frauen sehr peinlich ist. Sie kommen dann und wann in den Verdacht der Onanie. Es mag ja auch sein, daß sexuelle Reizungen durch das Reiben und Kratzen ausgelöst werden. Die sexuelle Befriedigung beseitigt aber keineswegs den Pruritus. Wir finden ihn bei Verheirateten mindestens ebenso häufig als bei Ledigen. Diese Frauen quälen sich manchmal mit Selbstvorwürfen, da sie glauben, daß sie beim Kratzen ihrer Genitalien etwas Unrechtes tun. Sie werden denn auch häufig psychisch mitgenommen und leiden an Appetitlosigkeit, Verstimmungen, Lebensüberdruß.

Pathologische Anatomie des Pruritus. Dieses Kapitel kann sehr kurz gehalten werden. Da keine eigentlich spezifischen Veränderungen beim Pruritus vorkommen, entspricht denn auch das histologische Bild durchaus den bei anderen Affektionen beschriebenen Erscheinungen. So zeigen weder die strichförmigen Kratzeffekte, noch die Excorationen und Pigmentierungen irgend etwas, das sie von denselben Veränderungen unterscheiden ließe, wie sie z. B. bei den Pediculi vestimentorum vorkommen. Auch die Bilder des sekundären Ekzems und der Neurodermitiden weisen nichts auf, was irgendwie charakteristisch wäre. MONTAGUE hat auf eine Sklerose des Bindegewebes bei Pruritus ani, vulvae et scroti hingewiesen, die mit einer Infiltration um die MEISSNERschen Körperchen verbunden sein soll. In einem zweiten Stadium käme es zu einem intracellulären Ödem des Rete Malpighi, zur Erweiterung der Lymphspalten und der Blutgefäße im Corium und zu einer oberflächlichen polynukleären Infiltration. Im dritten Stadium sei dann Atrophie und Depigmentierung zu konstatieren.

In neuerer Zeit hat sich nur CIVATTE etwas eingehender mit den Kratzeffekten, wie sie z. B. bei Scabies oder experimentell erzeugt werden, beschäftigt. Er untersuchte sowohl oberflächliche Excorationen, die nur eine Spur eingetrockneten Serums aufweisen, als tiefere Kratzeffekte, die mit einer Blutkrusten bedeckt sind. Die ersteren stellen klinisch minimale, schwach rötliche Erhebungen dar. CIVATTE fand in solchen Fällen über 2—3 Papillen eine partielle oder totale Nekrose der Epidermis. Der Schorf ist nicht scharf abgesetzt, sondern zeigt seitlich Zusammenhänge mit der gesunden Epidermis. Ist die Epidermis nur teilweise nekrotisch, so betrifft die Nekrose nur die tieferen Epidermispartien, während die oberflächlichen Schichten nur aus eingetrockneten und parakeratotischen Zellen bestehen, über die eine normale Hornschicht ziehen kann. Die intradermale Kruste soll aus koaguliertem Serum bestehen, das in Form von hyalinen Kugeln zusammengelagert ist und zwischen denen teils zerstörte, teils noch erhaltene Zellen des Rete Malpighi gewissermaßen ein Gerüst bilden. Im koagulierten Serum sind Leukocyten in sehr verschiedener Stärke zu konstatieren. Die Cutis soll kaum verändert sein. Es lassen sich höchstens etwas Fibrin in den Papillenspitzen und einige Leukocyten nachweisen. Im Papillarkörper und unmittelbar darunter finden sich vereinzelte polynucleäre Leukocyten um die Gefäße herum.

Bei den stärkeren Kratzeffekten, die mit einer schwärzlichen, in die Epidermis eingelassenen und stark adhärenten Kruste bedeckt sind und einen roten Saum aufweisen, fehlt in der Epidermis das Stratum corneum und granulosum. Zentral fehlt überhaupt die ganze Epidermis. Am Rand aber ist sie verdickt und bildet einen Wulst. Diese Epidermislücke ist ausgefüllt von einer Fibrinmasse, die mit koaguliertem Serum bedeckt ist; letzteres ist mit roten Blutkörperchen und Leukocyten durchsetzt. CIVATTE hebt die Ähnlichkeit dieser Kruste mit einem Hemdknopf hervor. Am Grunde der Kruste sollen ebenfalls rote Blutkörperchen und polynucleäre Leukocyten zu konstatieren sein. Die Cutis selbst ist angeblich sozusagen unverändert. CIVATTE stellt sich die Genese dieser histologischen Veränderungen folgendermaßen vor. Bei leichten Kratzeffekten soll es zum Austritt von Lymphocyten und Serum aus den Gefäßen kommen, wobei erstere sehr bald verschwinden. Durch die Imbibition der Basalzellen mit Serum tritt anscheinend eine Nekrose dieser Zellen ein und der Exsudatstrom hat Zutritt zu den tieferen Retezellen, die dadurch ebenfalls dem Untergange geweiht sind. Durch den weiterhin folgenden Austritt von Fibrin werde das Serum zur Koagulation gebracht und damit sei die Kruste gebildet. Werde nun diese Kruste durch leichtere Kratzeffekte abgehoben, so folge ein Austritt von Serum und Blut aus dem Papillarkörper, woraus dann die Blutkruste entstehe. CIVATTE betont wohl mit Recht, daß das paradoxe Verhalten der Epidermis bei leichten Kratzeffekten dadurch zustande komme, daß die Epidermis gewissermaßen von innen nach außen perforiert werde und nicht wie man logischerweise annehmen möchte, von außen nach innen.

Ätiologie und Pathogenese des Pruritus.

Die Ätiologie des Pruritus ist keineswegs eine einheitliche. Deshalb ist es zu zahlreichen Theorien und Hypothesen gekommen, die mehr oder weniger gut fundiert sind.

Innere Ursachen. Gesichert scheint die Ansicht zu sein, daß es einen Pruritus bei Stoffwechselerkrankungen gibt. Daß die Diabetiker häufig an Jucken leiden, ist eine alte Erfahrungstatsache und es sollte daher bei jedem Prurituspatienten der Urin wenigstens einmal untersucht werden. Es kommt ab und zu vor, daß bei dieser Kontrolle ein Diabetes entdeckt wird, von dem die Patienten keine Ahnung haben. Der Zucker kann einen generalisierten Pruritus auslösen, häufiger scheint dabei aber der Pruritus ani und genitalis vorzukommen. Sekundäre Ekzeme treten mitunter als Folgeerscheinung auf. SIMON sah bei einem Patienten stets Pruritus auftreten, wenn der Blutzucker über $25^0/_0$ anstieg, was für eine direkte Beziehung des Pruritus zur Hyperglykämie spreche. Das Insulin übte eine zauberhafte Wirkung auf den Pruritus aus. — Wie beim Diabetes wird auch bei der harnsauren Diathese Pruritus beobachtet. SCHAMBERG und BROWN haben 280 Hautkranke auf das Verhalten der Harnsäure im Blute untersucht. Sie fanden bei $44^0/_0$ eine Vermehrung derselben. Die meisten dieser Patienten litten an Ekzem oder Pruritus. In $33^0/_0$ von Pruritus haben sie einen Blutharnsäurespiegel von über $3,7$ $mg^0/_0$ konstatiert. Die Übersäuerung des Blutes soll noch PULAY zur Quellung des Gewebes und damit zur sensiblen und sympathischen vasculären Reizung führen. Dadurch komme das Jucken zustande. Auch FINKELSTEIN hat einen Pruritusfall beobachtet, der infolge eines gesteigerten Harnsäuregehaltes des Blutes auftrat. Bekannt ist der Pruritus bei Insuffizienz der Leberfunktion, mit oder ohne Ikterus. Eine Übersättigung des Blutes mit Galle wird in diesen Fällen als Ursache des Juckens angenommen. Der Pruritus kann dem Ikterus lange vorausgehen und mit dem Erscheinen des letzteren abklingen. In anderen Fällen ist er sehr hartnäckig und besteht noch lange nach Verschwinden der Gelbsucht. Hin und wieder verschwindet er gleichzeitig mit der Heilung des Ikterus. Es ist schon HEBRA aufgefallen, daß es hochgradig Ikterische gibt, die nicht im geringsten über Jucken klagen, während mäßig starke Fälle von einem starken Pruritus heimgesucht werden. Offenbar spielen hier individuelle Momente mit. SCHAMBERG sah einen Fall von chronischer Cholämie ohne Verfärbung der Haut, bei dem der Pruritus generalisatus 3 Jahre dauerte und auch von 2 Schwangerschaften und Geburten unbeeinflußt blieb. Der Urin enthielt Gallensäure und Gallenfarbstoff. Ein weiteres Moment des Juckens liegt in Funktionsstörungen der Nieren mit oder ohne urämische Erscheinungen. Die Stickstoffretention im Blute soll dabei in Frage kommen. In 9 Fällen konnte ein solcher Befund von VIDAL und WEIL im Blutserum erhoben werden. Der nephrogene Pruritus soll bei Frauen häufiger vorkommen als bei Männern. Als weitere Ursachen des Pruritus werden Fettsucht, allgemeine Verdauungs-Störungen, Colitis chronica, Appendicitis, Pyorrhoea alveolaris und Apexerkrankungen der Zähne angegeben. TOOMEY hat 3 Fälle von Verdauungsstörungen beobachtet, bei denen Juckpunkte an verschiedenen Körperstellen auftraten, die jahrelang persistierten. SPIETHOFF fand bei Pruritus vor dem Kriege häufig Subacidität des Magensaftes, nach dem Kriege teils normale, teils hyperacide Werte. Er rechnet diese Befunde aber zu den normalen Variationsbreiten und mißt ihnen ätiologisch für die Genese des Pruritus keine besondere Bedeutung bei. Bei chronischer Appendicitis soll speziell bei Frauen ein Pruritus an den unteren Bauchpartien vorkommen, der vorwiegend nachts etwa eine Stunde nach dem Schlafengehen auftrete und therapeutisch schwer zu beeinflussen sei. Oft sei er mit einer Glykosurie verbunden. Eine Appendektomie bringe häufig den Pruritus mit der Glykosurie zur Heilung (FENWICK). Auch bei septischen Prozessen an den Zähnen ist ein konkomittierender Pruritus erst durch die Extraktion der kranken Zähne zum Verschwinden oder wenigstens zur Abschwächung zu bringen. Es sollen dabei nach SEMON Bakterienprodukte eine Rolle spielen. In Frage kommen der Streptococcus viridans in Reinkultur oder vermischt mit anderen Bakterien oder Mischkultur von Staphylococcus albus mit Bacillus subtilis. Auch klinisch einwandfreie Zähne, die früher abgetötet oder gefüllt wurden, sollen durch versteckte Entzündungsherde an den Wurzelenden zur Quelle dieses Hautleidens werden können. Auch Pyelitiden. Erkrankungen der Nebennieren, der Prostata, der Samenblasen, der Urethra und der weiblichen Genitalien müssen als prurigene Faktoren in Betracht gezogen werden. Daß auch die Schwangerschaft, offenbar durch gewisse Stoffwechselprodukte, zu Jucken Anlaß geben kann, sei nur nebenbei erwähnt. Wichtig ist das Vorkommen von Pruritus bei malignen Tumoren und bei Blutkrankheiten. Hier ist das Jucken häufig ein prämonitorisches Symptom, das diagnostisch von einer sehr großen Bedeutung ist. Carcinome, Sarkome, Lymphogranulome usw. können frühzeitig Jucken in der Haut erzeugen; ebenso die Leukämie. Eine genaue Untersuchung des Blutes, Röntgenaufnahmen sollten bei längerer Dauer des Pruritus noch in vermehrtem Maße herangezogen werden. In vielen Fällen ist der Internist nicht zu entbehren. Auch an Enterozoen (Oxyuren, Askariden, Bandwürmer usw.) ist bei länger dauerndem Pruritus zu denken. Wir begegnen auch einem Pruritus, der präeruptiver Natur ist. So kommt es zu Jucken vor Aufschießen des Herpes zoster (BETTMANN), vor Beginn der Exantheme der Mycosis fungoides. Auch bei anderen Krankheiten kann der Pruritus als einziges Symptom zu konstatieren sein, so z. B. bei Lues. GRECO fand bei Syphilis einen lokalisierten Pruritus (Anus, Scrotum, Vulva) und denkt dabei an einen neuritischen Prozeß. Durch eine antiluetische Kur konnte das Jucken zum Verschwinden gebracht werden. HUDELO und RABUS fanden bei 60 Patienten mit Jucken am Perineum 27 mal eine hereditäre und 14 mal eine akquirierte Syphilis. 11 wiesen eine positive Wa.R. auf. Die Lumbalpunktion, die allerdings nur bei 26 Patienten ausgeführt werden konnte, ergab bis auf einen Fall — abnorme Lymphocytenwerte — normale Verhältnisse. Die antiluetische Kur zeitigte bei 25 Kranken Heilung oder weitgehende Besserung. Bei Tabes kann der Pruritus mit lancinierenden Schmerzen abwechseln (GÜNZBURGER), kommt aber auch allein vor (MILIAN). GOUGEROT beobachtete Hautjucken bei Lichen ruber planus der Mundschleimhaut, ohne daß die Haut vom Lichen befallen gewesen wäre. Es gibt ferner einen Pruritus bei chronischer Malaria (JADASSOHN). HUDELO und RABUS konnten einen Pruritus nach Bismutinjektionen beobachten. Damit kommen wir zum Hautjucken bei Intoxikationen.

Außer den gewöhnlichen Genußmitteln wie Tee, Kaffee, Kakao, Schokolade, Alkohol, Süßigkeiten, die, wenn sie im Übermaße genossen werden, bei einzelnen Menschen Jucken verursachen, müssen noch die Gifte Erwähnung finden. So sind das Morphium und seine Derivate, das Cocain, Opium, Belladonna, Arsen, Quecksilber, Salvarsan usw. als prurigene Mittel bekannt. Daß auch der Tabak in diese Kategorie gehört, beweisen die Fälle von BOTTZHEIM, bei denen nach Rauchverbot der Pruritus prompt verschwand. Auch starke Gewürze sollen prurigen wirken können (JACQUET). Es kommen in Betracht: Senf, Pfeffer, Gurken, die Wurstwaren, Wild, Meerfische, Muscheltiere, gewisse Käsesorten und Früchte (Erdbeeren). Da spielen wohl Idiosynkrasien eine große Rolle. COHEN beobachtete 2 Fälle von Anaphylaxie. Der eine bekam den Pruritus nach Genuß von Schweinefleisch, der andere nach Einnahme von Buchweizen und Kartoffeln. Die Cutireaktion mit diesen Nahrungsmitteln fiel in beiden Fällen positiv aus. Nach Ausschaltung derselben aus dem Speisezettel trat Heilung ein. COHEN hat 22 Fälle von Pruritus internistisch untersuchen lassen und dabei soll stets ein pathologischer Befund erhoben worden sein. Er mißt der Kohlensäurespannung im Gewebe eine gewisse Bedeutung bei für den Erregungszustand der Nerven. In 19 Fällen konstatierte er eine Asphyxie der Haut. 12 von diesen Patienten hatten den Arzt spontan wegen Klagen über Dyspnoe aufgesucht. Es müsse speziell auch auf eine Summation pruriginöser Reize geachtet werden.

Ein weiteres ätiologisches Moment stellen die Störungen der inneren Sekretion dar. Unsere Kenntnisse hierüber sind noch außerordentlich lückenhaft. Wohl wissen wir, daß z. B. bei der BASEDOWschen Krankheit ein mehr oder weniger starker Pruritus auftreten kann. POULAY faßt auch den Pruritus bei Myom im Klimakterium als Störung der Keimdrüsenfunktion auf. Der essentielle Pruritus wird von einigen Autoren als Folge einer pluriglandulären Insuffizienz aufgefaßt. Die Dysfunktion der endokrinen Drüsen führe dazu, daß Substanzen in die Blutbahn gelangen, die eine Hypersensibilität der sensiblen Nerven bewirken (SZONDI, LIPOT und HAAS). Wo eine lokale Irritation vorhanden sei, führe dann diese Hypersensibilität zum Jucken. Solche primäre exogene Faktoren stellen dar: Hämorrhoiden, Fissuren, Obstipation, Onanie. HAAS sieht das Kratzen als einen sekundären exogenen Faktor an, der den Pruritus noch erhalten könne, wenn die anderen Faktoren nicht mehr in Betracht kommen.

Eng verwandt mit der innersekretorischen Theorie ist diejenige, die den Sympathicus als das auslösende Moment des Pruritus betrachtet. Schon JACQUET hat ihn als eine Steigerung der cutanen Sensationen aufgefaßt, die von den sensiblen Fasern des Sympathicus ausgehen. Er mißt ebenfalls der Summation der prurigenen Reize eine große Bedeutung bei. Diese lasse eine Deutung verschiedener rätselhafter Befunde zu, so z. B. die Tatsache, daß ein Ikterischer mit starker Gelbfärbung nichts von Pruritus verspüre, während umgekehrt schwach Ikterische von starkem Jucken geplagt werden. GOLAY schließt sich der Theorie von JACQUET an. Das sympathische Nervensystem könne durch toxische und nervöse Faktoren oder durch hämoklasische Krisen gestört werden. Von Vagotonie oder ganz allgemein von Labilität des vegetativen Nervensystems spricht PULAY, da man die Vagotonie nie mit Sicherheit von der Sympathicotonie unterscheiden könne. Auch KLAUDER sah einen Fall von Pruritus bei Vagotonie. FERDINAND WINKLER hält das Jucken für eine Sensibilitätsneurose der Blutcapillaren, die eine Reizung der intraepithelialen Nerven hervorrufe [1]).

Dies führt uns weiter zum psychogenen Pruritus. Daß ein solcher vorkommt ist sicher. Bekannt ist die Tatsache, daß Menschen, die sehen, daß Mitmenschen an Parasiten oder an Krätze leiden, sich anfangen zu kratzen. Sie bilden sich ein, daß sie auch Parasiten beherbergen könnten und verspüren ein Jucken. Anderseits beobachtet man mitunter Leute, die mit Klagen über Parasiten zum Arzte kommen, von denen sie angeblich seit Monaten und Jahren geplagt werden. Sie fühlen das Kriechen dieser Tierchen und liefern dem behandelnden Arzte Schuppen, Krusten, Desquamationen, Fasern von Bekleidungsstücken usw. ab zum Beweise von der Echtheit ihrer Klagen, während die objektive Untersuchung vollkommen normale Befunde zeitigt. In diesen Fällen haben wir es oft mit reinen Psychosen zu tun. Es sind Wahngebilde, von denen die Patienten oft nur mit größter Mühe oder mit Hilfe des Psychiaters befreit werden können. Eine nicht seltene Erscheinung ist die Scabiophobie und die Pediculiphobie, die vielleicht zweckmäßiger mit Mnemodermie bezeichnet werden. Ein Mensch, der eine Scabies durchgemacht hat oder von Pediculi befreit worden ist, kommt stets wieder in die Sprechstunde mit Klagen über Rückfälle oder Residuen seines Leidens. Trotz mehrfacher genauer Untersuchung ist keine

---

¹) POLLITZER sucht die Ursache des Pruritus teils in mechanischen, teils in chemischen Reizungen. So können z. B. die sensitiven Hautnerven um die Haarpapillen durch Irritation der Haarfollikel beim Tragen wollener Kleider gereizt werden. Anderseits könne eine zentralnervöse Reizung eine mechanische Irritation der Haut vermittels der Arrectores pilorum erzeugen. Am häufigsten seien aber die toxischen Ursachen durch irgendwelche Organveränderungen (Arteriosklerose, Störungen der inneren Sekretion, Colitis, Nierensteine, Carcinome usw.).

Spur von Epizoen zu entdecken. Es wird über starkes Jucken geklagt, das offenbar hauptsächlich psychogen bedingt ist, d. h. es ist ein Erinnerungsbild des Juckens im Gehirn haften geblieben. Nun kommt aber noch eine sehr große Zahl von generalisierten und lokalisierten Pruritusfällen vor, bei denen auch die genaueste lokale und innere Untersuchung keine greifbaren Gründe für das Jucken aufdecken läßt und bei denen wir eine nervöse Ätiologie des Leidens vermuten. Wir sprechen in solchen Fällen von Hautneurosen oder von Neurasthenien. Wir finden diese Formen vorwiegend bei neuropathisch veranlagten oder geistig überanstrengten Menschen oder solchen, die viel Kummer und Sorge haben.

Was über die Ätiologie des Pruritus im allgemeinen gesagt wurde, gilt auch für die lokalisierten Fälle. Einer speziellen Besprechung bedürfen noch die Pruriten der Anal- und Genitalgegend. Hier spielen neben den allgemeinen Ursachen auch die lokalen Verhältnisse eine große Rolle. Bei Pruritus ani sind es, wie schon erwähnt, die Hämorrhoiden, die ihn auslösen, unterhalten oder verstärken können und zwar sowohl äußere als innere Knoten (BEELER). Ferner kommen die Fissuren, die Kryptitis, Proktitis, Schleimhautpolypen, Fisteln, Prostatitis und Vorfälle der Rectalschleimhaut in Frage. Eine große Rolle spielen die Oxyuren. Dieselben wandern nachts aus dem Rectum in die Analschleimhaut, wodurch der Pruritus ausgelöst wird und sich besonders nachts in intensiver Weise äußert. Auch eine Maceration der Analschleimhaut soll irritierend wirken und SOLGER meint, daß eine übermäßige Sekretion des circumanalen Schweißdrüsenringes mit dem stark sauren Sekret zu Jucken Veranlassung gebe. Neben diesen mehr direkten, kommen dann noch die indirekten Faktoren in Frage, mit Projektion der Empfindung auf den Anus. Gastritis, Magencarcinom, hypertrophische Lebercirrhose, Neubildungen der Leber, Cholecystitis, Kolitis, Nephritis, Blasensteine, Urethritis, Endometritis, Ovarialcysten usw. spielen eine Rolle. Der Sympathicus nimmt die Empfindung der innern Organe auf, und leitet sie nach den Ganglien. Dort treten die vegetativen Nerven mit den sensiblen Fasern in synaptische Verbindung. Es wird ein Reizherd in den Ganglien geschaffen, der anscheinend auch die zufließenden sensiblen Fasern ergreift. Der Reiz wird in die Analzone verlegt und als Jucken empfunden. Dies ist die Theorie von MONTAGUE, der meint, daß es sich nicht um einen Reflexvorgang handelt. Die sensiblen Nerven der Prurituszone entspringen den vier obersten Sakralsegmenten und diese stehen anderseits in inniger Beziehung mit den Abdominal- und Beckenorganen. So sei eine Verbindung geschaffen zwischen Sympathicusneurom und Zentralnervensystem und es könne eine Gefühlsübertragung in scheinbar vom visceralen Reiz entfernte Segmente stattfinden. So sei es möglich, daß ein indirekter Pruritus nach Lokalanästhesie, Sakralanästhesie, örtlicher Neurotomie bestehen bleiben könne (MONTAGUE). Dieser Autor faßt den Pruritus als eine Art Schmerzempfindung auf. Der Reiz liege aber unter der Schwelle des Schmerzes.

In der neueren amerikanischen Literatur nimmt die bakterielle Genese des Pruritus einen ziemlich breiten Raum ein. So wird dem Streptococcus faecalis resp. dessen Toxinen eine ätiologische Bedeutung zugesprochen (PITCHER). In 90% der Fälle von Pruritus anogenitalis will WINFIELD Streptococcus faecalis und Colibacillen nachgewiesen haben. Von der ätiologischen Bedeutung des Streptococcus faecalis sind auch noch andere Autoren, wie MURRAY, WALLIS, TERRELL, KNOWLES und CORSON überzeugt. Letztere zwei Autoren fanden den opsonischen Index niedriger als normal und erwähnen neben den Streptokokken auch die Colibacillen. Nach BEAN geht die Infektion von den Analfalten aus. Durch das entzündete Gewebe werde der Juckreiz in den Nervenendigungen hervorgerufen. MONTAGUE lehnt die ätiologische Bedeutung des Streptococcus faecalis ab und mißt nur den Colibacillen und den Staphylokokken eine Bedeutung bei.

Immer müsse auch nach dem Epidermophyton inguinale gefahndet werden.
Nach ALDERSON wird der lokale Prozeß hin und wieder sekundär mit Streptokokken und Epidermophyton kompliziert. CASTELLANI hingegen lenkt die
Aufmerksamkeit auf den primär-mykotischen Ursprung des Pruritus ani et
vulvae hin, bei dem als Erreger am häufigsten das Epidermophyton, viel weniger
das Trichophyton in Frage komme. Klinisch sei abgesehen von kleinen roten,
etwas erhabenen Flecken kaum etwas zu konstatieren. Perioden von starkem
Jucken wechseln mit solchen von verhältnismäßiger Ruhe 'ab. Wo eine starke
Ekzematisation bestehe, handle es sich meist um sekundäre Infektionen mit
Streptokokken, Proteus, Coli usw., welche die Pilze überwuchern, weshalb
letztere häufig nicht nachweisbar seien. Die ganze Frage der bakteriologischen
Ätiologie des Pruritus ani ist trotz der scheinbaren Erfolge der Vaccinetherapie
noch nicht spruchreif und bedarf noch vielfacher Bestätigung. Es müssen in
erster Linie pruritusfreie Menschen auf die bakteriologische Flora des Anus
untersucht werden, um zu sehen, ob nicht dieselben Bakterien auch bei Gesunden konstatierbar sind und nur die Rolle von harmlosen Schmarotzern spielen.

Pruritus vulvae. Beim Pruritus vulvae ist wie beim Pruritus ani zunächst
nach lokalen Ursachen zu suchen. Bei Mädchen wandern die Oxyuren gelegentlich einmal vom Rectum in die Vagina ein und verursachen heftiges Jucken, das,
wenn es nicht beseitigt wird, zur Masturbation führen kann. Das Augenmerk
ist auch auf Soor, Trichomonas, Leptothrix zu lenken, da auch diese Anlaß
zu Pruritus geben können (LITTAUER). Von lokalen Erkrankungen kommen
weiterhin die Vaginitis granulosa, die Bartholinitis, Urethral- und Cervical-
polypen, Tumoren, insbesondere Carcinome in Frage, ferner die Salpingitis
und Ovarialerkrankungen. Daß die schon erwähnten Allgemeinleiden, wie
Diabetes, Nephritis, Ikterus, Gicht zu Pruritus vulvae führen, braucht nicht
weiter ausgeführt zu werden. Mc PHERSON beobachtete bei einem Fall ein
Ansteigen des Blutzuckers auf 180 mg% ohne Zuckergehalt des Urins. Auf
kohlenhydratarme Kost verschwand der Pruritus vulvae, um bei zuckerreicher
Kost sofort wiederzukehren. Auch die schon oben erwähnten anderweitigen
Erkrankungen der inneren Organe verdienen Berücksichtigung. HEUSLER-
EDENHUIZEN sucht die Ursache des Pruritus vulvae in der Stagnation von Urin
und Scheidensekret an den Labien und an der Klitoris. Von anderer Seite
(STECKL) wird der Pruritus vulvae und das Kratzen als Ersatz für den Orgasmus
aufgefaßt. WALTHARD nimmt an, daß da, wo sich keine anatomische Ursachen
für das Genitaljucken nachweisen lassen, eine Steigerung der Empfindsamkeit
für bewußte sensible Funktionen in der Großhirnrinde bestehe. Auch die anderen
Apparate für bewußte sensible Funktionen seien in der Empfindsamkeit gesteigert.
Wichtig sei die Umwandlung von unbewußten in bewußte sensible Funktionen.
Die betreffenden Patienten leiden an einer Überwertung der Vorstellungen
und an der Unmöglichkeit, diese Vorstellungen durch logisches Denken zum
Stillstand zu bringen, wo sie nicht zu bewußten Handlungen umgesetzt werden
können. Dadurch trete eine Ermüdung der Großhirnrinde ein.

Aus diesen Ausführungen ersehen wir, daß die Ursache des Pruritus keineswegs
eine einheitliche ist und daß jeder einzelne Fall einer genauen Analyse bedarf,
um richtig gewertet zu werden. Fast kein Kapitel der Dermatologie weist so
enge Beziehungen zur inneren Medizin und zur Neurologie auf, wie dasjenige der
pruriginösen Erkrankungen. Je besser die allgemein medizinische Schulung, um so
besser wird man im einzelnen Falle die Genese und Therapie beurteilen können.

Diagnose des Pruritus.

Die Diagnose des Pruritus bereitet im allgemeinen keine besonderen
Schwierigkeiten. Man soll in jedem Falle von Jucken es nicht unterlassen,

nach Parasiten zu suchen. Bei Pruritus capitis erlebt man es immer wieder einmal, daß Kopfläuse auch bei gutsituierten Patientinnen entdeckt werden, die sich bei der Eröffnung der Diagnose entrüsten. Man muß sich also stets vorsichtig ausdrücken, um die Patienten nicht in eine allzu peinliche Situation zu versetzen. Der Pruritus am Rumpf muß stets den Verdacht auf Pediculi vestimentorum erwecken, besonders wenn über den Schulterblättern strichförmige Kratzeffekte zu konstatieren sind. Hier wird man die soziale Stellung der Patienten schon bedeutend mehr in Anschlag bringen können, da diese Form von Parasiten gewöhnlich nur bei den niedrigsten Bevölkerungsschichten vorkommt. Beim Pruritus ano-genitalis vergesse man nicht nach Pediculi pubis zu fahnden. Ebenso wichtig wie die Läuse sind die Wanzen und die Scabies. Die Wanzen setzen Veränderungen auf der Haut, die an Urticaria erinnern und die sich vielfach durch die Lokalisation — Handrücken, Vorderarme, Beine — auszeichnen. Sehr schwierig ist manchmal die Entscheidung zwischen Pruritus und Scabies. Wo Milbengänge fehlen und nur vereinzelte punktförmige Kratzeffekte bestehen mit ganz uncharakteristischer Lokalisation ist oft eine Diagnose nicht möglich. Es bleibt uns nur die Diagnose „ex juvantibus" übrig. Man wird in diesen Fällen eine Scabieskur durchführen lassen und erst wenn der Erfolg ausbleibt, auf Pruritus schließen dürfen. — Es kommen dann fernerhin differentialdiagnostisch in Betracht die Blutkrankheiten, so die Leukämie, die Pseudoleukämie und besonders die Lymphogranulomatose. Letztere kann ganz unter dem Bilde eines Pruritus verlaufen. In solchen Fällen muß eine Untersuchung des Blutes oder einer exzidierten Drüse herangezogen werden. Es muß auch immer wieder daran gedacht werden, daß der Pruritus ein präeruptives Symptom einer anderen Krankheit sein kann (Zoster, Mycosis fungoides usw.).

Prognose des Pruritus.

Diese ist ganz verschieden, je nach der Ursache des Pruritus. Wenn ein Pruritus senilis besteht, ist die Prognose nicht günstig. Das Leiden ist meist unhaltbar und in vielen Fällen bedeutet der Tod eine Erlösung von einem qualvollen Dasein. Wo schwerere innere Leiden bestehen, wie Carcinome, Nephritis, Diabetes richtet sich die Prognose natürlich nach dem Grundübel. Wenn letzteres nicht behoben werden kann, wird auch der Pruritus schwerlich dauernd beseitigt werden können. Obschon der Pruritus das Leben nicht direkt gefährdet, kann er doch indirekt zur Verkürzung desselben beitragen. Ist das Jucken hochgradig, so werden die Patienten durch die nächtlichen Paroxysmen des Schlafes beraubt und kommen dadurch im Allgemeinbefinden herunter. Sie werden körperlich geschwächt, seelisch deprimiert und lebensüberdrüssig. Immerhin dürfte es kaum je zum Suicid infolge des Pruritus kommen. Am besten ist die Prognose bei jugendlichen Personen, bei denen objektiv keine Veränderungen festzustellen sind. In diesen Fällen ist oft in wenigen Wochen Heilung zu erzielen. Vorsichtig ist die Prognose quoad sanationem bei Pruritus ani et vulvae zu stellen. Wenn auch diese Leiden manchmal rasch gebessert werden können, so erleben wir doch häufig Rückfälle und diese stellen eine wahre Crux medicorum dar. Stets kommen die geplagten Patienten wieder mit den alten Klagen. Vielleicht ist die Psychotherapie berufen, das Los dieser Kranken in Zukunft etwas besser zu gestalten.

Therapie des Pruritus.

Die Behandlung des Pruritus ist im großen ganzen keine leichte Aufgabe, da wir es in vielen Fällen mit einem eminent chronischen Leiden zu tun haben. Wir müssen uns meistens damit begnügen, eine rein symptomatische

Therapie zu treiben, da uns die wahre Ursache des Juckens verborgen bleibt. Daher sind denn auch unsere Erfolge vielfach unbefriedigende und wir müssen uns bei vielen Patienten zufriedenstellen, wenn wir das Jucken bessern oder in günstigen Fällen vorübergehend zum Verschwinden bringen können. Das gilt ganz besonders vom Pruritus senilis und vom Pruritus ani et genitalis.

Allgemeine Therapie.

Wie wir bei der Besprechung der Ätiologie gesehen haben, gibt es eine Menge von Faktoren, die Veranlassung zum Jucken geben. Jeder einzelne Fall bedarf also einer genauer Untersuchung, bevor an die Therapie herangetreten werden darf. Eine sorgfältige Anamnese wird über manche familiäre Eigentümlichkeiten besonders in bezug auf das Nervensystem, Aufschluß geben, die hin und wieder zur Bewertung des Falles von Bedeutung sind. Neben der Untersuchung des Herzens, des Gefäßsystems, des Blutdruckes, der Verdauungsorgane, der Leber, des Nervensystems usw. ist in keinem Falle die Untersuchung des Urins zu unterlassen. Ist das geschehen, so wird man hin und wieder die Ursache des Pruritus erkennen und eine kausale Therapie betreiben können. Auf die Behandlung der inneren Leiden kann ich hier nicht eintreten, da sie ins Gebiet der inneren Medizin gehören. Was man ganz allgemein dem Pruriginösen empfehlen darf, auch da, wo ein inneres Leiden nicht nachweisbar ist, soll kurz dargelegt werden.

Die Diät. Es ist empfehlenswert, eine blande Diät anzuordnen. Zu vermeiden oder stark einzuschränken sind gewürzte Speisen, die viel Salz, Pfeffer oder Senf enthalten, geräuchertes Schweinefleisch, Wurstwaren, Wildbret, scharfe Käse, Meerfische, Muscheltiere — Krebse, Hummern, Austern usw. —, von den Früchten vielleicht auch Erdbeeren und Ananas. Kaffee, Tee, Nicotin und Alkohol (Spirituosen) sind nur in geringeren Mengen gestattet. Von den alkoholischen Getränken werden im allgemeinen die Fruchtsäfte aus Äpfeln und Birnen, sog. Apfelweine, und das Bier am besten vertragen. Bei Einnahme von Alkaloiden wie Morphium, Cocain, Atropin oder bei Abusus von Nicotin und Alkohol ist auf deren völligen Entzug zu dringen. Stets ist auf eine geregelte Verdauung zu achten und für täglichen Stuhl zu sorgen. Wo Obstipation besteht sind Öleinläufe oder leichte Abführmittel indiziert, da die Koprostase manchmal den Pruritus ani zu begünstigen scheint.

Die allgemeine Lebensweise soll eine ruhige sein. Zu warnen sind die Pruriginösen vor allen Exzessen, sei es in Venere, Sport oder auch in geistiger Arbeit. Alle Momente, die mit einem größeren Konsum von Nervenkraft verbunden sind, können auch das Jucken verschlimmern. Viel Bewegung im Freien, leichte Gartenarbeit, eine frohmütige Umgebung tragen viel zur Besserung des Leidens bei. Dabei ist stets auch für genügenden Schlaf zu sorgen. Abwaschungen des ganzen Körpers mit einer spirituösen Lösung am Morgen mit nachfolgender Zimmergymnastik können ebenfalls zur Beruhigung und Kräftigung des Nervensystems beitragen, das beim Pruritus eine so große Rolle spielt. Die Kleidung sei nicht zu warm aber auch nicht zu leicht und soll nicht zu enge einschnüren. Exzessive Hitze- oder Kältegrade sind dem Pruriginösen nicht zuträglich. Wollene Unterkleider sollen nicht direkt auf der Haut getragen werden, da sie das Jucken steigern. Feine Wäsche, besonders Leinwand, wird bevorzugt. Was das Klima betrifft, so scheinen namentlich die Südwinde in den Alpentälern, namentlich der „Föhn", das Jucken zu steigern, während das Hochgebirgsklima (1600—1800 m über Meer) mit seinem tonisierenden Einfluß auf das Nervensystem manchmal ausgezeichnet wirkt. Ältere Leute wird man zweckmäßiger Höhenkurorte von 1000—1400 m aufsuchen lassen, namentlich solche mit einem nicht mehr ganz intakten Herz oder Gefäßsystem. Dasselbe Resultat wird man vielleicht auch in Badeorten oder durch einen Aufenthalt an der See erreichen können. So empfiehlt GLATZ Seebäder in Kombination mit Sonnen- und Sandbädern. Damit leiten wir zur physikalischen Therapie über. Im allgemeinen wird von den Prurituspatienten das warme Wasser besser vertragen als das kalte (SACK). Zufolgedessen wird man zunächst mit lauwarmen bis heißen Bädern das Jucken zu lindern suchen. Das gelingt in vielen Fällen auch mittels warmen Übergießungen oder Duschen, oder noch besser durch abwechselnd heiße und kalte Übergießungen. Werden Bäder verordnet, sind Zusätze recht zweckmäßig, sei es von Kleie, Stärkemehl, Kal. permang., Solutio Vlemingkx, Lohtannin, Eichenrindenabsud usw. Ein Kilo Stärkemehl mit heißem Wasser zu einem Brei angerührt und dem Badewasser zugesetzt wirkt oft sehr wohltuend. Bei Kleie und Eichenrinden nimmt man ungefähr dasselbe Quantum, bei Solut. Vlemingkx 100—150 g, Schwefelleber 250—500 g, Kal. permang. 20—30 g pro Bad. Fichtennadelbäder wirken beruhigend auf das Nervensystem, sind demzufolge oft auch bei Pruritus wirksam. Auch Sublimat, 2—5 g pro Bad, ist empfohlen worden. Von STÜMPKE wird das Sulfobadin gelobt. Es ist dies ein Schwefelpräparat, das in organischer Bindung in geschwefeltem Öl gelöst ist. Das Präparat soll sich durch große Tiefenwirkung auszeichnen. Es riecht nicht, greift die Badewanne nicht an, macht das Wasser nicht hart und beschmutzt die Wäsche nicht. Bei Erwachsenen sollen 3 Bäder in der Woche mit je einer Packung verwendet werden. Für Kinder genügen 2 Bäder mit je einer halben Packung. — Gute Erfahrungen wollen DREUW und WAGNER-KATZ mit der Heißluftbehandlung gemacht haben. Der Siccor oder der sog. „Föhn", die an jeder Lichtleitung angeschlossen werden können, sind dazu verwendet worden. Es soll jeden zweiten Tag eine Sitzung von $^1/_2$ Stunde gemacht werden. Sie wirkt juck- und schmerzstillend. Seit langem bekannt sind die Hochfrequenzströme. Schon D'ARSONVAL hat eine Anästhesie nach Applikation von Hochfrequenzströmen festgestellt. PITCHER empfiehlt elektrostatische Entladungen mit nachfolgender Ultraviolett-Bestrahlung. Wir kommen damit zur Strahlentherapie.

Höhensonnebestrahlungen werden außer von PITCHER auch von STÜMPKE und CHARBONNIER empfohlen. RIEHL hat anscheinend von der Radiumemanation Gutes gesehen. Es sollen 50000—300000 M.E. Aktivität auf die Kompresse gegossen werden. URBANTSCHITSCH rät zu Radiumapplikation bei Pruritus auri. Was die Röntgenstrahlen betrifft, die im Kampfe gegen den Pruritus eine große Rolle spielen, steht die Frage nach der Dosierung im Vordergrunde. Während SCHMIDT halbe Erythemdosen empfiehlt, gibt KROMAYER ganze Dosen, ebenso DU BOIS bei einer Härte von 8—9 Benoist. Die Dosis soll alle 7—8 Tage wiederholt werden. DU BOIS will besonders bei Pruritus ani ausgezeichnete Erfolge damit erzielt haben. Wir werden später noch speziell darauf zu sprechen kommen. HAAS will eine Hypersensibilität gegen Röntgenstrahlen bei Pruritus beobachtet haben, weshalb Vorsicht geboten sei. Die Empfindlichkeit könne eine lokale oder allgemeine sein. HAAS vermutet, daß dabei die endokrinen Drüsen eine Rolle spielen. COTTENOT rät von der Röntgenbestrahlung bei Pruritus senilis, bei Pruritus toxischer oder nervöser Natur ab, da sie sich mehr für lokalisierte Pruritusformen eigne, während WETTERER gerade bei Pruritus senilis oft recht gute Erfolge erlebt hat. Er gibt dabei allerdings nur kleinere Dosen $^1/_4$ Erythemdosen alle 8 Tage und macht nach 3 Bestrahlungen eine Pause. Es sind auch bei lokalisierten Pruritusformen Bestrahlungen der den betroffenen Hautbezirken zugehörenden Spinalganglien empfohlen worden (ZIMMERN und COTTENOT, BIZARD und MEYER). Meine persönlichen Erfahrungen mit der Röntgen-

therapie haben mir gezeigt, daß es neben recht guten Erfolgen auch viele Versager
gibt. Vielfach ist nur ein vorübergehender Erfolg zu erzielen. Ich bestrahle
im allgemeinen mit $^1/_2$—1 mm Aluminiumfilter und gebe jeweilen 5 X in Abständen von 8—14 Tagen. Nach 3 Bestrahlungen erfolgt eine Pause von 3 bis
4 Wochen. Dann beginne ich eine zweite Serie. Es ist möglich, daß mit hohen
Dosen, wie sie beispielsweise DU BOIS ungefiltert gibt, in vielen Fällen bessere
Resultate erzielt werden können. Aber das Risiko einer Röntgenschädigung,
sei es früher oder später, ist doch zu groß, um bei einem Leiden, welches das
Leben nicht gefährdet und das vielfach auch einer anderen Therapie zugänglich
ist, mit in Kauf genommen zu werden.

Die innere medikamentöse Behandlung. Diese ist im allgemeinen wenig
zuverlässig. Am besten fundiert ist sie bei Pruritusformen, bei denen eine
bestimmte Organfunktion danieder liegt. So kann beim diabetischen Pruritus
das Insulin recht gute Erfolge geben (MINKOWSKI). Bei hochgradiger Schlaflosigkeit wird man der Beruhigungs- und Schlafmittel nicht ganz entbehren
können. So leisten Sulfonal, Trional, Veronal, Chloralhydrat, Brompräparate
oft gute Dienste. Sie sollen aber stets nur vorübergehend und auf kurze Zeit
gegeben werden, da sonst bald eine Angewöhnung eintritt. Beruhigend wirken
manchmal auch die Antineuralgica wie Natr. salicyl., Aspirin, Salol, Salophen,
Salipyrin, Antipyrin, Antifebrin, Phenacetin, Pyramidon usw. Von HEBRA
wurde schon die Carboltherapie empfohlen. Die Carbolsäure kann in Pillen-
form 4—5 mal 0,05 pro die gegeben werden. Dabei ist eine genaue Kontrolle
des Urins vorzunehmen. KÖHLER empfiehlt Acid. sulf. dilut. 3,0 auf 200,0 Aqua
dest. 2 stündlich ein Eßlöffel, DE AZUA und GELPKE Kalomel.

GELPKE verordnet zuerst 5—8 Tage flüssige Diät. Milch, Cacao, weiche Eier
und Breie sowie Bettruhe. Morgens sind 0,25—0,5 Calomel und abends 1—2 Aloe-
Jalappepillen zu geben. Es werden damit mindestens 2 flüssige Stühle pro Tag
angestrebt. Am 4. oder 5. Tage setzt gewöhnlich eine starke Diurese ein. GELPKE
läßt die Patienten am 5. oder 6. Tage aufstehen und geht zur normalen Nahrung
über. Die Kur hat sich ihm hauptsächlich bei Pruritus ani et vulvae mit
depressiven Zuständen bewährt. Atropin ist schon früher und in neuerer Zeit
wieder von PULAY als ab und zu wirksam befunden worden. Letzterer
verordnet Atrop. sulf. 0,01 auf 15,0 Aqua dest. und gibt davon 3 mal täglich
3—8—10 Tropfen. Ähnlich verhält es sich mit dem Arsen. Ich habe wenig
Erfolge davon gesehen. Wirksamer scheint in einzelnen Fällen die Kalktherapie besonders bei Pruritus senilis zu sein. Ich werde darauf noch
zurückkommen. PATSCHKE wendet intramuskuläre Injektionen von Lebertran an; er gibt jeden 3.—4. Tag $^3/_4$—1 ccm mit $3^0/_0$ Carbolsäurezusatz. Es soll
auch davon speziell der Pruritus senilis günstig beeinflußt werden. In neuerer
Zeit werden Terpentininjektionen 0,02—0,05 pro dosi, in toto 5 Injektionen
in 2—3 Wochen empfohlen (STÜMPKE, SELLEI) und $10^0/_0$ Terpichin tief auf
die Fascie injiziert (BECHER), SCHOLTZ injiziert $50^0/_0$ Traubenzuckerlösung
(Fa. Merck). Er gibt 10—30 ccm 4—8 mal in 2 Wochen.

MEYER und GALLERAND sahen bei hartnäckigen Pruritusformen von Frauen
im Alter von 52—75 Jahren Heilung oder weitgehende Besserung eintreten
durch Injektionen von Hodenextrakt. Verwendet wurde ein Präparat, das
auf 1 ccm Flüssigkeit 0,1 lipoidfreies Testikelextrakt enthielt. Es erfolgte jeden
2. Tag eine Injektion. Nach der 3.—4. Injektion trat gewöhnlich eine deutliche
Besserung ein. Injektionen von NaCl-Lösung, Ovarialextrakt, Aqua dest.
blieben erfolglos.

Eine große Rolle spielt in neuerer Zeit die Proteinkörpertherapie, die besonders
in Form von Blut und Blutseruminjektionen angewendet wird. So werden
den Patienten 20—30 ccm Blut entnommen und gleich nachher in die Nates

injiziert (RAVAUT, TOMESCU). Neben Eigenblut verwendet SPIETHOFF auch Eigenserum intravenös. Er spritzt jeden 2. Tag so viel Serum ein, als sich aus 50—100 ccm Blut gewinnen läßt. ASSMANN macht Aderlässe und entnimmt dem Patienten jeden 5.—6. Tag 150—200 ccm Blut mit nachfolgender Injektion von Normosallösung. Die Flüssigkeit soll eine Temperatur von 20—25 Grad haben und die Einlaufszeit 25—30 Minuten betragen. Auch ULLMANN hat Erfolge mit Normalserum erzielt, er hält aber eine psychische Beeinflussung dabei nicht für ausgeschlossen, da dasselbe Resultat mit $10^0/_0$ iger Kochsalzlösung erzielt wurde. Auch JOSEPH sah bei pruriginösen Affektionen Gutes von $10^0/_0$ NaCl (Fa. Merck) Injektionen. Nach der Injektion soll während 3 Minuten Hitze im Körper aufgetreten sein. Normales Menschenserum wird weiterhin empfohlen von LINSER, HEUCK und FOX. Letzterer injiziert eigenes und fremdes Blutserum. Bei Pruritus gravidarum wird das Normalpferdeserum gelobt. SSELITZKI injizierte 2 mal $32^1/_2$ ccm und 3 mal $71^1/_2$ ccm, ohne unangenehme Reaktionen zu beobachten. Diesen günstigen Erfahrungen stehen mehr skeptische Äußerungen gegenüber, so sah FOX weder von eigenem noch fremdem Serum besondere Erfolge, und auch JADASSOHN ist von der Serum- und Bluttherapie nicht besonders begeistert.

Bevor wir zur lokalen Therapie übergehen muß die Psychotherapie noch kurz gewürdigt werden. Wie wir gesehen haben, gibt es Pruritusfälle, die nichts anderes als eigentliche Psychosen sind. Es betrifft das Patienten, die von einem Arzte zum anderen gehen und sich nicht von der Idee abbringen lassen, daß sie in ihrer Haut irgendwelche Parasiten beherbergen. Sie werden von einem unerträglichen Juckreiz geplagt und wollen den ärztlichen Versicherungen, daß nichts Parasitäres vorhanden sei, keinen Glauben schenken. Diese Fälle wird man am besten dem Psychiater überweisen. Daneben begegnen wir aber häufig Patienten, bei denen sich auch trotz genauester Untersuchung keine Ursache für ihren Pruritus feststellen läßt und bei denen unstreitig das Nervensystem eine Rolle spielt. Es kommt sowohl das zentrale als das in neuerer Zeit im Vordergrund stehende vegetative Nervensystem in Betracht. Leider sind unsere Kenntnisse hierüber noch außerordentlich lückenhaft. In diesen Fällen wird man seine Zuflucht zur Psychotherapie nehmen müssen. Im großen ganzen wird die psychische Beeinflussung von dermatologischer Seite noch zu wenig gewürdigt. Es ist ja auch ohne weiteres zuzugeben, daß die Psychotherapie nicht jedermanns Sache ist. Es braucht dazu eine gewisse Begabung und namentlich Interesse und Erfahrung. Bevor man an die Psychotherapie herantreten kann, muß man selbst über eine gewisse Suggestivkraft verfügen und das absolute Vertrauen seiner Patienten besitzen. Die schönen Erfolge JADASSOHNs, die er mittels der Persuasion nach DUBOIS bei hartnäckigen Pruritusfällen von sog. Neurasthenikern erzielt hat, ermutigen uns, diesen Weg in vermehrtem Maße zu betreten. Natürlich wird man dasselbe Resultat vielleicht in kürzerer Zeit mit der Hypnose erreichen können; diese Methode ist aber den Ärzten noch viel weniger geläufig als die Psychotherapie und wie JADASSOHN mit Recht betont, weniger sympathisch. Wie stark heute das Bedürfnis nach psychischer Beeinflussung vorhanden ist, beweisen die Erfolge COUÉs und seiner Anhänger. Man wird also versuchen müssen den Patienten von der Harmlosigkeit seines Leidens zu überzeugen und ihn veranlassen, womöglich nicht daran zu denken und als etwas ganz Nebensächliches zu betrachten. Stets soll er von einer zunehmenden Besserung und der Heilbarkeit seiner Krankheit überzeugt werden. Daß man die Psychoanalyse zu Hilfe nehmen muß, halte ich im allgemeinen nicht für nötig. Bei Pruritus vulvae mag sie ab und zu ihre Berechtigung haben, mir selbst fehlen persönliche Erfahrungen darüber.

Die äußere Therapie. Die Zahl der angepriesenen Heilmittel ist sehr groß und der beste Beweis der Machtlosigkeit unserer bisherigen Behandlung. Am meisten verbreitet ist die Salbentherapie. Sie hat den Nachteil der Kostspieligkeit und der Unannehmlichkeit, wenn große Flächen des Körpers von Pruritus betroffen sind. Manchmal ist die Wirkung etwas länger dauernd als bei Pinselungen. Man verwendet als Salbengrundlagen zweckmäßig Zinkpasten und Zinksalben, die an sich schon eine beruhigende Wirkung ausüben. Auch die gewöhnliche Borsalbe wird öfters als kühlend und angenehm empfunden. In neuerer Zeit sind die weicheren Salbengrundlagen, die viel Flüssigkeit aufnehmen, beliebt geworden, so das Ungt. leniens, das Eucerin, das Dermocetyl usw. Diesen Konstitutientien können nun antipruriginöse Mittel in beliebiger Konzentration beigemengt werden. Je nach der Empfindlichkeit des Patienten muß ganz verschieden dosiert werden. Viele werden von schwachen Konzentrationen besser beeinflußt als bei starkem Zusatz von Antipruriginosa. Als Zusätze kommen in Betracht Menthol $^1/_2$—5—10$^0/_0$, Carbolsäure $^1/_2$—10$^0/_0$, Teerpräparate, Tumenol in ungefähr denselben Konzentrationen, Sulfogenol, Naftalan, Ichthyol, Anthrasol, Anthrarobin, dann ferner Chrysarobin, Pyrogallussäure usw. In neuerer Zeit ist Bromocoll 10—20$^0/_0$ viel verwendet worden. Von DIND, BROCQ, CAJES, WHITE ist der rohe Steinkohlenteer (Coaltar) teils pur, teils in Salbenform empfohlen worden. Es können den Salben auch Liq. alumin. acet. 1—10—20$^0/_0$, Liq. plumbi subacet. 10—20$^0/_0$, Liq. carbonis deterg. 1—10$^0/_0$, Calmitol 1—10$^0/_0$ zugesetzt werden. Auf letzteres Mittel werde ich noch zu sprechen kommen. Von HELLMUTH wird die Viljacreme gerühmt, von H. F. HOFMANN das Mitigal (ein Schwefelpräparat), von M. JOSEPH das Pitral, ein farbloses Produkt aus Nadelholzteer. Diesen Salben können weiterhin Cocain, Novocain, Extract. Belladonnae, Morphium, Anästhesin zugesetzt werden. Alle diese Mittel wirken leider nicht kausal, sondern rein symptomatisch. Ihr Erfolg ist deshalb sehr wechselnd; manchmal ist er gleich Null, in anderen Fällen werden die Beschwerden weitgehend gebessert, wenigstens für einige Zeit. Bequemer für die Patienten sind die Pinselungen und Einreibungen von Flüssigkeiten. Ein altes Volksheilmittel stellt das Einreiben der juckenden Stellen mit einer Citronenscheibe dar. Beliebt sind in Volkskreisen auch das Abwaschen mit Essigwasser oder sehr heißem Salzwasser, dem etwas Essig zugesetzt wird. Es ist nicht daran zu zweifeln, daß damit manchmal Erfolge erzielt werden. Bei der äußern Behandlung mit Flüssigkeiten spielen die spirituösen Abreibungen eine große Rolle. So sind Mentholspiritus $^1/_2$—5$^0/_0$, dem daneben auch noch Thymol $^1/_4$—$^1/_2$$^0/_0$, Campher 1—2$^0/_0$, Carbolsäure 1—5$^0/_0$, Chloralhydrat beigefügt werden können, sehr bekannt.

Zweckmäßig werden diesen Lösungen etwas Glycerin oder Ricinusöl beigemengt. Nach dem Einreiben soll die Haut womöglich noch dick eingepudert werden. Als Puder kommen in Betracht: Zinkoxyd, Talk, Amylum, Reispuder, einzeln oder in Kombination mit Zusatz von $^1/_5$—1$^0/_0$ Menthol. Etwas nachhaltiger in der Wirkung sind die Trockenpinselungen. Als Grundlage einer solchen Pinselung kann folgende Formel dienen: Zinc. oxyd., Bismut subnitric., Talc. venet., Glycerin mit oder ohne Spiritus zu gleichen Teilen. Diese Suspension muß vor dem Gebrauch geschüttelt werden. Es können dann ebenfalls wieder Antipruriginosa in allen möglichen Kombinationen und Konzentrationen zugesetzt werden, so z. B. Liq. carbonis deterg. 1—10$^0/_0$, Tumenolammonium 1—10$^0/_0$, Bromocoll 10—20$^0/_0$ usw. Günstige Erfolge werden vom Heliobrom (Dibrom-Tanninharnstoff) verzeichnet, das z. B. in 10$^0/_0$ spirituöser Lösung verwendet werden kann. Es soll damit 3—4 mal gepinselt werden. JADASSOHN hat neuestens das Calmitol in die Therapie eingeführt. Es ist dies ein sehr schwach jodiertes Campheraldehydpräparat, dem reichlich Menthol und

Spuren von Hyoscin. oleat. beigemengt sind. Das Präparat wird von der chemischen Fabrik Siegfried A. G. Zofingen (Schweiz) hergestellt. Es ist eine hellgelbe bis leicht grünliche Flüssigkeit, die auf offenen Stellen kurze Zeit stark brennt. Die Überlegenheit über andere Mittel ist hin und wieder eine auffallende. So sah ich speziell auch Fälle von unerträglichem Pruritus vulvae in sehr kurzer Zeit unter Calmitol verschwinden. Es werden die kranken Stellen 1—2 mal pro Tag mittels Wattebausch betupft, darüber kann gepudert oder eine indifferente Salbe gestrichen werden. Das Mittel kann auch wie schon betont in Salben zu 1—10% inkorporiert werden und wirkt manchmal da noch günstig, wo das reine Calmitol wegen zu starken Brennens oder evtl. Reizung nicht vertragen wird. Es bedeutet unter allen Umständen eine Bereicherung unseres Arzneischatzes, wenn es auch, wie JADASSOHN richtig betont, kein Allheilmittel darstellt und auch wie jede Pruritustherapie Versager aufweist. Nach diesen allgemeinen therapeutischen Ausführungen bedürfen noch einige besonders häufige und praktisch wichtige Pruritusformen einer eingehenderen Besprechung.

Behandlung besonderer Pruritusformen.

a) *Pruritus senilis.* Bei Pruritus senilis hat sich mir hin und wieder die von BETTMANN empfohlene Behandlung mit Calcium lacticum recht gut bewährt. Man gibt davon 10—15,0 : 300,0 Aqu. dest. 3 mal täglich 1—2 Eßlöffel eine Stunde vor dem Essen, in Verbindung mit der schon besprochenen lokalen Therapie. LÉVY-FRANCKEL empfiehlt Milch und eine kochsalzfreie Diät, intern Solanin. FREUND und LEVY haben anscheinend gute Erfolge mit den Natr. silicicum-Injektionen erzielt. Es wurden nach dem Vorgehen von LUITHLEN etwa 10 Injektionen ambulant gegeben, ohne daß Nebenerscheinungen beobachtet worden wären. Auch Schwefelsäure soll hin und wieder günstig wirken, z. B. Acid. sulf. dilut. 5,0, Aqu. dest. 170,0, Sirup. rub. Id. ad 200,0; davon 2stündlich 1 Eßlöffel (LEO, KÖHLER und STRÖLL). Eine mehr mechanische Behandlung wendet JAENICKE an. Die Haut soll 3 mal täglich 10—20 Minuten lang mit einer Bürste energisch bearbeitet werden. Nachher ist sie mit einem Spiritus abzureiben. Nach 2—3 Tagen Einfetten mit Lanolin. Es soll dann eine 1 bis-2 tägige Pause gemacht und nachher, wenn nötig, die gleiche Prozedur wiederholt werden. Das Pinseln mit 10% iger Heliobromlösung während 2—3 Wochen hat sich WALTER JOSEPH besonders bei Pruritus senilis bewährt.

b) *Pruritus ani.* Der Pruritus ani ist diejenige Form des Juckens, die praktisch die größte Rolle spielt. Daß dabei in erster Linie an Würmer (Oxyuren), Pilze (Trichophyton, Epidermophyton usw.) gedacht und deren evtl. Beseitigung angestrebt werden muß, sei nur nebenbei bemerkt. Ebenso sind jedes sekundäre Ekzem oder Neurodermitis womöglich restlos zu beseitigen. Bestehende Hämorrhoiden, Dickdarmkatarrhe, Proktitis, Periproktitis, Prostatitis, Obstipation usw., die ätiologisch in Betracht kommen, müssen gleichzeitig in Angriff genommen werden. Die allgemeine antipruriginöse Therapie, wie sie vorher entwickelt wurde, gilt im besondern Maße auch für den Pruritus ani. Man wird auch hier viele Enttäuschungen erleben, da die Affektion nach zeitweiser Besserung häufig rezidiviert. Mit besonderer Sorgfalt soll man stets wieder einen Versuch mit der Psychotherapie machen. Daneben sind Luft-, See- und Flußbäder, Höhenaufenthalt oft sehr heilsam zur Unterstützung der lokalen Therapie. Die amerikanischen und englischen Autoren, die mehr auf die bakterielle Ätiologie des Pruritus ani eingestellt sind, greifen mit Vorliebe zur Vaccinebehandlung. So werden besonders die Vaccine mit Streptococcus faecalis und Staphylococcus, die Colivaccine und besonders die autogene Vaccine empfohlen (DRUECK, KNOWLES und CORSON, HUTTNER, HAMS, MONTAGUE, WINFIELD, WHITFIELD usw.). KNOWLES und CORSON geben große Dosen (175—1000 Millionen Keime). MONTAGUE verwendet Vaccine von Colibacillen und Staphylococcus albus, jeden dritten Tag eine subcutane Injektion 4—6 Wochen lang. Andere injizieren Streptokokken-Vaccine (Henderson). Polyvalente Colivaccine will Winfield mit Erfolg angewendet haben. Ebenso lobt Saphir autogene Vaccine von Streptococcus faecalis aus den Analkrypten. Diesen mehr günstigen Äußerungen stehen andere Autoren eher skeptisch gegenüber, so rät Hazen dazu, auch Fälle ohne Jucken bakteriologisch zu untersuchen; da es sich möglicherweise bei der Vaccine-therapie mehr um eine Proteinkörperwirkung als um eine spezifische Behandlung handle. Pitcher sah anscheinend wenig Erfolge von der autogenen Vaccine und auch Lockart und Mummery lehnen die Vaccinetherapie ab. Huttner verwendet das Posterisan in Salben- und Zäpfchenform. Es ist das eine bei tiefer Temperatur abgetötete Colibacillenemulsion. Mir fehlen persönliche Erfahrungen über Vaccinetherapie des Pruritus ani. Wie weit sie wissenschaft-lich fundiert ist, läßt sich nicht sagen. Es fehlen die kakteriologischen Kon-trolluntersuchungen bei Gesunden und es läßt sich auch schwer beurteilen, wie weit etwa die Suggestion bei den Erfolgen mitgewirkt hat.

Von sonstigen allgemein therapeutischen Maßnahmen mögen noch die Injektionen von hypertonischer Traubenzuckerlösung erwähnt werden, mit denen Carrera Heilungen erzielt haben will. Es sind dabei unangenehme Nebenerscheinungen nicht beobachtet worden. Lévy-Franckel gibt 50 bis 100 Tropfen Adrenalin intern und Solanin in Kapseln, Wolpjan macht intra-venöse Injektionen von $10^0/_0$ Natr. bromat. je 10—20 g täglich oder jeden 2. Tag. Bromismus soll dabei nicht auftreten.

Was die eigentliche lokale Therapie betrifft, so kommen etwa noch folgende Maßnahmen in Frage. Im allgemeinen sind häufige Abwaschungen des Afters empfehlenswert. Viele Patienten werden von kaltem Wasser erleichtert, andere ziehen warmes vor. Mit Recht erfreuen sich heiße Abwaschungen oder Sitz-bäder mit schwachem Kamillentee einer großen Beliebtheit. Das Reinigen des Afters mit Papier ist zu unterlassen, da es offenbar hin und wieder reizt. Nach jedem Stuhl ist eine sorgfältige Reinigung des Anus mit Schwamm oder Watte vorzunehmen. Moutier empfiehlt Abwaschen mit Chloral 1 : 500 oder Carbolwasser 1 : 300 und Einfetten mit Ichthyolsalbe 2—$6^0/_0$. Hin und wieder wird der nächtliche Juckreiz durch recht heiße Umschläge gemildert. Wo Rhagaden bestehen, soll deren Beseitigung mit Pinselungen von 5—$10^0/_0$ Arg. nitr.-Lösung versucht werden. Andrews läßt heißes Wasser mittels Doppel-zylinders ins Rectum einfließen. Tägliches Spülen des Rectums und sogar des Colons preist Drueck. Wo eine Hypertrophie und eine Hypersensibilität des *Sphincters* bestehe, müsse langsam gedehnt werden. Wo eine starke schleimige Absonderung aus der Rectalschleimhaut vorhanden ist, können Pinselungen mit Reargon mittels Rectoskopes bis hoch hinauf mit Erfolg gemacht werden (Bönnig). Von lokalen Pinselungen möchte ich wieder das Calmitol empfehlen. Rein kann es zwar meist wegen zu großer Empfindlichkeit nicht verwendet werden. Hingegen wirkt es 1—$10^0/_0$ oft ganz gut. Pinselungen mit Tinct. jodi oder Tinct. benzoes werden von Cropper, Lugolsche Lösung, Tinct. jodi oder Jod 1,0, Spiritus-Glycerin āā 3,0 von Solger empfohlen. Ferdinand Winkler pinselt nach vorhergehender Anästhesierung mit Dichloräthylen und Trichloräthylen. Hamburger und Magnus haben mit Kalomel Erfolge erzielt. Ersterer läßt morgens und abends Kolomelpulver einreiben, letzterer läßt eine $15^0/_0$ ige Kalomelvaseline applizieren. Wallhauser läßt zuerst mit $1^0/_0$ Natr. biboracicum-Lösung baden und nachher mit Hydarg. oxydatum flavum 0,19 auf 30,0 Vasel. flav. einfetten. Montgomery bevorzugt die rote Quecksilbersalbe. Kalomel-Tannin $1^0/_0$ in Vaselin verwendet Moutier, Wocken-fuss Acetonal und Lusk Chinosolsalbe und Chinosoltinktur. Als weitere Mittel mögen noch aufgeführt werden: Sapolansalbe, Argyrol $10^0/_0$, Collargol $15^0/_0$ in Salbenform (MOUTIER), Magnozid von Fa. E. Merck. Letzteres Mittel empfiehlt PHILIPPSON. Es ist dies ein Chlormittel von dem 1—2 g in 1 Liter gelöst werden. Nach jeder Defäkation und abends vor dem Schlafengehen sind die Analfalten damit sorgfältig zu reinigen. Das Mittel muß vor Gebrauch umgeschüttelt werden und soll juckstillend wirken. Wo der Pruritus von Oxyuren oder Hämorrhoiden herrührt, sollen die Haimoreinlagen recht gut wirken (HARTMANN). Sie bestehen aus Zellstoff, der mit Alaun und Formaldehyd durchtränkt ist. Die aufquellbare Einlage wird in den After gedrückt, nimmt Flüssigkeiten usw. auf und bringt die Hämorrhoiden zum Schrumpfen. Die Einlage wird gewöhnlich über die Nacht getragen. Sie übt eine adstringierende, sekretionsbeschränkende und juckstillende Wirkung aus. Die Oxyuren sollen dabei verschwinden.

ALDERSON empfiehlt bei sekundären Infektionen Hg, Phenol und Resorcinpräparate. Bei den übrigen Fällen wirke Carboneum tetrachloratum, dem $^1/_2^0/_0$ Phenol oder $2^0/_0$ Campher zugesetzt wird, symptomatisch sehr gut. Das Mittel muß zweimal pro Tag appliziert und darüber mit Talk oder Magnesium carbonicum gepudert werden. Die operativen Methoden werden von ALDERSON abgelehnt.

CASTELLANI rät beim Nachweis von Epidermophytonpilzen zur Salicyl-Schwefelvaseline (etwa $7^0/_0$) oder zur Deeks-Salbe, die aus Acid. salicyl., Hydrarg. salicyl., Ol. Eucalypti $4^0/_0$, Bismut $10^0/_0$ in Vaselin et Lanolin āā besteht. Auch die WHITFIELDsche Salbe mit $1^0/_0$ Carbolsäure, $3^0/_0$ Salicylsäure, Acid. benzoic. in Vaselin. und in gewissen Fällen Chrysarobin werden als heilend empfohlen. Daneben seien Waschungen mit $1^0/_{00}$ Sublimat, oder $1—5^0/_0$ Resorcin, Kal. permang., empfehlenswert.

Wenn die lokale medikamentöse Behandlung versagt, kommt die physikalische Therapie in Frage. Neben den filiformen Duschen von $^1/_2$ mm Durchmesser bei 3—8 Atmosphären Druck und einer Temperatur von $32—35^0$ (VEYRIÈRES und VERREYROLLES) kommen die Hochfrequenzströme in Betracht. Sitzungen von 10—15 Minuten Dauer — in toto 10—15 — sollen weitgehende Besserungen erzeugen (SIBLEY und PITCHER). KAUFMANN gibt Sitzungen von 4—5 Minuten Dauer mittels Vacuum-Elektrode, bei schwachem oder mittelstarkem Strom. Die Elektrode wird direkt appliziert oder das Strahlenbündel verwendet. Die Sitzungen sollen täglich oder jeden 2.—3. Tag erfolgen. Radium wird weniger empfohlen, wohl aber die Kromayerlampe und die Höhensonne. Am meisten im Gebrauch ist unstreitig die Röntgentherapie. Daß sie in den meisten Fällen wirkt, wenn auch manchmal nur vorübergehend, darüber besteht heute wohl kein Zweifel mehr. Noch heute nicht einig ist man über die Dosierung. DU BOIS hat mit starken Dosen von ungefilterten Strahlen sehr gute Erfolge erzielt. Immerhin ziehen die meisten Autoren wegen der Gefahr der Hautschädigung die Filtrierung vor. Ich gebe in der Regel 5—7 X durch $^1/_2—1$ mm Aluminiumfilter alle 2 Wochen. PAUL MEYER verabfolgt 3 H durch 6 mm Aluminiumfilter. Wieder andere geben die Erythemdose in 3—4 Teilbestrahlungen, z. B. jeden 2. Tag eine Vierteldosis. Dann folgt eine Pause von 3 Wochen, um nachher mit einer neuen Bestrahlungsserie zu beginnen (RAVE). Es wird wohl auch hier in erster Linie die persönliche Erfahrung und die Geschicklichkeit des Radiotherapeuten für den Erfolg maßgebend sein. Zu warnen ist vor all zu vielen Bestrahlungen, da sonst die Gefahr der Spätschädigung entsteht, die bei einem an sich nicht lebensgefährlichen, wenn auch unangenehmen Leiden unbedingt vermieden werden sollte. HABERMANN und SCHREUS raten zur größten Vorsicht bei Affektionen am Anus und Vulva, also bei Lokalisationen, welche der Maceration ausgesetzt sind, oder bei Affektionen, die stärkeren Traumen, wie Kratzen usw., unterliegen. Die Entstehung von Spätschädigungen wird dadurch begünstigt. Auch Miescher vermeidet Gesamtdosen von mehr als $1^1/_2$ bis 2 HED.

Als Ultimum refugium tritt die chirurgische Behandlung auf den Plan. Bei besonders schweren Fällen, welche die Patienten fast zur Verzweiflung bringen und bei denen alle anderen Methoden erschöpft sind, mag gelegentlich einmal die Indikation zum chirurgischen Vorgehen am Platze sein. Immerhin dürften diese Fälle außerordentlich selten sein. Zu den leichteren chirurgischen Eingriffen rechne ich die Lumbalpunktion, wie sie von Milian bei tabischem Pruritus und von Thibierge bei generalisiertem und lokalisiertem Pruritus empfohlen werden. Dieselben müssen mehrmals wiederholt werden. Erfolge sind von Alkoholinjektionen nach allgemeiner oder lokaler Anästhesie beobachtet worden (Stone). 2—4 Tropfen pro Stelle. Die Injektionen sollen $^1/_4$ Zoll voneinander entfernt stehen und das ganze juckende Gebiet muß damit gespickt werden. Aufschlitzen der Analkrypten in Sakralanästhesie mit nachfolgender Verätzung mittels $10^0/_0$ Arg. nitr. Lösung wird von Saphir empfohlen, während Porter Erfolge durch Zerstörung der hypotrophischen Analpapillen mit Elektrokauter unter $^1/_2{}^0/_0$ iger Novocainanästhesie nach Gordon-Watson erzielt hat. Daneben empfiehlt er eine Carbolsalbe abends und während der Nacht. Die bekannteste chirurgische Methode ist die Operation von Ball, die in der Durchschneidung der sensiblen Nervenfasern besteht. Wo damit kein Erfolg erzielt wird, kommt die Exstirpation der Ganglien des 3. und 4. Sakralnerven in Frage analog der Entfernung des Ganglion Gasseri bei Trigeminusneuralgie. Die Exstirpation der erkrankten Haut und die vollkommene Kauterisation des Gewebes verwirft Ball, weil diese Methode zu roh sei. Auch Lockhart-Mummery und Montague empfehlen die Ballsche Operation, letzterer allerdings mit einer Modifikation. Er unterminiert die perianale Haut und Schleimhaut in Lokalanästhesie mittels getrennter Incisionen und hat zu diesem Zwecke eine besondere Schere erfunden. Dieselbe Methode wendet Carrol Allen an mit der Modifikation, daß er die von den Incisionen herrührenden Tunnels mit Jodoformgaze ausstopft, um die Verbindung mit der Unterlage längere Zeit zu unterbrechen. Terrell hat bei Anwendung der multiplen Incisionen und Drainage der Analschleimhaut in $50^0/_0$ der Fälle Heilung, in $25^0/_0$ bedeutende Besserung und in weiteren $25^0/_0$ Mißerfolge erzielt. Noch eingreifendere Operationen haben Kareweski und Frankenthal gemacht. Ersterer entfernte eine derbe Narbe am Anus, die nach Verschorfung mit dem Glüheisen entstanden war — eine Prozedur, die keinen Erfolg ergeben hatte — und deckte mittels Plastik. Nach einem Jahr noch kein Rezidiv. Frankenthal exzidierte den sekundär ekzematisierten Hautbezirk weit im Gesunden und legte den Nervus pudendus an der Austrittsstelle aus der Fossa ischiorectalis frei. Der Nervus perinei wurde auf der einen Seite durchtrennt, während der in den Bulbus urethrae eindringende Zweig erhalten wurde; ebenso wurden die Nervi scrotales beiderseits weitgehend entfernt, die Arteria scrotales aber geschont. Den Scrotalhautsack hat der Autor nach vorn abpräpariert, in der Mitte durchtrennt und die beiden Zipfel mit der Analschleimhaut vereinigt. Der Erfolg dieser Operation soll ein sehr guter gewesen sein. Andere Autoren warnen aber vor zu weitgehenden Eingriffen, da sie auch nach plastischen Operationen Rizidive gesehen haben (Pusey und Stillians).

c) *Pruritus vulvae.* Die allgemeinen Bemerkungen, die beim Pruritus ani gemacht wurden, gelten zum großen Teil auch für den Pruritus vulvae. Von internen Mitteln mögen noch erwähnt werden, einmal das Pilocarpin, das in Dosen von 0,0075—0,015 verabreicht wird (Reid) und das Urotropin (Campbell-Horsfall). Bemerkenswert sind die Erfolge von Bregmann. Von der Ansicht ausgehend, daß der essentelle Pruritus genitalis der Frauen mit den Ovarien im Zusammenhang stehe und daß zwischen Schilddrüse und Ovarium mannigfache Wechselbeziehungen bestehen, verabreichte er bei 3 Frauen im Alter von 37 bis 39 Jahren Schilddrüsentrockensubstanz. Die Schilddrüsen wurden frisch getöteten Schweinen und Kühen entnommen und getrocknet. Davon wurde 0,1 pro die verabreicht. In 2—3 Wochen soll der Pruritus verschwunden sein. Nach Aussetzen der Therapie Rezidiv, das aber nach Wiedereinnahme obigen Mittels bald wieder beseitigt werden konnte. Bei längerer Dauer der Behandlung genügte eine Dosis von 0,05 pro die. TORRE BLANCO und WERNER empfehlen Ovarialpräparate. BENDER sah bei 7 Fällen Erfolge von der Organotherapie in Kombination mit intracutanen Aolaninjektionen.

Eine wichtige Rolle dürfte in Zukunft der Psychotherapie zufallen, wie sie besonders von WALTHARD inauguriert wurde. Nach Ausschluß einer lokalen oder allgemeinen anatomischen Ursache sucht er insbesondere die krankhafte Denkweise der Patienten zu korrigieren, ähnlich wie es JADASSOHN mit Erfolg bei anderen Lokalisationen des Pruritus versucht hat. Es müssen die Patientinnen in erster Linie von der Harmlosigkeit ihres Leidens und dessen Heilbarkeit überzeugt werden. Die Erfolge werden auch hier von der persönlichen Suggestivkraft des behandelnden Arztes abhängen. Wer mit der psychischen Behandlung nicht zum Ziele kommt, sei es aus Mangel an Begabung oder der nötigen Geduld, wird einen um so größeren Nachdruck auf die lokale Behandlung legen müssen. Zur Psychotherapie evtl. sogar zur Hypnose rät LITTAUER.

Von den lokalen Mitteln möchte ich wieder das Calmitol in die erste Reihe stellen. Es wird von den Genitalien oft gut vertragen und gibt hin und wieder eklatante Erfolge, raschere als die Röntgentherapie. Das Mittel brennt allerdings stark. Diese Beschwerden werden aber von den Patienten gerne in Kauf genommen, wenn sie wenigstens für einige Zeit von dem unerträglichen Juckreiz befreit werden. Wo es zu stark reizt, wird es zweckmäßig auf $10^0/_0$ verdünnt, oder noch besser in 1—$20^0/_0$ Salbenform verordnet. Ebenso gelobt wird von verschiedenen Autoren das Heliobrom in $10^0/_0$ spirituöser Lösung (LIEBMANN, FEJTO). Auch bei diesem Mittel entsteht bei Excoriationen ein starkes Brennen. 10—$20^0/_0$ Guajacolvasogen verwendet SEELIGMANN. MUNCK ist ein Gegner der operativen Eingriffe und sah gute Erfolge von einer Karlsbaderkur. Carbolsäurelanolin 1—$2^0/_0$ oder Mentholsalben 2—$5^0/_0$ werden von BECHET, Jodtinkturpinselungen von HÄUSLER empfohlen, letztere in Verbindung mit dem Sikkator von NASSAUER, ausgehend von der Ansicht, daß Urinreste und Vaginalsekret die hauptsächlichste Quelle des Pruritus darstellen. Es soll dabei zugleich auf die größte Reinlichkeit der Genitalgegend Bedacht genommen werden. Bei seniler Vaginitis mit Pruritus vaginae et vulvae wird angegeben, daß das Einführen von Milchsäurebacillentabletten in die Vagina öfters günstig wirke, da dadurch eine Säuerung des Vaginalsekretes eintrete. Sorgfältiges Reinigen mit Olivenöl nach jeder Miktion und Defäkation unter Vermeidung von Waschungen verordnet STEIN. Es müsse dabei eine $1^0/_0$ige Cocain-Menthol-Salicyl-Lanoline mittels T-Binde auf die Vulva appliziert werden. HERZBERG sah Erfolge vom Pittylen, das teils in Form von Sitzbädern, teils als Seife, teils in Salbenform 3—$10^0/_0$ verordnet wird. Einfaches Pudern mit Bismut und Amylum zu gleichen Teilen wird von SNOW empfohlen.

Von den physikalischen Methoden werden wiederum die Hochfrequenzströme (PITCHER, SIBLEY, KAUFMANN), das Radium (VINER, TOUSEY), filiforme Duschen bei 3—8 Atmosphären Druck (VEYRIÈRES und FERREYROLLES), Rotlicht und Föhn (LITTAUER) empfohlen. Letztere zwei Methoden werden bei nässendem sekundären Ekzem angewendet; nach dem Trocknen desselben werden Bestrahlungen mit Blaulicht verordnet. RAVAUT empfiehlt den

Heißluftapparat von Gaiffe. Der Apparat liefert Temperaturen von 60—800⁰. Bei 600—800⁰ tritt eine Verätzung des Gewebes ein und es ist eine Bromäthyl-Äthernarkose indiziert. Rothschuh verwendet in hartnäckigen Fällen ebenfalls Blaulicht. Ein Scheinwerfer wird in zwei Meter Entfernung vom Patienten aufgestellt und mit einer blauen Scheibe versehen. Die Belichtung soll 10 bis 15 Minuten dauern. Nach 12 Belichtungen in der Regel Heilung. Besonders beliebt ist auch bei Pruritus vulvae die Röntgentherapie. Im allgemeinen werden hier etwas kräftigere Dosen verabfolgt. So raten zu Erythemdosen Adamson, 2—3 mal in dreiwöchentlichen Intervallen wiederholt. Gál gibt bei 2—3 mm Aluminiumfilter 200 Fürstenau pro Feld und Sitzung. Wiederholung alle 2—3 Wochen, in toto bis zu 6 Sitzungen. Wetterer gibt bei leichteren Fällen Dosen von 3 H und erzeugt eine Reaktion ersten Grades (Pigmentierung). Wiederholung der Bestrahlung nicht vor 14 Tagen. In hartnäckigen Fällen verabreicht er 5 H mittels 4—5 mm Aluminiumfilter. Wiederholung der Bestrahlung nach 3 Wochen. Er will damit vielfach Dauerheilungen erzielt haben, allerdings meist erst nach mehrmaligen Rezidiven. Werner legt den Hauptwert auf die Bestrahlung der Drüsen mit innerer Sekretion (Ovarien, Schilddrüse, Hypophyse). Der Erfolg der lokalen Bestrahlung hänge viel davon ab, ob die Ovarien bei der Bestrahlung mitbetroffen worden seien. Er sah etwa 50⁰/₀ refraktäre Fälle.

Lyons kombiniert die Röntgentherapie mit der Iontophorese. Der Autor gibt die Röntgendosen fraktioniert direkt ohne Filter oder kombiniert mit gefilterten Strahlen. Von den letzteren verabfolgt er zweimal je 5 X durch 3 mm Aluminiumfilter innerhalb eines Monates. Nie wurde ein Erythem erzeugt. Zur Iontophorese benützt er eine 6⁰/₀ ige Silberlösung am positiven Pol und eine 20⁰/₀ ige Lugolsche Lösung am negativen Pol. Dauer der Sitzung 15—45 Minuten. Die Stärke variiert je nach der Verträglichkeit des Patienten.

Zum Schlusse noch einige Worte zur chirurgischen Behandlung. Ähnlich wie der Pruritus ani ist auch der Pruritus vulvae chirurgisch angegangen worden. Zur leichten Chirurgie, die auch dem Dermatologen zugänglich ist, rechne ich die lokalen Injektionen. Holland sah gute Erfolge von sakralen Einspritzungen. Er injiziert Leitungswasser oder physiologische Kochsalzlösung, der 0,2—0,3 Novocain zugesetzt ist, und zwar so viel als möglich, bis ein gewisser Widerstand bei der Injektion wahrnehmbar ist. Die Einspritzungen wurden wiederholt gegeben. Es können auch Novocain-Adrenalininjektionen gemacht werden. Bei den lokalen Injektionen spielt die Gewebsinfiltration die Hauptrolle. Siebourg spritzt bis zu ¹/₃ Liter physiologischer Kochsalzlösung, Willner 1⁰/₀ Novocain ein. Von letzterem werden 4 ccm einmal pro Woche, in toto 4—5 mal gegeben. In 50⁰/₀ der Fälle soll dabei Heilung eintreten. Moorer rät zu Injektionen von Chinin und salzsaurem Harnstoff āā 0,5⁰/₀. Es dürfen 200—300 ccm auf einmal eingespritzt werden. Vorher ist mit einer 1⁰/₀ igen Procainlösung — bis 10 ccm — zu anästhesieren und 0,01 Morph. subcutan zu verabfolgen, um eine Chokwirkung zu vermeiden. Die Erfolge werden als sehr gut bezeichnet; das Jucken verschwindet manchmal schon nach der ersten Injektion. Mehr ins Gebiet der reinen Chirurgie gehört die Excision des Nervus pudendus internus, eine Methode, die schon Tavel bei 2 Fällen mit Erfolg ausgeführt hatte. Auch Markhoff hat eine Excision der beiden Nervi pudendi vorgenommen. Es blieb aber eine Anästhesie der Labien zurück. Hirst hat in einem Falle die Resektion der sensiblen Nerven mit Erfolg ausgeführt. Er wagt sich aber über das spätere Schicksal der Genitalien noch nicht auszusprechen. Er befürchtet, es könnte später eine Atrophie oder Kraurosis eintreten.

Damit bin ich am Ende mit der Besprechung der Therapie des Pruritus. Die Vielheit der empfohlenen Methoden beweist am besten, wie schwer zugänglich die Affektion gegenüber den therapeutischen Maßnahmen ist und wie unsicher im allgemeinen die Dauererfolge sind. Das soll uns aber keineswegs zum Skeptizismus oder therapeutischen Nihilismus verleiten. Man wird bei der Behandlung des Pruritus neben Mißerfolgen manche Genugtuung erleben. Die Patienten begnügen sich vielfach schon mit einer Erleichterung ihres quälenden Leidens, während ihnen eine Dauerheilung das Leben erst wieder lebenswert macht und ihnen manchmal willkommener ist als die Genesung von einem schweren organischen Leiden.

Literatur.

Prurigo.

AHRENS, E.: Eczema verruco-callosum (Prurigo nodularis). Dermatol. Wochenschr. Bd. 71, Nr. 41. — ALDERSON, HARRY E.: Treatment of pruritus of the anus and genitalia. California a Western med. Vol. 26, p. 51. 1927. — BAAGØC, KAJ.: Prurigo-Besnier bei Asthma. Ugeskrift f. laeger. Jg. 86, S. 609. 1924 (dänisch). Ref. Zentralbl. f. Haut- u. Geschlechtskrankh. Bd. 15, S. 343. — BAER, TH.: Fall zur Diagnose. Vers. südwestdeutscher Dermatologen. 14. und 15. Okt. 1922. Zentralbl. f. Haut- u. Geschlechtskrankh. Bd. 7, S. 166. — BARBER, H. W.: Case of prurigo nodularis. Proc. of the roy. soc. of med. Vol. 17, p. 3. 1923. — BAUM,: Arch. f. Dermatol. u. Syphilis Bd. 138, S. 206. — BAUM, J.: Ein Fall von sog. Urticaria perstans. Iconographia dermatologica. Fasc. I. p. 9. 1906. Urban & Schwarzenberg, Berlin-Wien. — BECHER, H.: Über Terpentinölbehandlung (KLINGMÜLLER) mit besonderer Berücksichtigung ihrer Anwendung in der Dermatologie. Dermatol. Wochenschr. Bd. 71, S. 481. — BEHREND, GUSTAV: Prurigo. Realencyclopädie d. ges. Heilk. Verl. Urban und Schwarzenberg, Wien I. — BERNHARDT, ROBERT: Zur Pathogenese der Prurigo. Arch. f. Dermatol. u. Syphilis. Bd. 57, S. 175. 1901. — BESNIER, E.: (a) Première note et observations préliminaires pour servir d'introduction à l'étude des prurigo diathésiques. Ann. de dermatol. et de syphiligr. 1892. p. 634. (b) Sur la question du Prurigo. Ann. de dermatol. et de syphiligr. 1896. p. 981. — BETTMANN: Bemerkungen über Prurigo. Wien. med. Wochenschr. Jg. 75, Nr. 6, S. 330. 1925. — BOAS, HARALD: Das Verhältnis der Prurigo Hebrae zur Tuberkulose. Hospitalstidende. Nr. 28. 1910. Ref. Arch. f. Dermathol. u. Syphilis. Bd. 106, S. 416. — BOMMER: Plasmareaktionen bei Hautkranken. Münch. med. Wochenschr. Jg. 70, S. 1138. 1923. — BRACK, W.: (a) Über die Hämoklasie und ihre Bedeutung für die Ätiologie und die Pathogenese der Prurigo. Arch. f. Dermatol. u. Syphilis. Bd. 144, S. 490. 1923. (b) Über die Lebervenensperre und die alimentäre Hämoklasie bei Prurigo vulgaris. Klin. Wochenschr. 1924. S. 1898. (c) Die alimentäre Hämoklasie bei Prurigo und ihre klinische Bedeutung. IX. Kongr. d. Schweiz. dermatol. Ges. Zürich 4./5. Juli 1925. (d) Die Abhängigkeit des Juckens und der Hautveränderungen bei Lebererkrankungen von der alimentären Hämoklasie und ihre Beeinflussung durch sog. Peptone. Ein weiterer Beitrag zur Pathogenese der Prurigo vulgaris. Klin. Wochenschr. Jg. 4, Nr. 23. — BRAUER: Sommerprurigo (HUTCHINSON). 8. Sitzung der nordd. dermatolog. Vereinigung. Zentralbl. f. Haut- u. Geschlechtskrankh. Bd. 16. S. 877. 1925. — BRILL, JEAN: Über obtuse Papeln. Dermatol. Zeitschr. Bd. 44, S. 203. 1926. — BROCQ, L.: (a) Quelques aperçus sur les dermatoses prurigineuses et sur les anciens lichens. Ann. de dermatol. et de syphiligr. 1892. p. 1100. (b) Le Prurigo simplex et sa série morbide. Ann. de dermatol. et de syphiligr. 1894. p. 3. (c) La question du Prurigo. Ann. de dermatol. et de syphiligr. 1896. p. 1002. — BÜELER, F. A.: Über Lichen obtusus. Arch. f. Dermatol. u. Syphilis Bd. 136, S. 117. — BURNIER et REYSEK: Lichen obtusus corné ou lichénification circonscrite nodulaire chronique. Bull. de la soc. franç. de dermatol. et de syphiligr. 1923, Nr. 4, p. 205. — BUSSOLAI, L. und A. DEVOTO: L'autoemoterapia in alcune malattie cutanee. Gicrn. ital. d. malatt. vener. e d. pelle. Vol. 64, p. 1270. 1923. — CASTELLANI, ALDO: Pruritus ani and pruritus vulvae of mycotic origin. Practitioner. Vol. 117, p. 341. 1926. — CHARBONNIER, A.: Les rayons ultra-violets dans quelques cas de prurits. Ann. de l'inst. d'actinol. Jg. 1926. Nr. 1 u. 2., S. 43. — CEDERBERG, ARMAS: Durch Ascaridiasis hervorgerufene Prurigo Hebrae-ähnliche Dermatose. Arch. f. Dermatol. u. Syphilis. Bd. 150. S. 393. 1926. — CIMOCA VALERIU: Beiträge zur Behandlung mit Lebertran durch intramuskuläre Injektion (Präparat, „Gadil" Wassermann). Clujuc. med. Jg. 4, p. 328. 1923. Ref. Zentralbl. f. Haut- u. Geschlechtskrankh. Bd. 12, S. 154. — CIVATTE, A.: Prurigos et grattage. Ann. de dermatol. et de syphiligr. 1926. p. 142. — COPELLI, M.: Prurigo und Leukämie. Giorn. ital. d. malatt. vener. e d. pelle. 1912. Ref. Arch. f. Dermatol. u. Syphilis. Bd. 115, S. 61. — CORLETT, WILLIAM THOMAS: Prurigo (Hebra) as observed in the United States. Journ. of the americ.

med. assoc. Vol. 43. 1904. — DARIER, J.: (a) Grundriß der Dermatologie. Übersetzt von K. J. ZWICK mit Ergänzungen und Bemerkungen von J. JADASSOHN. Berlin: Julius Springer 1913. (b) Précis de Dermatologie. Paris: Masson et Co. 1923. p. 610. — DIND: L'emploi du goudron de houille (coaltar) dans les affections cutanées. Ann. de dermat. et de syph. 1909. p. 170. — DOHI, S.: A case of urticaria perstans papulosa. Ref. Zentralbl. f. Haut· u. Geschlechtskankh. Bd. 10, S. 160. 1923. — DOHI, SH.: Über Serumtherapie. Japan. Zeitschr. f. Dermatol. u. Urol. Bd. 20, Nr. 7—9. — DÖSSEKKER: Zur Kenntnis der Hautlymphogranulomatose. Arch. f. Dermatologie und Syphilis. Bd. 126. S. 569. — DUBREUILH, W.: (a) Prurigo épidémique chez les asiatiques, importés pendant la guerre. Ann. de dermatol. et de syphiligr. 1920. p. 13. (b) Prurigo lymphadénique. Ann. de dermatol. et de syphiligr. 1905. p. 665. — DYBOSSKI, TADEUSZ: Eigenblutbehandlung bei pruriginösen Hauterkrankungen. Polska gazeta lekarska (polnisch). Jg. 1, S. 605. 1922. Ref. Zentralbl. f. Haut- u. Geschlechtskrankh. Bd. 7, p. 472. — DYMNICKI, ST.: Zur Ursache der Prurigo. Polska gazeta lekarska. Jg. 2, S. 659. 1923. Ref. Zentralbl. f. Haut- u. Geschlechtskrankh. Bd. 11, S. 32. — EINISS, L.: Über eine Varietät der Prurigo aestivalis. Wratsch. gazeta. 1910. Nr. 8. Ref. Arch. f. Dermatol. u. Syphilis. Bd. 112, S. 92. — EROLOF, P. J.: Prurigo, eine Dystrophie der Haut. Journ. russe de mal. cut. 1906. Ref. Arch. f. Dermatol. u. Syphilis. Bd. 92, S. 267. — FALCHI, G.: Primi resultati sulla ricerca del calcio nel sangue di alcune dermatosi. Giorn. ital. d. malatt. vener. e d. pelle. Vol. 65, p. 753. 1924. — FASAL: Urticaria verrucosa. Wiener dermat. Gesellsch. Sitzung vom 12. Juni 1924. Zentralbl. f. Haut- und Geschlechtskrankh. 1924. Bd. 14. S. 165. — FASAL, HUGO: Über atypische Urticariaformen. Arch. f. Dermatol. u. Syphilis. Bd. 148, S. 593. 1925. — FAVRE, M.: L'adénie éosinophilique prurigène. Ann. de dermatol. et de syphiligr. 1918 19, S. 1. — FEUILLIÉ, E.: Essai d'interprétation de l'action désensibilisante etc. Bull. et mém. de la soc. méd. des hop. de Paris. Jg. 38, p. 1169. 1922. — FINGER, E.: (a) Lehrbuch der Haut- u. Geschlechtskrankh. Leipzig und Wien: Franz Deuticke 1907. S. 91. (b) Aphoristisches zur Ätiologie der Prurigo. Arch. f. Dermatol. u. Syphilis. 1900. S. 403. Festschrift f. KAPOSI. — FISCHL: Arch. f. Dermatol. u. Syphilis. Bd. 137, S. 46. — FORNARA, PIERO e MARIO ARTOM: L'autoemoterapia per via intradermica in alcune dermatosi. Gazz. d. osp. e d. clin. Jg. 46, p. 75. 1925. — FOX, COLCOT: Prurigo Hebrae. Verhandlungen der Royal scc. of med. Sitzg v. 20. März 1912. Ref. Arch. f. Dermatol. u. Syphilis. Bd. 112, S. 698. — FREEMANN: Prurigo nodularis. Arch. of dermatol. a. syphilol. Vol. 11, p. 134. 1925. — FRÜHWALD, R.: Atophan bei Hautkrankheiten. Dermatol. Wochenschr. Bd. 69, S. 427. — GANS, OSCAR: Histologie der Hautkrankheiten. 1. Bd. Verlag Julius Springer, Berlin 1925. — GARCIA, CASAL: Prurigo aestivalis. Acta dermato-sifiliogr. Vol. 16, p. 155. 1924. Ref. Zentralbl. f. Haut- u. Geschlechtskrankh. Bd. 17, S. 609. — GASTOU, PAUL: Le prurigo gestationis. Scc. de dermatol. et de syphiligr. 1900. Ann. de dermatol. et de syphiligr. 1900. p. 233. — GILBERT et LEREBOULLET: Soc. de biolog. Tom. 54, p. 1039. 1902. — GOLAY, J.: Système sympathique et dermatoses. Rev. méd. de la Suisse romande. Nr. 1, p. 39. 1925. — GRAY, A. M. H.: Verhandlungen der Royal Society of medicine. Sitzung v. 18. 7. 1912. Ref. Arch. f. Dermatol. u. Syphilis. Bd. 115, S. 178. — GUERRERO, MARIANO A.: Über zwei Fälle von HEBRAscher Prurigo hereditär-luetischen Ursprungs. Arch. latino-americ. de pediatr. Vol. 116, p. 284. 1922. Ref. Zentralbl. f. Haut- u. Geschlechtskrankh. Bd. 7, S. 66. — HALLOPEAU et ROY: Sur une forme spéciale de prurigo d'origine mécanique (variété nouvelle). Ann. de dermatol. et de syphiligr. 1906. Nr. 63. — HARTMANN, KUNO: Über urticariaartige Hauterkrankung. Arch. f. Dermatol. u. Syphilis. Bd. 64, S. 381. — HAXTHAUSEN, H.: (a) Prurigo Besnier mit Asthma bronchiale mit Proteinüberempfindlichkeit. Verhandl. d. Dänischen Dermatol. Ges. Hospitalstidende. Jg. 67. 1924. Ref. Zentralbl. f. Haut- u. Geschlechtskrankh. Bd. 14, S. 449. (b) Le prurigo de Besnier. Ann. de dermatol. et de syphiligr. Nr. 5, p. 312. 1925. — HEBRA, FERD. und M. KAPOSI: Lehrbuch der Hautkrankheiten. 2. Aufl. 1874. S. 561. — HERXHEIMER, KARL: Über Neurodermitis. Med. Klinik. 1926. S. 317. — HOFFMANN, E. und R. STREMPEL: Chronische universelle pruriginöse Erkrankung der Haut mit Bildung zahlreicher weißer Flecke. Arch. f. Dermatol. u. Sypilis. Bd. 146, S. 147. — HOLDER, O. H.: Prurigo und die Papel auf urticarieller Basis. Journ. of cutan. diseas. includ. syph. Vol. 29, p. 302. 1911. — HUDELO et CHABANIER: Prurigo lymphadénique. Bull. de la soc. franç. de dermatol. et de syphiligr. 1919. p. 94. — HÜGEL, G.: Münch. med. Wochenschr. Bd. 47, S. 1737. 1900. — HYDE, J. N.: Diseases of the skin. S. 174. 1909. — JACQUET, L.: (a) Sur la pathogénie de la lésion cutanée dans quelques dermatoses vasomotrices. Ann. de dermatol. et de syphiligr. 1890. S. 487. (b) La pratique dermatologique. Tom. 4, p. 44. — JADASSOHN, J.: Prurigo und Neurodermitiden. Deutsche Praxis. Zeitschr. f. prakt. Ärzte. 1902. Nr. 22 u. 23 und 1903. Nr. 3. — JARISCH, A.: Die Hautkrankheiten. Wien: Verl. Alfred Hölder 1900. — JULIUSBERG, E.: Eigentümliche Lichen ruber-ähnliche Hautveränderungen der Unterschenkel bei Prurigo Hebrae, mit vergleichenden Bemerkungen über Lichen ruber verrucosus. Festschr. f. KAPOSI. Arch. f. Dermatol. u. Syphilis.

1900. S. 615. — KAMBAYASHI, T.: A preliminary contribution for study of metabolism in itching skin diseases. Japan. journ. of dermatol. and urol. Vol. 23, p. 351. 1923. Ref. Zentralbl. f. Haut- u. Geschlechtskrankh. Bd. 10, S. 252. — KANOKY, J. PHILLIP: Hydroa vacciniforme seu aestivale (BAZIN). Summer prurigo (HUTCHINSON). Journ. of the Americ. med. assoc. Vol. 49, p. 1174. 1907. — KLAUDER: Prurigo-like eruption. Arch. of dermatol. and syphilol. Vol. 5, p. 676. 1922. — KLAUDER, JOSEPH V.: Pruritus as a symptom of vagotonie. Atlantic. med. journ. Vol. 30, p. 163. 1927. — KOSOEGAVA, S.: A case of urticaria perstans. Japan. journ. of dermatol. a. urol. Vol. 25, p. 61. 1925. — KREIBICH, C.: Prurigo bei aleukämischer Lymphadenose. Arch. f. Dermatol. u. Syphilis. Bd. 142, S. 396. — LEHNER: (a) Prurigo ferox. Dermatol. Zusammenkünfte in Budapest. Sitzung v. 10. 11. 1924. Zentralbl. f. Haut- u. Geschlechtskrankh. Bd. 17, S. 625. (b) Prurigo nodularis. Zentralbl. f. Haut- u. Geschlechtskrankh. Bd. 16, S. 301. 1925. — LESZCZYŃSKI: Prurigo Hebrae agria mit Insulin behandelt. Lemberger Dermatol. Ges. Sitzung v. 5. 11. 1925. Zentralbl. f. Haut- u. Geschlechtskrankh. Bd. 19, S. 610. 1926. — LÉVY-FRANCKEL et JUSTER: La syphilis du grand sympathique. Ann. des maladies vénér. Jg. 18, p. 1. 1923. — LOMHOLT: Prurigo nodularis. Dänische dermatol. Ges. Sitzung v. 7. 4. 1926. Zentralbl. f. Haut- u. Geschlechtskrankh. Bd. 20, S. 257. 1926. — MATZENAUER, RUD.: Handbuch der Hautkrankheiten von MRAČEK. Bd. 2, S. 701. Wien: Alfred Hölder 1905. — MEYER, JEAN et GALLERAND: Traitement de certains prurits chez la femme par des injections d'extraits orchitiques. Bull. de la soc. franç. de dermatol. Nr. 9, p. 710. 1926. — MILIAN, G.: Prurigo simplex aigu. Rev. franç. de dermatol. et de vénér. Jg. 2, Nr. 2, S. 109. — MILIAN et BLUM, P.: (a) Etat de crise asthmatique guéri par 914. Prurigo diathésique. Bull. de la soc. franç. de dermatol. et de syphilol. 1920. p. 2. (b) Prurigo lymphadénique. Sa nature nerveuse. Bull. de la soc. franç. de dermatol. et de syphiligr. 1920. p. 5. — MONTAGUE, J. F.: Some factors in the treatment of pruritus ani. Internat. journ. of med. a. surg. Vol. 39, p. 55. 1926. — MORRIS, MALCOLM: Prurigo, pruriginöses Ekzem und Lichenifikation. Brit. med. journ. 1912. p. 1469. — MÜLLER, E.: Konstitutionelle Einflüsse bei Prurigo. Dermatol. Wochenschr. Bd. 69, S. 671. — NANDER: Leukoderma mit BESNIERs Prurigo. Verhandl. der dänischen dermatol. Ges. Hospitalstidende. Jg. 66. 1923. Ref. Zentralbl. f. Haut- u. Geschlechtskrankh. Bd. 11, S. 36. — NEGISHI, H.: (a) A case of prurigo associated with dystrophia adiposogenitalis. Japan. journ. of dermatol. a. urol. Vol. 25, p. 79. 1925. (b) On the amount of alkali in the blood of prurigo cases. Japan. journ. of dermatol. a. urol. Vol. 25, p. 76. 1925. Ref. Zentralbl. f. Haut- u. Geschlechtskrankh. Bd. 20, S. 185. 1926. — NEISSER, A.: Über den gegenwärtigen Stand der Lichenfrage. Arch. f. Dermatol. u. Syphilis. Bd. 28, S. 75. — NEISSER, A. und J. JADASSOHN: Hautkrankheiten. Sonderabdruck aus EBSTEIN - SCHWALBE Handb. d. prakt. Med. 1900. — NÉKAM, L. A.: Über die Stellung des Pruritus in der Pathologie. Festschrift f. KAPOSI. 1900. Arch. f. Dermatol. u. Syphilis. S. 323. — NETHERTON, EARL W.: Prurigo nodularis. Arch. of dermatol. a. syphilol. Vol. 8, p. 193. 1923. — NICOLAS, GATÉ et DUPASQUIER: (a) 2 cas de prurigos rebelles guéris par l'autohémothérapie. Ann. de dermatol. et de syphiligr. 1921. p. 127. (b) Nouveaux essais d'autohémothérapie dans les dermatoses. Réactions du type sérique consécutives. Ann. de dermatol. et de syphiligr. Tom. 3, p. 163. 1922. (c) L'autohémothérapie en dermatologie. Presse méd. Jg. 30, p. 561. 1922. — NOBL: Wiener dermatologische Gesellschaft. Sitzung v. 27. 5. 1917. Arch. f. Dermatol. u. Syphilis. Bd. 125, S. 162. — PAUTRIER: Contribution à l'étude des Lichénifications anormales. La Lichénification circonscrite nodulaire chronique. Ann. de dermatol. et de syphiligr. 1922. S. 49. — PAUTRIER, L. M.: Lichen obtusus corné. Bull. de la soc. franç. de dermatol. et de syphiligr. 1921. Nr. 8, p. 48. Réunion de Straßbourg. — PETERSON and HUGHES: Journ. of biol. chem. Vol. 63, p. 179. — PICK: 4 Fälle von Sommerprurigo. Zentralbl. f. Haut- u. Geschlechtskrankh. Bd. 9, S. 86. — PICK, ERWIN: Zur Kenntnis der Sommerprurigo (HUTCHINSON). Arch. f. Dermatol. u. Syphilis. Bd. 146, S. 466. — PICK, WILLY: Über die circumscripte nodöse chronische Lichenifikation (BROCQ-PAUTRIER). Arch. f. Dermatol. u. Syphilis. Bd. 150, S. 356. 1926. — PULAY, ERWIN: Zur Pathogenese der Prurigo und des Strophulus infantum. Med. Klinik. Jg. 17, S. 1169. 1921. — RASCH, C.: (a) Über BESNIERs Prurigo. Verhandl. d. 2. Kongr. d. nordischen dermatol. Vereins zu Stockholm 1913. Nord. med. Arkiv. 1913. Abt. 2. Anhang. Stockholm 1914. (b) Prurigo nodularis (HYDE). Arch. f. Dermatol. u. Syphilis. Bd. 123, S. 764. (c) Die BESNIERsche Prurigo. Arch. f. Dermatol. u. Syphilis. Bd. 148, S. 642. — REYNAUD, MONTPELLIER et LACROIX: Sur 2 cas de Prurigo lymphadénique. Ann. de dermatol. et de syphiligr. 1923. p. 74. — RIECKE: Symptomatologie des Ekzems und Abgrenzung von verwandten Dermatosen. Arch. f. Dermatol. u. Syphilis. Bd. 145, S. 82. — ROBERTI, JEAN: Un cas de prurigo nodularis. Bull. de la soc. franç. de dermatol. et de syphiligr. 1921. p. 4444. — ROBERTS, H. LESLIE: Focal infection. Brit. journ. of dermatol. and syphil. Vol. 33, p. 319 u. 353. 1921. — RÖDERER: Verhandl. der Straßburger dermatologischen Gesellschaft. Sitzung v. 3. 5. 1914. Arch. f. Dermatol. u. Syphilis. Bd. 122, S. 823. — ROST, GEORG ALEXANDER: Hautkrankheiten. Berlin: Julius Springer 1926. — SCHAU-

MANN: Manifestations cutanées dans un cas de lymphadénie leucémique, éruptions prurigineuses par la Radiothérapie de la rate. Ann. de dermatol. et de syphiligr. 1916 17, p. 120. — SCHERBER: Über Urticaria und urticarielle Exantheme. Arch. f. Dermatol. u. Syphilis. Bd. 121, S. 765. — SCHILLER: Seasonal prurigo mitis. Arch. of dermatol. and syphilol. Vol. 9, p. 523. 1924. — SCHOLTZ, MOSES: Endocrinotherapy in skin diseases. New York med. journ. a. med. record. Vol. 114, p. 68. 1921. — SCHWARTZ, H. J.: Studien über den Stoffwechsel der Dermatitis herpetiformis und Prurigo. The Journ. of cutan. diseases includ. syphil. Vol. 31, p. 994. 1913. — SIMON, WALTER: Die WIDALsche Reaktion der hämoklasischen Krise: Eine Funktion des vegetativen Nervensystems. Dtsch. med. Wochenschr. 1924. S. 903. — SPIETHOFF, B.: (a) Zur therapeutischen Verwertung des Eigenserums. Münch. med. Wochenschr. 1913. Nr. 10. (b) Prurigo Hebrae bei einem 60jährigen Manne. Zentralbl. f. Haut- u. Geschlechtskrankh. Bd. 18, S. 151. 1925. — SPILLMANN, L.: Le prurigo des ouvriers malteurs. Bull. de la soc. franç. de dermatol. et de syphiligr. 1924. p. 17. — STEINER und VÖRNER: Zur Ätiologie der Prurigo. Münch. med. Wochenschr. 1906. S. 1622. — STÜMPKE: Münch. med. Wochenschr. 1915. S. 1604. — TOMMASOLI, P.: Über die Prurigogruppe im allgemeinen und die Prurigo temporanea. im besonderen. Monatshefte f. prakt. Dermatol. Bd. 20, S. 142. 1895. — TRIMBLE: Verhandlungen der New Yorker dermatol. Gesellschaft. Sitzung v. 25. 11. 1913. Arch. f. Dermatol. u. Syphilis. Bd. 122, S. 262. — TRZCINSKI: Prurigo. Warschauer dermatol. Gesellschaft. Sitzung v. 6. 9. 1923. Zentralbl. f. Haut- u. Geschlechtskrankh. Bd. 13, S. 243. — ULLMANN: (a) Prurigo ferox bei einem Erwachsenen. Wien. dermatol. Ges. Sitzung v. 23. 3. 1922. Zentralbl. f. Haut- u. Geschlechtskrankh. Bd. 5, S. 213. (b) Prurigo nodularis. Zentralbl. f. Haut- u. Geschlechtskrankh. Bd. 13, S. 38. (c) Fall von Prurigo gravis. Arch. f. Dermatol. u. Syphilis. Bd. 77, S. 120. — UNNA, P. G.: Lehrbuch der speziellen pathologischen Anatomie. Ergänzungsband (Hautkrankheiten). Berlin: August Hirschwald 1894. — VEYRIÈRES et JUNON: L'asthma infantile intrigué de dermatoses prurigineuses. Paris méd. Jg. 12, p. 97. 1922. — VIDAL, EMIL: Du Lichen (Lichen, Prurigo, Strophulus). Ann. de dermatol. et de syphiligr. 1886. p. 133. — VOGEL: Besserung einer Prurigo Hebrae durch PONNDORFsche Cutanimpfungen. Zentralbl. f. Haut- u. Geschlechtskrankh. Bd. 12, S. 131. — VÖRNER: Über Prurigo haemorrhagica. Münch. med. Wochenschr. 1906. S. 557. — WAGNER, R.: Urticaria perstans verrucosa. Dtsch. dermatol. Gesellschaft der tschechoslowakischen Republik. Sitzung vom 7. 1. 1923. Zentralbl. f. Haut- u. Geschlechtskrankh. Bd. 8, S. 162. — WEIDMANN, FRED.: Prurigo nodularis. Arch. of dermatol. a. syphilol. Vol. 5, p. 141. 1922. — WERTHER: (a) Verein Dresdener Dermatologen und Urologen. Sitzung v. 7. 11. 1923. Zentralbl. f. Haut- u. Geschlechtskrankh. Bd. 14, S. 299. (b) Prurigo mitis bei 3 Geschwistern. Loco cit. — WHITE, CHARLES J.: Prurigo. Klinische Sitzung der 45. Jahrestagung der amerikanischen dermatologischen Vereinigung. Ref. Arch. f. Dermatol. u. Syphilis. Bd. 112, S. 1027. — WILLIAMS: Prurigo nodularis. Arch. of dermatol. a. syphilol. Vol. 8, p. 147. 1923. — WINSTEL, ANDRÉ: Glandes endocrines et dermatoses. Rev. franç. d'endocrinol. Jg. 3, p. 37. 1925. — WINTERNITZ: Prurigo Hebrae mit Ekzem. Zentralbl. f. Haut- u. Geschlechtskrankh. Bd. 10, S. 13. — WOHLSTEIN, EMANUEL: Über die Wirksamkeit des natürlich-heißen (vulkanischen) Schlammes bei infausten dermatologischen Fällen. Dermatol. Wochenschr. Bd. 82, S. 91. 1926. — WÜSTENBERG, HERMANN: Blutbild der Prurigo Hebrae und seine Veränderungen unter Serumbehandlung. Diss. Jena 1913. — ZEISLER, J.: Ein Fall von sog. Prurigo nodularis. The journ. of cutan. diseases. Vol. 30, Nr. 10. 1912.

Strophulus.

BALINA, PEDRO S.: Behandlung des Strophulus infantum durch Euchinin. Rev. dermatol. argentina. Vol. 10, p. 57. 1923. Ref. Zentralbl. f. Haut- u. Geschlechtskrankh. Bd. 17, S. 303. — BROCQ, PAUTRIER et AYRIGNAC: Les charactéristiques symptomatiques, histologiques et biochimiques de l'eczéma papulo-vésiculeux. Ann. de dermatol. et de syphiligr. 1911. p. 513. — DARIER, J.: (a) Grundriß der Dermatologie. Übersetzt von K. J. ZWICK, mit Ergänzungen und Bemerkungen von J. JADASSOHN. Berlin: Julius Springer 1913. S. 357. (b) Précis de Dermatologie. Paris: Masson et Co. 1923. p. 613. — FEER, E.: Zur Ätiologie der Krankheiten im Alter der ersten Dentition. Schweiz. med. Wochenschr. 1925. S. 817. — HALLEZ, G. L.: Le prurigo-strophulus des jeunes enfants. Progr. méd. Jg. 50, p. 337. 1923. — HAXTHAUSEN, H.: Über den Einfluß der Jahreszeiten auf verschiedene Hautkrankheiten. Bibliotek f. laeger. Jg. 116. p. 321. 1924. Ref. Zentralbl. f. Haut- und Geschlechtskr. Bd. 15, S 332. — JACQUET, L.: La Pratique dermatologique. Tom. 4, p. 49. — KREIBICH: Arch. f. Dermatol. u. Syphilis. Bd. 138, S. 203. — LEINER, KARL: Ernährung und Dermatosen des Säuglings. Med. Klinik. Jg. 18, S. 1241. 1922. — LÉVY-FRANCKEL: Traitement des Prurits. Journ. de méd. de Paris. Jg. 42, p. 670. 1923. — MATZENAUER, R.: Lehrbuch der Hautkrankheiten von MRAČEK. Wien: Alfred Hölder 1905. Bd. 2, S. 712. — MILIAN, G.: Prurigo simplex aigu. Rev. franç. de dermatol.

et de vénér. 1926. Nr. 2. p. 109. Ref. Zentralbl. f. Haut- und Geschlechtskrankh. Bd. 20, S. 570. 1926. — Rost, Georg Alexander: Hautkrankheiten. Berlin: Julius Springer 1926. — Ruediger, E.: Über Beeinflussung des Strophulus (Lichen urticatus) durch Scheinwerferbestrahlung. Arch. f. Kinderheilk. Bd. 49. — Sidlick and Frank Crozer Knowles: The value of cutaneus sensitization tests employed in eczema and papular urticaria of childhood. Americ. journ. of dis. of childr. Vol. 23, p. 316. 1922. — Weigert, R.: Praktische Erfahrungen zur Ätiologie und diätetischen Therapie der Prurigo infantum. Monatsschrift f. Kinderheilk. Bd. 25, S. 669. 1923. — Winkler, Max: Die Berufsdermatosen. Schweiz. med. Wochenschr. Jg. 55, S. 289. 1925.

Pruritus.

Adler, Lewis H.: A further contribution to the study of pruritus ani, with special reference to its local treatment. New York and Phil. med. journ. Vol. 82, p. 216. 1905. — Albrecht, Hans: Die umschriebene Herabsetzung des Gleichstromwiderstandes der menschlichen Haut bei gynäkologischen Neurosen. Ein objektiv nachweisbares Symptom der Projektion nervöser Organstörungen in der Hautperipherie. Leipzig: F. C. W. Vogel 1921. — Ahlendorf, Moritz: Beitrag zu den bei dem Pruritus, den Erythemen und der Urticaria vorkommenden inneren Störungen mit besonderer Berücksichtigung des Gastrointestinalkanals. Diss. Jena 1910 (Spiethoff). — Andrews, Edmund: Pruritus ani. Strong heat its best remedy. New apparatus for its application. Journ. of the Americ. med. assoc. Vol. 39, p. 74. 1902. — Assmann, G.: Über Blutauswaschungen mit Normosal. Münch. med. Wochenschr. Jg. 68, p. 1489. 1921. — De Azúa, J.: Verhandlungen der Sociedad española de Dermatologia y Sifiliografia. Sitzung v. Dez. 1911. Ref. Arch. f. Dermatol. u. Syphilis. Bd. 112, S. 1034. — Ball, Charles: Clinical remarks on the treatment of inveterate pruritus ani. The Brit. med. journ. 1905. p. 113. — Barnes, Georges Ed.: New ideas on the causation of varicose veins, leg ulcers and pruritus ani. Med. record. Vol. 101, p. 626. 1922. — Bäumer, E.: Zur Behandlung des Pruritus cutaneus, mit ungt. allantoin. comp. (Antiprurit.). Klin.-therapeut. Wochenschr. 1913. S. 46. — Bechet, P. E.: Hautkrankheiten in der Schwangerschaft. Med. record. 1915. p. 19. — Beeler, Bruce H.: Pruritus ani: Some etiological factors. Americ. journ. of surg. Vol. 37, p. 274. 1923. — Bender Julie: Aolan bei Ekzem nach Pruritus, besonders nach Pruritus vulvae. Dermat. Wochenschr. Bd. 81. S. 1734. 1925. — Berde, Károly: Die Senkungsgeschwindigkeit der roten Blutkörperchen bei Haut- und venerischen Erkrankungen. Orvosi Hetilap. Jg. 67, S. 675. 1923. Ref. Zentralbl. f. Haut- u. Geschlechtskrankh. Bd. 12, p. 256. — Bettmann (a) Pruritus als Initialerscheinung des Herpes zoster. Dtsch. med. Wochenschr. 1906. S. 753. (b) Über innerliche Behandlung von Hautkrankheiten mit Kalksalzen. Münch. med. Wochenschr. 1909. S. 1273. — Bitot, E.: Du Prurit tabétique. Ann. de dermat. et de syphiligr. 1911. p. 356. — Bizard et Meyer: Le traitement des prurits par la radiothérapie radiculaire. Bull. et mém. de la soc. méd. des hôp. de Paris. 1921. p. 603. — Blau, Otto: Über Heliobrom. Med. Klinik. Jg. 18, S. 1644. 1922. — Du Bois: La radiothérapie des dermatoses les plus fréquentes. Schweiz. med. Wochenschr. 1923. S. 833. — Boennig: Heilung von Pruritus ani durch Reargon. Münch. med. Wochenschr. 1925. S. 789. — Bönnig, Franz Anton: Heilung eines ungewöhnlich schweren und hartnäckigen Falles von Pruritus ani durch Reargon. Med. Klinik. Jg. 21, S. 1196. 1925. — Bottzheim: 3 Fälle von Pruritus nach Tabakgenuß. Monatshefte f. prakt. Dermatologie. Bd. 39. — Boulogne, P.: Société franç. de dermatol. et de syphil. Sitzung v. 7. 7. 1921. Bull. de la soc. franç. de dermatol. et de syphil. 1921. p. 417. — Brav, Hermann, A.: Etiology and treatment of Pruritus ani. New York med. journ. a. med. record. Nr. 86, p. 201. 1907. — Bregmann, A.: Die Behandlung des essentiellen Pruritus genitalis mit Thyreoidea. Schweiz. med. Wochenschr. 1923. S. 801. — Bruck: Berl. klin. Wochenschr. 1911. Nr. 3. — Bulkley, L. Duncan: Significance and treatment of itching. Journ. of the americ. med. assoc. Vol. 44, p. 321. 1907. — Bunch, J. L.: Eine klinische Vorlesung über die juckenden Krankheiten der Haut und ihre Behandlung. The Lancet 1910. p. 1251. — Callari, J.: Epilepsia al prurigo. Giorn. ital. d. malatt. vener. e d. pelle. 1901. p. 202. — Callomon, F.: Der Pruritus des Anogenitalgebietes, seine Ursachen und Behandlung. Rev. méd. de Hamburgo. Jg. 6, p. 409. 1925. — Campbell-Horsfall, C. E.: Die Behandlung des Pruritus vulvae et ani. The brit. med. journ. 1912. S. 617. — Carrera, José Luis: Intravenous injection of glucose in the treatment of dermatologic conditions. Arch. of dermatol. a. syphilol. Vol. 7, p. 805. 1923. — Castellani, Ado: Further observations on Pruritus vulvae of mycotic origin. Journ. of trop. med. a. hyg. Vol. 28, p. 329. 1925. — Chajes: Die Behandlung juckender Dermatosen, besonders des Gewerbeekzems mit unverdünntem Steinkohlenteer. Dermatol. Zeitschr. 1909. S. 570. — Civatte, A.: Prurigos et grattage. Ann. de dermatol. et de syphiligr. 1926. p. 142. — Cohen, Gotthard: Pruritus als dyspnoisches Symptom mit Bemerkungen über prurigene Summation. Arch. f. Dermatol. u. Syphilis. Bd. 148, S. 32. — Cohen,

MILTON B.: Pruritus of anaphylactic origin. Report of 2 cases. Journ. of the Americ. med. assoc. Vol. 76, p. 377. — COTTENOT, PAUL: Traitement par les rayons X des prurits et des dermatoses prurigineuses. Journ. des méd. de Paris. 1923. p. 795. — COVISA, D. JOSÉ: Pathogenese und allgemeine Behandlung des Pruritus. Med. ibera. Vol. 16. p. 400. Ref. Zentralbl. f. Haut- u. Geschlechtskrankh. Bd. 8, S. 258. — CROCKER: Diseases of the skin. London: H. K. Lewis 1905. — CROPPER, J.: The Brit. med. journ. 1914. p. 966. — CUNNING-HAM, W. P.: Pruritus ani pertinax. Med. record. 1913. p. 891. — DARBOIS: Journ. de méd. de Paris. 1914. Nr. 21. — DAWSON, A. H.: Royal soc. of med. Sitzung v. 15. 7. 1909. Ref. Arch. f. Dermatol. u. Syphilis. Bd. 101, S. 411. — DOCTOR, E.: Über Pruritus localis nach internem Arsenikgebrauch. Monatshefte f. prakt. Dermatol. Bd. 34. — DREUW: Über die Behandlung juckender Dermatosen mit warmer bewegter Luft. Dtsch. med. Wochenschr. 1910. Nr. 43. — DRUECK, CH. J.: Treatment of Pruritus ani. Americ. med. Vol. 30, p. 413. 1924. — DUHRING, LOUIS A.: A practical treatise of diseases of the skin. 1882. — DYER, J.: Die Diagnose und Behandlung des Pruritus. Journ. cf Arkansas med. soc. 1912. — FEJTÖ, MIKSA: Helicbrom in der Dermatologie. Ref. Zentralbl. f. Haut- u. Geschlechtskrankh. Bd. 16, S. 189. — FILES, CHARLES O.: Pruritus ani. New York med. journ. a. med. record. Vol. 87, p. 1154. Ref. Arch. f. Dermatol. u. Syphilis. Bd. 94, S. 453. — FENWICK, W. SOLTAU: Glycosuria and Pruritus. Dependent upon latent disease of the appendix. Lancet. Vol. 208. p. 279. 1925. — FINGER, E.: Lehrbuch der Haut- u. Geschlechtskrankh. Leipzig u. Wien: Franz Deuticke 1907. — FINKELSTEIN: Moskauer venerologische und dermatologische Gesellsch. Sitzung v. 17.—30. 11. 1913. — FOX, HOWARD: The Journ. of cutan. dis. incl. syphil. Vol. 33. p. 6616. — FRANKENTHAL, LUDWIG: (a) Die chirurgische Behandlung des nicht heilenden Pruritus ani und bestimmter Formen von circumscriptem chronischem Ekzem. Zentralbl. f. Chirurg. 1924. Jg. 51, S. 2484. (b) Die chirurgische Behandlung des nicht heilenden Pruritus ani, zugleich ein Vorschlag zur radikalen Behandlung schwerster Formen von chronischem Ekzem. Dermatol. Wochenschr. Bd. 80. S 163. — FREUND, E.: Sulla terapia endovenosa con silicato di sodio nel prurito senile. Giorn. ital. di malatt. vener. e delle pelle. Vol. 64, p. 722. — FREY, M.: Über den Kitzel. Zeitschr. f. ärztl. Fortbild. Jg. 22, S. 81. — GÁL. FELIX: Strahlenbehandlung einiger Frauenkrankheiten. Strahlentherapie. Bd. 17, S. 310. 1924. — GEHRMANN: Kalzan bei Hautkrankheiten. Dermatol. Zeitschr. Bd. 23, S. 67. — GELPKE, L.: Neuere Erfahrungen mit der sog. Stoffwechsel- oder Kalomelkur. Schweiz. med. Wochenschr. 1925. S. 833. — GIBBONS, R. A.: The Brit. med. Journ. 1912. S. 469. — GLATZ, JULIUS: Die Anzeigen und Gegenanzeigen für den Gebrauch von Seebade- und Luftkurorten. Zeitschr. f. ärztl. Fortbild. Bd. 6, S. 571. 1909. — GOLAY: Sur le rôle du sympathique dans la pathogénie d'un grand nombre de dermatoses. Ann. de dermatol. et de syphiligr. 1923. — GOLDMANN, CHARLES: Pruritus ani, its etiology, diagnosis and treatment. Med. journ. a. record. Tom. 122, p. 88. 1925. — GOUGEROT, A.: Prurit cutané sans éruption cutanée de lichen mais avec lichen plan buccal. Bull. de la soc. franç. de dermatol. et de syphil. 1924. p. 404. — GRANT, W. F.: Pruritus. The Lancet 1912. p. 968. — GRECO, NICOLAS V.: Le prurit dans la syphilis. Semana méd. Jg. 30, p. 293. 1923. Ref. Zentralbl. f. Haut- u. Geschlechtskrankh. Bd. 10, S. 377. — GÜNZBERGER: Über die Wirkung der Wildbader Thermen bei Hautkrankheiten und ihre Erklärung. Allg. med. Zentral-Zeit. 1922. Jg. 91, S. 61. — GÜNZBURGER: Pruritus bei Tabes. Münch. med. Wochenschr. 1907. S. 2643. — HAAS, LUDWIG: (a) Über die Röntgenhypersensibilität der Haut. besonders bei innersekretorischen Störungen. Dtsch. med. Wochenschr. 1922. S. 1134. (b) Zur Frage der Ätiologie und Therapie des Pruritus. Wien. klin. Wochenschr. 1924. S. 1328. — HAMBURGER: Calomel gegen Pruritus ani. Ugeskrift f. laeger. 1918. p. 347. — HAMS, G. S.: Inveterierter Pruritus ani. The Urol. a. cut. review. 1915. p. 76. — HARTMANN, A.: Haimoreinlage zur Beseitigung von Analjucken, Hämorrhoiden und Oxyuren. Dtsch. med. Wochenschr. 1925. S. 1036. — HELLMUTH, E.: Über Versuche mit Vilja-Crème. Allg. med. Zentral-Zeit. 1909. Nr. 29. — HENDERSON, DWIGHT: Pruritus ani. The Journ. of the americ. med. assoc. 1911. p. 1913. — HERZBERG: Die Behandlung des Pruritus vulvae mit Pittylen. Med. Klinik. 1912. Nr. 46. — HEUSLER-EDENHUIZEN: Zur Ätiologie und Therapie des Pruritus vulvae. Münch. med. Wochenschr. 1916. Nr. 16. — HIRST, BARTON COOKE: The surgical treatement of pruritus vulvae with the report of a case cured by resections of the genitocrural, ileo-inguinal, inferior pudendal and superficial perineal nerves. Americ. med. Vol. 785. 1903. — HOFMANN, H. F.: Mitigal bei Pruritus universalis. Dtsch. med Wochenschr. 1924. S. 763. — HOLLAND: (a) Sakralinjektionen bei Pruritus regionis genito-analis. Arch. f. Dermatol. u. Syphilis. Bd. 122, S. 882. (b) Sakralinjektionen bei Pruritus der Genito-Analregionen. Dermatol. Wochenschr. Bd. 63. S. 871. — HÜBNER, HANS: Über Tuberosis cutis pruriginosa. Arch. f. Dermatol. u. Syphilis. Bd. 81, S. 209. — HUDELO und RABUS: (a) Presse méd. Tom. 32, Nr. 29. (b) Prurit périnéal et syphilis. Progr. méd. Jg. 53, Nr. 52, p. 1953. 1925. — HUTTNER, ADOLF: Zur Vaccinetherapie mit Posterisan. Dtsch. med. Wochenschr. 1923. S. 923. — JACQUET, L.: La Pratique dermatologique. Vol. 4, p. 341. — JADASSOHN, J.: Zur Behandlung juckender Hautkrankheiten (nebst Bemerkungen über Calmitol). Fortschritte d. Therap. 1925. S. 11. — JAENICKE, A.: Zur Behandlung des Pruritus senilis. Zentralbl. f. inn. Medizin. 1900. S. 1193. — JESSNER, S.: Pathologie und Therapie des Hautjuckens. Würzburg 1900. S. 4. — JOLLES, W. H.: Die Strahlenbehandlung in der Dermatologie. Ref. Zentralbl. f. Haut- u. Geschlechtskrankh. Bd. 3, S. 448. 1922. — JOSEPH, MAX: (a) Die allgemeine Therapie der Hautkrankheiten. Dtsch. med. Wochenschr. 1907. Nr. 19. (b) Über Pitral. Ein farbloses Präparat aus Nadelholzteer. Dermatol. Zentralbl. 1909. Nr. 12. — JOSEPH, WALTER (a): Ein neues Antipruriginosum Heliobrom. Dtsch. med. Wochenschr. 1922. S. 1703. (b) Die Behandlung stark juckender Hautentzündungen mit intravenösen Kalkinjektionen. Dtsch. med. Wochenschr. 1925. S. 1915. — JOURDANET, G.: La répercussivité pruritique. Bull. méd. Jg. 37, p. 561. 1923. — JOURDANET, P.: (a) Etude auto-expérimentale du prurit. Lyon méd. 1920. (b) Contribution a l'étude du prurit. Ann. de dermatol. et de syphiligr. 1924. p. 297. — KAMBAYASHI, F. and M. KIUCHI: Studies on the metabolism in itching dermatosis. Japan. journ. of dermatology a. urol. Vol. 23, p. 444. 1923. — KAREWSKI, F.: Ein neues plastisches Verfahren zur radikalen Behandlung schwerster Formen von Pruritus ani. Dtsch. med. Wochenschrift 1923. S. 810. — KAUFMANN, R.: Zur Anwendung der Hochfrequenzströme (Teslaströme) in der dermatologischen Praxis. Arch. f. Dermatol. u. Syphilis. Bd. 35, S. 246. 1921. — KINBERG, JULIA: Fall von psychogenem Pruritus vulvae durch Psychotherapie mit Erfolg behandelt. Verhandl. d. dermatol. Gesellschaft zu Stockholm. Sitzung v. 26. 10. 1911. Ref. Arch. f. Dermatol. u. Syphilis. Bd. 112, S. 282. — KNOWLES, FRANK CROZER and EDWARD, F. CORSON: The treatment of pruritus ani with. bacterial injections. Arch. of dermatol. a. syphilol. Vol. 7, p. 505. 1923. — KÖHLER, F.: Kasuistische Beiträge zur Ätiologie der Lipomatose und zur Säurebehandlung des Pruritus nach LEO. Berl. klin. Wochenschr. 1904. S. 416. — KROMAYER: Die Behandlung des Pruritus cutaneus, insbesondere des Pruritus ani. Dtsch. med. Wochenschr. 1908. S. 59. — KRONFELD: Heilwert der Psychotherapie bei dermatologischen Erkrankungen. Verhandl. d. Berl. dermatol. Gesellschaft. Sitzung v. 25. 3. 1924. Zentralbl. f. Haut- u. Geschlechtskrankh. Bd. 17, S. 35. 1925. — KÜTTNER, HERMANN: Der Pruritus als prämonitorisches Symptom bei malignen Tumoren. Zentralbl. f. Chirurg. Jg. 51, S. 824. — LABORDERIE, J.: L'action décongestionnante de l'électricité. Journ. de radiol. et d'éléctrol. Tom. 5, p. 264. 1921. — LEBAR, M. F.: Hyperesthésie et prurit, considérations cliniques et pathogéniques. Gaz. des hôp. civ. et milit. 1905. p. 15. — LEO, KÖHLER und STRÖLL: Therapeutisches Jahrbuch. 1908. — LEREDDE: Bull. de la soc. franç. de dermatol. et de syphil. 1919. p. 288. — LÉVI, FERNANDO: Die Autohämotherapie bei Dermatosen. Ref. Zentralbl. f. Haut- u. Geschlechtskrankh. Bd. 7, S. 254. — LEVI, J.: Sulle terapia del prurito senile con iniezioni endovenose di silicato di sodio. Giorn. ital. d. malatt. vener. e d. pelle. Vol. 65, p. 699. 1924. — LÉVY-FRANCKEL, A.: Traitement des prurits. Journ. de méd. de Paris. Jg. 42, p. 670. 1923. — LÉVY-FRANCKEL et JUSTER: La solanine en thérapeutique dermatologique. Presse méd. Jg. 31, p. 728. 1923. — LICHTENSTERN, M.: Über Autointoxikationen bei Hautkrankheiten. Zentralbl. f. Haut- u. Geschlechtskrankh. 1910. Nr. 4. — LIEBMANN, HANS GEORG: Zur Behandlung des Pruritus vulvae. Wien. med. Wochenschr. 1924. S. 153. — LINSER: (a) Med. Klinik. 1911, Nr. 4. (b) Festschr. f. LESSER 1912. (c) Die Anwendung von normalem menschlichem Blutserum bei Hautkrankheiten. Arch. f. Dermatol. u. Syphilis. Bd. 138. S. 175. — LITTAUER, ARTHUR: Zur Behandlung des Pruritus vulvae mit besonderer Berücksichtigung von Soor und Trichomonas. Zentralbl. f. Gynäkol. Jg. 47, S. 25. 1923. — LOCKART-MUMMERY, P.: Discussion on pruritus ani. Proc. of the roy. soc. of med. Vol. 184, p. 479. 1921. — LUITHLEN, FRIEDRICH: Über Kombination von Kolloid- und Organtherapie, insbesondere in der Kosmetik. Arch. f. Dermatol. u. Syphilis. Bd. 131, S. 148. — LYNCH, J. M.: Pruritus ani. Med. record. 1914. p. 1062. — LYONS, M. A.: Pruritus ani. Americ. journ. of electrotherapeut. a radiol. Vol. 43, p. 139. 1925. — MACDONALD, WILLIAM J.: Winter itch (Pruritus hiemalis). Boston med. a. surg. journ. Vol. 192, p. 489. 1925. — MAGNUS: Calomel gegen Pruritus ani. Ugeskrift f. laeger. 1918. p. 445. — MEYER, PAUL: A propos de physiothérapie des prurits. Journ. de méd. de Paris. Jg. 42, p. 349. 1923. — MIESCHER, G.: Zur Klinik und Pathogenese der Röntgenschädigungen der Haut. Schweiz. med. Wochenschr. 1925. S. 1111. — MILIAN: (a) Semaine méd. 1907. Nr. 42. (b) Le prurit tabétique. Bull. et mém. de la soc. méd. des hôp. de Paris. 1907. p. 991. — MINKOWSKI, O.: Über die bisherigen Erfahrungen mit der Insulinbehandlung des Diabetes. Verhandl. d. dtsch. Gesellschaft f. inn. Med. 1924. S. 91. — MONTAGUE, J. F.: (a) Vaccine treatment in Pruritus ani, vulvae and scroti. Med. journ. a. record. Vol. 119, p. 604. 1924. (b) An original bacteriological research on pruritus of the perineum (Pruritus ani, vulvae et scroti). Arch. of dermatol. a. syphilol. Vol. 10, p. 42. 1924. (c) Unrecognized clinical importance of anal pruritus. The journ. of the Americ. med. assoc. Vol. 83, p. 1747. 1924. (d) The pathology of pruritus ani, vulvae et scroti. Proc. of the New York pathol. soc. Vol. 23, p. 231. 1923. (e) Etiology and pathogenesis of anal pruritus and pruritus ani. New York med. journ. a. med. record. Vol. 117, p. 469. 1923. (f) Relations of pruritus ani to chronic diseases of abdominal and pelvic viszera. Journ. of the Americ. med. assoc. Vol. 81,

p. 1661. 1923. (g) Discussion on pruritus ani. Proc. of the roy. soc. of med. Vol. 17, p. 80. 1924. (h) Pruritus ani. Lancet. Vol. 207, p. 117. 1924. — Moorer, M. P.: Treatment of pruritus ani, vulvae and scroti. Journ. of the Americ. med. assoc. Vol. 83, p. 766. 1924. — Moutier, François: Die Affektionen des Anus. Bull. méd. Jg. 39, p. 69. 1925. — Munck, Heinrich: Ein Beitrag zur Kenntnis und Behandlung des Pruritus vulvae. Prag. med. Wochenschr. 1902. Nr. 27. — Murray, Dwight Henderson: Pruritus ani. The Lancet. 1912. p. 911. — Nagelschmidt, Franz: Zur Indikation der Behandlung mit Hochfrequenzströmen. Dtsch. med. Wochenschr. 1907. Nr. 32. — Nanta et Baudru: Sur le prurit décalvant lymphadénique (Leucémides prurigineuses et prurigo lymphadénique). Ann. de dermatol. et de syphiligr. 1920. p. 145. — Patschke, W.: Über Injektionen mit Lebertran in der Dermatologie. Münch. med. Wochenschr. 1922. S. 1492. — Patterson, Franklin: Pruritus ani. Its successful treatment with iodized oil. Chicago med. record. Vol. 43, p. 68. 1921. — Pauchet, Victor: Les anusites. Clinique. Jg. 20, p. 239. — Pautrier, Veyrières et Desaux: Bull. de la soc. franç. de dermatol. et de syphil. 1914. Sitzung v. 7. 5. p. 285, Nr. 5. — Mc Pherson, Evelin: Hyperglycaemie as a cause of pruritus vulvae. Brit. med. journ. 1926. Nr. 3398, p. 284. — Philippson, A.: Zur Behandlung des Gesichtsekzems, des Analjuckens und des Intertrigo. Dtsch. med. Wochenschr. 1925. p. 525. — Pitcher, H. F.: (a) Phototherapy in benign diseases of the kin. Americ. journ. of electrotherapeut. a. radiol. Vol. 39, p. 143. 1921. (b) Pruritus ani et vuivae. Americ. journ. of electrotherapeut. a. radiol. Vol. 40, p. 51. 1922. — Porter, F. J. W.: The causation and treatment of pruritus ani. The Lancet. 1923. p. 678. — Pulay, Erwin: (a) The importance of blood chemistry in dermatology. Arch. of dermatol. a. syphilol. Vol. 8, p. 175. 1923. (b) Blutchemie in ihrer Bedeutung für die Dermatologie. Acta dermato-venereol. Vol. 4. H. 2. (c) Stoffwechselpathologie und Hautkrankheiten. Dermatol. Wochenschr. Bd. 72, S. 665. (d) Ekzematisation als eine vegetative (vagotonsicne) Manifestation. Med. Klinik. Bd 17, S. 808. (e) Zur Klinik und Therapie des Pruritus und der Furunculose. Med. Klinik. Jg. 17, S. 1353. 1921. (f) Vagotonische Manifestationen an der Haut als Ausdruck uratischer Diathese. Med. Klinik 1922. S. 79. (g) Die aus dem Studium über die chemische Blutbeschaffenheit bei Hautkrankheiten sich für dieselben ergebenden Richtlinien. Klin. Wochenschr. 1922. S. 414. — Pusey and Stillians: Chicagoer dermatol. Gesellschaft 1912. Arch. f. Dermatol. u. Syphilis. Bd. 117, S. 332. — Ravaut, P.: (a) L'air chaud en thérapeutique dermatologique. Ann. de dermatol. et de syphiligr. 1910. p. 145. (b) Essai sur l'autohémothérapie dans quelques dermatoses. Ann. de dermatol. et de syphiligr. 1913. p. 292. — Ravaut et Cottenot: Prurit anal et herpès récidivant de la fesse chez un pottique; „spina bifida" de la première vertebre sacrée. Bull. de la soc. franç. de dermatol. et de syphil. 1923. p. 365. — Rave, Werner: Zur Behandlung des Pruritus ani mit Röntgenstrahlen. Dtsch. med. Wochenschr. 1921. Nr. 16. — Reder, Francis: Pathologic leucorrhea and its treatment. Americ. journ. of obstetr. a. gynecol. Vol. 1, p. 710. 1921. — Reid: Pilocarpin gegen Pruritus vulvae. Med. record. Ref. Korresp.-Blatt f. Schweiz. Ärzte. 1907. S. 720. — Riehl, G.: Radiumtherapie. Wien. klin. Wochenschr. 1921. S. 182. — Rosser, Curtice: Rectal pathology in negro. Incidence and peculiarities. Journ. of the Americ. med. assoc. Vol. 84, p. 93. 1925. — Rothman, Stefan: Beiträge zur Physiologie der Juckempfindung. Arch. f. Dermatol. u. Syphilis. Bd. 139, S. 227. — Rothschuh, E.: Ein Fall von Pruritus vulvae, geheilt durch blaues Bogenlicht. Dtsch. med. Wochenschr. 1906. Nr. 40. — Rugg, Gunn A.: Zur Behandlung der Acne vulgaris und des Pruritus hiemalis. The Practitioner. 1911. Ref. Arch. f. Dermatol. u. Syphilis. Bd. 112, S. 913. — Sack, Arnold: Pruritus cutaneus. Handbuch der Hautkrankh. von Mraček. Bd. 4, II. S. 237. Wien: Alfred Hölder 1905. — Sack, Waldemar, Th.: Über die psychogene Komponente des Pruritus und der pruriginösen Dermatosen. Münch. med. Wochenschr. 1922. p. 148. — Sánchez-Covisa, José: Pathogenese und allgemeine Behandlung des Pruritus. Annales de la acad. med.-quirurg. española. Vol. 10, p. 7. Ref. Zentralbl. f. Haut- u. Geschlechtskrankh. Bd. 11, S. 32. — Saphir, J. F.: Cryptitis and hypertrophied papillae as causes of pruritus ani. New York med. journ. a. med. record. Vol. 113, p. 19. 1921. — Savini, Emile: Traitement thyreoidien du prurit chez le chien. Cpt. rend. des séances de la soc. de biol Tom. 88, p. 1237. 1923. — Schamberger and Brown: A study of the blood uric acid in diseases of the skin with particular reference to eczema and pruritus. Arch. of dermatol. a. syphilol. Vol. 8, p. 801. 1923. — Schamberg, Jay Franck: Verallgemeinerter Pruritus von 3 Jahre Dauer bei einer Patientin mit Cholämie ohne Verfärbung der Haut. Unnas dermatol. Studien. Unna, Festschr. Bd. 1, S. 264. — Schapiro: Methoden, Heilwert und Indikationen der Psychotherapie bei dermatologischen und urologischen Erkrankungen. Verhandl. d. Berl. dermatol. Gesellschaft. Sitzung v. 25. 3. 1924. Zentralbl. f. Haut- u. Geschlechtskrankh. Bd. 17, H. 1, S. 34. — Schislo, A.: Über die Heilung des Juckens mit autogener Vaccine. Berl. klin. Wochenschr. 1913. Nr. 5. — Schlein, Otto: Über Röntgenbehandlung des Pruritus vulvae. Zentralbl. f. Gynäkol. 1921. S. 1607. — Schmidt, E.: Die Röntgenbehandlung des nervösen Hautjuckens. Berl. klin. Wochenschr. 1909. S. 1696. — Scholtz, W. und C. Richter: Über die Wirkung intravenöser Traubenzuckerlösungen auf die Haut und ihre Erkrankungen. Dtsch. med. Wochenschr. 1921. S. 1522. — SEELIGMANN, L.: Zur Ätiologie und Therapie des Pruritus vulvae. Dtsch. med. Wochenschr. 1902. Nr. 9. — SELLEI, JOSEF: (a) Die flüchtigen Öle in der Therapie des Juckens. Gyórgyászat. Jg. 66, Nr. 13, p. 301. 1926. Ref. Zentralbl. f. Haut- u. Geschlechtskrankh. Bd. 22, S. 557. 1926. (b) Zur Behandlung von Hautkrankheiten mit Terpentinölinjektionen nach KLINGMÜLLER. Dermatol. Wochenschr. Bd. 68, S. 189. — SELLEI, JOSEF und ERNST LIEBNER: Über Prurigo aestivalis. Arch. f. Dermatol. u. Syphilis. Bd. 152, S. 19. 1926. — SEMON, HENRI, C.: Some cutaneous effects of dental sepsis. The Lancet. 1922. p. 889. — SIBLEY, W. KNOWLES: The use of diathermy in dermatology. Practitioner. Vol. 107, p. 246. 1921. — SIEBURG, L.: Beitrag zur Behandlung des Pruritus vulvae. Zentralbl. f. Gynäkol. 1901. Nr. 26. — SIERRA, RODR. F.: Un caso de prurito genital curada por la alta frecuencia. Rev. española de dermatol. y syfiliografia. 1912. Ref. Arch. f. Dermatol. u. Syphilis. Bd. 112, S. 580. — SOLGER, B.: Das Sekret des circumanalen Drüsenrings als eine Ursache des Pruritus ani. Zentralbl. f. Haut- u. Geschlechtskrankh. Bd. 19, S. 171. — SPIETHOFF, BODO: (a) Eigenserum und Aderlaß. Med. Klinik. 1916. (b) Die Variationsbreite des Salzsäuregehaltes im Probefrühstück. (Ein Vergleich zwischen Hautkranken und Gesunden). Münch. med. Wochenschr. 1923. S. 232. — SSELITZKI, S. A.: Anwendung des Normal-Pferdeserums bei einigen Fällen von Hautkrankheiten. Wratschebnaja Gazeta. 1923. p. 459. Ref. Zentralbl. f. Haut- u. Geschlechtskrankh. Bd. 13, S. 152. — STEIN, A.: Pruritus vulvae. The urologic and cutaneous review 1913. p. 22. — STOEBER, CHRISTIAN: Zur Caseosanbehandlung von Haut- u. Geschlechtskrankheiten. Dtsch. med. Wochenschr. 9121. S. 502. — STOKES, JOHN H.: Cutaneous anxiety neurosis under the guise of winter pruritus. Med. clin. of North America. Vol. 8, p. 891. 1924. — STONE, H. B.: Alkoholinjektionen gegen Pruritus ani. Bull. of Johns Hopkins hosp. Aug. 1916. — STONE, HARVEY B.: Pruritus ani, treatment by alcohol injection. Surg., gynecol. a. obstetr. Vol. 42, p. 565. 1926. — STÜMPKE, G.: (a) Über therapeutische Erfolge mit der Quarzlampe. Münch. med. Wochenschrift 1915. S. 1604. (b) Arch. f. Dermatol. u. Syphilis. Bd. 138, S. 201. (c) Über „Sulfobadin", ein neues Schwefelpräparat zur Herstellung von Bädern. Dtsch. med. Wochenschr. 1922. S. 804. (d) Über „Sulfobadin". Münch. med. Wochenschr. 1923. S. 1252. — SZONDI, LIPÓT und LAJOS HAAS: Der Pruritus essentialis als klinisches Symptom der pluriglandulären Blutdrüsenerkrankung. Ref. Zentralbl. f. Haut- u. Geschlechtskrankh. Bd. 2, S. 277. — TAVEL, E.: La résection du nerf honteux interne dans le vaginisme et le prurit de la vulve. Rev. de chirurg. 1902. Nr. 2. — TEIRLINCK, A.: Die Ätiologie des Pruritus ani und seine Behandlung mit Autovaccine. La Belgique méd. 1914. Nr. 5. — TERRELL, E. H.: Some low grade anal infections. Internat. journ. of surg. Vol. 36, p. 3. 1923. — THIBIERGE: Die Lumbalpunktion bei den pruriginösen Affektionen. Bericht über die Verhandl. d. internat. Kongr. f. Dermatol. u. Syphilis in Rom. Arch. f. Dermatol. u. Syphilis. Bd. 112, S. 837. — THIBIERGE et COTTENOT: Récidives de pelade consécutives à des poussées de prurit anoscrotal. Repousse des poils à la suite de la guérison du prurit. Bull. de la soc. franç. de dermatol. et de syphil. 1922. Nr. 2. — THOMAS, A.: La Répercussivité sympathique. Presse méd. 1922. — TOMESCU, P.: Die Eigenblut-Transfusion beim Pruritus senilis. Ref. Zentralbl. f. Haut- u. Geschlechtskrankh. Bd. 6, S. 436. — TOMKINSON, G.: Pruritus vulvae. The Brit. med. assoc. Brit. journ. of dermatol. 1911. Nr. 8. — TOMMASOLI: Sul Pruritus oris. Giorn. ital. d. malatt. vener. e d. pelle. 1894. p. 447. — TOOMEY, NIXON: Itchy points (puncta pruritica). Urol. a. cut. review. Vol. 26, p. 421. 1922. — TORRE, BLANCO J.: Pruritus vulvae und Eierstocksinsuffizienz. Ref. Zentralbl. f. Haut- u. Geschlechtskrankh. Bd. 16, S. 213. — ULLMANN, E.: Über die therapeutische Anwendung von Normalserum bei juckenden Dermatosen. Arch. f. Dermatol. u. Syphilis. Bd. 118, S. 125. — URBANTSCHITSCH, V.: Radiumbehandlung des Ohres. 85. Versammlung dtsch. Naturforscher. Monatsschr. f. Ohrenheilk. u. Laryngo-Rhinol. Bd. 48, H. 2. — VEIEL, TH.: Ein Fall von Pruritus cutaneus bei Erkrankung der Niere und Nebenniere. Arch. f. Dermatol. u. Syphilis. Bd. 80, S. 59. — VEYRIÈRES et FERREYROLLES: (a) Quelques médicaments utiles en dermatologie. Bull. méd. Tom. 35, p. 335. 1921. (b) Traitement externe simple et efficace des quelques dermatoses courantes. Gaz. de hôp. civ. et milit. 1921. Jg. 94, p. 633. — VIDAL und WEIL: Der Pruritus bei Morbus Brighti. Bull. des hôp. 1911. p. 164. — VIGNOLO, LUTATI C.: Klinischer und experimenteller Beitrag über die Pathogenese des sog. „reinen Pruritus" (Pruritus cutaneus purus) in Beziehung zur glatten Hautmuskulatur. Arch. f. Dermatol. u. Syphilis. Bd. 92, S. 217. — VINER, A. K.: Experience with radium in the treatment of diseases of the urologic and cutaneous systems. Med. rev. 1921. Vol. 27, p. 177. — WAGNER-KATZ: Trockenluftbehandlung. Derm. Zentralbl. 1913. Nr. 10. — WALLHAUSER: Treatment of pruritus ani. Arch. of dermatol. a. syphilol. Vol. 12, Nr. 6, p. 891. 1925. — WALLIS, F. C.: (a) The cause a. treatment of pruritus ani. Brit med. journ. 1905. p. 1029. (b) Pruritus ani. The Practitioner. Ref. Arch. f. Dermatol. u. Syphilis. Bd. 112, S. 639. — WALTHARD, M.: Über den psychogenen Pruritus vulvae und seine Behandlung. Dtsch. med. Wochenschr. 1911. Nr. 18. — WERNER, P.: Zur Frage des Pruritus vulvae. Wien. klin. Wochenschr. 1924. S. 311. — Wetterer, J.: Handbuch der Röntgen- und Radiumtherapie. Bd. 2. 3. Aufl. München u. Leipzig: Otto Nemnich 1920. — Withe, Charles J.: Crude coaltar in dermatology. Arch. of dermatol. a. syphilol. Vol. 4, p. 796. 1921. — Wilner, Salomon: The treatment of pruritus vulvae. Surg., gynecol. a. obstetr. Vol. 37, p. 843. Ref. Zentralbl. f. Haut- u. Geschlechtskrankh. Bd. 12, S. 292. — Winfield, James, Mac Farlane: The infective origin of anogenital pruritus. Arch. of dermatol. a. syphilol. Vol. 4, p. 680. 1921. — Winkler, Ferdinand: (a) Studien über das Zustandekommen der Juckempfindung. Arch. f. Dermatol. u. Syphilis. Bd. 99, S. 273. (b) Über den Pruritus cutaneus universalis. Monatsh. f. prakt. Dermatol. 1911. S. 223 (c) Zur Behandlung des Pruritus. Dermatol. Wochenschr. Bd. 64, S. 775. (d) Juckstillende Mittel. Wien. med. Wochenschr. 1925. S. 805. — Wisniewski: Verhandl. der Warschauer dermatol. Gesellschaft. Sitzung v. 4. 3. 1914. Arch. f. Dermatol. u. Syphilis. Bd. 119, 2, S. 540. — Wockenfuss: Über eine andere Verwendung der Hämorrhoidalzäpfchen „Acetonal". Dermatol. Wochenschr. Bd. 57, p. 1258. — Wolff, Bernard: The Journ. of cutan. dis. incl. syphil. Vol. 32, p. 142. — Wolpjan, L.: Behandlung des Ekzems und einiger juckender Dermatosen mit Bromnatriumeingießungen. Ref. Zentralbl. f. Haut- u. Geschlechtskrankh. 1926. Nr. 3/4. S. 174. — Zimmern et Cottenot Journ. de méd. de Paris 1913. Nr. 17.

Neurodermitis.

Von

ARTHUR ALEXANDER-Berlin.

Mit 23 Abbildungen.

Synonyma. Neurodermitis chronica circumscripta, Neurodermitis diffusa (névrodermite chron. circonscrite, Prurit circonscrit avec lichénification, Névrodermite diffuse, Pruritis diffus avec lichénification), Dermatitis lichenoides pruriens (NEISSER), Lichen simplex chronicus VIDAL (seu Lichen Vidal), Eczema nummulare, Eczema en plaques (EHRMANN).

Geschichtlicher Überblick. Die Geschichte des Lichen simplex chronicus, der dann später von BROCQ und JACQUET den Namen Neurodermitis bekam, knüpft an den Namen des englischen Dermatologen WILLAN an, der im Jahre 1808 den Lichen folgendermaßen definierte: Eine weit verbreitete Eruption von Papeln, welche Erwachsene befällt, an innere Vorgänge gebunden ist, gewöhnlich in Krustenbildung übergeht, rezidiviert und nicht ansteckend ist. Er unterscheidet fünf Varietäten: 1. den *Lichen simplex,* der etwa unserem Strophulus entspricht, 2. den *Lichen agrius,* dessen Klassifizierung heute mit Sicherheit nicht mehr vorzunehmen ist, 3. den *Lichen pilaris,* 4. den *Lichen lividus,* vielleicht unsere *Purpura,* 5. den *Lichen tropicus,* vielleicht unsere *Miliaria rubra.* Es ist, wie BROCQ wohl mit Recht hervorhebt, eine seltsame Ironie des Schicksals, daß demnach keine der fünf Affektionen, die der Schöpfer des Begriffes Lichen dorthin gerechnet hat, heute noch als Lichen bezeichnet wird. Dagegen hat WILLAN das Krankheitsbild, das den Gegenstand dieser Abhandlung bildet, als *Prurigo formicans* beschrieben.

RAYER akzeptiert im allgemeinen die WILLANsche Einteilung, nur daß er noch 6. den Lichen circumscriptus und 7. den Lichen urticatus hinzufügt. Bemerkenswert ist, daß RAYER hervorhebt, daß das Charakteristicum aller Lichenarten die *Papel* sei und daß andere etwa hinzukommende Eruptionsarten, z. B. Bläschen, wie sie bei der Krätze vorkommen, als Komplikationen aufzufassen seien. In älteren Fällen oder nach mehreren Rezidiven nimmt die Haut eine schmutzig-graue Farbe an, erfährt außerdem eine reibeisenartige Verdickung. RAYER beschreibt die Lokalisation der Veränderungen und ihr besonderes Aussehen beim Sitz an den Genitalien, sowie ihr Vorkommen bei nervösen Personen. Erwähnt sei, daß bereits bei RAYER Lichen und Prurigo in Beziehung gebracht werden, und daß bereits hier die Unterscheidung beider nur auf die verschiedene Größe der Knötchen, die bei Prurigo breiter als bei Lichen sind, aufgebaut wird. Ähnliche Gedanken finden wir später bei VIDAL.

BATEMANN, ein Schüler WILLANs, ergänzte dann dessen System noch durch zwei neue Arten, den *Lichen circumscriptus* und *urticatus,* die bereits RAYER aufgestellt hatte. FUCHS unterscheidet den *Lichen simplex agrius figuratus* und *tropicus* und rechnet die übrigen WILLANschen Formen, sowie dessen *Lichen simplex* nicht hierher. Der Psoriasis gegenüber hebt er die Knötchenbildung der Lichenarten als charakteristisch hervor und das wie mit Mehl bestreute Aussehen, während bei ersterer eine großlamellöse Abschuppung besteht. A. RIECKE (1841) definiert den Lichen „als eine Hautkrankheit, die zuweilen akut, aber viel häufiger chronisch ist, nicht kontagiös, sich durch kleine volle und solide Erhebungen (Papeln) charakterisiert, die ziemlich dieselbe Färbung wie die Haut haben oder leicht gerötet sind, fast immer zusammengehäuft, mit Jucken verbunden sind, früher oder später eine leichte Abschuppung nach sich ziehen". Er unterscheidet drei Arten von Lichen: *Lichen simplex, agrius, strophulus.*

Sehr intensiv beschäftigt sich CAZENAVE (1844) mit der Lichenfrage, und zwar insbesondere auch mit der Pathogenese des *Lichen circonscrit,* der der uns interessierenden Affektion

24*

entspricht. Er definiert den Lichen in folgender Weise: „Er stellt eine Hyperästhesie der Haut dar, die durch ein oft sehr intensives Jucken charakterisiert ist und begleitet ist von gewöhnlich sehr kleinen in Gruppen zusammenstehenden oder konfluierenden Papelchen, die zuweilen Hautfarbe aufweisen, öfter jedoch mehr oder weniger stark gerötet sind." Ähnlich äußert sich auch sein Schüler CHAUSIT (1853). Er spricht von Pruritus, wenn nur das nervöse Element der Hautpapillen affiziert ist, dagegen von *Lichen* und *Prurigo*, wenn auch die übrigen Bestandteile der Papille (Blutgefäße und Pigment bildender Apparat), sowie die Epidermis mit ergriffen sind, und demgemäß Rötung, Entzündung, Abschuppung, Papelbildung die Folge sind. Er beschreibt auf S. 367 seines Werkes den *Lichen simplex chronicus* eingehend. Auch CANUET (1855), ebenfalls ein Schüler CAZENAVEs, hebt besonders hervor, daß die Träger des Lichens ausgesprochen nervöse Individuen sind, daß die Eruption selbst häufig dem moralischen Chok (Schreck, Unannehmlichkeiten, geschäftliche Verluste) erst nach Tagen folgt, und daß sie begleitet sein kann von nervösen Störungen anderer Organe wie Gastralgie, Migräne usw. Auch für DEVERGIE (1857) spielt das Nervensystem in der Ätiologie der papulösen Affektionen der Haut (Lichen, Prurigo, Strophulus) eine Hauptrolle. Er beschreibt außer dem *Lichen simplex* noch allerlei andere Formen (*Lichen ortié, eczémateuse, herpetiforme*), die er unter dem Namen *Lichen composé* zusammenfaßt und von denen es heute unmöglich ist zu sagen, wohin sie nach unserer Nomenklatur gehören.

Das gleiche gilt übrigens für BAZIN (1869). Er definiert den Lichen ganz klar und präzise „als eine im Beginn aus einzelstehenden und gruppierten Knötchen zusammengesetzte Dermatose, die sich über größere und kleinere Hautpartien ausbreitet und in einer bestimmten Periode ihres Bestehens von einer Hypertrophie der Papillen und einer Vergröberung der Falten begleitet ist". Er unterscheidet dann in der Hauptsache einen *Lichen* aus *äußerer* und einen aus *innerer* Ursache. Ersteren teilt er in einen Lichen *artificial* und *parasitaire* (acarique und trichophytique) und meint damit sicherlich Krankheitsbilder, die wir heute zum Ekzem, zur Scabies, zur Trichophytie rechnen. Beim Lichen de *cause interne* finden wir als Unterabteilungen einen Lichen *scrophuleux* und als dessen Unterklasse den *strophulus*, den uns besonders interessierenden *Lichen circonscrit* und den *Lichen agrius*. Ferner unterscheidet BAZIN noch, was uns hier weniger interessiert, einen Lichen arthritique, hepatique und syphilitique. Man sieht aus dieser Zusammenstellung, was für eine Verwirrung auf diesem Gebiete noch relativ spät, d. h. im Jahre 1869 herrschte, und zwar bei einem so bedeutenden Forscher wie es BAZIN war.

Diese gesamten Arbeiten beziehen sich, wie nochmals, um Irrtümer zu vermeiden, zusammenfassend bemerkt sei, *ausschließlich auf den Lichenbegriff* der „alten *englischen und französischen Autoren*" (WILLAN, BATEMANN, RAYER, CAZENAVE, DEVERGIE, BAZIN), d. h. auf das Krankheitsbild, das unserem Lichen chronicus simplex entspricht. Daneben sind von einzelnen Beobachtern noch andere Krankheitsbilder, teils nahestehende (Lichen simplex acutus, Strophulus, Lichen agrius gleich Prurigo Hebra), teils nach unserer heutigen Auffassung solche heterogenster Art (Lichen lividus gleich Purpura?, Lichen pilaris, Lichen tropicus, Miliaria rubra) mit in den Lichenbegriff hineingeworfen worden, auf die hier nicht näher eingegangen werden kann.

So standen die Dinge etwa um das Jahr 1860, als HEBRA in Wien in seinem berühmten *Lehrbuch der Hautkrankheiten* die ersten Fälle von Lichen exsudativus ruber publizierte und damit das Krankheitsbild schuf, das wir heute ganz allgemein *Lichen ruber* nennen.

HEBRA bezeichnete als Lichen jene Krankheitsform, „bei der Knötchen gebildet werden, die in typischer Weise bestehen und im ganzen chronischen Verlauf keine weitere Umwandlung zu Efflorescenzen höheren Grades, d. i. Bläschen oder Pusteln erfahren, sondern als solche sich wieder involvieren". Dieses Krankheitsbild ist seitdem so allseitig anerkannt, und als bindend angesehen worden, daß auch gelegentliche Abweichungen von dem typischen Bilde, z. B. der Lichen ruber pemphigoides, verrucosus, die atrophisierenden Lichenformen usw., die Gesamtbeurteilung des Lichen, wie er in obiger Definition vorliegt, nicht ändern können. Aus der Geschichte dieser Affektion geht dann weiter hervor, daß das, was HEBRA ursprünglich unter dem obengenannten Namen beschrieb, Fälle des heute sehr seltenen Lichen ruber acuminatus, der von manchen für identisch mit der Pityriasis rubra pilaris DEVERGIE gehalten wurde und noch wird, waren, und daß der *Lichen ruber planus*, wie wir ihn heute auffassen, zuerst von WILSON als *Lichen planus* beschrieben wurde. WILSON hielt damals, 1869, die von ihm beschriebene Dermatose für eine „Abart des HEBRAschen Lichen, durch das Klima modifiziert". Außer dem Lichen ruber subsumierte F. Hebra nur noch den Lichen scrophulosorum, der ja heute ganz allgemein als Tuberkulose anerkannt ist, unter die Lichenformen. *Alle anderen von den „alten" vorhin genannten Autoren als Lichen circonscrit oder Lichen chronicus bezeichneten papulösen Eruptionen sah er als zum Ekzem, den Lichen agrius, die Prurigo mitis und formicans als zur Prurigo gehörig an.* Eine seltsame Verkettung des Schicksals, wie Brocq ganz zutreffend bemerkt, wollte es also, daß von dem alten Begriffe des Lichen in den neuen eigentlich so gut wie nichts herübergenommen wurde, daß vielmehr durch Hebra und Wilson ein ganz neues Krankheitsbild des Lichen beschrieben und geschaffen wurde, von dem nicht ganz sicher feststeht, ob es vor ihm überhaupt, wenigstens mit Bewußtsein, zur Beobachtung gelangt war. Es scheint jedoch — E. Riecke hebt das hervor —, daß Bazin, dessen Arbeit allerdings erst 1869 erschien, mit seinem *Lichen pilaris par altération fonctionelle de la papille den Lichen ruber planus* gemeint hat.

In den nächsten $1^1/_2$ Dezennien hören wir dann in der Literatur so gut wie nichts mehr von der Lichenfrage im Sinne der alten Autoren, da der neugeschaffene Lichen ruber exsudativus und planus das ganze Interesse der Fachkollegen in Anspruch nahm, eine Diskussion, an der sich auch die Franzosen und Engländer lebhaft beteiligten. Darüber trat der alte Lichenbegriff völlig in den Hintergrund, und die Anschauung der Wiener Schule daß *nur der Lichen ruber als Lichen zu bezeichnen sei,* begann allmählich in England, Italien, Deutschland, ja auch in Frankreich selbst festen Fuß zu fassen. Nur Tilburury Fox (1873) protestierte, während z. B. Hardy 1886 die Ansicht vertritt, daß der Lichen eine Varietät des Ekzems sei.

In demselben Jahre versuchte — ein wichtiger Merkstein in der Geschichte der Neurodermitis — Vidal sehr energisch, den *alten Lichenbegriff* wieder zu Ehren zu bringen, allerdings unter ausdrücklicher Anerkennung des inzwischen neugeschaffenen Begriffes des Lichen ruber planus und acuminatus. Er definiert den alten Lichen genau wie Bazin (siehe oben) und will nur den Begriff „der Knötchen" ersetzen durch die Worte „größere oder kleinere Knötchen", weil er ebenso, wie dies vorher schon von Rayer geschehen war, *Lichen* und *Prurigo* in der Weise identifiziert, daß er der Meinung ist, daß sie sich nur durch die Größe der Knötchen unterscheiden. „Man kann sagen, daß die Prurigo ein Lichen mit großen Knötchen oder der Lichen eine Prurigo mit kleinen Knötchen ist.

In Parenthese sei als Beweis, wie schwankend damals die Ansichten der verschiedenen Autoren waren, angeführt, daß Devergie gerade umgekehrt die die Prurigo zusammensetzenden Knötchen für klein, flach, wenig gerötet erklärt.

Bei seinem Lichen, der, wie nochmals hervorgehoben sei, mit dem Lichen planus nichts zu tun hat, unterscheidet Vidal 2 Klassen: 1. Den Lichen simplex, 2. den Lichen polymorphe.

1. Zum *Lichen simplex acutus* will Vidal hauptsächlich die *Strophulusfälle* gerechnet wissen, die wir seit Hebra mehr der Urticaria nahe stellen, während er *als Lichen simplex chron. das Krankheitsbild bezeichnet, das den Gegenstand dieser Abhandlung bildet und das seitdem ganz allgemein Lichen chron. Vidal genannt wird.*

2. Beim Lichen polymorphe unterscheidet Vidal den *Lichen polymorphe mitis* und *ferox,* der erstere entspricht wohl unseren *Gewerbeekzemen,* der letztere der Hebraschen *Prurigo.*

Beim *Lichen simplex* ist noch nachzutragen, daß Vidal dessen chronische Form auf zweierlei Arten entstehen läßt: einmal direkt von vornherein als chronisch verlaufende Form, dann aber auch im Anschluß an einen Lichen simplex acutus, wenn dessen akutes Stadium im Abflauen begriffen ist. Diese letztere Auffassung, die also enge Beziehungen zwischen dem Lichen simplex acutus (strophulus) und dem Lichen simplex chronicus voraussetzt, hat, obwohl auch DEVERGIE ähnliche Auffassungen vertritt, wenig Anklang gefunden. Selbst VIDALS direkter Schüler BROCQ ist der Ansicht, daß die beiden Affektionen nur sehr lose Beziehungen miteinander haben, und daß gerade VIDALS Versuch, diese in Wahrheit so weit voneinander verschiedenen Dermatosen miteinander in Verbindung zu bringen, mit ein Hauptgrund dafür gewesen sei, daß seine Bemühungen, den alten Lichenbegriff wieder zu Ehren zu bringen, scheitern mußten.

Immerhin sind VIDALS Anregungen insofern nicht auf ganz unfruchtbaren Boden gefallen, als sie NEISSER veranlaßten, sich in seinem Lichenreferat auf dem internationalen medizinischen Kongreß in Rom 1894 VIDALS Auffassung wenigstens insoweit zu nähern, als auch er die Ansicht vertritt, man habe Unrecht getan, diese ganze Klasse von Hauterkrankungen (die Lichengruppe) dem Ekzem zuzusprechen. Allerdings unterscheidet er sich insofern von VIDAL, als er nur dessen Lichen acutus als eine besondere Klasse herausheben und als Prurigo temporaria (TOMMASOLI) resp. Prurigo simplex (BROCQ) bezeichnet wissen will [1]), während er die übrigen Lichenformen, also auch unseren Lichen simplex chronicus, teils zu den Ekzemen, teils zur Prurigo Hebra rechnet. NEISSER lehnt überhaupt für die ganze Gruppe von lichenoiden Formen, die VIDAL mit diesem Namen bezeichnet, den Namen Lichen prinzipiell ab, weil er diesen Ausdruck nur für den den Knötchencharakter dauernd beibehaltenden Lichen ruber planus reserviert wissen will, und weil die Knötchen in VIDALs Lichenformen im Gegensatz dazu *nicht im ganzen Verlauf, sondern nur in einem Stadium, also als vorübergehende Erscheinung vorhanden sind.*

VIDALs Versuch, die alte Gruppe Lichen, die inzwischen durch die Arbeiten HEBRAS und WILSONs einen ganz anderen Sinn angenommen hatte, wieder aufleben zu lassen, oder wie sich JADASSOHN sehr kurz und treffend ausdrückt, sein Bestreben, ,,aus dem Ekzemtopf, in den HEBRA etwas radikal alles, was in den Lichenformen der alten Autoren vorhanden war, hineingeworfen hatte, einige Reste wieder hervorzuholen und mit neuer Etikette zu versehen, war also — zunächst wenigstens — scheinbar gescheitert".

Trotz der geringen Anerkennung seitens der Fachgenossen hat sich VIDALS Schüler BROCQ dann weiterhin mit der Ausgestaltung des VIDALschen Lichen simplex chronicus beschäftigt, und zwar war es hauptsächlich die Vorstellung, daß in der Pathogenese dieser Dermatose das *Jucken,* also der *Nerveneinfluß,* das *Primäre* sei, welche ihn veranlaßte, den Namen Lichen in deren Nomenklatur wieder mehr beiseite zu lassen, und die ganze Affektion als Neurodermitis zu bezeichnen. Hatte bereits VIDAL selbst und zum Teil auch seine Vorgänger die Wichtigkeit des Juckens für die ganze Lichengruppe hervorgehoben, dabei aber doch immer dem *cutanen Bilde durchaus den Vortritt in der Beurteilung und Charakterisierung des Krankheitsbildes gelassen,* so betonte BROCQ das *nervöse* Moment als das primäre und ausschlaggebende weit energischer und intensiver. Für ihn sind die Hautveränderungen, für die er den Namen ,,*Lichenifikation*" einführte und lebhaft propagierte, rein *sekundärer* Natur: *Auf Grund einer individuellen Idiosynkrasie, einer besonders gearteten Beschaffenheit des Terrains, reagieren bestimmte Individuen auf das durch das Jucken ausgelöste Kratzen mit der Entstehung desjenigen Krankheitsbildes, das BROCQ und JACQUET als Névrodermite chronique circonscrite (Lichen simplex chronicus) oder Névrodermite (Lichénification) diffuse à forme obj. de lichénification pure bezeichneten.*

Einen ähnlichen Gedanken verfolgte BESNIER. Ausgehend von der Tatsache, daß das Prototyp dieser Neurodermitiden, d. h. der durch nervöse ,,Diathese" bedingten lichenähnlichen Dermatosen die *Prurigo Hebra* sei, nannte er die ganze Gruppe der Neurodermitiden *Prurigines* und führte für die eigenartige Eigenschaft der in Rede stehenden Affektion auf bestimmte Reize (Kratzen) mit ganz bestimmten Hautveränderungen zu reagieren, den Ausdruck diathétique ein. Er beschrieb eine über den ganzen Körper verbreitete Form dieser *Prurigo diathétique,* die allerdings, wie es scheint, neben dem klinischen Bilde der Lichenifikation auch rein ekzematöse Veränderungen als Komplikation aufweist.

---

[1]) Der Namen hat sich trotz NEISSER in Deutschland nicht einzubürgern vermocht, und wir nennen heute diese Affektion ganz allgemein Lichen urticatus oder strophulus infantum.

Zur besseren Orientierung über das ganze Gebiet sei an dieser Stelle eine Übersicht über die in Betracht kommende Nomenklatur (nach BROCQ) gegeben. Nach der BROCQschen Benennung werden die Neurodermitiden eingeteilt in

1. *Névrodermite chronique circonscrite (Lichen simplex chronicus, Lichen Vidal)*,

2. *Névrodermite diffuse à forme objective de Lichénification pure*,

3. *Névrodermite multiforme à forme objective eczémato-lichénienne (prurigo diathésique de* E. BESNIER),

4. *Névrodermite multiforme à forme objective de prurigo* HEBRA *(die echte* HEBRA*sche Prurigo)*.

Oder wählt man BESNIERs Nomenklatur:

1. *Prurigo diathésique, à forme objective de Lichénification pure circonscrite (Lichen simplex chronicus, Névrodermite chronique circonscrite)*,

2. *Prurigo diathésique à forme objective de Lichénification pure avortée (Névrodermite diffuse à type objectif de Lichénification pure*,

3. *Prurigo diathésique à forme objective eczemato-lichénienne (type* E. BESNIER),

4. *Prurigo diathésique à forme objective de Prurigo* HEBRA.

Zu erwähnen ist dann noch an dieser Stelle eine weitere Differenz in der Nomenklatur zwischen BESNIER einerseits und BROCQ anderseits, BESNIER will statt des von BROCQ gewählten Ausdruckes *Lichénification* das Wort „*Lichénisation*"[1]) setzen, und damit das bezeichnen, was wir in der Dermatologie seit langem als „lichenoiden Zustand" der Haut bezeichnet haben. BESNIER setzt allerdings hinzu, daß er den Begriff der Lichenisation wesentlich enger faßt als BROCQ den seinigen der Lichenifikation, denn er sieht in ihm nur einen pathologischen Zustand, dessen anatomische, klinische und pathogenetische Bedeutung noch vervollständigt werden muß; es ist nicht, wie BROCQ will, eine besondere wohl charakterisierte Krankheit, sondern nur ein *Begriff*, ein *Zustand der Haut*. Es scheint jedoch, daß sich BESNIER später dem BROCQschen Standpunkt mehr genähert hat. Denn er sagt im Band II der Pratique derm. in seinem Artikel „*Ekzem*" ausdrücklich, daß er „*Lichenisation*" und „*Lichenifikation*" synonym miteinander benutze.

BROCQs „*Neurodermitis chronica circumscripta*" resp. „*Prurit circonscrit avec Lichénification*" errang sich dann im Laufe der nächsten Jahre als klinischer Begriff ziemlich allgemeine Anerkennung auch außerhalb Frankreichs. NEISSER widmet ihm in seinem 1901 erschienenen Lehrbuche einen eigenen Artikel, dem er allerdings die Überschrift „Dermatitis lichenoides pruriens" gibt, der aber wie aus seiner Darstellung und den Abbildungen hervorgeht, sich völlig mit BROCQs Neurodermitis und mit VIDALs Lichen simplex chronicus deckt. Allerdings stimmt NEISSER trotz Anerkennung der klinischen Selbständigkeit dieser Affektion insofern mit BROCQ nicht überein, als er sie für eine besondere „*Varietät der Ekzeme*" hält und zwar deswegen, weil ihr relativ häufig die Tendenz innewohnt, ekzematös zu werden, und weil er im Gegensatz zu BROCQ, der die Ekzematisation des Lichen Vidal für eine *Komplikation* desselben hält, der Ansicht ist, daß sie nur als eine *Steigerung* des stets vorhandenen pathologischen Prozesses anzusehen sei. Für NEISSER ist der *Lichen Vidal* eine „*parasitäre Form der großen Gruppe der Ekzeme*" (nicht des Ekzems). Zur Wiedergabe des klinischen Befundes wählte er als Bezeichnung den obengenannten nichts präjudizierenden Namen „*Dermatitis lichenoides pruriens*", der durch den Zusatz *lichenoides* der charakteristischen Knötchenbildung Rechnung trägt. Das Zustandekommen der in Rede stehenden Affektion denkt sich NEISSER durch die Kombination dreier Momente: 1. andauernder Juckreiz, dem er ja ebenfalls in dem von ihm gewählten Namen Rechnung trägt, 2. mechanische Kratzirritation, 3. Bakterieninfektion.

Auch JADASSOHN bekennt sich in der oben erwähnten Arbeit zu der Neurodermitis chronica, und hält die letztere Bezeichnung für die zweckmäßigste. Er teilt sie ein in

---

[1]) BROCQ betont demgegenüber, daß seine Lichenifikation durch Enthalten des Radikals „facere" dem pathogenetischen Geschehen (Entstehen der Lichenifikation durch den kratzenden Finger) besser Rechnung trage als BESNIERs Lichenisation.

a) *Neurodermitis chronica circumscripta,*

b) *Neurodermitis diffusa, welche letztere wieder zerfällt*

1. *in eine Neurodermitis diffusa à forme objective de Lichénification pure und*

2. *in eine Neurodermitis diffusa à forme objektive eczémato-lichénienne (Prurigo diathésique* BESNIER).

Er hebt jedoch direkt hervor, daß er mit der Akzeptierung des Namens „Neurodermitis" keineswegs eingeschworen sei auf die pathogenetischen und ätiologischen Ideen, die ihm zugrunde liegen. Er hält demgegenüber NEISSERs Bezeichnung „*Dermatitis lichenoides pruriens*" nicht für so zweckmäßig und auch von Bezeichnungen, an die er selbst gedacht hatte *(Lichenoid* und *Pruridermitis),* ist er von selbst wieder zurückgekommen.

Von deutschen Autoren tritt dann noch TOUTON 1895 sehr energisch für BROCQs Auffassung der in Rede stehenden Affektion als *Neurodermitis* resp. „*Pruritus mit konsekutiver Lichenifikation* ein, und zwar identifiziert er sich fast vollkommen mit BROCQ unter Zurückweisung der Einreihung des *Lichen Vidal* in die Ekzeme sowohl, wie die Lichengruppe. Weit eher will er ihn der *Prurigo Hebra* an die Seite stellen.

Wohl wesentlich infolge der zustimmenden Beurteilung durch TOUTON und der, wenn auch bedingten Akzeptierung durch JADASSOHN und NEISSER hat sich dann BROCQs Neurodermitis im Laufe der Jahre allgemeine Anerkennung in allen Ländern erworben. Bei uns in Deutschland ist es, soweit ich sehe, nur UNNA, der nach wie vor der *Neurodermitis* ablehnend gegenübersteht, und sie nicht nur in seiner bekannten, vor 23 Jahren erschienenen Ekzem-Monographie, sondern auch noch ganz neuerdings — 1921 — als eine Unterart des Ekzems, als *Eczema callosum klassifiziert* (siehe weiter unten).

Eine ganz besondere Auffassung hat dann noch EHRMANN in Wien, der, wohl als treuer Sohn der alten Wiener Schule, die Neurodermitis zwar anerkennt, sie aber von einem ekzematösen (Eczema nummulare, Eczema en plaques) Vorstadium begleitet sein läßt und sie weit mehr als durch *nervöse* durch *Intoxikationsvorgänge* verschiedener Art bedingt wissen will (siehe weiter unten).

Im ganzen kann man sagen, daß heute in Deutschland und wohl überall in der Welt das von BROCQ geprägte Krankheitsbild als solches anerkannt ist, und daß es nicht nur in der Fachliteratur, sondern auch in den für die Allgemeinheit der Ärzte bestimmten Publikationen seinen Platz gefunden und behauptet hat. So hat, abgesehen von der bereits erwähnten älteren JADASSOHNschen Arbeit gerade vor wenigen Monaten HERXHEIMER in einem Fortbildungsvortrag die ganze Frage der *Neurodermitis* vor einem Forum von Praktikern kurz zusammenfassend behandelt und definiert die Neurodermitis „als eine *Erkrankung, die nach Jucken bei prädisponierten Personen mit Bildung von lichenoiden, d. h. glänzenden Knötchen einhergeht*". Die HERXHEIMERsche Arbeit ist insofern auch sonst noch recht bemerkenswert, als er außer der *Neurodermitis chronica,* die ja allgemein anerkannt ist, auch noch eine *akute Neurodermitis,* auf die unten mit einigen Worten eingegangen werden soll, unterscheidet. Ferner ist wichtig, daß er die Neurodermitis chronica einteilt in solche des *ersten Lebensjahres* und solche des *späteren Lebensalters.* Bei letzterer macht er die allgemein übliche Unterteilung in *Neurodermitis disseminata und Neurodermitis circumscripta,* welch letztere allerdings ebenfalls einen mehr diffusen Charakter annehmen kann, bei der Neurodermitis des *ersten Lebensjahres* unterscheidet er dementsprechend desgleichen die *Neurodermitis disseminata,* für die sonst allgemein der Begriff der *Prurigo Hebra* angenommen ist, von der *circumscripten Form,* die auch als *Mycosis flexurarum* HEBRA in der Literatur geht. HERXHEIMER nähert sich hier im großen und ganzen insoweit dem Auffassungskomplex der französischen Schule (nicht gerade BROCQs, aber speziell DARIERs) als auch dieser ganz allgemein Prurigines und Neurodermitiden miteinander identifiziert und das, was wir mit Brocq Neurodermitis circumscripta nennen, als Prurigo vulgaris von der Prurigo Hebra unterscheidet.

Neuerdings hat Dind-Lausanne versucht, die ganze Lehre von der *Neurodermitis* und vom *Lichen* überhaupt auf eine ganz neue Basis zu stellen: er versucht zu beweisen, daß die uns beschäftigende Dermatose mit dem Lichen planus identisch ist, und zwar sollte man beide Affektionen einfach als Lichen bezeichnen, das Beiwort ruber und planus, weil nicht immer vorhanden, fortlassen. Für Dind ist der Lichen eine Infektionskrankheit von chronischem Charakter lokaler oder allgemeiner Art.

Er begründet seine Ansicht mit der Ähnlichkeit beider Affektionen in *therapeutischer* (vorzügliche Wirksamkeit der Arsengaben insbesondere des Neosalvarsans), in *klinischer* (er hat, was bisher immer als das entscheidenste Unterscheidungsmerkmal galt, wenn auch nur in einem Falle, Schleimhauterscheinungen beim Lichen Vidal gesehen, auch das gemeinsame Vorkommen beider Dermatosen bei demselben Individuum, sowie das gleiche Aussehen ausgebildeter älterer Plaques bei beiden Krankheiten deutet er in seinem Sinne), in *histologischer* (beide zeigen ein Lymphocyteninfiltrat in der Cutis, die Epidermisveränderungen sind sekundärer, mehr nebensächlicher Natur; besonders in seinem Sinne wertet Dind die bei beiden Affektionen vorkommende, auch klinisch ins Auge fallende Hyper- und Achromie und die Lymphseen, die allerdings, wie er selbst zugeben muß, beim Lichen Vidal etwas höher im Epithel liegen als beim Lichen planus), schließlich auch in *biologischer* Hinsicht (insofern, als es ihm gelang, mit einem Extrakt aus einem Lichenplaque und dem Serum von Lichenpatienten Komplementfixation nach Bordet-Gengou zu erzeugen. Von 17 Fällen reagierten 3 positiv, einer schwach positiv, während mit einem Extrakt aus normaler Haut nie Komplementbindung zu erzielen war. Dies spreche sehr für die *parasitäre* Theorie der Lichenkrankheit). Auch das *Granuloma annulare* will er, wie bei dieser Gelegenheit noch bemerkt sei, zum Lichen rechnen.

Die Darlegungen Dinds haben, was ja von vornherein klar war, in der Literatur keine Zustimmung gefunden; soweit man bisher von ihnen Notiz genommen hat (Bukowsky, Fred Wise und Eller), lautet die Kritik glatt ablehnend. Es ist ja auch einleuchtend, daß die Ansichten Dinds, in die Praxis umgesetzt, nicht einen Fortschritt, sondern einen *erheblichen Rückschritt* darstellen würden und die alte Verwirrung, die Brocq und andere eben durch Beschränkung des Begriffes Lichen auf den Wilsonschen und Hebraschen Lichen planus resp. acuminatus ausmerzen wollten, wieder aufleben lassen würde.

Natürlich hat auch Brocq selbst gegenüber Dind das Wort ergriffen und weist die Auffassung Dinds Punkt für Punkt zurück, indem er insbesondere hervorhebt, daß in klinischer Beziehung nicht die ausgebildeten Plaques bei beiden Affektionen, die sich in der Tat ähnlich sein können, sondern reine Fälle mit primären Läsionen in ihrem ersten Beginn miteinander verglichen werden müssen, und daß insbesondere die weißen Streifen (Hardy, Wickham, Brocq) des Lichen planus beim Lichen Vidal fehlen, daß die *histologischen* Bilder bei beiden völlig verschieden sind, daß gerade das von Dind behauptete *gleichzeitige* Vorkommen beider Krankheiten bei demselben Individuum doch beweist, daß beide Dermatosen leicht unterscheidbar sind und daß auch die *Komplementfixation* insofern gerade *gegen* Dind spricht, als er bei Lichen planus nur *negative* Resultate und die *vier positiven* alle bei *Lichen Vidal* erhalten hat, so daß man unbedingt den Schluß ziehen müßte, daß beide Affektionen nichts miteinander zu tun haben. Beim Lichen planus habe auch Brocq selbst die *Möglichkeit* einer parasitären Ätiologie zugegeben, beim Lichen Vidal müsse er seine nervöse Theorie angesichts seiner Erfahrungen aufrecht erhalten, zumal die Fälle, die Dind für den wunderbaren Effekt der intravenösen Arsenzufuhr und damit für die Identität beider Affektionen ins Feld führt, fast ausschließlich Planusfälle waren.

Klinik.

Im folgenden will ich versuchen, das klinische Bild des Lichen Vidal, so möchte ich ihn kurz nennen, wie es sich nach den Ergebnissen der Literatur und meinen eigenen Erfahrungen darstellt, zu zeichnen, und zwar werde ich zunächst die *Neurodermitis chronica circumscripta* mit kurzem Hinweis auf die seltenen *akuten* Formen dieser Affektion, dann die *Abarten* und *atypischen Abweichungen* dieses Krankheitsbildes einschließlich der „Lichénifications secondaires", dann die *Neurodermitis diffusa chronica* in ihrer klinischen Eigenart und Erscheinungsform zur Darstellung bringen und schließlich noch die *Neurodermitis linearis* einer kurzen Besprechung unterziehen.

A. Neurodermitis chronica circumscripta.

1. **Die typischen Fälle.** Das Aussehen des Lichen chronicus VIDAL ist recht verschieden, je nach dem Alter der Affektion und der, insbesondere durch das

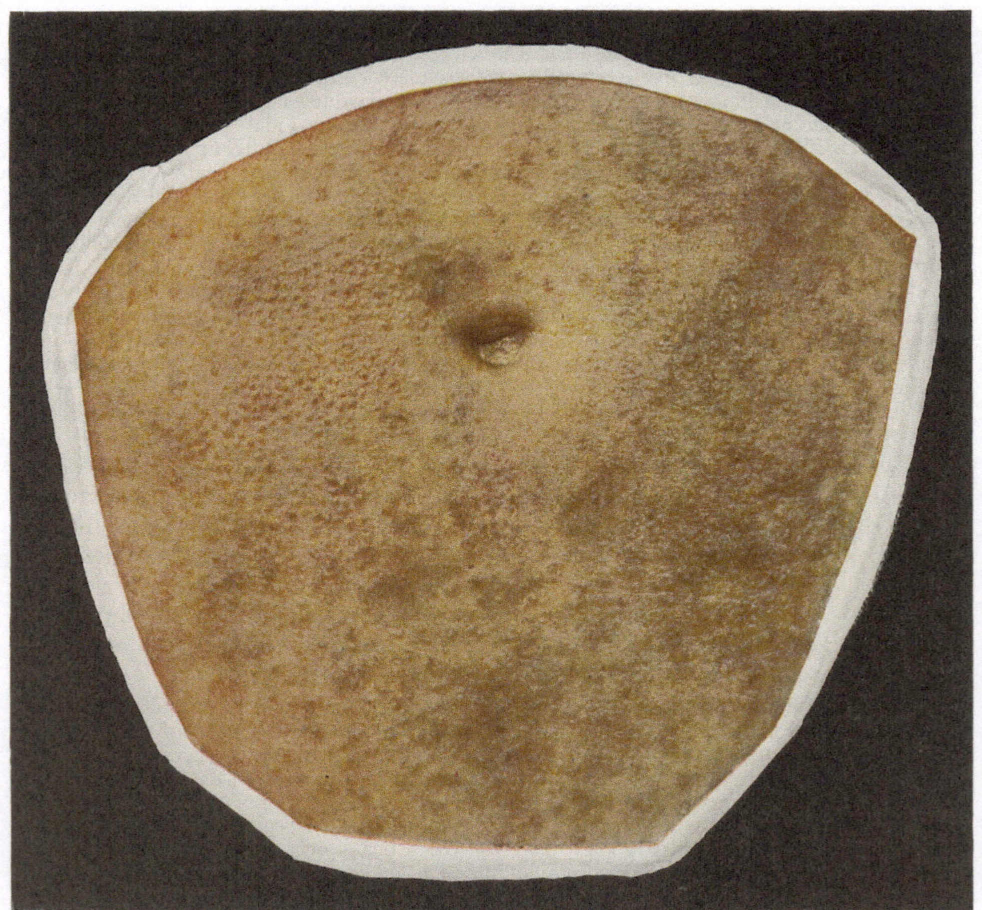

Abb. 1. Akuter Lichen Vidal des Abdomens. Frisch aufgeschossene rötliche Knötchen. (Nach einer Moulage der Breslauer Hautklinik, Geh. Rat JADASSOHN).

Kratzen bedingten, *Sekundärveränderungen.* Die charakteristische Primär-efflorescenz ist das Lichenknötchen: *Blaßrosa, grau oder graurosa gefärbte, oder auch lebhafter rote, abgeplattete, manchmal auch zugespitzte oder runde klein-papulöse, nicht an die Follikel gebundene Elemente ohne Dellenbildung mit glatter oder leicht schuppender Oberfläche.* Der Grund, auf dem die Knötchen stehen, ist von normaler Beschaffenheit oder leicht pigmentiert. In manchen *akuten* Fällen bilden sich diese Knötchengruppen unter geeigneter Behandlung oder wohl auch von selbst rasch zurück; es sind das die relativ seltenen Fälle, die ganz neuerdings HERXHEIMER als *Neurodermitis acuta* von der chronischen Neuro-dermitis unterscheidet und in wenigen Wochen spontan abklingen läßt. Diese Unterart der Krankheit ist auch nach meinen Erfahrungen (Abb. 1) gar nicht

so selten wie man allgemein glaubt und es ist sicherlich richtig, wenn HERX-
HEIMER sagt, daß das Gros dieser Patienten wegen der Kürze der Krankheit
den Arzt gar nicht aufsucht.

In der überwiegenden Mehrzahl der Fälle tritt die Affektion in das *chronische
Stadium*. Es finden sich verschieden große Hautpartien in mehr oder minder

erheblicher Anzahl mit perlenartig nebeneinander gereihten Efflorescenzen besetzt, die dann meist ein mehr gelblich-weißes Kolorit aufweisen. Besonders am Halse sieht man oft derartige flächenhafte „Lichenifikationen", die *ohne tiefere Infiltration* der Haut verlaufen und *lange unverändert fortbestehen können*. Im weiteren Verlauf kommt es dann in den meisten Fällen zur Bildung der *typischen* und sehr *charakteristischen Lichenplaques,* die BROCQ und JACQUET in klassischer Weise geschildert haben.

Sie bestehen aus drei Zonen: 1. die äußere Zone zeigt eine mehr oder minder ausgesprochene Braunpigmentierung und, als Zeichen der Papillarhypertrophie, manchmal ein leicht *samtartiges,* aus feinsten glitzernden Facetten zusammengesetztes Aussehen, sowie eine feine, aus recht- und spitzwinklig verlaufenden Furchen bestehende Felderung der Haut mit geringer kaum fühlbarer Infiltration. Diese Zone, etwa 2—3 cm breit, kann ganz fehlen oder sie ist nur an einzelnen Teilen der Umrandung des Plaques vorhanden. 2. Die mittlere Zone, die beim Fehlen der eben geschilderten die äußere darstellt, ist charakterisiert durch die oben erwähnten Knötchen, die je nach dem Stadium (Alter der Affektion) und dem Grade der Erkrankung an ihrer Oberfläche zerkratzt und mit Blutbörkchen oder Schuppen bedeckt sein können (Abb. 2, 3a, 3b, 4). Sie ist meist 1—3 cm breit, die Knötchen nehmen, je mehr man sich von der Peripherie aus dem Zentrum des Plaques nähert, an Zahl und Dichte zu, und bilden schließlich einen zusammenhängenden Herd. Doch kann in anderen Fällen diese Zone nur durch einzelne hier und da verstreute Knötchen repräsentiert sein. In wieder anderen Fällen sieht man unter Ausschluß der anderen Zonen nur diese mittlere in ganz reiner Form, dann resultiert die oben beschriebene Knötcheneruption am Halse. 3. Die dritte Zone, die der *Infiltration* (Abb. 3b, 4, 5),

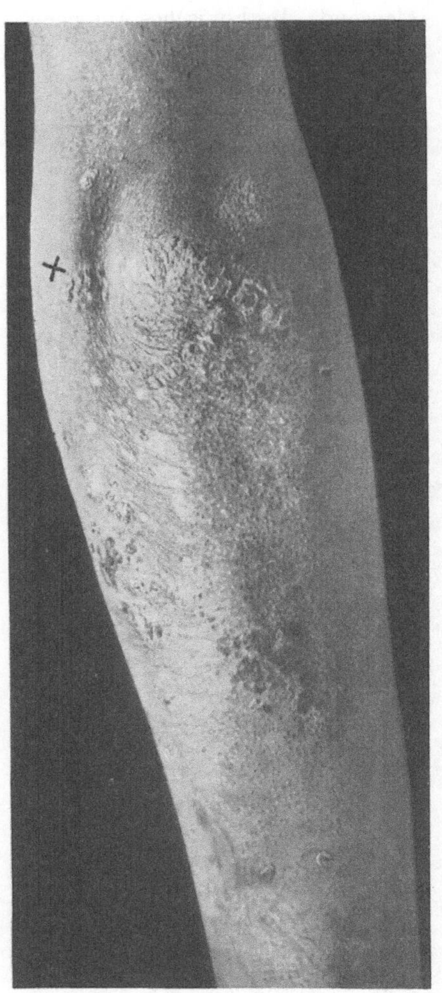

Abb. 2. Frische Exacerbation eines älteren, schon längere Zeit bestehenden Prozesses am Ellenbogen. Neuaufschießen von Knötchen an einigen Stellen (×) mit Gruppenbildung, daneben angedeutete Depigmentation und zerkratzte Stellen.

bietet große Verschiedenheiten und weist je nach dem Alter des Falles eine blaßrötliche bis
braunrote Färbung auf. Ihr Zentrum bilden wohl immer je nach der Region parallellaufende
(Abb. 4, 5) oder sich recht- resp. spitzwinklig kreuzende Furchen, so daß eine schraffierte
Zeichnung des Grundes sich ergibt, durch die rechteckige und rautenförmige von mehr
oder minder tiefen Furchen begrenzte Figuren entstehen. Meist ist ihre Oberfläche mit
Blutkrüstchen oder Schuppen bedeckt (Abb. 4, 5), ausgenommen an den Partien (Innenseite der Oberschenkel), an denen starke Schweißbildung vorhanden ist. Die ganze innere
Zone bietet für das Gefühl eine ziemlich starke Infiltration und ist nach längerem Bestehen
meist mehr oder minder hochgradig pigmentiert (Abb. 3b).

Diese Plaques sind entweder rund oder von unregelmäßig begrenzter Gestalt. Ihre Prädilektionsstellen sind die seitlichen Partien des Halses, der Nacken, insbesondere die Hinterhaupthaargrenze, die Ellen- und Kniebeugen, die Innenseite der Oberschenkel, die Handgelenke, die Glutäal- und Genitalgegend. Ihr klinisches Aussehen wird vor allem, wie schon gesagt,

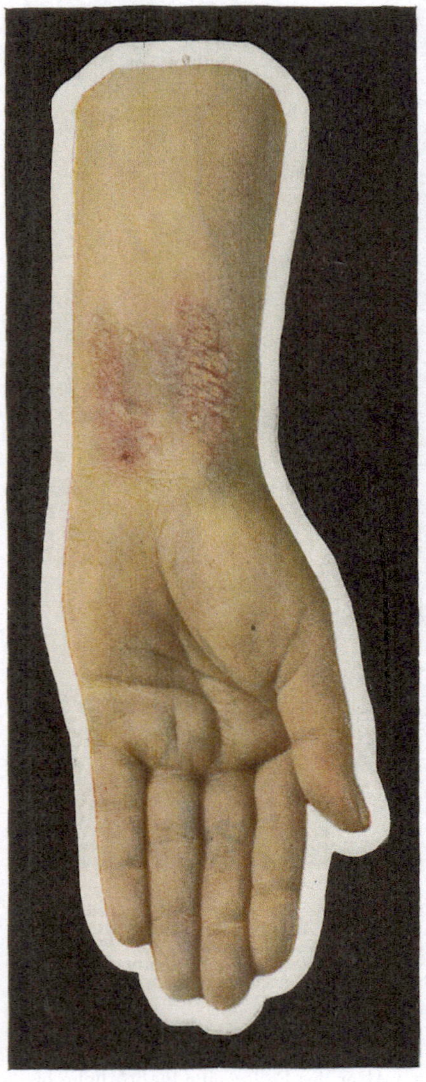

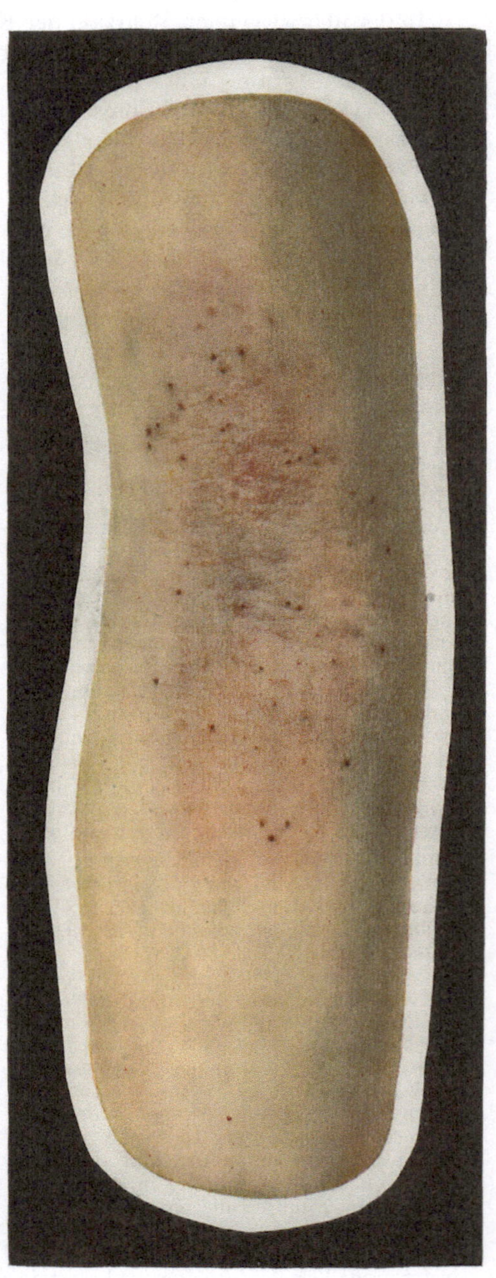

Abb. 3a. Relativer frischer Lichen Vidal-Herd. Die Knotchen mit Schuppen bedeckt.

Abb. 3b. Neurodermitis der Ellenbeuge. Zerkratzte Knotchen und Pigmentation.

(Nach Moulagen der Breslauer Hautklinik, Geh. Rat JADASSOHN).

durch das Jucken und die dadurch bedingten Kratzeffekte mitbestimmt, in Fällen, bei denen das Jucken gering ist oder wenigstens nicht so sehr im Vordergrunde steht, geben die Herde meist das im vorhergehenden geschilderte Bild; ist das Jucken stärker, so sind die Knötchen oft durch den kratzenden Finger derartig zerstört, ihrer Decke beraubt und gelegentlich auch ganz oder teilweise herausgerissen, so daß die erkrankte Fläche einen mit Blutkrüstchen und Excoriationen durchsetzten, wohl auch kleine Narben aufweisenden rötlich infiltrierten, zum Teil schuppenden Plaque darstellt, dessen Charakter als Neurodermitis dann manchmal nicht leicht zu erkennen ist.

Auch die drei Zonen sind sehr verschieden stark ausgebildet. Die äußerste fehlt oft. Die mittlere kann, wie schon gesagt, in bezug auf die Knötchenbildung, ganz verschieden stark ausgebildet sein, und je nach dieser Ausbildung ein sehr verschiedenes klinisches Aussehen zeigen. In manchen Fällen bleiben überhaupt nur solche isolierte Knötchen bestehen. Und auch die innerste Zone kann vollkommen fehlen oder andererseits als einzige vorhanden sein, letzteres natürlich mit der Einschränkung, daß dann die mittlere resp. die äußere in einem früheren Stadium der Krankheit vorhanden gewesen und zur Rückbildung gelangt sind.

Die bisher gegebene Schilderung des klinischen Bildes entspricht etwa der Auffassung der französischen Schule, und der bei weitem größten Zahl derjenigen — meist französischen — Autoren, die sich mit dem Krankheitsbilde beschäftigt haben. Im folgenden möchte ich nun eine in manchen Punkten von dem Vorhergehenden abweichende Darstellung der Neurodermitis chronica geben, die die EHRMANNsche Anschauung wiedergibt und nicht nur wegen des Gewichtes des Autors besonders Erwähnung verdient, sondern auch aus dem Grunde, weil sich auf den klinischen Auffassungen desselben auch für die Ätiologie der uns beschäftigenden Affektion wichtige, später noch zu erwähnende Gesichtspunkte ergeben.

EHRMANN bezeichnet die Neurodermitis chronica als lichenifiziertes *Eczema nummulare, Eczema en plaques.* Schon diese Nomenklatur deutet an, daß EHRMANNs Auffassung vom Wesen und Aussehen der Krankheit wesentlich von dem, was wir bisher gesehen haben, sich unterscheidet. Für ihn beginnt die Krankheit mit *Dermographismus* und einem *Pruritus,* der dem Ausbruch der Hauterscheinungen Monate bis Jahre vorausgehen kann. Später entstehen dann leicht erhabene *Rötungen* von Münzengröße und darüber, teils *gleichmäßig,* teils aus *kleinen Herden* zusammengesetzt, scharf begrenzt, selbst quaddelförmig erhaben, in der Mitte zuweilen bläulich, an die Farbe eines multiformen Erythems erinnernd, seltener bogenförmig begrenzt, und zwar besonders auf dem Hals und Gesicht. Diesem im allgemeinen weniger bekannten manchmal sehr rasch vorübergehenden *Stadium erythematosum* folgt eine *ekzematoide Phase,* die EHRMANN als umschriebene, gerötete, schuppende Stellen von Klein- und Großmünzenstärke beschreibt, deren Ränder bald mehr scharf, bald unscharf und verwaschen sind. Die erkrankte Fläche selbst sieht verschieden aus: Entweder bloß Schuppen oder von einem System punktförmiger stärker geröteter Knötchen, nässender Pünktchen, oder kleiner bräunlicher, hier und da auch gelblicher Knötchen in Form kleiner Schildchen besetzt, das eigentliche *Eczema nummulare.* Diese *ekzematöse Phase verliert mit der Zeit das punktierte Aussehen, die feinen Knötchen und nässenden Pünktchen und die Krüstchen verschwinden, bleiben aber in der Umgebung noch bestehen, die Fläche selbst schuppt, die Schuppen haften fester an, das Aussehen verändert sich, die Hautfelderung wird vergröbert, es entstehen chronische, von einander durch in schräger Richtung sich kreuzende Furchen getrennte Felder. Die rote Farbe verwandelt sich in einen grau-bräunlichen Ton, die Hautstelle wird derber. Das nächste Stadium besteht darin, daß in der chagrinlederartigen Oberfläche ein System hanfkorngroßer und kleinerer wie abgeschliffener aneinander mosaikartig abgepaßter mattglänzender oder schuppender, dem Lichen planus ähnlicher Bildungen entsteht, die zu Gruppen vereint, bald mehr scharf abgegrenzt, bald von zerstreuten Knötchen umgeben sind.* Großen Wert legt EHRMANN auf das Vorhandensein einer *Urticariabereitschaft* der Haut, die sich teils in Spontanausbrüchen von Nesseln dokumentiert, teils durch die Möglichkeit, leicht *Dermographismus* und *Urticaria factitia* bei den Patienten zu erzeugen, ausgezeichnet ist.

Aus dem Gesagten geht deutlich hervor, daß sich für EHRMANN das von den Franzosen geschilderte Krankheitsbild der Neurodermitis nicht als klinisch scharf umrissene Einheit, sondern als „vielphasige Dermatose" darstellt. *Er rechnet hierher chronisch verlaufende, mit Pruritus und Dermographismus (Urticariabereitschaft) beginnende nummuläre Ekzeme, die sich nach längerem oder kürzerem Bestehen lichenifizieren, aber jederzeit aus dem Stadium der Lichenifikation zu einer Phase nässender und von Krüstchen bedeckter Punkte zurückkehren können.* Während also die Franzosen Lichenifikation und Ekzematisation scharf voneinander unterscheiden, sind sie für EHRMANN nur *Phasen* ein und derselben Hautveränderung, die er entsprechend den Traditionen der Wiener Schule als Ekzem bezeichnet und der er allerdings, das muß hervorgehoben werden, in *ätiologischer* Beziehung, wie wir unten sehen werden, eine *Sonderstellung* einräumt. Die Lichenifikation kann, wenn sie zu einer schwieligen Verdickung und chronischen Infiltration der Haut führt, den Dermographismus und die ihn veranlassenden visceralen Prozesse überdauern. *Immerhin ist das Gebiet, das die Franzosen meinen, und das EHRMANN unter seinem lichenifizierten Eczema nummulare versteht, ein so weit verschiedenes, daß EHRMANNs Darlegungen, so wertvoll und interessant sie auch sind, für die Auffassung und das klinische Bild der reinen Neurodermitis uns eine wesentliche Förderung nicht bringen können.*

EHRMANN selbst beschreibt seine Auffassung der Neurodermitis in prägnanter kurzgefaßter Weise folgendermaßen: Es handelt sich um eine mehrphasige Erkrankung, deren Phasen verschiedene Morphen annehmen, bald die einer *ekzematoiden* Dermatitis „Eczema nummulare", des kleinflächenförmigen Ekzems mit gerötetem, leicht schuppendem Grund und mit von punktförmigen nässenden oder ebensolchen Krüstchen bedeckten

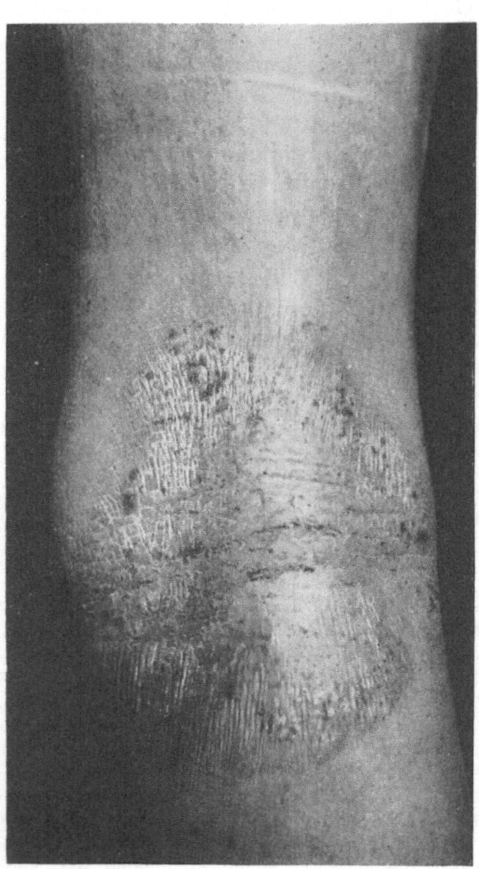

Abb. 4. Mittlere (papulöse) und innere (Infiltrations-) Zone in der Kniekehle eines 10 Jahre alten Knaben. Die Knötchen der „papulösen" Zone sind vielfach zerkratzt; in der inneren mittelstarke Furchenbildung und stellenweise Depigmentation.

punktförmigen Herden, oder die Form abgeschliffener, mehr oder weniger dicht sitzender, glitzernder Knötchen und Felderchen, den Lichen simplex VIDAL. Dann bei inveterierten Formen die flach oder grob *verruköse* Form, die *hypertrophische Knotenform* mit ihren verschiedenen Übergängen, die alle meist persistent sind.

Ähnliches wie bei EHRMANN gilt auch gegenüber dem Standpunkte, den UNNA der Neurodermitis gegenüber einnimmt. In seiner oben erwähnten Monographie reiht er die Neurodermitis in die Gruppe seiner callösen, d. h. mit sehr starker Hyperkeratose einhergehenden Ekzemplaques ein.

Er sagt von ihnen (S. 138): „Eine letzte Gruppe der callösen Ekzeme bilden jene ganz vereinzelt auftretenden Ekzemschwielen dunkler Herkunft, von denen zur Zeit noch strittig ist, ob sie sich stets auf der Grundlage eines ekzematösen Anfangstypus entwickeln oder auch allein durch ein primäres umschriebenes Jucken der Haut mittels jenes Circulus vitiosus des Kratzens und der Hyperkeratose, also ohne Ekzem, entstehen können. Die letztere Annahme wird von BROCQ und JACQUET verteidigt, welche daher eine Neurodermite chron. circonscrite grundsätzlich vom Ekzem abtrennen und dieser Krankheit eine Lichénification primitive et pure zuschreiben im Gegensatz zu der Lichénifikation secondaire (Hyperkeratose der Ekzeme)." Obwohl UNNA, wie er weiter bemerkt, diese Deutung trotz der Angaben mancher Patienten zweifelhaft erscheint, so erkennt er doch, das geht aus seiner Darstellung implicite hervor, die *Möglichkeit* einer besonderen Stellung dieser, wie er sie nennt, *Ekzemschwielen* an, und will der Zukunft die Aufklärung des wirklichen Sachverhaltes überlassen.

Leider nimmt UNNA in der geschilderten Darlegung nur zu den Endtypen der Neurodermitis, den *trockenen* und *dunkelgefärbten Plaques*, Stellung, während die für die klinische Beurteilung viel wichtigeren Anfangstypen in seiner Schilderung nicht genannt sind, bei denen ja eine Subsumierung unter die Ekzeme überhaupt nach Lage der Dinge nicht in Betracht kommt. Infolgedessen ist auch UNNAs Stellungnahme zu der uns beschäftigenden Affektion nur bedingt für deren Bewertung verwendbar. Daß er der Neurodermitis noch heute sehr reserviert gegenübersteht, geht aus seiner 1921 erschienenen Arbeit: Das „callöse und pruriginöse Ekzem" hervor, in der er, obwohl er (Abb. 9) einen typischen Fall von Lichen Vidal abbildet, den Namen Neurodermitis überhaupt nicht erwähnt.

Die *Verteilung* der Neurodermitisplaques ist sehr verschieden; manche Patienten haben nur einen Plaque, der, jahrelang bestehen bleibend, nach Remissionen immer wieder rezidiviert oder auch von vornherein relativ stationär bleibt und nur von Zeit zu Zeit Jucken verursacht. Bei anderen sind wieder

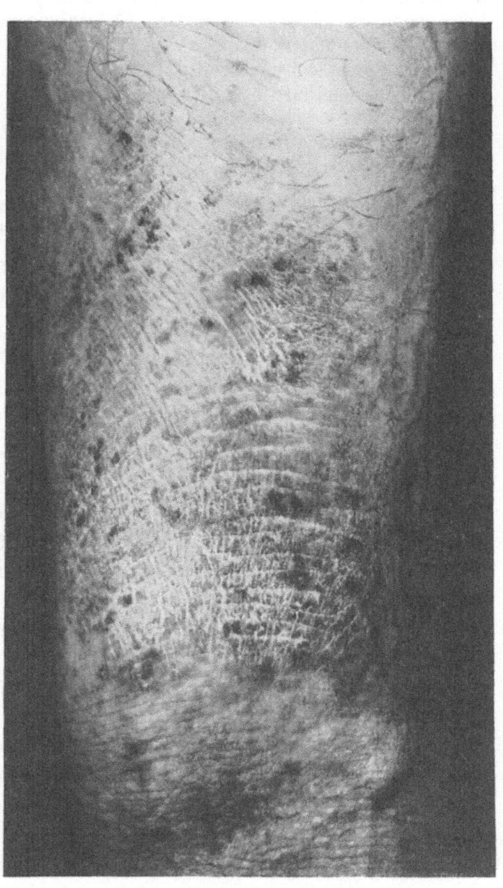

Abb. 5. Lichen Vidal der Kniekehle.
Sehr alter Fall, ausgesprochene Leisten- und Furchenbildung und hochgradig zerkratzte Lichenifikation.

von vornherein mehrere Stellen befallen, von denen die eine oder andere sich zurückbildet, während der Rest bestehen bleibt, wieder bei anderen treten zu den vorher vorhandenen Stellen im Laufe der Zeit neue hinzu.

Die Neurodermitis kommt bei Kindern und Erwachsenen vor, sie kann schon in sehr frühem Lebensalter beginnen. JADASSOHN hat sie schon im ersten Lebensjahr auftreten sehen. In dieser Beziehung ist es bemerkenswert, daß der Symptomenkomplex, den man als Mycosis diffusa flexurarum oder Eczema flexurarum bezeichnet und der gerade bei Kindern relativ häufig beobachtet wird, von JADASSOHN, TOUTON u. a. — und ich möchte mich dem auf Grund der von mir beobachteten Fälle vollkommen anschließen — als zur Neurodermitis gehörig betrachtet wird.

Es scheint überhaupt, daß die Krankheit vielfach schon sehr früh einsetzt: von 32 Fällen von JADASSOHN, die SIMON in seiner Dissertation benutzt hat, begannen die Beschwerden in der Hälfte der Fälle um das zwanzigste Lebensjahr. Männliches und weibliches Geschlecht waren ziemlich gleichmäßig betroffen. Demgegenüber betont BROCQ, daß das weibliche Geschlecht besonders zur Neurodermitis neigt. Nach ihm ist das 20. bis 50. Lebensjahr am meisten befallen.

Eine weitere Statistik, die 30 Fälle umfaßt, verdanken wir FRED WISE und ELLER. Von diesen 30 Fällen repräsentierten 21 die circumscripte, 4 die diffuse (siehe unten) Form, 5 zeigten einen gemischten Typus. 9 waren männlichen, 21 weiblichen Geschlechts. Der jüngste männliche Patient war drei Jahre, der älteste 40. Das Prädilektionsalter war das 20. bis 30. Lebensjahr. Unter den weiblichen Patienten war die jüngste 10 Jahre, die älteste 68 Jahre alt. Bei der circumscripten Form waren die Prädilektionsstellen nach der Häufigkeit geordnet, die folgenden: Die Cubitalgegend, der Nacken, die Kniekehle, die Innenseite der Oberschenkel, die obere Brustgegend, die vordere und äußere Seite der Unterschenkel, die Streckseiten der Unterarme unterhalb der Ellenbogen. Vier von den einundzwanzig Frauen hatten infiltrierte Plaques am Hinterkopf entweder als Fortsetzung von Nackenherden oder als autochthone Hinterhauptsherde. Keiner von den Männern hatte derartige Stellen am Hinterhaupt.

Was die *Symptomatologie* der uns beschäftigenden Affektion anlangt, so ist *das Symptom, das am meisten im Vordergrunde steht, und das den Kranken am meisten quält, das Jucken.* Es gibt wohl kaum eine Hautkrankheit, abgesehen von manchen Fällen von akutem Lichen ruber planus, bei dem das Jucken jedoch nur *vorübergehend* zu sein pflegt, bei der die Patienten derartig von dauerndem Jucken, das sich gelegentlich zu wahren *Paroxysmen* steigert, gequält werden, wie bei der Neurodermitis. Es beherrscht, wie TOUTON ganz treffend bemerkt, bei dieser Dermatose so sehr das ganze Sein des Patienten, daß wir von einem derartigen Kranken auf die Frage nach seinem Befinden immer nur eine Antwort erhalten, die sich auf den Stand des Juckens, nie wie bei anderen Hautkrankheiten, auf den objektiven Befund (z. B. es ist heute röter, es näßt heute mehr) bezieht. In manchen Fällen hören die Juckparoxysmen erst auf, wenn der Kranke sich die betreffenden Stellen wundgekratzt hat. Über Kribbeln, Stechen, Ameisenlaufen, Hitzegefühl und andere Sensationen klagen die Kranken sehr viel seltener. Dieses Jucken geht, wie die französische Schule behauptet, und wie auch andere Autoren, z. B. TOUTON, JADASSOHN usw. bestätigen, in manchen Fällen der Hautveränderung kürzere oder längere Zeit voraus. Auch ich selbst habe Fälle getroffen, in denen die Patienten dies mit großer Bestimmtheit behaupten, anderen wieder, die ich extra befragte, war dieser Umstand nicht aufgefallen. Immerhin scheinen mir die positiven Fälle doch so weit beweiskräftig zu sein, *daß man die Tatsache, daß das Jucken das Primäre, die Hautveränderungen das Sekundäre sind, wohl zum mindesten für manche Fälle als feststehend wird ansehen müssen.*

2. **Abweichungen (Atypien) der Neurodermitis circumscripta.** Von dem eben geschilderten typischen Bilde der Neurodermitis circumscripta finden sich nun, im Verhältnis zur Gesamtzahl der Fälle relativ selten, *Abweichungen,* auf die ich im folgenden eingehen möchte.

JADASSOHN sah im Anfang statt der geschilderten blaßrötlichen, oft nur ganz feinste blasse, fast glitzernde Knötchen, häufig mit polygonalen Rändern in einer unregelmäßigen Gruppe beieinander stehen. Die Haut, auf der diese Knötchen stehen, kann sehr leicht hyperpigmentiert sein, ist aber meist ganz normal. Ferner beschreibt JADASSOHN in einzelnen besonders lange bestehenden Fällen eine Verdichtung und Verdickung der Haut, welche an *Keloide* erinnert. Derselbe Autor beobachtete in einem Falle bei einem 10 jährigen Knaben zentrales narbiges Abheilen (cf. unten POKORNYs Neurodermitis rubra) und unregelmäßig peripheres Fortschreiten in einzelnen sehr derben Knoten. Die letzteren ; waren zum Teil mit Krusten bedeckt und das Bild sah einem tubero-ulcerösen Syphilid ähnlich. Dieser Fall führt hinüber zu denjenigen

Abweichungen von der Norm, die BROCQ und PAUTRIER auf dem Budapester Kongreß 1909 als „*anormale Formen der Lichenifikation*" beschrieben haben. Die beiden Autoren unterscheiden folgende fünf Unterarten.

a) Die hypertrophischen Formen des Lichen Vidal. Sie bilden bis 1 cm hohe abgegrenzte tumorartige Hervorragungen, die durch tiefgehende elephantiastische Infiltrationen bedingt sind. Hierher gehört wohl auch, wenigstens in ihren prägnanteren Formen, die schon erwähnte, von HANS VON HEBRA „*Mycosis flexurarum*" genannte Dermatose, der in der Meinung, es handle sich um eine Pilzerkrankung und weil sie auf schwache Chrysarobindosen zurückging, sie als Mycosis flexurarum bezeichnete, und überhaupt die *verrukösen kleintumorartigen Formen,* die die Neurodermitis bei längerem Bestehen, insbesondere an den Unterschenkeln [1]), aber auch in den Kniekehlen, Ellenbeugen, Achselhöhlen annimmt, und sie dem Lichen ruber verrucosus ähnlich erscheinen läßt. EHRMANN beschreibt an den Genitalien und der Regio genito-cruralis das Vorkommen von bis 2 cm hohen mit steilen Rändern versehenen, durch tiefe Furchen voneinander getrennten Feldern, die zeitweise excoriieren, zeitweise von Schuppenauflagerungen bedeckt sind, intensiv jucken und den Kranken das Leben zur Qual machen. Der gleiche Autor bezeichnet als Neurodermitis verrucosa einen von KERL in der Wiener dermatol. Gesellschaft unter dem Namen Eczema chronicum verrucosum vorgestellten Fall. Ebenso erwähnt KREIBICH als *Neurodermitis verrucosa* einen 60 Jahre alten Mann, der an starkem, die Lokalisation wechselnden Jucken leidet und der außer Lichenifikationen des Fußrückens, Vitiligo des Abdomens und an der linken Genitocruralfalte, bis an den Anus sich erstreckend, *einen etwa* $^{1}/_{2}$ *cm hohen depigmentierten, von einer dicken weißen Epithelschicht bedeckten leicht macerierten, von tiefen Falten durchzogenen Plaque aufwies.* Analoge aber kleinere Plaques saßen auf der anderen Seite.

KREIBICH identifiziert seinen Fall mit einem von RUSCH publizierten, den dieser als „sarkoide Hauttumoren" aufgefaßt hatte: 39 Jahre alter Mann, der 3 Jahre vor seiner Aufnahme Auftreten von weißen Flecken an der Haut des Genitales und 1 Jahr vorher starke juckende Knötchen in beiden Schenkelbeugen bemerkt hatte, zeigte scharf begrenzte bis 2 cm hohe plateauartig erhabene, beständig nässende, von pigmentloser Haut umgebene Tumoren in beiden Genitocruralfalten. In der Umgebung der Herde, aber auch über der Hüft- und in der Unterbauchgegend blaßrote, zerkratzte Knötchen.

Erwähnt sei auch noch WECKERs Mitteilung, die als „atypisch gewucherte Neurodermitis" bezeichnet wird. Der Fall betraf ein $1^{1}/_{2}$ Jahre altes Kind, dessen Neurodermitisherde als *teigige, weiche Polster* imponierten, so daß zuerst an eine *Mycosis fungoides* gedacht wurde. Fast der ganze Körper war befallen.

Sehr charakteristisch sind ferner die Fälle von PAUTRIER und RÖDERER und von BIZZOZERO.

Erstere berichten über eine 70 Jahre alte Frau mit ausgesprochener Lichenifikation der großen und kleinen Labien und der angrenzenden Teile und *einem 11 cm langen, 5 cm breiten, an einzelnen Stellen mehr als 5 mm hohen scharf abgesetzten, von tiefen Furchen durchzogenen, teils rosafarbenen, teils weißen, harten, schmerzlosen Tumor mit warzenförmiger Oberfläche am oberen Teil des Oberschenkels.* Die Haut der angrenzenden Partien weist eine ausgesprochene Lichenifikation mit Vergröberung der Falten und kleinen Knötchen auf, die stark juckten.

Bei BIZZOZERO handelt es sich um einen ebenfalls die Regio genitocruralis einnehmenden runden, 6 cm im Durchmesser haltenden, glatten, von Epidermis bedeckten, trockenen, allmählich aus der Umgebung aufsteigenden Tumor, der von tiefen Furchen durchzogen wird. Diese Furchen schließen Inseln von der Größe von Gersten- bis zu Maiskörnern, von rundlich ovaler, länglicher, unregelmäßiger Form mit glatter oder leicht konvexer Oberfläche ein. Sie sind scharf aneinander abgepaßt und in ihrer ganzen Circumferenz von trockener Epidermis umkleidet. Der Tumor ist begrenzt von einer depigmentierten *lichenifizierten Zone, die allmählich an Stärke abnimmt.* Außerdem zeigt der Patient noch einen circumscripten Herd von *Lichen Vidal* am linken Handgelenk.

---

[1]) Vielleicht sind es die *Anfänge* dieses Krankheitsbildes, die POKORNY unter dem Namen „Neurodermitis rubra" des Unterschenkels beschreibt. Er bezeichnet mit diesem Namen einen in unmittelbarer Umgebung eines Varix beginnenden am Rande serpiginös fortschreitenden im Zentrum unter Pigmentbildung abheilenden chronischen Prozeß, der morphologisch durch lichenifizierte, mit parakeratotischen Schuppen bedeckte, fleischrote. dumpfe Färbung zeigende Infiltrate charakterisiert ist. Das Leiden sitzt meist an der vorderen und lateralen Fläche der Unterschenkel, und verläuft, wenn unbeeinflußt durch therapeutische Maßnahmen, sehr chronisch. Nosologisch steht die Affektion in der Mitte, zwischen Ekzem und Neurodermitis.

BIZZOZERO rechtfertigt die Diagnose seines Falles als Neurodermitis hypertrophica außer durch den histologischen Befund (siehe weiter unten) durch das starke zur Traumatisierung der Haut führende Jucken, die Gegenwart einer *lichenifizierten Zone* zwischen gesunder Haut und der Läsion, also eines Überganges beider Zonen ineinander und schließlich das Vorhandensein *eines typischen Plaques* von *Lichen Vidal* am Handgelenk.

Sehr bemerkenswert ist dann ferner ein von BROCQ beim Budapester Kongreß mitgeteilter, ganz neuerdings von PAUTRIER in seine zusammenfassende Darstellung der „Lichénification hypertrophique ou géante" mit aufgenommene Beobachtung, die Ähnlichkeit mit der WECKERschen hat.

Hier handelte es sich, es war im Jahre 1893, um ein 1 Jahr altes Kind, welches zwei frankstück- bis handtellergroße, über 1 cm hohe rötliche, an der Oberfläche wie durchlöchert von excoriierten und nässenden Bläschen erscheinende Tumoren aufwies, die an einzelnen Stellen mit gelblich bräunlichen Krusten, an anderen mit feinen Schuppen bedeckt oder ganz glatt waren. Der Sitz der zunächst ganz rätselhaften Tumoren waren die oberen Extremitäten, wo besonders die Gegend des Musculus deltoides befallen war, die Außenfläche der Unterarme, Handgelenke, Handrücken, die Oberschenkel, Hüften, Unterbauchgegend und Hals. Man dachte an Arzneiexanthem, Mycosis fungoides; gegen letzteres sprach absolut das Alter des Patienten. An einzelnen Stellen war auch *Lichenifikation* vorhanden, aber dagegen schienen wieder die Tumoren zu sprechen. Auch BESNIER und FOURNIER konnten keine Diagnose stellen. Schließlich ging die Affektion im Laufe von $1^1/_2$ Jahren fast völlig zurück und es blieben nur noch Veränderungen zurück, die den Plaques der *Neurodermitis circumscripta* entsprachen.

JEANSELME und BURNIER beschreiben einen Fall, bei dem der von *lichenifizierter* Haut umgebene 12 cm lange, 5 cm breite Tumor ebenfalls, nachdem an der betreffenden Stelle bereits 20 Jahre ein roter schuppender und stark juckender Hautausschlag bestanden hatte, beiderseits an der Innenseite der Oberschenkel sich entwickelte. Die Verfasser führen dann noch einen Fall an, wo sich ein taubeneigroßer Tumor in der Inguinoscrotalfalte eines 50 Jahre alten Mannes fand.

PAYENNEVILLE und CASTAGNOL fanden bei einem 25 Jahre alten Neger in der Gegend des Knies einen großen Plaque, welcher über die Haut stark erhaben und von Furchen durchsetzt ist und welchen sie, wie auch die beigegebene Photographie bestätigt, als Lichénification géante bezeichnen. Der Beginn der Affektion liegt etwa 10 Jahre zurück, dauernd heftiger Juckreiz. Das Außergewöhnliche bei dem Fall ist der Sitz der Dermatose am *Knie*, während bisher nur Fälle mit Sitz in der Gegend der *Genitalien* beschrieben worden sind und die Tatsache, daß sich außer der eben besprochenen Lokalisation in der Gegend am Ober- und Unterschenkel noch zahlreiche Knötchen entsprechend dem Bilde des *Lichen obtusus* fanden (vgl. den nächsten Abschnitt). An dieser Stelle sei noch einer älteren Beobachtung von DANLOS Erwähnung getan, die dieser als „végétations syphiloids développés sur un eczéma" bezeichnet, die jedoch wohl als Herde von Neurodermitis hypertrophica aufzufassen sind: Ein 53 Jahre alter Mann, der seit 2 Jahren an einem *nässenden Ekzem* in der Genitocruralgegend leidet, bemerkt seit 2 Monaten vegetierende Tumoren an dieser Stelle; rechts bestehen drei Vegetationen, eine am Scrotum, zwei andere an der inneren Schenkelfläche. Sie sind oberflächlich fissuriert, ungestielt und mit macerierter Epidermis bedeckt, die das Rote der Unterlage durchschimmern läßt. Die Umgrenzung ekzematös, nässend. Links die gleiche Vegetation. Auch PAUL GASTOUs Beobachtung: „Pseudoelephantiasis des Scrotums infolge von Lichenifikation" dürfte hierher gehören. Ebenso AJELLOs erst bei der Sektion eines 64 Jahre alten Mannes zur Kognition gekommener Fall (in beiden Schenkelbeugen lokalisierte Riesenlichenifikation).

PAUTRIER betont in seiner oben erwähnten zusammenfassenden Darstellung, daß die Tumoren außer an den genannten Stellen auch in den Achselhöhlen und an der Hüfte vorkommen können und erklärt diese Lokalisation mit der *Feinheit der Haut,* sowie mit deren *loser Beschaffenheit* und der *leichten Verschiebbarkeit* auf der Unterlage an den betreffenden Stellen. Die gleichen Charaktere der Haut bietet auch der *Säugling.* Die Form, die Größe und die Begrenzung der Krankheitsherde ist verschieden: es kommen, wie schon gesagt, tumorartige bis 1 cm hohe und mehr den Falten angepaßte, warzig vegetierende Formen vor, deren Oberfläche entweder von excoriierten und nässenden Bläschen gebildet wird oder mehr trocken und runzlig ist. Sieht man näher zu, so ergibt sich, daß sie aus großen Knötchen zusammengesetzt sind, die von Falten getrennt werden, die manchmal bei den tumorartigen Formen sehr tief sind und ein *cerebriformes* Aussehen der Herde bewirken. Letztere sind meist hart und fest und sitzen auf einer tief infiltrierten Unterlage auf. Bemerkt sei noch, daß JEANSELME und BURNIER hier als Ursache besonders der ad genitalia lokalisierten hypertrophischen Formen bakterielle Invasionen anzunehmen geneigt sind.

b) Die hyperkeratotischen Formen. Mit der von BROCQ und PAUTRIER als *hyperkeratotische Formen der Neurodermitis* bezeichneten Varietät, von ihnen selbst auch „Lichen obtusus corné" resp. „*Lichénification nodulaire circonscrite*" genannt, betreten wir ein besonders schwieriges und nicht ganz geklärtes Gebiet, dessen *Nomenklatur* sowohl als auch *klinische Reichweite* von den verschiedenen Autoren ganz verschieden aufgefaßt wird. BROCQ und PAUTRIER hatten, nachdem sie bereits im Jahre 1908 den Lichen obtusus corné als identisch mit der „Lichénification circonscrit nodulaire" aufgefaßt hatten, im Jahre 1909 auf dem Budapester Kongreß über fünf Fälle dieser Dermatose berichtet, und die übrigens von BROCQ bereits in der Pratique derm. Bd. 3 als wahrscheinlich hingestellte Ansicht verfochten, daß diese Fälle von dem Lichen obtusus vulgaris zu scheiden, aus der Lichen planus-Gruppe herauszunehmen und dem circumscripten „Pruritus avec lichénification" anzureihen seien. In der englischen und amerikanischen Literatur gehen diese Fälle vielfach, entsprechend dem Vorschlag HYDES in dessen Lehrbuch, als Prurigo nodularis, nachdem bereits HARDOWAY lange vor BROCQ unter dem Titel „a case of multiple tumours of the skin acc. by intens. pruritus" eine einschlägige Beobachtung beschrieben hatte. In der deutschen Literatur finden wir die Affektion als Urticaria perstans chronica resp. verrucosa geführt. Hierbei ist jedoch zu betonen, daß viele Autoren die zuletzt erwähnten Namen eben nur als vorläufigen Notbehelf betrachten [1]) und selbst der Ansicht sind, daß das Leiden mit Urticaria eigentlich nichts zu tun habe.

So sagt BAUM in seiner Publikation, daß NEISSER, aus dessen Klinik der Fall stammt, die Affektion mehr zum Lichen ruber gehörig halte (vgl. auch NEISSERs gleichlautende Äußerung zu WALTER PICKs Demonstration in der Breslauer dermatol. Vereinigung vom 24. Februar 1900) als zur Urticaria und BUELER, der neuerdings eine Beobachtung aus der Kieler Klinik mitteilt, will die uns beschäftigende Dermatose unter die Prurigines einreihen, sie also so rubrizieren wie BROCQ und PAUTRIER. Auch HARTMANN rechnet auf Grund seiner beiden Fälle 6 und 7 diese Krankheitsbilder nicht eigentlich zur Urticaria perstans, da er das Entstehen der derben Papeln aus primären Quaddeln bestreitet. Er bezeichnet die Affektion, den starken Juckreiz als primäres Symptom auffassend, als „*chronischen Pruritus mit sekundären, vielleicht durch mechanischen Reiz verursachten papulösen oder verrukösen derben Efflorescenzen*", nähert sich also sehr dem Standpunkte BROCQs. Ähnlich äußert sich neuerdings auch KREIBICH anläßlich eines Falles, den WAGNER als Urticaria perstans verrucosa vorgestellt hatte. KREIBICH will das in Rede stehende Krankheitsbild ebenso wie HÜBNER, der es mit HERXHEIMER als „Tuberosis cutis pruriginosa" bezeichnet, heute so deuten, *daß „ein umschriebener urticarieller Juckreiz durch fortgesetztes Scheuern zur umschriebenen Lichenifikation" führt.* Das gleiche gilt von einer ganz neuerdings erschienenen Arbeit von LEHAR, der das uns beschäftigende Krankheitsbild mit DARIER in die Gruppe der Prurigines einreihen will. Auch BUKOWSKY bezeichnet unsere Dermatose als „Neurodermitis nodularis" und sieht sie als besondere Form der Neurodermitis an. Ebenso unterstreicht PAUTRIER selbst [2]) in drei vor kurzem erschienenen Arbeiten seinen Standpunkt nochmals sehr energisch, insbesondere auch deshalb, weil er die großen Knötchen der „Lichénification circonscrite nodulaire" aus *gewöhnlicher Lichenifikation* hervorgehen sah, weil die *Entwicklung* Jahre dauert, wegen des *Juckens*, wegen der *Abwesenheit* von Veränderungen, die dem *Lichen planus* zugehören und wegen des *histologischen* Befundes.

---

[1]) Vgl. dagegen HIRSCH-BUCK, die zwar auch dieser Ansicht sind, aber die Bezeichnung als Urticaria perstans verrucosa doch beibehalten wollen, weil sie einmal eingeführt ist.

[2]) PAUTRIER geht sogar so weit, daß er auch die Möglichkeit des Auftretens einer „sekundären Lichenifikation" — also z. B. bei Lichen planus oder Ekzem — in Form einer Lich. nod. circonscrite nicht ausschließt. Das könne besonders an den unteren Extremitäten vorkommen.

Das klinische Bild dieser Dermatose ist folgendes: große, halbkugelige, abgerundete, scharf begrenzte Efflorescenzen von Erbsen- bis Kirschkerngröße, ja sogar bis Haselnußgröße. Sie ragen 5—15 mm über die gesunde Haut hervor und ihre Oberfläche bildet eine Kuppel. Im allgemeinen ist die Zahl der großen Knötchen bei den Kranken nicht groß, jedoch kommen auch in einzelnen Ausnahmefällen sehr zahlreiche vor. Sie sind voneinander vielfach durch scheinbar gesunde Haut getrennt, ihre Oberfläche ist gerötet, bedeckt mit trockenen, graugefärbten Schuppen, welche ihnen ein körniges Aussehen geben oder mit Blutkrüstchen, einer Folge des Kratzens. Meist sind nur die Arme und Beine befallen und nur in exzeptionellen Fällen der übrige Körper. In einem der erwähnten jüngst von PAUTRIER geschilderten Fälle, der bereits 23 Jahre bestand, war das Gesicht frisch ergriffen und zeigte an Nase und Mund stecknadelkopfgroße und etwas größere rosarote bis ins rußbraune spielende Knötchen von harter Konsistenz, runzlig anzufühlen, umgeben von *angedeuteter Lichenifikation*. Und auch bei dem zweiten Fall fand sich in der Umgebung mehrerer dieser Knötchen *gewöhnliche Lichenifikation* der Haut. Dabei bestand Defluvium supercilii infolge des starken Kratzens.

Zwei einschlägige Fälle von Neurodermitis nodulosa (großknotige Form der Neurodermitis BROCQ) beschreibt FABRY. Den einen von beiden hatte er bereits 20 Jahre vorher als „Urticaria chronica perstans papulosa" publiziert und berichtigt in der vorliegenden Mitteilung seine damals gestellte Diagnose unter Beifügung einer neuen sehr typischen Beobachtung. *Beide Fälle zeigten außer den in Rede stehenden Knoten die typischen Veränderungen der Lichenifikation in hohem Grade. Auch* BROCQ *betont in seinem Artikel Lichen ausdrücklich, daß in einem Falle die Knötchen im Beginn ein lichenoides Aussehen zeigten.* Und PAUTRIER spricht in einem anderen Falle von „Andeutung von Lichenifikation". Besonders bemerkenswert sind in dieser Richtung zwei von PAYENNEVILLE in Rouen beobachtete Fälle, von denen bei dem *einen die zwischen den erkrankten Stellen gelegenen Hautstellen verdickt, gerötet, lichenifiziert und leicht pigmentiert waren.* PAYENNEVILLEs Fälle sind auch insofern interessant, als seine beiden Kranken, Mutter und Tochter, 43 resp. 18 Jahre alt waren, und bei beiden das Symptom des monatelang dem Ausbruch der Symptome vorangehenden Juckens besonders stark ausgeprägt war.

Was die Fälle von *Urticaria perstans chron.* und *verrucosa* betrifft, so werden sie vielfach, obwohl die Berechtigung dazu im einzelnen Falle nicht immer mit Sicherheit festzustellen sein wird, der *hyperkeratotischen Form* des *Lichen Vidal* zugezählt.

Es sind das zwei Fälle von KREIBICH: 45 Jahre alte Patientin mit 30—40 halbkugeligen, derben, blaßroten bis schmutzig-gelben, rauhen, schuppenden, zum Teil zerkratzten und borkig belegten Knoten an den oberen, etwa 25 warzenartig zerklüfteten ebensolchen Gebilden an den unteren Extremitäten. Ferner 32 Jahre alte Patientin, deren obere Extremitäten etwa 30 warzenartig auf der Oberfläche aufgerauhte, wachsgelbe oder rötlichbraune Knoten aufwiesen, deren untere Extremitäten an den Fußrücken und Streckseiten die gleichen, etwas größeren, zum Teil mit warzenartiger Verdickung der Hautschicht versehenen Gebilde erkennen ließen. Ferner ein Fall von FASAL (seit 20 Jahren heftiges Jucken und an den Extremitäten zahlreiche, zum Teil zerkratzte Knötchen von Erbsen- bis Haselnußgröße und gelbbrauner bis braunroter Farbe, tumorartig hervortretend, oberflächlich rauh, vereinzelt zeigen sie einen roten Hof). Außerdem sind noch hierher zu rechnen die Beobachtungen von ROBERTI und FRED WEIDMANN, sowie ULLMANNs Fall, bei dem allerdings aus der Schilderung (symmetrisch rings um die beiden Brustwarzen ein umschriebener, stark geschwellter, ekzemähnlicher, juckender Plaque. Ganz ähnliche finden sich beiderseits über den Wangen wie auch an der Nase. Sonst nirgends eine Hautveränderung. Prominentes Jucken, das seit $2^1/_2$ Jahren lediglich an den veränderten Hautpartien den Patienten plagt) nicht ganz klar hervorgeht, warum ULLMANN den Fall statt der einfachen Neurodermitis gerade dieser Modifikation derselben zuzählt. Kompliziert wird dieser Fall noch dadurch, daß in der Diskussion EHRMANN bemerkte, daß derselbe Patient mehrere Jahre bei ihm wegen bohnengroßer um die Mamillen angeordneter Knoten, die er neben seiner Neurodermitis hatte, in Behandlung war. Diese Knoten wurden zum Teil exstirpiert, zum Teil gingen sie unter Röntgen zurück, und hatten histologisch die Struktur des BOECKschen Sarkoids. Der Fall ist also nicht ganz eindeutig geklärt. Auch eine Beobachtung von FREEMANN und eine von HAUSER seien hier nur eben erwähnt. Ebenso von RASCH, von

SCHAMBERG und HIRSCHLER, von CHARLES I. WHITE, von NETHERTON und ganz neuerdings — aus der HERXHEIMERschen Klinik — von BRIEL.

Einen besonderen Standpunkt nimmt auch hier wieder entsprechend der sehr reservierten Stellung, die er (siehe oben) der Neurodermitis gegenüber betont, UNNA (l. c.) ein. Er läßt durch AHRENS einen Fall von *Prurigo nodularis* aus seiner Klinik mitteilen, den er als Eczema verruco-callosum nodulare bezeichnet.

AHRENS erklärt die verrukösen Stellen so, daß an einzelnen zerstreuten Punkten des allgemeinen Ekzems eine Schwellung des Papillarkörpers auftritt, durch welche an diesen Stellen die Hypertrophie der Oberhaut zum Teil wieder aufgehoben wird und die sogar bis zu einer Bläschenbildung in der Oberhaut führen kann. Diese Stellen bilden das Zentrum der klinisch als Verrukosität imponierenden Herde.

Alle diese als *Urticaria perstans verrucosa* resp. *chronica,* zum Teil auch mit anderen Namen (Prurigo nodularis, *Lichen obtusus corneus*) in der Literatur bezeichneten Dermatosen, *entbehren, so verlockend es auch erscheinen mag, sie aus dem ganz unklaren Gebiete der Urticaria chronica herauszunehmen, und sie der Neurodermitis einzureihen, meines Erachtens, wenn man die Krankengeschichten durchliest, sehr häufig des einen Momentes, das doch für die Beurteilung der Affektion als Neurodermitis absolut maßgebend sein und bleiben sollte, nämlich der Lichenifikation.* Ich habe diejenigen Autoren, die eine Lichenifikation bei ihren Fällen gefunden haben und das auch ausdrücklich betonen — zu ihnen gesellt sich noch BURNIER und REJSAK —, oben zusammengestellt: es sind das relativ wenige im Vergleich zu denen, die dieses *Moment nicht besonders hervorheben,* sondern, wie ich das oben bei der klinischen Schilderung auch betonte, vielfach sogar darauf hinweisen, daß die Haut zwischen den einzelnen Efflorescenzen *keine oder nur geringe Veränderungen zeige.*

Das ist auch ERICH HOFFMANN aufgefallen und er läßt in einer Inauguraldissertation von MARTHA MEYER ausdrücklich erklären: „Zu der Neurodermitis darf diese Affektion — die Prurigo nodularis — nicht gerechnet werden, da die Gelenkbeugen und sonstigen Prädilektionsstellen der Neurodermitis verschont sind und flächenhafte lichenifizierte Scheiben entweder fehlen oder nur durch heftiges Reiben und Kratzen vorgetäuscht werden. Die eigenartige umschriebene Knotenbildung, die Aufschwellbarkeit, das jahrelange Persistieren sowie der charakteristische histologische Befund — tief gelegene, scharf begrenzte Lymphoidzellenherde — geben dieser Krankheit ein eigenes Gepräge, durch das sie sich sowohl von den gewöhnlichen chronischen und persistierenden Urticariaformen, als auch von der Neurodermitis unterscheiden. Als Name für diese seltene Krankheit empfiehlt sich entweder die Bezeichnung *„Prurigo nodularis"* oder — in Anlehnung an deutsche Autoren — *Urticaria perstans nodulosa,* während für die von KREIBICH und anderen beschriebenen Fälle *chronischer und bleibende Knötchen hinterlassender Nesselsucht die Benennung Urticaria perstans papulosa oder verrucosa* beibehalten werden kann."

Ob die zuletzt von HOFFMANN vorgeschlagene Trennung wirklich zu Recht besteht, möchte ich undiskutiert lassen, weil sie meinem Thema fern liegt. Ich möchte nur betonen, daß HOFFMANNs Ansicht, diese Fälle nicht so ohne weiteres der Neurodermitis anzugliedern, durchaus nicht ganz von der Hand zu weisen ist. Man wird bei weiteren Beobachtungen dieser ja sehr seltenen Fälle darauf achten müssen, ob sie wirklich, wie das FABRY, BROCQ, PAUTRIER und einige andere gesehen haben, außer den tumorartigen Gebilden, *sei es im Beginn, sei es im Verlaufe der Krankheit, noch Zeichen der Lichenifikation zeigen oder nicht, und ob diese Lichenifikation primär ist oder erst als eine Folge des durch die Urticaria chronica ausgelösten Juckens bezeichnet werden muß.* Hier liegt entschieden ein etwas schwacher Punkt der Beweisführung von BROCQ und seiner Schule insofern vor, als offenbar die Lichenifikation bei diesen Fällen, auch wenn sie vorhanden ist, nur selten so stark ausgebildet sein dürfte, wie z. B. bei FABRYs Fällen. Wir finden häufig in den epikritischen Berichten der französischen Autoren die Bemerkung, die Lichénification nod. circonscrite könne kein Lichen planus sein, weil man außer den in Rede stehenden Tumoren keine Lichen planus-

Knötchen findet. Ich meine demgegenüber, daß man in vielen Fällen, in denen das lichenoide „neurodermitische" Moment nicht so sehr betont ist, mit demselben Recht sagen könnte, daß auch ihre Zugehörigkeit zum Lichen Vidal auszuschließen sei, *weil sich typische Lichen Vidal-Knötchen nicht finden*. Und auch in den Fällen, bei denen von den französischen Autoren das Vorhandensein von Lichenifikation zwischen den erkrankten Stellen mit besonderer Betonung erwähnt wird, kann man meines Erachtens immer den Einwand machen, daß diese Lichenifikationen nicht *primär* vorhanden waren, sondern sekundär durch das sehr starke von den Tumoren ausgelöste Jucken *an diesen und in ihrer nächsten Umgebung* entstanden seien.

Die ganze Frage ist also meines Erachtens sicherlich nicht so geklärt, wie man das von seiten Brocqs und seiner Schule (Pautrier) anzunehmen scheint, obgleich, wie ich zugeben muß, manches für Brocqs Anschauung spricht. Vor allem wird man die oben erwähnte Beobachtung von Payenneville und Castagnol (gemeinsames Vorkommen von Lichen obtusus und der Lichénification géante) in diesem Sinne bewerten können, ebenso den unten von mir mitgeteilten Fall von gleichzeitigem Bestehen diffuser Lichenifikation des Gesichtes und Lich. nod. circonscrite daselbst[1]) (eigene Beobachtung).

c) Diffuse Lichenifikation des Gesichts. Als dritte anormale Form der Lichenifikation bezeichnen Brocq und Pautrier die „*diffuse Lichenifikation des Gesichtes*". Sie schildern die Haut als trocken, gerötet, verdickt, von quadratisch angeordneten Furchen durchzogen, infolge des Fehlens der normalen Zartheit der allgemeinen Decke nimmt das Gesicht einen *maskenartigen* Ausdruck an. Derartige Beobachtungen sind in Deutschland insbesondere von E. Hoffmann publiziert worden, der drei Fälle beschreibt, bei denen allerdings, wie es scheint, die chronische Infiltration nicht so außerordentlich stark im Vordergrunde stand als bei denen, die Brocq und Pautrier im Auge hatten[2]).

Hoffmann beschreibt die Neurodermitis faciei als ungemein hartnäckige und anfallsweise äußerst heftig juckende Krankheit, bei der, wie ja bei der Neurodermitis überhaupt, der Pruritus dem Auftreten der Hauterscheinungen einige Zeit vorausgeht. Die graurötliche bis bräunliche matte glanzlose Beschaffenheit der Haut, die chagrinartige Felderung im Zentrum, die grauen, glanzlosen polygonal begrenzten den Hautfeldern sich anschließenden Lichenknötchen in der peripheren Zone, die geringen dünnen festhaftenden Schüppchen, das Fehlen deutlicher Bläschen und meist auch des Nässens charakterisieren das Krankheitsbild im Verein mit den Juckkrisen genügend. Objektiv ist der intensive Pruritus an dem *Abgekratztsein der Augenbrauen,* das ein wichtiges Zeichen darstellt, nicht selten zu erkennen. Bei Hoffmanns drittem Fall ist die Beteiligung des Lippenrotes und der Conjunctiven, also das Mitbefallensein der Schleimhäute, bemerkenswert, ebenso von urticariaähnlichen Knötchen und ödematösen Schwellungen, ähnlich den von Ehrmann erwähnten Bildungen. Alle Fälle von Hoffmann hatten übrigens auch an anderen Körperteilen Herde von Lichen Vidal, wenn diese auch im Verhältnis zu den das klinische Bild beherrschenden Vorgängen im Gesicht sehr in den Hintergrund traten. Hoffmann faßt seine Erfahrungen über die Neurodermitis faciei dahin zusammen, daß er drei Formen unterscheidet:

1. eine umschriebene, z. B. auf Stirn, Nase oder Wangen beschränkte,

2. eine diffuse Affektion vom gewöhnlichen lichenoiden Typus und

3. eine diffuse Erkrankung, bei der neben den lichenoiden Papeln und der chagrinartigen Felderung Urticariaquaddeln und umschriebene Ödeme vom Charakter des Quinckeschen zeitweise das Krankheitsbild verändern.

Ehrmann erwähnt auf dem Hamburger Kongreß, daß durch die begleitende Seborrhöe bei allen Fällen, wo bei universeller oder lokalisierter Neurodermitis Kopf und Gesicht miterkrankt ist, die Formen hier ein hypertrophisches Aussehen annehmen und das Bild der *Leontiasis* wie bei Lepra zeigen. In sehr charakteristischer Weise schildert im Jahre 1901 Scholz auf dem Breslauer Kongreß das uns beschäftigende Krankheitsbild unter Bei-

---

[1]) Auch Bizzozeros unten erwähnte gleichliegende Publikation gehört hierher.

[2]) Auch ich selbst sah in letzter Zeit 2 Fälle, bei denen das Infiltrat relativ schwach ausgebildet war.

fügung einer guten Photographie. Der betreffende Patient zeigte neben einer ausgebreiteten Neurodermitis des gesamten Körpers eine diffuse Verdickung der Haut und Bildung derber prominierender, zum Teil geradezu *tumorähnlicher Infiltrate*. Die gröberen Hautfalten erscheinen dadurch als mehr oder weniger tiefe Furchen und das ganze Gesicht gleicht in hohem Grade der *Facies leontina* der Leprösen. Auch an Mycosis fungoides erinnern diese Infiltrate teilweise. Auch Brünauer beschreibt einen hierher gehörigen, allerdings nicht sehr charakteristischen Fall.

Sehr prägnant ist dagegen die von Bizzozero publizierte Beobachtung: 69 Jahre alter Mann, bei dem die Krankheit vor 18 Jahren mit sehr heftigem Jucken auf Stirn, Hals und Gesicht begann. Einige Monate nach Beginn des Juckens wurde die Haut dick und bedeckte sich mit Knötchen. Die *Gesichtshaut* des *Kranken* ist trocken, die *Farbe* etwas dunkler als normal. Die *Oberfläche* leicht *schuppend, infiltriert,* von tiefen *Furchen (Stirn zeigt vier*

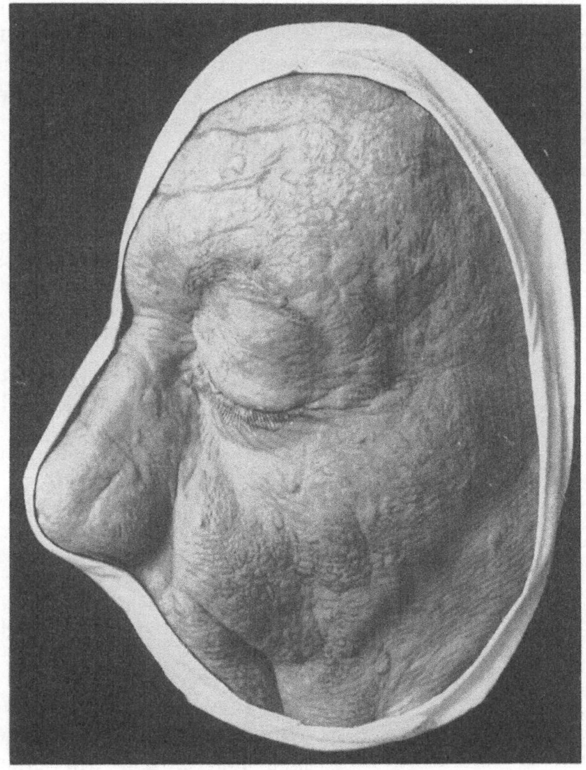

Abb. 6. Fall von „diffuser Lichenifikation" des Gesichtes, kombiniert mit „Lichénification nodulaire circonscrite". (Nach einer Moulage der Breslauer Hautklinik, Geh. Rat Jadassohn.)

vertikale, fünf transversale) durchzogen, die sich kreuzen und *unregelmäßig rechtwinklige Zonen begrenzen. Leichte Lichenifikation der Haut. Drohendes Aussehen des Patienten und maskenartig unbewegliches Gesicht.* Dieser Fall hat noch eine Besonderheit insofern, als auf der soeben geschilderten in charakteristischer Weise veränderten Haut noch halbkugelige, leicht *hyperkeratotische, harte, warzenartige, erbsen- bis haselnußgroße Tumoren sitzen.* Die Augenbrauen sind infolge des Kratzens teilweise usuriert. Die Wangen sind weniger stark mitgenommen als die Stirn, der Hals zeigt die Zeichen der gewöhnlichen Lichenifikation.

Es handelt sich hier also (vgl. auch die Abb. 6) um eine Mischform zweier Formen der atypischen Lichenifikationen, *nämlich der diffusen Lichenifikation des Gesichts und der „Lichénification circonscrite nodulaire".* Einen ganz ähnlichen Fall konnte auch ich jüngst beobachten.

Frau K., 40 Jahre alt, *Anamnese.* Seit fast 20 Jahren häufiges Sodbrennen, besonders nach Gewürzen, Hülsenfrüchten usw. Beginn der Hauteruptionen vor 8 Jahren am Hals, über dem Sternalansatz beginnend, dann in den Ellenbeugen und Kniekehlen,

zuletzt im Gesicht, hier am hartnäckigsten bestehen bleibend und am häufigsten wieder-
kehrend, öfters auch Herde an den Seitenflächen des Halses und den Beinen. Juckreiz
stets sehr lebhaft, meist schon der Entstehung des Krankheitsherdes vorausgehend, auf der
Höhe zu paroxysmalen Anfällen führend. 1918/19 angeblich mehrfach Spuren von Zucker
im Urin.

Status. Neben ausgedehnten pruriginösen Hautveränderungen der Extremitäten
und starker Infiltration daselbst befinden sich an den Seitenflächen des Halses typische
Lichen Vidal-Herde. Das Gesicht zeigt *Leontiasis, man sieht ferner noch deutlich auf
beiden Wangen und der Stirn die lichenoiden Veränderungen und auf der letzteren 4—5
prominente, warzige, erbsengroße* Knötchen: Hyperkeratotische Formen.

Die beiden letzten Fälle würden — wie schon bemerkt — im Sinne
meiner oben beim Lichen obtusus corné angeführten Auseinandersetzung
durch das Zusammenvorkommen von gewöhnlichem Lichen Vidal und hyperkeratotischen Formen für die Richtig-
keit der BROCQschen Ansicht betreffend
Subsumierung der „Lichénification circonscrite nod." unter die Neurodermitis
sprechen.

Ein zweiter von mir beobachteter Fall
von diffuser Lichenifikation des Gesichts sei
ebenfalls noch kurz mitgeteilt (s. Abb. 7).
Frau B. — es handelt sich tatsächlich um eine
Frau, nicht wie man nach dem Bilde denken
könnte, um einen Mann —, 43 Jahre alt.
Anamnese. Vor fünf Jahren lange Zeit Magen-
krämpfe nach dem Essen. Seitdem frei. Ge-
sichtsausschlag seit April 1918. Damals auch
Ausschlag am Halse. Starker Juckreiz, Gesicht
fast ununterbrochen krank, der Ausschlag
führte schließlich zu der jetzt bestehenden
Entstellung.

Status: Ausgeprägte Neurodermitis des
Gesichts, das sehr stark infiltriert und gerötet
und zerkratzt ist, sehr ausgeprägte Facies
leontina mit deutlichen Runzeln (s. Abb. 7).
Außer dem Gesicht zeigt nur die linke Seiten-
flache des Halses nahe der Schlüsselbeingrube
Lichenifikation und Kratzeffekte, rechte Hals-
seite nur ganz spärlich.

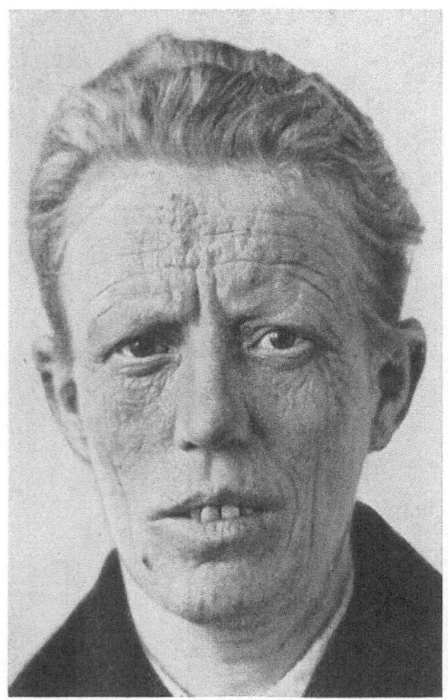

Abb. 7. Fall von „diffuser Lichenifikation"
des Gesichtes mit sehr ausgesprochener
Facies leonina (Faltenbildung).

*d) Lichenifikation des behaarten
Kopfes.* Die Veränderungen entwickeln
sich fast immer auf einer bereits bestehenden Dermatose (Pityriasis simplex,
Parakeratosis psoriasiformis) — ähnlich hebt auch, wie bereits bei den diffusen
Lichenifikationen des Gesichts bemerkt, EHRMANN hervor, daß die Seborrhoea
sicca als auslösendes Moment bei der Neurodermitis des behaarten Kopfes sich
darstellt —, sitzen hauptsächlich hinter den Ohren, nach dem Nacken zu und
sind charakterisiert durch eine *erhebliche Verdickung* der Haut, welche eine
*dunkelrote Farbe annimmt, mit feinen und anhaftenden Schuppen besetzt ist und
zu Juckparoxysmen Veranlassung gibt* (BROCQ und PAUTRIER). Mildere Formen
dieser Erkrankungsart gehören, wie bereits oben hervorgehoben, zu den gewöhnlichsten Lokalisationen der Neurodermitis. Auch EHRMANN erwähnt
letztere besonders bei Frauen gern vorkommende, seines Erachtens durch das
Hochbürsten und Kämmen der Haare mitbedingte Form des Lichen Vidal,
die etwa an der Nackenhaargrenze in der Mittellinie da sich häufig entwickelt,
wo ein Naevus teleangiectaticus vorhanden ist (HERXHEIMER).

Hochgradige Formen, wie sie dem oben von BROCQ und PAUTRIER
beschriebenen Falle entsprechen, scheinen sehr selten zu sein. In der

Literatur finden wir, soweit ich sehe, so gut wie nichts über diese ganze Varietät erwähnt[1]).

KREIBICH beschreibt als „Neurodermitis decalvans" eine 27 Jahre alte Frau mit postscabiösem Ausschlag pruriginösen Charakters an Unter- und Oberschenkeln, Achselfalten, Ellenbogen, Nacken und Kopfhaut, Stirn-Haargrenze. Es handelt sich um Prurigoknötchen und Lichen urticatus-Efflorescenzen ähnelnde Elemente, die vielfach zu Herden konfluieren. Die Efflorescenzen haben keine Beziehungen zum Follikularapparat. Dieser ist frei von oberflächlichen Abscessen. An der Kopfhaut ist im Bereich dieser entzündlichen Veränderungen *Haarausfall* zu verfolgen, der an den ältesten Stellen über dem Scheitel zu zwei Handteller großer Alopecie mit vollständigem Haarverlust geführt hat. Die Haut daselbst ist glänzend, gespannt, verdünnt, doch ohne follikuläre oder flachsuperfizielle Narben. An den Unterschenkeln etwas *Lichenifikation*. KREIBICH deutet den *Symptomenkomplex als Neurodermitis im weitesten Sinne, gewissermaßen als atypische Prurigo und wirft hierbei die Frage auf, ob die dauernde Alopecie eine Folge der Neurodermitis sein könne.*

KREIBICHs Fall weicht, wie man sieht, in mancher Beziehung von der oben mitgeteilten Beobachtung BROCQs und PAUTRIERs ab. Vor allem ist zu betonen, daß meines Erachtens es nicht ganz sicher ist, ob er überhaupt zur echten Neurodermitis gehört. Wenn es der Fall ist, so müssen wir ihn wohl eher der „Neurodermitis generalisata" zurechnen, als der bisher von uns behandelten „circumscripten Form". Subsumieren wir ihn der Neurodermitis, so müssen wir wohl mit KREIBICH annehmen, daß hier ein weitergehendes Stadium des neurodermitischen Prozesses vorliegt, ein Stadium, das infolge der entzündlichen Infiltration, der konsekutiven Verdichtung des Bindegewebes, des dauernd ödematösen Zustandes, der pruriginösen Cutisknötchen, eine so bedeutende Schädigung der Haarpapillen bedingt hat, daß der Haarbesatz zu temporärem oder dauerndem Schwunde gelangt. Eine Andeutung derartigen circumscripten Haarverlustes sieht man öfter bei Furunkeln und Folliculitiden des behaarten Kopfes: hier findet sich um den erkrankten Haarbezirk in etwa 1 cm Breite ein Haarausfall, der noch lange nach Abklingen des ursprünglich vorhandenen pathologischen Prozesses (Furunkel) anhalten kann. Auch hier muß man eine, vielleicht toxisch bedingte Schädigung der Haarfollikel in der Umgebung des erkrankten Bezirkes annehmen.

Eine weitere Form eines besonders gearteten Ausganges der Lichenifikation des behaarten Kopfes verdanken wir NOBL-Wien.

Er berichtet über vier Fälle. Bei allen vier hatten die flächenhaft aggregierten Knötchenbestände typischer Neurodermitis-Plaques meist in behaarte Regionen — bei drei von den vier Fällen handelt es sich um den behaarten Kopf, auf den die Krankheit vom Nacken aus übergegangen war — übergegriffen und zur Bildung bis handtellergroßer Scheiben geführt. Verfasser verlor nach längerer Beobachtung die Kranken mit noch voll entwickeltem hyperplastischem pruriginösem Prozeß ohne Störungen des Follikularapparates aus den Augen. Als die Frauen nach zwei bis vier Jahren wiederkamen, wiesen sie im Erscheinungsbereich der früher bestandenen lichenifizierten schwieligen Scheiben weiche geschmeidige *kahle* Stellen auf, die in keiner Weise von den Typen der *Alopecia areata* abwichen. Sie waren des gesamten Haarbesitzes verlustig, glatt, mit gut erhaltener Follikularstruktur, mäßiger Depigmentation, ohne sonstige Rarefizierung. In zwei *der Fälle, bei welchen die Alopecie nach Angabe der Patientinnen schon längere Zeit bestanden hatte, kam es während einer mehrmonatlichen Beobachtung zum Nachwuchs normal gefärbter Haare.* Die anderen Kranken blieben nach einiger Zeit aus. Über die Rückbildung der Neurodermitis war nur soviel in Erfahrung zu bringen, daß mit allmählich nachlassendem Juckgefühl die Plaques flacher und weicher wurden, um schließlich ohne Schuppen und Rötung gänzlich zu schwinden. Von diesem Abklingen der Lichenscheibe und Einzelefflorescenzen bis zum Auftreten der umgrenzten Alopecie war ein langer verschieden bewerteter Zeitraum verstrichen. NOBL ist geneigt, als Ursache des Haarausfalls eine trophoneurotische Störung anzunehmen, die ja bei der neurogenen Natur des Vorläufers des Haarschwundes, der Neurodermie — NOBL ist Anhänger der nervösen Theorie als Ursache der Neurodermitis — von Haus aus gegeben war. Man wird NOBL in dieser Auffassung recht geben müssen, *falls man nicht, wie ich hier nur ganz bescheiden andeuten möchte, den Haarausfall einer Röntgenbehandlung,*

---

[1]) Neuerdings betont STILLIANS (1926) die Häufigkeit des „Lichen simplex of the scalp". (Anm. bei der Korrektur.)

die hinter dem Rücken von NOBL *stattfand, die Affektion zum Rückgang brachte, und die dann durch ihren Folgezustand, nämlich den Haarausfall, die betreffenden untreu gewordenen Patienten wieder zu* NOBL *zurückführte, zuschreiben möchte.* Liegt eine solche Ursache, die vieles in der rätselhaften und bisher nicht beobachteten Kasuistik der NOBLschen Fälle erklären würde, nicht vor, so sind natürlich die NOBLschen Beobachtungen sehr interessant und wichtig.

e) Lichenifikation der Volae manus. Als letzte atypische Varietät der „*Lichénification circonscrite*" sei schließlich noch die Lichenifikation der Hohlhände erwähnt, welche der Keratodermie ähnelt und sich durch eine Verdickung der Epidermis kennzeichnet, die von grauer Farbe und horniger Beschaffenheit ist und sehr fest anhaftende Schuppen aufweist. Manchmal finden sich auch Fissuren im Gewebe. Diese Fälle sind natürlich, wenn sie als einziges Symptom der Lichenifikation vorhanden sind, wegen ihrer Ähnlichkeit mit den tylotiformen, rhagadiformen Ekzemen überhaupt nicht zu diagnostizieren oder doch wenigstens nur vermutungsweise — durch das sehr starke Jucken — als solche zu rubrizieren. Mit Sicherheit wird man die Diagnose nur stellen können, wenn noch andere Lokalisationen der Neurodermitis am Körper sichtbar sind.

Außer diesen fünf bereits von BROCQ und PAUTRIER besprochenen Atypien seien noch folgende erwähnt.

f) Neurodermitis unter dem Bilde des Lichen ruber monileformis. Eine bisher einzig dastehende atypische Form der Neurodermitis sei hier noch kurz erwähnt: es ist das eine dem Lichen ruber monileformis klinisch fast gleichende Varietät. HERXHEIMER stellte im Jahre 1908 auf dem 10. Kongreß der Deutschen dermatol. Gesellschaft einen 30 Jahre alten Patienten vor, der auf der Oberschenkelinnenfläche eine größere Reihe von vielfach anastomosierenden im allgemeinen parallel verlaufenden Knotenstreifen von mattroter Farbe, umgeben von einzelnen, wachsartig glänzenden hellroten, zum Teil gedellten rundlichen oder polygonalen Knötchen oder Knötchengruppen aufwies. Die Knötchenstreifen waren meist länger als der halbe Oberschenkel, mit Schüppchen oder mit Krusten bedeckt, an manchen Stellen auch excoriiert. HERXHEIMER dachte zunächst wegen der peripheren sehr an Lichen planus erinnernden Knötchen an Lichen ruber monileformis, worin ihn der Rückgang der Affektion auf interne Arsendarreichung noch bestärkte. Allerdings paßte die Affektion nicht ganz zum Bilde des Lichen ruber monileformis KAPOSIS, es fehlte vor allem das allmähliche Anwachsen der Planuseffloreszenzen, sowie die sepiabraune Pigmentation, auch war von einer Septierung keine Rede. Aber die oben genannte Diagnose schien ihm doch am wahrscheinlichsten. HERXHEIMER läßt nun neuerdings durch A. STERNBERG diesen Fall nochmals zur Diskussion stellen und betont, daß, nachdem er Gelegenheit hatte, das histologische Bild des Falles zu untersuchen (Verdickung der Hornschicht, Parakeratose, Papillen und Retezapfen verbreitert und verstrichen, das ganze Rete zeigte vereinzelt einwandernde Leukocyten, reichlich Mastzellen sowie einzelne Plasmazellen. Außerdem fiel eine Gefäßerweiterung in den Papillen mit lymphocytärer Infiltration um die Gefäße und Schweißdrüsen, sowie Erweiterung der Lymphbahnen auf), er von seiner ursprünglichen Diagnose zurückgekommen sei und den Fall jetzt zur *Neurodermitis* rechne. Dafür spreche auch der Juckreiz und der geringe Dauererfolg der Arsentherapie.

g) Neurodermitis follicularis acuminata. Unter diesem Titel publiziert GERTRUD WOLFF — ebenfalls aus der HERXHEIMERschen Klinik — eine Affektion bei einer 32 Jahre alten Dame, deren Ausbreitung etwa der des Korsetts bei ziemlich ausgesprochener Symmetrie der Effloreszenzen entspricht.

Die Haut ist flächenhaft infiltriert glänzend, leicht braun pigmentiert und die Oberhautfelderung vergröbert. Aus der Fläche ragen dichtgedrängte stecknadelkopfgroße, glänzende, gelbrötliche, *follikuläre derbe spitzige*, mit weißen Hornschüppchen gekrönte Papelchen, die sich beim Darüberstreichen rauh wie ein *Reibeisen* anfühlen. Die Intensität der Affektion nimmt von oben nach unten zu. An einzelnen Stellen Nässen, an anderen Papeln und Bläschen, die teils zu größeren Blasen konfluiert sind (Unterarme). An den befallenen Stellen überall Kratzexcoriationen. Heilung resp. sehr erhebliche Besserung unter Teerbehandlung.

Der Fall steht bisher in der Literatur einzig da. Die Verfasserin glaubt, daß er der FOX-FORDYCEschen Krankheit (siehe unten) sehr nahe kommt. Im

Blut Lymphocytose. Histologischen Befund siehe unten. Man wird, ehe man definitiv zu der Frage, ob hier wirklich eine neue Varietät der Neurodermitis — ähnlich wie es neben dem Lichen planus den Lichen acuminatus als seltenere Abart gibt — existiert, Stellung nimmt, weiteres kasuistisches Material abwarten müssen.

h) Kombinationen der Neurodermitis mit anderen Dermatosen. Von weiteren Abnormitäten des Verlaufes der Neurodermitis käme dann noch deren Kombination mit anderen Krankheiten in Betracht. Hier kommt vor allem die sehr häufige **Kombination mit Ekzem** vor, sei es, daß sich ein solches bei dazu disponierten Individuen sekundär lichenifiziert, sei es, daß ein Lichen Vidal-Plaque sich nachträglich ekzematisiert und zu nässen beginnt. Allerdings ist diese Neigung der Lichenifikation zur Aufpfropfung von Ekzemen auffallend gering, wenn man demgegenüber in Betracht zieht, wie stark in manchen Fällen der Juckreiz ist und wie sehr eigentlich solche heftig gekratzten Stellen zum Ekzem disponiert sein *müßten.* Es scheint hier doch wohl eine gewisse mangelnde Disposition zum Zusammenvorkommen mit Ekzem vorhanden zu sein, wie ja auch histologisch (siehe unten) eine Neigung zur Bläschenbildung bei der Neurodermitis vollkommen fehlt. Das hindert aber nicht, daß man in manchen *sehr lange bestehenden und unzweckmäßig behandelten Fällen von Neurodermitis, besonders an den unteren Extremitäten,* wo noch durch Varicenbildung der Juckreiz besonders stark zur Geltung kommt, so hochgradig ekzematisierte Fälle zu Gesicht bekommt, daß es schwierig ist, den ursprünglich vorhandenen Prozeß zu erkennen und die Diagnose richtig zu stellen. *Relativ gering* ist auch die Neigung der Neurodermitis zu sekundärer *Pyodermiebildung* und man ist manchmal recht erstaunt, trotz der beweglichen Klagen der Patienten, daß das Jucken so sehr heftig sei, die Haut relativ frei von Furunculose und Impetigo zu sehen. Es liegt dies wohl an der derben Infiltration und der verhältnismäßig großen Trockenheit der Haut, die der Ansiedlung der Mikroorganismen keinen günstigen Nährboden bietet.

Sehr bemerkenswert und praktisch wichtig ist dann ferner das hin und wieder beobachtete gemeinsame Vorkommen von *Lichen planus* und *Lichen Vidal bei demselben Patienten.* So sah JADASSOHN einen Lichen planus bei einem Patienten, der seit 19 Jahren eine Neurodermitis circumscripta am Scrotum hatte. Desgleichen beschreibt BRUHNS einen Fall von Nebeneinanderbestehen von Lichen ruber verrucosus-Infiltraten und in deren Umgebung ,,teils einzelstehende Knötchen, teils gefelderte, umschriebene Hautpartien von zweifellosem Typus des Lichen chronicus VIDAL''. BRUHNS nimmt an, daß erst der Lichen Vidal vorhanden war und sich, vielleicht durch den Juckreiz hervorgerufen, sekundär ein Lichen verrucosus darauf entwickelt hat.

Auch BROCQ selbst erwähnt eine Frau, die bei sehr starkem Jucken einen ausgebreiteten, durch Arsen geheilten Lichen planus hatte, und 6 Monate später, wiederum von starkem Jucken begleitet, eine *diffuse Lichenifikation* aufwies. BROCQ nimmt an, daß die Patientin schon immer ihre Neurodermitis diffusa hatte und daß sich zu dieser vorübergehend als *Komplikation* ein *Lichen planus* hinzugesellt hat. Ähnliche Fälle von gemeinsamem Vorkommen beider Dermatosen beschreibt auch DIND-Lausanne und WOLFF-Straßburg. Natürlich sind das nur Zufälligkeiten, ebenso wie das von HOLLÄNDER beobachtete gleichzeitige Bestehen von Lichen simplex und Arthritis deformans.

Sehr selten scheint die Kombination von Neurodermitis mit der **Erythrodermia exfoliativa generalisata** *zu sein, oder besser gesagt der Übergang der circumscripten Form unserer Dermatose in eine allgemeine Dermatitis vom Typus der Erythrodermie.*

HERXHEIMER beschreibt in seiner Arbeit ganz kurz zwei einschlägige Fälle, die in der Frankfurter Klinik beobachtet wurden: Der erste Fall war ein 59 Jahre alter Mann, der an einer interkurrenten Krankheit nach etwa halbjähriger Krankheit zugrunde ging, der zweite hat die universelle Erkrankung bereits seit etwa einem Jahr und zeigt keinerlei Wendung zum Bessern. Wahrscheinlich ist der letztere Fall identisch mit einer Publikation von W. MARENBACH aus der Frankfurter Klinik. Hier handelte es sich um einen 40 Jahre alten Patienten, der bei der Aufnahme, über den ganzen Körper verstreut, neurodermitische Herde aufwies (Rötung, Infiltration, Vergröberung der Hautfelderung, lichenoider Glanz) und von dem es zweifelhaft war, ob man ihn nicht eigentlich schon der diffusen Form der Neurodermitis zuweisen müßte. Unter milder Salbenbehandlung und Röntgen heilte die Hautaffektion bis auf kleine Partien an den Ellbogen, Kniegelenken und der Nackengegend, die noch neurodermitische Herde aufwiesen, ab. Drei Monate danach erschien der Patient, ohne daß inzwischen eine Behandlung stattgefunden hätte, mit den Erscheinungen einer *exfoliierenden Erythrodermie wieder in der Klinik*. Der ganze Körper war von der Erkrankung befallen, die Haut war entzündlich gerötet, fühlte sich heiß an und war zum größten Teile mit großlamellösen Schuppen bedeckt. Nur an den oben genannten Stellen, die vor drei Monaten ungeheilt zurückgeblieben waren, sah man noch die Reste der damals bestehenden Neurodermitis. Blutbild normal. Obwohl die Haut sich heiß anfühlt, klagt Patient über dauerndes Kältegefühl. Die histologische Untersuchung bestätigte die Diagnose Erythrodermie.

Verfasser ist der Überzeugung, daß hier *nicht eine durch äußere Einwirkung (Medikamente) erzeugte, sondern auf dem Boden einer ausgedehnten Neurodermitis entstandene Erythrodermie vorliegt.*

Sehr bemerkenswert ist dann ferner das Zusammentreffen von *Neurodermitis und Vitiligo* insofern, als man ja auch bei der letzteren Veränderungen des Nervensystems als ursächliches Moment anzunehmen geneigt ist.

Einen derartigen Fall hat schon BROCQ selbst publiziert, desgleichen WELANDER, dessen Beobachtung insofern besonders interessant ist, als sein Patient neben den über den ganzen Körper verbreiteten Vitiligoflecken und einigen circumscripten Herden von Lichen Vidal noch eine Eruption von diffus verstreuten zum Teil bereits mit brauner Farbe abgeheilten Lichen planus-Eruptionen aufweist. Verfasser ist geneigt, alle drei Affektionen auf Störungen des Nervensystems zurückzuführen, die durch einen schweren Unfall ausgelöst worden sind. Auch bei RUSCHs Patienten finden wir bereits drei Jahre vor seiner Aufnahme das Auftreten von weißen Flecken, die der Abbildung nach zur Vitiligo zu rechnen sind, notiert und auch sonst sehen wir in den Krankengeschichten der Neurodermitisfälle relativ häufig das Vorkommen von Vitiligo erwähnt. Es entsteht nun *die Frage, ob das Zusammenvorkommen der beiden genannten Affektionen ein rein zufälliges ist oder Beziehungen gesetzmäßiger Art zwischen beiden bestehen.* In WELANDERS Fall könnte man an eine zufällige Kombination insofern denken, als die Vitiligo an anderen Stellen als der Lichen, aber auch an den lichenifizierten *allmählich* entstand. Der Beginn der Vitiligo lag weiter zurück als der des Lichen. *In anderen Fällen hat man den Eindruck, als bildete die Vitiligo, wenn auch nicht das verursachende, so doch mindestens das lokalisierende Moment für einen nachträglich entstehenden Lichen chronicus simplex.* PINKUS hat mehrere derartige sehr instruktive Fälle mitgeteilt: Albinotische Negerin mit ausgesprochener Lichenifikation des Nackens, der Arme, des Rumpfes und Patientin mit Vitiligofleck am Unterschenkel, in dessen Mitte, sonst nirgends am Körper, eine karmosinrote lichenifizierte Stelle saß. Auch HELLER erwähnt derartige Fälle. Ich selbst verfüge ebenfalls über einen Fall, der neben Ichthyosis congenita zahlreiche Vitiligoflecke und auf mehreren von ihnen (s. Abb. 9) zu häufigen Rezidiven neigende Lichen Vidal-Herde aufwies. Ebenso liegt auch BROCQs oben genannte Beobachtung: der betreffende Patient hatte einen Vitiligofleck in der Inguinalbeuge und inmitten desselben einen Plaque von Neurodermitis circumscripta. Bei dieser Gelegenheit teilt BROCQ übrigens noch einen anderen Fall von Zusammentreffen einer Dermatose mit Lichen Vidal mit: einer seiner Patienten zeigte außer 22 hier und da zerstreuten Flecken von Morphaea zwei Lichen Vidal-Herde an den Händen.

Wohl streng zu unterscheiden von diesen Kombinationen von Vitiligo und Lichen Vidal sind dann die Fälle, bei denen es nach Abheilung der an Neurodermitis erkrankten Partie zu *Depigmentationen* kommt, die auf den ersten Blick eine gewisse Ähnlichkeit mit Vitiligo haben, aber sich doch durch die unregelmäßige Begrenzung, die Hyperpigmentierung in der Peripherie und das Gebundensein an die erkrankt gewesenen resp. noch kranken Stellen von dieser unterscheiden (Abb. 8, in geringerem Grade auch Abb. 2 und 4). Ob wir es bei diesen Vorgängen mit wirklich narbigen Prozessen zu tun haben, steht, wie auch JADASSOHN betont, noch dahin. Besonders am *Scrotum* kommen diese

Depigmentierungen relativ häufig vor. Aber sie werden auch an anderen Körperteilen beobachtet. So beschreibt z. B. KREIBICH bei seiner oben geschilderten Neurodermitis hypertroph. verrucosa vitiligoartige Flecke, zum Teil um die erkrankten Partien herumliegend, innerhalb deren zahlreiche Follikel ihren Pigmentgehalt bewahrt haben und *wir selbst konnten* (Abb. 8) *einen sehr typischen Fall am Unterschenkel einer 40 Jahre alten Frau mit sehr hartnäckiger immer wieder rezidivierender Neurodermitis beobachten.* Auch die Abbildung, die BROCQ in Band III seiner Pratique Dermatologique (S. 146, Abb. 30) von einer Neurodermitis mit Vitiligo gibt, gehört wohl hierher und nicht zur Vitiligo, ebenso eine Beobachtung von A. KRAUS, der eine Depigmentierung am Rücken bei einer seit 3 Jahren bestehenden Neurodermitis beobachtete, mit Pigmentvermehrung in der Umgebung. Diese Depigmentationen sind, wie wir bei der Besprechung der Histologie sehen werden, höchstwahrscheinlich durch Pigmentschwund der basalen Epithelzellen in den erkrankten Partien bedingt; sie lassen im Laufe der Zeit, wie übrigens auch bei unserer Beobachtung, an Deutlichkeit nach. In einzelnen Fällen können sie aber (vgl. JADASSOHN) sehr lange sich erhalten. Auch PINKUS teilt einen sehr instruktiven Fall dieser Art mit, bei dem bei einem jungen Mädchen eine Lichen Vidal-Stelle an der Hinterhauptnackengrenze nach ihrer Abheilung völlig pigmentlos wurde (vgl. auch DARIERs Angabe, daß nach Lichen simplex chronicus eine „Ataxie pigmentaire" sich einstellt). Hierher gehört vielleicht eine sehr merkwürdige Affektion, die NEISSER und SIEBERT unter dem Titel „Ein Fall von lichenoider Eruption mit Depigmentation" veröffentlicht haben.

Es handelte sich um eine entzündliche an Lichen ruber erinnernde peripher sich verbreiternde Hauteruption, die lokal mit Depigmentation eng verknüpft und allgemein mit vasomotorisch-hyperämischen Phänomenen vergesellschaftet war. Während des weiteren Verlaufes trat Tendenz zur spontanen Heilung und vollständiger Ausgleich der Depigmentationen ein.

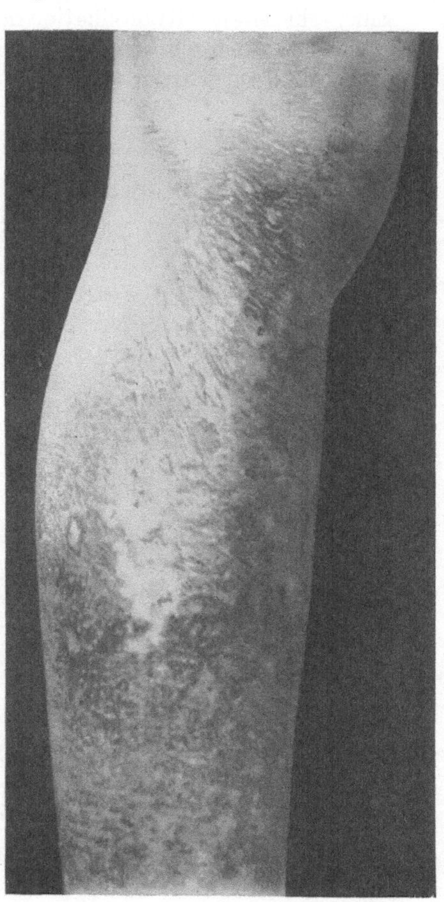

Abb. 8. In Abheilung begriffener Lichen Vidal-Plaque mit ausgesprochener Depigmentation und umgebender Hyperpigmentation.

Der Fall ist insofern nicht ganz einwandfrei hierher gehörig, als wir nicht genau wissen, ob hier überhaupt ein Lichen Vidal vorlag. Daher möchte ich ihn nur in aller Reserve an dieser Stelle angeführt haben.

Das gleiche gilt für PINKUS' dritten Fall, bei dem eine Lichenifikation in *weiße atrophische mit eigentümlichen Grübchen, wie sie beim Lupus erythematodes vorkommen, ausgestattete Haut übergeht.* PINKUS spricht nicht wie NEISSER von spontanem Rückgang der Affektion, letztere ist also noch viel weniger der mit Lichen Vidal einhergehenden Depigmentation zuzurechnen als der vorhergehende, scheint dagegen nahezustehen einer Beobachtung von KREIBICH, die dieser als Neurodermitis alba im Jahre 1910 publiziert hat; es handelt sich hier um weiße sklerodermieähnliche „narbenartige" Prozesse, die aus einer Lichenifikation hervorgehen und die KREIBICH selbst als *Weißfleckenkrankheit resp. Neurodermitis alba* aufzufassen geneigt ist. Mit mehr Recht dürfen wir wohl eine Mitteilung hierher rechnen, die HOFFMANN und STREMPEL jüngst unter dem Titel „Chronische universelle pruriginöse Erkrankung der Haut mit Bildung zahlreicher weißer Flecken" veröffentlicht haben und die weiter unten bei der diffusen Neurodermitis noch kurz erwähnt werden wird.

Einer sehr seltenen Komplikation der Neurodermitis sei dann noch gedacht, des **Carcinoms.** Soweit ich sehe, sind nur 2 Fälle in der Literatur bekannt, von denen der eine noch dazu zweifelhaft ist.

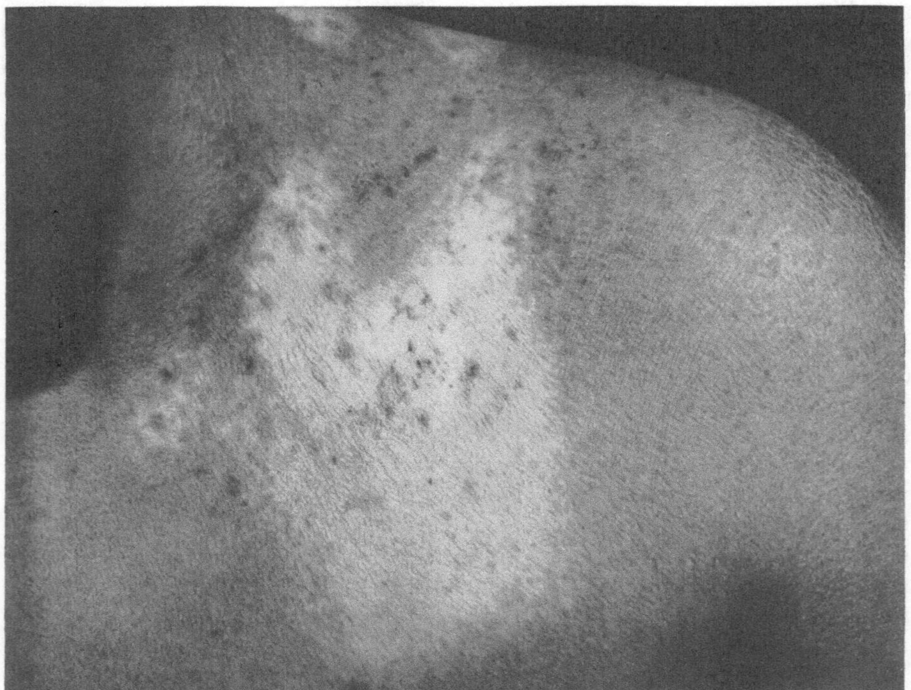

Abb. 9. Großer Vitiligofleck an der l. Schulter, inmitten und oberhalb desselben „Lichenifikation".

Bei dem einen sicheren handelt es sich (MÜLLER-Mainz, Neurodermitis und Klitoriscarcinom) um ein junges Mädchen von 24 Jahren mit Neurodermitis, die sich außer an anderen Stellen auch an der Klitoris und ad anum lokalisiert hatte. Als die Patientin 1918 in Beobachtung trat, zeigte sie an den genannten Stellen ausgedehnte papillomatöse Wucherungen, so daß beim Auseinanderziehen der Glutäen ein Bild wie die Blätter eines aufgeschlagenen Buches erschien, während an der Klitoris selbst außer nässenden bis 4 mm langen papillomatösen Wucherungen eine derbe Infiltration ins Auge fiel, die bei Probeexcision ein nach Ansicht des Pathologen auf Krebs höchst verdächtiges Bild gab. Ein Jahr später war die Papillomatosis ad anum zurückgegangen, rezidivierte jedoch bereits nach einem Vierteljahr, nach der nun vorgenommenen Exstirpation des Klitoristumors zugleich mit einem Geschwulstrezidiv. Exitus.

Wir haben also hier drei Stadien. Neurodermitis, Papillomatose, Carcinom. Während an den meisten Stellen die Papillomatose ihren gutartigen Charakter beibehält, kommt es an der Klitoris zur malignen Degeneration, zur *Krebsbildung*.

Die zweite Beobachtung, die ich hier noch erwähnen möchte, ist, wie ich schon sagte, nicht ganz einwandfrei. Es handelt sich um einen Fall, den FANTL als Papillomatosis cutis publizierte und den ich, wie ich bereits an anderer Stelle ausgeführt habe, für *carcinomatös degenerierte oder von vornherein maligne Papillome halten möchte.*

FANTL beschreibt einen Kranken, bei dem sich nach jahrelangem Bestehen eines juckenden Ausschlages ad genitalia tubero-serpiginöse Syphilide bildeten, die unter Salvarsan abheilten. Mehrere Jahre später entstanden dann an diesen Stellen große Condyloma acuminatum-ähnliche Tumoren, die auf außerordentlich derber Unterlage aufsaßen. Histologisch hatte die Veränderung den Charakter eines elephantiastischen entzündlichen Prozesses (GHON). Radikaloperation in der chirurgischen Klinik. Trotzdem sehr bald ein großes Rezidiv in loco und Entstehung ähnlicher Geschwülste am Nabel und vor dem linken Ohr, bei *sehr starker Gewichtsabnahme.*

Entgegen FANTLs Auffassung als „Papillomatosis" möchte ich seine Beobachtung, wie ich in der oben erwähnten Arbeit auseinandergesetzt habe, etwas anders deuten und möchte die Möglichkeit zur Diskussion stellen, *ob hier nicht, ebenso wie bei dem vorigen Falle, die der Kondylombildung wahrscheinlich vorausgegangene Neurodermitis provozierend auf die Entstehung des malignen Tumors gewirkt hat.* Natürlich kann auch die Narbe, die nach dem Abheilen des tuberoserpiginösen Syphilides zurückgeblieben ist, in diesem Sinne mitgewirkt haben.

In Parenthese sei hier bemerkt, daß JEANSELME und BURNIER anläßlich der Vorstellung ihres oben erwähnten Falles von „Lichénification géante" den eben erwähnten FANTLschen Fall und einen ähnlichen von VOLLMER, den ich für eine Acanthosis nigricans halte — schon allein die Schleimhauterscheinungen schließen seine Zugehörigkeit zur Lichenifikation aus —, mit ihrer „Lichénification géante" identifizieren wollen. Ich halte das schon deswegen nicht für angängig, weil der Kranke FANTLs bei der Disseminierung seiner Herde eine Gewichtsabnahme von 40 Kilo zeigte, was sicherlich allein schon für malignen Tumor und gegen Lichénification géante spricht. Im übrigen sei auf die oben erwähnte Arbeit verwiesen.

Es würde also in diesen Fällen die beim Lichen Vidal vorhandene *Acanthose* — auch bei Lupus und Psoriasis sehen wir ähnliches — zur Kondylom- resp. Carcinombildung disponiert haben und der Lichen Vidal würde, natürlich nur in diesen beiden im Verhältnis zur Häufigkeit desselben extrem seltenen Ausnahmefällen, ebenso wie die Leukoplakie und die verruköse Arsenkeratose als *„präcanceröse Dermatose"* zu bezeichnen sein.

3. Lichénifications secondaires.

Mit ein paar Worten möchte ich dann noch auf die „Lichénifications secondaires" von BROCQ eingehen, d. h. auf diejenigen Fälle, bei denen es sich nicht um einen typischen Lichen Vidal handelt, sondern bei denen sich Lichenifikationen auf vorher vorhandene juckende Affektionen gewissermaßen aufgepfropft haben. Auch bei diesen Fällen müssen wir eine gewisse Neigung der betreffenden Individuen, also eine *Prädisposition* ihrer Träger zur *Lichenifikation* annehmen. Denn keineswegs bei allen Personen, die längere Zeit hindurch von juckenden Hautkrankheiten heimgesucht werden, tritt diese Lichenifikation ein, sondern eben nur bei einigen, d. h. solchen, *bei denen eben die bestimmte Lichenifikationsbereitschaft der allgemeinen Decke besteht. Diese „sekundären Lichenifikationen" sehen wir insbesondere bei chronischen Ekzemen und bei trockenen seborrhoischen und pityriasiformen Ekzemen des Kopfes.* Sie verändern dann das Bild des ursprünglich vorhandenen Grundleidens so, daß es schwierig ist, es richtig zu erkennen. Auch auf impetiginösen Stellen soll nach SABOURAUD sekundäre Lichenifikation entstehen, wobei er den Streptokokken eine entscheidende Rolle in der Pathogenese zugewiesen wissen will. BROCQ weist diese Identifizierung wohl mit Recht insofern zurück, als diese sekundären

Lichenisationen, wie SABOURAUD sie beschreibt, doch klinisch und auch histologisch ein etwas anderes Aussehen haben wie die echte Lichenifikation. Das gleiche gilt wohl für TÖRÖK, der die Lichenifikation nicht nur als Folge mechanischer Irritation (Kratzen), sondern auch als Produkt chemischer Einwirkungen entstanden wissen will. Auch hier haben, wie BROCQ hervorhebt, die Veränderungen, die TÖRÖK im Auge hat, ein ganz anderes Aussehen wie die echte Lichenifikation, speziell die Läsionen, die durch fortwährendes Benetzen der Innenfläche der Oberschenkel mit gonorrhoischem Eiter bei Frauen entstehen, unterscheiden sich durch ihr sammetartiges Aussehen von dem der uns beschäftigenden Dermatose.

B. Die diffuse Neurodermitis
(Lichen Vidal generalisatus, Prurit diffus avec lichénification).

Das in der Überschrift genannte Krankheitsbild ist bei weitem nicht so häufig als die circumscripte Neurodermitis, *quält aber, wenn es vorhanden ist, den Kranken in ganz außerordentlich hohem Grade.* BROCQ gibt in seiner La pratique derm., p. 158 ff., entsprechend seiner Anschauung von der neurogenen Entstehung des Leidens auch hier wieder mit Bestimmtheit an, daß ein Stadium mehr oder minder heftigen Juckens dem Ausbruch der Hauterscheinungen längere oder kürzere Zeit vorausgeht, und daß die *Hautläsionen, die dann folgen, aus allerdings nicht sehr ausgesprochener Lichenifikation bestehen.*

Der Beginn der Hautläsionen ist meist charakterisiert durch das Aufschießen kleinster, glänzender, den Lichen planus-Eruptionen ähnelnder Knötchen oder durch eine gewisse, durch Hypertrophie der Papillen bedingte trockene, dem papulösen Ekzem ähnliche braunrötliche Infiltration, die der äußersten sammetartigen Zone der Neurodermitis circumsripta vergleichbar ist. Die Knötchen konfluieren allmählich. Es entsteht eine je nach der Lage des Falles mehr oder minder, meist, wie gesagt, nicht so sehr *stark ausgesprochene Lichenifikation* mit rechtwinklig oder spitzwinklig sich kreuzenden Furchen und inmitten dieser diffusen Infiltration circumscripte mehr in die Tiefe gehende lichenifizierte Plaques. Man sieht also in den schwächer ausgebildeten oder beginnenden Formen nur diese über den ganzen Körper verstreuten Pseudoknötchen, oder, was das gewöhnliche ist: die Läsionen bestehen aus mehr oder weniger zahlreichen schlecht begrenzten Plaques, zwischen denen verstreut die erwähnten Knötchen in mehr oder minder großer Anzahl sichtbar sind. Der Verlauf dieser Fälle ist meist so, daß nach einiger Zeit, meist nachdem die Veränderungen auf dem Höhepunkt angelangt sind, das Jucken allmählich abnimmt und die Hautveränderungen langsam zurückgehen, um dann, sei es an den gleichen oder in anderen Gegenden wieder zu rezidivieren; in anderen Fällen persistiert der Krankheitsprozeß Monate und Jahre.

Eine sehr prägnante Schilderung unseres Krankheitsbildes, die die BROCQsche Darstellung nach mancher Richtung hin ergänzt, gibt JADASSOHN. Er unterscheidet drei Formen, einmal solche Fälle, in denen die Hautkrankheit in der frühesten Jugend beginnt und anhält, dann solche, in denen sie erst später im Leben manchmal mit, oft ohne nachweisbare Gelegenheitsursache auftritt und danach noch Jahre und Jahrzehnte Bestand hat und endlich solche, bei denen sie mehr passagerer Natur und an eine bestimmte Ursache deutlich gebunden erscheint. Zu der letztgenannten Gruppe gehören die Fälle, bei denen Patienten, die an Ikterus, Diabetes, Nephritis leiden, im Laufe ihrer Krankheit eine diffuse Neurodermitis bekommen, bei der außer einzelnen Kratzeffekten und vulgären Ekzemherden besonders die lichenifizierten Plaques im Vordergrunde stehen. Die beiden anderen Gruppen zeigen die gleichen klinischen Erscheinungen:

sehr heftiges Jucken, die Haut ist über größeren oder kleineren Partien in eine oft auffallend glänzende chagrinierte Fläche verwandelt, die normalen Hautfurchen sind stark ausgeprägt, eine im Anfang oberflächliche, später oft tiefgreifende Verdichtung der Haut, eine häufig sehr starke, speziell z. B. an den Augen dunkelgrau-braune Pigmentierung kommt hinzu. Die Grenzen solcher Flächen sind unregelmäßig, nicht wirklich scharf. Kratzeffekte finden sich hier und da. Aber weder Papeln, noch Vesikeln, noch Nässen oder Krustenbildung weisen auf einen ekzematösen Prozeß hin. Speziell das Gesicht bekommt — darauf ist weiter oben schon besonders hingewiesen worden — manchmal einen recht charakteristischen Ausdruck, der außer durch Lichenifikation und Verstärkung auch noch durch das Abgebrochensein der beim Reiben besonders malträtierten Augenbrauen verstärkt wird. Sehr viel seltener sind bei diesen Fällen isolierte oder gruppierte polygonale, plane, glänzend lichenoide Knötchen. Zu diesem Krankheitsbilde können, wenn auch relativ selten, ekzematöse Läsionen und Pyodermien als Komplikation hinzutreten, die meist durch geeignete Behandlung relativ leicht zu beseitigen sind, während das Jucken und die Lichenifikation weiter fortbestehen.

HERXHEIMER betont besonders die Möglichkeit der Auslösung der Neurodermitis disseminata durch irgendwelche Hautkrankheiten, wie z. B. Scabies, die dann bei vorhandener Bereitschaft zur Neurodermitis zu monate- und jahrelang bestehender disseminierter Neurodermitis Anlaß geben können. Es sind das wohl die Fälle, die BESNIER seinerzeit als „Prurigo diathésique" bezeichnet hat, und von denen auch BROCQ sagt, daß sie sich als *„formes eczemato-lichéniennes"* von seiner rein *lichenoiden* eben nur dadurch unterscheiden, daß bei ihnen die Haut mit einer Kombination von *Lichenifikation* und *Ekzematisation* reagiert. Diese Fälle sind manchmal schwer, ja fast unmöglich beim ersten Anblick zu diagnostizieren, und können oft erst nach längerer Beobachtung rubriziert und von anderen „großen Dermatosen", insbesondere einem disseminierten und sekundär lichenifizierten resp. ekzematisierten Lichen planus unterschieden werden.

Einen in dieser Beziehung sehr charakteristischen Fall haben jüngst ERICH HOFFMANN und RUDOLF STREMPEL aus der Bonner Klinik unter dem Titel „Chronische universelle pruriginöse Erkrankung der Haut" mit Bildung zahlreicher weißer Flecken (Prurigo diathetica leucodystrophica praemycotica) beschrieben. Hier kam es im Verlaufe von 4 Jahren bei der 48 Jahre alten Frau zu einer sehr derben trockenen Beschaffenheit der Hautdecke — die Haut ist mehr oder minder lichenifiziert und stellenweise ekzem- oder neurodermieähnlich verändert — und vor allem zur Entstehung sehr zahlreicher kleiner, nicht narbiger weißer Flecke an vielen Stellen des Körpers. Die Verfasser nehmen selbst an, daß es am besten ist, das Leiden einstweilen als *„Prurigo diathetica"* im Sinne BESNIERs zu bezeichnen, die durch das Auftreten ungemein zahlreicher weißer Flecken, sowie eine derbe Sklerosierung der Haut ausgezeichnet ist. Die Möglichkeit aber, daß es sich um eine wenig charakteristische *„prämykotische Prurigo"* handelt, muß offen gelassen werden.

Übersehen wir das Krankheitsbild, wie es von den genannten beiden Autoren (B. und J.) gezeichnet worden ist, und wie wohl jeder der Fachgenossen, wenn auch nicht so sehr häufig, den einen oder anderen Fall gesehen hat, so werden wir im großen und ganzen bei *den beginnenden Fällen einmal diffus über den Körper verstreute, mehr oder minder große lichenifizierte Plaques, die mit Vorliebe, das sei hier noch nachgeholt, das Gesicht, den Hals, die Gelenkbeugen und die Genitalien befallen, anderseits, allerdings sehr viel seltener, isolierte oder gruppierte lichenoide Knötchen zu Gesicht bekommen. Die Haut im allgemeinen ist verdickt, infiltriert, graubraun verfärbt,* dazwischen an einzelnen Stellen auf dem dunklen Grund weißliche depigmentierte Stellen. Das Gesicht bietet vielfach das besondere, oben schon mehrfach geschilderte Aussehen (Facies leontina).

Es taucht nun natürlich die Frage auf, ob diese diffusen Neurodermitiden wirklich, wie wir es hier geschildert haben, und wie es auch BROCQ ursprünglich aufgefaßt hat, gewissermaßen als Exacerbation und Generalisierung der Neurodermitis circumscripta aufzufassen sind oder als ein besonderes von dieser zu trennendes Krankheitsbild angesehen werden müssen. JADASSOHN hat sich noch im Jahre 1902 in dieser Beziehung sehr zurückhaltend verhalten. Auch EHLERS will im Jahre 1901 zunächst nur die Neurodermitis circumscripta als fest umrissenes Krankheitsbild anerkennen. Dagegen hat im Jahre 1908 JADASSOHN sich bereits sehr viel bestimmter in positivem Sinne insofern geäußert, als er Fälle zitiert, in denen zuerst mehr das Bild der circumscripten, später mehr das der disseminierten Lichenifikation überwiegt. Diese Ansicht wird heute wohl allgemein geteilt und ist als strittige Frage daher nicht mehr anzusehen.

C. Die lineäre Neurodermitis.
(Lichenoides Ekzem in einer VOIGTschen Grenzlinie.)

Die lineäre Neurodermitis, die bereits BROCQ in seinem großen Werke als *„Neurodermite zoniforme"* erwähnt, ohne sich mit absoluter Sicherheit für ihre Zugehörigkeit zur Neurodermitis circumscripta auszusprechen, ist in ihrer nosologischen Stellung unsicher, ich möchte sie aber doch hier, wenn auch nur kurz, erwähnen, weil sie von manchen Seiten, insbesondere von TOUTON und VIGNOLO-LUTATI hierhergerechnet wird.

TOUTON bezeichnet seinen Fall als *„Neurodermitis linearis chronica (verrucosa)"*: Bei einem vorher ganz gesunden Mädchen treten bald nach Beginn der Menses Juckanfälle der heftigsten Art nahe dem Malleolus internus auf. Ein Jahr lang etwa blieb die Haut gesund. Dann entstanden unter sich steigernder Nervosität und Anämie mit der Haut fast gleichgefärbte, etwas schmutzig-graurote, später rauh und warzig werdende flache Papeln, die sich in einem Streifen, umgeben von lichenifizierter Haut nach oben bis zur Genito-Cruralfalte, nach unten bis zum Großzehenballen hinzogen. Die Juckanfälle dauern bei konstant hochgradiger Erregung in wechselnder Häufung und Intensität fort, während die Hautaffektion ihren Abschluß gefunden zu haben scheint.

Histologisch fand sich eine Hyperplasie der oberen Cutis, insbesondere des Papillarkörpers, eine Zunahme der Blutgefäße an Zahl, nicht an Volumen, eine Volumenzunahme der interpapillären Retezapfen, eine starke Verdichtung der Hornschicht mit verruköser Oberfläche, außerdem Störungen in der Verhornung (stellenweises Verschwinden des Stratum granulosum, kernhaltige Hornzellen). Entzündlich exsudative Vorgänge sind vorhanden, treten jedoch sehr in den Hintergrund und scheinen sekundärer Natur zu sein. Das elastische Fasernetz fehlt an den kranken Stellen.

TOUTON hat selbst den Eindruck, daß sein Fall als Naevus verrucosus linearis, dessen Verlauf mit der inneren Grenzlinie der unteren Extremität, wie sie CH. A. VOIGT in seinem bekannten Werk beschreibt, zusammenfällt, zu bezeichnen wäre, wenn er nicht ganz im Zeichen des Juckens stände und man deshalb nicht gezwungen wäre, ihn unter die juckenden Dermatosen, in diesem Falle die Neurodermitis circumscripta zu rubrizieren. Dieser Anschauung widerspricht JADASSOHN[1]) und erklärt den Fall für einen tarviden Nävus.

Er rechtfertigt seine Auffassung damit, daß in TOUTONs Präparaten die Zeichen der Entzündung fehlten und daß vor allem das für die TOUTONsche Auffassung maßgebende Jucken vor Entstehung der Hautveränderung durch die Annahme erklärt werden könne, daß die sich auf Grund der kongenitalen Anlage entwickelnde Neoplasie einen chronischen Reiz auf die Nervenenden ausübe. Diese Erklärung erscheint ihm natürlicher als die, daß sich jemand auf Grund eines lokalisierten Pruritus durch Reiben eine in Form eines so langen und schmalen, scharf gezogenen Striches auftretende, nicht entzündliche Neurodermie zuzieht.

VIGNOLO-LUTATIs Fall von *Naevus linearis psoriasiformis* bei einem 6 Jahre alten Kinde reicht von der Regio inguinalis bis zum Knie, begann ebenfalls mit subjektiven Erscheinungen, diesmal mit Schmerzen, die dann nach Ausbruch des Exanthems in zeitweise auftretendes Jucken übergingen und zeigte klinisch und histologisch Veränderungen, die den

---

[1]) In dieser JADASSOHNschen Arbeit „Zur Kenntnis der systematisierten Naevi" ist die ganze diesbezügliche Literatur in eingehender Weise besprochen. Es sei daher auf diese und die BLASCHKOsche Arbeit (Breslauer Kongreß 1901) ausdrücklich verwiesen.

Autor veranlaßten, ihn statt mit der oben gebrachten Bezeichnung, vielmehr als Neurodermitis zu signieren, zumal er mikroskopisch — und zwar auch außerhalb der entzündlichen Hautzone — Prozesse in Gestalt eines perifasciculären Ödems der kleinen Nervenstämme gefunden zu haben glaubt, die leicht als dem entzündlichen Prozeß selbst vorausgehende Läsionen gedeutet werden konnten. Im übrigen sah Vignolo-Lutati im Papillarkörper um die dilatierten Gefäße herum zahlreiche lymphoide Zellen, sowie Vergrößerung der fixen Bindegewebszellen, ferner Verlängerung und Ödem der Papillen. In der Epidermis außer stellenweiser Altération cavitaire keine erheblichen Veränderungen.

Ähnlich liegt Callomons Fall, der am Unterschenkel saß, bis zur Mitte der großen Zehe reichte und in seiner unteren Hälfte deutlich lichenoiden Charakter zeigte. Auch hier folgt die Affektion genau der Voigtschen Grenzlinie zwischen dem Gebiete des Nervus peroneus sup. auf der einen, des Nervus saphenus major und Nervus tibialis post. auf der anderen Seite. Die Verlaufslinie ergänzt den Mannschen Fall von strichförmiger Neurodermitis (s. bei Blaschko). Allerdings ist auch nach Blaschkos Ansicht, der in seinem eben erwähnten Werke das ganze Gebiet erschöpfend bearbeitet hat, der ursächliche Zusammenhang zwischen Eruption und Nervenerkrankung zwar sehr wohl *möglich,* aber bisher keinesfalls erwiesen, weshalb Blaschko diese Erkrankung vorläufig als „Eczema lichenoides" bezeichnet wissen will. Ähnliche Fälle haben z. B. Hallopeau und Jeanselme, die, wie aus dem Titel hervorgeht, den Fall ebenfalls als Nävus auffassen, beschrieben, ferner vor allem L. Philippson, der der erste war, der die Beziehungen dieser strichförmigen Affektionen zu den Voigtschen Grenzlinien feststellte und dessen Arbeit daher für dieses ganze Gebiet grundlegend wurde.

Es liegt nicht im Plane dieser Abhandlung, die gesamte Literatur über dieses Gebiet erschöpfend zu behandeln. Ich wollte nur der Vollständigkeit halber auf diese Grenzfälle zwischen Neurodermitis und Nävus hingewiesen haben, *die man wohl in neuerer Zeit ganz allgemein mehr den letzteren zuzuzählen geneigt ist, und die meines Erachtens mit der uns beschäftigenden Affektion nur den Namen, nicht aber den Krankheitsbegriff gemeinsam haben.*

Pathologische Anatomie.

A. Lichénification normale.

In den gangbaren Lehrbüchern, insbesondere den älteren, sind die Angaben über die histologische Zusammensetzung der uns beschäftigenden Dermatose nicht sehr reichlich.

Jarisch, der das Krankheitsbild vom Ekzem trennt und als mykotische Dermatose auffassen will, äußert sich überhaupt nicht über die histologische Zusammensetzung, ebensowenig Neisser, der es, wie schon gesagt, ebenfalls für mykotischer Natur, aber für eine eigene klinische Form der Ekzeme hält. Was Unna betrifft, so behandelt er in seiner Histopathologie den Lichen chronicus Vidal nicht, obwohl aus einer Fußnote S. 306 hervorgeht, daß ihm der Begriff als solcher bekannt und geläufig ist. Auch in seiner etwa 10 Jahre später erschienenen Monographie im Mračekschen Handbuch bespricht er, wie schon im klinischen Teil angedeutet, die ganze Frage der Neurodermitis chronica sehr kurz. Er rechnet sie zum Eczema callosum und verbreitet sich über den histologischen Befund überhaupt nicht. Etwas ausführlicher äußert sich Kreibich. Er fand Acanthose, Parakeratose und intracelluläres Ödem, mißt aber diesen Veränderungen geringere Wichtigkeit bei, als denen des Papillarkörpers: Hier waren in frischen Eruptionen die Papillen ödematös und leicht infiltriert, später verbreitert und zeigten zwischen sich und der Epidermis eine *Flüssigkeitsansammlung.* In älteren Läsionen wurde noch Parakeratose, Verlängerung der Papillen und Sklerose des Bindegewebes beobachtet. Von *französischen* Lehrbüchern sei vor allem das große Handbuch La Pratique Dermatologique genannt, in dem Brocq, wie schon erwähnt, den Artikel Lichen Vidal bearbeitet hat. Seine Angaben über die mikroskopischen Befunde stimmen überein mit den weiter unten mitgeteilten Daten aus der Arbeit von Brocq und Jacquet. Darier bezeichnet den Lichen Vidal als circumscripte Prurigo, läßt aber den anatomischen Aufbau unerwähnt.

In der periodischen Literatur ist die Ausbeute etwas reicher.

Die ersten, die mikroskopische Angaben über das 1886 von VIDAL, wenn auch etwas unbestimmt gezeichnete Krankheitsbild des Lichen simplex chronicus brachten, waren BROCQ und JACQUET die in ihrer grundlegenden Abhandlung neben dem klinischen Bilde auch über die histologischen Verhältnisse an der Hand eines Falles eingehende Angaben machten. Sie schildern die gefundenen Veränderungen kurz zusammengefaßt folgendermaßen: Im Papillarkörper runde und langgestreckte Haufen von lymphoiden Zellen, geschwollene Bindegewebszellen mit granuliertem Protoplasma, einzelne Pigmentzellen. Alle Papillen zeigen kleinzellige Infiltration, jedoch in verschiedenem Grade. Bei den meisten nur mäßig, ist sie bei 3—4, in denen auch ein ödematöses Exsudat sichtbar ist, besonders stark. Diese Papillen sind es offenbar, die klinisch die feinen, eben sichtbaren Knötchen in der Mitte der Plaques bilden. Die Hornschicht zeigt vielfach Persistenz der Kerne in den obersten Schichten (Parakeratose). Die Keratohyalinschicht ist fast überall intakt, das Stratum lucidum dagegen fast vollkommen geschwunden. Das Rete ist verdickt, seine interpapillären Zapfen verbreitert, letztere häufig verzweigt und miteinander zusammenfließend. Überall finden sich zwischen den Epithelien Wanderzellen, da und dort auch Altération cavitaire. Entsprechend der oben beschriebenen, papillären Papel sind die untersten Schichten des Rete, insbesondere die Pallisadenzellen, von Wanderzellen zerstört, welche bis zur Körnerschicht vordringen, die Retezellen zur Wucherung bringen und durch *Vereinigung von zwei benachbarten Zellen an einzelnen Stellen zur Höhlenbildung führen. Die Neigung zur Blasenbildung besteht also, aber sie ist gering und überschreitet meist nicht den ersten Grad.*

Etwas eingehender möchte ich dann GERHARD SIMONs Befunde mitteilen, einmal, weil sie an einer etwas versteckten Stelle stehen und daher leicht der allgemeinen Kenntnis entgehen, dann aber hauptsächlich deswegen, weil sie wertvolle Aufklärungen über das uns beschäftigende Thema enthalten. SIMON hat drei verschiedene Stücke untersucht, und zwar erstens ein Stückchen Haut mit einem relativ frischen rötlichen, isolierten Knötchen vom Oberschenkel und zweitens zwei Stückchen Haut mit je einem etwas älteren derben weißlichen Knötchen.

Das erste Stückchen, also das frische Knötchen, zeigt auf der Höhe der Erkrankung eine geringe Vorwölbung der Epidermis mit schwacher parakeratotischer Auflagerung und Schwund der Keratohyalinschicht ohne wesentliche Verbreiterung des Rete und eine ausgesprochene 2—6 Papillen breite perivasculäre Infiltration des Papillarkörpers, die nach der Seite ausstrahlend wesentlich an Massigkeit einbüßt. Das Infiltrat besteht hauptsächlich aus Lymphocyten und gewucherten Bindegewebszellen. Mastzellen sind nur mäßig reichlich vorhanden. Polynucleäre Leukocyten und Plasmazellen fehlen fast völlig. An den den Knötchen entsprechenden Stellen der Basalzellenschicht ist das Pigment fast oder ganz vollständig geschwunden, in der Cutis sind nur spärliche Pigmenthäufchen sichtbar.

Wesentlich erheblicher sind die Veränderungen an den beiden anderen von dem zweiten Fall stammenden Knötchen, die Verfasser gemeinsam beschreibt. In einem Teil der Schnitte findet sich etwa dasselbe Bild wie in dem ersten Knötchen, nur ist die Pigmentierung der Basalzellenschicht der Epidermis in den das Knötchen umgebenden Partien stärker und es fällt daher die Differenz zu der fast ganz fehlenden Epithelpigmentation um so mehr auf. In einem anderen Teil der Schnitte dagegen treten die Prozesse im Papillarkörper und der oberen Cutis erheblich an Bedeutung zurück gegenüber den Veränderungen des Epithels. Der obere Teil des letzteren ist in eine linsenförmig dem Rete resp. dem Papillarkörper aufsitzende, fast strukturlose parakeratotische Hornschicht verwandelt, die an einzelnen Stellen von spärlichen Wanderzellen durchsetzt ist. Das Keratohyalin fehlt, ebenso eine irgendwie erhebliche leukocytäre Durchsetzung des Epithels.

Außer dieser Arbeit, die aus der JADASSOHNschen Klinik in Bern stammt, nimmt dann einige Jahre später JADASSOHN selbst noch einmal, offenbar auf Grund der SIMONschen Präparate, zu dieser Frage das Wort und hebt als besonders auffallende Befunde die *Depigmentierung* des Rete im Bereiche der Knötchen einerseits und die ganz *hochgradige, fast bis an den Papillarkörper heranreichende, schildchenförmige Parakeratose* anderseits hervor. Dagegen fehlte in seinen Präparaten vollständig die Neigung zu ekzemähnlichen Bildungen. Derselbe Autor kommt dann 4 Jahre später im Anschluß an einen weiteren Fall nochmals auf die Frage der Depigmentation der Knötchen und der Hyperpigmentation der Umgebung zurück, und faßt sie als eine Folge der entzündlichen Vorgänge im Papillarkörper auf.

Auch SCHOLTZ betont ausdrücklich das Fehlen der dem vulgären Ekzem eigentümlichen Epithelveränderungen als charakteristisch für Lichen Vidal. Er beschreibt außerdem in seiner ziemlich kurz gehaltenen, offenbar wohl nur als vorläufige Mitteilung gedachten Darstellung neben einer bald mehr herdweisen, bald mehr diffusen Infiltration im Papillarkörper und subcutanen Bindegewebe eine starke Verlängerung und Verbreiterung der Papillen selbst, welche häufig bis nahe an die Hornschicht reichen und eine Verdickung des Rete Malpighi. Letzteres ist gewöhnlich leicht ödematös und die Körnerschicht stellenweise verbreitert, stellenweise verschmälert oder verschwunden. Mastzellen finden sich häufig im Infiltrat. Das elastische Fasernetz ist besonders im Papillarkörper in der Regel größtenteils geschwunden.

B. Marcuse untersuchte zwei Fälle histologisch. Bei beiden waren makroskopisch deutliche isolierte Knötchen sichtbar. Er fand, daß die Hauptmasse der Knötchen aus den Schichten der Epidermis bestand. Die Retezapfen sind oft erheblich verbreitert bis zur Verschmelzung zweier benachbarter Glieder, die Höhendurchmesser sämtlicher Epidermisschichten vermehrt, insbesondere die Stachelzellen sind erheblich vergrößert. Die Zylinderzellenschicht weist eine mäßige Vermehrung der Karyomitosen auf und eine besonders in dem einen Falle ausgesprochene starke Hyperpigmentation, wobei er noch hervorhebt, daß diese am stärksten an den Randteilen der Knötchen, weniger stark in deren Zentrum entwickelt ist. Eine Einwanderung von Rundzellen aus dem Papillarkörper ist nur vereinzelt nachweisbar. Vakuolenbildung und interspinale Hohlräume fehlen. Die Körnerschicht ist stellenweise erheblich verdickt. In der Hornschicht fand er Hyper- und Parakeratose miteinander vergesellschaftet. Außerdem beschreibt Verfasser noch an einzelnen Schnitten aus der Hornschicht heraus emporstrebende „Epithelstacheln", die er mit den beim Lichen ruber acuminatus beschriebenen Hornstacheln auf eine Stufe gestellt wissen will. Es erscheint mir zweifelhaft, ob es sich hier nicht einfach um „parakeratotische Schildchen" handelt, die statt in die Tiefe und Breite mehr nach oben zu sich entwickelt haben. Doch möchte ich der Entscheidung dieser Frage keine wesentliche Bedeutung beimessen. Im Corium fand Verfasser in der Pars reticularis und im Papillarkörper perivasculäre und perifollikuläre Infiltrate, die Gefäße nicht besonders vermehrt oder erweitert, das elastische Gewebe relativ gut erhalten.

Marcuse kommt zu dem Ergebnis, daß nicht nur eine einfache Hypertrophie der Papillen der Knötchenbildung zugrunde liegt, sondern daß auch die Epidermis aktiv an dem Zustandekommen der Veränderungen beteiligt ist. Wo die primären Veränderungen sitzen, ließ sich nicht mehr entscheiden.

Zu erwähnen ist dann noch eine neuere Publikation von Fabry. Fabry stellt in dieser Arbeit, wie aus dem Titel erhellt, neben der Neurodermitis diffusa und der uns hier besonders interessierenden Neurodermitis circumscripta noch eine dritte Form der Brocqschen Dermatose auf, die er als Neurodermitis nodularis bezeichnet, und die wir oben als Lichénification nod. circonscrite eingehend beschrieben haben.

Er berichtet bei dieser Gelegenheit über vergleichende mikroskopische Untersuchungen einer Reihe von Lichen simplex chronicus-Fällen, allerdings ohne Angabe klinischer Daten und der Stadien, in denen die Excision vorgenommen wurde. Es bestand in allen Fällen in der Epidermis eine Verdickung der Hornschicht, die Coriumpapillen sind auffallend verlängert. Im Corium, unterhalb der Epithelgrenze, finden sich korallenschnurförmig angeordnet, mehr oder minder scharf abgegrenzte kleinzellige Infiltrate, die neben den lymphocytären Elementen auch einige eosinophile Leukocyten enthalten. Weiter untersuchte dann Verfasser Fälle von Neurodermitis diffusa, und fand im wesentlichen Übereinstimmung mit dem Lichen circumscriptus. Es waren unter dem Epithel rundliche und längliche, meist scharf abgegrenzte, aber auch unscharfe Zellanhäufungen, die teilweise rein kleinzellige Infiltrate darstellten, teilweise aber auch aus lockeren Bindegewebszellen bestanden. In einem Falle war eine typische Korallenschnuranordnung nicht vorhanden, doch war die Form der Infiltrate ähnlich. In einem anderen Falle von Neurodermitis diffusa dagegen war die Anordnung der Infiltrate um die Gefäße herum ganz wie bei der Circumscripta korallenschnurartig. Auch das übrige Bild ist ein von dem Lichen circumscriptus kaum abweichendes.

Verfasser gibt am Schlusse seiner Arbeit zwei Abbildungen, von denen eine die Neurodermitis circumscripta betrifft: Wir sehen die üblichen, vielfach erwähnten Veränderungen des Papillarkörpers und des oberen Coriums, jedoch keine Epithelveränderung. Auch wenn man annimmt, daß er die betreffenden exzidierten Stücke nicht serienweise untersucht hat, so ist doch ohne weiteres als sicher zu unterstellen, daß ihm erhebliche Epithelabweichungen nicht entgangen wären. Man muß also den Schluß ziehen, daß in den Stadien, die zur Untersuchung kamen, solche fehlten, und zwar sowohl bei der diffusen wie bei der circumscripten Form.

Sehr wichtig für unser Thema sind dann ferner Untersuchungen, die Ehrmann 1923 im Kongreßbericht des Münchener Kongresses der deutschen Dermatol. Gesellschaft bekannt gibt. Der von ihm angenommenen und bereits im klinischen Teil mitgeteilten Einteilung entsprechend — *allerdings infolgedessen auch nur mit den von mir dort erhobenen Vorbehalten und Einsprüchen für unser Thema verwertbar* —, schildert er zuerst die *erythematöse*, dem Eczema nummulare vorangehende Phase: „Hier zeigt sich die Epidermis leicht acanthotisch, mit vielen Mitosen, mit erweiterten intraspinalen Räumen, aber vorläufig ohne Höhlenbildung, ohne Spongiose, ohne Parakeratose. Die Hauptveränderungen sind in der Cutis: Ein umschriebenes, ziemlich mächtiges Lymphocyteninfiltrat mit bald weniger, bald sehr reichlichen

Plasmazellen um die Gefäße, das in einem schwammigen Gerüste von vergrößerten Fibroblasten liegt. An anderen Stellen sind die feinsten kollagenen Fasern der Cutis ohne Höhlenbildung auseinandergedrängt, gelockert, um ein Lymphgefäß angeordnet; nach außen ist das Ödem von einem Infiltrat begrenzt. Schon nach wenigen Tagen können sich die erhabenen Plaques abflachen, es tritt Schuppung ein, punktförmiges Nässen, punktförmige Krüstchen bilden sich, deren histologisches Äquivalent kleine parakeratotische Schilder sind, welche die schwammigen Epidermisherde abdecken. Man findet aber auch Plaques, wo die Parakeratose nicht deutlich vorhanden, sondern durch eine gelbliche, mit Blutfarbstoff imbibierte Kruste ersetzt ist. An anderen Stellen ist die Röte eine sehr flache und flüchtige. Dafür ist auf dieser erythematösen Fläche eine Gruppe von Knötchen und glitzernden Pünktchen, was ALEXANDER als das früheste Stadium beschrieb. Die Unterschiede sind hier mehr qualitativer Art. Bei der flachen knötchenbedeckten Form ist das Infiltrat nur geringer, aber gleichmäßig über die Flächen verbreitet, stärker an den Stellen der Knötchen. In beiden Formen spielt schließlich die Spongiose und das parakeratotische Schüppchen eine gewisse Rolle.

Das Epidermisödem reicht bis an die Oberfläche, es ist *extra-* und *intracellulär*. Ersteres zeigt sich in einer Erweiterung der *interspinalen Bahnen,* letzteres in einer *intracellulären Höhlenbildung.* Die Höhlen öffnen sich in die Intercellularräume, das extra- und intracelluläre Ödem fließt ineinander.

In der *lichenifizierten* Phase tritt das Infiltrat in der Cutis zurück, die Höhlenbildung in der Epidermis ist abortiv. Sie erreicht nicht die Oberfläche. Es überwiegt die Hyperkeratose, an einzelnen Stellen bleibt das Epidermisödem vorhanden und es bedeckt sich mit parakeratotischen Schüppchen. *Dagegen tritt,* was sehr wichtig ist, *das Ödem der Cutis bei Zurücktreten der perivasculären Infiltrate wesentlich stärker hervor, besonders um die Gefäße.* Das perivasculäre Ödem ist so mächtig, daß die Gefäße *oft durch förmliche Seen wie durch Wasser laufende Rohre hindurchziehen. Zuweilen tritt reichliche Lückenbildung in der Cutis auf, die sich mit den intraepidermalen Lymphseen in Verbindung setzt.* Die perivasculären Ödeme bleiben merkwürdigerweise noch erhalten, wenn die Neurodermitis eine dauernde Form angenommen hat, wenn sie in die derbe *verruköse* oder *hypertrophischnodöse* Form übergeht. Auf den Übergängen von der Lichenifikation zur Verrukosität haben sich die Felder der Haut erhöht. Sie sind schärfer umschrieben, meist ist die Haut pigmentiert, zuweilen aber auch entfärbt, besonders in der Mitte der Herde, wobei das Pigment fehlt. In dieser Übergangsform bieten die Zellen des Stratum granulosum und der unmittelbar angrenzenden Schicht der Stachelzellen einen schönen wabigen Bau. Nur die alleräußerste Zelloberfläche, der Zellsaum dieser Wabenzellen, zeigt noch die Epithelfaserung, die interspinalen Räume werden in dem Maße enger, als die Zelle sich mit flüssigkeithaltigen Räumen erfüllt. Also Zellquellung ohne Parakeratose. Dabei ist in der Cutis das Infiltrat fast völlig geschwunden, der Papillarkörper wird hypertrophisch, die kollagenen Bündel nehmen zu, doch um die Follikel und Gefäße ist eine Schicht lockeren ödematösen Gewebes. Die Haarscheiden zeigen im verrukösen Stadium ein System von mit schleimiger Masse gefüllten dicht gedrängten Höhlen, die sich mit Methylenblau violett färben und dadurch als Mucin kundgeben. Die solche Höhlen begrenzenden Zellen der äußeren Haarscheide erscheinen komprimiert. Vielleicht fehlen in den inveterierten Plaques infolge dieser Degeneration die Haare."

Anatomisch handelt es sich mithin, wie EHRMANN zusammenfassend bemerkt, um eine Störung in der Flüssigkeitsverteilung zwischen Zellen und Gewebsinterstitien, anfangs unter subakuter bis akuter Entzündung, die später zurücktritt und zur Hyperkeratose mit perivasculärem Ödem der tieferen Schichten führt.

Ich habe absichtlich EHRMANNs Ausführungen so eingehend wiedergegeben, einerseits weil wir in ihm einen Meister der mikroskopischen Anatomie der Haut anerkennen und seine Worte daher besonderes Gewicht beanspruchen, auf der anderen Seite aber auch, weil sie, dies sei bei aller Verehrung offen ausgesprochen, mit meinen eigenen unten wiedergegebenen Befunden nicht ganz in Einklang zu bringen sind. *Und zwar liegt das, wie ich glaube, nicht allein daran, wie EHRMANN meint, daß er andere Phasen und Stadien des Prozesses untersucht hat wie ich, sondern, wie mir scheint, auch daran, daß er, wie schon im klinischen Teil ausgeführt, den Begriff der Neurodermitis sehr viel weiter faßt als ich und daher Krankheitsbilder mit in seine Schilderung hineinbezieht, die ich selbst in Übereinstimmung mit der überwiegenden Mehrzahl der Fachkollegen nicht der Neurodermitis, sondern dem Ekzem zurechnen möchte.*

Von anderen Autoren, die sich mit der Histologie des Lichen Vidal beschäftigt haben, sei dann noch vor allem HIGHMAN genannt, der das Material der dermatologischen Abteilung der Vanderbild-Klinik in New York benutzte. Er stellt folgende Punkte als Hauptcharakteristica der Krankheit auf.

1. Parakeratose und Hyperkeratose *mäßigen* Grades.
2. *Ausgesprochenes* intercelluläres und *mäßiges* intracelluläres Ödem des Rete und der Zapfen.
3. Acanthose der beiden letzteren, welche eine Verlängerung der Retezapfen bewirkt.
4. *Subepidermoidale Serumansammlungen.*
5. Papillarhypertrophie.
6. Ödem der Papillen.
7. Dilatation der Papillargefäße.
8. Kleinzellige Infiltrate der Papillen, sowie Vermehrung der Bindegewebszellen und — wenn auch gering — der Mastzellen.
9. Erweiterung der Blut- und Lymphgefäße des subpapillären Plexus.
10. Herdförmige Zellinfiltrate um die Blutgefäße.
11. Sehr ausgesprochenes Ödem und Hyperplasie des Bindegewebes.
12. Schwaches Ödem in den oberen Schichten des Coriums.
13. Erweiterung der Lymphspalten und Lymphgefäße des Papillarkörpers und der oberen Cutis, lymphoide Infiltrate in ihnen.

Die *negativen* Eigenschaften der Lichenifikation sind:
1. Abwesenheit von Bläschen in der Epidermis.
2. Abwesenheit von *ausgesprochener* Hyperkeratose oder Parakeratose.
3. Fehlen von Atrophie der Follikel.
4. Fehlen von Veränderungen der Talg- und Schweißdrüsen.

Auch FRED WISE und ELLER äußern sich, ohne auf Einzelheiten einzugehen, in bezug auf die Differentialdiagnose gegenüber dem Ekzem ganz kurz, daß bei der Neurodermitis die Blasenbildung in der Epidermis fehlt.

Ganz neuerdings bemerkt PAUTRIER in seiner Arbeit über die „Lichénification circonscrite nod." ganz kurz zusammenfassend über den histologischen Befund einer „Lichénification normale" vom Unterarm: Hyperkeratose mit herdweiser Parakeratose, starke Acanthose, leichte Sklerose der Cutis, welche von einem ohne besondere Anordnung verstreuten Infiltrat durchzogen ist.

Zu erwähnen sind auch DINDS (l. c.) mikroskopische Befunde, die von einer schon mehrere Jahre dauernden Neurodermitis stammen: Untere Cutis normal, im oberen Drittel perivasculäre, aus Lymphocyten zusammengesetzte Haufen *(keine polynucleären Leukocyten).* Dieses zunächst lokalisierte Exsudat wird im Papillarkörper allgemein. Gleichzeitig erscheint Ödem, das, je näher der Epidermis, desto ausgesprochener wird. Dabei eine mittlere Dilatation der Lymphgefäße, eine Vermehrung der fixen Bindegewebszellen, hier und da epitheloide aus Retezellen hervorgegangene Zellen. Die Papillen sind verlängert und verdünnt, die interpapillären Zapfen teilweise verbreitert und verlängert, insbesondere in den peripheren Teilen der Läsionen. Im Zentrum der letzteren ist die Grenze zwischen Epidermis und Papillarkörper verwischt, wir finden hier Zerwerfung der Epidermis. In ihrem oberen Teile ist die Oberhaut verschieden, je nachdem man den peripheren Teil oder das Zentrum der Läsion vor sich hat: An der Peripherie (Beginn der Läsion) ist die Epidermis ödematös, besonders in den tiefen Schichten, das Rete zeigt ein ausgesprochenes perinucleäres Ödem, Keratohyalinschicht verschmälert, Parakeratose. Mehr nach dem Zentrum: sehr hochgradige Veränderung im Sinne von *hellen Räumen, welche die Begleiterscheinung eines Hohlraumes bilden, der die tieferen Schichten des Epithels von der Unterlage trennt.*

Auch DALOUs Untersuchungen seien hier kurz erwähnt. Er fand Ödem der Papillen mit Proliferation der fixen Bindegewebszellen, sowie leichte Achsencylinderveränderungen der Hautnerven.

Fassen wir das, was bisher in der Literatur bekannt ist und was ich eben in kurzen Zügen wiedergegeben habe, zusammen, so ergibt sich folgendes Bild: FABRY scheint überhaupt keine Epithelveränderung in seinen Präparaten von Neurodermitis chronica gefunden zu haben. Andere Beobachter sahen im Gegensatz dazu erhebliche Abweichungen von der Norm, die allerdings untereinander keineswegs übereinstimmen, sondern vielmehr bemerkenswerte graduelle und prinzipielle Verschiedenheiten aufweisen. So beschrieben BROCQ und JACQUET, ferner auch MARCUSE, DIND, SCHOLTZ, HIGHMAN und TOUTON Verbreiterung des Rete und der interpapillären Zapfen, teilweise bis zum Zusammenfließen benachbarter Glieder, während SIMON (JADASSOHN) im Gegensatz dazu gerade das

Fehlen solcher Verbreiterung betont. Parakeratose und Hyperkeratose wiederum erwähnen hauptsächlich Simon, Dind, Pautrier, Marcuse, Highman, Brocq, während Scholtz und Touton deren Vorhandensein, wenn auch nicht ausdrücklich ableugnen, so doch sicherlich nicht als besonderes Symptom hervorheben.

Scholtz allerdings spricht davon, daß die verlängerten Papillen häufig bis nahe an die Hornschicht heranreichen; ein Vorgang, der bei normaler Keratinisation eigentlich nicht möglich ist. Man muß doch annehmen, daß diese Bemerkungen Scholtz' sich auf Präparate beziehen, bei denen irgendwelche Anomalien der Verhornung vorangegangen sind, und wo dann sekundär ein Schwund der so veränderten Schichten resp. eine Atrophie eingetreten ist. Nur so können wir uns ein Herantreten der Papillen an die Hornschicht erklären.

Ebenso abweichend sind die Befunde bei einer anderen Oberhautveränderung: der *Altération cavitaire,* resp. *der Vesiculation.* Brocq, Dind und Touton beschreiben ihr Vorkommen. Marcuse, Scholtz, Simon leugnen es direkt. *Subepidermoidale Lymphseen* werden von Highman, Dind und von Kreibich erwähnt, auch Ehrmann fand Andeutungen davon in der „lichenifizierten Phase". Ähnliche Differenzen bietet das *Stratum granulosum*: bei Brocq ist es erhalten, bei Touton ebenfalls, sogar in verstärktem Grade, während es bei Simon ganz geschwunden, bei Scholtz teils verbreitert, teils ebenfalls der Resorption anheimgefallen ist. Erhebliche Verschiedenheiten finden sich dann ferner in Betreff der *Infiltration des Epithels mit Wanderzellen.* Brocq fand deutliche, Marcuse geringe Einwanderung von Leukocyten, während Simon und Dind deren Fehlen ausdrücklich betonen. Über die *Pigmentation* der Basalzellen äußert sich insbesondere Simon, der das Fehlen des Pigments in den den Knötchen entsprechenden Partien hervorhebt, während in deren Umgebung es reichlich vorhanden sei, ferner Marcuse, der im Zentrum und besonders an den Randteilen der Knötchen verstärkte Pigmentablagerungen in den Basalzellen erwähnt und Dind, der von Hyper- und Achromie spricht. Die übrigen Autoren übergehen diesen Punkt.

Wesentlich einförmiger gestaltet sich die Schilderung der Veränderungen im Papillarkörper und im Corium. Perivasculäre Infiltrate, die hauptsächlich aus Lymphocyten bestehen, werden allgemein als Befund angegeben. Verlängerung der Papillen erwähnen besonders Fabry, Touton, Highman und Brocq. Außerdem fand letzterer in den den Knötchen entsprechenden Papillen ein „ödematöses Exsudat", das hier und da feine Fädchen bildet, worunter wohl offenbar solche Stellen innerhalb der Papillen zu verstehen sind, bei denen vor der Excision ein Austritt von Flüssigkeit stattgefunden hatte (Ödem), die dann infolge des Härtungsverfahrens zur Gerinnung kam[1]). Das Fehlen von *Blasenbildung* wird vielfach betont (Highman, Fred Wise und Eller).

Eigene Untersuchungen.

Meine eigenen Untersuchungen, die ich im Jahre 1921 in der Dermatol. Zeitschr., Bd. 33, veröffentlichte, beziehen sich auf 11 Fälle, und zwar untersuchte ich 6 Fälle von frischer oder doch wenigstens relativ frischer Knötchenbildung, wobei im Einzelfalle nicht immer nur *ein* Knötchen, sondern mehrfach *mehrere* solche in den Bereich der Untersuchung gezogen wurden und 6 Fälle, in denen es sich um ältere Stadien im Zustande der Lichenifikation handelte. Dabei ist zu bemerken, daß unter den erstgenannten ein Fall die ganz im Beginn des Lichen Vidal manchmal vorkommenden „kleinsten glitzernden Knötchen" umfaßt, die auch Brocq auf S. 130 als „petites facettes brillantes" bezeichnet.

---

[1]) Vgl. Ehrmanns „reichliche Lückenbildung" in der Cutis im Stadium lichenificationis (S. 406) und meine Schilderung ähnlicher Vorgänge weiter unten (S. 420 und die Anmerkung auf S. 416).

Diese Gebilde muß man wohl als ganz selbständige Läsionen, nicht etwa als Vorläufer der eigentlichen Lichen Vidal-Knötchen auffassen.

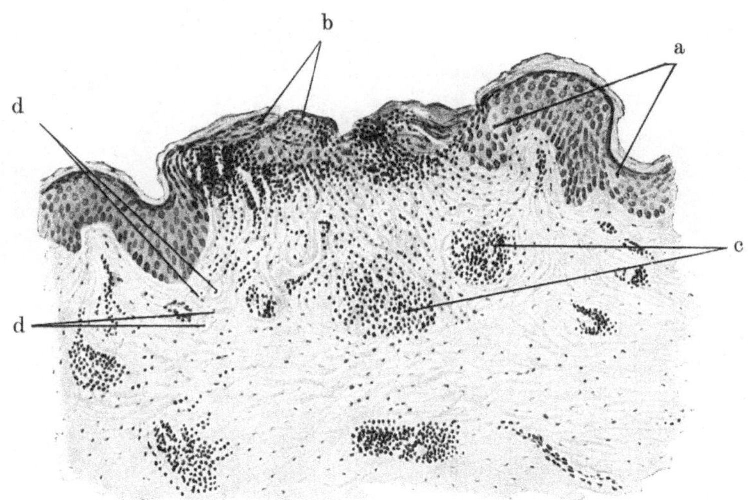

Abb. 10. Durchschnitt durch eines der „Petites facettes brillantes" (kleinste glitzernde Knötchen). Mittlere Vergrößerung.
a Relativ normales, nicht gewuchertes Rete, an zwei Stellen Altération cavitaire.
b Parakeratose und tief herabreichendes parakeratotisches Schildchen. c Perivasculäre Infiltrate.
d Ödem der fixen Bindegewebszellen.

Wir haben also genau genommen drei Stadien zu unterscheiden:
1. Das der „petites facettes brillantes" (glitzernden Knötchen),
2. das der eigentlichen Lichen Vidal-Knötchen,
3. das der Lichenifikation.

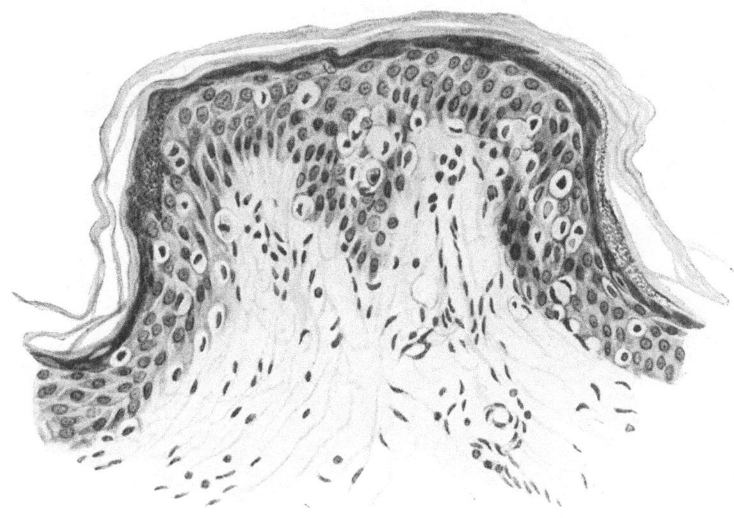

Abb. 11. Stelle aus dem der Abb. 1 zugrunde gelegten Schnitte bei starker Vergrößerung. Sehr zahlreiche Retezellen im Zustand der Altération cavitaire.

ad 1 (vgl. Abb. 10 und 11). Histologisch finden wir hier bei sehr gering ausgebildeter Acanthose des Rete und der interpapillären Leisten eine hochgradige Parakeratose [der Papillarkörper und die Epidermisdecke sind ersetzt

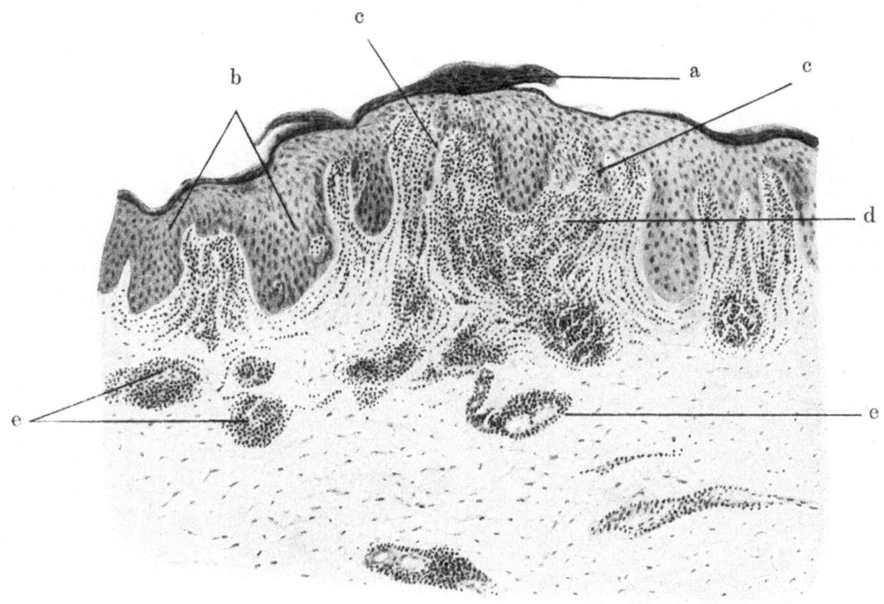

Abb. 12. Frisches Lichen Vidal-Knötchen. Mittlere Vergrößerung.
a Parakeratotische Kruste. b Akanthose des Rete Malpighii und der interpapillären Zapfen.
c Zerwerfung und Verschmälerung der interpapillären Zapfen durch das von unten her andrängende
Infiltrat. d Infiltratmassiv im Papillarkörper und oberen Corium.
e Infiltrate um Blut- und Lymphgefäße.

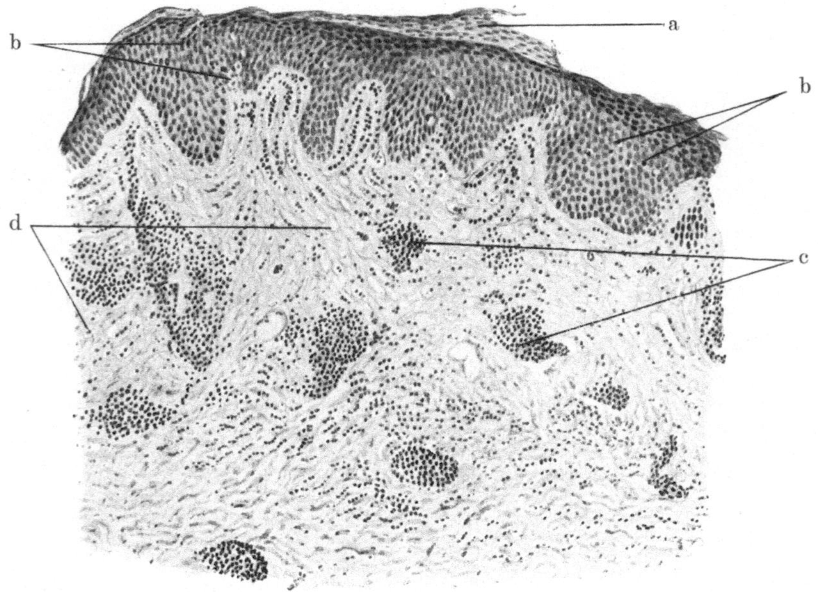

Abb. 13. Frisches Knötchen, etwas älter als das der Abb. 3 zugrunde gelegte. Mittlere Vergroßerung.
a Parakeratotische Kruste. b Akanthose des Rete Malpighii mit diffus verteilter Altération cavitaire.
c Im Corium zerstreute perivasculare und um die erweiterten Lymphgefäße angeordnete Infiltrate.
d Erweiterte klaffende Lymphspalten im Bindegewebe und um die fixen Bindegewebszellen herum.

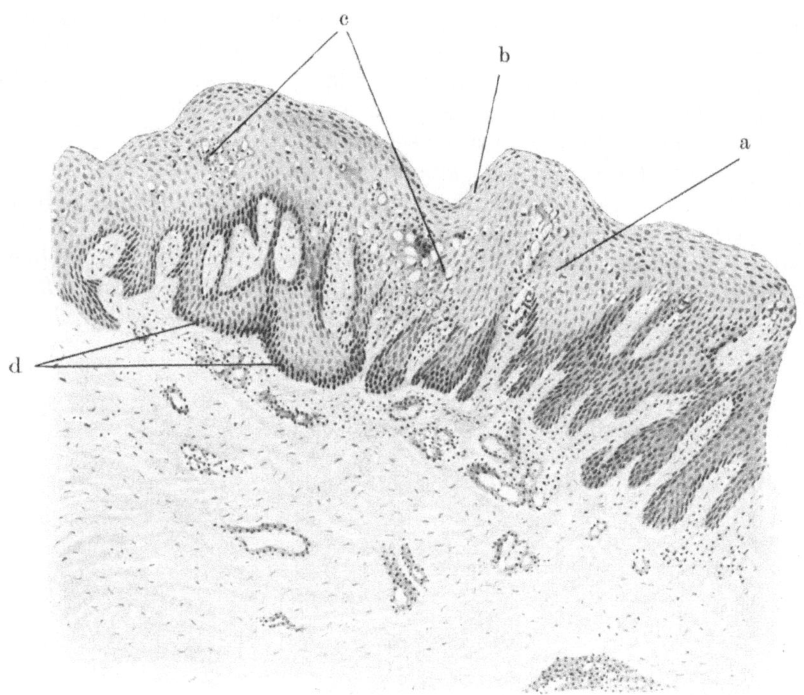

Abb. 14. Frisches Knötchen, noch etwas weiter vorgeschritten als Abb. 4. Mittlere Vergrößerung.
a Starke Akanthose des Rete Malpighii mit Zusammenfließen benachbarter Interpapillarzapfen
und diffuser Altération cavitaire. b Parakeratose. c Circumscripte Anhäufung von der Altération
cavitaire unterworfenen Zellen und beginnende Netzwerkbildung (Vesiculation) mit umschriebener
Wanderzelleninfiltration. d Depigmentation der Zylinderzellenschicht.

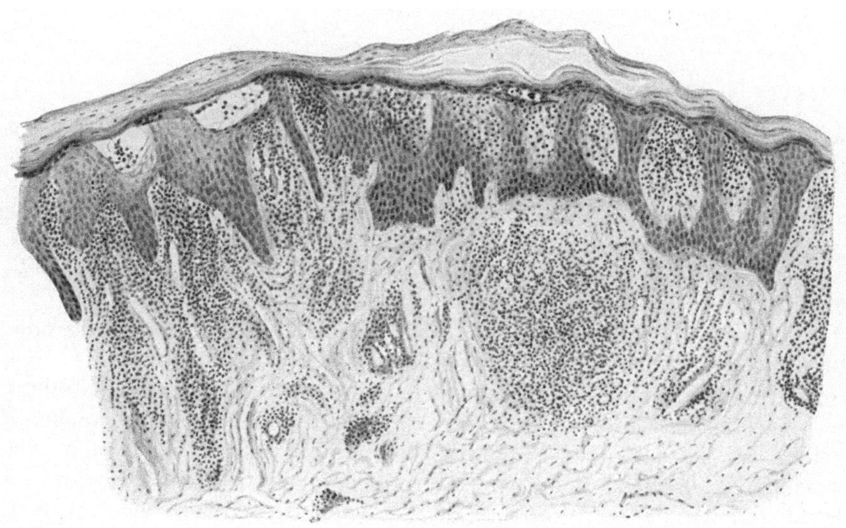

Abb. 15. Frisches Knötchen, noch weiter in der Entwicklung vorgeschritten. Mittlere Vergrößerung.
Parakeratose. Akanthose. Wucherung der interpapillären Zapfen mit Verschmelzung benachbarter
Glieder. Leukocyteninvasion des Rete, Altération cavitaire im Beginn, links oben echte, wohl als
Komplikation aufzufassende Blasenbildung (LELOIRs Phlyktänisation, PAUTRIERS Vesiculation).
Sehr starke Lymphocyteninfiltration des Papillarkörpers und des Coriums.

durch ein von polynucleären Leukocyten stark durchsetztes Gewebe, dessen
Decke eine aus kernhaltigen flachen Epithelzellen, Wanderzellen, resp. deren
Trümmern, fibrinoidem nach VAN GIESON gelb sich färbendem strukturlosem
Gewebe zusammengesetzte, flach dem ehemaligen Papillarkörper aufsitzende
Schicht (parakeratotische feuchte Kruste) bildet]. Dieser so verhältnismäßig
stark ausgebildeten Parakeratose, die ja nach UNNA ein Ödem der Übergangsepithelien ist, entspricht auch sonst ein sehr starkes Ödem des Rete. Wir finden
hier das von den Franzosen als „*altération cavitaire*" bezeichnete Phänomen
(vgl. Abb. 11) besonders schön sichtbar und in besonders zahlreichen Zellen vorhanden. Dabei besteht eine relativ geringe und nicht weit in die Tiefe hinabreichende Infiltration des Papillarkörpers (Erweiterung der Lymphgefäße,
leichte Vermehrung der fixen Bindegewebszellen). *Die Kleinheit der Knötchen
erklärt sich also hauptsächlich durch die relativ geringe Ausbildung der Acanthose.*

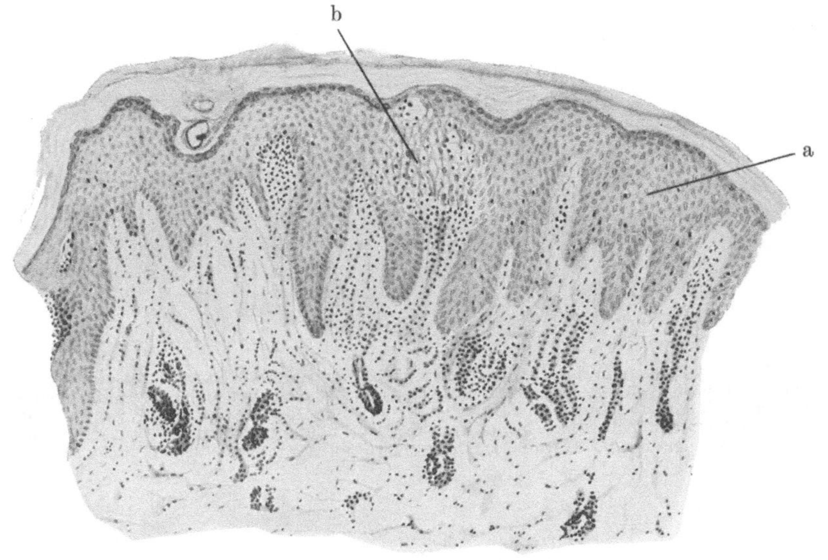

Abb. 16. Stadium der „Lichenifikation". Mittlere Vergrößerung.
a Akanthose des Rete mit Wanderzelleninvasion. b Netzwerkbildung (Vesiculation) in den unteren
Schichten des Rete und starkes Ödem im entsprechenden Teile des Papillarkörpers.

Sie bilden sich, wie es scheint, nach relativ kurzem Bestehen, restlos wieder
zurück, und *sind sicherlich auch ihrem histologischen Aufbau nach nicht als Vorläufer der eigentlichen Vidal-Knötchen, sondern als neben ihnen bestehende selbständige Gebilde zu betrachten.*

2. Das Stadium der frischen Lichen Vidal-Knötchen zeigt folgende Veränderungen (vgl. Abb. 12, 13, 14, 15).

Die Hornschicht sehen wir so gut wie immer verändert: an ihre Stelle ist das
parakeratotische Schildchen getreten (Abb. 12, 13, 14, 15), das in manchen Fällen
ziemlich tief, bis fast an den Papillarkörper heranreichen kann, in einem besonders
exzessiven Falle sehr hohe etagenförmig aufgebaute Auflagerungen bildete.
Überall da, wo Parakeratose besteht, ist das Keratohyalin geschwunden: *die
Knötchen sind also wohl so gut wie immer frei von Keratohyalin.* Das Rete ist
stets in mehr oder minder erheblicher Weise verbreitert, desgleichen die interpapillaren Zapfen, so zwar, daß in manchen Fällen letztere aneinanderstoßen
und zusammenfließen (Abb. 14 u. 15). Im Rete finden sich ferner in allen Fällen
a) vermehrtes *intercelluläres* Ödem, so daß die Saftlücken verbreitert erscheinen,

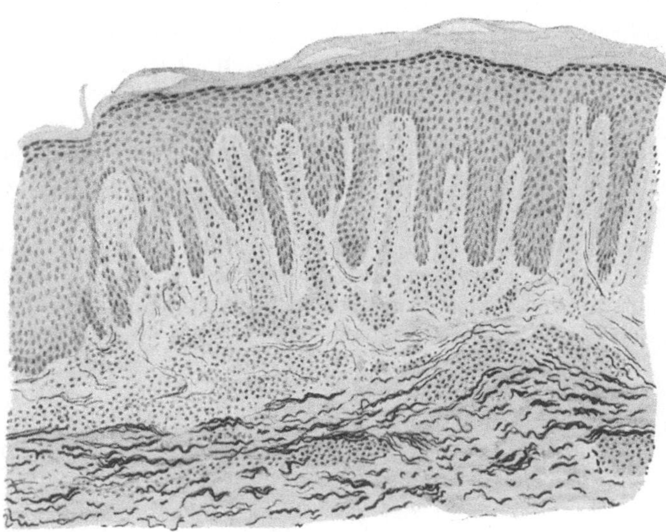

Abb. 17. „Lichenifikation". Älterer Fall. Elastinfärbung. Nachfärbung mit Lithioncarmin.
Akanthose. Verlängerung und Verbreiterung der interpapillären Zapfen, sonst an diesem Schnitt
keinerlei epidermale Veränderungen. Ziemlich erhebliche Infiltration der Papillen und des Coriums
mit Schwund der elastischen Fasern.

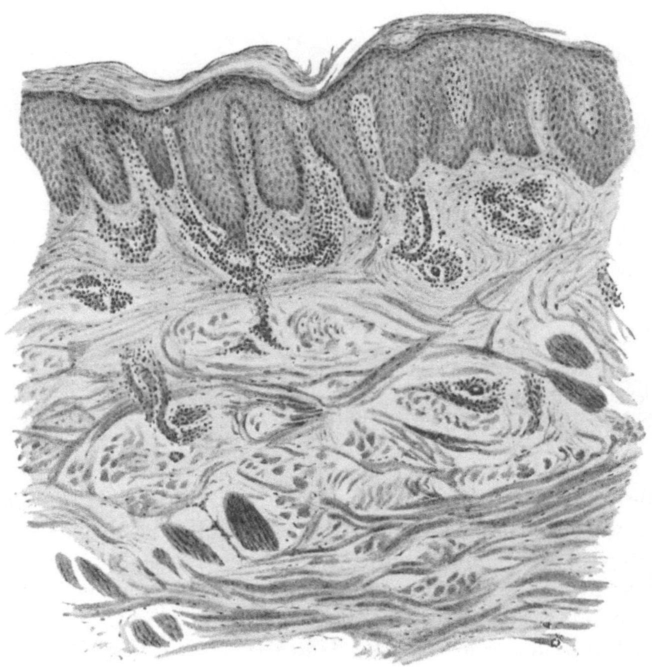

Abb. 18. „Lichenifikation." Excision eines Stückchens ganz leicht und fein gefältelter, angedeutet
braun pigmentierter, dem Messer starken Widerstand entgegensetzender Haut einer klinisch scheinbar
geheilten Partie. Mittlere Vergrößerung. Parakeratose. Mäßige Akanthose. Keratohyalinschicht
wieder vorhanden. Hypertrophie der kollagenen Fasern, Lymphocyteninfiltrat im Papillarkörper.

wobei jedoch *exzessive Erweiterung der Intercellularräume durchweg vermißt wird*;
b) *intracelluläres* Ödem in Gestalt der sog. „*altération cavitaire*" (Abb. 13, 14, 15),
c) durch Steigerung von b) stellenweise direkte *Vesikelbildung,* auf deutsch wohl

am besten als *Netz- oder Schwammbildung* zu bezeichnen, mit Wanderzellen-inhalt und Loslösung der einzelnen Epitelien aus dem Zellverbande (Abb. 14, 16). Die Basilarzellen sind meist ihres zylinderartigen Charakters entkleidet, von unregelmäßiger Gestalt, unscharf begrenzt (durch das Zellödem) *und fast immer mehr oder minder ihres Pigmentes* beraubt (Abb. 19).

Was den *Papillarkörper* anbetrifft, so sind zunächst einmal die Papillen häufig rein mechanisch durch den Druck der verbreiterten Retezapfen zusammen-gepreßt und verschmälert (Abb. 14, 15). In einem Falle ist diese Verschmälerung besonders exzessiv, so daß man in den Papillen überhaupt nur noch die Capillaren und einige ausgetretene resp. ausgepreßte Blutkörperchen sieht. In einem anderen Falle ist es zur hyalinen Entartung der Capillaren gekommen. Überall aber finden wir in den Papillen ein sehr erhebliches Ödem und vielfach auch erweiterte

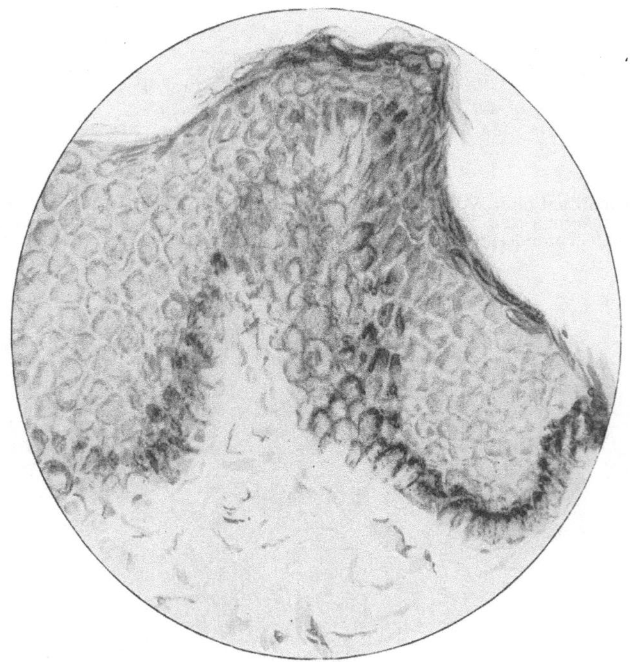

Abb. 19. „Lichenifikation." Starke Vergrößerung. Hyperpigmentation der Basalzellenschicht. Ödem des Papillarkörpers und Auswaschung des basalen Pigmentes aus den dem Ödem benachbarten Teilen der Zylinderzellenschicht der Epidermis. (Depigmentation.)

Lymphgefäße und Lymphspalten, letztere teils interfibrillär zwischen den Bindegewebsfasern, teils um die Bindegewebszellen herum (Abb. 13). Im Papillar-körper, soweit er eben nicht durch das Ödem gar zu sehr in seiner Ernährung geschädigt ist und in den angrenzenden Teilen des Coriums sieht man dann ein größtenteils aus *einkernigen Zellen, wenigen Plasma- und Mastzellen zusammen-gesetztes Zellinfiltrat, das in den meisten Fällen in den die Blutgefäße umspinnenden Lymphspalten (perivasculär) resp. in und um die Lymphgefäße sich lokalisiert hat,* in anderen Fällen einen mehr diffusen Charakter besitzt (Abb. 12, 13, 15). Sehr verschieden ist der Gehalt des Infiltrates an polymorphkernigen Zellen. *In einigen Fällen sind nur wenige vorhanden, in anderen sind sie sehr zahlreich und wandern in ganzen Schwärmen in die Epidermis hinein (siehe unten).* Auch die zwischen diesen Infiltraten gelegenen Bindegewebszellen nehmen an dem Prozesse teil. Sie sind so gut wie immer vermehrt und vergrößert. Das Elastin ist meist, wenn auch nicht sehr erheblich, geschädigt, das kollagene Gewebe relativ gut erhalten, die Pigmentzellen resp. das lose Pigment gewöhnlich vermehrt.

3. Das Stadium der „Lichenifikation". *Wir finden hier die gleichen Veränderungen wie sie das frische Lichenknötchen darbietet, nur in quantitativ und qualitativ geringerem Grade und nicht immer in allen Schnitten so typisch ausgebildet.* Aber das Prinzip der pathologischen Veränderungen ist hier das gleiche wie dort. Im Epithel die Parakeratose, die Acanthose (Abb. 17, 18), das intracelluläre Ödem (altération cavitaire) und stellenweise Vesiculation (Abb. 16), das Ödem der Cylinderzellenschicht mit Auswaschung des Pigmentes und Hyperpigmentation der Umgebung (Abb. 10); im Papillarkörper wiederum die *perivaskulär und in den Lymphgefäßen stationierten größtenteils aus einkernigen Zellen bestehenden Infiltrate* (Abb. 17, 18), das Ödem *im* Bindegewebe und um dessen Zellen herum die Vermehrung und Vergrößerung der ki..teren. Schließlich auch in einem fortgeschrittenen Falle eine Art *elephantiastischer Hypertrophie* der Bindegewebsbalken in den tieferen Lagen, wohl eine Folge des chronischen Ödems, bei erheblichem Schwund des Elastins im Papillarkörper und Corium (Abb. 18).

Ein Punkt muß hier noch besonders erwähnt werden: die *Wanderzelleninfiltration* des Epithels. Ich hätte sie nicht besonders besprochen, wenn nicht SIMON ihr Vorkommen direkt bestritten hätte. So habe ich denn in allen meinen Präparaten darauf besonderes Augenmerk gerichtet und muß entgegen SIMON — und auch DIND — feststellen, daß sie überall bald mehr, bald weniger vorhanden war. Allerdings will das bei allen denjenigen Fällen nicht viel bedeuten, bei denen es zu Kontinuitätstrennungen der Haut gekommen ist und durch Ansiedlung von Bakterien jederzeit die Möglichkeit oder vielmehr die Wahrscheinlichkeit chemotaktischer Leukocyten-Anlockung in die Epidermis bestand. Aber ich sah die Wanderzelleninfiltration auch bei *frischen Efflorescenzen, wo ein Eindringen von Infektionserregern von außen ausgeschlossen war. Und ich möchte daher die Leukocyteninvasion im Gegensatz zu* SIMON *und* DIND *als häufiges histologisches Vorkommnis betrachten und* SIMONs *und* DINDs negative Befunde als Zufallsausnahme ansehen.

Vergleiche ich meine Befunde mit den in der Literatur niedergelegten, so ergibt sich, daß wohl alle von mir als Charakteristica des Lichen Vidal angeführten *Einzelbefunde auch von anderen Beobachtern gesehen worden sind,* daß jedoch vielfach dies oder jenes Kriterium — auf Einzelheiten möchte ich verzichten, sie lassen sich auch leicht aus der Literaturübersicht entnehmen — nicht nur nicht besonders hervorgehoben, sondern sogar direkt als nicht vorhanden erwähnt wird. Es dürfte das meines Erachtens vor allem daran liegen, daß andeutungsweise vorhandene Abweichungen von der Norm von dem betreffenden Autor nicht genügend bewertet wurden, weil infolge der geringen Zahl der untersuchten Fälle die *erheblicheren* Abweichungen bei anderen Fällen, die ihm hätten als Richtschnur dienen können, fehlten. *Bei den Fällen der ersten und zweiten Serie, d. h. denjenigen, bei denen ich frische Knötchen untersuchte, waren die gefundenen Veränderungen meist sehr deutlich ausgesprochen und leicht erkennbar. Ganz anders bei denen der dritten Kategorie, wo es sich um spätere Stadien der Lichenifikation handelte. Hier muß man oft genug sehr zahlreiche Schnitte mit nur eben angedeuteten Veränderungen durchsehen, ehe man in der Serie dann mal auf einen Abschnitt stößt, der die vorhandenen Abweichungen in deutlicher und ausgesprochener Form aufweist. Es ist also bei diesen späteren Stadien wohl vielfach Glücks- und Zufallssache, ob man gerade ein Stück mit gut sichtbaren Veränderungen exzidiert hat, resp. ob man in dem exzidierten Stück die gut sichtbaren Veränderungen auch wirklich auffindet.*

Es sei noch besonders hervorgehoben, daß man die *charakteristischen Abweichungen in der Cutis wohl immer und in allen Präparaten findet, daß dagegen die epidermalen Läsionen, besonders im Stadium der Lichenifikation, häufig vermißt werden.* Aus verschiedensten Gründen: *Einmal deshalb, weil sie nicht so stark ausgebildet sind wie bei frischen Knötchen, dann ferner, weil die älteren Fälle so gut wie immer mit starken reduzierenden Salben vorbehandelt sind und schließlich sicherlich auch deswegen, weil bei länger bestehenden Erkrankungen häufig lokale Heilungsvorgänge Platz greifen, und vorübergehend ein normales Aussehen der Oberhaut an einzelnen Stellen vortäuschen.*

Überblicken wir die im vorstehenden präzisierten Befunde, so drängt sich sofort die naheliegende und wie die folgenden Ausführungen zeigen, nicht leicht zu beantwortende Frage auf: *Hat überhaupt der Lichen simplex chronicus einen charakteristischen Gesamtbefund oder doch wenigstens eine Reihe von ihm eigentümlichen Einzelbefunden, die ihn von anderen ähnlichen Dermatosen histologisch unterscheiden?* In Betracht kommen wegen der klinischen Ähnlichkeit insbesondere der Lichen ruber und wegen der histologischen Verwandtschaft das chronische Ekzem.

a) Gegenüber dem Lichen ruber ist histologisch die Differentialdiagnose sehr viel einfacher als klinisch, wo ja, wenn auch in seltenen Fällen, die Unterscheidung recht schwer sein kann. Das wesentlichste und meist in die Augen fallende Merkmal ist das nach unten scharf abschneidende, im Papillarkörper und obersten Corium lokalisierte Lymphocyteninfiltrat des Lichen planus, das aus kleinen dichtgedrängten, kaum durch Blut- oder Lymphgefäße unterbrochenen einkernigen Zellen zusammengesetzt ist, während das perivasculär und in resp. um die Lymphgefäße angeordnete Infiltrat des Lichen Vidal, ganz allmählich sich in der Umgebung verlierend, ein wesentlich lockereres Gefüge aufweist und fast immer von zahlreichen erweiterten Blutgefäßen und klaffenden Lymphspalten durchzogen ist. Auch die Epithelveränderungen sind sehr verschieden: die Acanthose, das Zellödem und die Wanderzellinfiltration sind beiden Affektionen gemeinsam; während aber beim Lichen ruber die Acanthose im späteren Stadium einer entschiedenen Hyperkeratose (Hornperlen), Verbreiterung der Keratohyalinschicht und einer stellenweise kolloiden Degeneration der Retezellen Platz macht, bleibt beim Lichen Vidal die Acanthose ziemlich unverändert bestehen und die sie begleitende Parakeratose nebst Keratohyalinschwund und altération cavitaire, sowie die netzartigen intraepidermoidalen Umwandlungen bilden ein sehr eigenartiges, dem Lichen ruber immer fehlendes Ensemble. Auch die bei Lichen ruber beschriebenen Lymphseen an der Grenze von Papillarkörper und Epidermis vermissen wir bei der Neurodermitis circumscripta vollkommen[1]), obwohl auch hier eine starke ödematöse Durchtränkung des Gewebes vorhanden ist und demnach die Voraussetzungen zur Entstehung von Lymphseen gegeben wären.

b) Sehr viel schwieriger und unsicherer ist die Unterscheidung *vom chronischen Ekzem,* mit dessen trockener Form ja der Lichen Vidal in seinen späteren Stadien klinisch mancherlei Berührungspunkte hat.

---

[1]) Ich habe schon gesagt, daß Kreibich, Dind und Highman deren Vorkommen ausdrücklich erwähnen. Und ich möchte dazu bemerken, daß auch ich in meinen Präparaten oft Stellen gesehen habe, wo die obersten Stellen des Papillarkörpers und die untersten der Epidermis an der Stelle, wo beide zusammenfließen, derartig von schwammigem Ödem durchsetzt waren, daß man solche Stellen vielleicht als Lymphseen deuten könnte. Dagegen habe ich die echten bei Lichen ruber vorkommenden Lymphseen, bei denen unterhalb einer relativ normalen Basalzellenschicht der Epidermis eine Lücke klafft, die mit Serum und Zellen resp. Zelltrümmern angefüllt ist, hier niemals gefunden. Vielleicht spielen bei den Befunden der genannten Autoren doch Zellverschiebungen und Schrumpfungsvorgänge beim Härtungsprozeß im Verein mit der ödematösen Durchtränkung des Gewebes eine gewisse Rolle (cfr. Brocqs und Jacquets histologischer Befund). Highman faßt die Lymphseen direkt als „das Maximum der serösen Durchtränkung des Papillarkörpers auf, die an Stellen geringsten Widerstandes der schwammigen Kollagenfibrillen zur Entwicklung gelangen".

Bereits SIMON wirft diese Frage auf und hebt hervor, daß das Hauptsymptom des chronischen Ekzems, die Parakeratose und die entzündliche Infiltration, auch bei der Neurodermitis circumscripta vorhanden sind und sogar das Wesentliche des Prozesses darstellen. Wenn er demgegenüber die von ihm in seinen Präparaten vermißte Wucherung der Retezapfen und das Fehlen der Altération cavitaire und der Leukocyteninfiltration des Epithels als Abweichungen des Lichen Vidal vom Typus des chronischen Ekzems hinstellt, so trifft das für seine Präparate sicherlich vollkommen zu. Ich habe aber bereits betont, daß SIMONs Befunde nach dieser Richtung hin nicht allgemeingültig sind, und daß in einem Teil meiner Fälle und auch bei anderen Autoren die genannten von ihm vermißten Kriterien vorhanden waren. SIMON kommt übrigens trotz dieser Differenzen zwischen beiden Dermatosen zu dem Schlusse, daß vorerst eine histologische Differenzierung im wissenschaftlichen Sinne zwischen Ekzem und Lichen chronicus simplex noch nicht möglich sei.

Auch BROCQ und JACQUET haben diesen Punkt eingehend erörtert. Sie geben zu, daß die charakteristischen Veränderungen des Ekzems, nämlich die Vesiculation und Parakeratose bei Lichen simplex chronicus immer vorkommen, *jedoch durchaus im Anfangsstadium,* und gewissermaßen in unvollkommener Ausbildung, daß aber in *manchen* Fällen die erwähnten Veränderungen beim Lichen Vidal stärker hervortreten und sich mehr denen des Ekzems nähern. Es bestehe also zwischen beiden Dermatosen eine durch Übergangsfälle hergestellte Brücke. Anderseits seien die beiden genannten Kriterien, besonders wenn sie nicht auf dem Höhestadium ausgebildet sind, keineswegs pathognomonisch für das Ekzem, und man müsse unbedingt, ohne sich durch Übergangsfälle beirren zu lassen, den klinischen Begriff des Lichen chronicus Vidal als feststehende selbständige Dermatose anerkennen.

Hingewiesen sei an dieser Stelle auch noch auf SCHOLTZ' kurze Darlegung, der, nachdem er die Anatomie des Ekzems besprochen hat, vom Lichen Vidal sagt, daß er durch die Veränderung des Papillarkörpers und *das Fehlen der dem vulgären Ekzem eigentümlichen Epitheldegeneration einigermaßen charakterisiert sei.* Dazu sei mir die Bemerkung gestattet, daß SCHOLTZ' letztere Annahme nach meinen und anderer Erfahrungen sicherlich in diesem Umfange nicht zutrifft, und daß daher auch die Folgerungen, die SCHOLTZ daraus zieht, als durchschlagend nicht erachtet werden können.

Was meinen eigenen Standpunkt betrifft, so möchte ich auch an dieser Stelle die wohl aus der ganzen Darstellungsweise meiner Arbeit erhellende Auffassung nochmals unterstreichen, daß ich von der *klinischen* Selbständigkeit der Neurodermitis circumscripta völlig überzeugt bin, und daß ich, je mehr ich mich in den letzten Jahren anläßlich meiner histologischen Untersuchungen auch mit dem klinischen Verlauf dieser Affektion beschäftigt habe, desto stärker in dieser Überzeugung befestigt worden bin. Auch JADASSOHN tritt schon sehr früh für die Selbständigkeit der uns beschäftigenden Dermatose als eines in sich geschlossenen Krankheitsbildes ein und hält die Neigung zur Ekzematisation für auffallend gering.

Damit ist aber noch keineswegs gesagt, daß wir auch *histologisch* ohne weiteres imstande sind, beide Krankheitsbilder voneinander *abzugrenzen.*

UNNA beschreibt in seiner klassischen Schilderung in der Histopathologie als Charakteristica des chronischen Ekzems: a) die Parakeratose (parenchymatöses Ödem der Übergangsepithelien) teils mit Erhaltenbleiben, teils mit Schwund des Keratohyalins. b) Die Acanthose mit starker Wucherung der interpapillaren Stachelschicht und dadurch bedingter Kompression der vor Eintreten der Acanthose gewöhnlich durch Ödem knopfförmig verdickt gewesenen Papillen. c) Die „spongoide" Umwandlung des Epithels (interstitielles Ödem der Retezellen, das von unten nach oben zunimmt), außerdem d) bei längerem Bestehen dieses Zustandes bisweilen Übergreifen dieses interstitiellen Ödems auf das Innere der Epithelzellen, auf den perinucleären Raum: LELOIRs „Altération cavitaire", die UNNA als „cavitaire Umwandlung" bezeichnet. Auf dem Boden dieser spongoiden Umwandlung des Epithels, also sekundär in einer schon ekzematösen Oberhaut, entstehen dann manchmal größere, klinisch als Bläschen sichtbare Gebilde in zwei Formen: 1. als lokaler Exzeß der interstitiellen spongoiden Umwandlung bilden sich *kleine* Bläschen mit serösem oder serofibrinösem Inhalt, 2. durch Überschwemmung der interstitiellen Lücken mit Leukocyten kommt es zur Bildung *größerer,* mit Eiterzellen prall gefüllter Blasen. e) Die Vorgänge im Bindegewebe: Außer den schon erwähnten Umformungen des Papillarkörpers findet sich eine Wucherung von Bindegewebszellen, deren Optimum in der Umgebung des subpapillaren Gefäßnetzes meist unterhalb der Papillen liegt und die sich bei Fällen mit mäßiger Zellinfiltration den Gefäßen entlang rasch abnehmend in die Tiefe zieht, während die dazwischen liegenden Hautpartien fast ganz frei bleiben. In hochgradigen Fällen ist die ganze Cutis gleichmäßig von jungen Bindegewebszellen durchsetzt. Bemerkenswert ist, daß das Kollagen völlig erhalten bleibt und auch das Elastin wenig leidet. Auch der Mangel an Leukocytenauswanderung fällt auf, wie überhaupt im Epithel Unna das Fehlen der Wanderzellen immer wieder hervorhebt. Das Inflitrat besteht aus kleinen, protoplasmaarmen, vielgestaltigen, dicht aneinander liegenden Bindegewebszellen mit gut, aber nicht besonders stark tingiblen Kernen.

Einen etwas abweichenden Standpunkt nimmt demgegenüber Leloir ein. Er stimmt in zwei Hauptpunkten (Acanthose des Rete und Parakeratose) mit Unna im ganzen überein. In bezug auf das dritte Hauptmoment, das Ödem der Retezellen, unterscheidet er sich insofern sehr wesentlich von Unna, als er im Gegensatz zu diesem dem *interstitiellen* Ödem der Retezellen nur eine unwesentliche Rolle zuteilt und die Hauptursache der Bläschenbildung in dem *parenchymatösen Zellödem* sieht. Letzteres, von ihm als „Altération cavitaire" bezeichnet, ist, wie er darlegt, ein *wesentliches* und *häufiges* Vorkommnis, und auch die Blasenbildung ist letzten Endes weiter nichts als ein *extrem ausgebildetes Ödem der Retezellen*. Im einzelnen unterscheidet er hier zwei Arten von Blasenbildung, für die ich, da wir im Deutschen keine entsprechende Übersetzung besitzen, die Fremdausdrücke mit beibehalte: die *Vesiculation* [1]) und die *Phlyktänisation*. Erstere, meist im mittleren Rete lokalisiert, ist weiter nichts als ein aus den Resten des zusammengedrängten und bandförmig ausgezogenen Zellprotoplasmas bestehendes *Netzwerk,* in dessen Maschen Epithel- und Leukocytenkerne und fibrinöses Exsudat eingelassen sind; die *Phlyktänisation* dagegen ist etwa das, was wir im Deutschen unter *Blase* verstehen, *also ein mit seröser oder eitriger Flüssigkeit gefülltes Hohlgebilde, das seinen Sitz im Stratum granulosum oder in der Hornschicht hat.*

Einen weiteren Differenzpunkt zwischen Unna und Leloir bilden dann die Vorgänge im Papillarkörper, die Unna mehr als bindegewebige, Leloir mehr als lymphocytäre Infiltration aufgefaßt wissen will.

Einen vermittelnden Standpunkt nimmt in dieser Frage, soweit ich sehe, Pautrier ein, der in seiner Arbeit auf S. 15 des Sonderabdrucks ein sehr *hochgradiges inter- und intracelluläres Ödem* des Rete als Vorläufer der echten Blasenbildung beim Ekzem beschreibt und abbildet. Pautrier bezeichnet das, was Leloir Vesiculation nennt, als „îlots de spongiose" und Leloirs Phlyktänisation als „Vesiculation", eine Nomenklatur, die sich unserer deutschen mehr nähert als die Leloirs. Ich selbst gebrauche, wie eben bemerkt (vgl. Anm. S. 418), das Wort Vesiculation im Sinne von Leloir und gleichbedeutend mit Unnas Spongiose und Pautriers „îlots de spongiose", synonym mit Netz- oder Schwammbildung.

Vergleiche ich mit den eben mitgeteilten Befunden beim chronischen Ekzem meine eigenen und die in der Literatur niedergelegten Erfahrungen über den Lichen Vidal, *so läßt sich eine außerordentlich weitgehende Übereinstimmung zwischen beiden nicht verkennen.* Die wichtigsten Abweichungen von der Norm, nämlich die Acanthose und die Parakeratose, sind beiden gemeinsam, ebenso die intraepitheliale Bläschenbildung, die Unna, Ehrmann - Fick, Scholtz für das Ekzem wesentlich als Folge des interstitiellen, Leloir als Folge des parenchymatösen Ödems der Retezellen, Pautrier als Folge beider zusammen aufgefaßt wissen will. Zur Klärung dieser Streitfrage Material beizubringen, muß ich mir versagen, weil es meinem Thema fern liegt. Ich kann nur das betonen, daß ich beim Lichen Vidal das Unnasche interstitielle Ödem resp. seine Spongiose durchweg vermißte. Wohl fand ich vielfach eine *mäßige* Verbreiterung der *interepithelialen Saftspalten, aber keine darmartig oder rosenkranzartig aufgeblähten Hohlräume, wie sie* Unna *beim Ekzem beschreibt.* Was

---

[1]) Diesen Begriff verdeutschen wir wohl am besten mit dem Worte „Netzbildung"; den Ausdruck „retikuläre Degeneration", der vielleicht noch klarer das, was wir sehen, wiedergegeben hätte, habe ich absichtlich vermieden, weil ihn Unna bereits für eine andere Art der Degeneration, nämlich die fibrinöse Umwandlung der Epithelzellen bei der Variola, reserviert hat. So habe ich überall in dieser Arbeit „Vesiculation" und „Netzbildung" als Synonyma gebraucht. Sie sind identisch mit Pautriers „îlots de spongiose".

die *altération cavitaire* betrifft, so fand ich sie in meinen Präparaten von Lichen Vidal ebenfalls *ganz außerordentlich häufig.* Auch in bezug auf die Veränderungen im Papillarkörper nähern sich meine Befunde mehr denen Leloirs: Ich fand durchweg eine ausgesprochene *lymphocytäre,* um die Blutgefäße und in und um Lymphgefäße lokalisierte *Infiltration* neben den übrigen oben erwähnten Veränderungen. Unna betont dann ferner, wie erwähnt, das relativ gute Erhaltenbleiben des kollagenen Gewebes beim Ekzem: Auch meine Fälle vom Lichen Vidal zeigten das durchweg. Sogar innerhalb der stärksten Infiltrate waren vielfach die feinen Bindegewebsfibrillen unversehrt. Ebenso ist auch das *Elastin,* genau wie es Unna beim Ekzem beschreibt, *nicht sehr wesentlich,* abgesehen von alten vorgeschrittenen Fällen, geschädigt.

Zwei Punkte scheinen mir noch besonderer Erwähnung wert. Wie ein roter Faden zieht sich durch Unnas Darstellung des Ekzems — Scholtz und bis zu einem gewissen Grade auch Leloir bestätigen dies ausdrücklich — die Konstatierung der geringen Neigung zur Emigration von Leukocyten [1]), obwohl doch in dem reichen Saftstrom, der das Epithel durchfeuchtet, etwa vorhandene Wanderzellen reichlich Platz hätten. In meinen Lichen Vidal-Präparaten ist, wie ich schon zu wiederholten Malen hervorhob, das *Gegenteil* der Fall. In allen Stadien, den ganz beginnenden sowohl wie den vorgeschrittenen, finden wir einen *reichen Strom von Wanderzellen in Cutis und Epithel,* ähnlich dem, wie ihn Pincus vom Lichen ruber beschreibt, und ich habe, wie bereits erwähnt, vielfach den Eindruck gehabt, daß in die Tiefe gewucherte Retezapfen durch die andrängenden Leukocytenschwärme vollständig zerworfen resp. zu wesentlicher Verkürzung oder Verschmälerung gebracht worden sind (vgl. auch Brocq und Jacquet).

Ein zweiter Punkt ist die Genese der *Blasenbildung.* Die Verhältnisse beim Ekzem resp. deren verschiedene Auffassung durch Unna, Leloir und Pautrier habe ich oben erwähnt.

Beim Lichen Vidal sprechen Brocq und Jacquet sowie Touton von *beginnender* Blasenbildung, die übrigen Autoren erwähnen sie gar nicht, zum Teil schon deshalb, weil sie Oberhautveränderungen überhaupt vermißten. Ich selbst konnte echte Blasenbildung, wie sie Unna beim Ekzem beschreibt und wie sie Leloirs Begriff „Phlyktänisation" resp. Pautriers „Vesiculation" entspricht, beim Lichen Vidal nur in *einem Falle* beobachten, und zwar lagen die betreffenden Blasen so oberflächlich, direkt *unter* der resp. *in* der Hornschicht, und sahen so anders aus, als das, was ich sonst beim Lichen Vidal beobachtete, daß ich glaube, daß in der Tat an diesen Stellen *rein ekzematöse Veränderungen als Komplikation Platz gegriffen haben.*

Bei allen übrigen Fällen und auch an anderen Stellen des erwähnten Falles dagegen fand ich durchweg Prozesse im Rete, die durchaus identisch sind mit dem, was Leloir beim Ekzem als Vesiculation, Pautrier als „îlots de spongiose" beschreibt, d. h. einen Zustand, den wir klinisch und anatomisch wohl weniger als *Blasen-* wie *als Netz-* resp. *Schwammbildung* bezeichnen müssen und den ich in meinen Ausführungen auch stets so bezeichnet habe.

Es wäre *möglich,* daß die erwähnten Blasen des genannten Falles in Unnas Sinne interstitiell durch lokale Aufblähung der interepithelialen Saftlücken entstanden sind. Ich kann das mit Bestimmtheit weder bejahen noch verneinen, wenngleich ich es nach deren Aussehen für *unwahrscheinlich* halte. *Dagegen möchte ich das mit Sicherheit behaupten, daß die von mir als Schwamm- oder Netz-*

---

[1]) Pautrier spricht im Gegenteil von sehr reichlicher Leukocyteneinwanderung, doch handelt es sich in seinen Präparaten, wie aus dem begleitenden Text hervorgeht, nicht um *frische* Fälle, sondern um ältere, bei denen sekundäre Infektionen nicht auszuschließen sind.

*werk (Vesiculation) bezeichneten Vorgänge nicht interstitiellem, sondern intra-
cellulärem Ödem ihre Entstehung verdanken.* Es ist natürlich schwer, besonders
in histologischen Fragen, rein negativ zu sagen, daß ein Vorgang, den man ja
doch nie *direkt* mit ansehen, sondern nur aus Übergangsbildern erschließen
kann, *nicht* vorhanden sei, aber ich glaube doch, daß bei der großen Menge von
Schnitten, die ich durchgesehen habe und bei den verschiedenen Stadien der
Krankheit, die mir zur Verfügung standen, ich doch gelegentlich, wenn sie überhaupt vorhanden gewesen wären, *Übergangsbilder* gesehen hätte, die für die
Annahme einer *intercellulären* Entstehung der Netzwerkbildung gesprochen
hätten. Daß *stark erweiterte interepitheliale Saftspalten* in meinen Präparaten
durchweg fehlten, habe ich mehrfach erwähnt. Auf der anderen Seite spricht
das häufige Vorhandensein von „altération cavitaire", das auch nach Unna
zum parenchymatösen Ödem zählt, und die reichlich vorhandene *Parakeratose,
das Ödem der Übergangsepithelien, doch zum mindesten nicht dagegen,* daß auch
die „Vesiculation" diesem Zustande ihr Dasein verdankt.

Auch Brocq und Jacquet sprechen auf S. 195 von kleinen aus zwei benachbarten
ödematös ausgehöhlten Zellen entstandenen Hohlräumen, womit sie eben beginnende
Netzwerkbildung im Auge haben. Das Vorkommen anderswie, also durch interstitielles
Ödem bedingter Hohlräume erwähnen sie nicht.

Allerdings habe ich mir über das Verhältnis der „altération cavitaire" zur
Vesiculation ein *sicheres* Urteil nicht bilden können, da ich ganz *zweifellose*
Übergangsbilder von einem Zustand zum anderen nicht beobachtet habe. Ich
glaube jedoch aus allem, was ich gesehen habe, annehmen zu dürfen, *daß das
Stadium der Vesiculation, wenn es eintritt, vorwiegend solche Zellen befällt, die
vorher der altération cavitaire unterworfen gewesen sind, und daß die Netzwerkbildung demnach ein Stadium intensivster Ödematisierung darstellt, das statt,
wie sonst vielfach, einzelne Zellen zu ergreifen, in manchen Fällen und an einzelnen
Stellen einen ganzen Komplex von Zellen, und zwar in erheblicherem Maße als sonst
befällt.* Nach meiner Auffassung kommt die Vesiculation etwa so zustande, daß
unter leidlichem Erhaltenbleiben der Kerne das intracelluläre Ödem der Epithelien
zunimmt, und daß in der Zelle durch die Differenzierung von noch und nicht mehr
die Farbe annehmendem Protoplasma eine Art Netzwerk entsteht. Dadurch,
daß der beschriebene Prozeß an einer mehr oder minder großen Gruppe benachbarter Zellen sich abspielt, bildet sich ein *bienenwabenartiges von der relativ
normalen Umgebung deutlich sich abgrenzendes Gebilde, innerhalb dessen die
Epithelkerne und die der Wanderzellen meist noch erkennbar sind: Wir haben eine
beginnende Vesiculation vor uns.* Dabei soll nicht geleugnet werden, daß im
Bereiche dieses Netzwerks auch die *intercellulären* Saftspalten nicht in mäßigem
Grade erweitert gewesen wären. Das war sogar in allen Schnitten, insbesondere
auch bei frischen Knötchen, *aber eben nur in mäßigem Grade,* häufig direkt nachweisbar. Diese maximal ödematösen Stellen, die beginnende Vesiculation,
entsprechen vielfach den suprapapillären Anteilen des Rete, sitzen also da,
wo das Rete, *direkt über den Papillen sich ausspannend, in intimste Beziehung
zu den letzteren tritt. Gewöhnlich ist an diesen Stellen auch das Ödem, die Gefäßerweiterung und die Zellinfiltration in den Papillen besonders stark ausgebildet.
Der vermehrte Saftstrom, der in diesen Fällen von bestimmten lokal besonders
affizierten Partien des Papillarkörpers ausgeht, greift demnach auf die Epidermis
über und verursacht dort ein extrem starkes, eng umgrenztes Ödem, das sich histologisch als Vesiculation oder Netzbildung darstellt.*

Ein ähnliches Bild innigen Zusammenhängens pathologischer Prozesse von Cutis und
Epidermis haben wir, worauf an dieser Stelle des Vergleiches wegen nochmals hingewiesen
sei, auch in dem Leukocytenschwarm vor uns, der an manchen Stellen aus dem Papillarkörper gegen das Rete vordringt, und die Resorption resp. Verschmälerung der interpapillären
Zapfen zuwege bringt.

Fassen wir alles zusammen, so glaube ich nicht zu viel gesagt zu haben, wenn ich den Satz aussprach, *daß zwischen dem Ekzem und dem Lichen Vidal histologisch eine sehr weitgehende Übereinstimmung besteht.* Alle die für letzteren charakteristischen Symptome: Parakeratose, Schwund der Keratohyalinschicht, Acanthose, Ödem und Netzwerkbildung im Rete, die „altération cavitaire", das ausgeprägte Ödem und die lymphocytäre Infiltration im Papillarkörper und Corium mit dem guten Erhaltensein der Bindegewebsfibrillen und des Elastins, alles das finden wir auch beim Ekzem.

Nur drei Momente seien hervorgehoben, durch die sich der Lichen Vidal vom Ekzem einigermaßen unterscheidet. Das eine ist der umschriebene Schwund des Pigments in der Basilarschicht, der sich ja, wie wir gesehen haben, in manchen Fällen auch klinisch sehr deutlich als „Depigmatation" offenbart. Dieses Moment finden wir beim Ekzem bei keinem der Autoren (UNNA, LELOIR, PAU-TRIER) erwähnt, und wir müssen demnach wohl annehmen, daß dort die basilare Pigmentschicht keine irgendwie nennenswerte Beeinträchtigung erleidet. Eine solche wäre doch wohl sicherlich Beobachtern wie UNNA, SCHOLTZ, LELOIR, PAUTRIER nicht entgangen. Es scheint also, daß die Pigmentauswaschung aus der basilaren Epithelschicht in Verbindung mit einer gewissen Neigung zur Hyperpigmentation in den an das Knötchen angrenzenden Teilen *einigermaßen* charakteristisch für Lichen Vidal ist.

Etwas anders steht es mit dem zweiten Unterscheidungsmerkmal, der *Leuko-cyteninvasion* der Epidermis. Hier sind die Ansichten beim Ekzem, wie wir gesehen haben, geteilt. Bei UNNA spielt sie eine sehr geringe, bei LELOIR und PAUTRIER eine sehr viel größere Rolle, immerhin steht sie bei beiden nicht besonders im Vordergrunde. Hier beim Lichen Vidal ist das Gegenteil der Fall; sie ist bereits sehr früh ein, wie ich hervorhob, *wesentlicher* Bestandteil der Knötchen und ist auch in älteren Fällen immer nachweisbar.

Zu diesen beiden Differenzpunkten kommt dann noch als wichtigstes ein drittes bemerkenswertes Symptom, auf das bereits BROCQ und JACQUET hingewiesen haben: *All die erwähnten Veränderungen des Ekzems haben, soweit sie beim Lichen Vidal vorhanden sind, im allgemeinen die Tendenz, im Stadium der Entwicklung zu verharren und einen gewissen Grad abortiver Ausbildung nicht zu überschreiten. Das gilt in gleicher Weise von den frischen wie von den älteren im Stadium der Lichenifikation und darüber hinaus zur Excision und mikroskopischen Untersuchung gelangten Fällen. Ein stringentes Beispiel dafür ist die Blasenbildung, also doch dasjenige Symptom, das wir im allgemeinen bei allen einigermaßen auf dem Höhestadium befindlichen Ekzemen als das konstanteste und eindeutigste Syptom zu betrachten gewohnt sind. Beim Lichen Vidal finden wir die echte von LELOIR beim Ekzem als „Phlyktänisation", von PAUTRIER als „Vesiculation" bezeichnete, und dort sehr häufige Entstehung kleiner Bläschen nur ganz ausnahmsweise und an ganz wenigen Stellen,* während die Vesiculation (Netzbildung) die „îlots de spongiose", wie wir gesehen haben, einen in *allen* Stadien des Lichen Vidal so gut wie regelmäßigen Befund darstellt. *Es besteht demnach bei Lichen Vidal trotz des starken im Papillarkörper und Epithel kreisenden Lymphstromes, der zu den geschilderten ganz bestimmten und charakteristischen Veränderungen (altération cavitaire, Vesiculation) geführt hat, keine irgendwie erhebliche Neigung zu extremster Ausbildung dieses Symptoms, zu echter Blasenbildung. Das kommt ja auch klinisch in dem Ausbleiben des Nässens und dem Fehlen makroskopisch nachweisbarer, blasiger Efflorescenzen, wie überhaupt in dem ausgesprochen trockenen Charakter der Neurodermitis circumscripta durchaus prägnant zum Ausdruck. Wir haben also einerseits eine reichliche Versorgung mit Lymphe sowohl in den Anfangs- wie in den Endstadien der Krankheit, anderseits eine starke Kohärenz der Retezellen und der Hornschicht, eine Kohärenz, die eben doch so erheblich ist, daß es zu dem beim Ekzem sehr häufig eintretenden Höhestadium, der Blasenbildung, nicht kommt.* Auch EHRMANN gelangt, wie die oben mitgeteilte Zusammenfassung seiner Darstellung ergibt, zu ähnlichen Schlußfolgerungen.

So zahlreich also die *übereinstimmenden* Momente beider Dermatosen sind, so stark möchte ich doch die genannten *Differenzpunkte* zwischen beiden unterstreichen. Ob letztere allerdings so erheblich sind, daß sie uns berechtigen, die beiden sich anatomisch so nahe stehenden Dermatosen als etwas in ihrem Wesen voneinander Verschiedenes anzusehen, das können wir, glaube ich, auf Grund des vorliegenden histologischen Materials nicht mit Sicherheit entscheiden. Hier läßt uns, wie so oft in der Dermatologie, die rein anatomische Betrachtungsweise im Stich, weil eben die feineren Vorgänge, die das histologische Substrat der doch sicherlich vorhandenen Differenzen bilden, sich dem Nachweis durch unsere relativ groben Methoden vorläufig noch entziehen.

B. Die Lichénifications anormales.

Die eben gegebene Schilderung des anatomischen Substrates der Neurodermitis bezog sich, wie aus dem Dargestellten erhellt, nur auf die unkomplizierte reine Form der Knötchenbildung und der Lichenifikation. Es bleibt nun noch übrig, die „Lichenifications anormales", die Abweichungen vom gewöhnlichen Typus ihrer histologischen Zusammensetzung nach zu besprechen.

a) Was die *„Lichénification géante"* oder *„Neurodermitis hypertrophica"* anbetrifft, so fand KREIBICH eine sehr hochgradige Acanthose des Rete und der interpapillären Zapfen, jedoch nirgends ein aus dem Rahmen der letzteren heraustretendes atypisches Epithelwachstum, das irgendwie an Carcinom erinnern würde. Nach abwärts sind sämtliche Retezapfen von einem ziemlich breiten Mantel von dichtem Infiltrat umgeben. Er besteht vorwiegend aus Rundzellen in einem zarten Reticulum, in ihm finden sich reichlich eosinophile, polynucleäre Zellen. Das kollagene und elastische Gewebe ist durch das Infiltrat vollkommen verdrängt, welch letzteres nach unten hin ziemlich unvermittelt aufhört. Blut normal.

RUSCH fand Hypertrophie der MALPIGHIschen Schicht in seinem Falle. Die Zapfen repräsentieren sehr lange schmale oder breitere gegabelte, spitzig zulaufende oder knollig verdickte Fortsätze. Die Papillen dementsprechend lange schmale oder breite kuppelförmig angeschwollene Erhebungen. Im Infiltrat zahlreiche eosinophile Zellen, sowie „eine Wucherung von fixen Elementen und Endothelien gewisser Bindegewebsterritorien, die gleichsam zu einem Gewebe von teils endothelialem, teils sarkom- resp. lymphosarkomartigem Charakter entarten". Trotzdem will RUSCH den Tumor nicht als echtes Neugewebe oder gar als Sarkom bezeichnen, neigt vielmehr der Diagnose „sarkoide Geschwülste" zu. Wir müssen wohl KREIBICH Recht geben, der die Ansicht ausspricht, daß dieses tumorartige Gewebe, das in Wahrheit weder seinem klinischen Verlaufe, noch seiner Anatomie nach als echter Tumor angesprochen werden darf, in seinem Aufbau an die meist gestielten unspezifischen Granulome erinnert und das KREIBICH daher als „nässenden Granulomprozeß" bei Neurodermitis aufzufassen geneigt ist. Der Fall gehört nicht mit absoluter Sicherheit hierher, aber doch mit größter Wahrscheinlichkeit. Das gleiche gilt von dem bereits im klinischen Teil erwähnten Fall von DANLOS: Hier fand Verfasser Hyperkeratose, Parakeratose und Acanthose der Epidermis und ein lymphoides Zellinfiltrat im Papillarkörper.

Wesentlich gesicherteren Boden betreten wir dann wieder mit PAUTRIERs Darlegungen, in denen dieser, wie bereits erwähnt, in zusammenfassender Weise über seine Erfahrungen an vier Fällen berichtet, von denen er zwei histologisch untersuchen konnte: das Epithel zeigt eine ganz auffallend starke Acanthose. Die interpapillären Zapfen sind enorm gewuchert und steigen bis tief in die Cutis hinein. Außerdem besteht eine je nach dem Alter des Prozesses verschieden starke Hyperkeratose, die zur Bildung von Hornperlen führen kann. In der Cutis finden sich verstreute von oben nach unten an Stärke abnehmende Zellherde, sowie eine sehr starke Vermehrung der Blut- und Lymphgefäße mit Wandverdickungen, Endothelschwellungen und zuweilen Endotheldesquamationen der ersteren. Das kollagene Gewebe ist im Bereich der Knötchen rarefiziert, nimmt ein retikuläres fibrilläres Aussehen an und ist ödematös infiltriert. An anderen Stellen sieht man nur eine Vermehrung der Fibroblasten. An der Peripherie der erkrankten Stellen und in den tiefsten Schichten des Coriums findet sich eine leichte Neigung zur Bindegewebssklerose. Das Infiltrat ist ein exquisit chronisches, es ist manchmal in dichten Herden, manchmal deutlich perivasculär angeordnet und besteht aus gewucherten Bindegewebszellen, aus regellos verstreuten oder in Haufen zusammenliegenden Plasmazellen und aus eosinophilen Zellen, welche offenbar aus den entzündeten Geweben herstammen. Polynucleäre Zellen fehlen.

Ein ganz ähnliches Bild, das ich aus diesem Grunde nur ganz kurz wiedergeben möchte, notieren auch JEANSELME und BURNIER. Sie fanden in ihrem ersten Falle neben starker Acanthose hochgradige Erweiterung und Neubildung von Lymph- und Blutgefäßen und zellige Infiltration, im zweiten nur Acanthose ohne Gefäßalteration. Die Überimpfung auf Tiere ergab ein negatives Resultat.

Ebenso ist auch BIZZOZEROs Befund ein sehr ähnlicher: Geringe Hyper- und Parakeratose, Keratohyalinschicht normal, enorme Acanthose des Rete und Hypertrophie der interpapillären Zapfen bei scharfer Abgrenzung derselben gegen die Cutis, vielfach Fehlen der Basilarschicht der Epidermis, so daß die Spinalzellen direkt auf der basalen Grenzmembran aufsitzen, und dementsprechend auch des Pigmentes der Cylinderzellen. Stellenweise zwiebelschalenartige Anordnung des Deckepithels, ferner Verlängerung der Papillen, hochgradige Lymphocyteninfiltration derselben bis tief in das Unterhautzellgewebe, besonders um die Follikel und die in die Tiefe gewucherten interpapillären Zapfen herum. Ziemlich zahlreiche eosinophile Zellen, besonders an der Spitze der Papille, hochgradige Gefäßerweiterung, von denen mehrere mit Lymphocyten vollgestopft sind, cystische Erweiterung der Schweißdrüsen.

Schließlich sei auch noch der histologische Befund von WECKERs Fall mitgeteilt (atypisch gewucherte Neurodermitis bei einem $1^{1}/_{2}$ Jahre alten Kinde): Die tiefen Schichten der Cutis zeigen mit Ausnahme vereinzelter perivasculärer Lymphocytenanhäufungen keine Veränderungen. Die Gefäßwände sind unverändert. Der Papillarkörper weist starke Wucherungen auf, die einzelnen Papillen erscheinen in allen ihren Dimensionen bedeutend hypertrophiert. Das Gewebe ist ödematös und von Lymphocyten strangförmig infiltriert. Die Bindegewebszellen sind gequollen und zum Teil spindelig aufgetrieben. Die ödematöse Durchtränkung erstreckt sich auch auf die Epidermis, die Epithelleisten sind verbreitert und zeigen stellenweise deutliche Gabelung. Die Wucherung ist im Stratum Malpighii am ausgesprochensten: Die Zellen in ihm sind weit größer als normal, die intercellulären Lymphräume erscheinen erweitert.

b) In bezug auf die *„Formes hyperkeratosiques" (Lichen obtusus corné, Urticaria perstans verrucosa, Prurigo nodularis Hyde usw.)* möchte ich zunächst das histologische Bild wiedergeben, das der entschiedenste Verfechter der Lehre von der Identität dieses Krankheitsbildes mit dem Lichen Vidal, nämlich PAUTRIER, in seiner 1922 erschienenen Publikation mitteilt.

Auf Grund von zwei Fällen zeichnet er das histologische Substrat in folgender Weise: die überall verdickte Hornschicht formiert an einzelnen Stellen vollständige blätterige Auflagerungen, an anderen parakeratotische Schilder. Die Keratohyalinschicht ist stark gewuchert, das Rete desgleichen. Es läßt Papillen und Retezapfen erkennen, die bald dünn, bald breit und massig sind und die ein Bild darbieten, das von der enormen plateauartigen Totalverdickung des Lichen ruber-Plaques, der Papillen und interpapilläre Zapfen eingebüßt hat, ganz verschieden ist. Im Papillarkörper und der oberen Cutis sieht man nur eine leichte celluläre Infiltration. Das Bindegewebe befindet sich im Zustande fibrillärer Sklerose. Die feine Struktur der Papillen ist geschwunden. Mittlere und untere Cutis bis zu den Knäueldrüsen herab zeigen ebenfalls das Bild der *Sklerosierung* in noch etwas höherem Grade mit dicken, festen Bindegewebsbündeln. Zerstreut findet man in diesem hypertrophisch verdickten Gewebe Inseln mit zarterer fibrillärer Struktur, und in deren Maschen eine ziemlich dichte, kleinzellige Infiltration mit fixen Bindegewebszellen. *Das bemerkenswerteste und wichtigste Symptom ist also neben der Hyperkeratose und Acanthose der Epidermis eine mit entzündlichen Erscheinungen verbundene Sklerose der Cutis, die ihren Höhepunkt in den mittleren und tieferen Schichten des Coriums hat.*

Im Gegensatz dazu ist, wie PAUTRIER betont, bei der *typischen Lichenifikation* der irritative Prozeß gleich von vornherein mehr in der Epidermis lokalisiert und weniger in der Cutis, die in sehr viel geringerem Grade sklerosiert ist und eine mehr diffuse Infiltration darbietet, statt der ausgesprochenen herdweise der „hyperkeratotischen Lichenifikation". Doch sieht das PAUTRIER nur als Nuancen und nicht als absolute Differenzen an und führt sie zurück auf das sehr viel längere Bestehen der zuletzt erwähnten Formen im Gegensatz zu den meist jüngeren der normalen Fälle von Lichen Vidal.

FABRYs Befunde bei seiner Neurodermitis nodulosa sind nicht so eingehend mitgeteilt, lassen jedoch so ziemlich die gleichen Veränderungen, insbesondere auch die kleinzelligen Infiltrate im Corium oder, wie er es nennt, die „korallenschnurähnlich angeordneten lymphocytären Anhäufungen" neben der Hyper- und Parakeratose und der Acanthose des Rete erkennen (vgl. Abb. 20 und 21).

PAYENNEVILLES Befunde in seinen beiden Fällen decken sich fast wörtlich mit denen von PAUTRIER, insbesondere erwähnt auch er die „îlots de sclérose" in der Tiefe der Cutis.

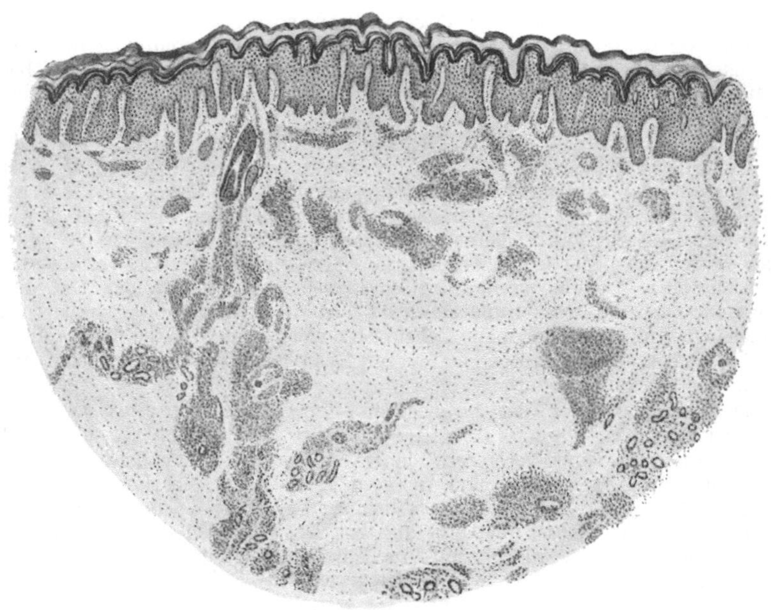

Abb. 20. Neurodermitis nodulosa (Präparat von Prof. FABRY).
Mächtige Acanthose, diffus verteilte bis in die untere Cutis hinabreichende perivasculäre und um die Schweißdrüsen angeordnete Rundzelleninfiltrate.

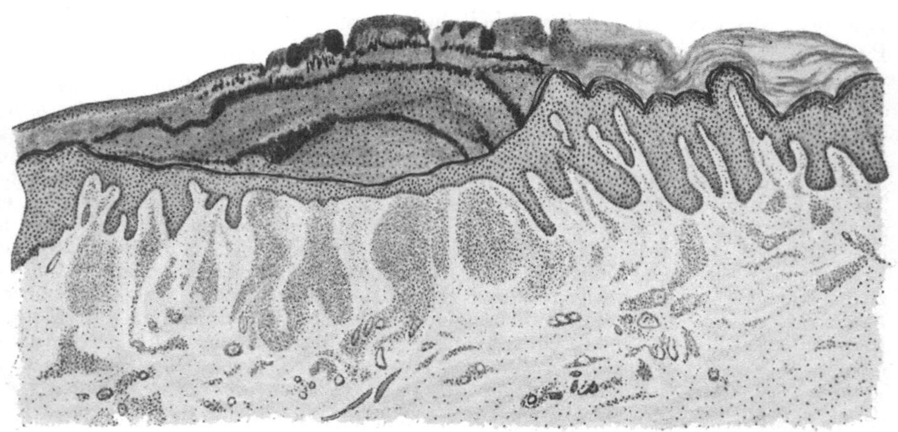

Abb. 21. Neurodermitis nodulosa (Präparat von Prof. FABRY).
Starke parakeratotische aus Serum, Fibrin und Leukocyten bestehende Kruste, erhebliche Acanthose des Rete. Im Papillarkörper und oberer Cutis massige perivasculäre Lymphocyteninfiltrate.

BÜHLER fand fast genau die gleichen Prozesse, wie sie eben beschrieben wurden, desgleichen KREIBICH, RASCH, MARTHA MEYER, BRIEL, HASSELMANN, welch letzterer übrigens ausdrücklich die Identifikation des Lichen obtusus corné mit der Neurodermitis ablehnt, so daß es sich erübrigt, die Befunde dieser

Autoren, falls man die betreffenden Fälle überhaupt hierher rechnet (s. oben), im einzelnen wiederzugeben. Einzelne Differenzen sind wohl notiert, die offenbar von dem Alter der exzidierten Efflorescenzen abhängen. So z. B. wird die von Pautrier besonders hervorgehobene Sklerose des Bindegewebes, die auch Payenneville konstatierte, fast überall vermißt. Allen Autoren gemeinsam aber *sind die bis tief ins Corium reichenden charakteristischen Infiltrate aus Rundzellen, die in manchen Fällen scharf begrenzt, in anderen, Briel z. B., mehr diffus sind.*

c) Der Vollständigkeit halber sei hier auch noch das histologische Substrat der von Gertrud Wolff beschriebenen Neurodermitis follicularis acuminata wiedergegeben: Mäßige fleckförmige Parakeratose bei gleichzeitiger geringer follikulärer Acanthose. Das Keratohyalin fehlt stellenweise oder ist nur spärlich vorhanden, dazu besteht vollständiger Mangel an Eleidin. Im Stratum spinosum ausgesprochene „altération cavitaire" resp. Netz- oder Schwammbildung und außerdem intercelluläres Ödem sowie Übergänge zwischen diesem (in der unteren Epidermislage) und cystenartigen Gebilden der oberen Epithelschicht, so daß bei der Bildung der „altération cavitaire" ebenso gut das intercelluläre neben dem intracellulären Ödem beteiligt sein kann. Gefäßwände stark verdickt. Völlige Depigmentierung der Follikel und knötchen- bis strichförmige, hauptsächlich aus Lymphocyten, zum geringen Teil aus Bindegewebszellen bestehende Infiltration.

Ätiologie und Pathogenese.

Die Ätiologie und Pathogenese der uns beschäftigenden Affektion ist ein Gebiet, das von jeher zu lebhaften Kontroversen Anlaß gegeben hat, und auch jetzt noch längst nicht entschieden ist. Brocq und Jacquet, die das Krankheitsbild geschaffen und in mustergültiger Weise beschrieben und abgegrenzt haben, sind der Ansicht, daß der *Juckreiz das Primäre ist und daß auf diesen Juckreiz das Hautorgan in der Weise reagiert, daß es mit der Bildung der Lichen Vidal-Knötchen, der Lichenifikation antwortet.* Es gehören also zur Entstehung der Neurodermitis zwei Vorbedingungen: 1. daß der Kranke einen *länger dauernden, durch eine Erkrankung seines Nervensystems bedingten Juckreiz hat* und 2. *daß das Hautorgan infolge einer bestimmten Beschaffenheit des Organismus so geartet ist, daß es in der genannten, ganz besonderen und charakteristischen Art auf die Abwehrbewegungen des Kranken reagiert.* Brocq und Jacquet unterscheiden nun, je nachdem sich die Lichenifikation auf einer vorher (scheinbar!) gesunden Haut entwickelt, oder auf einer bereits von einer Dermatose befallenen, zwei Arten von Lichenifikation: die *primäre* und die *sekundäre.* Nur die *primäre* ist es, die den Gegenstand dieser Darlegungen bildet, während die sekundären Lichenifikationen, die ja zu jeder juckenden Hautkrankheit als Komplikationen hinzutreten können, natürlich bei den einzelnen Grundaffektionen mit abgehandelt werden müssen und hier nur kurz behandelt worden sind.

In Parenthese sei zum besseren Verständnis des Ideenganges der Lichenifikation bemerkt, daß nach Auffassung der französischen Autoren nicht nur für die Lichenifikation, den „prurit circonscrit avec lichénification", die Neurodermitis circumscripta und, wie gleich hinzugefügt sei, auch die diffusen Neurodermitiden als primäres Ereignis der Juckreiz angesehen werden muß, sondern noch für eine ganze Gruppe von Dermatosen, die Besnier in der Annahme, daß das Prototyp einer solchen primär juckenden sekundär bestimmte Hautveränderungen darbietenden Hautkrankheit die Prurigo Hebra sei, mit dem Namen „*Prurigines*" bezeichnet wissen will. Hierzu gehört die echte Prurigo Hebra, der Lichen simplex acutus oder Strophulus infantum und die uns beschäftigende Affektion, die Besnier Prurigo diathésique, d. h. eine juckende Hautkrankheit, die in der ihr adäquaten charakteristischen Weise auf verschiedene Reize reagiert, benennt. Die Neurodermitiden im weitesten Sinne, zu denen also außer dem Lichen Vidal auch noch die anderen obengenannten

Dermatosen zu rechnen wären, sind demnach mit der von BESNIER als „Prurigines" bezeichnenden Gruppe etwa identisch.

Gegen diese Anerkennung der Neurodermitis als primärer Nervenaffektion mit sekundären, als Abwehrbewegungen auf ein eigenartig vorbereitetes Terrain etablierten Hautveränderungen haben sich schon relativ früh Zweifel geregt: JADASSOHN gibt die von BROCQ und JACQUET als Stütze für ihre Annahme aufgeführte Tatsache, daß die Kranken über Jucken kürzere oder längere Zeit klagen, *ehe an den juckenden Stellen etwas von Hautveränderungen zu konstatieren ist,* ohne weiteres zu, betont aber — das gleiche gilt für TOUTON — dem gegenüber, daß *mikroskopische Veränderungen in der Haut* vorhanden sein können, welche Jucken bedingen, ehe *makroskopisch-klinisch* etwas in Erscheinung tritt. Ein derartiges Ereignis habe er selbst beim Lichen ruber beobachtet. Ferner führt er die Tatsache an, daß es, wie er selbst konstatieren konnte und wie auch NEISSER angibt, *typische, wenn auch sehr seltene Fälle von Neurodermitis circumscripta zu geben scheint, in welchen das Jucken fehlt.* Und auch die von BROCQ und JACQUET für ihre nervöse Theorie angeführte Beobachtung, daß die Hautveränderungen durch einen einfachen Deckverband sich wesentlich zurückbilden können, wird von JADASSOHN zwar bestätigt, aber anders — im Sinne einer durch den Deckverband erzeugten *Milderung* und *Rückbildung der objektiven Veränderungen, nicht des Juckens* — gedeutet. Den zuletzt erörterten Gedankengang macht sich übrigens auch MARCUSE zu eigen. Auch die von den französischen Autoren behauptete „*Neurasthenie*" der Lichen Vidal-Träger hat JADASSOHN — und hierin sekundiert ihm neuerdings auf Grund seines Materials in Lausanne auch DIND — bei seinen Kranken in Bern keineswegs bestätigen können, im Gegenteil er hat neben hochgradig Nervösen, speziell Frauen, *urkräftige Bauern und Bauernkinder mit typischer Neurodermitis* gesehen. Von anderen Autoren, die sich zu dieser Frage geäußert haben, sei noch MARCUSE genannt, der in bezug auf die nervöse Ätiologie sich völlig ablehnend verhält, ferner TOUTON, der, wenn auch nicht direkt abweisend, so doch *reserviert* ist, dann noch LÖWENBERG und NOBL, die sich in *zustimmendem* Sinne äußern und FRED WISE und ELLER, die ebenfalls die nervöse Ätiologie für wahrscheinlich halten.

Eine ganz andere Auffassung vom Wesen der Neurodermitis vertritt EHRMANN-*Wien, der allerdings, wie wir gesehen haben, nicht nur die reine Neurodermitis, sondern auch sekundär lichenifizierte Ekzeme seinen Betrachtungen zugrunde legt.* Für ihn ist die Neurodermitis fast immer durch einen abnormen *Abbau von Eiweißkörpern* bedingt.

Dieser kann auf die verschiedenste Weise zustande kommen: Vor allem durch *Atonie* resp. *An- oder Hypacidität* des Magens — von 200 Fällen hatten das 56 —; eine geringe Anzahl hatte Hyperacidität und zwar solche, die eine Störung in der Motilität der unteren Darmabschnitte zeigten. Auch Störungen der Pankreasverdauung fanden sich unter seinem Material, ebenso Erkrankungen des Dickdarmes (Colitis mucosa und membranacea, Dysenterie). Die Colitiden werden manchmal, wenn wir EHRMANN folgen, durch zu fleischreiche, in anderen Fällen wieder durch zu schlackenreiche Kost verursacht, welch letztere besonders in der Kriegszeit und Nachkriegszeit viele Fälle von Neurodermitis hervorgerufen hat. Colitis mucosa besteht oft jahrelang, ehe die Dermatose erscheint und man muß vielfach die Patienten direkt nach den Symptomen fragen, da sie von selbst beide Krankheiten nicht in Beziehungen zueinander bringen. Die Neurasthenie spielt nach EHRMANN beim Zustandekommen der Neurodermitiden bzw. des vorhergehenden Pruritus keine *direkte* Rolle, sondern nur auf dem Umwege über den Darm. Ähnlich wirken auch die Störungen der inneren Sekretion, insbesondere die Veränderungen der *Thyreoidea,* des Ovariums, der Kombination bei Wechselwirkung beider untereinander und mit Störungen der Pankreasfunktion.

Außer diesen gewissermaßen *autotoxischen von innen her wirkenden Schädlichkeiten* sind nach EHRMANN für das Entstehen des Lichen Vidal auch noch die *mechanischen* Insulte, die die Haut treffen, mitverantwortlich zu machen: das Kratzen infolge des Juckens, die Reibung der Kleider, insbesondere der Nähte und des Kragens (auf dem Halse und Nacken, in der Genital- und Schenkelgegend) und auch dem *Licht* schreibt EHRMANN in manchen Fällen eine *stark provozierende Wirkung* zu.

Eine andere Art von Reizen wirkt schließlich noch im Gesicht, dem behaarten Kopf und dem Mons veneris als auslösendes Moment für die Neurodermitis: die Seborrhoea sicca, die hier das mechanische Moment ersetzt.

Wir sehen also hier als Ursache der Neurodermitis neben äußeren Reizen wieder ein ganz anderes Organsystem, nämlich die *„innere Sekretion im weitesten Sinne"*, den *anormalen Eiweißabbau* und dessen Produkte verantwortlich gemacht. In der gleichen Richtung bewegt sich auch eine Mitteilung von SCHNEIDER: Auftreten einer Neurodermitis bei einer Schwangeren und vier Rückfälle dieses Leidens bei jeder neuen Gravidität, bei Freibleiben in der Zwischenzeit, und Annahme einer auf das Integument beschränkten Toxikämie und eines ursächlichen Zusammenhanges der Neurodermitis mit der Schwangerschaft im Sinne einer Dermatopathia gravidarum.

Ebenso sei hier erwähnt eine Äußerung von PAYENNEVILLE (l. c.), die sich allerdings nur auf die Lichénification nod. circonscrit bezieht: PAYENNEVILLE stellt die Frage zur Diskussion, ob ätiologisch die Drüsen mit innerer Sekretion für den Ausbruch der Krankheit verantwortlich gemacht werden müßten, und zwar aus dem Grunde, weil bei der einen seiner Patientinnen die Affektion im Laufe einer Schwangerschaft begann, bei der anderen, der Tochter der ersteren, mit Beginn der Menstruation sich einstellte, und im Laufe zweier Graviditäten sich jedesmal verschlimmerte.

Fügen wir hinzu, daß man nach BROCQ und JACQUET in der Ascendenz der Neurodermitis-Kranken Arthritismus (Stoffwechselstörungen), Kaffee- und Alkoholmißbrauch findet und daß in der Anamnese dieser Patienten, wenn wir den genannten Autoren folgen, Rheumatismus, Ischias, Emphysem, Asthma bronchiale, Furunculose, Leukorrhöe, Hämorrhoiden, Diabetes, außer der bereits genannten und als hauptbegünstigendes Moment anzusehenden Neurasthenie als unterstützende Ursache anzunehmen sind, so muß man offen zugeben, daß wir bei dieser Fülle der als Ursache anzuschuldigenden Momente die *wirkliche Causa peccans schwer werden herausfinden können.* Das eine scheint mir wenigstens erwiesen zu sein, daß die *rein nervöse Theorie, wenigstens in der Ausschließlichkeit, wie es die Franzosen wollen, nicht zu Recht besteht.* Es ist aber anderseits sehr schwer, wie schon JADASSOHN bemerkt, etwas anderes an ihre Stelle zu setzen, um so mehr, als sie trotz der oben erwähnten Argumente, die gegen sie sprechen, *doch wenigstens für einen Teil der Fälle,* besonders wenn man die Krankengeschichten der französischen Autoren liest, etwas *Bestechendes* hat. JADASSOHN glaubt, daß, wie für den Lichen planus, so auch für die uns interessierende Hauterkrankung eine bestimmte infektiöse Ursache sehr wohl *möglich* ist — die relativ scharfe Begrenzung, die gelegentliche zentrale Abheilung, das Konfluieren, die Aussprengung von Herdchen in die Umgebung könnten dafür sprechen: Auch das ist nur eine *Hypothese,* die von anderer Seite nicht bestätigt worden ist.

Wir müssen also zugeben: *So fest umrissen und typisch das klinische Bild der Neurodermitis ist, so wenig Genaues und Überzeugendes wissen wir über die Ätiologie und Pathogenese dieser doch keineswegs so seltenen Erkrankung.* Jedenfalls scheint so viel festzustehen, daß die Nervosität im weitesten Sinne genommen, zum mindesten nicht die alleinverantwortliche Ursache darstellt, daß vielmehr *Intoxikationen verschiedenster Art und Provenienz,* die vielleicht auf dem Umwege über das Zentralnervensystem auf die Haut einwirken, mit viel größerer Wahrscheinlichkeit verantwortlich gemacht werden müssen. Ein derartiger Erklärungsversuch würde sich noch am besten mit der doch einmal nicht wegzuleugnenden Tatsache vertragen, daß JADASSOHN und DIND in der Schweiz die Neurodermitis bei robusten, keine Zeichen von Nervosität aufweisenden Bauern gesehen haben. Auch ich selbst habe seit langem bei unseren

Patienten auf nervöse Stigmata geachtet, aber niemals etwas besonders Beweisendes nach dieser Richtung hin weder in der Anamnese noch in dem ganzen Gebaren unserer Kranken beobachten können. Dabei muß man natürlich die erst sekundär bei längerem Bestehen einer Neurodermitis, besonders einer etwas ausgebreiteteren Form, durch das Jucken erzeugte Minderwertigkeit des Nervensystems ausschalten. Viel eher erscheint es mir möglich und wahrscheinlich, daß unsere Kranken an irgendwelchen der obengenannten Intoxikationen im Sinne EHRMANNs leiden, die vielleicht nicht immer so stark ausgebildet sind, daß sie dem Kranken zum Bewußtsein kommen und entsprechende Klagen auslösen. Besonders wenn derartige Unregelmäßigkeiten vom Darm ausgehen, werden sie ja, wie jeder von uns weiß, oft lange, ohne wesentliche Beschwerden zu machen oder doch, ohne daß der betreffende Patient Notiz von ihnen nimmt, ertragen.

Diagnose.

Die *Diagnose* der Neurodermitis ist verhältnismäßig leicht bei unkomplizierten reinen Fällen, schwer bei solchen, die durch ekzematöse oder pyodermische Veränderungen kompliziert sind, obwohl, wie schon hervorgehoben, diese Komplikationen nicht so häufig auftreten, als man, nach dem Jucken, das sie verursachen *könnte,* a priori annehmen sollte. Es ist das wohl, wenigstens so weit die Neurodermitis circumscripta in Frage kommt, eine Folge des bereits hervorgehobenen relativ trockenen und festen Charakters der neurodermitischen Plaques. Etwas anders liegt die Sache bei Neurodermitis diffusa insofern, als hier, wenigstens bei der Form, die durch diffus verstreute Lichenknötchen kompliziert ist, aber auch bei der, die sehr zahlreiche Lichen Vidal-Plaques aufweist, der Juckreiz doch so groß wird, oder werden kann, daß er, alle Dämme durchbrechend, zu den Juckparoxysmen zu führen vermag, die den Kranken auf das schlimmste herunterbringen und im Gefolge des kratzenden Fingers ausgedehnte *Ekzematisation resp. Pyodermie* hervorrufen können. In diesen Fällen, die man wohl mit Recht BESNIERS „Forme eczémato-lichénienne" der „Prurigo diathésique" subsumieren muß, ist es oft prima vista schwer, ja fast unmöglich, die richtige Diagnose zu stellen. Hier wird jedoch eine antiekzematöse milde Salbenbehandlung, und zwar meist verhältnismäßig schnell, die komplizierenden Erscheinungen beseitigen und das ursprüngliche Krankheitsbild klar zutage treten lassen.

Eine differentialdiagnostisch oft in Frage kommende Affektion ist der Lichen ruber. In den meisten Fällen ist es ja leicht, die wachsglänzenden gedellten rötlichen als deutliche harte Infiltrate imponierenden Knötchen des Lichen planus von den blaßrosa gefärbten, spitz zulaufenden, ungedellten des Lichen Vidal zu unterscheiden, und auch die Lichen Vidal-Plaques unterscheiden sich von denen des Lichen planus wohl immer dadurch, daß bei letzteren entweder außerhalb der Plaques typische Planusefflorescenzen am Körper, insbesondere an den Prädilektionsstellen (Unterarm, Genitalien) verstreut sind oder daß auch die Plaques selbst die Entstehung aus Lichen planus-Eruptionen durch die annuläre Anordnung oder die „weißen Streifen" oder die braunen Pigmentationen deutlich erkennen lassen. Aber es gibt doch Fälle von Lichen ruber universalis, besonders diejenigen, die stark jucken, bei denen es infolge des fortwährenden Kratzens zu *sekundärer Lichenifikation* gekommen ist und bei denen manchmal die primären Lichenknötchen von der Fülle der sekundären neurodermitischen Veränderungen fast erdrückt werden. Bei diesen Fällen wird es gelegentlich erst nach längerer Beobachtungszeit möglich sein, die richtige Diagnose zu stellen, erst dann nämlich, wenn es gelungen ist, den Juckreiz durch geeignete Mittel zu lindern und die sekundär neurodermitischen Veränderungen zur Rückbildung zu bringen oder doch wenigstens so weit in den Hintergrund zu drängen, daß die ursprünglich vorhandene Affektion wieder mehr erkennbar wird.

Von den reinen unkomplizierten Fällen sind oft besonders schwer, wie schon angedeutet, die *Hinterkopfplaques* bei Frauen zu diagnostizieren, die manchmal besser — an den Knötchen — durch das Gefühl, wie durch das Gesicht zu erkennen sind und sich durch besonders starkes Juckgefühl von den übrigens viel selteneren einfachen daselbst lokalisierten Ekzemen unterscheiden, wie man denn überhaupt gut tun wird, *bei allen scheinbar „ekzematösen" Affektionen, bei denen die Patienten über besonders starkes und womöglich schon jahrelang mit Remissionen bestehendes Jucken klagen, an Lichen Vidal zu denken und danach zu fahnden.*

Sehr schwer, fast unmöglich wird es in allerdings seltenen Fällen sein, eine beginnende *Mycosis fungoides* im Stadium der „Ekzematisation", in dem sich die Plaques oft durch andauerndes Kratzen lichenifizieren, von einer echten Neurodermitis zu unterscheiden. Hier kann im Einzelfalle nur die mikroskopische Untersuchung durch Probeexcision, resp. der weitere klinische Verlauf, (Stadium der Tumorbildung bei der Mycosis fungoides) die Entscheidung bringen.

Was die „*anormalen Formen der Lichenifikation*" anbetrifft, so ist die Diagnose nach der oben angegebenen klinischen Beschreibung wohl immer leicht zu stellen, Verwechslungen kommen höchstens bei der Neurodermitis hypertrophica, und zwar mit Sarkomen resp. Sarkoiden in Betracht. Doch wird hier das Vorkommen anderweitig lokalisierter, nicht hypertrophischer, lichenifizierter Stellen vor Verwechslungen schützen. Wie weit man im Einzelfalle die „*Formes hyperceratosiques*" der Neurodermitis, wie sie BROCQ und PAUTRIER schildern, nun wirklich als solche anerkennt oder als „*Urticaria perstans verrucosa*" bezeichnen und rubrizieren will, das wird, wie ich schon oben angedeutet habe, auf das Vorhandensein oder Nichtvorhandensein begleitender neurodermitischer resp. lichenifizierter Veränderungen und letzten Endes auf persönliche Vorliebe des Autors ankommen: Spruchreif entschieden ist diese ganze Frage noch nicht.

Prognose.

Die Prognose der Neurodermitis quoad vitam ist natürlich als gut zu bezeichnen, da wohl kaum jemals jemand nur infolge einer Neurodermitis lebensgefährlich erkranken dürfte; eine Ausnahme bildet wohl nur der Fall von Erythrodermie nach Neurodermitis, von dem HERXHEIMER berichtet: er sagt allerdings ausdrücklich, er sei an einer interkurrenten Krankheit gestorben. Was dagegen die Prognose *quoad sanationem completam* betrifft, so werden wir sie in den meisten Fällen als *dubia* bezeichnen müssen, da wir wissen, daß die Neurodermitis eine Krankheit ist, die leicht rezidiviert. Es ist dies ja auch, ganz gleich, ob wir der neurogenen Theorie der Franzosen oder der Intoxikationstheorie EHRMANNs huldigen, durchaus erklärlich, da ja die veranlassenden Momente meist nicht so leicht zur Abheilung zu bringen sind. Die Kenntnis von der Unsicherheit der Prognose der Neurodermitis ist nicht ganz ohne praktische Bedeutung: *wir werden uns hüten müssen, Patienten, die wegen schon etwas länger dauernder Erkrankung unsere Hilfe aufsuchen, in prognostischer Beziehung allzu optimistisch zu beraten.* Allerdings gibt es, wie wir gesehen haben, auch akut verlaufende schnell abheilende „abortive" Fälle. Aber sie gehören doch zu den seltenen Ausnahmen. *Im allgemeinen müssen wir bei der Neurodermitis mit häufigen Rezidiven rechnen.*

Therapie.

Die Behandlung der Neurodermitis ist im allgemeinen ein besonders schwieriges Kapitel deswegen, weil die Patienten, die unseren Beistand nachsuchen, meist schon sehr lange an ihrem Leiden laborieren und vielfach schon allerhand Behandlungsweisen, sei es von ärztlicher, sei es von nicht ärztlicher Seite, vergebens versucht haben, wobei allerdings wohl immer nicht so sehr das mangelnde

Können des Arztes als vielmehr die fehlende Ausdauer des Patienten die Schuld trägt.

a) **Allgemeine Therapie.** Bei der Abhängigkeit der Neurodermitis von inneren Vorgängen im Körper, die, wie wir gesehen haben, von fast allen Autoren angenommen wird, werden wir uns natürlich bemühen müssen, vor allem dieser kausalen Indikation gerecht zu werden. Hier beginnt aber bereits eine große Schwierigkeit insofern, als, wie gesagt, die einen hauptsächlich nervöse Störungen, die anderen Intoxikationen verschiedenster Art, sei es, daß sie vom Magen-Darmkanal, sei es, daß sie von der sexuellen Sphäre ihren Ursprung nehmen, verantwortlich gemacht wissen wollen. Allerdings nähert sich Brocq neuerdings dem Ehrmannschen Standpunkt insofern einigermaßen, als auch er zugibt, daß Intoxikationen verschiedenster Art, wie der Mißbrauch von Alkohol, Tee, Kaffee, Nierenkrankheiten und Stoffwechselstörungen ebenfalls in der Pathogenese der uns beschäftigenden Krankheit eine Rolle spielen. Aber er glaubt doch, daß auch diese Schädlichkeiten gewissermaßen auf dem Umwege über das Nervensystem das zur Lichenifikation führende Jucken hervorrufen. Brocq empfiehlt demgemäß im allgemeinen roborierende Mittel, wie frische Luft, Aufenthalt in Badeorten, am besten Schwefelquellen, wobei er aber den Hauptwert auf die dadurch bewirkte Entfernung der Kranken aus dem gewohnten Milieu legt, und ferner blande Diät, um die dem Kranken schädlichen Abbauprodukte der Nahrungsmittel möglichst zu entgiften.

Auch an *Eigenblutinjektionen,* über deren günstigen Erfolg bei einem Falle von Neurodermitis von Nicolas, Gaté und Dupasquier berichtet wird, sollte man in sonst unbeeinflußbaren Fällen denken.

Was das *Arsen* anbetrifft, so hat man im allgemeinen keine guten Erfolge gesehen, wird es jedoch, wie auch Brocq empfiehlt, im Einzelfalle immer wieder versuchen müssen. Arseninjektionen dürften wohl die vollkommenste Art der Darreichung darstellen.

Ohne auf die verschiedenen Arten der Arsenmedikation einzugehen, möchte ich doch an dieser Stelle ein ebenso einfaches wie wirksames Präparat, das Neisser (vgl. sein Lehrbuch) immer sehr empfohlen hat, anführen.

<pre>
        Rp. Acid. arsenicosum (lösliche Modifikation)   1,0
            Acid. carbol. liq.   3.0
            Aq. dest.   96,0
        S. Täglich ½—1 Pravatzsche Spritze intramuskulär zu injizieren.
</pre>

Brocq spricht in seiner letzten Publikation von ,,Auswaschungen der Blase, der Niere, des Verdauungstractus``. Vielleicht könnte man alle diese Indikationen vereinigen durch *Blutauswaschungen* mit *Normosal* (Assmann), mit denen in der Klingmüllerschen Klinik in Kiel bei Pruritus auf nervöser Grundlage und Pruritus senilis einige Dauererfolge erzielt wurden [Infusion von einem Liter Normosal (Sächsisches Serumwerk), nach Aderlaß von 150—200 ccm Blut, höchstens vier, alle 5—6 Tage eine].

Sehr eingehende Vorschriften erteilt, entsprechend den oben besprochenen Anschauungen, Ehrmann über die Behandlung der Neurodermitis, so eingehend, daß meines Erachtens der Dermatologe — und das gilt insbesondere für die diffuse Neurodermitis — im allgemeinen gut tun wird, im Einzelfalle einen in diesen diätetischen Fragen versierten Internisten zur Beurteilung des Zustandes und zur Mitbehandlung mit heranzuziehen. Die Hauptindikationen Ehrmanns für seine Therapie seien jedoch hier wegen der großen praktischen Wichtigkeit für die Behandlung der Neurodermitis kurz angeführt.

Bei der meist vorhandenen Hypacidität gebe man 10 Tropfen Acidum mur. dilut. in Wasser oder Acidolpepsin, eine Viertelstunde nach der Mahlzeit zu nehmen; bei konstitutioneller Achylie rät Schmidt, weniger den Magen als den gesamten Organismus zu behandeln: Liegekuren, Gebirgs- und Seeaufenthalt. In den meisten Fällen verstärkt man zweckmäßigerweise die Salzsäuremedikation durch Pankreontabletten, die ebenfalls dreimal täglich, von der Pepsin-Salzsäuremedikation getrennt, gegeben werden. Bei bestehender *Hypersekretion* treten die für diese Sekretionsanomalie bestehenden allgemein bekannten Vorschriften in Kraft: pürierte Gemüse, Vermeidung aller reizenden Speisen (Kaffee, saure Speisen, Gewürze, Bouillon). Bestehen Gallenblasen- oder Dickdarmleiden oder Diabetes, so wird man, wie schon gesagt, ohne Beihilfe eines Internisten nicht auskommen können, ebenso wie bei Verdacht auf Störungen der sexuellen Sphäre die Zuziehung eines Gynäkologen notwendig sein wird.

Mit einigen Worten sei hier auch noch einer allerdings rein *symptomatischen* Therapie gedacht, der *intravenösen Brominjektionen.* Hier kommt insbesondere das von NOBL empfohlene *Eczebrol*, eine 20%ige Traubenzuckerlösung, in der auf je 10 ccm 1 g Strontium bromatum gelöst ist, in Betracht. Es werden bis 15 Injektionen von je 10 ccm (sterile Ampullen) intravenös jeden zweiten Tag appliziert [Tosse & Co., Hamburg 22[1])]. (Vgl. auch LÖWENFELD, sowie NAGELL und KADISCH-RITTER.)

b) **Lokale Therapie.** Für die lokale Therapie der Neurodermitis muß man zunächst die Behandlung der Grundkrankheit von der der Komplikationen unterscheiden: Letztere, die Ekzeme und Pyodermien weichen meist relativ schnell einer geeigneten Salbenbehandlung (beim Ekzem indifferente Pasten oder Salben, bei der Pyodermie weiße Präcipitatsalbe, Schwefelsalben, Jodtinktur), erstere bedürfen fast immer einer ziemlich energischen Einwirkung durch reduzierende Mittel: Hier kommen vor allem drei Mittel in Betracht: Tumenol, Teer und Lenigallol.

Tumenol-Ammonium, von HOFFMANN besonders bei der Neurodermitis des Gesichts empfohlen, verwenden wir ebenso wie *Lenigallol* als 2—10%ige Salbe oder Paste. (Bei längerem Gebrauch wirkt jede Paste stark austrocknend und daher manchmal subjektiv und objektiv unangenehm. Man sollte sie daher von Zeit zu Zeit durch eine entsprechende Vaselinsalbe, in der die gleichen Medikamente enthalten sind, wie in der Paste, ersetzen.) Den *Teer* verordnen wir in der neuerdings von HOFFMANN wieder warm empfohlenen VEIELschen Tinktur (Pix liquida 5 resp. 10 Glyc. pur. 10 resp. 20, Spiritus vini rectif. ad 100, filtra bene): Am besten wird man mit schwacher Konzentration beginnen, und auch den Glycerinzusatz zuerst etwas höher (20%) bemessen als später. Natürlich kann man die Teerpräparate auch in Salbenform und bei guter Verträglichkeit als Pinselung mit reinem Teer zur Anwendung bringen, wobei man zweckmäßigerweise Steinkohlenteer gebrauchen kann. In sehr hartnäckigen und inveterierten Fällen wird man auch 0,1—2%ige, bei guter Toleranz sogar bis zu 10%ige Chrysarobinsalben, letztere natürlich nur bei circumscripten Fällen und bei genauester Kontrolle des Urins, in Anwendung ziehen können. STILLIANS empfiehlt bei Neurodermitis des Hinterkopfes Einreibungen mit 25%iger alkoholischer Kresolseifenlösung. *Allen Salben, seien es Teer-, Chrysarobin-, Lenigallol- oder Tumenolsalben ist zweckmäßigerweise zur Bekämpfung des Juckens ein Zusatz von 2—5% Salicylsäure hinzuzufügen.*

In hartnäckigen Fällen werden besonders von französischer Seite die sog. „Douches filiformes" empfohlen, d. h. die Applikation äußerst feiner, 35—50⁰ warmer Wasserstrahlen bei einem Druck von 3—8 Atmosphären (A. DESAUX und NOEL, VALETTE, VEYRIÈRES und FERREYROLLES). Doch hat das Verfahren

---

[1]) Auch intravenöse Infusionen von je 10 ccm einer 10%igen Natrium bromatum-Lösung werden (entsprechende Ampullen werden von der chemischen Fabrik Pragochemia-Prag unter dem Namen „Bromén" in den Handel gebracht) von LEBEDJEW, WOLFF, HÜBSCHMANN, HODARA und GASSIN, vorläufig allerdings meist bei Ekzemen, empfohlen. Doch wird über vereinzelte Erfolge auch bei Lichen ruber und Pruritus senilis berichtet. Dosis 2—5 Injektionen; jedesmal jeden 2. Tag eine, im ganzen nicht mehr als 15. Auch LUITHLENs Kieselsäure-Einspritzungen seien hier nur eben erwähnt.

den großen Nachteil, daß eine umfangreiche Apparatur dazu gehört und daher nur für Kliniken und größere Anstalten in Betracht kommt. Auch eine neuerdings von DIDIER mitgeteilte Vereinfachung der Methode durch Angabe eines transportablen Apparates ist noch immer für den Praktiker zu kompliziert.

Die Behandlung der Neurodermitis erfordert große Erfahrung und bei der langen Dauer der Krankheit gelegentliches, allein durch strenge Indikationsstellung geleitetes Wechseln der medikamentösen Therapie, *wie wir es von den chronischen Ekzemen her kennen.* EHRMANN macht übrigens wohl mit Recht darauf aufmerksam, daß man die lokalen Erscheinungen auch dadurch zum Verschwinden bringen oder wenigstens bessern kann, daß man die lokale Reizung vermindert (Vermeidung harter Kragen bei Neurodermitis des Halses, reibende Gewandränder und Spitzen bei Frauen, Vorsicht beim Kämmen bei Neurodermitis des Hinterhauptes usw.). Auch JADASSOHN betont, daß in manchen Fällen sorgfältige Abdeckung mit indifferenten Salben oder Pflastern allein schon eine wesentliche Besserung, natürlich nur im Beginn der Krankheit, herbeiführen kann.

Bei *diffuser Neurodermitis* dürfte nach Abheilung der komplizierenden Ekzeme ein Versuch mit *Teerbädern* indiziert sein. Hier kommen die von KLINGMÜLLER empfohlenen „*sauren Teerbäder*" zur Neutralisation der staik alkalischen Ekzemflüssigkeit, die unter dem Namen „Balnacid" in den Handel gebracht werden, in Betracht. Balnacid wird in Mengen von 100—200 ccm einem Vollbad von 200 l Wasser zugesetzt (KLINGMÜLLER, KLEINSCHMIDT). Im übrigen gelangt natürlich überhaupt hier der Teer in seinen verschiedensten Applikationsformen und Präparaten zur Anwendung, auf die an dieser Stelle nicht eingegangen werden kann (vgl. die Arbeit von HERXHEIMER und BORN). Ebenso sei auf die sehr zahlreichen antipruriginösen Mittel, wie *Heliobrom* und das neuerdings von HERXHEIMER empfohlene *Calmitol* nur hingewiesen.

Mit ein paar Worten möchte ich noch auf die Behandlung der *Lichénification circonscrite nodulaire (Urticaria perstans chronica)* eingehen. Diese Affektion setzt, was ja von vornherein bei ihrer anatomischen Beschaffenheit nicht zu verwundern ist, allen unseren therapeutischen Bestrebungen den *lebhaftesten Widerstand* entgegen. Hier wird man natürlich das ganze Arsenal unserer antipruriginösen und reduzierenden Mittel im Einzelfall durchprobieren müssen, *ohne daß man auf irgendwie bedeutsame Erfolge speziell gegenüber dem perniziösen Jucken wird rechnen können.* BROCQ selbst betont in einer Diskussionsbemerkung zu PAYENNEVILLES Fällen, daß man sich vor einer *Röntgenbehandlung* dieser Fälle hüten solle, da man wohl das Jucken und die Eruptionen *vorübergehend* bessern, aber niemals zur Heilung bringen könne, und daß daher die Verlockung für den Arzt groß sei, weitere Röntgendosen zu applizieren und die Kranken der Gefahr der Röntgenverbrennungen auszusetzen. Man wird diesen Erwägungen BROCQs, die er durch einen sehr prägnanten Fall aus seiner Praxis illustriert, durchaus beipflichten müssen. BROCQ weist bei dieser Gelegenheit wiederum darauf hin, daß man die Intoxikation, die die Kranken zum Kratzen treibt, bekämpfen müsse, eine Forderung, die in der Praxis vielfach auf Schwierigkeiten deshalb stoßen wird, weil man die Art der Intoxikation nicht zu erkennen vermag. PAYENNEVILLE hat in einem seiner Fälle gute Erfolge von einer nach 2 Monaten wiederholten Neosalvarsankur (3 g) gesehen. PAUTRIER will besonders die Nervosität der Patienten bekämpft wissen.

Lokal sei noch erwähnt, daß EHRMANN (l. c.) bei den stark *hyperkeratotischen, hypertrophischen Formen Radiumbestrahlung, Behandlung mit Paquelin,* evtl. auch Kalilaugenbeizung und sogar als Ultimum refugium *Exstirpation der erkrankten Stellen* empfiehlt.

Ein sehr energisch wirkendes Mittel, das insbesondere bei der am Unterschenkel lokalisierten Form der Neurodermitis, bei der man nicht immer unterscheiden kann, ob es sich um einen Lichen ruber verrucosus oder um Lichen simplex chron.-Plaques handelt, in Betracht kommt, empfiehlt Schütz in dem *Quecksilberarsenpflastermull* von Beiersdorf. Derselbe bewirkt in etwa zehn Tagen eine Gangräneszierung der Infiltrate, die sich dann unter indifferenter Behandlung abstoßen. Dieses Pflaster dürfte auch bei besonders stark infiltrierten und juckenden Herden von Lichénification circonscrite nodulaire gute Dienste leisten.

Im Vordergrunde des Interesses steht natürlich bei dieser dem Ekzem so nahestehenden Affektion die *Röntgenbehandlung.* Sie wirkt in der Tat bei frischen Fällen ganz vorzüglich. Hier kommt man meist mit dreimal $\frac{1}{3}$ ED. Oberflächenbestrahlung zur vollkommenen Heilung (vorübergehend). Ältere Fälle bedürfen natürlich, da sie mehr in die Tiefe gehen, der Filterbestrahlung: 3 mal je 5—8 X durch 3 mm Aluminiumfilter gefilterter harter Strahlen in Abständen von 8—10 Tagen werden wohl meist genügen. Man vergegenwärtige sich jedoch, daß nach Applikation dieser Dosen, falls keine Heilung eingetreten ist, 6—8 Wochen Pause bis zum nächsten Zyklus unbedingt für die Erholung der Haut notwendig sind, daß man die Zyklen nicht beliebig wiederholen darf (über zwei Zyklen würde ich persönlich überhaupt nicht hinausgehen) und daß man, da es sich um ein voraussichtlicherweise leicht rezidivierendes Leiden handelt, *immer nur das Mindestmaß dessen an Röntgenstrahlen applizieren soll, was unbedingt notwendig ist.* Man behält sonst für die späteren Rezidive keine Möglichkeiten mehr, Röntgenstrahlen zu verwenden. Auch Herxheimer sagt sehr richtig, daß man bei der Neurodermitis sich der Röntgenstrahlen nur im Anfang, bei frischen Fällen bedienen soll [1]).

Der Vollständigkeit halber seien hier noch zwei ganz neuerdings angegebene Methoden angeführt, die ja in besonders schwierigen und hartnäckigen Fällen immerhin zu versuchen sein könnten: Die eine ist die sog. Fernbestrahlung (Bisson et Desaux) der N. diffusa mit Röntgen (durch 5 mm Aluminiumfilter gefilterte harte Strahlen bestreichen in ziemlich weiter Entfernung die Medulla spinalis resp. die Spinalganglien und damit die den Läsionen entsprechenden Felder des Rückenmarks), die andere (Louste et Juster) ist die direkte Ionisation hartnäckiger Neurodermitisherde mit Aconitinum nitricum [die pos. in die Lösung (salpetersaures Aconitin 10 g, Aq. dest. 250 ccm) getauchte Elektrode auf die erkrankte Stelle, die negative mit Wasser benetzte in die Nähe].

<h2 style="text-align:center">Anhang:</h2>

<h3 style="text-align:center">Fox-Fordycesche Krankheit.</h3>

Einer Affektion muß an dieser Stelle noch gedacht werden, von der es bislang nicht sicher ist, ob sie überhaupt hierher gehört oder als selbständige Krankheit eigener Art aufzufassen ist: Es ist das die zuerst von Fox und Fordyce im Jahre 1902 beschriebene Dermatose, die jetzt ganz allgemein als Fox-Fordycesche Krankheit bezeichnet wird. Diese, wie es scheint, recht seltene Affektion hat in letzter Zeit in Fachkreisen großes Interesse gefunden, und es sind bislang etwa 30 Fälle in der Literatur veröffentlicht worden: 11 davon stammen aus Amerika, darunter je ein Kranker russischer bzw. österreichischer Abkunft,

---

[1]) Sehr günstig wirkt in circumscripten Fällen auch die Behandlung mit Doramad (in Salbenform oder als Propylalkohollösung; jedesmal vor Gebrauch frisch zu beziehen von der D. Gasglühlicht-Auer-Ges. m. b. H. Berlin O 17). Cave Gesicht wegen evtl. zurückbleibender Pigmentationen.

5 aus England, 4 aus Dänemark, einer aus Frankreich (polnische Jüdin), je einer aus Holland und Polen, 5 aus Deutschland, 2 evtl. 3 aus Italien. Die meisten dieser Beobachtungen datieren aus den letzten Jahren, erst 1909 hatte der kürzlich verstorbene FORDYCE seiner ersten Arbeit eine zweite folgen lassen, 1911 erschien eine weitere amerikanische Beobachtung und es dauerte dann 9 Jahre, bis die Zahl der einschlägigen Publikationen sich mehrte. Die erste deutsche eingehende Arbeit stammt von KISS, der dann bald FISCHER und DELBANCO — letzterer mit zwei Arbeiten — folgten.

Allerdings hat JADASSOHN schon sehr früh, nämlich 1906, auf dem Berner Kongreß auf Fälle von Neurodermitis aufmerksam gemacht, in denen „besonders an der Volarseite der Achselhöhlen und in diesen Gruppen von besonders derben, etwas zugespitzten und etwas blassen Papeln trotz eminenten Juckreizes lange Zeit unverändert bestehen

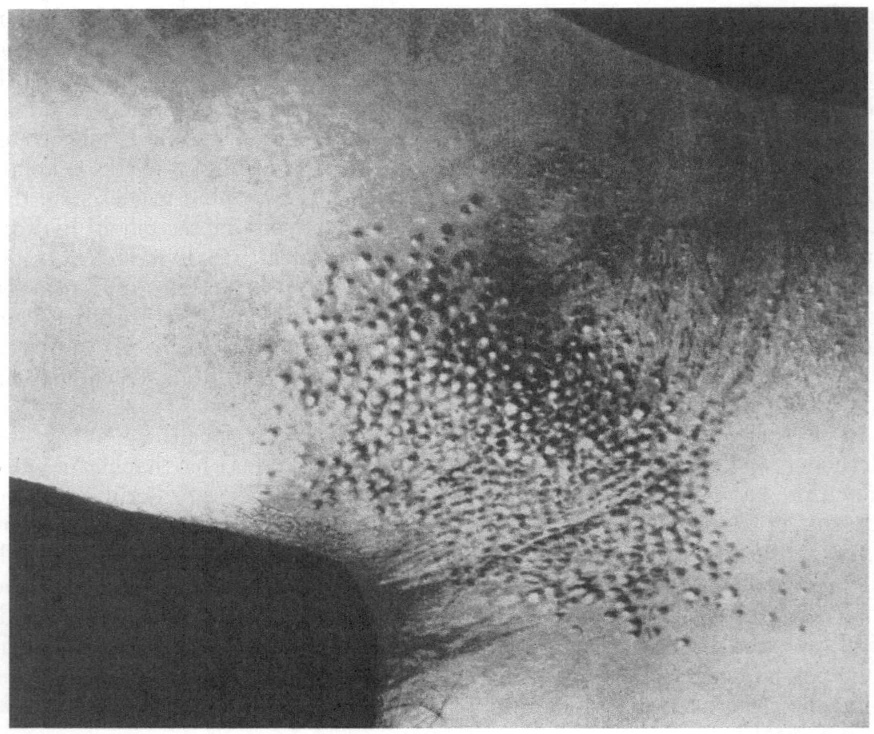

Abb. 22. Fox-Fordyce der Achselhöhle.
(Nach FREUND-Triest, Giornale Italiano 1924, Heft 5.)

blieben", und hat dann im Grundriß der Dermatologie von DARIER dieses Krankheitsbild nochmals kurz geschildert.

Nach den ersten Beschreibungen von FOX und FORDYCE handelt es sich um eine *exquisit chronisch verlaufende, auf die Achselhöhlen* (vgl. Abb. 22), *den Nabel und die Regio pubis* (vgl. Abb. 23) *beschränkte von intensivstem, schlafraubendem, krampfartigem Juckreiz und von Brennen begleitete Knötcheneruption, die als hautfarben, sehr leicht gerötet, durchscheinend, mattglänzend, rund, halbkugelig, stecknadelkopf- bis kleinerbsengroß, mit warzigem, zentralem Punkt oder mit kleinem weißlichen Pfropf versehen, dicht gedrängt stehend, beim Spannen der Haut perlschnurartig angeordnet, geschildert wird. Diese Knötchen stehen auf normaler oder leicht rötlich schattierter Haut und sind teilweise excoriiert. Die Haare der befallenen Partien werden nach dem Auftreten der Knötchen trocken und glanzlos, brechen ab oder fallen ganz aus. Das Hautleiden ist weder einer medikamentösen noch Lokaltherapie zugänglich.*

Von dieser ursprünglichen Schilderung haben die neuen Beobachtungen wesentliche Abweichungen nicht gebracht: Es scheint, als ob die auf dem Mons veneris lokalisierten Knötchen mitunter einen etwas größeren Umfang gewinnen können als andere (Haase und Withers), es scheint ferner, als ob die Farbennuancierung der Knötchen vom blaßrötlichen bis zum bräunlichen und rotbräunlichen hinüberspielen kann und es scheint schließlich, daß die Knötchen meist auf glatter Haut aufsitzen, nur wenige Autoren (Wertheimer, Rasch und Kissmeyer bei Fall 2 und Fox und Fordyce bei Fall 1) sprechen von verdickter und infiltrierter, etwas lichenifizierter Haut. Einige Beobachter (Kiss, Delbanco, Withers, Buck) weisen auf das Vorkommen von hornigen Pfröpfen in den Knötchen hin, andere (Burnier und Bloch, Bölstra, Whitfield, Fox, Rasch und Kissmeyer) erwähnen diese Komplikation nicht besonders.

Was die Lokalisation anbetrifft, so sind die *Axillen* unbedingt am häufigsten befallen: In etwa $^3/_4$ der beobachteten Fälle, es folgen dann die Brustwarzen und die Regio pubis in etwa $^1/_3$ der Fälle, die äußeren Genitalien und Nabel-

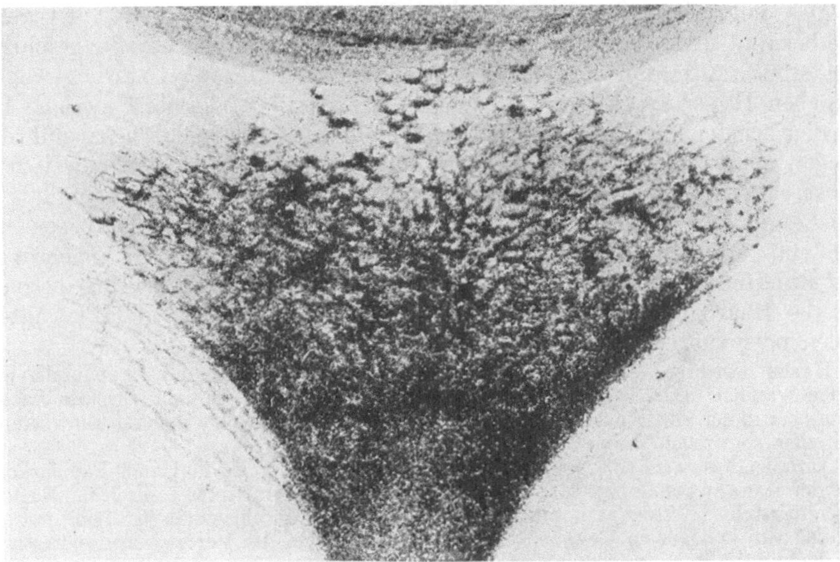

Abb. 23. Fox-Fordyce der Regio pubis.
(Nach Rasch und Kissmeyer, Dermatol. Zeitschr. Bd. 29, 1919.)

gegend in etwa $^1/_6$. Außerdem vereinzelt noch die Innenseite der Oberschenkel, Perineum, Weichen. Die einzelnen Körperstellen können gleichzeitig oder nacheinander affiziert werden, so zwar, daß zwischen den Eruptionen mehrere Monate Pause liegen können. In manchen Fällen sind nur einige dieser Stellen, in anderen nur eine erkrankt, die Patientin von Karnowski-Dobak zeigte *alle* typischen Lokalisationsstellen (Achselhöhle, Mammae, Pubes, Labia majora und Nabelgegend) gleichzeitig befallen.

Die schon bei der Neurodermitis so oft ventilierte Frage, ob bei der Entstehung der Krankheit der *Juckreiz das Primäre ist oder ob das Jucken erst nach oder mit Erscheinen der Knötchen zutage tritt,* ist ebenso wie für die genannte Dermatose auch hier nicht einwandfrei geklärt, da die Patienten auf diesen Punkt nicht immer zu achten scheinen.

Immerhin behauptet Wertheimer von seiner Patientin, daß sie die ersten Papelchen, und zwar in der linken Axilla, erst drei Jahre, nachdem sich der Juckreiz bemerkbar gemacht habe, beobachtet habe, in der rechten erst nach einem weiteren Jahr, bei Withers erstem Fall ist die Anamnese so, daß die Verdickung mit Braunfärbung der Haut 2—3 Monate, bei Haase so, daß die Knötcheneruption 2—3 Wochen *nach* dem Jucken eingetreten sei. Whitfield berichtet bei seiner Patientin von einem nervösen Zusammenbruch vor 8 Jahren. Das Jucken begann vor 2 Jahren in der Achselhöhle und der Regio pubis und wurde allmählich schlimmer. Und BURNIER und BLOCH scheinen es so darstellen zu wollen, als ob die betreffende Patientin nach einem leichten Juckreiz unterhalb des Nabels einige neue Knötchen daselbst bemerkt habe. Ebenso erschienen bei der Patientin von KARNOWSKI-DOBAK die Knötchen einige Tage nach Beginn des Juckreizes. BUCKS Patientin gibt an, daß sie an den Warzenhöfen, an denen objektiv nichts zu sehen ist — die Veränderungen sitzen bei der Patientin an den Achselhöhlen — dauerndes Jucken habe. Vielleicht liegt hier ein präeruptives Jucken vor, dem die Efflorescenzen noch folgen werden. Auch DELBANCOs zweiter Fall hatte lange Jahre vor dem Auftreten oder besser gesagt vor dem Bemerkt-werden der Hauterscheinungen Jucken an den Achselhöhlen und Mammae.

Was die *Verteilung* der Krankheit auf die Geschlechter anbetrifft, so *sind fast ausschließlich Frauen im Alter von 13—50 Jahren befallen.* Nur ein Mann wird von FOX erwähnt, bei dem die Achselhöhlen der Sitz des Leidens waren[1]).

Pathologische Anatomie.

Das mikroskopische Bild der FOX-FORDYCEschen Krankheit ist relativ gut bekannt und wird von allen Untersuchern ziemlich gleichmäßig geschildert. Epidermis im ganzen acanthotisch verdickt, die Retezapfen stark gewuchert. Daneben Hyperkeratose und an einzelnen Stellen Parakeratose, welche beide am deutlichsten um und in den Haarfollikeln und den Schweißdrüsenausführungs-gängen ausgesprochen sind. Letztere sind oft ebenso wie die Schweißdrüsen selbst erweitert und von einem kleinen keratotischen Pfropf ausgefüllt. Das gleiche gilt von den Haarfollikeln. In der Cutis und im Papillarkörper findet sich ein perivasculär oder auch unabhängig von den Gefäßen angeordnetes, aus Rundzellen und Spindelzellen zusammengesetztes Infiltrat, das besonders um die Haarbälge und Schweißdrüsen reichlich ist. Mast- und Plasmazellen fehlen oder sind nur spärlich vorhanden.

HAASE berichtet von hyaliner Degeneration der Coriumgefäße und Atrophie der Kerne in den Wänden. Das elastische Gewebe war so verändert, daß es kein normales Aussehen mehr bot: dieser einzig dastehende Befund ist vielleicht die Folge äußerer Einwirkungen, evtl. therapeutischer Versuche mit differenten Salben usw.

Auffallend ist auch die geringe Zellinfiltration in der Cutis und dem Papillarkörper, von der KARNOWSKI-DOBAK sprechen, dem anderseits das Auftreten zahlreicher Mastzellen gegenübersteht. WHITFIELD beschreibt eine starke Fibroblasteninfiltration mit Neu-bildung von kollagenem Gewebe, die er als Damm gegen das Vordringen des Epithels in die Tiefe auffaßt.

Was das Verhalten der *Schweißdrüsenausführungsgänge* anbetrifft — im Hinblick auf SCHIFFERDECKERs unten mitgeteilte Untersuchungen ein besonders wichtiger Umstand —, so spricht WHITFIELD von einer *Schlängelung der Ausführungsgänge,* während umgekehrt BUCK und KARNOWSKI-DOBAK sagen, das das Lumen derselben erweitert ist, infolgedessen seine Windungen ein-gebüßt hat und auf größere Streken hin geradlinig verläuft. Auch WALTER betont, daß die Schweißdrüsenausführungsgänge in der Achselhöhle normaler-weise nicht *geradlinig,* sondern *geschlängelt* verlaufen, so daß also WHITFIELDs Befund kein pathologischer, sondern ein normaler wäre. KISS hebt besonders hervor, daß bei ihm keine *Schlängelung* nachweisbar war, FISCHER spricht seinerseits nur von *vielfach erweiterten* Ausführungsgängen. Vielleicht sind diese Verschiedenheiten ganz einfach durch solche der Schnittrichtungen oder durch veränderte Tätigkeit, z. B. dauerndes oder vorübergehendes Ausgeschaltetsein des betreffenden Abschnittes der Ausführungsgänge zu erklären.

Bemerkenswert ist ferner die von BLOCH und BURNIER betonte starke Ver-mehrung der Schweißdrüsen selbst, so daß sie 50—200 Querschnitte von Drüsen-schläuchen im Gesichtsfelde zählen konnten; doch steht WALTER wohl mit Recht dieser Angabe insofern kritisch ablehnend gegenüber, als die großen

---

[1]) Von einem zweiten Fall (TRAUB) berichtet HERMAN GOODMAN (New York) in einer jüngst erschienenen Arbeit (Anm. bei der Korrektur).

Achseldrüsen, die wir wohl heute nach Schiefferdeckers Untersuchungen (siehe unten) als a-Drüsen bezeichnen müssen, normalerweise, besonders wenn sie in gesteigerter Funktion begriffen sind, das geschilderte Bild hervorrufen können. Fischer fand zwei Arten von Schweißdrüsen: erweiterte, in deren Lumen man Zellteile und Kerne nachweisen kann und andere, in denen man gar keine Veränderungen sieht. Diese unterscheiden sich von den ersteren auch färberisch durch ihr verschiedenes Verhalten der Hämatoxylin-Eosinfärbung gegenüber: die großen Drüsen zeigen hierbei einen rötlichen Ton, die kleinen einen blauen. Auch Karnowski-Dobak fanden nur eine durch die hyperkeratotischen Pfröpfe in den Ausführungsgängen erklärte *Erweiterung der Drüsengruppen, keine Vermehrung.*

Im wesentlichen handelt es sich bei der Fox-Fordyceschen Krankheit also um eine *starke Acanthose des Rete und der interpapillären Zapfen, welche stellenweise mit Parakeratose und Hyperkeratose verbunden ist. Letztere setzt sich an vielen Stellen in die Ausführungsgänge der Drüsen und in die Follikelmündungen hinein fort, insbesondere da, wo beide nebeneinander in die Epidermis eindringen oder in einen gemeinsamen Follikel auf der Oberfläche der Haut münden, und führt zu einer Verstopfung derselben, zur Sperre. Außerdem findet sich ein im Papillarkörper und der Cutis sitzendes, besonders um die Follikel und Schweißdrüsen angeordnetes Rundzelleninfiltrat, dem vereinzelte Bindegewebszellen und Mastzellen beigemischt sind.*

Es ist das ein ziemlich eindeutiger und von dem der Neurodermitis mit ihren komplizierten Veränderungen doch ziemlich erheblich nach der Seite des einfachen hin abweichender Befund. Was speziell die Rolle der Schweißdrüsen anbetrifft, so scheint mir nach den *histologischen* Ergebnissen in Übereinstimmung mit Walter und Karnowski-Dobak kein wirklich überzeugender Befund vorhanden zu sein, der ihnen eine entscheidende Wichtigkeit für die Pathogenese beimessen müßte.

Ätiologie und Pathogenese.

Die Fox-Fordycesche Krankheit hat schon von ihrem ersten Auftreten an das Interesse der Beobachter nach der ätiologischen Seite hin besonders in Anspruch genommen und der Streit *drehte sich insbesondere darum, ob wir es hier mit einer ätiologisch und pathogenetisch selbständigen Affektion zu tun haben oder ob nur eine Unterart der Neurodermitis, eine Neurodermitis mit durch die besondere Lokalisation in eigenartiger Weise veränderten klinischen Erscheinungen, vorliegt.*

Fordyce selbst war der letztgenannten Auffassung, desgleichen Kreibich, der sich anläßlich einer Krankenvorstellung eines Falles von Pick, der für Loslösung von der Neurodermitis eintrat, zu der entgegengesetzten Ansicht bekannte, unter *Betonung der Tatsache, daß er die Erkrankung kombiniert sah mit anderweit lokalisierter Neurodermitis.* Die gleiche Anschauung vertrat Walter, ebenso wie wir oben schon sahen, auch Jadassohn, und auch Brocq selbst sagt anläßlich der Demonstration von Bloch und Burnier, die eine Ausscheidung des Leidens aus der Gruppe der Neurodermitis befürworteten, daß er die uns beschäftigende Affektion zu seinem „prurit circonscrit avec lichénification", und zwar zur Unterabteilung „Dermatoses concomitantes" rechne; Arndt hält die Fox-Fordycesche Krankheit „für eine klinisch etwas ungewöhnliche, an den Schweißdrüsen und Follikeln lokalisierte Neurodermitis".

Für die *Unabhängigkeit* der Neurodermitis als einer *selbständigen* Affektion tritt dann ferner außer Pick noch Ormsby ein, ebenso Withers, ferner Beatty und vor allem Whitfield, der sie als durch eine „Erschöpfung der Nebennierenfunktion" bedingt (Dependent on a suprarenal exhaustion) aufgefaßt wissen will. Whitfield plädiert auch für Einführung eines neuen Namens für die Krankheit: Acanthosis circumporalis pruriens. Auch Karnowski-Dobak halten die Zurechnung zur Neurodermitis nicht ohne weiteres für berechtigt.

Besonders eingehend hat sich mit dieser Frage neuerdings auch Freund beschäftigt. Er hat zu diesem Zwecke seine Präparate von Fox-Fordyce mit den ihm von Alexander zur Einsicht überlassenen Schnitten von Lichen Vidal verglichen und kommt zu dem Ergebnis, daß beide in *histologischer* Hinsicht sehr nahe Beziehungen haben. In *klinischer* Beziehung sprächen aber *gegen* die Zusammengehörigkeit beider Dermatosen folgende Punkte: Beim Lichen Vidal haben die Papeln nur eine relativ kurze Dauer, nach einigen Wochen verschwinden sie oder konfluieren zur Lichenifikation; beim Fox-Fordyce aber bleiben sie immer die gleichen, ohne je zu konfluieren oder zur Rückbildung zu gelangen. Auch die absolute Resultatlosigkeit der Röntgenbehandlung beim Fox-Fordyce spräche gegen eine Identifizierung beider Krankheiten. Anderseits *plädiere für die Annahme sehr enger Beziehungen zwischen beiden die Tatsache, daß* Freunds *Patientin außer der typischen Affektion in den Axillae eine echte Neurodermitis auf der Brust hatte.*

Neuerdings ist nun die Pathogenese der uns beschäftigenden Affektion in eine ganz andere Phase getreten insofern, als von anatomischer Seite, und zwar von Schiefferdecker Untersuchungen erschienen sind [1]), die geeignet sind, auch die Fox-Fordycesche Krankheit in anderem Licht erscheinen zu lassen. Es war H. Fischer in Köln, der in einer im Juni 1925 erschienenen Arbeit die Dermatologen auf die Schiefferdeckerschen Untersuchungen hinwies, und deren Wichtigkeit für die Pathogenese der Fox-Fordyceschen Krankheit betonte.

Schiefferdecker unterscheidet bei den bisher als tubuläre Hautdrüsen benannten Gebilden *aprokrine* und *ekkrine* Drüsen: erstere unterscheiden sich durch ihre *Größe* und ihr *färberisches Verhalten* dem Hämatoxylin-Eosin gegenüber von anderen und haben einen *anderen Sekretionstyp,* derart, daß die Zellen sich verlängern, daß Teile abgeschnürt und dem flüssigen Sekret der Drüse beigemischt werden, und daß auch neugebildete Kerne in das Innere abgestoßen werden. Letztere, die kleintubulösen Drüsen, die wir von den Handtellern und Fußsohlen her kennen, sezernieren ein wässeriges Sekret, *ohne daß der Zelleib Zellteile in das Lumen abgibt.* Diese *apokrinen* Drüsen, die auch entwicklungsgeschichtlich sich anders verhalten wie die *ekkrinen* (sie entstehen aus einem *differenzierten* Epithel, aus dem Haarbalg heraus, während die ekkrinen Drüsen aus *undifferenziertem* Oberflächenepithel herauswachsen), finden sich beim Menschen nur an ganz *bestimmten Stellen* (vermischt mit ekkrinen), und zwar bei Frauen an den *Axillen, Labien, Pubes, Circumanalgegend, Mammae,* evtl. *Nabelgegend,* beim Mann nur in den *Axillen* und *circumanal,* zum Teil auch *in den Pubes,* sie treten im Gegensatz zu den ekkrinen, die viel eher zur Funktion gelangen, erst zur Zeit der Pubertät in Aktion, wo ja auch das Wachstum der mit den a-Drüsen (aprokrine = a-Drüsen, ekkrine = e-Drüsen) zusammen angelegten Haare an den betreffenden Stellen einsetzt. Fischer weist nun darauf hin, daß die Lokalisation der Fox-Fordyceschen Krankheit übereinstimmt mit den Stellen, an welchen die a-Drüsen vorkommen. Die bislang vorliegenden histologischen Veränderungen sind gebunden an Schweißdrüsenausführungsgänge und den Haarfollikel, in den die Schweißdrüse mündet oder neben dem sie mündet, aus dem sie sich entwickelt hat. Diese Ausführungsgänge gehören zu den a-Drüsen. Durch diese Annahme würde auch die Tatsache, daß der Juckreiz sich zur Zeit der Periode steigert, insofern erklärt werden, als nach Löschkes Untersuchungen das Achselhöhlenorgan durch die Menstruation beeinflußt wird. Auch Beinhauers Mitteilungen, der zwei Fälle innerhalb von zwei Jahren mit cystisch entarteten Ovarien fand, dürfte in diesem Zusammenhang interessieren.

Diese Fischersche Ansicht, daß wir die Fox-Fordycesche Krankheit auffassen müssen als eine Veränderung, die streng an die a-Drüsen der Haut gebunden ist, daß sie also eine Erkrankung dieser a-Drüsen darstellt, sagt, so interessant sie auch ist, nichts über die Pathogenese dieser Affektion aus. Delbanco versucht diese Lücke auszufüllen, indem er die Hypothese aufstellt, *daß die Acanthose, Parakeratose und Hyperkeratose, die verschlußartig in die Follikel und die Ausführungsgänge der a-Drüsen sich hineinerstrecken, eine Sperre für das Sekret der a-Drüsen bilde und daß dieses mit Zellen und Zellbestandteilen untermischte Sekret, wenn es gehindert wird, an die Oberfläche zu gelangen, toxisch reizend auf die Umgebung wirkt und die perifollikulär und periglandulär gelagerten chronisch entzündlichen Infiltrationen mit perifollikulärem Ödem des Papillarkörpers zur Auslösung bringt.* Ein solcher Gedankengang setzt allerdings eine *primäre Hyperkeratose* voraus, die makroskopisch nicht sichtbar zu sein braucht. Juckattacken und Zunahme der Keratose liegen dann im Wechselspiel des Circulus vitiosus.

---

[1]) Vgl. auch Pinkus' Arbeit über die Schweißdrüsen des Menschen.

Noch weniger befriedigend erscheint Delbanco der Gedanke, daß mit dem Beginn des (fehlerhaften?) Funktonierens der a-Drüsen Störungen irgendwelcher Art die anfänglichen Epithelveränderungen der Oberfläche verschulden. Funktionsstörungen und Follikelsperre verstärken sich dann im Sinne des Circulus vitiosus.

Ich muß sagen, daß mir Delbancos Gedanke durchaus nicht so unbefriedigend erscheint wie ihm selbst, daß er mir sogar recht sympathisch ist. Denn da alle von den verschiedenen Autoren konstatierten Veränderungen der Schweißdrüsen durch die Hyper- und Acanthose erklärt sind, anderseits aus den Befunden von Karnowski-Dobak hervorgeht, daß überhaupt das klinische Vorkommen der Fox-Fordyceschen Krankheit nicht an das Vorhandensein anatomisch nachweisbarer Veränderungen der Schweißdrüsen gebunden ist — *in den Schnitten aus der erkrankten Regio pubis waren die Schweißdrüsen normal* —, so hat die Hypothese Delbancos, die Ursache der Krankheit, id est der Epidermisverdickung, in einem irgendwie fehlerhaften, sich dem histologischen Nachweis möglicherweise entziehenden Funktionieren der Drüsen zu sehen, doch eine *gewisse Wahrscheinlichkeit* für sich[1]).

Wie dem auch sei, jedenfalls ist der Gedanke, daß die Veränderungen der Fox-Fordyceschen Krankheit, die man ja immer, auch wenn man sie nicht als selbständiges Krankheitsbild bewertet, sondern als eine Abart der Neurodermitis angesehen hat, doch als eigenartiges und charakteristisches von den bisher beobachteten Fällen abseits stehendes, besonderes nosologisches Syndrom anerkannt hat, durch ein ganz bestimmtes Organ, nämlich das Achselhöhlenorgan resp. die a-Drüsen bedingt sind, doch immerhin eine Grundlage, von der aus sich vielleicht für die Pathogenese der in Frage stehenden Affektion späterhin noch weitere fruchtbare Gesichtspunkte ergeben werden.

Der Vollständigkeit halber sei noch nachgetragen, daß Arning anläßlich der Vorstellung von Delbancos erstem Fall in der Hamburger dermatol. Ges. vom 14. Dez. 1924 die evtl. Nävusnatur der Affektion zur Diskussion stellte. Delbanco meint demgegenüber, daß dieser Annahme das Jucken und die anatomische Beschaffenheit entgegenständen. Ich würde diese Gründe allein als durchschlagend nicht ansehen, da man auch das oben beschriebene Krankheitsbild der Neurodermitis linearis, für das ebenfalls diese beiden Gegengründe gelten könnten, trotzdem zu den Nävi gerechnet hat. Man müßte dann mit Delbanco die Affektion als *„lokalen exzessiven Ausdruck einer Verhornungsanomalie“* auffassen. Mir erscheint mit Delbanco vorläufig die andere Ansicht, sie als eine *entzündliche oder auch evtl. nur funktionell bedingte Affektion der a-Drüsen* aufzufassen, die näherliegende zu sein, ohne daß man, wie ich glaube, berechtigt ist, die Arningsche Hypothese a limine abzulehnen.

Betrachtet man zusammenfassend das Für und Wider aller hier vorgetragenen Ansichten, so wird man jedenfalls, wie ich glaube, eine Tatsache festhalten müssen: die *Fox-Fordycesche Krankheit ist als selbständige, von der Neurodermitis verschiedene Dermatose aufzufassen.* Dafür sprechen klinische Gründe (die ausgesprochene, den a-Drüsen Schiefferdeckers entsprechende Lokalisation, das so außerordentlich quälende therapeutisch kaum je beeinflußbare Jucken, das fast ausschließliche Vorkommen bei Frauen) und der histologische, von der Neurodermitis doch etwas abweichende Befund. Ferner spricht dafür, wie Freund wohl ganz richtig hervorhebt, die lange, relativ *unveränderte* Dauer der Affektion, während die echten Lichen Vidal-Plaques zwar *auch sehr lange Zeit bestehen können, aber in der Zwischenzeit*, worauf die Patienten immer hinweisen, doch zuweilen monatelange Remissionen zu zeigen pflegen. Das gleichzeitige Vorkommen eines Lichen Vidal-Herdes neben typischem Fox-Fordyce der Axillen bei Freunds Patientin und auch in dem Falle, den Kreibich im Auge hatte, würde man dann allerdings so deuten müssen, daß vielleicht doch

---

[1]) Eine solche „Dysfunktion“ der a-Drüsen nimmt neuerdings auch W. Pick als wahrscheinlich an (Anm. bei der Korrektur).

die FOX-FORDYCEsche Krankheit irgendwie eine besondere klinische Varietät der Neurodermitis ist. Durch eine derartige Annahme würde allerdings die Auffassung der ersteren als einer klinisch selbständigen Dermatose ebensowenig tangiert werden, wie etwa durch die Überzeugung, daß die eigentliche Neurodermitis eine klinische Varietät des Ekzems sei.

Symptomatologie.

Die Symptomatologie der FOX-FORDYCEschen Krankheit wird vor allem und fast einzig und allein beherrscht durch das qualvolle Tag und Nacht andauernde Jucken, das die Patienten ganz außerordentlich peinigt und in einen Zustand der Erschöpfung und des mangelnden Lebensmutes versetzt, der die Träger der Erkrankung zu außerordentlich bedauernswerten Geschöpfen macht. Dieses Jucken ist merkwürdigerweise durch keines unserer doch recht zahlreichen Mittel inkl. der physikalischen Therapie so recht zu beeinflussen. Eine Patientin von DELBANCO, die im 35. Lebensjahre steht und das Leiden seit 17 Jahren hat, gibt an, sie könne sich an keine einzige ruhige Nacht erinnern. Auch hier kommt wieder der alte Satz zu seinem Recht, daß die Ausnahmen die Regel bestätigen: als einziger in der Literatur berichtet FREUND, obwohl sein Fall (vgl. Abb. 22) als Schulfall angesehen werden kann, daß bei seiner Patientin *das Jucken vollständig fehlte*.

Diagnose.

Die Diagnose der FOX-FORDYCEschen Krankheit ist, sobald man überhaupt das Krankheitsbild kennt, wohl nicht zu verfehlen. Differentialdiagnostisch scheint, da das klinische Bild und die Lokalisation ganz besonders charakteristisch sind, und das unerträgliche Jucken so vollkommen im Vordergrunde steht, kaum eine andere Affektion in Frage zu kommen: die von ADAMSON und WHITFIELD hervorgehobene Ähnlichkeit mit planen Warzen kann wohl, wie schon KISS hervorhebt, kaum ernsthaft in Frage kommen. Auch der Lichen ruber der Axilla dürfte wohl nur ganz ausnahmsweise *nur* an dieser Stelle sitzen und wohl immer noch andere Gegenden, bei denen die Diagnose leichter gestellt werden kann, befallen. Dagegen ist die Verwechslung mit der von RILLE als „*juvenile Form der Acanthosis nigricans*" bezeichneten Dermatose immerhin als im Bereich der Möglichkeit liegend zu bezeichnen.

KISS gibt eine Schilderung dieses Krankheitsbildes in folgender Weise: „In beiden Achselhöhlen sind die Furchen und Linien bedeutend vertieft, erscheinen breit auseinanderstehend und fassen an einzelnen Stellen 3—4 mm breite Hautfalten zwischen sich. An den Firsten der letzteren sieht man kleine papillomartige Wucherungen, teils bloß punktförmig, teils bis zur Ausdehnung von Schrotkorngröße entweder an kurzen, dünnen Stielen hängend oder platt gedrückt, wodurch den Firsten ein gekerbtes Aussehen verliehen ist. Die Haut ist mehr weich und elastisch und mit erweichter, infolge der lebhaften Schweißsekretion macerierter, schmutzig braun gefärbter Hornschicht bedeckt. Die Furchen verlaufen in parallelen Zügen von der vorderen zur hinteren Achselfalte." Natürlich wird man bei genauerem Hinsehen die papillomartigen Wucherungen wohl kaum mit den Eruptionen der FOX-FORDYCEschen Krankheit verwechseln können. Auch fehlt die Braunfärbung bei letzterer fast immer (Ausnahme nur bei BURNIER und BLOCH). Immerhin ist die Lokalisation der beiden Dermatosen die gleiche, und die Möglichkeit einer Verwechslung, die auch die genannten Autoren und WHITFIELD hervorheben, gegeben.

Prognose und Therapie.

Die Prognose der FOX-FORDYCEschen Krankheit ist, wie aus dem Vorhergehenden ohne weiteres zu entnehmen ist, quoad sanationem — bisher wenigstens — sehr ungünstig. So gut wie alle Beobachter stimmen darin überein, daß das qualvolle Jucken durch kein Mittel beeinflußbar ist (s. jedoch DELBANCOs Röntgen-Erfolg).

Von Karnowski und Dobak drücken sich in dieser Beziehung nicht ganz so hoffnungslos aus wie die anderen Autoren. Es gelang ihnen durch Vereisung der Knötchen mit Kohlensäureschnee resp. durch Ätzung mit Carbolsäure bzw. Vernichtung der Knötchen mit dem Spitzbrenner für eine gewisse Zeit die Patientin vollständig von dem lästigen Jucken zu befreien[1]).

Dagegen erklärt in der zuletzt erschienenen Arbeit von Buck der Autor resigniert. „Die Therapie ist vorläufig noch gänzlich machtlos. Es ist wohl so ziemlich alles angewandt, was wir in der Dermatologie haben, doch alles ohne Erfolg. Von Arsen oder Solarson haben wir ebenso wie Delbanco vorübergehend geringen Erfolg gesehen. Versuche mit verschiedenen innersekretorischen Präparaten sind ebenfalls fehlgeschlagen. Auch die physikalische Therapie versagte."

Zu diesem Punkte möchte ich noch hervorheben, daß Delbanco mir mitteilte, daß seine zweite Patientin in der Achselhöhle durch *Röntgenbehandlung* geheilt sei. Ich persönlich möchte auf Grund meiner Erfahrung ebenfalls glauben, daß mit unserer heute so weit vorgeschrittenen *Röntgentherapie,* die uns so genau zu dosieren gestattet, auch bei dieser Affektion günstige Resultate zu erreichen sein müßten. Da nach Schiefferdeckers Untersuchungen festzustehen scheint oder es doch wenigstens sehr wahrscheinlich ist, daß das Leiden an dem Achselhöhlenorgan, den großen a-Drüsen, seinen Ausgang nimmt, so müßte meines Erachtens es doch gelingen, mit durch 4 mm Aluminiumfilter oder evtl. sogar mit Zink-Aluminium gefilterten Strahlen diese Drüsen lahmzulegen und so eine Heilung der Krankheit herbeizuführen. Man wird auf diese Weise vielleicht doch der von Buck und Finsen als Ultimum refugium vorgeschlagenen *Excision* der erkrankten Stellen mit Transplantation entraten können.

Literatur.

Die Arbeiten, deren Inhalt mehrere der unten angeführten Kapitel umfaßt, sind jedesmal nur in *einem* derselben angeführt.

A. Lichen Vidal.
1. Geschichtlicher Überblick.

Batemann, T.: A practical synopsis of cut. dis. acording to the arrangement of Dr. Willan. 5. édit. 1819. — Bazin: Art. Lichen du diction. Encyclop. des sciences méd. Tom. 2, 2. Serie. 1869. — Besnier, E.: (a) Article Eczem in La pratique dermatol. Tom. 2. (b) Première note et observations prélim. pour servir d'introduction à l'étude des prurigos diathétiques etc. Ann. de dermatol. et de syphiligr. 1892. p. 634. — Brocq, L. et Jacquet: (a) Notes pour servir à l'histoire des névrodermites: du lichen circumscriptus des anciens auteurs ou lichen simplex chronicus d'E. Vidal. Ann. de dermatol. et de syphiligr. 1891. (b) Nouvelles notes cliniques sur les lichénifications et les névrodermites. Ann. de dermatol. et de syphiligr. 1896. (c) Art. Les lichens in La pratique dermatol. Tom. 3, p. 119 ff. (d) Les objections à la conception des lichénifications. Ann. de dermatol. et de syphiligr. Mai 1923. — Canuet, L. E.: De l'influence du système nerveux dans les maladies de la peau. Thèse de Paris, 12 juillet 1855. — Cazenave, A.: Des lésions de la sensibilité de la peau siégant dans le corps pap. Ann. des maladies de la peau. Tom. 2. 1844. — Cazenave et Chausit: Chapitres prurigo et lichen. Ann. des maladies de la peau et de la syphiligr. Tom. 3. 1844. — Cazenave et Schedel: Abrégé prat. des maladies de la peau. 4. édit. 1847. — Chausit: Traité elementaire des maladies de la peau. 1853. — Devergie, A.: Traité prat. des maladies de la peau. 2. édit. 1857. — Dind, M.: Essay sur les Lichens, la lichénification, névrodermites, névrodermies de Brocq-Jacquet, Prurigo vulgaire de Darier, Prurigo diathésique de Besnier. Leur caractère hist. biol. et leur traitement. Ann. de dermatol. et de syphiligr. 1920. — Ehrmann, S.: Beziehungen der ekzematösen Erkrankungen zu inneren Leiden. Samml. zwangl. Abb. a. d. Geb. d. Dermatol., d. Syphilidol. u. d. Krankh. d. Urogenitalapparates. Halle a. S.: Karl Marhold 1924. H. 5. Neue Folge. — Fox, Tilbury: Skin diseases. 1873. — Fuchs: Die krankhaften Veränderungen der Haut und ihrer Anhangsgebilde. Göttingen 1840. — Gibert, C. M.: Traité prat. des maladies de la peau et de la syphiligr. Tom. 1. 1860. — Hardy, A.: Chap. Lichen, prurigo et prurit du traité prat. et descriptive des maladies de la peau. 1886. — Hebra, F.: (a) Hautkrankheiten. Erlangen 1860. (b) Traité des maladies de la peau, traduit et annoté par Doyen. — Herxheimer,

---

[1]) Das gleiche erreichte W. Pick durch Ovarialpräparate (Anm. bei der Korrektur).

KARL: Über Neurodermitis. Med. Klinik. 1926. Nr. 9. — HIRSCH-BRUCK: Ein Fall von
Urticaria perstans verrucosa. Dermatol. Zeitschr. Bd. 29. 1920. — JADASSOHN, J.: Prurigo
und Neurodermitiden. Dtsch. Praxis. Zeitschr. f. prakt. Ärzte. 1902. — NEISSER, A.:
Lichen-Referat auf dem internat. med. Kongr. in Rom 1894. Arch. f. Dermatol. u. Syphilis.
Bd. 28. — NEISSER, A. und J. JADASSOHN: Krankheiten der Haut. Stuttgart: Ferd. Enke
1901. — RAYER: Traité theoret. et prat. des maladies de la peau. Tom. 2. Paris 1835.
— RIECKE, ERHARD: Lichen ruber im Handb. d. Hautkrankheiten. Herausgegeben von
F. MRAĊEK. Bd. 2. 1904. — RIECKE, A.: Handbuch über die Krankheiten der Haut. 2. Aufl.
1841. — TOUTON: Über Neurodermitis chron. circ. BROCQ = Lichen simplex chron. circumscriptus (CAZENAVE-VIDAL). Arch. f. Dermatol. u. Syphilis. Bd. 33. 1895. — UNNA, P. G.:
(a) Pathologie und Therapie des Ekzems. Wien: Alfred Hölder 1903. (b) Das callöse und
pruriginöse Ekzem. Dermatol. Wochenschr. Bd. 72, Nr. 19. — VIDAL, E.: Du lichen (lichen,
prurigo. strophulus). Ann. de dermatol. et de syphiligr. 25 mars 1886 und Internat. dermatol.
Kongreß. Paris 1889. — WILLAN, ROBERT: On cut. diseases. London 1808. — WILSON,
ERASMUS: On diseases of the skin. A system of cut. med. 6. édit., Chap. V. 1867.

<h2 style="text-align:center">2. Klinik.</h2>

AHRENS: Prurigo nodularis. Dermatol. Wochenschr. Bd. 71, 41. 1920. — AJELLO, L.:
Contributo allo studio della lichenificatione gigantesca. Arch. ital. di dermatol. 1926. Vol. 4.
— ALEXANDER, ARTHUR: Über Acanthome der Lippenschleimhaut nebst Bemerkungen über
die sog. Papillomatosis cutis (VOLLMER-FANTL). Acta dermato-venereol. Vol. 3, H. 1—2.
1922. — BAUM: Urticaria perstans chronic. Iconogr. dermatol. Vol. 1. — BIZZOZERO, ENZO:
Des formes anormales de lich. Ann. de dermatol. et de syphiligr. Juin 1924. — BLASCHKO, A.:
Beilage zu den Verhandlungen des 7. Kongr. der dtsch. dermatol. Ges. in Breslau 1901.
Die Nervenverteilung in der Haut in ihrer Beziehung zu den Erkrankungen der Haut. —
BRIEL: Über obtuse Papeln. Dermatol. Zeitschr. Bd. 46. Februar 1926. — BROCQ, L. et
L. M. PAUTRIER: Comptes rend. des Internat. med. Kongr. in Budapest 1909. — BRUHNS, C.:
Neurodermitis und Lichen ruber verrucosus bei demselben Patienten. Dermatol. Zeitschr.
Bd. 30, S. 242. — BRÜNAUER: Neurodermitis generalisata. Wien. dermatol. Ges., 4. Mai
1922. Ref. Zentralbl. f. Haut- u. Geschlechtskrankh. Bd. 6, H. 7/8. — BUKOWSKY: Zur
Frage der Neurodermitiden. Česka Dermatologie. 1922. — BÜLER, F. A.: Über Lichen
obtusus. Arch. f. Dermatol. u. Syphilis. Bd. 136. 1921. — BURNIER et REJSEK: Lichen
obtusus corné ou lich. nod. circonscrite. Bull. de la soc. franç. de dermatol. 1923. Nr. 4.
— CALLOMON, FRITZ: Systematisierter Nävus mit strichförmigem Verlauf in der Median-
linie. Sclerodermie en bandes und lichenoides Ekzem in einer VOIGTschen Grenzlinie. Arch.
f. Dermatol. u. Syphilis. Bd. 101. 1910. — DANLOS: Vegetations syphil. développés chez
un eczéma. Ann. de dermatol. et de syphiligr. 1905. p. 276. — DARIER, J.: Melanodermie
in la pratique dermatol. Tom. 3, p. 483. — EHRMANN, S.: (a) Über die Neurodermitis. Histologie und Klinik. 13. Kongr. d. dtsch. dermatol. Ges. München 1923. Arch. f. Dermatol.
u. Syphilis. Bd. 145, S. 142. (b) Über den Zusammenhang der Neurodermitis mit Erkrankungen des Verdauungstraktes und Störungen der inneren Sekretion. 12. Kongr. d.
dtsch. dermatol. Ges. Hamburg. Arch. f. Dermatol. u. Syphilis. Bd. 138, S. 346. 1921.
(c) Über den Zusammenhang von Pruritus, Dermograph. und Dermatitis lich. pruriens
(Lichen simplex chronicus), Eczema nummulare, der Lichtsensibilisierung der Haut mit visceralen und gastrointestinalen Störungen. Dermatol. Zeitschr. Bd. 25. 1918. (d) Wien.
dermatol. Ges., 4. Dez. 1919. Ref. Arch. f. Dermatol. u. Syphilis. Bd. 137. — FABRY:
(a) Über zwei Fälle von Neurodermitis nodul. (großknotige Form der Neurodermitis BROCQ).
Arch. f. Dermatol. u. Syphilis. Bd. 121. 1915. (b) Urticaria chron. perstans. Arch. f. Dermatol. u. Syphilis. Bd. 34. 1895. — FANTL: Papillomatosis cutis. Arch. f. Dermatol. u.
Syphilis. Bd. 129. 1921. — FASAL: Urticaria perstans verrucosa. Wien. dermatol. Ges.,
12. Juni 1924. Ref. Zentralbl. f. Haut- u. Geschlechtskrankh. Bd. 14, S. 165. — FOLLNER:
Prurigo nod. Arch. of dermatol. a. syphilol. Tom. 11, p. 1. Ref. Zentralbl. f. Haut- u. Geschlechtskrankh. Bd. 16, S. 677. — FREEMAN: Prurigo nodularis. Americ. dermatol. Ass.
vom 6. 6. 24. Ref. Arch. of dermatol. a. syphil. Vol. 16, p. 677. — GASTOU, PAUL: Pseudoelephantiasis des Scrotums infolge von Lichenifikation. Ann. de dermatol. et de syphiligr.
1894. p. 1277. — HALLOPEAU et JEANSELME: Naevus linearis lich. Ann. de dermatol. et de
syphiligr. 1894. p. 1273. — HARDOWAY: A case of mult. tumours of the skin. acc. by
intense pruritus. Arch. of Dermatol. 1880. — HARTMANN, K.: Urticaria perstans. Arch.
f. Dermatol. u. Syphilis. Bd. 64. 1903. — HAUSER: Urticaria pap. perstans. Münch. dermatol. Ges. Ref. Zentralbl. f. Haut- u. Geschlechtskrankh. Bd. 16, S. 873. — HAXT-
HAUSEN, H.: Prurigo Besnier. Ann. de dermatol. et de syphiligr. 1925. 5. — HASSEL-
MANN, C. M.: Histologie der Prurigo nodularis. Derm. Wochenschr. Bd. 83, 48. — HERX-
HEIMER, K.: Lichen ruber moniliformis. 10. Kongr. d. dtsch. dermatol. Ges. Frankfurt
a. M. 1908. S. 195. — HOFFMANN, E.: Über Neurodermitis chron. faciei. Dermatol. Zeitschr.
Bd. 20. — HOFFMANN, ERICH und RUDOLF STREMPEL: Chronische universelle pruriginöse
Erkrankung der Haut mit Bildung zahlreicher weißer Flecken. [Prurigo diathetica leuco-

dystrophica (praemycotica)]. Arch. f. Dermatol. u. Syphilis. Bd. 146. — HOLLANDER: Gleichzeitiges Bestehen von Lichen simplex und Arthritis deformans. Arch. of Dermatol. Bd. 12, 5. — HÜBNER: Tuberosis cutis pruriginosa. Arch. f. Dermatol. u. Syphilis. Bd. 81. — JADASSOHN, J.: (a) Neurodermitis dissem. 9. Kongr. d. dtsch. dermatol. Ges. Bern. 1906, S. 355. (b) Zur Kenntnis der systematisierten Nävi. Arch. f. Dermatol. u. Syphilis. Bd. 33. 1895. — JEANSELME et BURNIER: Lichenif. géante. Bull. de la soc. franç. de dermatol. 1925, Nr. 2. — KRAUS, A.: Neurodermitis und Depigmentation. Dtsch. dermatol. Ges. in der tschechoslowakischen Republik. 25. Okt. 1925. Ref. Zentralbl. f. Haut- u. Geschlechtskrankh. Bd. 19, S. 465. — KREIBICH: (a) Urticaria perstans verrucosa. Arch. f. Dermatol. u. Syphilis. Bd. 48. 1899. (b) Neurodermitis verrucosa. Arch. f. Dermatol. u. Syphilis. Bd. 121. 1915. (c) Neurodermitis decalvans. Arch. f. Dermatol. u. Syphilis. Bd. 144, S. 185. (d) Neurodermitis alba. Arch. f. Dermatol. u. Syphilis. Bd. 104. 1910. — LEHAR: Urticaria chronica perstans. Dermatol. Wochenschr. Bd. 81, Nr. 36. — MARENBACH, W.: Erythrodermie nach Neurodermitis. Dermatol. Wochenschrift. Bd. 79, Nr. 29, 1924. — MEYER, MARTHA: Ein Fall von Prurigo nodularis (Urticaria perstans nodulosa). Inaug.-Diss. Bonn 1918. — MÜLLER: Neurodermitis und Klitoriscarcinom. Dermatol. Zeitschr. Bd. 35. — NEISSER, A. und C. SIEBERT: Ein Fall von lichenoider Eruption mit Depigmentation. Iconographia dermatol. Vol. 1, p. 37. — NETHERTON: Prurigo nod. Arch. of dermatol. a. syphilol. 1923, Nr. 2. — NOBL: Lichen chronicus simplex als Vorläufer neurotischer Alopecie. Dermatol. Wochenschr. Bd. 67 u. 77. — PAUTRIER, L. M.: (a) Le lichen corné hyp. Formes anorm. de lich. Bull. de la soc. franç. de dermatol. Jg. 32, Nr. 7. 1925. Diskussion: DARIER, M. NICOLAS. (b) Contribution à l'étude des lich. anorm. La lich. hyp. ou géante. Ann. de dermatol. et de syphiligr. Févr. 1925. (c) Nouveaux cas de lich. circ. nod. Bull. de la soc. franç. de dermatol. 1922, Nr. 2. (d) Contribution à l'étude des lich. anorm. La Lich. circ. nod. chron. Ann. de dermatol. et de syphiligr. 1922. p. 49. — PAUTRIER, L. M. et E. RÖDERER: Lich. géante des plis génitaux. Bull. de la soc. franç. de dermatol. 1923, Nr. 3. — PAYENNEVILLE: Deux cas de lich. nod. circ. chron. en serie familial. Bull. de la soc. franç. de dermatol. 1922, Nr. 6. — PAYENNEVILLE et CASTAGNOL: Lich. géante et lich. nod. circonscrit coexistant chez un même malade. Bull. de la soc. franç. de dermatol. 1925, Nr. 4. — PHILIPPSON, L.: Zwei Fälle von Ichthyosis cornea (hystrix) partialis (Naevus linearis verrucosus UNNA) entsprechend dem Verlaufe der Grenzlinien von VOIGT. Monatsh. f. prakt. Dermatol. Bd. 11. 1890. — PINCUS: Einige Fälle von Lichen chron. mit Depigmentierung. Dermatol. Zeitschr. Bd. 9, H. 7 und Bd. 13, S. 651. Diskussion HELLER. — POKORNY: Neurodermitis rubra. Arch. f. Dermatol. u. Syphilis. Bd. 145. — RASCH: Prurigo nod. Hyde. Arch. f. Dermatol. u. Syphilis. Bd. 123. 1916. — ROBERTI: Prurigo nod. Bull. de la soc. franç. de dermatol. 1921, Nr. 9. — RUSCH: Zur Kenntnis der sarkoiden Hauttumoren. Arch. f. Dermatol. u. Syphilis. Bd. 87. 1907. — SABOURAUD: Étud. clin. et bactér. de l'impetigo. Ann. de dermatol. et de syphiligr. 1900. — SCHAMBERG and HIRSCHLER: Two cases of mult. tumors in the skin with itching. Journ. of cut. dis. 1906. — SCHOLTZ: Mehrere Fälle von Dermatitis lich. pruriens. 7. Kongr. d. dtsch. dermatol. Ges., Breslau 1901. S. 303. Diskuss. EHLERS. — SIMON, GERHARD: Beiträge zur Kenntnis der Neurodermitiden. Inaug.-Diss. Bern 1898. — STERNBERG, A.: Zur Frage des Lichen ruber moniliformis. Arch. f. Dermatol. u. Syphilis. Bd. 143. — STILLIANS, ARTHUR W.: Lichen simplex of the scalp. Arch. of dermatol. a. syphilol. Vol. 13, 6. 1926. — TÖRÖK: Quelques remarques sur la signification des lésions eczém. et sur les reactions gén. de la peau. Ann. de dermatol. et de syphiligr. 1896. p. 1397. — TOUTON: Ein Fall von Neurodermitis chron. (verruc.). 5. Dtsch. dermatol. Kongr. Graz. — VIGNOLO-LUTATI: Neurodermitis lin. psoriasifornis. Arch. Bd. 112. — VOIGT: Beiträge zur Dermatoneurologie nebst der Beschreibung eines Systems neu entdeckter Linien an der Oberfläche des menschlichen Körpers. Wien 1864. — VOLLMER: Papillomatosis cutis. Arch. f. Dermatol. u. Syphilis. Bd. 79. 1906. — WAGNER: Urticaria perstans. verr. Dtsch. dermatol. Ges. in der tschechoslowak. Republik. 7. Jan. 1923. Ref. Zentralbl. f. Haut- u. Geschlechtskrankh. Bd. 8, S. 162. — WECKER, CARL FRIEDRICH: Ein Fall von atypisch gewucherter Neurodermitis. Inaug.-Diss. Frankfurt a. M. 1916. — WEIDMANN, FRED: Prurigo nod. Arch. of dermatol. a. syphilol. Vol. 5. 1922. — WELANDER, EDUARD: Sur un cas de vitiligo, de lichen ruber planus et de névroderm. chron. circ. Ann. de dermatol. et de syphiligr. 1894. p. 645. — WHITE, CHARLES J.: Lichen obtusus corn. Journ. of cut. dis. 1907. — WISE, FRED: The neurodermatosis and pseudolichens. A consideration of their nos. and clin. features. The journ. of cut. dis. Vol. 37. Sept. 1919. — WISE, FRED and JOSEF J. ELLER: Pruritus with lich. Further observations in neurodermitis of BROCQ. New York med. journ. a. med. record. Dec. 5. 1923. — ULLMANN: Urticaria perstans verruc. Wien. dermatol. Ges., 20. Mai 1924. Ref. Zentralbl. f. Haut- u. Geschlechtskrankh. Bd. 13, S. 58. — UNNA, P. G.: Art. Ekzem. in MRAČEKS Handb. d. Hautkrankheiten. Bd. 2, S. 306. — WOLFF: Gemeinsames Vorkommen von Lichen planus und Lichen Vidal. 6. Kongreß der dtsch. dermatol. Ges. Straßburg 1898. — WOIFF, GERTRUD: Ein Fall von Neurodermitis foll. acuminata. Dermatol. Zeitschr. Bd. 48, 1—2. 1926.

3. Pathologische Anatomie.

ALEXANDER, ARTHUR: Zur Histologie des Lichen chron. Vidal. Dermatol. Zeitschr. Bd. 33. 1921. — BROCQ, L., L. M. PAUTRIER et J. AYRIGNAC: Les caractéristiques, sympt. hist. et bioch. de l'eczema papulo-ves. Ann. de dermatol. et de syphiligr. Oct. 1911. — DALOUS: Ann. de dermatol. et de syphiligr. 1903. — DARIER, J.: Grundriß der Dermatologie mit Bemerkungen und Ergänzungen von Prof. J. JADASSOHN. Berlin: Julius Springer 1913. — EHRMANN-FICK: Einführung in das mikroskopische Studium der normalen und kranken Haut. Wien: Alfred Hölder 1905. — HIGHMANN, W. J.: Histopathology. Chap. VII the lichens: Lichenification and Neurodermitis. The Journ. of cut. dis. Vol. 35. 1. Januar 1917. — JARISCH: Die Hautkrankheiten. Wien: Alfred Hölder 1900. — KREIBICH: Lehrbuch der Hautkrankheiten. Wien 1904. — LELOIR: Anat. pathol. de l'eczema. Ann. de dermatol. et de syphiligr. 1890. — MARCUSE, B.: Über Lichen simplex chron. Arch. f. Dermatol. u. Syphilis. Bd. 57. 1901. — PINCUS: Lichen ruber. Arch. f. Dermatol. u. Syphilis. Bd. 60. 1902. — SCHOLTZ: Zur Ekzemfrage. 7. Kongr. d. dtsch. dermatol. Ges. Breslau 1901. S. 231. — UNNA, P. G.: Histopathologie der Hautkrankheiten. Berlin: August Hirschwald 1894.

4. Ätiologie und Pathogenese.

LÖWENBERG, JULIUS: Über Lichen chron. simplex. Inaug.-Diss. München 1898. — SCHNEIDER: Neurodermitis und Gravidität. Zentralbl. f. Gynäkol. Jg. 48, Nr. 5, S. 157.

5. Therapie.

ASSMANN, GERHARD: Über Blutauswaschungen mit Normosal. Münch. med. Wochenschrift. 1921. S. 46. — BISSON et DESAUX: Radiothérapie à distance de diverses aff. cut. en particulier des névrodermites diff. Journ. belge de radiol. Tom. 15. 4. 1926. — DESAUX, A. et NOEL: La douche filiforme en dermatologie. Ann. de dermatol. et de syphiligr. Tom. 2, Nr. 5. 1921. — DIDIER: Présentation d'un appareil portatif permettant de réaliser la douche filiforme. Bull. de la soc. franç. der dermatol. 1924. 5. — HERXHEIMER, KARL und WILHELM BORN: Über die Teerbehandlung der Hautkrankheiten. Samml. zwangl. Abh. a. d. Geb. d. Dermatol., d. Syphilidol. u. d. Krankh. d. Urogenitalapparates. Neue Folge. H. 4. Halle a. S. 1923: Karl Marhold. — HODARA, MENAHEM und GASSIN: Behandlung eines Falles von prämykotischem Erythem mit intravenösen Bromnatriumeinspritzungen. Dermatol. Wochenschr. Bd. 81, Nr. 38. — HOFFMANN, E.: Kurze Bemerkungen über einfache Mittel zur Ekzembehandlung. Dermatol. Zeitschr. Bd. 45. Sept. 1925. — HÜBSCHMANN, KARL: Ein weiterer Beitrag zu der intravenösen Bromtherapie. Dermatol. Wochenschr. Bd. 80, Nr. 24. — KADISCH und RITTER: Ther. d. Geg. 1927, 1. — KLEINSCHMIDT: Zur Bäderbehandlung des Ekzems. Dermatol. Wochenschr. 1920. Nr. 47. — KLINGMÜLLER: Saure Bäder. Dermatol. Zeitschr. Bd. 25, Nr. 1. — LEBEDJEW, J.: Ein neues Verfahren zur Ekzembehandlung. Dermatol. Wochenschrift. Bd. 79, Nr. 35. — LÖWENFELD, WOLFGANG: Intravenöse Ekzembehandlung mit Bromglykose. Med. Klinik. 1925. Nr. 40. — LUITHLEN, F: Kieselsäuretherapie. Wien. klin. Wochenschr. 1925. Nr. 27. — LUSTE et JUSTER: Le traitement des prurits circonscrits (névrodermatites) par l'ionisation à l'aconitine. Bull. de la soc. franç. de dermatol. 1926. 2. — NAGELL: Münch. med. Wochenschr. 1925. 47. — NICOLAS, J., J. GATÉ et D. DUPASQUIER: Nouveaux essays d'autohémotherapie dans les dermatoses. Ann. de dermatol. et de syphiligr. 1922. Nr. 4. — NOBL, G.: Zur Behandlung juckender Dermatosen. Wien. klin. Wochenschr. 1925. Nr. 43. — SCHÜTZ: Ein Beitrag zur Therapie und Ätiologie des Lichen chron. circ. hyp. Arch. f. Dermatol. u. Syphilis. Bd. 52. — VALETTE: Le prurit circonscrit avec lichénification et son traitement. Journ. des praticiens Jg. 40, Nr. 24. 1926. — VEYRIERES et FERREYROLES: La douche filiforme en dermatologie. Ann. de dermatol. et de syphiligr. 1921. Nr. 4. — WOLFF, C.: Zur intravenösen Bromtherapie bei Hauterkrankungen. Dermatol. Wochenschr. Bd. 80, Nr. 4.

B. FOX-FORDYCEsche Krankheit.

ARNDT: 14. Kongr. d. dtsch. dermatol. Ges. Dresden 1925. Arch. f. Dermatol. Bd. 151. S. 169. — BARBER: Ein Fall von Fox-Fordyce. Proc. of the roy. soc. of med. Dermatol. Sect. 1922. Brit. journ. of dermatol. 1922. p. 281. — BEATTY, VALLACE: Zwei Fälle von Fox-Fordyce. Dublin. journ. of med. scienc. 1921. July. p. 289. — BEINHAUER: Ein Fall von Fox-Fordyce. Arch. of dermatol. a. syphilol. Vol. 12, p. 4. 1925. — BÖLSTRA: Ein Fall von Fox-Fordyce. Nederlandsch tijdschr. v. geneesk. Jg. 65, 2. Hälfte, Nr. 18. Ref. Zentralbl. f. Haut- u. Geschlechtskrankh. Bd. 3, S. 461. 1922. — BROCQ, L.: Précis-Atlas de Prat. dermatol. 1921. — BUCK, PAUL: Beitrag zur Kenntnis der Fox-FORDYCEschen Krankheit. Dermatol. Zeitschr. Bd. 45. Okt. 1925. — BURNIER, M. et M. H. BLOCH: Papulo-dermite prurig. des aisselles, du pubes, et des seins avec dilatation cyst. des glandes sudoripares. Bull. de la soc. franç. de dermatol. 1920. Nr. 3. —

Delbanco, Ernst: Zur Klinik der Fox-Fordyceschen Krankheit. Wien. med. Wochenschr. 1925. Nr. 6. Arch. f. Schiffs- u. Tropenhyg. Bd. 29. 1925. — Finsen: Dän. derm. Ges. 5. 3. 1924. Ref. Zentralbl. Bd. 17, S. 70. 1925. — Fischer, H.: Zur Fox-Fordyceschen Krankheit. Dermatol. Wochenschr. Bd. 80, Nr. 24. 1925. — Fordyce, John A.: A chronic itching pap. erupt. of the axillae and pubis, its relation to neurodermitis. Journ. of cut. dis. including syphil. May 1909. — Fox, Howard: Arch. of dermatol. a. syphil. Vol. 3, p. 360. 1922. — Fox and Fordyce: Two cases of a rare pap. dis. affecting the axillary region. Journ. of cut. dis. including syphil. 1902. p. 1. — Freund, Emanuele: Sui due casi della dermatosi di Fox-Fordyce (contributo clin. e istologico). Giorn. ital. d. malatt. vener. e d. pelle. 1924. H. 5. — Godman, Herman: The Fox-Fordyce Syndrome. Acta-dermato-vén. Bd. 7. 1926. — Hasse, M.: A chron. pap. eruption of the axilla, pubes and breast. Journ. of the Americ. med. assoc. Vol. 56, p. 174. 1911. — Karnowski und Dobak: Fall von Fox-Fordycescher Krankheit. Arch. f. Dermatol. u. Syphilis. Bd. 148. — Kiss, Oskar: Beitrag zur Kenntnis der Fox-Fordyceschen Krankheit. Dermatol. Wochenschr. Bd. 78, S. 1. — Löschke: Zentralbl. f. allg. Pathol. u. pathol. Anat. Bd. 34. 1924. — Ormsby: Dis. of the skin. Philadelphia 1915. — Pick, W.: (a) Fox-Fordyce. Dtsch. dermatol. Ges. in der tschechoslowakischen Republik. Zentralbl. f. Haut- u. Geschlechtskrankh. Bd. 16, S. 753. Disk. Kreibich. (b) ·Zur Pathogenese der Fox-Fordyceschen Krankheit. Arch. f. Dermatol. Bd. 151, S. 165. (Kongreßber. des Dresdener Kongr. 1925.) — Pinkus, Felix: Zur Kenntnis der menschlichen Schweißdrüse. Dermatol. Zeitschr. April 1926. — Rasch, C. und A. Kissmeyer: Zwei Fälle von Fox-Fordycescher Krankheit. Dermatol. Zeitschr. Bd. 29, S. 196. — Rille: Acanthosis nigricans. Heilkunde 1901. H. 11. — Schiefferdecker: Die Hautdrüsen der Menschen und der Säugetiere, ihre biologische und rassenanatomische Bedeutung. Stuttgart: Schweizerbarthsche Verlagshandlung 1922. — Walter, Franz: Ein Fall der Fox-Fordyceschen Krankheit. Dermatol. Wochenschr. Bd. 74, Nr. 25. 1922. — Wertheimer: Arch. of dermatol. a. syphil. 1923. p. 114/115. — Whitfield: Ein Fall von Fox-Fordyce. The Brit. journ. of dermatol. Nov. 1923. — With, Karl: Zwei Fälle von Fox-Fordycesche Krankheit. Dän. dermatol. Ges. Kopenhagen 2. 3. 1921. Hospitalstidende. Jg. 64, Nr. 32, 1921. Ref. Zentralbl. f. Haut- u. Geschlechtskrankh. Bd. 3, S. 461. 1922. — Withers, S. M.: Chronic pap. itching erup. of the axillae and pubis (Fordyce). Arch. of dermatol. a. syphil. Vol. 1, p. 3.

Das seborrhoische Ekzem.

Von

FERDINAND WINKLER-Wien und P. G. UNNA-Hamburg.

Mit 31 Abbildungen.

Begriff. Geschichtliches.

Das seborrhoische Ekzem ist eine chronische parasitäre, durch abnormen Fett-gehalt der oberflächlichsten Epidermislagen ausgezeichnete Hautentzündung; ihre Hauptsymptome sind die habituelle Trockenheit, die scharfe runde oder polyzyklische Begrenzung der Ränder der Efflorescenzen, die ziemliche Un-veränderlichkeit des Krankheitsbildes und die leichte Beeinflußbarkeit durch bestimmte Behandlungsmethoden.

Der Charakter des Entzündungsprozesses und das besondere Moment der Fettproduktion in den Oberhautzellen sichern dem Symptomenbilde seine eigene nosologische Stellung; der von AUDRY vorgeschlagene Name *„Séborrhéide"* und die ins Bessere gekehrte Veränderung dieser Bezeichnung in das Wort *„Séborrhéite"* durch BROCQ sind nicht so prägnant wie das von UNNA ursprüng-lich gewählte Wort, welches auch die Neigung dieser Erkrankung ausspricht, in andere Ekzemformen überzugehen.

Auch die sonst in der deutschen Literatur vorgeschlagenen Bezeichnungen treffen nicht das Charakteristische des Prozesses; wenn JESIONEK vom *fettigen Hautkatarrh,* ROST vom *Ekzematoid* und andere Dermatologen vom *fettigschuppenden Ekzem* sprechen, so ist damit nicht mehr getan als wenn CEDERCREUTZ die Krankheit als *Eczema sebiferum* bezeichnet; auch die von JADASSOHN gebrauchte und von TACHAU akzeptierte Benennung als *Psoriasoid* trifft nicht das Wesentliche; die in der französischen und in der englischen Literatur auf-tretenden Bezeichnungen, wie *Eczematide* (DARIER), Parakeratose psoriasiforme (BROCQ), *Dermatitis seborrhoica* (CROCKER), *Dermatosis figurata mediothoracica* (BROCQ), *Eczéma acnéique* (LAILLER), *Circinata figurata* (GAUCHER) oder *Steatidrodermie* (BESNIER) sind nicht geeignet, in die Praxis eingeführt zu werden; noch weniger zweckmäßig erscheint es, wenn man mit WILSON von einem *Lichen annularis serpiginosus* oder mit BAZIN von *Pityriasis acneiformis sterni* sprechen würde oder wenn man die Ausdrücke moderner französischer Dermatologen, wie *Séborrhée sèche du cuir chevelu* oder *Lichen acnéique, Lichen circiné, Pityriasis circinata, Pityriasis praesternalis,* verwenden wollte; auch die manchmal nicht unpassende Bezeichnung als *Eczéma de la flanelle (Flannel rash)* kann natürlich nicht den Anspruch auf Allgemeingültigkeit erheben; der von PAYNE gemachte Vorschlag, die Krank-heit kurz als *Circinaria* zu bezeichnen, hat trotz vieler Vorzüge nicht vermocht, den von UNNA eingeführten Namen des seborrhoischen Ekzems zu verdrängen; und die für UNNA ehrenvolle, von BARTHÉLEMY gewählte Bezeichnung als *Unnaria* ist für die beschreibende Dermatologie nicht zu empfehlen.

Das seborrhoische Ekzem verdient diesen Namen nicht bloß aus historischen Gründen, etwa weil UNNA im Jahre 1887 dem von ihm geschilderten Krank-heitsprozeß diesen Namen gegeben hat, sondern weil wirklich dieser Name zutreffend ist; die Besorgnis, daß mit diesem Ausdruck gleich von vornherein die Zugehörigkeit des Krankheitsbildes zum nosologischen Begriff des Ekzemes festgelegt wäre, besteht nicht zu Recht.

Es handelt sich hier um eine ganz eigenartige Hauterkrankung, die man bei oberflächlicher Betrachtung bald in die Gruppe des Eczema vulgare und bald in die Gruppe der Psoriasis einreihen könnte; doch muß man dem seborrhoischen Ekzem eine Sonderstellung zugestehen, weil es einerseits *keine Erkrankung im Sinne des Eczema vulgare* ist und weil es anderseits trotz vieler Ähnlichkeiten *keine Psoriasis* ist; die vor fast vier Dezennien von UNNA aufgestellte Lehre, daß dem seborrhoischen Ekzem als Höhetypus *auf der entzündlichen Seite das nässende Ekzem* und auf der *parakeratotischen Seite die Psoriasis* entspreche, gilt auch im Lichte unserer heutigen Erkenntnis, da zweifellos seborrhoische Ekzeme mit interstitiellem Ödem der Stachelschicht und Ausbildung einer Spongiose bestehen und da es ebenso sicher psoriatiforme seborrhoische Ekzeme gibt; aber die von mancher Seite vertretene Anschauung, daß das seborrhoische Ekzem eine milde Form der Psoriasis oder auch eine abgeschwächte Form des Eczema vulgare ist, findet keine Begründung in der klinischen und in der histologischen Beobachtung.

Anderseits gibt es Mischformen, bei welchen das seborrhoische Ekzem sich mit einem nässenden Ekzem vereint, oder bei welchen das seborrhoische Ekzem sich mit einer Psoriasis vergesellschaftet, oder bei welchen das seborrhoische Ekzem mit einem Syphilid sich kombiniert. BROCQ hat 1892 von einer *Psoriasisation der Dermatosen* gesprochen und es ist ganz gut möglich, daß sich bei der *Kombination des seborrhoischen Ekzems mit der Psoriasis* eine Veränderung des seborrhoischen Ekzems durch die Psoriasis zeigt und letztere allein übrig bleibt.

Zwei Momente charakterisieren die Eigenart des seborrhoischen Ekzems, einerseits der von UNNA und in Bestätigung seiner Angaben von SABOURAUD geführte Nachweis *bestimmter, wenn auch nicht spezifischer Mikroorganismen* und anderseits der *Zusammenhang mit dem Fettstoffwechsel der Haut.* Gerade das letztere Moment macht die besondere Stellung des seborrhoischen Ekzems aus und wir bezeichnen eben jene Art von Ekzemen, welche mit einem *Übermaß in der Bildung des Hautfettes* (Talgsekret, Knäuelsekret und Zellfett) einhergehen, *als seborrhoische Ekzeme.*

Die praktische Erfahrung zeigt, daß äußerlich angewendete Fette imstande sind, den vermehrten Flüssigkeitsstrom, welcher alle Ekzeme auszeichnet, zu vermindern; diese Hemmung tritt natürlich unter dem Einflusse des von der Haut selbst gelieferten Fettes um so stärker hervor und bringt es mit sich, daß beim seborrhoischen Ekzem das sonst im Vordergrunde des Ekzembildes stehende *Nässen* und die *deutliche Bläschenbildung zurücktreten* und die *Röte* sowie die *Schuppenbildung* als *charakteristische Krankheitssymptome* übrig bleiben.

Als UNNA im Jahre 1887 auf die Eigenstellung dieser Ekzemform hinwies, erkannte er, daß viele von F. HEBRA beschriebenen Fälle der *Seborrhoea sicca capitis,* welche mit scharf begrenzten, sich plattenförmig erhebenden und an der Peripherie fortschreitenden Schuppenhügeln aus dem Bereich des behaarten Kopfes heraustritt und auf die unbehaarte Haut der Stirne als rote schuppende Oberhautentzündung übergeht, dem Ekzem zugehörig sind; daß die dabei auftretenden Schuppen *ein Übermaß von Fett* aufweisen, konnte ihn an der Ekzemnatur nicht irremachen, da alle sonstigen klinischen Erscheinungen, auch das hin und wieder auftretende Brennen, für ein trockenes Ekzem sprachen, und da auch die fettigen Schuppen nicht konstant waren, sondern stellenweise trockenen oder serösen Krusten Platz machten. Es handelt sich in diesen Fällen also nicht um ein *Eczema squamosum in seborrhoico,* um ein schuppendes Ekzem bei gleichzeitigem Bestehen einer durch funktionelle Überlastung der Talgdrüsen hervorgerufenen trockenen Seborrhöe, sondern um eine eigene Ekzemform, *das fettig schuppende Ekzem.* Beim Fortschreiten der klinischen Erfahrung erkannte

Unna, daß die gleichen Erscheinungen nicht bloß an der Kopfhaut und an der Stirne, sondern auch an anderen Körperstellen, am Rumpfe und an den Extremitäten vorkommen, und daß oft, aber nicht immer, die Erkrankung der Kopfhaut gleichzeitig mit analogen Erkrankungen anderer Hautpartien auftritt, und weiter zeigte es sich, daß die Formen des seborrhoischen Ekzems gerne in andere Ekzemformen übergehen, an den Rändern in trockene *pityriasiforme* oder *psoriasiforme* Ekzeme, während sie in der Mitte sich stellenweise ähnlich wie gewöhnliche Ekzeme mit *serösen* Krusten bedeckt zeigen.

Die *mikroskopische* Untersuchung erwies ebenfalls die Ekzemnatur der vermeintlichen Talgdrüsensekretion; es fanden sich die für Ekzem typischen Symptome der *Parakeratose* und der *Akanthose* neben der *oberflächlichen Entzündung der Cutisgefäße,* und stellenweise zeigte sich unter der Schuppenlage sogar eine *Spongiose* ausgebildet, welche die Grundlage für die klinische Beobachtung der *Bläschen*bildung und für das *Nässen* darstellte.

A. Cedercreutz stellt bei seinen Untersuchungen fest, daß beim seborrhoischen Ekzem die *Zellen der obersten Epithellagen mit Fetttröpfchen erfüllt sind.* Bei der normalen Haut finden sich nur in der Keim- und Stachelschicht kleine Fetttröpfchen in den Zellen, aber von der Körnerschicht nach aufwärts fehlen die Fetttröpfchen in den Zellen ganz; beim seborrhoischen Ekzem sind dagegen die Fettkörnchen in den unteren Lagen des Hautepithels sehr spärlich, dagegen *sehr reichlich in den obersten drei bis acht Zellenreihen*; sie sind meist sehr klein und an den Zellenpolen angehäuft, so daß eine gewisse Ähnlichkeit mit dem Keratohyalingehalt der Zellen der normalen Körnerschicht entsteht; in einigen Zellen fand Cedercreutz auch größere Fettkörnchen. In der Stachelschicht fand er beim seborrhoischen Ekzem sehr feine Fettkörnchen teils intercellulär liegend, die Zellen umsäumend und teils intracellulär rings um den Kern; ihrem Vorkommen verdankt die Stachelschicht die bei schwacher Vergrößerung hervortretende leicht rötliche Farbe, welche zusammen mit den feinen Tröpfchen in den oberflächlichsten Epithellagen und den größeren Tropfen in den parakeratotischen Hornschichten die charakteristische *gelbe Farbe der seborrhoischen Efflorescenzen* bedingt. Wieweit das von Kreibich festgestellte Vorkommen von *Lipoiden* in den Endothelzellen der Papillargefäße an der Epidermis-Cutisgrenze damit zusammenhängt, werden noch weitere Untersuchungen lehren.

F. Winkler konnte den Nachweis führen, daß sich die an seborrhoischem Ekzem erkrankten Hautstellen, mit *Osmium* behandelt, bräunen und daß sie sich bei Bestreichung mit einer alkoholischen Lösung von *Sudan* rot färben; die Bestreichung der kranken Stellen und ihrer Umgebung mit der Sudanlösung erlaubt eine scharfe Abgrenzung der affizierten Partien infolge des ganz anderen Farbentones, welchen die — vorher mit Äther von anhaftendem Fett befreite — Haut annimmt.

Interessant ist der Versuch von Arnozan, daß ein über die normale Haut geführtes und dann auf eine Wasseroberfläche gebrachtes Glasstäbchen die Kreisbewegung von pulverisiertem Campher auf der Oberfläche von Wasser hindert, während ein über eine seborrhoische Ekzemstelle geführtes Glasstäbchen diese Bewegung nicht beeinträchtigt; doch darf dieser Versuch nicht zum Schlusse führen, daß an der Ekzemstelle das Fett fehlt, sondern legt die Meinung nahe, daß das *Fett beim seborrhoischen Ekzem sich vom normalen Hautfett wesentlich unterscheidet.*

Bei der Betrachtung des seborrhoischen Ekzems müssen wir zwei wichtige Sätze festhalten, erstens, daß *die Symptome des fettigen Katarrhs von der Gegenwart der Talgdrüsen und den Knäueldrüsen unabhängig sind* und zweitens, daß *der Fettgehalt der Haut eine Prädisposition für das seborrhoische Ekzem schafft.*

Die Lehre von der Seborrhöe ruhte noch vor kurzer Zeit auf der Anschauung von FERDINAND HEBRA, daß die Pityriasis capitis, die Seborrhoea sicca und die Seborrhoea oleosa zusammengehörige Krankheitsbilder seien, welche alle dieselben histologischen Elemente, nämlich mit Fetttröpfchen durchtränkte Epidermiszellen, aufweisen.

Die älteren englischen Dermatologen waren allerdings anderer Meinung. ERASMUS WILSON hatte bereits in durchaus zutreffender Weise die Seborrhöe mit öligem Sekret von der Seborrhöe mit talgigem Sekret getrennt und beide als qualitativ verschiedene Sekretionsformen hingestellt. Er hatte damit einen bedeutenden Fortschritt gegenüber seinen Vorgängern RAYER, BIETT und FUCHS inauguiert, welche geglaubt hatten, daß ein zwar quantitativ vermehrtes aber sonst normales öliges Sekret auf der Haut durch Eintrocknung erstarren und durch Anregung von akuten Entzündungsprozessen an der Haut wiederum eine vermehrte Fettabsonderung zur Folge haben kann.

Der *Seborrhoea oleosa* hat F. HEBRA die *Seborrhoea sicca* gegenübergestellt. Diese Gegenüberstellung führt, wie JESIONEK richtig bemerkt, zu einer irrigen Meinung, wenn wir annehmen wollten, daß es sich bei der einen Seborrhöe um die Absonderung eines trockenen Sebums handelte, oder wenn wir, wie es HEBRA getan hat, in der Seborrhoea sicca nichts anderes als die Folge der Eintrocknung des Hauttalges erblicken wollten. Die trockene Beschaffenheit des im Übermaß abgesonderten Hauttalges ist aber nicht auf eine pathologische Alteration des Aggregatzustandes des Sebums oder auf eine Eintrocknung des in flüssigem Zustand abgesonderten Sebums zurückzuführen, sondern, wie wir durch die neueren Untersuchungen, vor allem von PINKUS, kennen gelernt haben, auf die Beimischung von *festen cellulären Elementen.* Die Masse der zelligen Beimischungen ist es, welche die *Seborrhoea sicca von der Seborrhoea oleosa prinzipiell unterscheidet.* Denn wir haben es bei der Seborrhoea sicca nicht nur mit einer vermehrten Fettabsonderung zu tun, sondern mit gleichzeitigen Entzündungserscheinungen, zum mindesten mit einem *desquamativen Katarrh der Oberhaut.* Nun aber wissen wir mit Sicherheit, daß die von HEBRA ausführlich geschilderte *Seborrhoea sicca,* die wir auf dem behaarten Kopf auch als *Pityriasis capitis* bezeichnen, mit der von UNNA beschriebenen *Pityriasis alba* identisch ist, die wiederum einen *der Anfangstypen des seborrhoischen Ekzems darstellt.*

Während also die Wiener ältere Schule in der Seborrhöe nur das Ergebnis einer gesteigerten Talgdrüsenproduktion sah, stellte nach UNNA, TÖRÖK, WITHFIELD und SABOURAUD die HEBRAsche Seborrhoea sicca nichts anderes als eine *schuppende Verhornungsanomalie* dar; nach JACKSON MC MURTY müßte man einerseits die *ölige* und die *trockene Seborrhöe* und anderseits die *Pityriasis simplex capitis* ohne Entzündungscharakter und die *Pityriasis steatoides* mit entzündlichen Symptomen voneinander trennen und endlich davon die *Dermatitis seborrhoica* unterscheiden.

Die an sich richtige Bemerkung von RIEHL, daß der Seborrhoea sicca die Bildung von mehlartigen, glänzenden, wenig fetthaltigen Schüppchen vorausgehe, ist nicht von wesentlicher Bedeutung, da PINKUS in den Schuppen der Seborrhoea sicca zwei Fünftel Hornzellensubstrat und drei Fünftel Fett nachweisen konnte, und da die mikroskopische Untersuchung der trockenen Schuppen beim Defluvium capillitii einen ganz deutlich gesteigerten Fettgehalt ergibt. Aber mit dieser Erkrankung, welche die Talgdrüsen betrifft, hat der fettige Katarrh, das Eczema seborrhoicum, nur den Namen der Seborrhöe gemeinsam.

UNNA und BESNIER haben ebenso wie AUDRY und BROCQ der Ansicht zum Siege verholfen, daß es sich bei dem seborrhoischen Ekzem nicht um eine Beteiligung der Talgdrüsen, sondern um eine Affektion der Knäueldrüsen, also um eine *Steatidrosis,* um *hypersteatidrotische* und *parasteatidrotische* Zustände handelt. Die Bezeichnung „Seborrhöe" bleibt der Talgdrüsenerkrankung, die Bezeichnung *„seborrhoisches Ekzem"* der *Knäueldrüsenaffektion.* Unna hat klar seine Anschauung dahin formuliert, daß die Symptome des fettigen Katarrhs von der Gegenwart der Talgdrüsen unabhängig sind, und daß sie sich in typischer Weise auch dort finden, wo Talgdrüsen gar nicht vorhanden sind. Die Dermatologen erkennen ja wohl alle an, daß auch Handteller und Fußsohlen von den Erscheinungen des seborrhoischen Ekzems befallen werden können, und Jesionek bemerkt richtig, daß Unnas Lehre dahin geht, das seborrhoische Ekzem habe mit der Seborrhöe im Sinne einer Talgdrüsenaffektion nichts zu tun, und er meint, daß nur die Bezeichnung als seborrhoisches Ekzem immer wieder an die Talgdrüsen und eine krankhafte Steigerung ihrer Funktion denken lasse.

Unna hat sich das große Verdienst erworben, bewiesen zu haben, daß die *Knäueldrüsen* zu den *fettabsondernden Drüsen* gehören und daß die Fettsekretion nicht ausschließlich den Taldrüsen zukomme. In einem viele Jahre dauernden Kampfe ist es Unna gelungen, der Lehre von der Bedeutung der Knäueldrüsen für die Fettabsonderung zur allgemeinen Geltung zu verhelfen, und damit war die Möglichkeit geschaffen, die einfache Seborrhöe und das seborrhoische Ekzem voneinander hinsichtlich ihrer biologischen Wertung genau zu trennen.

Als Unna zu der Erkenntnis kam, daß die Talgdrüsen am Zustandekommen des seborrhoischen Ekzems unbeteiligt und daß die Knäueldrüsen mit dem fettigen Katarrh in Verbindung zu bringen seien, hatte er das Recht von einer *Steatidrosis* und einer *Parasteatidrosis* zu sprechen, und er schrieb der regionären Steatidrosis eine Prädisposition für die Entstehung des seborrhoischen Ekzems zu; als besonders beweisend für diesen *prädisponierenden* und auch *provozierenden Einfluß der regionären Steatidrosis* konnte er solche Fälle von universellem seborrhoischen Ekzem anführen, in welchen multiple trockene Herde teils innerhalb, teils außerhalb der stark seborrhoischen Regionen sitzen und auch auf den letzteren vorzugsweise oder allein die seborrhoischen Charaktere entwickeln, sowohl fettige Schuppen, wie auch die gelbe Farbe.

Die individuelle Steatidrosis, eine Fettausscheidung, von der Unna in Anlehnung an Vidal, Hallopeau, Besnier und Barthélemy sagt, daß sie zum Teil mit der Ernährung, zum Teil mit ererbter Disposition und nervösen Störungen oder mit Autointoxikationen vom Darmkanal her in Verbindung stehe, hat zweifelsohne ebenfalls einen wesentlichen Einfluß auf das seborrhoische Ekzem; es handelt sich dabei um jene Fettausscheidung, die man im Gesicht, auf der Stirne, auf und neben der Nase, auf dem behaarten Kopf, an der Brust und auf dem Rücken jugendlicher, aber gelegentlich auch älterer Individuen beobachtet. Wir haben es also mit einem durch die Steatidrosis bedingten abnormen Fettgehalt des Bodens zu tun, auf welchem sich die Bildung des seborrhoischen Ekzems entwickelt. Daneben spielt aber auch der abnorme Fettgehalt der krankhaften Bildungen selbst, vollkommen unabhängig von der fettigen Sekretion der Talg- oder der Schweißdrüsen im Bereiche der Erkrankung eine wichtige Rolle. Wie Unna sich ausdrückt, handelt es sich hier um die *morbide Steatidrosis,* also um die Tatsache, daß sich die pathogene Aktivität der *spezifischen Krankheitserreger* oder der Einfluß anderer Faktoren, etwa *endokriner Störungen, in sebotaktischen Vorgängen* kundtut. Die *chemotaktische Wirkung jener Parasiten,* welche das *seborrhoische Ekzem* verursachen, erstreckt sich nicht nur in dem gewöhnlichen Sinn als ein Entzündungsreiz auf die bindegewebigen Anteile der infizierten Cutis, sondern auch, und zwar in ganz hervorragendem Maße, auf die *epithelialen Elemente der Oberhaut;* sie bewirken hier neben den gewöhnlichen Erscheinungen der *Parakeratose* eine *Steigerung der Fettabsonderung* und eine *fettige Imbibition der Oberhaut* sowie *eine Fettbildung in Zellen, in welchen sonst kein Fett gebildet wird.*

Daß sich an dieser *Alteration des Fettstoffwechsels* die *Oberhautbakterien* beteiligen, ist wahrscheinlich, hat doch auch Sabouraud die Ansicht ausgesprochen, daß die einfache *Seborrhöe* dadurch zustande komme, daß sich in den Follikeltrichtern die *Mikrobacilli seborrhoeae* ansiedeln, hier eine *epitheliale Reizung* ausüben, einen Kokon bilden und nun, sei es infolge der Obstruktion, sei es durch Toxine, eine *Hypersekretion* und auch eine Hypertrophie der Talgdrüsen verursachen.

Wer auf dem Standpunkt steht, daß die durch Infektionskeime bedingten krankhaften Veränderungen an unserem Organismus in erster Linie als *Abwehrmaßnahmen, als Reaktionsvorgänge* seitens des Organismus gegen die Infektion aufzufassen seien, wird mit Jesionek neben den Entzündungsvorgängen auch die *fettige Alteration der Oberhaut* in diesem Sinne beurteilen, als eine *Anstrengung des Organismus,* sich der fremden Eindringlinge durch die Schaffung von Verhältnissen zu erwehren, welche diesen die Ansiedlung und die Entfaltung ihrer pathogenen Tätigkeit erschweren. Fettkörper bilden im allgemeinen für die pathogenen Parasiten kein geeignetes Nährsubstrat, und auch das normale Hautfett will Jesionek in diesem Sinne als eine *Schutzwehr* nicht nur gegen mechanische äußere Einwirkungen, sondern auch gegen die Ansiedlung pathogener Mikroorganismen betrachten.

Die Affinität der Krankheitserreger zum Fett geht aber keineswegs dahin, daß sie ihre pathogene Tätigkeit nur auf solchen Hautpartien entfalten, welche mit normalem Hautfett eingefettet sind, sondern es besteht an der ganzen Hautoberfläche die Möglichkeit, von den Bakterien des fettigen Katarrhs infiziert zu werden, nicht nur bei denjenigen Personen, welche durch zahlreiche und besonders große Talgdrüsen oder durch fettsezernierende Schweißdrüsen ausgezeichnet sind, sondern im Gegenteil sind nach Jesionek — er führt dafür die Tatsache an, daß Fettkörper, wie das Lanolin, der Ansiedlung pathogener Mikroorganismen ungünstige Existenzbedingungen darbieten — der Infektion mit Seborrhöebacillen besonders solche Hautpartien ausgesetzt, *welche nicht in physiologischer Weise eingefettet sind,* oder solche Hautpartien, welche ihres *normalen Hautfettes verlustig* gegangen sind. Dieser Anschauung entsprechen die tatsächlichen Verhältnisse.

Wir sehen besonders häufig vom fettigen Katarrh solche Menschen und solche Hautpartien befallen, bei welchen die Fetthülle Defekte erlitten hat. Jesionek erinnert an die Tatsache, daß häufige Waschungen mit hartem kaltem Wasser eine besondere Prädisposition für den fettigen Katarrh schaffen. Die der entfettenden Einwirkung des *kalten Wassers* und *schlechter Seifen* am meisten ausgesetzten Hautpartien des *Gesichtes* sind der häufigste Sitz der Anfangstypen des seborrhoischen Ekzems, und ferner spricht für diese Anschauung, daß man oft genug weibliche Patienten darüber klagen hört, daß sie mit gelben und roten schuppenden *Verunstaltungen ihres Teints* zu tun haben, wenn sie sich mit *kaltem Wasser* allzu energisch abreiben, besonders wenn sie dabei die gewöhnlichen Toiletteseifen in Verwendung ziehen, und daß sie ihr Gesicht nach den Waschungen mit irgendeiner Crême einfetten müssen, um ein Schuppig- und Rissigwerden der Haut und weitere krankhafte Veränderungen zu vermeiden.

Die dieser Anschauung entgegenstehende Erfahrung, daß gerade fettige Hautstellen und seborrhoisch erkrankte Partien besondes häufig von den Erscheinungen des fettigen Katarrhs befallen werden, erklärt Jesionek mit dem Hinweise, daß dies diejenigen Hautpartien sind, welche den genannten äußeren Schädigungen in ganz besonderem Maße ausgesetzt sind, und führt unter diesen in erster Linie die *entfettende Wirkung des kalten Wassers* an; diese Wirkung trete um so deutlicher auf, wenn das Wasser *kalkhaltig* ist. Jesionek meint sehr richtig, daß „bei dem gegenwärtigen übertriebenen, in falschen Bahnen sich bewegenden Reinlichkeitstrieb, der sich noch dazu häufig mit einem energischen Desinfektionsbestreben kombiniert, die Haut gerade an den fettigen, mit leicht schmelzendem Fett bedeckten Partien ihres Fettschutzes beraubt werde". Da aber gerade an diesen fettigen Hautpartien alle möglichen Formen der Unreinlichkeit eine Rolle spielen und zu einer chemischen Zersetzung des normalen Hautfettes führen, so entfalten hier an Stelle des normalen Hautfettes *irritierende Fettsäuren* ihre Wirkung, und die Haut wird vulnerabel und der bakteriellen Infektion zugänglich. Die Prädisposition der Haut des Säuglingskopfes für seborrhoische Erkrankungen erklärt sich leicht daraus, daß das Hinterhaupt mit seinen Falten und Wülsten, an denen sich die ersten Äußerungen der fettigen Infektion abspielen, einem ständigen Druck, einer ständigen Reibung und der Unreinlichkeit am meisten ausgesetzt ist, und in diesem Sinne sprechen wir auch von der begünstigenden Rolle, welche unzweckmäßige, druckausübende, zirkulations- und perspirationshemmende Kopfbekleidungen bei der Pityriasis capitis und in der Ätiologie der Glatze spielen.

Jesionek führt zur Begründung seiner Anschauung hinsichtlich des seborrhoischen Ekzems, daß die Erreger des fettigen Katarrhs sich mit Vorliebe dort etablieren und zu krankhaften Reaktionserscheinungen Veranlassung geben, wo auf die fettige und auch auf die nicht fettige Haut mechanische und chemische, den normalen Fettgehalt der Haut beeinträchtigende Schädigungen einwirken, eine an seinem eigenen Körper gemachte Erfahrung an. In seinem in Frankfurt gehaltenen Referat sagte er: „In meiner Sternalgegend ist wohl wie bei vielen anderen Menschen die Fettabsonderung der Haut stärker als an anderen Körperpartien, obzwar ich an dieser „seborrhoischen" Hautpartie für gewöhnlich nicht mit der Unnaschen Krankheit behaftet bin; doch bin ich jederzeit in der Lage, mir hier willkürlich solche Hautveränderungen zu erzeugen, welche in den Rahmen der Unnaschen Krankheit gehören. Ich brauche nur einen Tag lang *ungewaschene neue Woll-, Flanell-, Jägersche oder rohseidene Hemden* zu tragen; diese Unterwäsche verursacht mir an der ganzen Haut ein ungemein widerwärtiges Gefühl, eine Art Jucken, das sich zu höheren Graden steigert, wenn ich aus irgendeinem Grunde in Transpiration gerate. Bald entwickeln sich unter solcher Wäsche die genannten Erscheinungen, aber keineswegs diffus oder nur auf die fettige Sternalgegend beschränkt, sondern auch an solchen Hautstellen, denen man eine besondere fettige Beschaffenheit nicht nachsagen kann, überall dort, wo eine stärkere Reibung sich geltend macht, wo die feinen Fäserchen der Unterwäsche eine besondere Irritation ausüben."

Mit dieser Schilderung stimmen die Erfahrungen überein, welche die Dermatologen aller Länder mit *dem Flanellekzem*, dem *Flannel rash* der Engländer, gemacht haben, und es scheint wirklich, daß durch irgendwelche äußere Schädigungen sehr leicht Zersetzungen des normalen Hautfettes zustande kommen. Wo die Haut ihres normalen Hautfettes verlustig gegangen ist, können sich die Parasiten des seborrhoischen Ekzems niederlassen. Der Organismus reagiert auf ihre Ansiedelung zunächst mit solchen Abwehrmaßnahmen, welche den Ersatz des verloren gegangenen Hautfettes anstreben, mit einer Durchfettung der Oberhaut, welche den Pilzen die Entfaltung ihrer pathogenen Wirksamkeit erschweren soll.

Aus dem den spezifisch fettigen Katarrh vermittelnden Einfluß äußerer Irritantien erklärt Jesionek auch die Beziehungen dieser Dermatose zum Ekzem. Wo diese Irritantien eine gewisse Stärke erreichen, verursachen sie jene Entzündungserscheinungen, welche die Hebrasche Definition des Ekzems in ihrer Gesamtheit als Ekzem bezeichnet. Diese und alle anderen in erster und letzter Linie durch chemische oder mechanische Einflüsse bewirkten Ekzeme, soweit sie die Oberhaut ihres normalen Fettüberzuges berauben und die Haut trocken und spröde gestalten, können den Erregern des seborrhoischen Ekzems den Boden vorbereiten, und an ein gewöhnliches Ekzem kann sich infolge spezifischer Infektion das seborrhoische Ekzem anschließen. Zweifelsohne spiele *das Ekzem in der Verursachung des seborrhoischen Ekzems* eine weitaus wichtigere Rolle als die Seborrhöe, die fettige Beschaffenheit der Haut, welche man gewöhnlich als Ursache des seborrhoischen Ekzems ansieht.

Symptomatologie.

Das Eczema seborrhoicum ist auch vom klinischen Standpunkte eine *selbständige Erkrankungsform,* da sie sich durch die Gesetzmäßigkeit der Lokali-

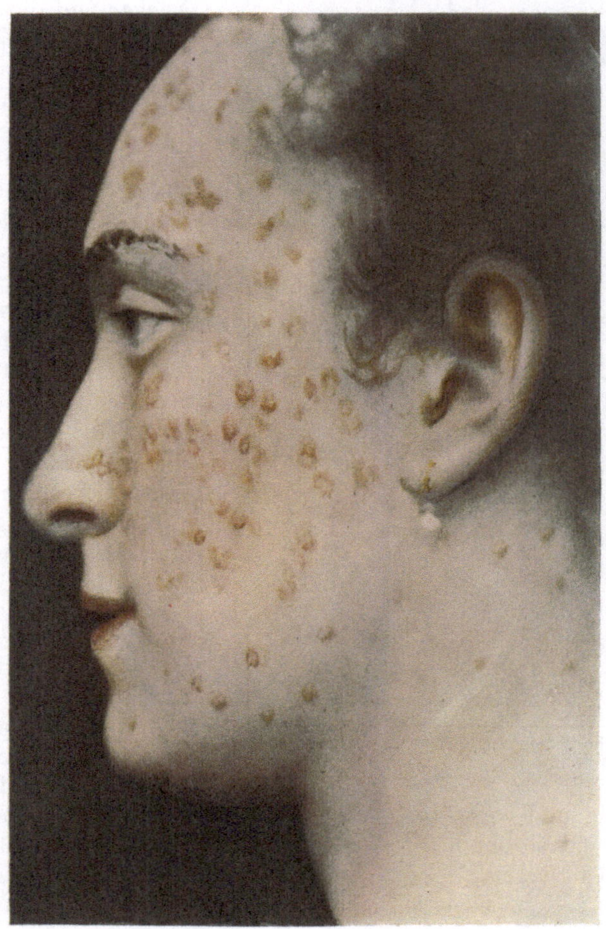

Abb. 1. Eczema seborrhoicum papulatum. (Aus der Sammlung P. G. UNNA.)

sation und das eigenartige Fortschreiten der Proruptionen von lange bestehenden Hauptherden aus charakterisiert.

Zumeist beginnt die Erkrankung an behaarten Körperstellen, gewöhnlich am Kopfe; doch nicht selten sieht man, daß die Lidränder, die behaarte Sternalgegend, die Achselhöhlen und die behaarte Genitalregion als Ausgangsort des seborrhoischen Ekzems fungieren, in Ausnahmefällen geht zwar diese Ekzem-

form von der Fußsohle aus, aber in der weitaus überwiegenden Zahl der Fälle
besteht die Tendenz der *Ausbreitung von oben nach unten* zu. Die von der Brust-
und Rückenfurche beginnenden Ekzeme schreiten gürtelförmig weiter, und die
von der Fußsohle ausgehenden Formen gehen nach aufwärts den Schenkeln
entlang. Sicherlich nehmen von den zu größerer Ausbreitung gelangenden
seborrhoischen Ekzemen mehr als $90^0/_0$ den Verlauf von oben nach unten.
Bei der Ausbreitung ist es eine regelmäßige Erscheinung, daß sich mit dem Fortschreiten des Prozesses die Intensität der Erkrankung vermindert; daher kommt
es, daß das seborrhoische Ekzem meist auf die *obere Körperhälfte beschränkt*

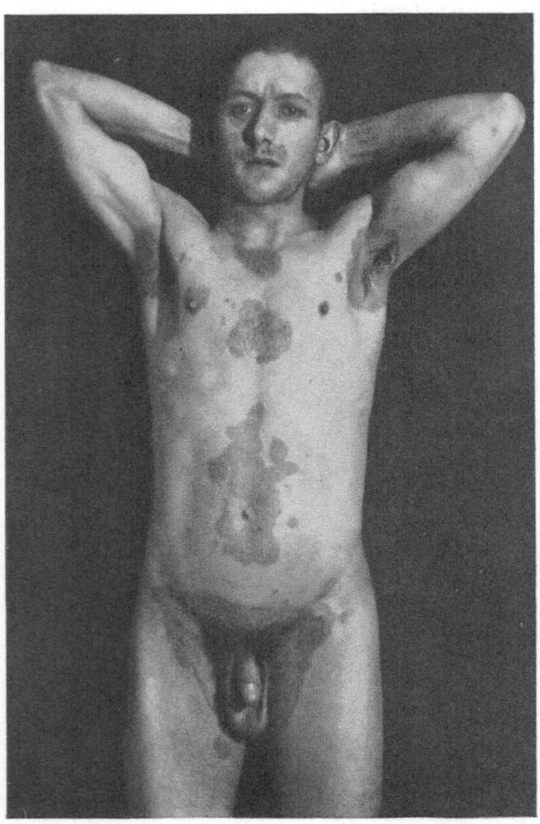

Abb. 2. Eczema seborrhoicum. (Aus ROST, Hautkrankheiten.
Fachbücher für Ärzte, Bd. 12. Berlin: Julius Springer 1926.)

bleibt. Vom Ekzemherde in
der behaarten Kopfhaut breitet
sich die Krankheit zunächst
auf den Hals und auf den
Nacken, auf die Brust und den
Rücken aus und erfaßt die
Oberarme bis zu den Händen
und den Fingern. Ebenso sind
nur relativ selten die unteren
Teile der Bauchhaut und die
Oberschenkel bei den vom
Kopfe oder von den Lidrändern
ausgehenden seborrhoischen
Ekzemen mitergriffen. Die
von der Genitalgegend ausgehenden seborrhoischen Ekzemformen breiten sich gerne
über den ganzen Oberschenkel
bis in die Mitte des Unterschenkels aus, während die
seltenen Formen der von der
Fußsohle aufsteigenden seborrhoischen Ekzeme nicht über
die Mitte des Oberschenkels
aufzusteigen pflegen.

Die *Hauptbahnen der Aus-
breitung* ziehen über die Retroauriculargegend, die seitliche
Wangen- und Halsgegend, die
hintere und vordere Schweißrinne des Rumpfes hinten bis
zum Kreuzbein und vorne bis zum Nabel. Diese Prädilektionsrichtungen der
Ausbreitung sind so charakteristisch, daß man oft aus ihnen allein die Diagnose zu stellen vermag; wenn die Ausbreitung von diesen Lieblingswegen
abweicht, so liegen sicherlich Schädigungen der betreffenden Hautstellen
durch chemische Einwirkungen reizender Stoffe, etwa durch die Reizung
durchschwitzter Unterkleider oder durch thermische Störungen vor, wie die
Reizung durch Sonnenstrahlen oder durch gewerbliche Hitzeeinwirkung.

Den *Prädilektionsrichtungen* der Ausbreitung entsprechen *die Prädilektions-
sitze*; sie sind nichts anderes als die Haftungsstellen der über die Körperoberfläche marschierenden Erkrankung. Als Lieblingsorte des seborrhoischen
Ekzems gelten die Augenlider, die Ciliargegend, der Gehörgang, die mittlere
Nasen- und Wangenregion (Abb. 1), besonders die Nasalfalten, die Nasolabialfalten und die Labiomentalfalten, die Achselhöhlen und ihre Umgebung,

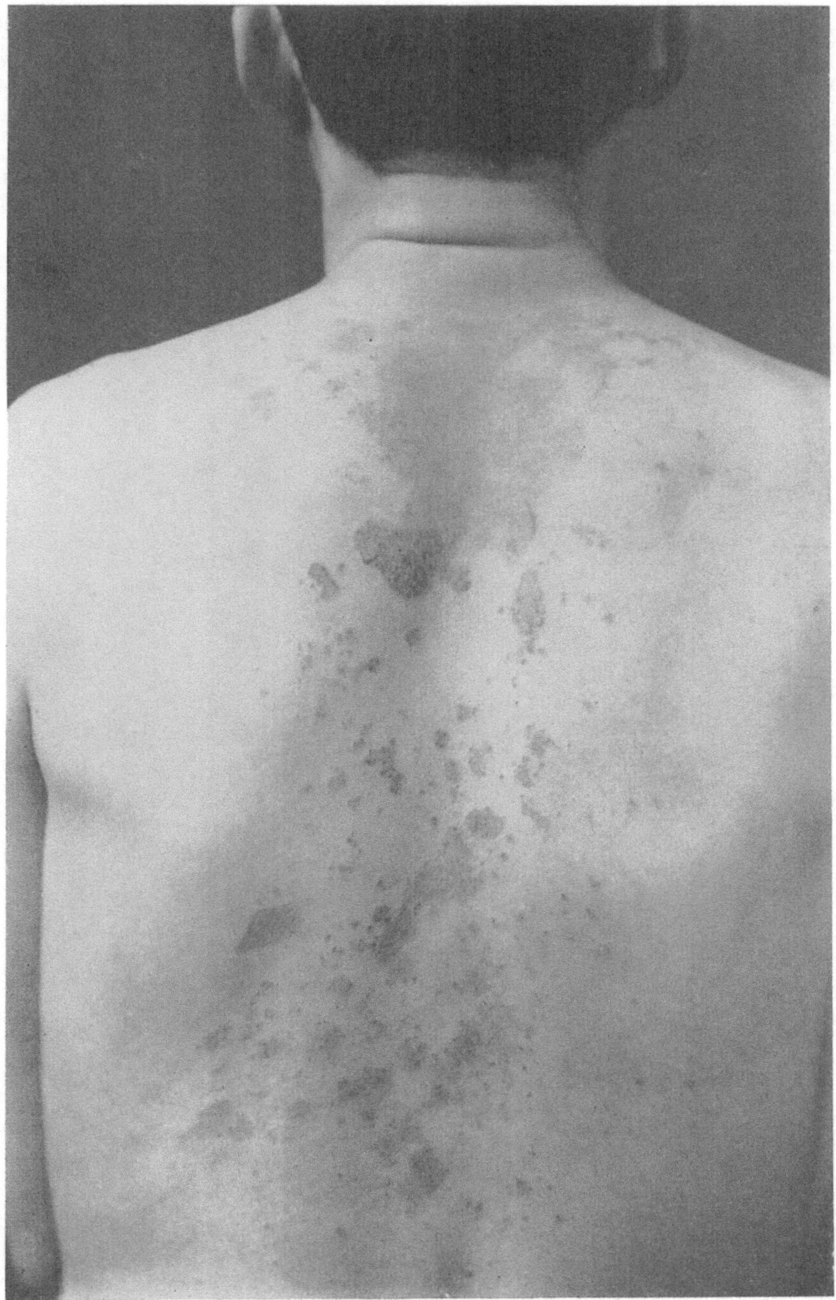

Abb. 3. Eczema seborrhoicum papulatum der Schweißrinne des Rückens.
(Aus der Sammlung G. P. UNNA.)

besonders die Hautfalte über dem Musculus pectoralis major, die vordere
(Abb. 2) und die hintere Schweißrinne (Abb. 3) des Rumpfes, also die Sternalgegend, die Interscapulargegend, die Ellbeugen, der Handrücken zwischen
dem Metakarpalknochen des Zeigefingers und dem Metacarpus des Daumens,
der Nabel, die Genitalien und der After, die Leistenbeugen, die Kniebeugen,
die Unterschenkel, sowie besonders die Fußknöchel und die mittlere Partie

des Fußrückens. Die meisten dieser Prädilektionsstellen sind durch den *Reichtum an Schweißdrüsen* charakterisiert, und jene Hautstellen, welche leicht zum Schwitzen kommen, wie die Genitalgegend und die Gelenksbeugen, neigen auch zur Lokalisierung des seborrhoischen Ekzems. Bei der Übertragung auf die Finger spielt wohl der häufige *Kontakt der Hände mit dem erkrankten Kopfe* eine große Rolle, wie auch der Gebrauch von *Taschentüchern* und *Handtüchern* viel zur Verbreitung des seborrhoischen Ekzems beiträgt.

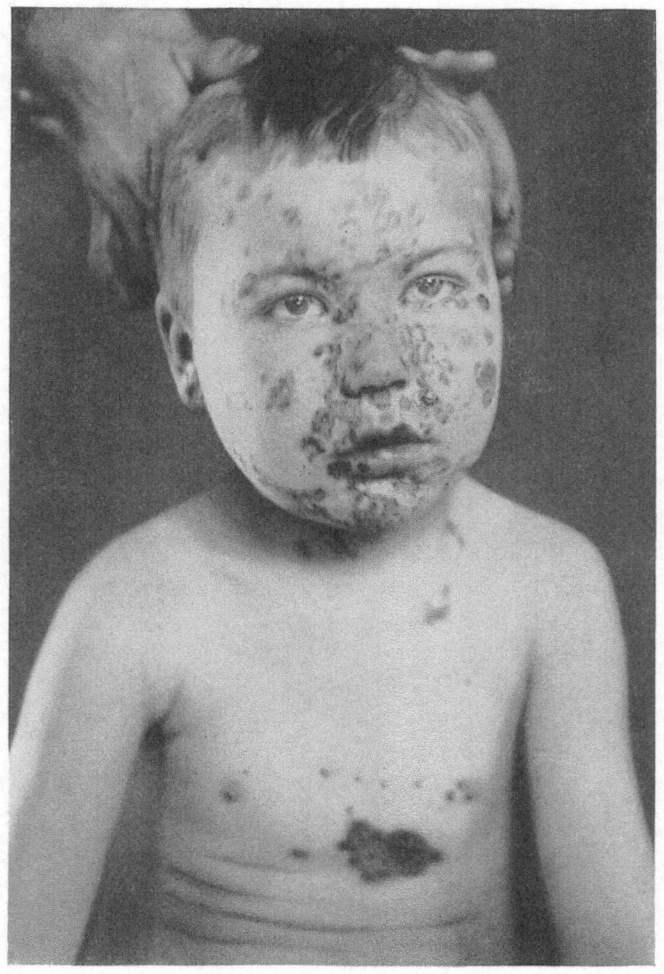

Abb. 4. Petaloid der Stirn. Papulo-crustöses Eczema faciale. (Aus der Sammlung P. G. Unna.)

Das seborrhoische Ekzem besteht ursprünglich aus *punktförmigen* Eruptionen, die sich zu linsengroßen oder münzengroßen, gelblichen oder gelbroten Herden (*Eczema seborrhoicum papulatum guttatum*) vereinigen und die Neigung zu serpiginöser Ausbreitung und zentraler Spontanheilung haben. Der Rand der Efflorescenzen ist entweder ganz flach, feingezackt oder leicht uneben, durch kleinste schuppende entweder trockene oder fettige Pünktchen ausgezeichnet, die manchmal aus verbackenen Schüppchen bestehende Klümpchen tragen, oder der Rand ist kreisförmig erhaben, von Schuppen und zuweilen von Krusten bedeckt, manchmal mit kurzen strahligen Ausläufern versehen. Die Efflorescenzen fließen oft *ring*förmig oder *halbring*förmig zusammen, und diese Ringe zeigen dann deutlich das Fortschreiten der jüngeren Randpartien und das Abheilen der älteren Stellen. Die *Konfluenz* bringt es mit sich, daß oft größere Hautstellen von der Erkrankung befallen (Abb. 4) sind und daß *blumenblattähnliche, petaloide* oder *guirlandenförmige* oder *bandähnliche* Zeichnungen entstehen. Die Buntheit des Krankheitsbildes, welche durch diese, oft sehr regelmäßigen Figuren hervorgerufen wird, erscheint durch das Aneinandergrenzen frischer und älterer Krankheitsstellen wesentlich gefördert, insbesondere wenn die fettigborkigen, intensiv roten, papulösen Ränder eines Stirnekzems in die blassen, flachen, schuppigen, trockenen Ränder der behaarten Kopfhaut unmittelbar übergehen oder wenn ein in der Achselhöhle bestehendes diffuses intertriginöses Ekzem sich von der Axillarlinie nach vorne ohne sichtbare Grenze in einen roten Fleck mit schuppenden Papeln fortsetzt. Nicht selten zeigt sich eine stark schuppende weit über den Körper ausgebreitete Rötung (*Eczema seborrhoicum pityriasiforme*). Bei den bandförmigen Ekzemen, welche am Rand kleine Schuppen zeigen, findet sich oft nach Entfernung der Krusten eine *Einsenkung der Haut* mit gerötetem oder auch nässendem Grunde.

Die Mannigfaltigkeit der Erscheinungsformen des seborrhoischen Ekzems erklärt sich aus der Natur des Prozesses, der in jedem Stadium zum *Stillstand* kommen und sogar in seinen schwächeren Formen *spontan rückgängig* werden kann, aber durch anscheinend geringfügige Veranlassungen, wie durch das Anlegen von wollenen Unterkleidern bei Beginn der kalten Jahreszeit, neu aufflammen kann; aus einer zunächst *lokal* beschränkten Affektion wird manchmal auf diese Weise ein *allgemeines* Hautleiden (*Eczema seborrhoicum universale*, Abb. 5). Remissionen wechseln mit Exacerbationen regelmäßig ab und es währt lange, bis die Krankheit einen größeren Teil der Haut ergriffen hat. In vielen Fällen dauert die Krankheit das ganze Leben an, wobei zeitweise nur ein ganz langsames Sichverbreiten zu sehen ist, aber anscheinend

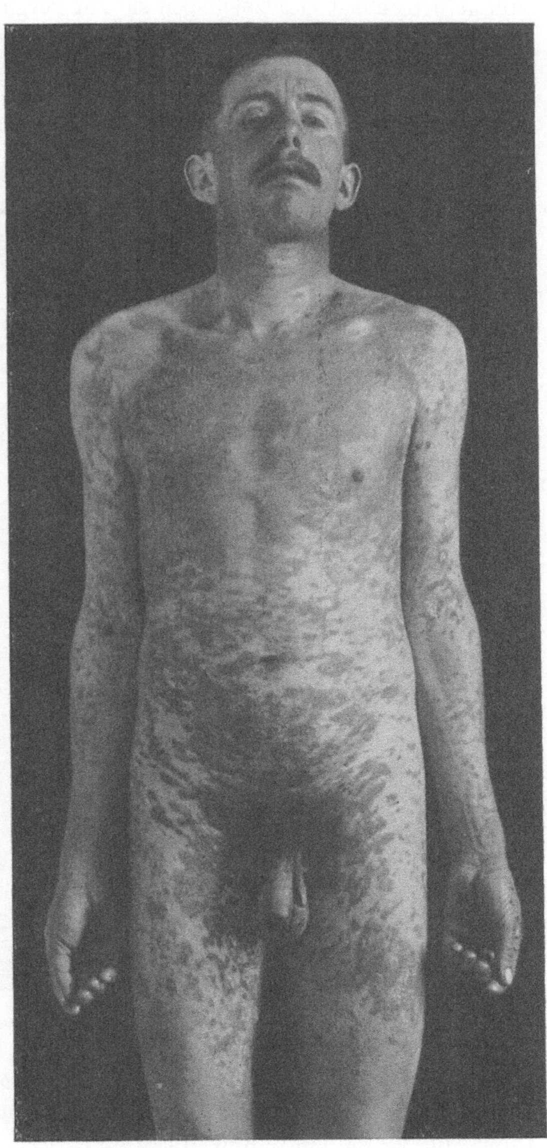

Abb. 5. Eczema seborrhoicum universale. (Aus ROST, Hautkrankheiten.)

unter dem Einfluß der Sommerhitze oder bei dem Einsetzen der Kälte eine
raschere Ausbreitung erfolgt. Schwitzen und das Tragen wollener Unterkleider
begünstigen die Ausbreitung, und immer von neuem treten Initialsymptome
mitten unter jahrelang bestehenden Efflorescenzen auf.

Die *Initialefflorescenzen* sind immer punktförmige kleine *schuppende Knötchen*
von gelber Farbe; zumeist liegen sie auf vergilbter Haut und bilden durch Konfluenz die Anfangsstadien des Prozesses, welche als *gelber Fleck,* als *fettige Kruste*
und als weißer, *schuppender Fleck* dem Beobachter entgegentreten. Das periphere Fortschreiten und das zentrale Abheilen bringt es dazu, daß in weiteren
Stadien die ringförmige Form (*Eczema seborrhoicum annulare*) und die blumen-

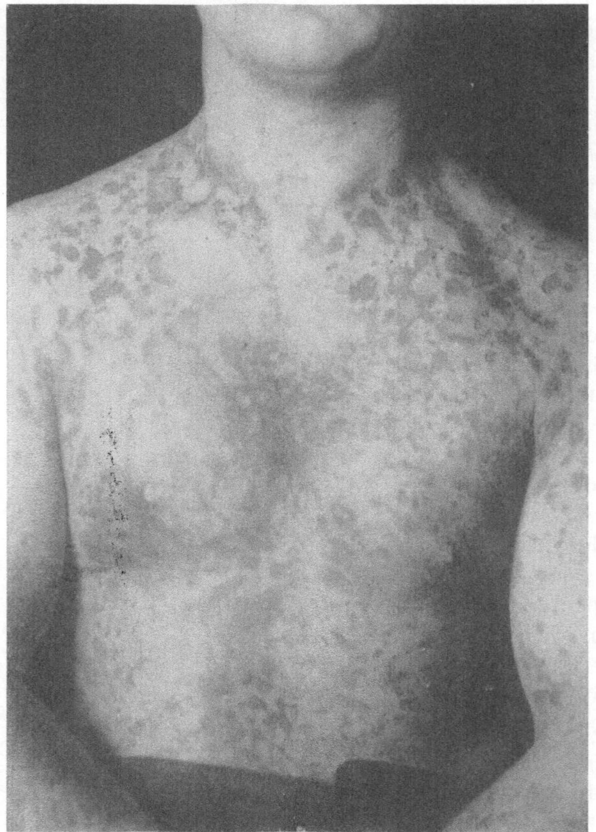

Abb. 6. Universelles Petaloid. (Aus der Sammlung P. G. Unna.)

blattähnliche Form [*Eczema seborrhoicum petaloides* (Abb. 6)], sowie die allseitig umschnittene Form (*Eczema seborrhoicum circumcisum*) erscheinen.
Diese von Unna gewählten Ausdrücke sind sehr bezeichnend; der Vergleich
mit Blumenblättern paßt in der Tat sowohl hinsichtlich der Form wie auch
hinsichtlich der Buntheit, und die von kreislinienförmigen, rotglänzenden
Randerosionen umgebenen Flecke verdienen wirklich die Bezeichnung des Um-
schnittenseins. In weiteren Stadien kommt es auch zu dunkelbraunen, trockenen
Riesenflecken *(Eczema seborrhoicum magnareatum flavum et fuscum),* zu stark
schuppenden Flecken [*Eczema seborrhoicum psoriatiforme* (Abb. 7)] und zur
Ausbildung der *Höhetypen* der Krankheit, zur *Rosacea seborrhoica* (Abb. 8) und
zur *Alopecia seborrhoica* (Abb. 9). In seltenen Fällen wird als Höhetypus die
exfoliative Dermatitis (Eczema seborrhoicum exfolians) erreicht.

Eine Eigenart des seborrhoischen Ekzems, die in allen Stadien hervortritt, ist die *Trockenheit* der Eruptionen; ein Nässen spricht in den meisten Fällen gegen die Annahme eines seborrhoischen Ekzems, wenn auch die seborrhoischen Ekzeme der Gelenkbeugen, der Retroauriculargegend und des Scrotums hin und wieder einen nässenden Charakter annehmen. Sicherlich liegt der Grund der Trockenheit in dem abnorm hohen Fettgehalt, und dieses Moment drückt, wie auch der Name der Krankheit ausdrücken will, dem ganzen Krankheitsbild seinen Charakter auf. Wir sehen ihn nicht bloß in der spezifischen gelben Farbe der Eruptionen, sondern auch in dem eigenartig riechenden *Schweiße* der befallenen Hautstellen und in der *wachsartigen Plastizität der Borken* und Schuppen. Die Überfettung der kranken Hautstellen hemmt auch die Bildung von Bläschen und bringt es mit sich, daß meist *nur mikroskopische Bläschen gefunden werden.*

Manchmal, etwa im Gefolge von chemischen Reizen, tritt freilich ein *Nässen* ein, aber dabei kommt es zur Abschwächung und bei intensiverer Erkrankung zum vollständigen *Verschwinden des Fettgehaltes*; deshalb zeigen jene Formen des seborrhoischen Ekzems, die mit der Ausbildung von *Krusten* einhergehen, einen *verminderten Fettgehalt,* wie etwa das *psoriatiforme* Ekzem, dessen Borken sich nicht selten von der feucht-glänzenden Unterlage leicht abheben lassen und zwischen den Fingern zu einem feuchten Brei zerfallen; die Formen des *Eczema seborrhoicum madidans* lassen sogar den Fettgehalt *vollständig vermissen.* Besonders findet man diese Verringerung des Fettgehaltes bei den durch das Tragen von *Wollstoffen* hervorgerufenen seborrhoischen Ekzemen, wohin der *Flannel rash* der Engländer und die „kritischen" Ausschläge beim Tragen der JÄGERschen *Wollwäsche* gehören und bei denen durch

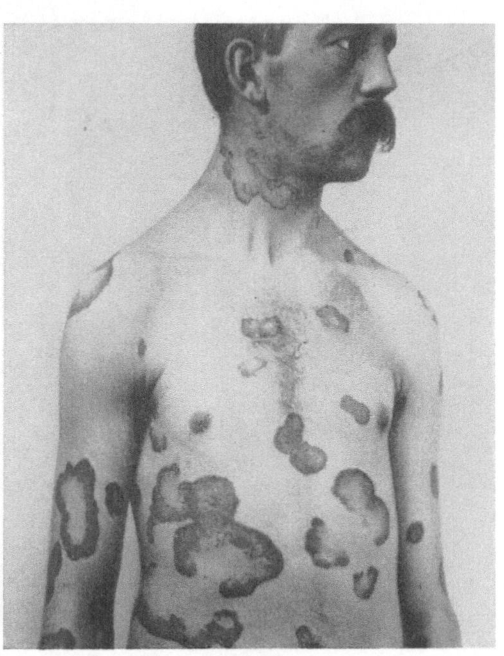

Abb. 7. Petaloid der Brust und Eczema psoriasiforme gyratum. (Aus der Sammlung P. G. UNNA.)

die Rauhigkeit des Stoffes und das Reiben der Wollfasern an der Haut einerseits und durch das Schwitzen mit der nachfolgenden Zersetzung der Sekretionsprodukte anderseits die Reizung der Haut längere Zeit unterhalten wird. ROST hat übrigens Fälle gesehen, in welchen sich binnen 24 Stunden ein nässendes seborrhoisches Ekzem in größter Ausdehnung entwickelte.

In vielen Fällen des seborrhoischen Ekzems ist die *diffuse Akanthose* der Stachelzellenschicht am Rande der einzelnen Herde charakteristisch, so daß serpiginöse, mit erhabenem Rande fortschreitend scharf begrenzte Herde entstehen; in einer anderen Reihe von Fällen ist aber die Neigung zur Epithelwucherung nur gering. Die papulösen Erhabenheiten sind flach und zeichnen sich durch einen eigenartigen Aufbau aus, indem sie zur gesunden Haut steil, zur kranken Haut hin sanft abfallen; ihre Farbe ist *gelbrot* bis *frischrot*, und dort, wo die papulösen Erhabenheiten sich spontan zurückbilden, bleiben *vergilbte* Stellen zurück, die zumeist gelbgrau oder reingelb oder gelbrötlich sind, nur selten gelbgrün oder bräunlich werden.

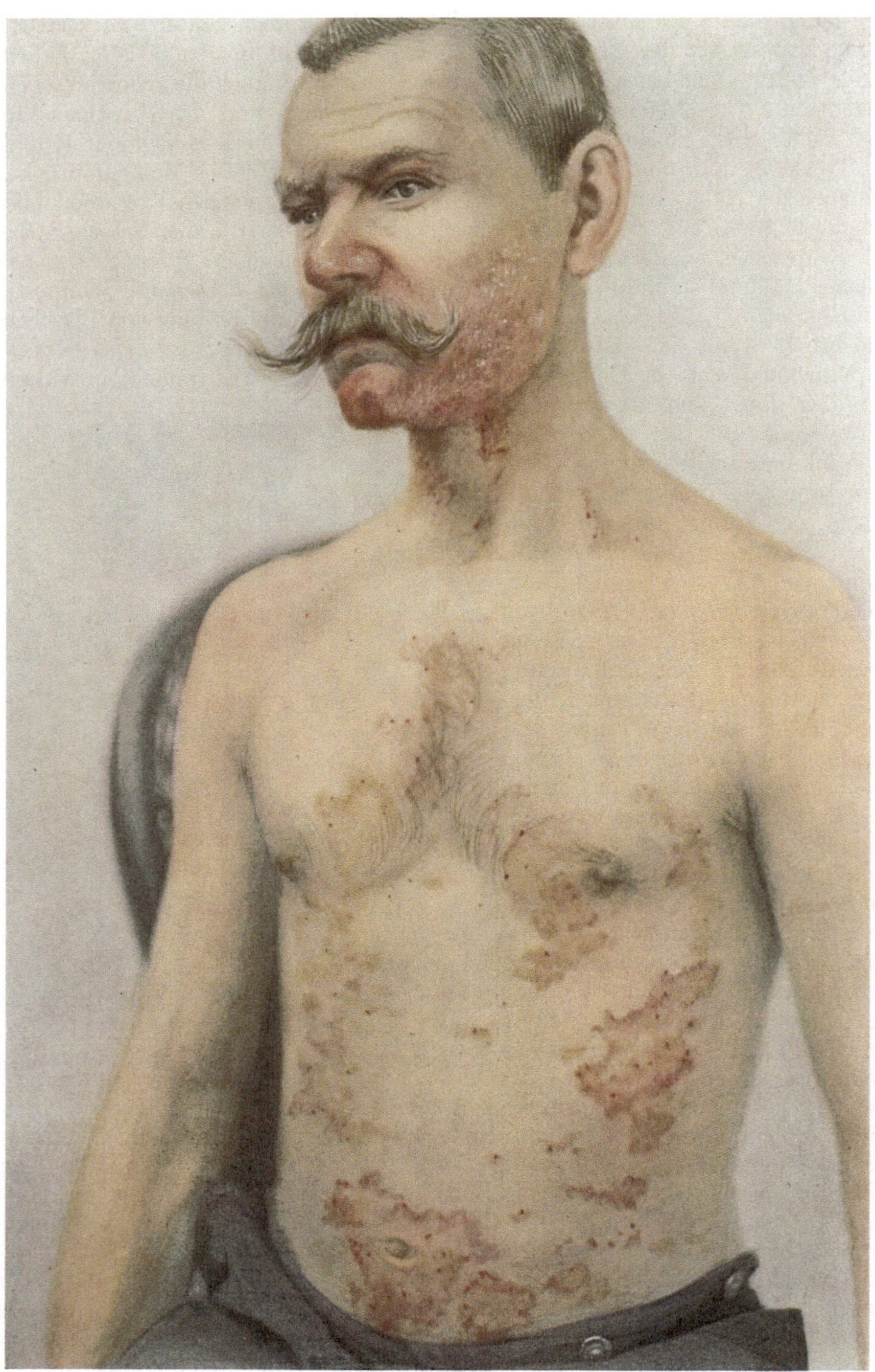

Abb. 8. Eczema seborrhoicum petaloides. Rosacea seborrhoica. Eczema seborrhoicum barbae.
(Aus der Sammlung P. G. Unna.)

Zu den nie fehlenden Eigentümlichkeiten des seborrhoischen Ekzems gehört die *Parakeratose,* charakterisiert durch ein *parenchymatöses Ödem der Epithel- schichte,* durch das *Verschwinden des Keratohyalingehaltes* in der Verhornungszone und durch die Bildung von *Schuppen*. Die *Parakeratose* kommt natürlich auch bei sonstigen Ekzemen vor, es ist aber besonders zu betonen, daß *beim seborrhoischen Ekzem die Schuppen viel weniger festsitzen* als bei nichtseborrhoischen Ekzemen. L. MERK hat für diese Form der lockeren Parakeratose, die auch bei der *Pellagra* vorkommt, die Bezeichnung der *Chaunokeratose* eingeführt. Die Neigung des seborrhoischen Ekzems zum *Trockenbleiben* und die relative *Seltenheit des Nässens* charakterisiert sich histologisch dadurch, daß ihm das *interstitielle Ödem der Stachelschicht* mit der Erweiterung der interspinalen Gänge zu Hohlräumen und mit der spongioiden Umwandlung der Stachelschicht fehlt. Damit hängt wohl auch die Eigentümlichkeit zusammen, daß das seborrhoische Ekzem *nicht stark juckt*; wir beobachten zwar bei manchen

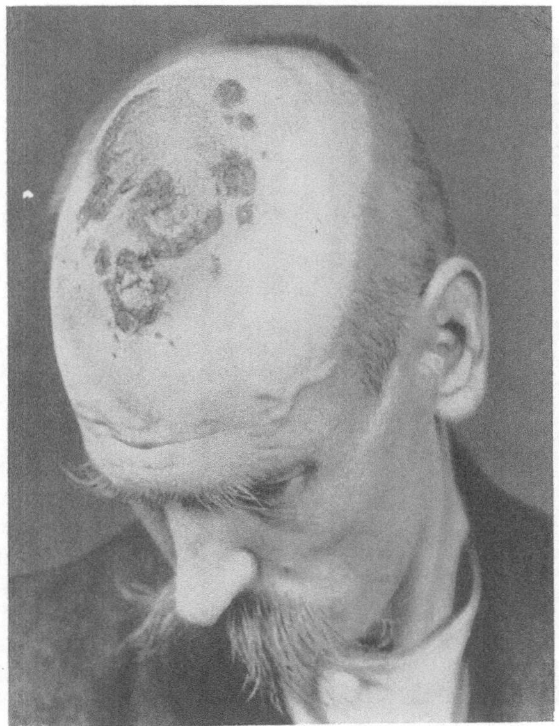

Abb. 9. Alopecia seborrhoica. Eczema crustosum capitis.
(Aus der Sammlung P. G. UNNA.)

seborrhoischen Ekzemen am Kopfe, besonders in der Nasolabialfalte, in der Achselhöhle, auf dem behaarten Sternum und in der Afterkerbe, das Auftreten von Jucken; dieses Phänomen trifft aber nicht mehr reine seborrhoische Ekzeme, sondern schon Formen mit vermindertem Fettgehalt, welche oft mit der Bildung kleinster follikulärer Bläschen oder erythematösen Eruptionen einhergehen. Bei entsprechender Fettbehandlung *hört* auch dementsprechend das *Jucken auf*. Häufig ist das Jucken nur das Vorzeichen einer *Kombination des seborrhoischen Ekzems mit einer anderen Ekzemform*; dem Jucken folgt dann die entzündliche Rötung, die Empfindlichkeit bei Berührung und der Beginn des Nässens. Dann kann es zur Bildung von erheblichen Borkenauflagerungen kommen, welche den von ROST gegebenen Namen „*Exsudatives Ekzematoid*" rechtfertigen (Abb. 10).

Bei dem *seborrhoischen Ekzem des Gesichtes* findet man regelmäßig die gleiche Erkrankung an der *Kopfhaut*; die Vergilbung nimmt die Mittelpartie des Gesichtes um Nase und Mund (Abb. 11) ein und verleiht den Gesichtsfalten (Nasalfalte, Nasolabialfalte, Labiomentalfalte) ein blaßgelbes bis sattgelbes, bei Anämischen grünlichgelbes Kolorit, das allmählich in die normale Hautfarbe übergeht oder durch eine fingerbreite, rote Zone begrenzt ist, die ohne scharfen Übergang sich in die gesunde Haut verliert. Die rote Zone ist am deutlichsten beim *Eczema seborrhoicum petaloides* ausgeprägt und stellt einen besonderen Typus des Ekzems, das *Eczema seborrhoicum erythematopityrodes,* dar (Abb. 12).

Die *vergilbte* Zone ist *anämisch,* die in den Nasolabialfalten so häufig vorhandenen oberflächlichen Capillaren und Capillarnetze sind undeutlich und auch unter dem *Glasdrucke* bei der Diaskopie ändert sich die Farbe nicht. Auch die *percutane* Behandlung mit *Nebennierenpräparaten,* sei es in Form der *elektrolytischen* Einführung von *Adrenalin* oder in der von F. WINKLER geübten Form *der Anpressung einer mit Adrenalin getränkten Wattelage,* beeinflußt die Farbe nicht. Es handelt sich dabei nicht um eine einfache, äußerlich anklebende Fettschicht, wie man sich leicht überzeugen kann, da beim Andrücken von Seidenpapier an die Haut zwar viel Fett an das Papier abgegeben wird, aber sich die Farbe ebensowenig ändert, wie bei der Verwendung von fettlösenden Mitteln (Benzin, Äther, Trichloräthylen) und es handelt sich auch nicht um eine Pigmentierung durch Derivate des Blutfarbstoffes, wie man sie nach Suffusionen so oft sieht. Die *Oberfläche* der vergilbten Haut ist meist *glanzlos* und *matt,* was um so stärker in der Nasolabialfalte hervortritt, wenn die angrenzende Nase selbst eine fettglänzende Haut zeigt. Doch gibt es auch Fälle von seborrhoischen Ekzemen, welche sich mit *echter Seborrhöe kombinieren* und bei denen die Haut glänzend gelb, wie eingeölt, erscheint. Diese Fälle ändern zwar ihr Aussehen bei Anwendung fettlösender Mittel, indem sie matter werden; aber auch nach dem Entfernen der aufliegenden Fettschicht bleibt die gelbe Farbe erhalten und nimmt bei der Behandlung mit alkoholischer Sudanlösung das charakteristische Rot an.

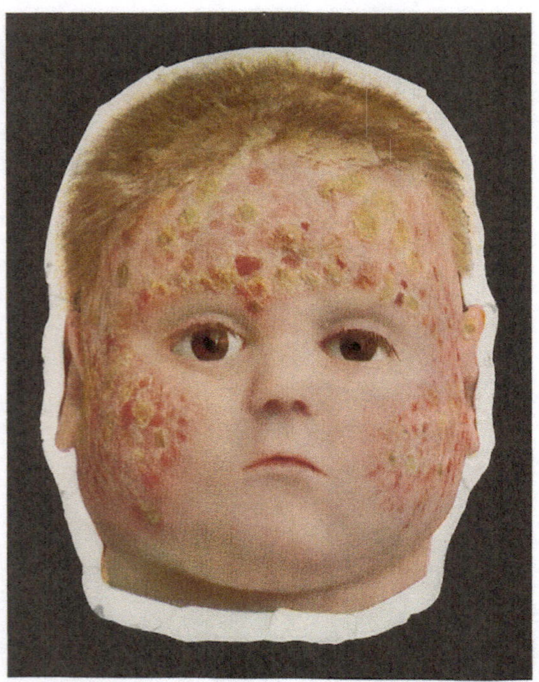

Abb. 10. Exsudatives seborrhoisches Kinderekzematoid.
(Aus ROST, Hautkrankheiten.)

Wir müssen annehmen, daß es sich bei der Vergilbung der Haut um einen eigenartigen, mattgelben, sudanophilen Körper handelt, der sich bei der histologischen Untersuchung von Petaloidflecken ebenso wie bei der Untersuchung von seborrhoischen Warzen diffus in die obersten Hautschichten eingelagert findet, und der aus dem Fett herstammt; dafür spricht, daß sich die Vergilbung immer an der Stelle oder in der nächsten Umgebung besonders fettreicher Regionen befindet. Es ist möglich, daß dieser Körper zu den *Lipochromen* gehört oder daß er dem *Farbstoff des Xanthoms* nahesteht. Das häufige Vorkommen der Vergilbung an jenen Hautstellen, an denen sich eine starke Talgdrüsensekretion mit einer lebhaften Schweißbildung kombiniert, legt die Vermutung nahe, daß der gelbe Körper ein Derivat des Hautfettes ist; aber der von AUDRY gelieferte Nachweis, daß auch auf *Narben* das seborrhoische Ekzem entstehen kann, weist darauf hin, daß die Vergilbung durch den Erkrankungsprozeß der Epithelzellen selbst entsteht und nicht einer Einwanderung eines fettähnlichen Körpers in die Zellen ihre Herkunft verdankt.

Auch die *rote* Farbe, wie man sie bei den *akanthotischen* Formen des seborrhoischen Ekzems zu beobachten pflegt, dürfte einem *besonderen Lipochrom* zuzuschreiben sein; man sieht nicht selten bei dem annularen Typus im Zentrum das gelbe Lipochrom, während der Rand das rote Lipochrom eingelagert enthält. Beide Lipochrome verschwinden an der Haut, wenn das Epithel von einem interstitiellen Ödem durchtränkt ist und das seborrhoische Ekzem in ein nässendes Ekzem übergeht.

Die *Gelbfärbung der Haut* findet sich häufig als *erstes Symptom* vor der Entwicklung aller anderen Efflorescenzen im Gesichte solcher Personen, welche an Pityriasis capitis oder an seborrhoischen Krusten des Kopfes leiden. Sie nimmt die Mittelpartie des Gesichtes um Nase und Mund ein und verleiht den daselbst befindlichen Falten ein blaßgelbes bis gesättigt gelbes, bei Anämischen selbst grünlichgelbes Kolorit und erstreckt sich zuweilen von diesen Falten besonders auf das Kinn. Ferner findet sich diese Gelbfärbung in der Umgebung der Achselhöhle, in der Sternal- und Interscapulargegend und an den fettreichen Kontaktstellen der Haut. Die Oberfläche ist meistens matt, doch finden sich auch glänzende Stellen vor, die sich fettig anfühlen. Die Vergilbung

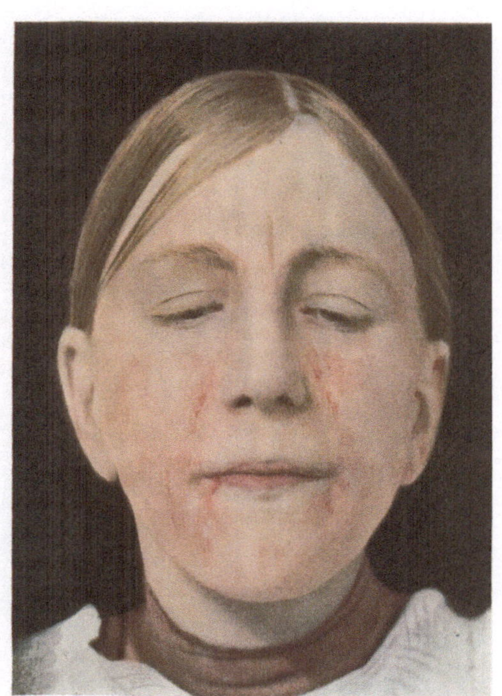

Abb. 11. Status seborrhoicus faciei erythematosus (praematurus). Vergilbung. (Aus der Sammlung P. G. UNNA.)

wird meistens von den Patienten nicht bemerkt, es kommen aber auch Fälle vor, in denen in der erkrankten Partie *stechende Empfindungen* auftreten; bei längerem Bestand sieht man die vergilbten Stellen im Gesichte umrahmt von chloasmaähnlichen *Pigment*flecken. Diese Erscheinungen sprechen wohl dafür, daß das seborrhoische Ekzem mehr sein muß als eine Verbindung von Hyperhidrosis oleosa mit einem gewöhnlichen Ekzem. *Die selbständige Stellung des seborrhoischen Ekzems* spricht sich auch darin aus, daß an den Stellen, wo die Flecken und Papeln abgeheilt sind, und besonders dort, wo die roten Papeln serpiginös weitergezogen sind, eine reine Vergilbung zurückbleibt. Dann umschließen die circinären, aus Kreissegmenten zusammengesetzten Bänder an ihrer konkaven Seite große gelbgefärbte Flächen, deren Farbe sich sowohl gegen die der roten Bänder, wie die der weißen noch gesunden Haut an der konvexen Seite der Bänder gut abhebt.

Um eine gelbe Substanz, wie sie nach Blutungen zurückbleibt, kann es sich hier nicht handeln, denn es fehlen alle Zwischenstufen der Hämoglobinresorption, und es finden sich auch keine Zeichen der Diapedese roter Blutkörperchen. Auch gewöhnliches Pigment ist sicherlich als Ursache der Vergilbung nicht anzunehmen; endlich kann man mit Sicherheit ausschließen, daß es sich bei der Vergilbung um einen ähnlichen Vorgang handelt, wie er bei den Granulomen durch Überwiegen des Plasmoms über die kollagene Substanz entsteht und einen bräunlichgelben Farbeneffekt veranlaßt; während beim Glasdruck auf die Haut die gelbe Farbe des seborrhoischen Ekzems unverändert bleibt, tritt ein zelliges Infiltrat in seiner bräunlichen Eigenfarbe immer stärker hervor.

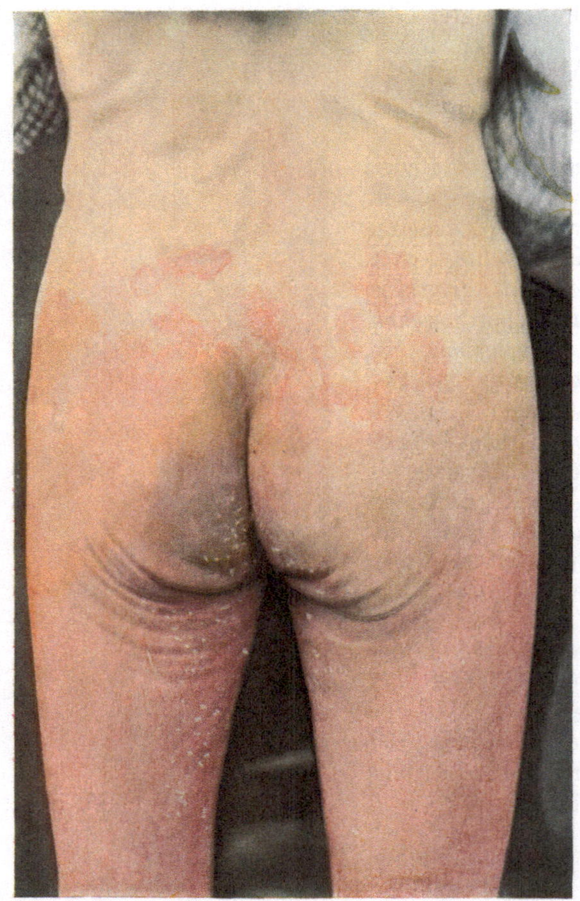

Abb. 12. Status erythematosus und pityriasiformis. Eczema seborrhoicum erythematopityrodes. (Aus der Sammlung P. G. UNNA.)

Die rote Farbe der frischen Papelchen ist durch eine *oberflächliche Hyperämie* veranlaßt und sie ist um so stärker, je mehr der entzündlich proliferative Charakter derselben ausgeprägt ist. Deshalb sieht man Abstufungen aller Grade von den kleienförmig abschuppenden, die normale Farbe der Haut bietenden Fleckchen bis zur krustösen münzenförmigen Papel, bei welcher die Abhebung der Kruste ein dunkelgelbrot geschwollenes Polster hervortreten läßt, und bis zum nässenden, oft blutroten seborrhoischen Ekzem der Achselhöhle. Die rote Farbe addiert sich in den meisten Fällen zur lokalisierten Gelbfärbung und ruft eine frische ins Gelbe spielende Rötung hervor, welche gegenüber dem *Kupferrot der luetischen Efflorescenzen* ein *diagnostisches* Merkmal abgibt. Nur in der Mitte des Gesichtes tritt die Hyperämie als selbständige Elementarform hervor und ruft infolge der hier leicht eintretenden Parese und Erweiterung der Capillaren die *Rosacea* hervor, welche die Resultante zweier sich in einem Punkte treffenden Reize ist, von denen der eine in dem seborrhoischen Katarrh des behaarten Kopfes, der zweite in der Hyperämie besteht. In dem Hauptgebiet der Rosacea, welche in Schmetterlingsform Nase und Wangen bedeckt, pflegen sich einzelne leicht schuppige Flecke anzusiedeln und zunächst intensiver als gewöhnlich zu röten. Allmählich werden diese primären Stellen von einer diffusen capillaren Rötung umgeben und dann treten in dieser anfänglich capillaren Hyperämie venöse, gewöhnlich stern-förmig ausstrahlende, senkrecht zur Nasalfurche angeordnete oberflächliche Gefäßerweiterungen hervor, so daß die Hautoberfläche ein scheckig-rotes Aussehen erhält; noch später erweitern sich die tiefen Hautgefäße und schimmern bläulich durch, so daß der gesamte Farbeneffekt nicht mehr gelbrot, sondern bläulichrot und violett ist. Diese eigentümliche *Gefäßlähmung* wird der Hauptsache nach durch den perma-nenten Reiz des seborrhoischen Katarrhs erzeugt, und der prompte Erfolg der antiseborrhoischen Therapie ist ein außerordentlicher Beweis für die *Zu-gehörigkeit der Rosacea zum seborrhoi-schen Symptomenkomplex.*

Das dritte Element des seborrhoi-schen Prozesses, der *schuppige Fleck* (*Status squamosus*, Abb. 13) zeichnet sich dadurch aus, daß die Schuppen nicht trocken, sondern weich und knet-bar sind, und daß nach dem Abkratzen der Schuppen das von ihnen zurück-gehaltene Talgdrüsensekret auftritt, welches vorher die den Follikelaus-gang blockierenden Schuppen nicht zu durchdringen vermochte. Wenn die Parakeratose das Deckepithel betrifft, so entstehen horizontale, von den Haaren durchbohrte Blättchen mit kleinen zapfenförmigen Fortsätzen an

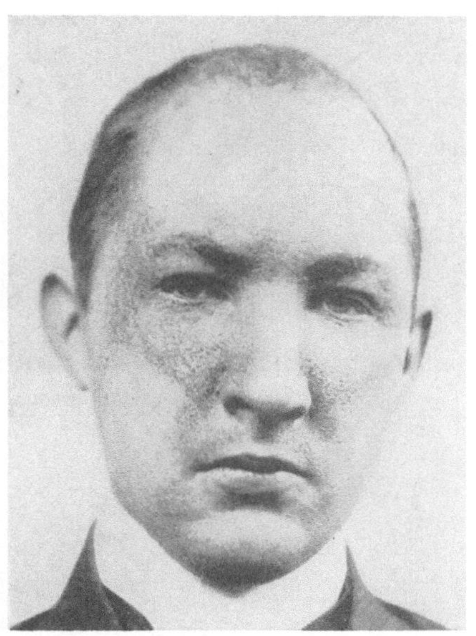

Abb. 13. Status seborrhoicus squamosus. (Aus der Sammlung P. G. Unna.)

der Unterseite; wenn aber die Parakeratose vorzugsweise die Follikeltrichter betrifft, so stellen die Schuppen kreideweiße, die Haare manschettenartig umgebende Hornröhrchen dar mit horizontalen flügelartigen Fortsätzen. Die schuppigen Flecke sind bald blaß und trocken, kaum vom Patienten beachtet, bald sind sie aber hyperämisch mit starker kleienförmiger Abschilferung (Abb. 14) und bilden damit den Übergang zu den fettig schuppenden und krustenbedeckten Efflorescenzen (*Eczema seborrhoicum desquamans*).

Das seborrhoische krustöse Ekzem zeichnet sich dadurch aus, daß die Schuppen viel Hauttalg (*Crusta sebacea*) und einen körnigen Farbstoff enthalten, welcher den abgestoßenen Epithelzellen anhaftet; die Lieblingsstelle ist der behaarte Kopf, dessen Haut meist an zahlreichen Stellen circumscripte Herde oder größere Scheiben zeigt (Abb. 15). In vielen Fällen sitzt die Kruste auf trockenem Boden, doch bei längerem Bestehen, namentlich wenn beim Kämmen die Kruste abgerissen wird und eine neue Infektion hinzutritt, beginnt die Unterlage zu nässen, und das klinische Bild gleicht dann nicht selten der *oberflächlichen Trichophytie:* manche Dermatologen sprechen deshalb auch

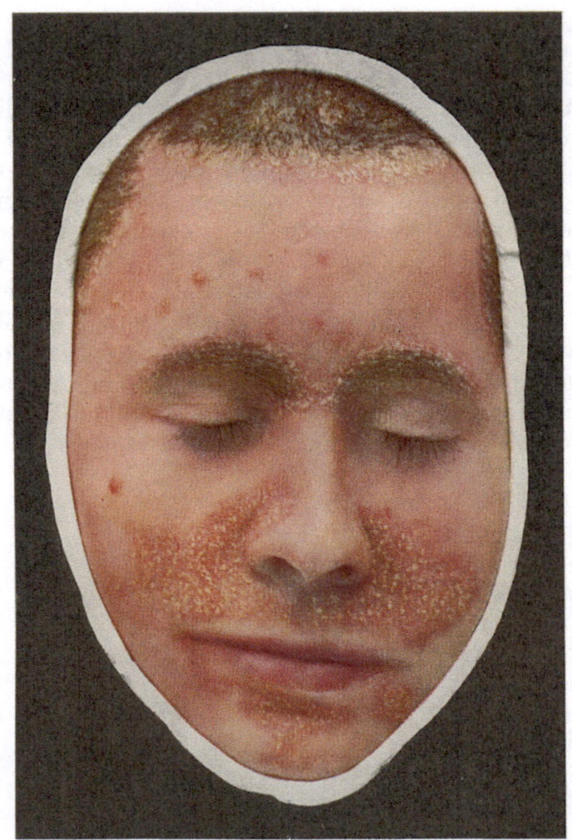

Abb. 14. Eczema seborrhoicum desquamans. (Nach G. A. ROST, Hautkrankheiten.)

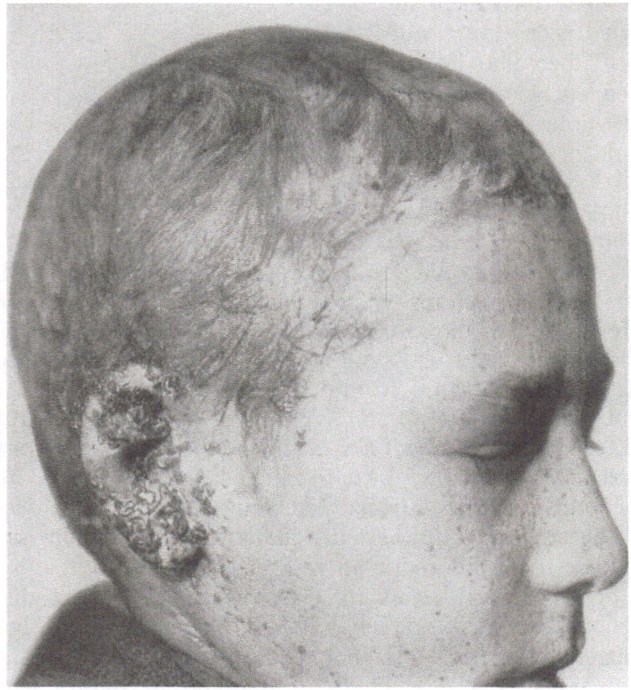

Abb. 15. Crusta sebacea mit absteigendem Eczema seborrhoicum faciei. (Sammlung P. G. UNNA.)

von einer *seborrhoischen Trichophytie*; solche Formen zeigen sich auch im Barte (*Eczema seborrhoicum barbae*, Abb. 16).

Der seborrhoischen Erkrankung der Kopfhaut, welche sich bei Erwachsenen, besonders oft beim weiblichen Geschlecht, findet, entspricht *das seborrhoische Ekzem des Kinderkopfes*, bei dem die dünnen fettigen, trockenen, im allgemeinen wachsartig knetbaren und dunkelbraunen Plättchen und Krusten vielfach den Eindruck der Unreinlichkeit machen und durch die Schwierigkeit beim Ablösen auffallen. Die unter ihnen liegende Haut ist gerötet mit punktförmigen

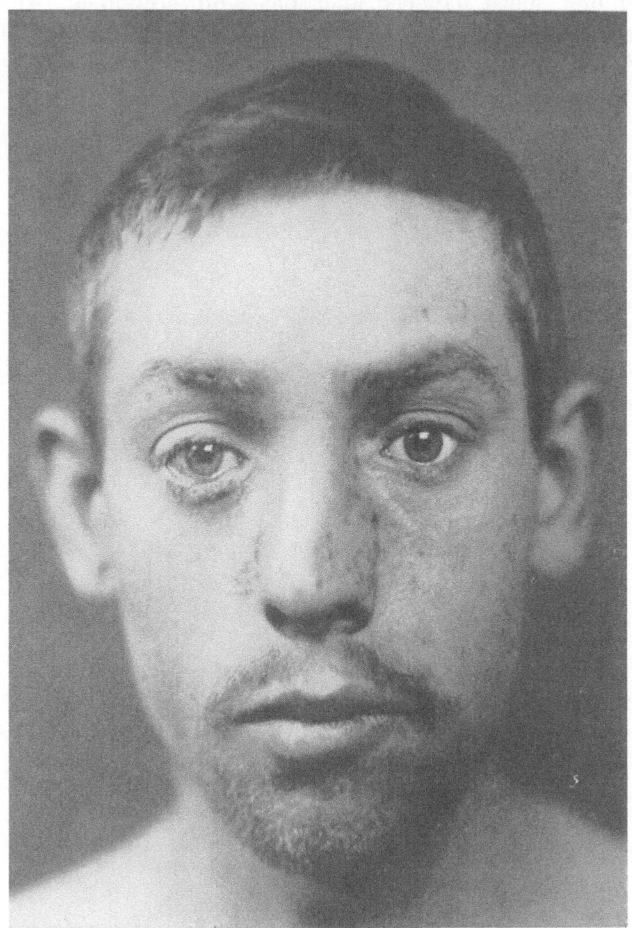

Abb. 16. Eczema seborrhoicum faciei papulo-crustosum barbae et ciliare (mediofacial).
(Aus der Sammlung P. G. UNNA.)

schuppenden Stellen (*Status punctiformis*, Abb. 17) und oft breitet sich die Krankheit auf die ganze Kopfhaut und sogar *impetigoartig* (*Eczema seborrhoicum capitis descendens*, Abb. 18) auf die Schläfen, die Stirne, die Augenbrauen, die Wangen, die Ohren und den Nacken aus. Die Schwierigkeiten, welche die Mütter beim Entfernen der Schuppen finden, und der Umstand, daß sich oft keine weitere Hauterkrankung an die Schuppenbildung anschließt, haben der Volksmedizin den Anlaß gegeben, die Erkrankung als ein Noli me tangere zu betrachten und sie nicht behandeln zu lassen, sondern ihr spontanes, freilich erst nach vielen Wochen — in Österreich nennt der Volksmund die Krankheit die „Vierziger", weil die Krankheit 40 Wochen andauere — eintretendes Abheilen abzuwarten.

Im Kindesalter verbindet sich gerne das seborrhoische Ekzem mit einer Staphylokokkeninfektion, so daß eine *Pyodermia superficialis crustosa* entsteht, welche den behaarten Kopf, besonders die Gegend hinter den Ohren und vor den Ohren einnimmt und sogar bis zu den Mundwinkeln und über das Kinn (Abb. 19) sich erstrecken kann; diese Erkrankungsform ist meist durch die dunkle Farbe der Efflorescenz ausgezeichnet. Die Erkrankung zeigt entweder die Neigung, vom Kopfe in die Seitenteile des Gesichtes (*laterofacialer Typus*, Abb. 20) oder in die Mitte des Gesichtes, oft mit schmetterlingsähnlicher Anordnung, meist daneben auch das Kinn ergreifend (Abb. 21) (*mediofacialer Typus*), abzusteigen; die laterofaciale Form hat man treffend mit der Gestalt eines Helms mit aufgezogenem Visier, die mediofaciale Form mit einem weinenden Gesichte („Jean qui pleure") verglichen.

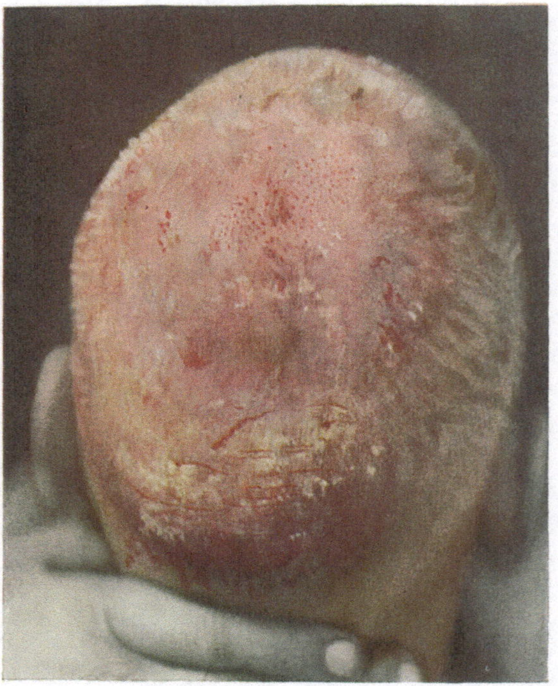

Abb. 17. Eczema seborrhoicum capitis. Status punctiformis nach Entfernung der Krusten.
(Aus der Sammlung P. G. Unna.)

Das seborrhoische Ekzem befällt sehr oft die *Augenlider*; sowohl bei Säuglingen wie auch bei älteren Kindern sieht man häufig zuerst die Ciliengegend erkrankt, und der größte Teil der *Blepharitiden* sowohl bei Kindern wie bei Erwachsenen ist seborrhoischen Ursprunges. Die Lidränder sind gerötet und zeigen zunächst feine Schüppchen zwischen den Cilien, an der Außenfläche der Lider treten Flecke auf, welche zunächst schuppen, dann auch nässen und die Neigung zur Rhagadenbildung zeigen; oftmals erscheinen fettige, dunkelgefärbte Krusten der Lidränder ohne Mitbeteiligung der Conjunctiva: bei längerem Bestehen der Blepharitis ciliaris wird auch der palpebrale Teil der *Conjunctiva* hyperämisch und schwillt leicht an, es kommt zur Erkrankung der Umgebung, die Erkrankung schreitet auf die *Nase* und die *Umgebung des Mundes über*, die Bartgegend wird affiziert, sogar die *Lippen* und die *Zunge* werden krank, und es bildet sich ein über das ganze Gesicht verbreitetes papulo-vesikuläres oder krustöses *Eczema faciei* aus. Die seborrhoische Lippenerkrankung (*Cheilitis seborrhoica*) führt oft zu Rhagaden der Schleimhaut und zu Erkrankungen der Lippenwinkel und heilt langsamer als die Erkrankung der anderen Gesichtshaut, da aus dem trockenen Lippenekzem nicht selten unter dem Einfluß des Speichels eine tiefgreifende Entzündung wird. Hierher gehört ein Teil jener Ekzemformen, welche Rost als „*spätexsudatives Ekzematoid*" bezeichnet. G. Bonne hat auf die Neigung der auf die Schleimhaut übergreifenden seborrhoischen Ekzeme, eine Schwellung der Lymphdrüsen hervorzurufen, mit Recht aufmerksam gemacht.

Der schuppigen, trockenen Form des seborrhoischen Ekzems entspricht auch die *Pityriasis alba des Gesichtes* und die *Pityriasis maculata et areata der Kopfhaut*. Beide haben die Neigung, umschriebene, kreisrunde oder ovale scharf konturierte Herde zu bilden, deren Rand nicht durch eine Randerosion wie beim Typus circumcisus und nicht durch eine Randakanthose, wie beim Typus psoriasiformis annularis, sondern durch die zwischen der gesunden,

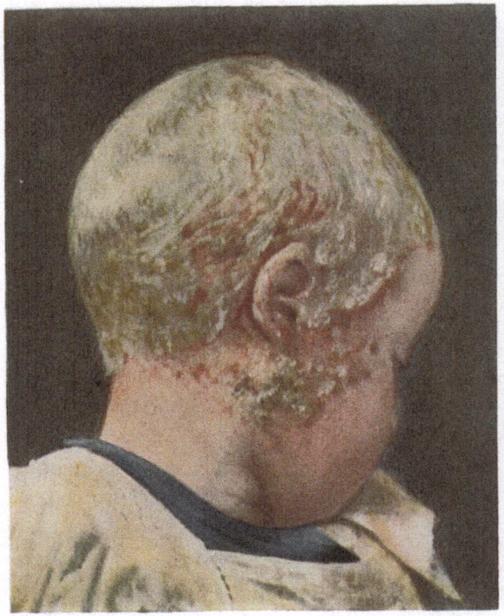

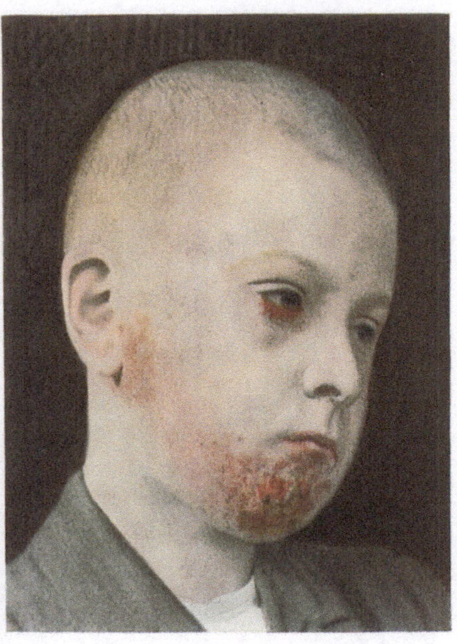

Abb. 18. Crusta sebacea mit Eczema seborrhoicum capitis descendens. (Aus der Sammlung P. G. Unna.)

Abb. 19. Eczema seborrhoicum faciei et ciliare. (Aus der Sammlung P. G. Unna.)

glatten und zwischen der kranken, schuppigen Haut liegende Grenze erzeugt wird; die Flecke sind flach, nicht hyperämisch, mit vielen kleinsten Schüppchen auf der Oberfläche bedeckt, so daß der darüber streichende Finger einen *rauhen* Eindruck erhält. Die Volksmedizin bezeichnet die Form als „Zitterich", weil die Schüppchen ähnlich wie bei Espenlaub beim Darüberblasen zu zittern scheinen. Entfernt man die Schüppchen, so sieht man die Haut leicht gerötet mit geringer Schwellung, also mit den klinischen Erscheinungen einer leichten Entzündung, die sich histologisch als *Parakeratose* darstellt und einer *qualitativen Störung der Cholesterinbildung* in der oberflächlichen Hornschicht ihren Ursprung verdankt; die oberflächlichen Hornlagen bleiben weich, die Zellen behalten ihre Kerne, sind nicht so widerstandsfähig wie die normalen Hornzellen, und so kommt es zur *Pityriasis sicca*. Mit ihr dürfte das von Moro beschriebene herdförmige trockene, schuppende Ekzematoid des Gesichtes übereinstimmen, das in kleinen Epidemien bei Kindern aufzutreten pflegt.

Die Größe der Flecken ist anfangs gering, durch Konfluenz können sie aber große Strecken bedecken. Man findet diese Flecken oft nur zu gewissen Tageszeiten schuppend, manchmal treten sie erst nach dem Waschen deutlich hervor, über die ganze Gesichtshaut und die ganze Brusthaut verbreitet mit polyzyklischen Rändern, ohne zentrale Abheilung und ohne Neigung zur Ringform oder zur serpiginösen Anordnung. Bei längerem Bestehen sieht man um den Mund oder um die Orbita nicht selten radiärgestellte, lamellöse Schuppenlinien.

Beim seborrhoischen Ekzem des Säuglingskopfes stellt sich, wenn das Ekzem mit einem sich verspätenden physiologischen Haarwechsel zusammenfällt, der Verlust aller Haare auf dem Scheitel ein, es wachsen aber die Haare nach Abheilung des Ekzems in üppigster Weise wieder. Bei Ekzemen, die erst längere Zeit nach dem physiologischen Haarwechsel beginnen, wenn schon eine größere Menge von Papillenhaaren gebildet ist, fehlt manchmal der Haarausfall, auch wenn es zu weitverbreiteter Krustenbildung und zum Nässen

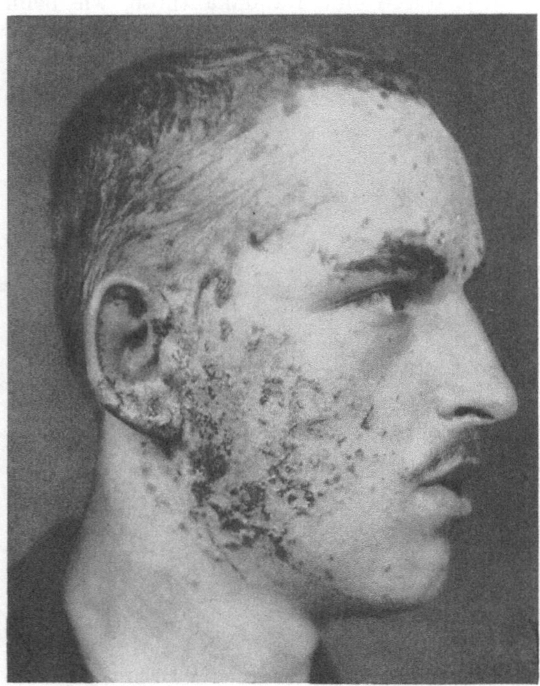

gekommen ist. Diese günstigen Verhältnisse des Säuglingskopfes beruhen offenbar auf dem Umstande, daß die Kopfhaut des jungen Kindes noch wenig von ihrem Deckepithel zur Bildung der Epithelauskleidung der Haarfollikel hergegeben hat, und daß das relativ dicke Deckepithel auf den Reiz des Ekzems mit einer starken Akanthose antwortet, wie es beim Erwachsenen nur die lanugotragende Haut zu tun vermag; von diesem verdickten Oberflächenepithel aus geht dann die Bildung neuer Härchen rasch vor sich. Bei der seborrhoischen Alopecie in späteren Jahren leidet die physiologische Neubildung des jungen Haarersatzes, der Haarwechsel wird beschleunigt, aber zugleich wird der Nachwuchs gehemmt und oft völlig gehindert, so daß allmählich

Abb. 20. Eczema seborrhoicum faciei papulo-crustosum (latero-facial). (Aus der Sammlung P. G. Unna.)

eine partielle Kahlheit des Kopfes eintritt. Am wenigsten leidet der Haarbestand unter dem nässenden Ekzem, weil durch das fortdauernde Abwerfen der obersten Hornzellen die Bildung von Horncysten und von Talgcysten verhindert wird; bei längerem Bestehen nässender Ekzeme kommt es nach einer vollständigen Mauserung sowohl beim Erwachsenen wie beim Säugling und beim Kinde zu einem vollkommenen Wiederersatze.

Der *seborrhoische Haarverlust,* der sich im Gefolge des seborrhoischen pityriatischen und psoriatiformen Ekzems der behaarten Kopfhaut in chronischer Form nach der Pubertät einstellt, befällt gewöhnlich zuerst den vorderen der Stirn zunächstgelegenen Teil der Kopfhaut; das mittlere Drittel bleibt lange Zeit verschont, an den beiden Seitenteilen, den „Ecken" greift aber der Prozeß von der Stirnhaargrenze bis zum Scheitel, und hier treffen sich die beiden kahlen Streifen zur Bildung der *Mittelglatze.* Lange Zeit kann die Mittelpartie der Stirnhaargrenze relativ gesund bleiben, bis endlich auch dieser letzte Anteil dem Prozesse zum Opfer fällt. In den meisten Fällen bleibt eine breite Haarzone zurück, die von einem Ohre zum anderen kranzartig den Hinterkopf und die Seitenteile des Kopfes umzieht.

Die Erkrankung findet sich ebenso bei Männern wie bei Frauen und greift bei jenen Formen, die gleich zu Beginn fettige Schuppen und Krusten und zuletzt eine ölige Hypersteatidrose zeigen, wesentlich rascher um sich als bei den trockenen Formen. Wir können uns aber der auch von KYRLE geteilten Anschauung von R. O. STEIN, daß dem seborrhoischen Komplex keine ursächliche Bedeutung für den Haarausfall zukomme, nicht anschließen und führen auch die *Atrophie* der haarlosen Kopfhaut auf die Wirkung der Mikroorganismen des seborrhoischen Ekzems zurück.

Die im Beginne des seborrhoischen Ekzems auftretende *Hyperkeratose der Follikelmündungen* und der Haarbalgtrichter führt zunächst zur Anstauung des Sekretes in den nicht hypertrophischen Talgdrüsen und übt einen konzentrischen Druck am Haaristhmus aus. Dadurch werden relativ viele Haare im Stadium des Lanugohaares festgehalten, und bei ihrem Ausfalle kommt es dann nicht wie beim normalen Haarwechsel zu einem richtigen Haarersatz, sondern nur zur Entwicklung dürftiger, kleiner, den Lanugohärchen ähnlicher Papillenhaare, oder die Haarbälge werden leer und verkümmern. Bei einem Teile der Haare dringt die Hyperkeratose bis in die unteren Drittel der Haarfollikel, und die Haare erhalten einen sehr verbreiterten Trichter, ihre Talgdrüsen hypertrophieren und bilden Cysten, welche mit Horn und mit Fett gefüllt sind. Bei der fettreichen seborrhoischen Alopecie kommt es infolge der Ablagerung von zylindrischen Fettklümpchen in die Schuppen zu einem *eigenartigen*

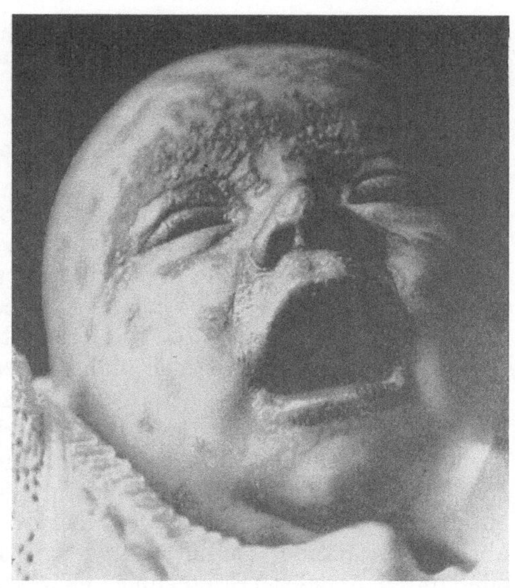

Abb. 21. Absteigendes Eczema seborrhoicum capitis et crustosum faciei. (Mediofacial: „Jean qui pleure".) (Aus der Sammlung P. G. UNNA.)

Aussehen der Haut, das man mit der Transparenz der Orangenschale zu vergleichen pflegt. Die Cutis ist verdünnt, das subcutane Fett vermehrt und die Haut über der Galea unverschieblich.

In vielen Fällen breiten sich von den Lieblingsstellen, die *reich an Knäueldrüsen sind,* die Efflorescenzen auch auf die Streckseiten der Extremitäten und andere nicht stark von fettigem Schweiß imbibierte Hautstellen aus. An den reich mit Knäueldrüsen versehenen Hautstellen ist der fettige Charakter der Schuppen gewöhnlich stärker ausgebildet, so daß man in der hinteren und vorderen Schweißrinne des Rumpfes fast stets fettige Krusten sieht, wenn auch die übrigen Papeln des Rumpfes trockenere Schuppen aufweisen; in analoger Weise ist es zu erklären, daß die Efflorescenzen der Beugeseiten der Extremitäten lockerere und fettigere Schuppen haben als die der Streckseiten.

Während sich im allgemeinen das seborrhoische Ekzem nicht über den Schultergürtel hinaus nach unten erstreckt, sieht man es bei fettreicher, leicht schwitzender Haut in der Mittellinie des Körpers vorne und hinten bis zur Nabelhöhe hinabsteigen. Gleichzeitig finden sich gewöhnlich einzelne

Efflorescenzen in der Gegend des Brustbeines, vorne in der Infraclavicular-
gegend und auf der Schulterhöhe und in der Umgebung der Achselhöhle, sowie in
der Gegend zwischen den beiden Schulterblättern, dann größere Strecken des
Arms überspringend, um auf dem Rücken der Hand und der Finger, besonders
aber in dem Felde zwischen den Mittelhandknochen von Daumen und Zeigefinger einen Lieblingssitz zu erreichen und rückwärts die Glutäalgegenden zu
besetzen. Die *Kombination der trockenen Pityriasis capitis und der fettig-
krustösen Efflorescenzen der Sternalgegend mit zeitweise nässenden Hauterscheinungen am Handrücken* bilden eine ungemein häufige *Trias,* an welche sich in der
Richtung nach abwärts gegen die Beine, die Genitalien und die Aftergegend
teils durch Neuauftreten von Herden, teils durch Ausbreitung von alten Herden
universelle Erscheinungen anschließen, welche im trockenen Zustand einer
Psoriasis guttata und im feuchten Zustande einem *diffusen nichtseborrhoischen
Ekzem* ähnlich werden.

Die *Bläschen des seborrhoischen Ekzems* bleiben stets klein. Sie sind mehr
mikroskopisch als makroskopisch wahrnehmbar und finden sich nur als Höhepunkt der krustösen oder nässenden Formen; die *Papeln* sind nie akkuminiert,
sondern flach, meist sanft, seltener steil und niemals hoch ansteigend. Man
findet deshalb niemals gruppenweise oder reihenweise angeordnete makroskopisch leicht wahrnehmbare Bläschen oder prurigoähnliche spitze und derbe
Ekzempapeln.

Ein *allgemeiner Charakterzug des seborrhoischen Ekzems* ist die Neigung zur
Bildung von mehr oder weniger vollständigen *Ringen mit zentraler Abheilung,*
die beim Zusammenfließen circinäre, *polyzyklische Bänder* ergeben und als solche
große Körperteile bedecken können. Diese Neigung ist am ausgesprochensten
am Rumpf, besonders an der vorderen Thoraxwand, wo sich bekanntlich auch
die Psoriasisscheiben in Ringe und Bänder umwandeln und dadurch den Guir-
landen des annulären seborrhoischen Ekzems sehr ähnlich werden.

Bei der großfleckigen Form des seborrhoischen Ekzems kommt es trotz der
großen Ausdehnung der befallenen Flächen *nicht* zu einer vollkommenen *Abheilung im Zentrum.* Besteht keine auffallende Randpartie, so zeigen die Flecke
ein ganz gleichförmiges Aussehen über die ganze Fläche bis zu dem stets scharf
abgesetzten Rande; ist eine durch rote Färbung, stärkere seröse Exsudation
oder durch papulöse Erhabenheit charakterisierte Randzone vorhanden, so ist
die Mittelpartie durch ihre auffallend gleichmäßige Beschaffenheit der Haut
ausgezeichnet. Die Flecken sind meist glatt, hellgelb und lebhaft gefärbt,
in manchen Fällen feinschuppig und braun; den gelben Flecken begegnet man
meist an der Brust und am Bauche; die braunen Flecke, welche die Arme, die
Beine und den Schultergürtel bevorzugen, sind trocken.

Bei fortschreitenden großen Flecken besteht der Rand aus mehreren Reihen
geröteter und papulär verdickter Follikelmündungen; die äußersten Reihen
ragen am meisten hervor, während die nach innen folgenden kleiner und blässer
werden und allmählich verschwinden. Neben den follikulären Rändern finden
sich auch nichtfollikuläre rote, leicht erhabene und stellenweise mit fettigen
Schuppen bedeckte Randzonen. Bei den braunen Flecken ist oft der Rand
dunkler gefärbt als die Mitte; wenn der Rand einen feuchten Charakter annimmt,
pflegt er sich zu elevieren.

Diese Flecke zeigen an den verschiedenen Stellen des Körpers verschiedene
Stadien des oberflächlichen Entzündungsprozesses, der, histologisch betrachtet,
die Bezeichnung als Ekzem rechtfertigt und mehr ist als eine Dermatitis seborrhoica. Bald mehr und bald weniger deutlich sind die Erscheinungen der
exsudativen Entzündung ausgesprochen, und wenn auch zugegeben werden muß,
daß es sich in den *Anfangsstadien* anscheinend mehr um eine *Verhornungs-*

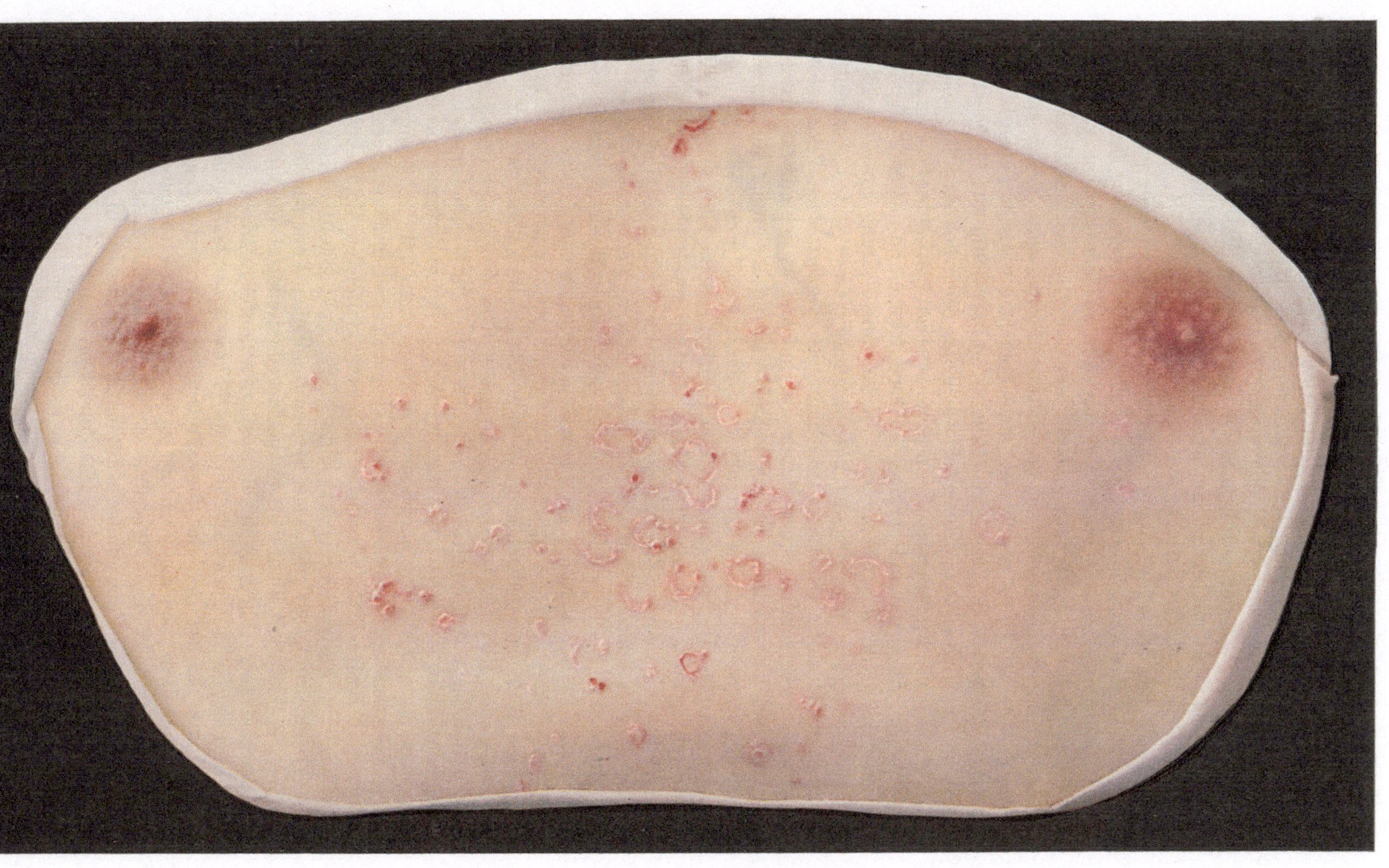

Abb. 22. Eczema seborrhoicum am Rumpf. (Aus LESSER-JADASSOHN, Lehrbuch. 14. Aufl.)

anomalie, also um eine *Dyskeratose mit fettiger Imbibition der Oberhautzellen handelt,* so ist bei dem *fleckigen* Stadium ein Zweifel darüber, daß ein *entzündlicher* Prozeß obwaltet, nicht möglich. Es ist aber ganz und gar nicht notwendig, daß sich an der kranken Stelle zunächst ein Anfangsstadium hätte zeigen müssen; unmittelbar *auf der gesunden Haut treten oft die entzündlichen Flecke* auf.

Zu den Typen des seborrhoischen Ekzems von ausgesprochen entzündlicher Natur gehören *das Eczema seborrhoicum erythemato-pityrodes, das Eczema seborrhoicum papulo-vesiculosum multicolor, das Eczema seborrhoicum papulatum, guttatum et confluens, das Eczema seborrhoicum psoriasiforme, das Eczema seborrhoicum petaloides et circumcisum, das Eczema seborrhoicum flavum et fulvum et fuscum.* Die von Unna gewählten Namen sprechen, wie schon oben bemerkt, *das Bild des betreffenden Ekzemtypus deutlich und sinnfällig* aus.

Die zusammengesetzten Elementarformen des seborrhoischen Ekzems enthalten, wie sich aus den bisherigen Besprechungen ergibt, in bunter Folge makulöse und papulöse, schuppige und borkige, trockene, fettige und nässende Elemente. Entweder treten sie als umschriebene Flecke ohne Neigung zur Ausbreitung, oder als *Synanthem* mit Neigung zur peripheren *exzentrischen* Ausbreitung, *Typus petaloides* auf. Das Charakteristicum des *umschriebenen Flecks* besteht in dem scharf abgesetzten feinen Rande, der hin und wieder mit einer äußerst feinen runden, leistenartigen Kruste bedeckt ist, die aus wenig Hornlamellen und mehr fibrinösem Exsudat besteht; wenn die Kruste durch Reiben, Waschen oder andere äußere Reize abgefallen ist, präsentiert sich die Effloreszenz allseitig von einer *Ringfurche* umgeben. Die Flecke bleiben gewöhnlich in der ursprünglichen Größe, die meist nicht über die Linsengröße hinausgeht, nur manchmal dehnen sie sich konzentrisch aus, wobei die Ringfurche vorausschreitet und eine schuppende Fläche zurückläßt. Das blumenblattähnliche Ekzem *(Petaloid)* besteht aus linsengroßen, gelbroten, mit trockenen oder fettigen Schuppen bedeckten Flecken, welche sich zu einseitig offenen Ringen umgestalten, aus denen dann Halbringe und schließlich zerklüftete Kreissegmente werden. Diese fortschreitenden Randpartien sind etwa einen halben Zentimeter breit, gelbrot, häufig mit fettigen Schüppchen bedeckt, und fallen nach außen nach der konvexen Seite steiler ab als nach innen gegen das abheilende Zentrum; die Schüppchen lassen stets an der Peripherie einen dünnen Saum frei. An schuppenlosen oder von den Schuppen befreiten Rändern finden sich fast immer stärker gerötete, manchmal vertiefte Punkte, welche die etwas klaffenden Follikelmündungen darstellen. Das Fortschreiten geht nicht ganz regelmäßig konzentrisch kriechend vor sich, sondern ergreift zuerst mit kleinen rundlichen Vorsprüngen die nächstgelegenen Follikel und nimmt sie in die fortschreitende Randpartie auf. Die Zone der zentralen Abheilung mit ihrer spezifischen Gelbfärbung ist gewöhnlich glatt und matt, selten leicht abschuppend *(Status squamosus)* oder fettig glänzend *(Status oleosus)* und der fortschreitenden Randpartie gegenüber etwas eingesunken. Bezüglich der Farbe ist zu bemerken, daß bei jenen Flecken, die von der normalen Umgebung durch eine hyperämische Zone getrennt sind, auch das Rot dieser Zone infolge der Beimischung des für die Krankheit charakteristischen Gelb frischer und leuchtender erscheint als es sonst bei hyperämischer Haut zu sehen ist.

Die gelbe Mitte der ringförmig gestalteten Flecke geht dort, wo sich die Ringe bei einseitiger Abheilung in offene Halbringe verwandeln, in verwaschener Weise in die normale Hautfarbe über, während der fortschreitende rote Rand gewöhnlich etwas papuliert ansteigt, um sich dann gegen das Gesunde scharf abzusetzen; auf diesem Rande treten oft in regelmäßigen Abständen dunkelrote Punkte auf, welche den Haarfollikeln entsprechen und die Träger des entzündlichen Elementes sind. Hier sitzen nämlich die Kokkenherde, welche die Bildung der Spongiose und die damit zusammenhängende Entstehung einer kleinen Kruste hervorrufen, nach deren Abfall kleine Erosionen der Stachelschichte zurückzubleiben pflegen, welche dem Beschauer als dunkelrote Punkte erscheinen.

Dem fortschreitenden Rande zu findet sich in der sonst feinschuppigen Efflorescenz eine geringe Akanthose, welche in einzelnen Fällen einen größeren Umfang annimmt und Efflorescenzen mit erhabenem rotem Rande und vertiefter gelber Mitte zustande bringt; das *Eczema petaloides maculosum* ist in ein *Eczema petaloides papulatum* übergegangen, das seinerseits wieder Riesenformen zu bilden vermag, welche sehr mannigfaltig gestaltet sind und bis auf die Abwesendeit der silberigen Schuppen und bis auf die Anwesenheit des gelben Kolorits in der Mitte den ringförmigen Riesenformen mancher Fälle von Psoriasis annularis ähnlich sehen; sie sind aber viel leichter heilbar als die entsprechenden Psoriasisfälle und rezidivieren nicht so leicht wie diese. Die Ähnlichkeit mit der Psoriasis wird übrigens noch größer, wenn sich die kreisförmigen makulösen Efflorescenzen des seborrhoischen Ekzems über den ganzen Körper ausbreiten und den Anblick einer Psoriasis guttata oder nummularis geben.

Das Fortschreiten der Erkrankung folgt keinem bestimmten Gesetze; manchmal breitet sie sich, nachdem sie auf der etwas fettreichen und behaarten Mitte des Sternums jahrelang ein fast latentes Dasein geführt hat, unter günstigen Umständen rasch so weit aus, daß sie den ganzen Thorax bedeckt, teils durch serpiginöses Fortkriechen und durch Konfluenz der älteren Efflorescenzen, teils durch Proruption neuer Efflorescenzen auf den gesunden Hautpartien. Bei der Konfluenz löschen sich die einander überschneidenden Ränder der Kreissegmente aus, während die gelben Zentren zu großen gelben Flächen zusammenfließen. Hier trifft die ausgesprochene Parakeratose mit der Epithelwucherung und der spezifischen Gelbfärbung zusammen; die Hyperämie tritt deutlich in Erscheinung; an der Umrandung der Follikel kommt es zu einer spongioiden Umwandlung der Stachelschichte und bringt es mit sich, daß die Schuppen den Charakter feuchter Krusten annehmen. Durch Akzentuation der Akanthose, Seborrhöe oder der spongoiden Umwandlung kommt es zum Übergang in stark papulöse, linsenförmige, mit fettigen und feuchten Krusten bedeckte Efflorescenzen.

Zum Unterschiede vom Petaloid finden sich die umschriebenen Flächen des *Typus circumcisus* fast nur an der oberen Rumpfhälfte vorne und hinten und auf dem Schultergürtel, besonders in der Sternalgegend. Hier ist freilich auch der Lieblingssitz des blumenblattähnlichen Typus, doch dehnt sich dieser oft auf den ganzen Rumpf und selbst auf die Extremitäten aus.

Der Typus circumcisus setzt sich susammen aus einfacher Parakeratose mit Seborrhöe in der Mitte des Fleckes und aus spongoider Umwandlung des Epithels an Stelle der peripheren Ringfurche mit konsekutiver Krustenbildung an dieser umschriebenen Stelle. Epithelwucherung, Hyperämie, Ödem und Infiltration der Cutis dagegen sind äußerst gering oder fehlen ganz; die Follikel spielen beim Aufbau dieses an der Oberfläche haftenden Typus keine Rolle.

Sehr wichtig ist das *Zusammentreffen des seborrhoischen Ekzems* im Gesicht, besonders an der Nase und den Wangen, mit einer *arteriellen Gefäßlähmung,* und die Ausbildung der als *Rosacea* bekannten schmetterlingsförmigen, capillaren Rötung mit sternförmigen, radiär zur Nasalfurche gestellten Venenektasien; die primären Ekzemflecke verschwinden und sind nur mehr an der leichten Schuppung kenntlich, die Haut erhält ein buntscheckiges Aussehen und wird allmählich bläulichrot; bei langem Bestande kommt eine *pustulöse* Affektion und eine Fibromatose dazu, so daß sich das Bild der *Pfundnase (Rhinophyma)* ausbildet.

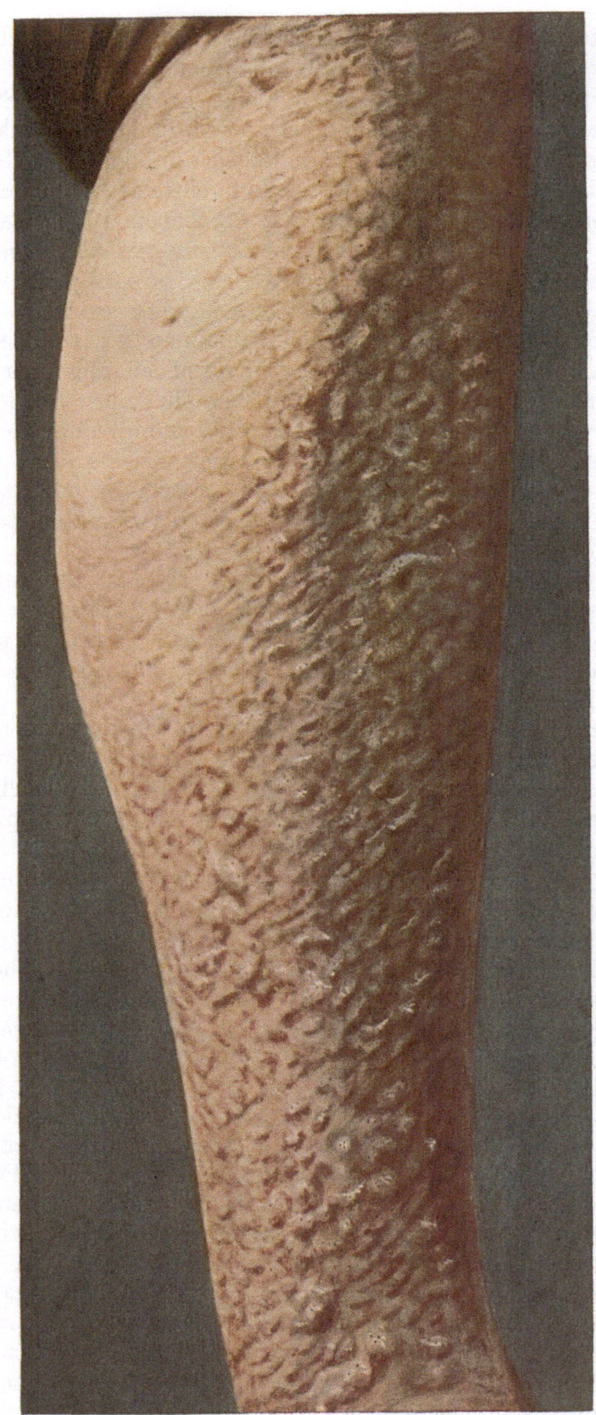

Abb. 23. Eczema verruco-callosum. (Aus der Sammlung P. G. Unna.)

Aus dem papulierten Ekzeme bildet sich manchmal ein über große Partien
des Körpers verbreitetes Krankheitsbild, das durch feinschuppige gelbliche
Netze charakterisiert ist, innerhalb derer kleine Hautinseln auch bei längerem
Bestande der Erkrankung gesund bleiben *(Eczema seborrhoicum retiforme)*;

anderseits gibt das papulierte Ekzem oft die Veranlassung zur Bildung von
verrukösen Formen, die sich nicht selten über weite Hautstrecken ausbreiten
(Eczema verruco-callosum — Abb. 23). Die callöse Veränderung der Haut geht
mit einer Änderung des Hautstoffwechsels einher, die sich im Schwinden der
Seborrhöe charakterisiert. Das *callös-seborrhoische Ekzem der Hände* geht sehr oft
mit einem *Nagelekzem* einher, mit Verdickung des Nagels und Abstoßung gelber
Hornschichten (Abb. 24). Das *callöse Ekzem* der *Fußsohlen* führt zu einer auffallenden derben Beschaffenheit der Oberhaut mit Besatz der normalen feinen

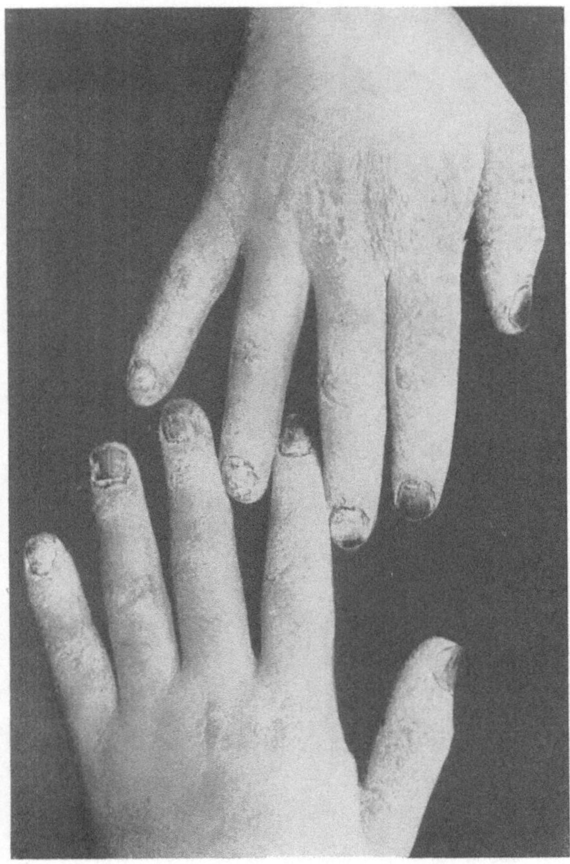

Abb. 24. Eczema callosum der Hände. (Aus der Sammlung P. G. UNNA.)

multangulären Felderung durch eine grobe quadranguläre oder parallelfurchige
(Abb. 25).

Die *subjektiven Empfindungen* beim seborrhoischen Ekzem sind, wie oben
auseinandergesetzt wurde, relativ gering. Das *Jucken* tritt eigentlich nur vorübergehend bei rascher Ausbreitung auf; regelmäßig juckend sind die Stellen
am Kopf, in der Achselhöhle, auf dem Sternum, in der Afterkerbe und dort wo
stärkere Schweiß- und Fettsekretion herrscht; die nässenden und krustösen
Formen erzeugen nach Abheben der Krusten ein mäßiges Wundgefühl. Manchmal tritt bei akuten Schüben, besonders am unteren Teil des Rumpfes, am
Halse, an den Genitalien eine erhebliche, fast *neuralgische Schmerzhaftigkeit*
und eine große *Berührungsempfindlichkeit* auf, die zu den unbedeutenden
lokalen Erscheinungen außer Verhältnis steht; dann kommt es auch zur Ausbildung eines *Eczema seborrhoicum pruriginosum* (Abb. 26).

Übrigens ist auch der Übergang der seborrhoischen Affektion von der behaarten auf die unbehaarte Haut des Kopfes durch größere Blutfülle und stärkere Krustenbildung ausgezeichnet.

Bei starken Temperaturschwankungen und dem dadurch hervorgerufenen raschen Wechsel in der Durchfeuchtung der Haut zeigt sich eine Veränderung im Aussehen der Efflorescenzen. Das Schwitzen und das längere Tragen durchschwitzter und besonders wollener Unterkleider steigern, wie schon früher bemerkt wurde, alle Symptome des seborrhoischen Ekzems, die Hyperämie, den Fettgehalt der Schuppen und die Neigung zum Nässen Mit der Reizung durch den Schweiß hängt wohl die Beobachtung zusammen, daß unter allen

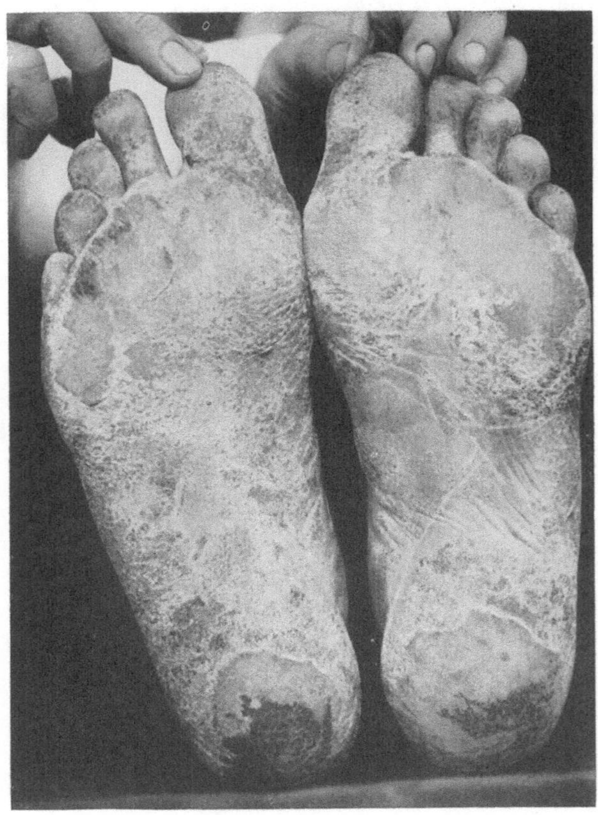

Abb. 25. Eczema callosum der Füße. (Aus der Sammlung P. G. Unna.)

Hautstellen des Körpers es die Gelenksbeugen, die Retroauriculargegend und die Hodenhaut sind, an welchen sich nässende seborrhoische Ekzeme zeigen.

Alle Veränderungen der Fett- und Schweißsekretion rufen Veränderungen der Efflorescenzen hervor, daraus erklärt sich auch die ganz wesentliche *Veränderung des Aussehens des seborrhoischen Ekzems*, wenn bei sehr fetten Personen durch Diätkuren oder durch fieberhafte Krankheiten eine rasche *Abnahme des allgemeinen Körperfettbestandes* hervorgerufen wird.

Beim seborrhoischen Ekzem des Kopfes, der Finger und der Zehen spielen auch *die Schwankungen der Zirkulationsverhältnisse* eine wesentliche Rolle. Deshalb sind die *periodischen Wallungen* nach dem Gesichte für die Entstehung und die Unterhaltung der *Rosacea seborrhoica* von Bedeutung, und das *seborrhoische Ekzem der Kinder am Kopfe* wird durch Hyperämie des Kopfes ebenso ungünstig beeinflußt, wie das *seborrhoische Ekzem des Unterschenkels* durch Stauungsvorgänge.

C. MICHAEL JEFFREY hat mittels mikroskopischer *Capillaruntersuchungs-methoden* beim seborrhoischen Ekzem ähnlich wie bei der Psoriasis *aneurysma-*

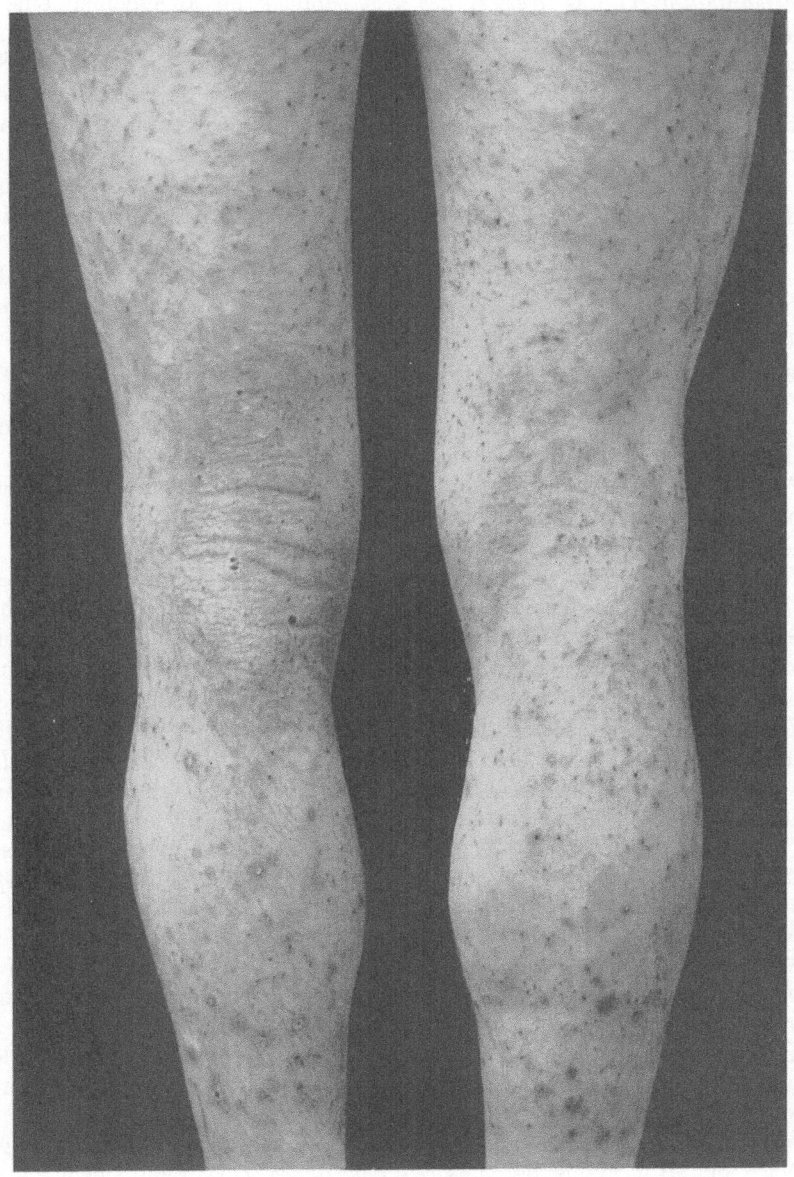

Abb. 26. Eczema pruriginosum. (Aus der Sammlung P. G. UNNA.)

artige Erweiterung einiger Capillaren gesehen, während bei der gewöhnlichen Dermatitis nur eine einfache Erweiterung der Capillargefäße auftritt.

MILLER hat auf die Mitbeteiligung der *vasodilatatorischen Nerven* beim Zustandekommen der *Rosacea* hingewiesen und die Meinung ausgesprochen, daß länger dauernde *Reizungsvorgänge im Gebiete des Trigeminus* zum typischen Rosaceabilde führen können. Demgegenüber muß der *seborrhoische Charakter der Rosacea* betont werden, und wenn auch zuzugeben ist, daß die Sonderstellung der Rosacea mit *nervösen Schädigungen der Blutgefäße* zusammenhängt, so muß doch mit Entschiedenheit daran festgehalten werden, daß *nur auf dem Boden eines seborrhoischen Ekzems eine Rosacea entstehen* kann. Anderseits wissen wir, daß bei der dem Seborrhoiker innewohnenden *Ekzembereitschaft (Ekzemanfälligkeit)* das *System des Sympathicus* im allgemeinen eine große Rolle spielt; wir sehen gerade bei den an seborrhoischem Ekzem erkankten Personen oft, daß nach Waschungen des Körpers mit kaltem Wasser an Stellen, welche von dem seborrhoischen Ekzemherd entfernt liegen und wobei eine direkte Übertragung des Ekzemerregers nicht von vornherein anzunehmen ist, plötzlich das seborrhoische Ekzem auftritt. Wir dürfen annehmen, daß die *Vasodilatation*, welche auf die durch das Waschen mit kaltem Wasser hervorgerufene Verengerung der Blutgefäße folgt, einen guten Nährboden für die auf der Haut ubiquitär lebenden an sich wohl wenig pathogenen Ekzemorganismen abgibt und so auf der ohnehin ekzembereiten Haut eine Propagation des seborrhoischen Ekzems veranlaßt. Der Zusammenhang der vermehrten Fettabsonderung im Gesichte mit Sympathicusstörungen erhellt übrigens aus einem Falle von eigenartigem salbenglänzenden Aussehen der Gesichtshaut bei Encephalitis lethargica, den Georg Stiefler beschrieben hat und bei dem die Zerstörung des Linsenkerns für die paralytische Absonderung des Hautfetts verantwortlich gemacht wurde.

Pinkus hat auf die Häufigkeit der *Tüpfelnägel* bei seborrhoischem Ekzem aufmerksam gemacht. Von Wichtigkeit ist die Feststellung von F. Winkler, daß die Mehrzahl der an seborrhoischem Ekzem leidenden Kranken eine *Überempfindlichkeit der Haut* haben; hier darf daran erinnert werden, daß Keller und Marchionini bei dem „Ekzematoid" eine verminderte Bindungsfähigkeit für Salicylsäure fanden. Dadurch erklärt sich vielleicht das häufige Vorkommen seborrhoischer Ekzeme bei *Asthmatikern,* auf das auch Parkhurst hinweist.

Hier mag auf den interessanten *Blutbefund* hingewiesen werden, welchen F. Winkler bei den mit seborrhoischem Ekzem behafteten Säuglingen erhoben hat; das Blut dieser Kinder zeichnet sich durch eine starke *Jodophilie der Leukocyten* aus; wir haben Grund anzunehmen, daß diese Erscheinung mit Toxinen, die im Körper kreisen, zusammenhängt, und es ist sehr leicht möglich, daß diese Toxine mit der Cholesterinstoffwechselstörung in den Epidermiszellen zusammenhängen. P. Rueda hat auch auf die große Zahl von *eosinophilen* Elementen in solchem Blute aufmerksam gemacht; nach seinen Zählungen können sie sogar den dritten Teil aller weißen Blutzellen ausmachen. Rob. Bernhardt und Jerzy Zalewski haben die *Vermehrung des Cholesterins* im Blute nachgewiesen. Montgomery hat die bei manchen Fällen gefundene Vergrößerung der Leber auf *Glykogenstapelung* zurückgeführt. Bei einer Reihe von Kranken mit ausgebreitetem seborrhoischem Ekzem sah F. Winkler eine vermehrte Säuerung des Urins, eine Beobachtung, die mit den Angaben von C. Doble übereinstimmt.

Der Grund, warum aber aus dem seborrhoischen Ekzem des Gesichtes und der Nase der Höhetypus der *Rosacea seborrhoica* hervorgeht, liegt natürlich nicht im seborrhoischen Entzündungsprozesse selbst, sondern in dem Hinzukommen weiterer Schädigungen der Haut, die wir nicht mit Miller bloß auf fortgesetzte Trigeminusreizung zurückführen können, sondern für welche wiederum Reizungen des *sympathischen Nervensystems* in Frage kommen dürften. Ähnliche Gründe dürften vielleicht auch das schwere Heilen des seborrhoischen Ekzems der Lippen bedingen, der oben beschriebenen *Cheilitis seborrhoica,* die sich in einem hartnäckigen Schuppen der Lippenhaut kundgibt und zu Einrissen der Lippen führt, die lange Zeit bestehen bleiben und sich manchmal mit einer schuppenden *Zungenerkrankung* verbinden, die von

Fournier und Lemonnier als *Glossite exfoliatrice marginée* beschrieben und von Besnier zu dem seborrhoischen Ekzem gerechnet wurde. Die Bedeutung des seborrhoischen Lippenekzems erhellt aus zwei Fällen, welche Douglas Montgomery beschrieben hat, in denen das seborrhoische Ekzem der Bildung eines *Epithelioms* voranging.

Unna hat übrigens hinsichtlich der Entstehung von Carcinom auf seborrhoischem Ekzem darauf aufmerksam gemacht, daß bisweilen bei älteren Leuten eine Form des seborrhoischen Ekzems vorkommt, die auf dem Kopfe, den Genitalien und am Rumpfe sitzt und nicht zu ausgebreiteten Ekzemen, sondern nur zur Bildung umschriebener juckender feuchter Scheiben führt, welche Ausgangspunkte von *Warzen* und von *Carcinomen* werden können. Die Warzen, die sich auf seborrhoisch-ekzematösem Boden, besonders bei älteren Leuten, entwickeln, zeichnen sich durch ihren eigenartigen fetten Glanz aus und tragen deshalb mit Recht den Namen der *Verruca seborrhoica*; interessant gestaltet sich das histologische Bild, in welchem die Epithelzellen reich an sudanophilen Körnchen sind (Abb. 29 auf S. 496).

Im *Säuglingsalter* beginnt das seborrhoische Ekzem mit gelblichen oder schmutziggrauen Schuppen auf der Kopfhaut, die man als *Gneis* oder *Seborrhoea sicca* bezeichnet, und setzt sich in Form einer Rötung über den ganzen Kopf, die Stirne und die Wangen fort, nur die mittleren Partien des Gesichtes freilassend. Die kranken Stellen sind mit fettigen Schuppen bedeckt, die sich leicht von der geröteten, nicht nässenden Haut abziehen lassen, und zeigen sich besonders bei mageren Kindern mit Störungen des Verdauungstrakts; bei dicken Kindern beschränkt sich das seborrhoische Ekzem zumeist nur auf flache schuppende Scheiben am Stamme und auf Herde in den Gelenkfalten. Bei mageren Kindern sieht man oft den ganzen Stamm, vorne bis über die Nabelgegend, hinten bis über die Kreuzbeingegend und die Extremitäten bis an die Fußsohlen krank; die Haut wird düsterrot glänzend und mit feinen Schuppen bedeckt; das Allgemeinbefinden ist wenig gestört, der Juckreiz gering oder fehlend. Bei manchen Fällen beginnt die Erkrankung in den Leistenfalten, so daß man von einer *Intertrigo seborrhoica* spricht, und schreitet allmählich nach oben bis zur Kopfhaut fort. Nicht selten sieht man neben den fettigen Schuppen und Krusten des Kopfes und vereinzelten schuppenden Flecken an den Wangen und am Stamme ein ausgebreitetes *Glutäalerythem* mit einer wellenförmig verlaufenden, feingefransten Abgrenzung gegen die gesunde Haut. Lebard und Moussous haben diese Form der Säuglingsdermatose unter dem Namen *Erythème séborrhoique* beschrieben und sie mit Störungen der inneren Sekretion zusammengebracht, Rocaz hat in ihr den Übergang vom Erythem zum Ekzem gesehen, und Ferrand hat von einem *Erythema simplex* gesprochen, das am Kopfe und im Gesicht seborrhoischen Charakter angenommen hat.

Marfan beschrieb beim Säugling ein trockenes scheibenförmiges, disseminiertes Ekzem, das aus runden, ovalen oder unregelmäßigen, geröteten, mit Andeutungen von Bläscheneruptionen besetzten, selten zum Nässen neigenden, oft fissurierten, schuppenden Plaques besteht, und unterscheidet von ihm das gewöhnliche, mit Seborrhöe und Intertrigo verbundene Säuglingsekzem.

Eine besondere Form des seborrhoischen Gesichtsekzems der Erwachsenen, aber auch der Kinder liegt in dem von Pringle beschriebenen gehäuften Auftreten dunkelroter indolenter miliarer perifollikulärer aggregierter Knötchen, die bei Glasdruck eine citronengelbe Farbe zeigen und beim Abheilen manchmal sehr kleine atrophische Flecke hinterlassen. Diese Form entspricht wohl der nicht selten bei Erwachsenen zu beobachtenden *Folliculitis seborrhoica*, die im Gesichte, an der Stirne, den Nasenfalten und am Kinn auftritt, sich oft als *Vorstadium einer Rosacea* geltend macht, aber auch am Halse und am Sternum zu sehen ist.

Eine eigenartige Stellung nimmt die *Acne seborrhoica* ein, die abzuheilen pflegt, wenn man das bei solchen Kranken fast immer vorhandene seborrhoische Ekzem der Kopfhaut einer sorgfältigen antiseborrhoischen Behandlung unterwirft und eigentlich die Acne des Körpers unbehandelt läßt. Es erscheint deshalb berechtigt, die sich mit seborrhoischem Ekzem verbindende Acne als seborrhoisch zu bezeichnen, und die Anschauung von Jesionek, daß die seborrhoische Acne durch Einwanderung von spezifischen Mikroorganismen von den seborrhoischen Brutstätten her in die Tiefe der Follikel zustande kommt, dürfte nicht unberechtigt sein. Es scheint in der Tat, daß die gleichen Mikroorganismen als Erreger der Acne und als Erreger des seborrhoischen Ekzems in Betracht kommen. Aber nur solche Follikel werden der Infektion zugänglich, in welchen die Epithelzellen ihre natürliche Widerstandskraft gegen die bakterielle Invasion verloren haben. Die Ursache der Herabsetzung der Widerstandsfähigkeit sieht Jesionek in Stoffen, welche dem Follikelsystem auf dem Wege der Blutbahn zugeführt werden. Die bei der Steatidrose entstehenden freien Fettsäuren erleichtern den Mikroorganismen ihre Tätigkeit, da sie an sich sehr entzündungserregend wirken. Trotzdem die Beziehungen der Acne zum seborrhoischen Prozesse feststehen, gelingt es doch nicht, durch Einreibung von Schüppchen, welche dem seborrhoischen Ekzem entstammen, irgendwie Acne zu erzeugen. Dagegen gelingt es, wie Jesionek bemerkte und wie F. Winkler es im Selbstversuche feststellte, durch Einreibung der in den Anfangsstadien des seborrhoischen Ekzems auftretenden feinen Schüppchen das seborrhoische Ekzem selbst zu übertragen. Das Fortschreiten des seborrhoischen Ekzems auf die ganze Hautoberfläche wurde übrigens schon von Audry als Autoinokulation aufgefaßt. Unna hat schon frühzeitig sich mit der Frage der Übertragbarkeit des seborrhoischen Ekzems beschäftigt und ist zu Anschauungen gekommen, welche dieser Erkrankung eine eigene ätiologische Stellung zuweisen. F. Winkler versuchte mit Erfolg, das seborrhoische Ekzem auf Tiere zu übertragen, es gelingt dies sowohl bei Pferden wie bei Hunden und Katzen.

Nach den Angaben von Hugo Schindelka und von Julius Heller kommen seborrhoische Ekzeme bei Hunden, Rindern und Pferden nicht selten vor; Schindelka, ein ausgezeichneter Kenner der Hautkrankheiten der Tiere, hat sie sowohl lokalisiert wie allgemein verbreitet gesehen; sie beginnt beim Pferde zumeist an der Seitenbrust, am Nacken oder am Kopfe und verbreitet sich, oft unter Freilassen größerer Hautpartien, über den ganzen Körper (Abb. 27); die Scheiben sind meist gelbgrau oder grau und können bis zwei Zentimeter dick werden; die Größe schwankt von der Breite eines Fingernagels bis zur Breite eines Talers. Die Partien, welche mit kurzen Haaren bedeckt sind, erkranken meist später als die langhaarigen; manchmal kommt es zum Ausfallen der Schwanzhaare und zur Ausbildung des als „Rattenschweif" bekannten Krankheitsbildes. Schindelka sucht die Ursache der Erkrankung in einer Reizung der Haut durch Seifenwaschung ohne genügende Abtrocknung.

Ätiologie.

Beim Studium der *Ätiologie des seborrhoischen Ekzems* empfiehlt es sich, *die seborrhoischen Krusten* zu untersuchen; die Efflorescenzen des seborrhoischen Ekzems, sowohl die circumscripten Flecke, wie auch die Bänder, sind gewöhnlich von einem halbfetten und halbkrustigen Exsudat bedeckt, das kaum papierblattdünn ist; hebt man die Kruste ab, so erscheint eine rosenrote, etwas feuchte Fläche. Bei einiger Vorsicht kann man die seborrhoische Kruste unversehrt ablösen und nach den Regeln der histologischen Technik in Schnitte zerlegen. Die mikroskopische Untersuchung der Krustenschnitte zeigt *Bläschen,* welche Haufen von Kokken enthalten, welche wegen ihrer maulbeerförmigen Anordnung von UNNA als *Morokokken* bezeichnet wurden, und die SABOURAUD treffend mit den Köpfchen von Kompositenblüten vergleicht. Die einzelnen Kokken sind so stark zusammengedrängt, daß man ihre Gestalt kaum zu unterscheiden vermag.

Beim Zerquetschen einer Kruste kann man leicht diese Kokkenanhäufungen isolieren und sie einer Doppelfärbung nach GRAM-WEIGERT und mit Pikrocarmin unterziehen; man sieht dann ganz verschiedene Formen, runde und kleine Kugeln, Doppelkugeln, große und ovale, teils in der Mitte mit einer

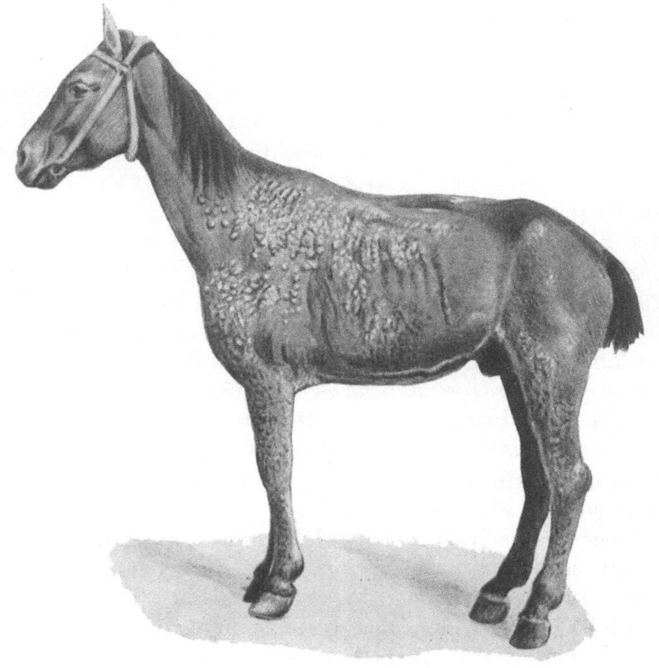

Abb. 27. Seborrhoisches Ekzem des Pferdes. (Nach SCHINDELKA.)

Scheidewand versehene Kugeln, manchmal kurze Ketten und endlich tetradenförmige Gebilde. Die großen und ovalen Formen von 2 μ im Durchmesser und $1-1^1/_2 \mu$ in der Breite stellen das charakteristische Element dar; bei der Doppelfärbung erkennt man, daß an den Kokkenhaufen kleine *Protoplasmastückchen* hängen, die sich mit Pikrokarmin färben und nach SABOURAUD die Reste des *Protoplasmas weißer Blutkörperchen* darstellen; jeder Kokkenhaufen hat sich in einem *Leukocyten* gebildet, der durch *Phagocytose* einen einzelnen Kokkus aufgenommen hatte. Die Kokken zeigen oft eine Teilung in zwei ungleiche Teile, und es entsteht so eine Kette von ungleich großen ovalen Kokken, deren Hauptachse quer zur Richtung der Kette gestellt ist. Die Tetraden sind gewöhnlich gleich groß und scheinen von einer unfärbbaren Hülle umgeben. Jedes Häufchen stellt eine selbständige Kolonie dar, die in den Krusten *symbiotisch mit anderen Mikroorganismen* lebt, welche an der Oberfläche der Krusten als Kokken und als *Flaschenbacillen,* hauptsächlich an den Austrittsstellen der Haare sitzen, während in der Tiefe der Krusten *Schimmelpilzmycelien* zu finden sind und in den epidermoidalen Anhängen der Haartrichter oft Ansammlungen des *Mikrobacillus* auftreten.

Unna durfte mit Recht auf Grund seiner experimentellen Feststellung, daß die *Einimpfung von Morokokken in die Haut des Menschen zur Entstehung von Bläschen* führe und daß beim *Kaninchen* und beim Meerschweinchen durch die Einimpfung eine *desquamierende Hautentzündung* und eine *Alopecie* entstehe, annehmen, daß der *Morokokkus der Erreger des seborrhoischen Ekzems* sei. Diese Ansicht wurde lebhaft bestritten und Sabouraud meinte, daß man bei Meerschweinchen durch Einreibung der mannigfachsten Bakterienprodukte eine Alopecie hervorrufen könne, doch ist der Morokokkus bei der *trockenen Pityriasis capitis* dann regelmäßig zu finden, wenn die Schuppen fettig werden, während man ohne den fettigen Charakter nur Staphylokokken zu finden pflegt; wir haben also trotz der gegenteiligen Behauptung von Sabouraud mindestens viel Wahrscheinlichkeit für die Annahme, daß die Morokokken in der Ätiologie des seborrhoischen Ekzems eine Rolle spielen.

Sabouraud hält den *Morokokkus* für einen *exklusiven Epidermisparasiten,* der niemals eine Tiefenwirkung übt und dessen Leistung sich auf die Spaltung der oberflächlichsten Hornzellenlagen beschränkt, er nennt ihn den Typus der *pityriogenen Mikroben.* Der *Mikrobacillus der Seborrhöe* und der *Flaschenbacillus* sind so regelmäßig mit ihm vergesellschaftet, daß die Frage vorliegt, ob nicht der Flaschenbacillus, den übrigens Kraus als Hefezelle auffaßt, als *Involutionsform des Mikrokokkus* aufzufassen ist. Neben der Schuppenbildung ist der Morokokkus auch imstande, kleine Pustelchen zu bilden, doch bleiben, wie Sabouraud hervorgehoben hat, die einzelnen Pustelchen immer sehr klein, und niemals läßt er sich in größeren Eiterherden finden.

Der eigenartige *buttersäureähnliche* Geruch, der den porzellanweißen Kolonien des Morokokkus auf Glycerinagar anhaftet, hat dazu geführt, ihm auch den Namen *Coccus butyricus* zu geben, und Sabouraud hält es für sicher, daß er vom Staphylococcus albus mit Leichtigkeit unterschieden werden kann und daß ihm eine gewisse Spezifität zukommt.

Der *Mikrobacillus der Seborrhöe,* welcher von Unna entdeckt und von Sabouraud genau studiert wurde, ist ein feines Stäbchen von einer Länge von $^1/_2\,\mu$ bis $1\,\mu$ und $^1/_3\,\mu$ Breite; in seinen Jugendformen hat er eine etwas aufgetriebene Gestalt, so daß er bei oberflächlicher Untersuchung für einen Kokkus gehalten werden könnte; in älteren Stadien ist er länger, sigmaförmig gekrümmt, manchmal in Ketten und manchmal in Bündeln zusammenliegend; Sabouraud vergleicht seine Lagerung mit der Art des Zusammenliegens von Tuberkelbacillen. Bei der Gramschen Methode hält er das Gentianaviolett fest; Gentianaviolett färbt seine Hülle mit, welche bei der Thioninverwendung ungefärbt bleibt, so daß er bei der Thioninfärbung viel feiner erscheint als bei der Gentianaviolettfärbung; die Thioninfärbung läßt ihn zu den schmalsten Bacillen rechnen, die wir überhaupt kennen. Seine Lokalisation in der Haut beschränkt sich fast gesetzmäßig auf das obere Drittel des Haarfollikels zwischen der Follikelmündung und zwischen der Eintrittsstelle der Talgdrüse in den Haarfollikel; die von ihm hervorgerufene Reaktion der Haut trifft die Hornschicht des Follikels, so daß seine Kolonien sich von einem eiförmigen aus konzentrisch gelagerten Hornzellen gebildeten seborrhoischen Kokon *(Utriculus seborrhoicus)* umgeben zeigen. Der infizierte Follikel wird breiter und tiefer, die Leukocytenansammlung lokalisiert sich rings um den Kokon und um die Haarpapille sowie in den Taschen der Talgdrüsen, die Talgsekretion nimmt zu, die Haarpapille atrophiert und das Haar fällt aus. Oft erneuert sich das Haarwachstum, aber endlich ist die Atrophie des Haarfollikels so vollständig, daß nur embryonale Haare entstehen können. Die *Kultur des Seborrhöebacillus* gelingt auf dem Sabouraudschen

Nährboden durch Übertragung des seborrhoischen Kokons; der Nährboden
wird bereitet, indem man 20 g Pepton, 40 g Glycerin, 13 g Agar in einem Liter
Wasser löst und mit vier Tropfen Eisessig versetzt. Nach zwei Tagen beginnt
bei Bruttemperatur das Wachsen porzellanweißer Kolonien, die nach einigen
Tagen in ihrem Zentrum einen braunroten Kegel zeigen, welcher 2 mm hoch
wird und ebensoviel im Durchmesser mißt; die porzellanweiße Masse besteht
aus den UNNAschen *Morokokken,* und nur der braune Kegel enthält die *Seborrhöebacillen.* Um die Bacillen allein zu erhalten, empfiehlt SABOURAUD die
Morokokken dadurch auszuscheiden, daß man das zu verimpfende Material
durch 5 Minuten einer Temperatur von 67 ⁰ C aussetzt, oder daß man die Morokokken durch 11 Tage in einer essigsäurehaltenden Peptonglycerinbouillon
züchtet, die Bouillon filtriert und die so gegen den Morokokkus gleichsam
immunisierte Bouillon mit Agar versetzt und zur Reinzüchtung des Seborrhöebacillus verwendet. Die Übertragung des Bacillus auf Tiere mißlingt, auch
die Versuche, intrafollikulär den Bacillus einzubringen, führen nicht zum Ziele;
auch kann man aus der Tatsache, daß man einen Ausfall der Haare in Band-
form beim Kaninchen durch subcutane Einspritzung von Toxinen des Bacillus
erreichen kann, auf eine spezifische Wirkung des Bacillus auf die Haarernäh-
rung nicht schließen. Nach SABOURAUD stellt man sich die Toxine aus einer
Glycerinpeptonbouillon her, die in 1 Liter 4 Tropfen Eisessig und 4 Eidotter
enthält; man läßt den Bacillus in dieser Kulturflüssigkeit durch 2 Wochen bei
33—34⁰ C wachsen und benützt das Filtrat zur Injektion. Nach SABOURAUD
kann man nun mit einer großen Reihe von Reinkulturen anderer Bakterien
beim Kaninchen und beim Meerschweinchen einen Haarausfall hervorrufen,
darf also nicht von einer Spezifität dieser Mikroorganismen sprechen.

ELLIOT konnte mit seinen Reinkulturen, die aus Diplokokken bestanden,
experimentell das *seborrhoische Ekzem erzeugen;* unter 12 Versuchen gelangen
ihm 7 Inokulationen, und er war imstande, aus den auf der Haut entstandenen
typischen Efflorescenzen wieder den speziellen Diplokokkus, der auch auf
künstlichem Nährboden einen gelben Farbstoff bildet, zu gewinnen.

Nach MENDEZ stimmt der von UNNA beschriebene, als Ekzemerreger ausgesprochene Morokokkus mit dem von NICETA LOIZAGA beschriebenen überein,
und es gelang sowohl ihm wie auch GORDON mit dem aus den Kulturen des
Mikroorganismus gewonnenen *Ekzemhaptinogen* glänzende Heilerfolge zu erzielen.

MILIAN und PERIN haben bei einem mit Impetigo retroauricularis verbundenen
Falle von seborrhoischem Ekzem an den Ekzemstellen den gleichen *Streptokokkus*
gefunden wie in den Impetigopusteln und GOUGEROT hat das Eczema seborrhoicum ebenso wie die Parakeratosis psoriasiformis auf Streptokokken zurückgeführt, die sich nachträglich mit Staphylokokken verbunden haben.

Da SABOURAUD zugibt, daß bei der *Pityriasis capitis* das *Pityrosporon* von
MALASSEZ, bei der *Seborrhöe* der *Mikrobacillus* und bei der *Pityriasis steatoides*
der *Morokokkus* die Hauptrolle spielen, und da wir mit Sicherheit aus den
bakteriologischen Befunden wissen, daß die *Staphylokokken* für das seborrhoische
Ekzem nicht von Bedeutung sind, so verstehen wir es auch, daß, wie I. E.
MEASHAM bemerkt, die durch Staphylokokken hervorgerufenen *Pyodermien*
bei gleichzeitigem seborrhoischem Ekzem erst dann einer Therapie zugänglich
sind, wenn die Seborrhöe entsprechend behandelt wird.

Ätiologisch kommt sicherlich den Hautparasiten eine wesentliche Bedeutung
zu, wir kennen das Vorkommen von epidemischem Ausbreiten des seborrhoischen Ekzems in Schulklassen, solche Fälle haben SAVILL sowie UNNA,
ferner C. BRUHNS und M. COHN beschrieben. UNNA sah in Hamburg in einer
Schule unter 695 Kindern im Laufe von etwa 14 Tagen 234 Erkrankungen an

seborrhoischem Ekzem, und Perrin beschrieb 5 Fälle der Übertragung des seborrhoischen Ekzems der Inguinalgegend bei Eheleuten. Anderseits ist es wahrscheinlich, daß Sabouraud mit seiner Ansicht, daß die von Unna beschriebenen Parasiten zu der normalen Flora der Haut gehören, nicht Unrecht hat, aber man kann doch annehmen, daß eben diese Parasiten unter besonderen Umständen eine Pathogenität erhalten. So erklärt sich der Fall von Berger, bei welchem 8 Wochen nach einer Verletzung der Haut durch einen Hund gerade an den Narben und neben ihnen, später auch an anderen Körperstellen das seborrhoische Ekzem auftrat.

Von Wichtigkeit ist die Frage, ob diese Mikroorganismen bei der Fettimbibition der Oberhautzellen eine Rolle zu spielen haben; R. Sabouraud führt das fettige Aussehen der Schuppen des seborrhoischen Ekzems nicht auf den Fettgehalt, sondern auf eine *Alteration der Verhornung* zurück und spricht deshalb von einer *Dyskeratosis seborrhoiformis.* Nach F. Winkler ist eben diese Alteration der Verhornung durch die abnorme Fettbildung in den Epidermiszellen ausgedrückt, und es läßt sich die Vorstellung nicht abweisen, daß das Übermaß der Fettbildung in der Epidermis beim seborrhoischen Ekzem sowohl mit der Tätigkeit der Mikroorganismen wie auch mit einer *Dysfunktion einzelner endokriner Drüsen* und mit der *Überempfindlichkeit gegenüber gewissen Eiweißstoffen* zusammenhängt; die für die Seborrhöe des Kindesalters im allgemeinen von Cranston Low und Pedro Rueda behauptete Rolle des *Pankreas* dürfte möglicherweise auch in der Ätiologie des seborrhoischen Ekzems eine Bedeutung haben.

Der experimentell sichergestellte Nachweis des Zusammenhanges der durch die Nahrung erfolgenden Fettzufuhr mit dem Fettstoffwechsel der Haut läßt die Annahme zu, daß die Fettverdauung im Darme einen gewissen Einfluß auf die Bereitschaft der Haut, an seborrhoischem Ekzem zu erkranken, ausübt und die Hautallergie beeinflußt; auch Bloch hält es für wahrscheinlich, daß bei entsprechender Hautallergie verschiedene auf der Haut lebende Mikroorganismen durch ihre Toxine oder durch ihre Eiweißprodukte ätiologische Beziehungen zum seborrhoischen Ekzem gewinnen. Damit hängt es wohl zusammen, daß sich manchmal seborrhoische Ekzeme an eine *toxische Dermatitis* anschließen; so hat Rost wiederholt das Auftreten eines seborrhoischen Ekzems an typischer Stelle nach einer Dermatitis toxica gesehen, die sich an anderer Stelle, etwa am Arm, befunden hatte.

Zweifellos besteht eine Affinität der Krankheitserreger zum Hautfett; sie führt aber nicht dazu, daß die normal fetten Hautstellen die Lieblingsstellen des seborrhoischen Ekzems wären; es ist vielmehr, wie oben auseinandergesetzt wurde, nach Jesionek umgekehrt, indem an jenen Stellen, welche eine geringere Fettversorgung zeigen, das seborrhoische Ekzem sich besonders gern lokalisiert. Deshalb sitzen die Anfangstypen an jenen Gesichtsstellen, die durch Seife und hartes Wasser besonders leicht eine unvollständige Fettdurchtränkung erfahren und wenn sich irgendwo eine übermäßige Fettproduktion zeigt, so sorgen unmäßige Waschungen seitens der Kranken dafür, daß die Fettversorgung der Haut gestört und die Ansiedlung der seborrhoischen Ekzeme begünstigt wird. Übrigens kommt es bei übermäßiger Fettsekretion auch leicht zu chemischen Reizungen der Haut, welche wiederum das Wachsen der Seborrhöeorganismen befördern.

F. Winkler hat darauf aufmerksam gemacht, daß die Herde der seborrhoischen Ekzeme *im Dunkeln zu leuchten pflegen,* und er führt dies auf gesteigerte Oxydationsprozesse an der kranken Stelle zurück, besonders gut leuchtet die seborrhoische Rosacea, während die fibröse Form der Rosacea, das Rhinophyma, nicht zu leuchten pflegt; wie weit diese Oxydationsvorgänge mit dem Leben der Bakterien zusammenhängen, müssen weitere Untersuchungen lehren.

Wir wissen durch CZERNY, daß *erhöhte Fettzufuhr* in Gestalt hoher Lebertrandosen zur auffallenden Häufung von Gesichts- und Kopfekzemen bei Kindern führen, und RIECKE bemerkt, daß erhöhte Fettzufuhr zu einer *Verringerung der Hauttalgsekretion* führt; KUZNITZKY zeigte, daß die durch Bromverabreichung hervorgerufene *Verringerung der Hauttalgsekretion* eine *Entzündung des Follikelapparates* begünstigte; freilich hat anderseits C. WOLFF nach intravenösen Injektionen von Bromnatrium den Rückgang seborrhoischer Ekzeme im Gesichte gesehen.

In der gesteigerten Hautfettabsonderung sieht RIECKE einen Abwehrvorgang gegenüber einer etwa vorhandenen Bakterieninvasion, freilich eine Abwehr mit unzulänglichen Mitteln, und erklärt daraus den milden Charakter der entzündlich exsudativen Erscheinungen beim seborrhoischen Ekzem.

Wir können vielleicht mit Recht mit BESNIER von einem *inneren Milieu* oder von einer *seborrhoischen Diathese sprechen,* wenn wir die *Hautallergie,* die *Bereitschaft der Haut, an seborrhoischem Ekzem zu erkranken,* mit dem althergebrachten Begriffe der Diathese identifizieren. Dann würden wirklich die Ekzemerreger oder auch ganz harmlose Oberhautparasiten das seborrhoische Ekzem herbeiführen, und wir hätten dann zwar kein Eczema in seborrhoico vor uns, sondern ein *Eczema in Seborrhoismo,* da die alten Ärzte eine arthritische Diathese als Arthritismus bezeichneten und die seborrhoische Diathese, die *Ekzemanfälligkeit* als *Seborrhoismus* bezeichnet hätten.

PINKUS spricht in gleichem Sinne von einer *seborrhoischen Haut* und meint, daß die gelben Flecken, welche sich auf solcher Haut finden, in allerstärkster Weise zur Ekzematisation neigen; die Eigenart der seborrhoischen Haut sei oft latent und zeige sich erst bei Einwirkung irgendwelcher Reize, durch ungeeignete Hautpflege, namentlich scharfe Seifen, wie sich diese Folgen zumeist als plötzlich auftretende Schuppungen im Gesichte darstellen; das seborrhoische Ekzem komme bei vielen Leuten mit chemischer Überempfindlichkeit der Haut und mit Epidermophytien vor und bleibe anderseits nach der vollen Heilung ausgebreiteter Ekzematisationen als Schuppung, Röte und Glanz an Gesicht und Rumpf zurück.

RIECKE wollte das seborrhoische Ekzem als *Lipoidekzem* aufgefaßt sehen, weil die spezifische lipoide Gewebsimbibition dem Symptomenkomplex den pathologischen Charakter gebe; doch ist ihm die Fettablagerung im Gewebe nicht das Primäre; er sieht das ätiologische Moment in der Reizung durch die Ekzemerreger, welche dem zur spezifischen Erkrankung geneigten Boden den Anreiz zur abnormen Fettbildung in den Epidermiszellen bietet.

Eine gewisse Ähnlichkeit mit der Anschauung, daß eine seborrhoische Diathese vorliegt, findet sich in der Ansicht von ŠAMBERGER, daß das seborrhoische Ekzem durch oberflächliche Entzündung einerseits und durch Hyperproduktion von Fett in den Epidermiszellen anderseits veranlaßt sei; er stellt *dem seborrhoischen Ekzem* das *lymphatische Ekzem* gegenüber, welches durch oberflächliche Entzündung und Hyperproduktion von Lymphe hervorgerufen ist. Das seborrhoische Ekzem habe seine Extremtypen beim Vorherrschen der Fettproduktion im *Eczema erythematopityrodes* und beim Überwiegen der Entzündung im *Eczema seborrhoicum psoriasiforme;* zwischen diesen Extremen gebe es eine Reihe von Varietäten, je nach dem Prävalieren des einen oder des anderen Prozesses. Da das seborrhoische Ekzem und das lymphatische Ekzem zwei grundverschiedene pathologische Prozesse seien, so können sie sich auch kombinieren; aus dieser Kombination sei das *Eczema seborrhoicum papulovesiculosum multicolor* hervorgegangen. Bei Leuten mit manifester Seborrhöe, also mit gelben oder schuppenden Seborrhöeflecken genüge manchmal das Waschen mit Seife, um auf der nicht mehr normalen Hautoberfläche die Entzündung hervorzurufen. Ob die Toxine von Bakterien bei nichtseborrhoischen Menschen die oberflächliche Entzündung und die Seborrhöe hervorrufen können, ist nach Šamberger vorderhand weder zu beweisen, noch zu verneinen; auch seien keine in diesem Sinne wirkenden artefiziellen Schädlichkeiten bekannt.

Das psoriasiforme seborrhoische Ekzem ist nach Šamberger etwas ganz anderes als die Psoriasis, da die bei beiden Krankheitsbildern vorhandene Verminderung des Zusammenhaltens der Hornzellen nicht in beiden Fällen den gleichen Grund hat. Das Wesen der Psoriasis liegt nach Šamberger in einer Abschwächung der Vitalität der Hornzellen, so daß sich über jedem entzündeten Herde die Hornschicht splittert und abschuppt; bei schwach seborrhoischen Prozessen splittert nun ebenfalls die Hornschicht ab, und deshalb sehen die entzündlichen Efflorescenzen bei dem mildesten Grade der Seborrhöe den Efflorescenzen der Psoriasis ähnlich. Bei stärkeren seborrhoischen Prozessen verliert sich die Ähnlichkeit. Insbesondere ist nach Šamberger zu bemerken, daß die manchmal bei Psoriasis vorkommende gelbe Farbe der Schuppen nicht der Beimengung von Fett, sondern der Beimengung von Eiter zuzuschreiben sei und auf einer pyogenen Miterkrankung beruhe.

Auch die Ansicht von Kreibich ist in mancher Beziehung hierher zu rechnen. Nach seiner Anschauung besteht das seborrhoische Ekzem aus der kongestiv-entzündlichen Seborrhöe und aus Ekzem; die entzündliche Seborrhöe ist eine präekzematöse Dermatitis, welche das Auftreten ekzematöser Erscheinungen bedingt und erleichtert. Die Entzündung ist nach Kreibich nicht die Folge einer bakteriellen Infektion, er lehnt es auch ab, das seborrhoische Sekret als Entzündungsreiz anzunehmen. Beim seborrhoischen Ekzem findet man nach Kreibich Lipoidanhäufungen in den Endothelzellen der Gefäße, in der Cutis und an der Epithelgrenze. Der Fettgehalt der Schuppen stammt also nicht bloß von den Talgdrüsen, sondern wahrscheinlich auch aus der Cutis. Daneben gibt es auch von innen stammende seborrhoische Komponenten; so hat die bei übertriebener Milchernährung der Brustkinder auftretende Dermatitis eine solche innere Komponente.

Da sich beim seborrhoischen Ekzem neben den entzündlichen Veränderungen eine Verfettung der Capillaren und eine Lipoidanhäufung in der Cutis finden, so glaubt Kreibich, daß die *Entzündung bei der Seborrhöe nicht von außen, sondern von innen stammt* und daß man deshalb von kongestiv-entzündlicher Seborrhöe sprechen sollte. Zu dieser entzündlichen labilen Haut addiere sich der ekzematöse Prozeß.

Von prinzipieller Wichtigkeit ist die Tatsache, daß die seborrhoischen Ekzeme *keine Lichenifikation* erfahren, wenn sie manchmal auch in das *callöse Ekzem* übergehen; dies läßt darauf schließen, daß die *Gefäßerregbarkeit* der Haut *normal* sei, weil nach den von Török und von Kreibich gelieferten Untersuchungen die Lichenifikation des Ekzems auf einer erhöhten Reflexerregbarkeit der Gefäße beruht. Dagegen zeigt die Rosacea, daß dem seborrhoischen Ekzem eine Neigung der Gefäße zur Erweiterung innewohnt, und diese Bereitschaft zur Gefäßerweiterung dürfte auch der Grund sein, warum das seborrhoische Ekzem in seinen trockenen Höheformen an die *Psoriasis* hinanreicht.

Die von Unna vertretene Auffassung von der *Wesensgleichheit des seborrhoischen Ekzems und der Psoriasis* ist sehr bestechend, wenn man die scharf umschriebenen gelbroten Herde mit asbestglänzenden Schuppen, sowie die weniger scharf abgesetzten über den ganzen Körper verbreiteten vielfach konfluierenden braunroten bis blauroten leicht erhabenen Fleckbildungen und ihre dünne lockere, nicht aus lamellösen Massen bestehende Schuppung betrachtet. Die sternal und interscapular lokalisierten gelbroten annulären und halbkreisförmigen scharf umschriebenen Herde, welche untermischt mit lebhaft roten annulären, scheibenförmigen, trockene weißliche Schuppen zeigenden Efflorescenzen stehen, die kleienförmige und kleinlamellöse Kopfschuppung, das Jucken und die gelbrosafarbenen circumscripten, nur wenig schuppenden Herde an der Stirne unterstützen nach RIECKE diese Auffassung. Er gibt zu, daß zwischen beiden Krankheitsbildern Übergangsformen bestehen, hält aber trotzdem grundsätzlich an der Trennung beider Krankheiten fest, weil weder pathologisch noch ätiologisch eine einheitliche Beurteilung der beiden Prozesse statthaft ist. „Sollte sich einst ergeben", sagt RIECKE, „daß das pathologische Geschehen bei beiden Krankheiten von einer höheren Warte aus, als es die klinische Betrachtung heute gestattet, eine Synthese etwa im Sinne einer konstitutionell bedingten Funktionsanomalie auf bestimmte Reize hin zuließe, so möge man die Exaktheit, die in der Verneinung solchen Zusammenhangs auf Grund heutiger Wissenschaft liegt .nicht verkennen und schätzen." Die von RIECKE ausgesprochene Meinung, daß bei einem Psoriatiker das seborrhoische Ekzem einen Ausbruch der Psoriasis hervorrufen könne, ist nicht von der Hand zu weisen, und der von SIEBEN beschriebene Fall, in welchem neben einer Psoriasis der Arme ein seborrhoisches Ekzem des Kopfes bestand, ist wohl in diesem Sinne deutbar.

Auf Grund klinischer Erwägungen sieht sich JESIONEK veranlaßt, ebenso wie TÖRÖK und CIVATTE, die *Einbeziehung der Psoriasis in den Begriff der* UNNA-*schen Krankheit* abzulehnen; man könne bei reiner Psoriasis das Werden der Efflorescenzen von Anfang bis zu Ende verfolgen und niemals die Erscheinung der Verfettung und die Erscheinungen der ekzematösen Exsudation zu sehen bekommen. Ganz anders dagegen verhalte es sich in *dieser Beziehung mit dem Eczema psoriasiforme*; abgesehen davon, daß es sich aus den fettigen Anfangstypen der Vergilbung und der Pityriasis alba heraus entwickeln kann, so lasse sich der feuchte exsudative Charakter seiner Grundlage für gewöhnlich doch immer noch deutlich genug erkennen. Es gebe hier Erscheinungen, welche die Differentialdiagnose zu erschweren vermögen, es komme vor, daß Psoriasis und fettiges Ekzem, diese zwei so häufigen Krankheiten, nebeneinander an ein und demselben Patienten zur Beobachtung gelangen; ein Übergang eines psoriasiformen Ekzemherdes zur wahren Psoriasisplaque komme aber nicht vor.

Das manchmal zu beobachtende, zuerst von JESIONEK beschriebene Auftreten von *Leukodermaflecken* an Stellen von Efflorescenzen des seborrhoischen Ekzems läßt aber doch an die *Verwandtschaft des seborrhoischen Ekzems mit der Psoriasis* denken, und zeigt, wie UNNA mit seinem Gedanken, daß die Psoriasis eine Extremform des seborrhoischen Ekzems sei, das Richtige getroffen hat.

Faßt man die Ergebnisse der klinischen und der bakteriologischen Untersuchungen zusammen, so muß man sagen, daß möglicherweise die Talgdrüsen und die Knäueldrüsen, also die fettabsondernden Organe der Haut, durch die Infektion zu einer Steigerung ihrer Tätigkeit angeregt werden; aber weder die Vergilbung noch der fettige Charakter der parakeratotischen Oberhauterkrankung sind durch irgendein Drüsenfett bedingt, sondern durch Störungen der normalen Keratinisation infolge pathologischer, wahrscheinlich bakterieller Vorgänge, welche die Umwandlung des Epithelzellenprotoplasmas zum normalen Hornfett betreffen. Dazu kommt der wichtige Faktor, daß die das Eczema seborrhoicum verursachenden Parasiten nach dem glücklichen von UNNA gebrauchten Ausdrucke, eine *sebotaktische Wirkung* entfalten und daß die verschiedenen krankhaften Veränderungen, welche beim seborrhoischen Ekzem auftreten, unter dem Einflusse dieser sebotaktischen Wirkung der Krankheitserreger stehen. Die fettige Beschaffenheit der krankhaften Bildungen, wie sie sich klinisch im *Status oleosus* des seborrhoischen Ekzemes besonders erweist, hat weder mit der funktionellen Absonderung der Talgdrüsen noch mit der der Schweißdrüsen irgend etwas zu tun. Wenn überhaupt die drüsigen Hautorgane hier eine Rolle spielen, so ist ihre Hypersekretion durch die Infektion selbst bedingt, sie ist entzündlicher Natur und, wie Jesionek sagt, nichts anderes als eine koordinierte Begleiterscheinung der übrigen durch die Infektion verursachten entzündlichen Vorgänge.

Nach Jesionek haben wir es bei dem seborrhoischen Ekzem mit den gleichen Entzündungserscheinungen zu tun wie bei den anderen Ekzemen, nur daß sie den Stempel ihrer parasitären Ätiologie an sich tragen, und durch die spezifische sebotaktische Eigentümlichkeit der Entzündungserreger beeinflußt werden. Unter den Epidermisalterationen steht neben den gewöhnlichen Erscheinungen der Parakeratose die krankhafte Alteration der epidermidalen Verfettung im Vordergrund; es ist diese *durch die Parasiten in falsche Bahnen gelenkte Hornfettbildung* nur eine Teilerscheinung der *pathologischen Keratinisation*. Sie beeinflußt, wie Unna gezeigt hat, die gewöhnlichen Symptome des Ekzems in weitem Umfang, aber doch nicht so einschneidend, daß nicht das wesentliche Symptom der ekzematösen Entzündung, die intraepidermidale Exsudation, sich immer noch deutlich genug Geltung verschaffen könnte. In den Krankheitsherden des seborrhoischen Ekzems spielt sich ein förmlicher Kampf *zwischen Verfettung und Exsudation* ab.

Wie die Verfettung viel mehr als ein akzessorisches Symptom der Erkrankung darstellt, so sind auch die entzündlichen exsudativen Vorgänge nicht von untergeordneter oder sekundärer Bedeutung. Diese beiden Erscheinungen stehen gleichwertig nebeneinander , nur siegt das eine Mal die Verfettung über die Exsudation, das andere Mal verwischen Nässen und Bläschenbildung und die an die Exsudation sich anschließende Bildung von Krusten und trockenen Schuppen den fettigen Charakter. Im bunten Wechsel dominiert bald die eine, bald die andere der hauptsächlichsten Komponenten dieses Krankheitsprozesses. Man braucht, wie Jesionek ausführt, nur die Leidensgeschichte eines solchen „Seborrhoikers" oder die einer „seborrhoischen" Familie zu verfolgen, ihre bald fettigen, bald nässenden und bläschenbildenden, bald trocken schuppenden Ausschläge an sich vorüberziehen zu lassen, die in loco vor sich gehenden Übergänge exquisit fettiger Bildungen zu ekzematöser Exsudation und den Übergang von rein ekzematösen Bildungen zur Vergilbung ins Auge zu fassen, um sich des ekzematösen Charakters der Gesamterkrankung bewußt zu werden.

Bei vielen Personen tritt zu Beginn des Herbstes eine in das Gebiet des seborrhoischen Ekzems gehörende Rauhigkeit der Haut auf, welche nach dem Waschen mit kaltem Wasser zunimmt und nicht selten in eine oberflächliche Hautentzündung übergeht. Man sieht an einer oder an mehreren Stellen des Handrückens oder an den Streckseiten der Finger kleine punktförmige Rötungen auftreten, deren allmählich stationär bleibende Papelchen eine kreisrunde Form annehmen und eine gewisse Ähnlichkeit mit den Knötchen des *Lichen* haben, aber nur sehr wenig oder gar nicht jucken und sich auch dadurch von den Lichenformen unterscheiden, daß sich bei Einwirkung irritierender Substanzen aus ihnen Bläschen bilden können, was beim Lichen niemals vorkommt.

Eine Eigentümlichkeit, welche dem seborrhoischen Ekzem bei gewisser Beschaffenheit der Haut (*Keratophilie*) zukommt, ist der schon oben besprochene Übergang in das *callöse Ekzem* an gewissen Prädilektionsstellen, am Handteller, am Handrücken, am Handgelenk, am Vorderarm, an den Ellbeugen, an der Kniekehle und am Fußgelenk, sowie an den Fußsohlen, manchmal auch im Gesichte; die multiplen seborrhoischen Stellen werden trockener und härter, die Hyperkeratose nimmt zu, starkes Jucken tritt auf

(*Eczema seborrhoicum pruriginosum*) und es entstehen sehr hartnäckige Ekzemformen, von bräunlicher oder rotbrauner Farbe und geringer Schuppungs-
tendenz. Im Gesicht entstehen plattenförmige Verhärtungen mit geradlinigen
Furchen, und es tritt oft dabei ein eigenartiger müder Gesichtsausdruck auf,
weil die Gesichtshaut schwer faltbar wird.

Das *callös gewordene seborrhoische Ekzem* darf nicht mit dem lichenifizierten
Ekzem, aber auch nicht mit der Neurodermitis verwechselt werden, welche
in die Gruppe der exsudativen Diathese gehört und nicht an der Prädilek-
tionsstelle des seborrhoischen Ekzems vorkommt, sich durch das intensive
Jucken und durch die bestehenden Darmstörungen charakterisiert und manchmal, besonders an den Beugestellen der Extremitäten, verruköse, auf brauner
Haut sitzende Bildungen veranlaßt; man muß es auch von dem feingefelderten
Aussehen der Haut des nichtseborrhoischen Ekzems nach häufigem starkem
Seifengebrauch, besonders an den Händen und an den Füßen, trennen (*Eczema
fendillé* von DEVERGIE), das nach UNNA besonders bei sehr reinlichen Personen
auftritt, die ihre Ekzemerkrankungen durch mehrmaliges tägliches Waschen
zu bessern suchen.

Diagnose und Differentialdiagnose.

Viele Fälle, welche in der jüngsten Zeit in das Gebiet der *exsudativen Diathese*
gerechnet werden, gehören wohl sicher zum seborrhoischen Ekzem; so stehen
wir nicht an, die von ROST als *exsudatives Ekzematoid* bezeichnete Erkrankungsform als zweifellos seborrhoisches Ekzem anzusprechen, und nehmen
an, daß die groben Furchen um die Mundöffnung, die bis in das Lippenrot
reichen und die ROST zum *spätexsudativen Ekzematoid der Mundgegend* zählt,
mit den auch sonst als *Folgeerscheinung des seborrhoischen Ekzems* zu beobachtenden *Furchenbildungen* identisch sind.

Die *Differentialdiagnose* des seborrhoischen Ekzems bezieht sich außerdem
zunächst auf die eigentliche *Seborrhöe* und die *Steatidrosis,* dann auf die *Acne,*
und weiters kommen differentialdiagnostisch das *Eczema marginatum,* die
Trichophytie, das Erythrasma, die Pityriasis rosea, die *Pityriasis pilaris rubra,*
der *Lupus erythematodes,* dünnschuppende *Psoriasis*formen und gewisse *Syphilide* in Betracht; auch die Symbiose des seborrhoischen Ekzems mit dem *Lupus
vulgaris* hat gewisse wichtige Eigentümlichkeiten aufzuweisen.

Das *Eczema marginatum* zeigt kreisrunde, entzündlich gerötete Scheiben,
deren Randzone durch die lebhafte rote Farbe, durch wallartige Erhebungen,
durch stärkere Schuppung und durch kleine Papelchen und Bläschen ausgezeichnet ist; die Form des Randes und die meist bräunliche Färbung des Zentrums
sind im Vereine mit dem beim seborrhoischen Ekzem meist fehlenden Jucken
und mit dem ziemlich leicht gelingenden Nachweis von Hyphomyceten, sowie
mit der Lokalisation im Bereiche der Genitalien, der Achselhöhlen und anderer
Kontaktstellen der Haut gute diagnostische Merkmale gegenüber dem von der
Kopfhaut ausgehenden seborrhoischen Ekzeme. Auch die *Trichophytie* dürfte
durch die Beschaffenheit des Randes der Effloreszenzen leicht von den Efflorescenzen des seborrhoischen Ekzems zu trennen sein, doch gibt es Krankheitsbilder, welche durch Nässen ausgezeichnet sind und die man, wie schon oben
auseinandergesetzt wurde, nicht anders als *seborrhoische Trichophytien* bezeichnen
kann. Das *Erythrasma* nimmt die Tiefe der Hautfalten ein, zeigt viel flachere
Ränder sowie ein wie mit feinem Mehl überzogenes Zentrum; weiters fehlen die
punktförmigen schuppenden Primärknötchen. Selbstverständlich wird sowohl
bei der Trichophytie wie beim Erythrasma der Pilzbefund die entscheidende
Rolle spielen.

Viel schwieriger ist die Differentialdiagnose gegenüber der *Pityriasis rosea*, zumal sowohl bei dieser Erkrankung wie beim seborrhoischen Ekzem die mikroskopische Untersuchung der Schuppen im Stiche läßt. Der Umstand, daß bei der Pityriasis rosea die Kopfhaut frei bleibt, die Erkrankung vom Rumpfe ausgeht, und daß ihre Herde zartrot, oft pfirsichblütenrot sind, niemals eine fettige Schuppung, sondern eine zigarettenpapierähnliche Schuppung zeigen, dürfte in den meisten Fällen für die Diagnose hinreichen; außerdem zeigen die Herde der Pityriasis rosea einen zackigen, schuppenfreien Rand mit kleinen roten Stippchen und Bläschen und niemals den für die seborrhoischen Efflorescenzen charakteristischen schmalen Saum, abgesehen davon, daß sie nur sehr selten zu polyzyklischen guirlandenartigen Bildungen zusammentreten, sondern nur Ringe und Halbringe bilden. Freilich geben oft die Anfangsstadien, sowohl die punktförmigen Efflorescenzen wie auch die linsengroßen Flecke, insbesondere wenn sie in der Mitte eingesunken sind, nicht genügende Anhaltspunkte für die Diagnose; manchmal entscheidet die von F. WINKLER angegebene Sudanprobe im Sinne eines seborrhoischen Ekzems.

Die schuppenden Hautveränderungen, die in Scheibenform beim *Lupus erythematodes* auftreten, zeichnen sich gegenüber dem seborrhoischen Ekzem durch die Trockenheit der Schuppen und durch die Schärfe der Konturen aus; die als Kennzeichen der Verhornungsanomalie beim *Lupus erythematodes* anzusehenden feinen weißen, enge aneinandergerückten Pünktchen geben übrigens ein nicht zu übersehendes differentialdiagnostisches Kennzeichen. Die leichte Entfernbarkeit der Schuppen spricht gegen die Diagnose eines Lupus erythematodes. Die für den Lupus erythematodes faciei als charakteristisch angesehene *Schmetterlingsform* kommt aber auch beim seborrhoischen Ekzem vor und kann diagnostisch nicht verwertet werden.

Die Differentialdiagnose zwischen *Psoriasis* und seborrhoischem Ekzem gründet sich darauf, daß bei der Psoriasis die Randerhebung niemals Krusten zeigt, und daß die flachen annulären Formen der Psoriasis niemals gelb, sondern braun gefärbt sind oder eine normale Farbe zeigen; die Rinne in der Epidermis mit gerötetem Grunde, die sich bei dem Typus incisus des seborrhoischen Ekzems zeigt, fehlt vollständig bei den psoriatischen Efflorescenzen; dagegen entscheidet natürlich die siebartige Basisblutung nach Entfernung der Schuppen mit Sicherheit im Sinne einer Psoriasis. Auch die *Capillaroskopie* kann zur Differentialdiagnose gegenüber der Psoriasis herangezogen werden, da die Papillarcapillaren mit ihrer starken Erweiterung bei Psoriasis ein ganz anderes Bild bieten als beim seborrhoischem Ekzem.

RIECKE führt an, daß oft beim *Lichen scrophulosorum* unter dem Bilde kleinster follikulärer blaßroter Knötchen und mehr verwaschener gelbroter bis braunroter leicht schuppiger Flecke ein halbkreisförmiges Exanthem auftritt, das nicht selten an Prädilektionsstellen der Seborrhöe erscheint und mit einer Pityriasis simplex capillitii vereint vorkommt.

Die *circinären* und *serpiginösen Syphilide* lassen sich leicht von den seborrhoischen Ekzemformen unterscheiden; eine gewisse Schwierigkeit können die sog. *seborrhoischen Papeln der Luetiker* machen, die sich besonders in den Nasen-, Wangenfalten und in der Kinnfurche finden und eine eigenartige fettige Oberfläche zeigen.

WALKER macht auf das differentialdiagnostische Moment zwischen den Flecken eines seborrhoischen Ekzems und den Flecken einer *Rezidivroseola* aufmerksam, welches beim Aufdrücken eines Fingers auf den Roseolafleck in dem Tasten einer Derbheit besteht, während bei dem auf die Epidermis beschränkten seborrhoischen Ekzem der drückende Finger diese Infiltration nicht fühlt. Das von F. WINKLER angegebene Symptom des stärkeren Hervortretens der Eruptionen bei Sudanbepinselung spricht mit großer Sicherheit gegen die Diagnose einer Roseola.

Die Symbiose des *seborrhoischen Ekzems mit der Lues* drückt aber den Syphiliden das *Symptom der fettigen Borken und Schuppen,* eine frisch gelbrote Farbe, Serpiginosität und Ringbildung mit Auftreten einer gelben Farbe im Zentrum auf; die Anwesenheit von Hitzegefühl, Jucken, Nässen und Fissuren, die Anhäufung an der Stirnhaargrenze, den Nasolabialfurchen, dem behaarten Kopfe, den Achselhöhlen, den Genitalien und anderen Kontaktstellen lassen in erster Linie an diese Kombinierung denken (*seborrhoische Syphilide*) und bedingen die außergewöhnliche Hartnäckigkeit gegenüber der rein antiluetischen Behandlung, während die Kombination der antiluetischen Allgemeintherapie und der antiseborrhoischen Lokalbehandlung rasch zum Erfolge führt. Die gute Wirkung der Schwefelbäder während der Inunktionskur beruht auf der Heilwirkung des Schwefels gegenüber der seborrhoischen Komponente.

Die Vereinigung des *Lupus vulgaris* faciei mit dem seborrhoischen Ekzem bringt es mit sich, daß die Kranken über Hitze und Jucken klagen, das Gesicht anschwillt, sich stärker rötet und an einzelnen Stellen näßt. In solchen Fällen muß zunächst die Seborrhöe behandelt werden, weil die Anwendung von antilupösen Medikamenten die Erkrankung verschlechtert.

Mit dem seborrhoischen Ekzem des Kopfes, mit einer pityriatischen oder psoriatischen Form des Ekzems oder einer Alopecia seborrhoica incipiens vergesellschaftet sich gerne die *Folliculitis varioliformis der Stirnhaargrenze*; jeder einzelne befallene Follikel trägt in der fettdurchtränkten Schuppe das Kennzeichen eines seborrhoischen Ekzems.

Brünauer hat bei der Untersuchung einer in drei Generationen an Darierscher Affektion erkrankten Familie gesehen, daß immer die seborrhoischen Hautstellen von der Darierschen Krankheit befallen waren und daß bei jenen Familienmitgliedern, welche frei von der Darierschen Krankheit waren, auch das seborrhoische Ekzem fehlte.

Unna hat darauf aufmerksam gemacht, daß im Gegensatze zu nichtseborrhoischen Formen das seborrhoische Ekzem oft von einem vermehrten Fettansatz in der Cutis begleitet ist, namentlich ist, wie zuerst Pinkus gezeigt hat, der seborrhoische Haarschwund am Kopfe von einer Verdickung des dort befindlichen subcutanen Fettpolsters begleitet; histologisch lassen sich nun die Anfänge des subcutanen Fettgewebes überall in kleinen Fettsträngen nachweisen, welche die Knäueldrüsen umgeben, und deshalb nimmt Unna an, daß die Zunahme des Panniculus bei der fortschreitenden Kahlheit auf eine stärkere Fettsekretion in den Knäueldrüsen und auf eine an Fett besonders reiche Lymphe zurückzuführen sei. In manchen Fällen ist deshalb die seborrhoische Haut in allen Lymphspalten vom Subcutangewebe bis in die Oberhaut hinein von Fett durchsetzt, also gegenüber dem gewöhnlichen Zuge des Fettes von den Knäueldrüsen nach der Cutis hin in entgegengesetzter Richtung.

Solange die Follikelmündungen von geschwollener Hornschicht blockiert sind, stammt das Fett, soweit es nicht von den Epidermiszellen selbst gebildet wird, von den Knäueldrüsen, später nach vollständigem Haarschwund kann es auch aus den Talgdrüsen stammen. Wenn durch den seborrhoischen Prozeß der Haarschwund eingetreten ist und die Talgdrüsen in den hypertrophischen Zustand kommen, da nehmen auch diese Drüsen an der Produktion des Fettes der Krusten Anteil; es wird mehr Talgsekret geliefert, und da infolge des Haarverlustes das normale Absatzgebiet des Talgdrüsensekretes fehlt, so kommt es zu dem Zustand der übermäßigen Ablagerung von Talgdrüsensekret auf der Oberfläche der Haut, deren Folge bei lang bestehendem seborrhoischen Ekzem älterer Leute das Vorhandensein von dicken seborrhoischen Krusten des Kopfes und der Nase ist. Die Follikeleingänge sind hier nicht mehr durch die gequollene Hornschicht verlegt, wie bei den gewöhnlichen Formen des seborrhoischen Katarrhs, sondern sie klaffen und lassen einen Strom von gut erhaltenen Talgdrüsenzellen auf die Oberfläche treten, welche langsam durch Diffusion ihr Fett an die unten liegenden Krusten und Schuppen abgeben.

Man hat die Beobachtung, daß zumeist der behaarte Kopf der Hauptsitz und der Ausgangspunkt der Krankheit ist, in verschiedener Weise erklären wollen; am besten ist die Erscheinung wohl durch die Annahme zu erklären, daß die Erreger des seborrhoischen Ekzems hier einen ihnen zusagenden Boden finden und daß diese günstigen Ernährungsbedingungen das ganze Leben hindurch bestehen.

Elliot hat zwar darauf aufmerksam gemacht, daß die meisten Seborrhoiker jugendliche Individuen zwischen 20 und 30 Jahren sind; es zeigt sich aber, daß die meisten von ihnen schon ein ganzes seborrhoisches Leben hinter sich haben, daß sie als Säuglinge an „Milchborke" und an seborrhoischem Ekzem des Gesichtes gelitten haben, daß sie als Knaben bei prächtigem Haarwuchs übermäßige Kopfschuppen und als Jünglinge einen vorzeitigen Haarschwund zeigten, daß nach interkurrenten fieberhaften Krankheiten die Haare ausgingen und nie ganz wiederkamen, daß sie wegen eines Bindehautkatarrhs häufig in Behandlung standen und daß nach jeder körperlichen Anstrengung in den Achseln, in den Hinterbackenfalten und in den Schenkelfalten juckende und rasch sich ausbreitende Hauterkrankungen auftraten.

Die meisten Kranken suchen die Hilfe des Arztes erst auf, wenn der seborrhoische Katarrh schon verschieden lange Zeit bei ihnen bestanden hat. Gewöhnlich handelt es sich um eine einfache trockene oder schon für das Gefühl fettige Abschuppung der Kopfhaut, welche allmählich stärker wurde oder welche sich mit einem anfallsweise besonders am Vorderkopf und am Scheitel ausbrechenden Jucken kombinierte, verbunden mit dem Auftreten kleiner Krusten, nach deren Abkratzen etwas Serum und Blut austrat. In anderen Fällen wird der Patient beunruhigt durch einen ziemlich rasch sich bemerkbar machenden Haarausfall oder durch das Auftreten von dickeren isolierten teils fetten, teils feuchten Krusten im Bereiche des Scheitels, nach deren Abhebung feuchte Stellen und das Gefühl von Wundsein zurückblieben. In manchen Fällen stellte sich als Frühsymptom im Bereiche der Schläfen und der Ohren das Gefühl der Hitze und ein Nässen der Haut ein, wobei die schuppige oder krustöse trockene Fläche des Scheitels ganz allmählich nach abwärts in die nässende Region überging oder wobei der Saum des seborrhoischen Katarrhs vom behaarten Kopf nach abwärts über die Stirnhaargrenze oder die Nackenhaargrenze hinunterrückte und hier auf der nackten Haut sehr auffallende rote, mit Schuppen oder Krusten bedeckte nummuläre Papeln erzeugte, welche als eine fortlaufende Guirlande (*Corona seborrhoica*) die Haargrenze umgeben. Man sieht auch manchmal, daß sich die Gesichtshaut mit blassen oder roten schuppenden Flecken unter permanenten Kongestionserscheinungen bedeckt und daß daneben juckende Flecken am Halse und an den Armbeugen auftreten; die *Pityriasis alba* auf der Wange und der Halsfläche der Frauen, sowie ihre Efflorescenzen im Barte und auf den Schultern von Männern sind häufig jene Efflorescenzen, welche den Kranken zum Arzt führen.

Die Disposition zu seborrhoischen Ekzemen ist übrigens in den *ersten Lebenswochen* außerordentlich groß und nimmt nach dem zweiten Lebensmonat ab, um erst wieder zur Zeit der *Pubertät* hervorzutreten; es scheint, daß hier tatsächlich innige Beziehung der *seborrhoischen Hautdisposition zu den Geschlechtshormonen* vorhanden sind, welche einerseits im Säuglingsalter vom mütterlichen

Organismus stammen und anderseits in späteren Jahren selbst von den *endo-krinen* Drüsen gebildet werden.

Histologie.

Histologisch läßt sich der Nachweis liefern, daß dem seborrhoischem Ekzem eine Sonderstellung zukommt, und es wird sicherlich der mikrochemischen Forschung gelingen, diese Sonderung zu präzisieren. Das Auffallendste im histologischen Bilde ist wohl das Auftreten einer *sudanophilen Substanz* in der parakeratotischen Hornschicht (Abb. 28) in Form von Tröpfchen und Körnchen; KREIBICH fand sie auch in den Endothelien der Papillargefäße, sowie frei-liegend in den Papillen; CEDERCREUTZ sah sie teils zwischen den Zellen, teils

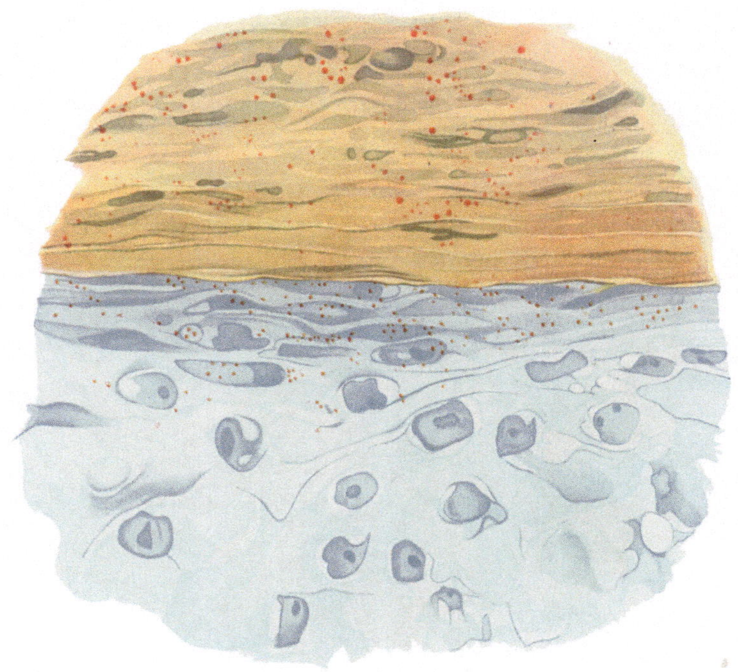

Abb. 28. Seborrhoisches Ekzem. Sudanfärbung.
(Nach CEDERCREUTZ, Arch. f. Dermatol. u. Syphilis, Bd. 111.)

innerhalb der Zellen im untersten und im mittleren Teile des Stratum basale und des Stratum spinosum, besonders aber in den obersten Reihen des Stratum corneum. Ihre Anordnung kehrt in der Struktur der *seborrhoischen Warze* noch deutlicher wieder (Abb. 29).

DARIER erklärte die *veränderte Osmiumreaktion* des seborrhoischen Zellen-inhaltes damit, daß es sich hier nicht um Olein und um Oleinsäure handelt, welche die Osmiumreaktion geben würden, sondern um Palmitin, Stearin und ihre Säuren, welche die Osmiumsäure nur unvollständig reduzieren.

Das seborrhoische Ekzem charakterisiert sich im allgemeinen dadurch, daß die *Körnerschicht verschwunden* und daß die *Hornschicht verdickt* ist und lichtbrechende Zellen enthält, die häufig noch einen Kern zeigen, kugelig sind und einen Fettkörper enthalten, welcher sich mit Sudan färbt und mit Osmiumsäure nicht schwarz, sondern braun wird. Die Gruppen dieser Zellen sind zumeist durch Züge normaler Hornzellen oder durch Züge von trockenen abgeplatteten kernhaltigen Zellen getrennt.   Als drittes Merkmal ist die *Hypertrophie* der *Stachelschicht* anzuführen.

Die *basalen Hornzellen* behalten ihre stäbchenförmig gewordenen Kerne, der Fettgehalt der Hornschicht beginnt erst in einer höheren Lage als gewöhnlich. Bei stärkerer Exsudation tritt ein *intercelluläres* Ödem dazu, welches unterhalb der veränderten Hornschicht sich anstaut, einen *spongioiden* Zustand der *Stachelschicht* herbeiführt und hier zu kleinsten *intercellulären Höhlen* und unter Kompression der anliegenden Stachelzellen zu größeren Hohlräumen führt, welche stets der Hornschicht anliegen und sich von hier nach abwärts als *Verdrängungsbläschen* ohne jede Spur von Colliquation und von sonstigen Degenerationserscheinungen der Epithelzellen gegen den Papillarkörper vergrößern, aber ihn

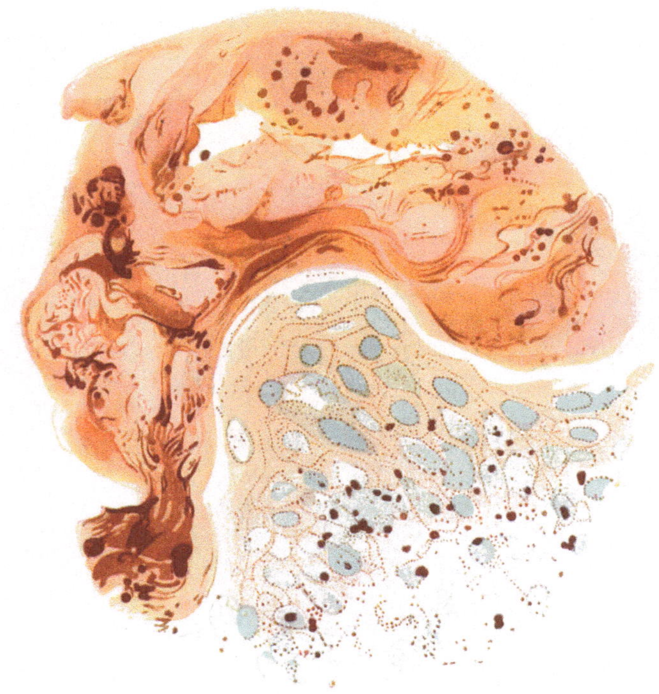

Abb. 29. Seborrhoische Warze. Sudanfärbung.
(Nach Cedercreutz, Arch. f. Dermatol. u. Syphilis, Bd. 111.)

nicht durchbrechen.   Bei weitergehender Verhornung suchen sich die Bläschen in *Krusten* umzuwandeln, werden durch die junge Hornschicht abgekapselt und auf diese Weise eliminiert.   Hebt man vorsichtig eine Kruste ab und zerlegt sie in Schnitte, so sieht man, daß sie auf der Oberseite und auf der Unterseite von Epidermislagen gebildet wird, welche sich im Stadium der Hyperkeratose und der Parakeratose befinden; in der Kruste liegen von Hornzellen bedeckte seroleukocytäre Bläschen, welche reichlich Morokokken enthalten; ebenso wie der Inhalt der Bläschen, so besteht auch der Inhalt der Saftlücken des Epithels aus Serum, einer geringen Menge von Leukocyten und aus fibrinogener Substanz, welche ebenso wie in der Kruste so auch in den Höhlungen unterhalb derselben große homogene Fibrininseln erzeugt (Abb. 30).

Bei den chronischen Formen der seborrhoischen Ekzeme tritt die Neigung zu *Akanthose,* zur *mitotischen Wucherung des Epithels* auf und je mehr diese Akanthose ausgebildet ist, um so mehr machen die Efflorescenzen einen münzenförmigen polsterartigen Eindruck und um so schärfer setzen sie sich von der gesunden Umgebung ab.

Weniger deutlich als die Veränderungen der Epidermis sind die durch leichte Entzündung in der Cutis hervorgerufenen Veränderungen, welche sich durch Gefäßerweiterung, interstitielles Ödem, Schwellung und mitotische Vermehrung der Bindegewebszellen, sowie durch eine sehr mäßige Menge auswandernder Leukocyten charakterisieren. Diese Entzündungserscheinungen halten sich zunächst an die Nachbarschaft des Epithels, so daß nur die horizontale Platte des Papillarkörpers von Spindelzellen infiltriert erscheint; nur langsam verbreitet sich die Infiltration nach abwärts über die ganze Cutis. Klinisch prüft man sie durch Rollen einer Hautfalte zwischen den Fingern; doch täuscht dieses Symptom bei Vorhandensein einer stärkeren Epithelverdickung.

Die Neigung des chronischen seborrhoischen Ekzems zu Rezidiven hängt nicht von Resten des Cutisinfiltrats, sondern von der auf die Parakeratose folgenden spongioiden Umwandlung des Epithels ab.

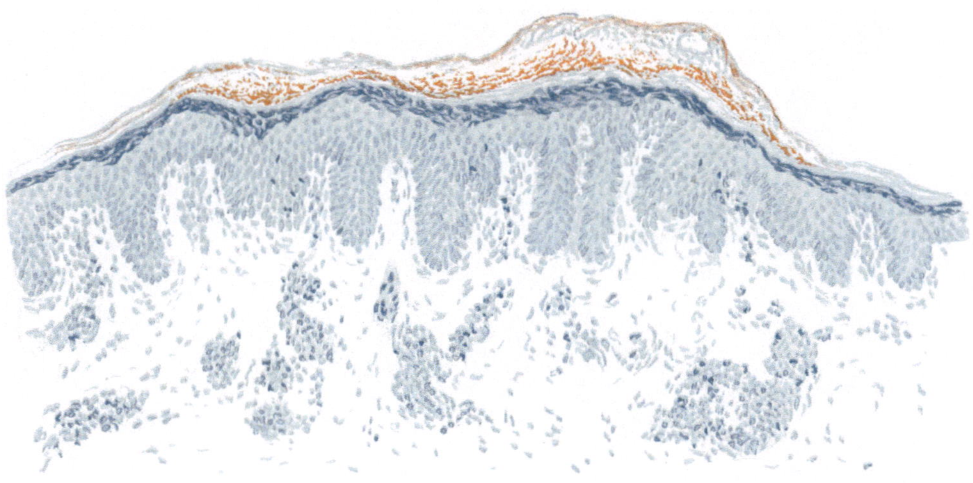

Abb. 30. Rand einer Rückenefflorescenz bei einem Eczema seborrhoicum.
Fettgehalt der parakeratotischen mit Bläschen durchsetzten Hornschicht. Akanthose.
Leukocytendurchwanderung. Färbung: Hämatoxylin-Sudan.
(Aus Gans, Histologie der Hautkrankheiten, Bd. I. Berlin: Julius Springer 1925.)

Nur die obersten Lagen der Krusten sind von Fett durchtränkt, die unteren Lagen können sogar besonders fettlos und feucht sein; auch bei trockenem Charakter des ganzen Katarrhs dringt das von den Drüsen in die Hornschicht gebrachte Fett nicht in die unteren Lagen der Krusten ein. Dieses Fett ist in der Hornschicht der Krusten und Schuppen diffus verteilt, stammt aus den Knäueldrüsen und den Epithelien selbst und man sieht zuweilen innerhalb der seborrhoischen Krusten die Stellen oberhalb der Schweißporen im Osmiumpräparat durch stärkere Schwärzung gekennzeichnet, die Schweißporen selbst erweitert, manchmal sogar trichterförmig. Manchmal findet man in den *Zellen der Knäueldrüsen* viele *Mitosen* und diese Erscheinung spricht für eine besonders angepaßte Tätigkeit der Drüsenepithelien beim seborrhoischen Ekzem.

Von Wichtigkeit für unsere Auffassung, daß die *seborrhoische Glatze* (Alopecia seborrhoica) nicht, wie auch Gans annimmt, auf einer konstitutionellen Eigentümlichkeit gleich der Seborrhöe beruht, sondern durch das seborrhoische Ekzem hervorgerufen wird, ist das histologische Bild der Kopfhaut im haarlosen Zustand. Man erkennt die Störung in der Ernährung der Epidermiszellen der

Haut und ihrer Anhangsgebilde; auf die Ansammlung von Fett und von Hornmassen in den Haarfollikeln folgt die Atrophie der umgebenden Follikelepithelien, die Papille wird kleiner, es tritt eine Atrophie der Haarfollikel ein, dabei sind Talg- und Schweißdrüsen an der Atrophie nicht beteiligt (Abb. 31).

Elliot fand um die Papillargefäße und um die aufsteigenden Gefäße des Subpapillarnetzes, sowie längs der Haarfollikel eine leichte, entzündliche Infiltration und Vakuolen in den Basalzellen, sowie einige Wanderzellen in der Stachelschicht vor. Bei Zunehmen des Prozesses sah er den entzündlichen Prozeß auf das ganze subpapillare Netz ausgebreitet und endlich sah er die ödematöse Durchtränkung der Cutis und die reiche Kerndegeneration mit vielfacher Vakuolenbildung in den Stachelzellen eintreten, sowie die Wanderzellen und die Mitosen zunehmen.

Das *seborrhoische Ekzem* oder der *seborrhoische Katarrh der Haut* ist also

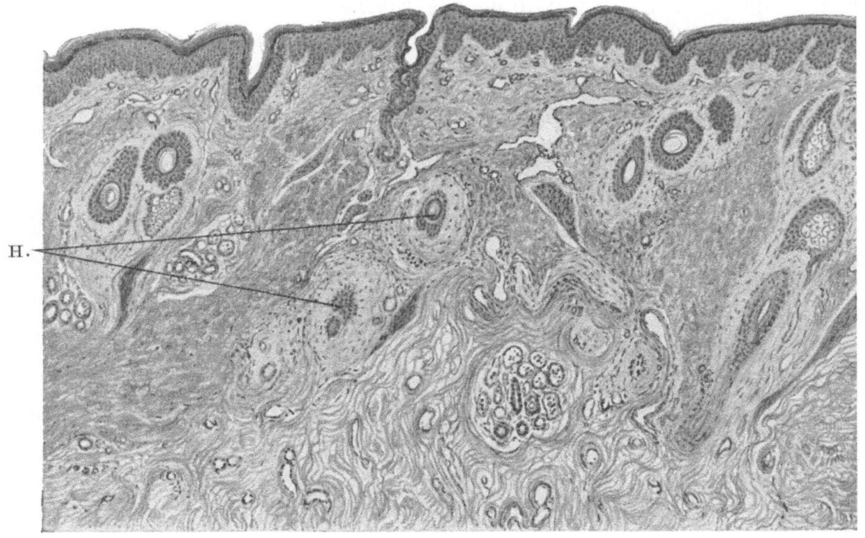

Abb. 31. Schnitt aus einer Kopfglatze nach seborrhoischem Defluvium (Vergr. 42).
Bei H. atrophische Haarfollikel mit verdickter Wand.
(Aus Kyrle, Histo-Biologie der menschlichen Haut. Bd. I. Berlin: Julius Springer 1925.)

histologisch durch dieselben drei Momente charakterisiert wie alle Ekzeme; man findet bei ihm also erstens eine *Parakeratose* der Oberhaut, zweitens eine *Epithelwucherung (Akanthose)* und drittens eine mehr oder weniger tief reichende *Entzündung der Cutis,* wozu als vierter und besonderer Umstand noch eine *Vermehrung des Hautfettes* und Anzeichen von *vermehrter Tätigkeit der Knäueldrüsen* hinzukommt.

Das *seborrhoische Ekzem unterscheidet* sich histologisch vom *gewöhnlichen Ekzem* dadurch, daß bei letzterem die Läsion von der Basis der Epidermis an die Oberfläche fortschreitet und daß die primäre Alteration, die *spongiöse Veränderung,* anfänglich juxtapapillär ist und nach aufwärts geht, bis es zur Exfoliation kommt. Beim *seborrhoischen Ekzem beginnt* der Prozeß wie bei allen parasitären Erkrankungen *an der Oberfläche* und zeigt sowohl eine degenerative, wie eine proliferative Funktion; die *degenerative Funktion* spricht sich in der *fettigen Parakeratose* und die *proliferative Funktion* in der *Akanthose* aus.

Die *Parakeratose* ist beim seborrhoischen Ekzem histologisch das wichtigste Symptom, weil sie das charakteristische Moment der Ekzemdiagnose ist. Es ist diejenige anatomische Veränderung, welche die Abschuppung zur Folge hat und nach Abfall der Schuppen eine aufgelockerte Übergangsschicht und gequollene basale Hornschicht zutage treten läßt. Charakteristisch ist, daß die Kerne der Zellen im Stratum granulosum sich nicht allmählich in Keratohyalin oder Keratin umsetzen, sondern daß der *Verhornungsprozeß so rasch erfolgt,* daß die Kerne erhalten bleiben. Neben der Parakeratose ist die *Akanthose* wichtig, zumal sie beim seborrhoischen Ekzem stärker ausgebildet ist als bei anderen Ekzemformen. Die *spongioide Umwandlung* und die *Bläschenbildung* treten nur unter günstigen Umständen ein, und dies entspricht auch dem klinischen Verhalten.

Da die Bläschenbildung und das Nässen bei den seborrhoischen Ekzemen im allgemeinen schwächer und örtlich beschränkt auftreten, so bilden diese die natürlichen Übergänge zwischen dem Extremtypus der feuchten und der trokkenen Ekzeme. Wenn die Neigung zum Nässen ganz aufgehoben ist, so treten die seborrhoischen Elemente in den Vordergrund, und es entstehen die Ekzemformen von trockenem Charakter und buntem Aussehen, wie sie in besonders charakteristischer Weise das Petaloid zeigt; die trockenen Ekzeme gehen anderseits leicht in den Typus der Psoriasis über, da sich die Akanthose, speziell die Randakanthose mit dem großen Fettgehalt der Zellen sehr gut verträgt.

Das histologische Bild jener Höheform des seborrhoischen Ekzems, welche als *Rosacea* bezeichnet wird, ist durch die *Gefäßerweiterung* bestimmt, welche zur Neubildung von Blutgefäßen, Ansammlung von Plasmazellen, Hypertrophie der Talgdrüsen und beim *Rhinophym* zur exzessiven Epithelhypertrophie führt.

Von Wichtigkeit ist die Beachtung der von Civatte festgelegten Unterscheidung zwischen dem Verhalten der Epidermiszellen beim seborrhoischen Ekzem und bei der Psoriasis; beim Ekzem tritt das Serum zwischen die Zellen und trennt sie voneinander (Exoserose), und bei der Psoriasis schwellen die Zellen an, ohne voneinander gerissen zu werden (Endoserose); beim Ekzem finden sich im Exsudate mononucleäre Zellen, bei der Psoriasis polynucleäre; bei der Psoriasis finden sich sogar Ansammlungen von polynucleären Zellen, die gleichsam Gänge in das ödematöse Rete Malpighii bohren.

Zusammenfassung.

Die klinische und die histologische Untersuchung des unter dem Namen des seborrhoischen Ekzems von Unna zusammengefaßten Krankheitsbildes beweist also, daß es sich hier um eine *nosologische Entität* handelt. Wir haben allen Grund, den alten, historisch gewordenen Namen beizubehalten und lehnen den von Radcliff Crocker gemachten Vorschlag, die Krankheit als *seborrhoische Dermatitis* zu bezeichnen, mit Entschiedenheit ab, weil wir nicht darauf verzichten können, schon im Namen die Ähnlichkeit mit den Bildern der Ekzemgruppe hervorzuheben. Die französische Dermatologenschule unterscheidet sich wesentlich von unserer Anschauung, und es mag vielleicht nicht uninteressant sein, einige der von den französischen Autoren vorgebrachten Meinungen anzuführen.

Audry sagt, daß sich die *Dermatose* d'Unna sehr häufig mit Ekzem kombiniere und daß dadurch erst das seborrhoische Ekzem entsteht, weshalb er ihm den Namen *Séborrhéide eczématisante* gibt. Der gleichen Meinung hat der Wiesbadener Dermatologe Touton Ausdruck gegeben, wenn er das seborrhoische Ekzem für eine primäre Dermatomykose mit sekundärer Ekzemisation erklärt. Besnier führt aus, daß das seborrhoische Ekzem *weder ein Ekzem noch eine seborrhoische Dermatose* sei und daß der von Unna gewählte Ausdruck einen doppelten Irrtum bedeutet; nichtsdestoweniger solle man den Ausdruck beibehalten, erstens weil er bequem ist, und zweitens weil er es erspart, in die Literatur einen neuen Namen einzuführen; in Wirklichkeit sei die Krankheit eine *präekzematische* Affektion. Gaucher schreibt nur der *Circinata figurata,* welche von Bazin als *Eczéma acnéique* bezeichnet wurde, die Eigenschaften des seborrhoischen Ekzems zu; die Pityriasis alba und die Seborrhoea pityriasiformis können sich mit dem gewöhnlichen Ekzem kombinieren, stellen aber nicht das seborrhoische Ekzem dar. Hallopeau rechnet unter die seborrhoischen Affektionen auch die Psoriasis und die Pityriasis rubra pilaris und meint, daß bei disponierten Personen unter dem Einflusse fettreicher Nahrung oder auch anderer Momente eine *Alteration der Fettsekretion* der Haut erfolge und daß dadurch für verschiedene Bakterien ein guter Nährboden bereitet werde; je nach der Natur dieser Bakterien entstehe dann eine Acne oder eine Pityriasis alba oder eine Psoriasis oder ein Ekzem oder eine Pityriasis rubra; aber es gebe auch eine den seborrhoischen Affektionen bezüglich der Lokalisation nahestehende Gruppe von Dermatosen, bei denen *keine Störung der Fettsekretion vorliege.* Der Einfachheit halber schlägt Barthélemy für das seborrhoische Ekzem die Bezeichnung *Unnaria* vor, und betont, daß diese Affektion zum Unterschiede von den auf inneren Ursachen beruhenden gewöhnlichen Ekzemen durch äußere Ursachen hervorgerufen werde, nämlich durch Mikroorganismen, die sich auf dem durch die Seborrhöe günstig gewordenen Nährboden entwickeln. Endlich meint Civatte, daß das seborrhoische Ekzem in die Gruppe der Darier*schen Ekzematiden* einzureihen sei.

Therapie.

Das wichtigste *antiseborrhoische* Mittel ist *der Schwefel*; es ist gleichgültig, ob er in kolloidaler Form oder als präcipitierter Schwefel auf die Haut aufgetragen wird, seine Wirkung ist immer befriedigend. Für die seborrhoische Pityriasis capitis ist die Einreibung mit einer dreiprozentigen Schwefelpomade hinreichend; man läßt sie zweimal wöchentlich in die Kopfhaut einreiben und trägt dafür Sorge, daß die alten Salbenreste regelmäßig vorher durch eine Waschung mit Seifenspiritus entfernt werden. Die hyperämischen schuppigen Flecke des Gesichtes und die leicht nässenden seborrhoischen Efflorescenzen werden mit Schwefelpasten behandelt, am einfachsten und besten mit der *Zinkschwefelpasta,* welche 12% Zinkoxyd und 8% Schwefel enthält; ihre Formel ist:

Rp. Sulfur. praecipit.   4,0
    Zinc. oxydati   6,0
    Terr. siliceae   2,0
    Axung. benzoat. ad 50,0
DS. Zinkschwefelpasta.

sie wird täglich zweimal bis dreimal in die vorher mit Seifengeist gewaschene Haut eingerieben, und zwar derart, daß ein Teil des Fettes in die Hornschicht eindringt und der Rest als puderartiger Rückstand auf der Haut verbleibt. Bei der Schwefelbehandlung muß man darauf bedacht sein, daß manchmal die Haut *gegen Schwefel sehr empfindlich* ist. Bei akuten Prozessen wirkt oft der Schwefel reizend und darf nur in schwacher Konzentration verordnet werden; bei chronischen Formen wird der Schwefel viel besser vertragen, aber auch eine längere Schwefelbehandlung des chronischen Ekzems ruft manchmal ein lästiges Sprödewerden der Haut hervor; deshalb gilt als Regel, daß die Schwefeleinreibung nur einige Tage hindurch fortgesetzt wird, und daß man dann die Haut mit einer schwefelfreien Kühlsalbe behandeln muß, damit sie ihre Geschmeidigkeit wieder gewinne und neuerlich eine Schwefelbehandlung vertrage. Auch eine Schwefelschüttelmixtur, etwa das Kummerfeld*sche Waschwasser,* wird viel gebraucht; seine Formel lautet:

Rp. Sulf. praecip.
Spirit. vin.
Aq. rosar. āā 30,0
Muc. gumm. arab. ad 100,0
DS. Waschwasser.

Eine beliebte Vorschrift für eine andere Verschreibungform lautet:

Rp. Mentholi 0,2
Sulf. praecip. 2,0
Zinc. oxyd.
Talc. venet. āā 4,0
Glycerini
Aq. destill. āā 10,0
DS. Schwefeltrockenpinselung.

Als Grundlage zur Aufnahme des Schwefels empfiehlt sich das von UNNA eingeführte *Mattan,* eine glanzlose Kombination von Gleitpuder, Fett und Wasser, die sich besonders gut für die Gesichtsbehandlung eignet; auch die von UNNA unter dem Namen des *Unguentum sulfuratum* viel verwendete Verschreibung nützt in zahlreichen Fällen; die Formel lautet:

Rp. Sulfur praecipit. 5,0
Tragacanthae 3,0
Contere exactissime cum Spirit. vini 5,0
Deinde misce cum Glycerini 40,0
Adde Aquae destillatae ad 100,0
DS. Unguentum sulfuratum.

Neben dem Schwefel kommt die *Resorcin*behandlung in Betracht. Das $1^0/_0$ ige Resorcinwasser eignet sich vorzüglich zu Umschlägen, unter welchen auch ausgebreitete Ekzeme gut abheilen. Bei universellen seborrhoischen Ekzemen läßt man eine wollene Hemdhose mit der Lösung tränken und legt sie naß dem Kranken an; dann wird der Patient in wollene Decken eingewickelt und bleibt über Nacht im Resorcindunstverband; zur Bereitung der Lösung empfiehlt es sich, das Resorcin in abgeteilten Dosen, bei Kindern zu zwei Gramm und bei Erwachsenen zu fünf Gramm zu verschreiben und die Anweisung zu geben, daß zur Bereitung der notwendigen Lösung je ein Pulver in einem halben Liter warmen Wassers aufgelöst werde. Mit dieser Nachtbehandlung kann man bei Tage die Behandlung mit Zinkschwefelpasta verbinden.

Das dritte antiseborrhoische Medikament ist das *Chrysarobin,* das in zweckmäßiger Weise durch *Cignolin* ersetzt weiden kann. Eine $5^0/_0$ ige Chrysarobinsalbe oder eine $^1/_2 {}^0/_0$ ige Lösung des Cignolins in Aceton, die zweimal täglich verwendet werden soll und bei deren Applikation wollenes Unterzeug zu tragen ist, leistet manchmal Überraschendes, insbesondere wenn eine stärkere Epithelwucherung zu beseitigen ist. Für das seborrhoische Ekzem des Gesichtes eignet sich diese Behandlung wegen der Gefahr der Bindehautreizung nicht.

An vierter Stelle ist unter den antiseborrhoischen Mitteln das *Ichthyol* zu nennen, das sowohl rein ohne Verdünnung aufgepinselt, wie auch in Verbindung mit dem Chrysarobin gute Dienste leistet; eine $5^0/_0$ ige Chrysarobinsalbe, die $5^0/_0$ Ichthyol und außerdem noch $2^0/_0$ Salicylsäure enthält. *Ung. Chrysarobini compositum* ist für die Behandlung des seborrhoischen Ekzems am Körper sehr zu empfehlen, die eingeriebenen Stellen werden mit dünnen Wattelagen bedeckt und mit Mullbinden unter Mastisolbenützung vor dem Abscheuern durch die Kleider geschützt. Wenn die Chrysarobinreaktion auftritt, wird die Haut mit Zinkschwefelpasta weiter behandelt.

Das fünfte Mittel ist die *Salicylsäure,* in Form von $1-2^0/_0$ igen Salben; nach den Erfahrungen von ROST wirkt Salicylvaselin „geradezu spezifisch" auf den seborrhoischen Prozeß ein; oft, besonders zur Behandlung der Kopfhaut, empfiehlt sich die Verwendung einer Salicylresorcinsalbe nach folgender Formel:

```
Rp. Acid. salicyl.
    Ol. ricini ää        0,5
    Resorcini            1,5
    Vaselini ad         50,0
DS. Salicylresorcinsalbe.
```

Ein sechstes Mittel ist das *Pyrogallol*; man verwendet es als $2^0/_0$ ige Salbe besonders für die Kopfhaut; der häufig geübte Zusatz von Zinkoxyd zu Pyrogallussalben ist nicht zulässig. In vielen Fällen ist die Mischung von Pyrogallol mit Caseinsalbe sehr zweckmäßig, namentlich zur Behandlung des seborrhoischen Ekzems in der Inguinalgegend; sie wirkt oft besser als die Zinkschwefelpasta:

```
Rp. Acidi pyrogallici       0,50
    Unguent. caseini ad    25,0
MDS. Pyrogallolfirnis.
```

An siebenter Stelle stehen die *Quecksilberpräparate*, Mercurius praecipatus albus und Hydargyrum oxydatum flavum, welche in der Augenheilkunde in $1^0/_0$ Salben in altbewährter Verwendung bei Lidrandekzem stehen, aber auch sonst in der Therapie des seborrhoischen Ekzems eine große Rolle spielen.

An achter Stelle stehen der *Teer* sowie die aus ihm bereiteten Präparate.

Die *Chrysarobinichthyol*behandlung eignet sich, trotzdem sonst die Chrysarobinbehandlung im Gesichte nicht gerne geübt wird, auch für die seborrhoische *Pityriasis alba faciei*; man benützt dazu eine $2^0/_0$ ige Lösung von Chrysarobin in reinem Ichthyol, trägt einen Tropfen dieser Lösung auf die Haut auf und läßt ihn eintrocknen, oder man bedeckt den noch nicht ganz trockenen Tropfen mit einem Watteflaum und erzielt durch diese einfache Methodik, die jeden Tag einmal zu wiederholen ist, in kurzer Zeit ein überraschendes Resultat.

Bei schwereren Formen hat sich der *Zinkichthyolsalbenmull* als zweckmäßig erwiesen und bei den seborrhoischen Höheformen, namentlich bei der *Rosacea* ist außer der *Schwefelzinkpasta* eine einmalige oder mehrmalige Schälung mit einer *Resorcinschälpasta* notwendig, die man aus Resorcin, Kieselgur, Ichthyol, Zinkoxyd und Schweinefett zusammengesetzt, etwa nach folgender Formel:

```
Rp. Zinci oxyd.           1,6
    Terr. siliceae        0,4
    Resorcini             8,0
    Ichthyoli             2,0
    Axungiae benzoat.     6,0
    Vaselini              2,0
DS. Resorcinschälpaste.
```

Den Beginn der Behandlung machen gewöhnlich *Schwefelsalben*; man verschreibt zunächst eine $3^0/_0$ ige Salbe und steigt mit der Konzentration bis man eine $10^0/_0$ ige Salbe erreicht hat; es ist zweckmäßig, die schwächeren Salben früh und abends einreiben zu lassen; bei der $10^0/_0$ igen Salbe wird die Einreibung nur abends vorgenommen; wenn einige Tage hindurch die $10^0/_0$ ige Schwefelsalbe benützt worden ist, so geht man zur Zinkschwefelpaste über und verschreibt:

```
Rp. Sulfur. praecip.          4,0
    Zinc. oxyd.               6,0
    Terr. silic.              2,0
    Axung. benzoat. ad       40,0
Mf. ungt. DS. Zinkschwefelpaste.
```

oder man verordnet den *Schwefelgelanth* nach folgender Formel:

```
Rp. Gelatinae
    Tragacanthae     ää 2,5
    Glycerini            5,0
    Aq. destill.        80,0
    Sulfuris depurat.   10,0
Mf. gelanth. DS. Zu einem rasch trocknenden Überzug zu verstreichen.
```

Schreus hat von einer *Mitigalschwefelsalbe* mit einem Gehalt von 40%
Schwefel bei seborrhoischen Ekzemen und bei Rosacea gute Resultate gesehen.

Die für das *Gesicht bestimmte Schwefelpaste* kann zweckmäßig einen kleinen
Zusatz von *Zinnober* (1%) erhalten, um auch bei Tage in unauffälliger Weise
verwendet werden zu können.

Zur abendlichen Behandlung benützt man eine Paste, die ohne Druck und
ohne Reibung auf die Haut aufgestrichen wird, etwa von folgender Zusammensetzung:

Rp. Zinc. oxyd.   14,0
    Sulfur. praecip.   10,0
    Terr. siliceae   5,0
    Cinnabaris   1,0
    Ol. benzoat.   10,0
    Adipis benzoat.   55,0
    Vaselini puriss.   15,0
Mf. pasta. DS. Gesichtspaste. Pasta zinci sulfurata rubra.

Diese Paste wird abends nach der Reinigung der Haut mit heißem Wasser
appliziert und mit einer Mullbinde niedergebunden. Kann der Tag zur Behandlung benutzt werden, so streicht man sie leicht auf die befallenen Stellen
auf, solange man zu Hause ist, und wischt sie ab, bevor man ausgeht. Dann wird
teils zum Schutz gegen die Witterung, teils zur Verdeckung der Salbenreste
ein hautfarbener Zinkichthyolpuder

Rp. Ichthyoli   1,0
    Boli rubrae   0,5
    Boli albae   2,5
    Magnes. carbon.   4,0
    Zinci oxydati   5,0
    Amyli oryzae   8,0
Mf. pulv. subt. DS. Pulvis cuticulor.

auf die Stellen aufgewischt.

Hierbei darf man nicht vergessen, dem Patienten zu sagen, daß *arzneiliche
Puder* nicht mit der Puderquaste eingestäubt, sondern wie eine Salbe mit
dem Finger sanft *eingerieben,* bei der Rosacea aber *nur aufgetupft* werden.
Nachdem der Überfluß des Puders wieder mit einem weichen Tuche abgewischt ist, kann der Patient ausgehen und ist dann nicht nur in unauffälliger
Weise, sondern auch ziemlich gut gegen Witterungseinflüsse geschützt. Der
angegebene *Puder* ist nicht nur sehr brauchbar als Tagesbehandlung, sondern
stellt auch für sich allein eine *vollkommen ausreichende Tag- und Nachtbehandlung für die leichtesten Fälle von Rosacea* dar, so insbesondere für jene ersten
umschriebenen Rötungen der Nase, mit denen jene Patienten, die auf ihren
Teint viel halten, oft den Arzt aufsuchen. Man kann zweckmäßigerweise, um
den antiseborrhoischen Effekt zu vermehren, dem obigen Puder noch etwas
Schwefel und etwas Resorcin zusetzen:

Rp. Resorcini
    Sulf. praecip.
    Ichthyoli   āā 3,0
    Pulv. cuticoloris   ad 30,0
Mf. pasta. DS. Gesichtspuder.

Die oben angeführte Nebenwirkung des Schwefels, daß früher oder später,
je nach dem natürlichen Fettgehalt der Gesichtshaut, eine gewisse Sprödigkeit
der Haut, besonders an den nichterkrankten Stellen hervorgerufen werden
kann, führt zu einer Modifikation der Behandlung in dem Sinne, daß man
den Kranken neben der Schwefelpaste etwas *Coldcream* gebrauchen läßt, etwa
derart, daß der Patient bei jedesmaligem Gebrauche zuerst das ganze Gesicht

mit Coldcream einreibt und dann auf den hauptsächlich befallenen Stellen etwas von der Paste darüber einreibt; auf diese Weise wird die Gesamtsprödigkeit beseitigt und der Rest der Affektion gleichzeitig weiterbehandelt. Der Patient lernt es bald, die Paste mehr und mehr durch Coldcream zu ersetzen, je näher die Heilung rückt, die bei leichten Fällen durchschnittlich in einigen Wochen erreicht wird.

In den schwereren Fällen, sogar in den Fällen des *Eczema callosum,* ist die Grundbehandlung dieselbe, nur muß der oberflächlich wirkenden Zinkschwefelpaste die tiefer wirkende antiseborrhoische *Resorcin-Ichthyol-Salicylsalbe* von der Formel:

Rp. Ichthyoli
Resorcini　　　　　　　āā 5,0
Acidi salicylici　　　　　2,0
Vaselini flavi optimi　ad 100,0
MS. Unguentum resorcini compositum.

zu Hilfe kommen. Man läßt also das ganze Gesicht mit Zinkschwefelpaste behandeln und auf allen schwerer befallenen dunkelroten, papulösen Stellen darüber die Resorcinsalbe einreiben, oder man verschreibt von vornherein:

Rp. Pastae Zinci sulfuratae rubr. 20
Ung. resorcini compos.　　　10
Mf. pasta.

Diese sehr bewährte Mischung hat noch einige praktische Vorteile, die besonders darin liegen, daß sie durch den Vaselingehalt der Resorcinsalbe die für die Behandlung des Gesichts erwünschte Konsistenz und durch den Ichthyolgehalt gleichzeitig einen gelben Stich erhält, welcher die ganze Mischung der natürlichen Hautfarbe ähnlicher macht. Denn vollkommen hautfarben werden unsere Salben bekanntlich nur, wenn sie die *drei Hautfarben:* *Weiß, Gelb* und *Rot* enthalten, die in dieser Mischung durch Zinkoxyd, Ichthyol und Zinnober gegeben sind. Die Folge ist, daß gerade diese äußerst wirksame Mischung ganz gut auch bei Tage ohne alle Bedeckung im Gesichte gebraucht werden kann; man trägt nur ganz wenig von derselben auf die hauptsächlich befallenen Stellen auf und verstreicht die geringe Quantität sanft mit dem Finger, bis sie unsichtbar geworden ist. Bei den schwersten Fällen mit universeller dunkelroter Gesichtsfarbe trägt man die Mischung abends ziemlich dick auf, bindet mit einer Mullbinde ein und wischt am anderen Morgen ohne neue Reinigung der Haut die Reste mit einem weichen Tuche ab; die auf dem Gesichte bleibenden Spuren bilden dann eine ausreichende Tagbehandlung und bieten zugleich sowohl Schutz wie — durch den gelben Ton — eine hautfarbene Schminke, die gerne verwendet wird. Endlich führt die Mischung auch nicht so leicht die allgemeine Sprödigkeit der Haut herbei, wie man sie bei der Verwendung der einfachen Zinkschwefelpaste sieht.

Statt des Resorcins verwenden Pusey und Ch. White das von der chemischen Fabrik *Knoll* hergestellte *Euresol,* ein Resorcinmonoacetat, in wässeriger oder alkoholischer Lösung und führen an, daß es wirkungsvoller sei als das Resorcin: für die Kopfhaut verschreiben sie $3^0/_0$—$5^0/_0$ige Lösungen, für die unbehaarte Haut eine geringere Konzentration. Noch besser wirkt nach F. Winkler eine Euresol-Anthrasollösung in Aceton:

Rp. Euresol　　　　　　　3,0
Anthrasol　　　　　　2,0
Aceton　　　　　ad 50,0
DS. Zum Einpinseln.

Ch. White hat eine $5^0/_0$ige *Steinkohlenteersalbe* empfohlen, die direkt auf die Haut aufgestrichen wird; sie hat sich bei der Nachprüfung durch F. Winkler in folgender Zusammensetzung bewährt:

                Rp. Liq. carbon. detergent.
                     Zinc. oxyd.   āā   2,0
                     Terr. siliceae   5,0
                     Vaselini   āā 50,0
                DS. Die Aufstreichung ist nach 12 Stunden mit Öl zu entfernen und
                        wiederum auf 12 Stunden zu erneuern.

Sehr gut wirkt bei den seborrhoischen Formen, aber auch beim Ekzem
der Säuglinge, die von S. JESSNER angegebene *Pasta nigra* folgender Zusammensetzung:

                Rp. Flor. sulfur.   10,0
                     Sapon. kalin.   20,0
                     Past. Mitin.   20,0
                     Ol. lithanthracis   10,0.
        Mf. pasta. (In der angegebenen Reihenfolge zu mischen!) Täglich ohne vorher-
            gehende Reinigung der Haut aufzustreichen, bis die Schälung beginnt.

Bei der Behandlung des *seborrhoischen Ekzems der unbehaarten Haut* wird,
wie FEER für Kinder angegeben hat, der Steinkohlenteer (Pix Lithanthracis)
mit einem Wattepinsel dünn auf die Haut aufgetragen und die Stelle nach dem
Eintrocknen des Teeres mit Zinkpuder bestreut.

S. JESSNER empfiehlt auch die Verbindung milder Teerpräparate mit
5—10% *Präcipitat*salbe, und ZUMBUSCH verwendet eine Zinkteerschwefel-
salbe in folgender Zusammenstellung:

                Rp. Ol. rusci
                     Ol. jecor. aselli
                     Lact. sulfur.   āā 2,0
                     Zinc. oxyd.
                     Talc. venet.   āā 10,0
                     Vaselini   ad 50,0
                DS. Dünn einzuschmieren und darüber zu pudern.

Eine andere sehr brauchbare Salbenform ist durch die Kombination von
HEBRA*scher Diachylonsalbe* mit Teer charakterisiert:

                Rp. Liantrali   1,0
                     Vaselini   10,0
                     Extr. cannab. ind.   1,0
                     Ungt. Hebrae   ad 50,0
            Mf. unguent. DS. Nach dem Einreiben mit Federweiß bepudern.

In vielen Fällen ist die Verwendung von *Naftalanschwefel*salben zweckmäßig,
wie auch die Aufpinselung von *Anthrarobin*lösungen nicht selten gute Dienste
leistet; die diesbezügliche Formel lautet:

                Rp. Anthrarobini   2,0
                     Tincturae benzoes   18,0
                     DS. Zur Einpinselung.

Man kann mit gutem Erfolg auch eine *Teer*salbe verwenden, die *Resorcin,
Schwefel und Salicyl* etwa nach folgender Formel enthält:

                Rp. Resorcini
                     Acid. salicylici   āā 1.0
                     Ol. rusci   5,0
                     Sapon. medic. quant. sat. ad emulsionem
                     Sulfur. praecipit.   5,0
                     Axung. benzoat.   ad 50,0
                Mf. unguent. DS. Salbe, abends einzureiben.

BARTHÉLEMY empfahl beim frischen seborrhoischen Ekzem die Behandlung
mit *Resorcinkalkliniment* nach folgender Formel:

Rp. Ol. lini   65,0
    Aq. calcis.   30,0
    Resorcini   3,0
    Vanillini   q. sat.
Fiat linimentum. DS. Abends die erkrankten Stellen einzureiben und mit Gaze
    zu bedecken; morgens mit heißem Wasser abzuwaschen und einzupudern.

In leichten Fällen kommt man auch mit *Alkohol*einreibungen zum Ziele; die
von Christiansen empfohlene dreimal täglich durchzuführende Pinselung der
seborrhoischen Ekzeme mit $50^0/_0$ *Propylalkohol* muß mit Vorsicht geübt werden,
da manchmal schon bei Pinselungen mit $15^0/_0$ Propylalkohol Reizerscheinungen
auftreten; man sieht aber namentlich bei dem *seborrhoischen Ekzem des Kopfes*
nicht selten sehr befriedigende Resultate.

Bei vielen Fällen von seborrhoischem Ekzem genügt die von Unna empfohlene *Spray*behandlung; der $1^0/_0$ ige *Resorcinalkoholspray* eignet sich sehr gut
für die Behandlung des Körpers, während der $1^0/_0$ ige *Pyrogallolätherspray* sowie
der $1^0/_0$ ige *Pyrogallolacetonspray* sich zur Behandlung des seborrhoischen
Ekzems der Kopfhaut empfiehlt.

Rocaz hat darauf aufmerksam gemacht, daß manche Mißerfolge der antiseborrhoischen Salbenbehandlung bei Kindern auf die Verwendung von Vaselin
zurückzuführen sind, welches von der Haut vieler Kinder schlecht vertragen
wird; er empfiehlt deshalb, das Vaselin durch *Axungia benzoata* zu ersetzen.

In manchen Fällen ist es zweckmäßig, eine Lösung von Schwefel und
Schwefelkohlenstoff zu verwenden; man kann ihr Teer zusetzen, nach folgender von E. Juster und R. Huerce empfohlenen Formel:

Rp. Sulf. depurat.   10,0
    Tetrachlorkohlenstoff   75,0
    Aceton   75,0
    Schwefelkohlenstoff   150,0
    Ol. cadini   10,0
DS. Schwefelteerlösung.

Zur Behandlung *der seborrhoischen Vergilbung* der Haut benützt man die
milde reduzierenden und eintrocknenden Mittel, besonders Puder und Pasten,
welche Zinkoxyd, Schwefel, Kieselgur, Wismutcarbonat oder Magnesium-
carbonat enthalten, sowie alkoholisch-ätherische Einreibungen zur Entfernung
des in der oberflächlichen Epidermislage befindlichen Lipochroms. Hier findet
die Verwendung der überfetteten *Ichthyolseife* sowie auch die Benützung der
Afridolseife mit heißem Wasser ein besonders günstiges Gebiet.

Manchmal sieht man von einer internen oder subcutanen *Arsen*therapie
vorzügliche Resultate, vielleicht infolge einer durch das Arsen gesteigerten
Produktion von normalem Fett in den tiefen Zellenlagen der Epidermis.

Die Behandlung der *fettigen Krusten* geschieht durch abwechselnde Ölbäder
und Seifenwaschungen mit nachheriger Behandlung der kranken Hautstellen
durch Zinkschwefelpaste. Zur Behandlung der seborrhoischen Flecke auf der
behaarten Haut genügen die einfache $5-10^0/_0$ ige *Schwefelpomade*, abwechselnd
mit Seifenwaschungen, und die während der Nacht erfolgende Behandlung des
Kopfes mit einer Resorcinsalicylichthyolschwefelsalbe nach folgender Formel:

Rp. Sulfur. depurati
    Resorcini
    Ichthyoli   āā   2,0
    Acidi salicylic.   1,0
    Vaselini   ad 50,0
DS. Salbe.

Für die *Flecke* der unbehaarten Haut wirken Dunstverbände und Waschungen
mit *glycerinhaltigem Spiritus,* dem etwas Benzoesäure zugesetzt ist, sehr gut;

auch Waschungen mit *Wasserstoffsuperoxyd* führen oft zum Ziele; vielfach wird eine *Chlorcalciumsalbe* gebraucht:

Rp. Solut. 25⁰/₀ Calcii chlor.   50,0
Lanolini
·Unguent. diachylon Hebrae āā 25,0
DS. Zur Behandlung der kleinen bunten Flecken auf der Haut.

Hat man es aber mit größeren Flecken zu tun, so ist die Chrysarobinbehandlung am Platze; man verwendet dazu folgende Verschreibung:

Rp. Chrysarobini
Ichthyoli   āā   5,0
Acidi salicyl.   2,0
Vaselini   ad 100,0
DS. Salbe für den Körper, nicht für das Gesicht oder die Kopfhaut zu verwenden.

Statt des Chrysarobins wird das *Cignolin* ($^1/_4$—1⁰/₀ in Aceton gelöst) gern verwendet. Diese Behandlung eignet sich auch für die der Psoriasis nahestehenden trockenen seborrhoischen Ekzeme, bei welchen der Kopf, ebenso die Hände und die Genitalien anders behandelt werden müssen als die übrigen Teile des Körpers. Die Kopfhaut kann auch mit *Pyrogallolsalbe* von der Zusammensetzung:

Rp. Pyrogalloli
Ichthyoli   āā   5,0
Acidi salicyl.   2,0
Vaselini   ad 100,0
DS. Salbe für den Kopf.

zweimal täglich eingerieben werden, die Hände und die Genitalien werden mit Resorcinsalbe und die übrige Haut, soweit sie krank ist, mit der Chrysarobinsalbe behandelt. Wenn nach einigen Tagen die kranken Stellen stark gerötet werden, wird unter Applikation von Zinkschwefelpaste und von Bädern die Abstoßung der mortifizierten Hornschicht abgewartet, um dann neuerlich die gleiche Behandlung zu beginnen; manchmal muß ähnlich wie bei der Behandlung der Höheformen der Zyklus fünfmal bis sechsmal vorgenommen werden. Der Beginn jedes Zyklus soll auch das erste Mal mit einer durch mehrere Tage applizierten Zinkschwefelpaste gemacht werden Zurückbleibende Reste der Erkrankung müssen sorgfältig nachbehandelt werden. Zur *Nachbehandlung* eignet sich die Resorcinsalicylichthyolsalbe oder bei punktförmigen Efflorescenzen eine 30⁰/₀ige Resorcinsalbe. UNNA hat darauf aufmerksam gemacht, daß ohne diese Nachbehandlung nicht selten eine *typische Psoriasis* auftritt.

Bei schweren Fällen von seborrhoischem Ekzem empfiehlt sich die Einpinselung mit der oben angeführten 5⁰/₀igen Lösung von *Anthrarobin* in Benzoetinktur; man läßt drei Abende hintereinander die Pinselung ausführen und am vierten Tage ein Kleienbad nehmen; die Kleie darf aber nicht direkt dem Badewasser zugesetzt werden, sondern man kocht 1 kg Kleie in Wasser auf und seiht durch ein Tuch ins Badewasser hinein.

Auch die *Tumenol-Anthrarobin*behandlung ist nicht selten von vorzüglicher Wirkung; man verschreibt sie nach der Empfehlung von ARNING in folgender Form:

Rp. Tumenolammonii   8,0
Anthrarobini   2,0
Tinctur. benzoes   30,0
Aeth. sulfur.   20,0
DS. Zum Einpinseln.

Die *blumenblattähnlichen Efflorescenzen* heilen rasch bei Verwendung der Zinkschwefelpaste oder einer Anthrasol-Schwefelsalbe:

<pre>
          Rp. Sulf. depur.   5,0
              Anthrasol   2,0
              Vaselini   ad 50,0
          DS. Äußerlich.
</pre>

Aber auch hier ist eine sorgfältige *Nachbehandlung* mit Schwefelseife oder mit Resorcinsalicylseife oder mit Naphtholseife notwendig, damit die sonst leicht eintretenden Rezidive verhütet werden.

Für die Behandlung der *seborrhoischen Flecke* auf der Haut des *Stammes* eignet sich nach Pusey die Vlemingkx*sche Schwefel*lösung oder die in den angelsächsischen Ländern als *Lotio alba* bezeichnete *Schwefelzink*lösung, deren Formel lautet:

<pre>
          Rp. Sulfur. praecip.
              Kal. sulfur.   āā   10,0
              Zinc. sulfur.   4,0
              Aq. rosar.   ad 100,0
          DS. Lotio alba.
</pre>

Bei dem *seborrhoischen Ekzem der Achselhöhlen,* besonders beim weiblichen Geschlechte, muß dreimal täglich eine Zinksalbe verwendet werden, und der Puder wird mittels eines Wattebausches, der jedesmal erneuert werden muß, auf die seborrhoischen Stellen aufgetragen; die bei den Frauen beliebte Verwendung von Achseleinlagen aus Kautschuk ist zu vermeiden und durch Puderbehandlung zu ersetzen.

Nach Sutton ist die Behandlung der seborrhoischen Flecke mit 5%iger oder 10%iger *wässeriger Silbernitrat*lösung empfehlenswert, und er meint, daß diese Behandlung sich besonders für die Achselhöhle und die Leistenbeugen eignet.

Auch die von F. Winkler oft verwendete Behandlung der seborrhoischen Flecke mit Pinselung von *Pyocyanase,* den Stoffwechselprodukten des Bac. pyocyaneus, ist mitunter von überraschender Wirkung.

Für die Behandlung des *seborrhoischen Ekzems der Kopfhaut* sind Einreibungen mit *Salicylpräcipitat*salbe zweckmäßig, etwa nach der von R. L. Sutton empfohlenen Formel:

<pre>
          Rp. Acidi salicylici   1,0
              Hydrargyri praecip. albi   2,0
              Ungt. rosati   ad 30,0
          DS. Abends die Kopfhaut einzureiben und am darauffolgenden Morgen
              mit Seife abzuwaschen.
</pre>

Jessner bemerkt aber mit Recht, daß manchmal die Kombination von Präcipitat mit Salicyl schlecht vertragen wird; er empfiehlt folgende Formel:

<pre>
          Rp. Mitini mercurial.
              Ichthyol
              Acid. salicyl.   ·āā   0,5
              Ol. jecor. aselli   1,5
              Mitini   ad 10,0
          DS. Äußerlich.
</pre>

Eine andere Formel wird von Johnston gerühmt:

<pre>
          Rp. Mercur. subl. corr.   0,01
              Chloral. hydrat.   8,0
              Spirit. 1% acid. formic. 15,0
              Ol. ricini   0,15
              Spir. vin.   ad 200,0
          DS. Zur abendlichen Einreibung des Kopfes.
</pre>

Manchmal, namentlich bei den psoriasiformen Ekzemen des Kopfes, ist die Verwendung des von der chemischen Fabrik *Knoll* hergestellten, als *Lenigallol* in den Handel gebrachten Pyrogalloltriacetats besonders wirksam; man verschreibt das Lenigallol entweder allein oder in der Verbindung mit Anthrasol, etwa nach folgender Formel:

> Rp. Lenigallol 5,0
> Anthrasol 3,0
> Past. zinci ad 50,0
> DS. Zur Behandlung der Kopfhaut.

In einzelnen Fällen ist beim seborrhoischen Ekzem der Kopfhaut *das Abrasieren* der Haare notwendig; die enthaarte Haut läßt sich dann leicht mit *Schwefelsalben* oder mit *Schwefel-Ichthyol-Tanninsalben* behandeln; eine solche Formel lautet:

> Rp. Acidi tannici
> Sulfur. praecip.
> Ichthyoli āā 2,50
> Vaselini optimi ad 50,0
> DS. Salbe für die Kopfhaut.

Mitunter sieht man nach F. WINKLER vom Abreiben der Kopfhaut mit dem von KNOLL in den Handel gebrachten, ursprünglich zur Anregung der Wundheilung bestimmten *Granugenol*, einer Mischung verschiedener ungesättigter, partiell hydrierter Kohlenwasserstoffe, vorzügliche Erfolge.

Die Behandlung der *unbehaarten Haut* fordert zunächst die Entfernung aller reizenden Momente, besonders der aus Flanell- und Wollstoff bestehenden Unterkleidung, und die sorgfältige Reinhaltung aller erkrankten Stellen; man muß sie mit heißem Borwasser waschen, neutrale oder überfettete Seifen verwenden, sie mit Zinksalbe behandeln, regelmäßig bepudern und besonders die Lieblingsstellen des seborrhoischen Ekzems, die Extremitätenbeugen, die Achselhöhlen, die Genitalregion, die Schweißrinnen am Rücken und an der Brust sorgfältig berücksichtigen. Das Tragen von Flanellunterwäsche ist nicht erlaubt, und auch die Leinenunterwäsche muß oft mit heißem Wasser ausgewaschen werden.

Bei den leichten Formen des seborrhoischen Ekzems im Gesicht und an den unbedeckt getragenen Körperteilen ist die Bepuderung mit dem *ichthyolhaltigen Pulvis cuticolor* anzuraten; es wird in folgender Weise verschrieben:

> Rp. Ammon. sulfoichthyol. 10,0
> Magnes. carbon. 35,0
> Bol. alb. 10,0
> Bol. rubr. 2,0
> Zinc. oxyd. 20,0
> Talc. venet. ad 100,0
> DS. Hautfarbener Ichthyolpuder.

Zur Behandlung der *Achselhöhlen* und der *Genitalfalten* eignet sich auch der KNOLLsche *Granugenpuder*. Zur Behandlung des seborrhoischen *Nagelekzems* empfiehlt sich folgende Formel:

> Rp. Anthrasol 10,0
> Acid. salicyl. 5,0
> Ol. olivar. ad 30,0
> DS. Zum Nagelverbande.

Zur Behandlung der *Rosacea* eignet sich zunächst die wiederholte Schälung mittels einer *Resorcinsalicylschälpaste*:

> Rp. Resorcini 50,0
> Acid. salicyl. 10,0
> Ichthyoli 5,0
> Vaselini 10,0
> Pasta zinci ad 100,0

Mf. pasta. DS. Schälpasta, durch drei Tage hindurch zweimal täglich aufzutragen.

Ein Schälzyklus dauert eine Woche, da nach den drei Tagen Pastenbehandlung die Schälschwarte zur Abstoßung wieder 3—4 Tage braucht. Die stärksterweiterten Gefäße werden vor der Schälung mit dem Mikrobrenner verödet, die kleinen Brandschorfe läßt man zunächst unter der Pinselung mit reinem Ichthyol abheilen; die kleinen Gefäßerweiterungen verschwinden unter der rasch wiederholten Schälbehandlung. Zur Beseitigung stärkerer Blutwallungen und zur Unterstützung der Verödung reicht man innerlich *Ichthyolcalcium,* dreimal täglich je drei Tabletten nach den Mahlzeiten. Unna hat darauf aufmerksam gemacht, daß die beginnende Rosacea unter der Behandlung mit dem ichthyolhaltigen Pulvis cuticolor, dem $2^0/_0$ Resorcin zugesetzt wird, prompt abheilt; F. Winkler hat ähnlich gute Resultate mit Granugenolpuder erzielt.

Zur Behandlung des *Rhinophyms* ist die *chirurgische Entfernung des Tumors* nötig, wobei man dafür sorgt, daß oberhalb des Nasenknorpels eine etwa 2 mm dicke Hautschicht erhalten bleibt, damit das Epithel sich neubilden könne.

Man hat auch versucht, dem seborrhoischen Ekzem durch *interne Medikation* entgegenzutreten. Die interne Arsendarreichung weist bei der Behandlung der psoriasiformen Formen gute Erfolge auf, aber bei der Verwendung der von Brocq gegen die Rosacea vorgeschlagenen Kombination von Ergotin, Hamamelis und Chinin hat G. Thibierge keinen Effekt gesehen, mit Ausnahme des *Ergotins,* welches ihm manchmal eine *dekongestionierende* Wirkung auf das Gesicht auszuüben schien. F. Winkler hat sich davon überzeugt, daß länger fortgesetzte Darreichung von *Ichthyolcalcium, Ichthyolchinin* oder von *Ichthyolharnstoff* (1,0—2,0 pro die) außerordentlich auf den seborrhoischen Prozeß sowohl hinsichtlich der Fettabsonderung wie hinsichtlich der Gefäßerweiterung einwirkt.

Moussous und Eason haben die Wirksamkeit der *Schilddrüsentherapie* bei dem seborrhoischen Ekzem des Säuglings festgestellt, und F. Winkler konnte sich davon überzeugen, daß das *Thyraden* Knoll besonders rasch wirkt, daß aber diese Wirkung nicht spezifisch ist, sondern daß jede *Hormonal*therapie zum gleichen Resultat führt; dadurch ist auch der Erfolg der von P. Rueda warm empfohlenen Therapie mit *Pankreassubstanz* zu erklären. Dieser Erfolg ist vielleicht ein Hinweis darauf, daß im Blute eine gewisse Menge von Toxinen zirkuliert, welche den in ihrem Fettstoffwechsel gestörten Epidermiszellen entstammen; damit hängt, wie oben erwähnt, die von F. Winkler beim seborrhoischen Ekzem der Säuglinge gefundene auffallend starke *Jodophilie* der Leukocyten zusammen. Wir dürfen deshalb an der Meinung, daß bei dem seborrhoischen Ekzem auch eine *intern* zu behandelnde Ursache mitspielt, nicht vorbeigehen, und die Wirkung der von C. Wolff im Anschlusse an Lebedjew versuchten *intravenösen Bromtherapie* ist damit vielleicht in Verbindung zu bringen; er benützt eine $10^0/_0$ ige Lösung von Bromnatrium in physiologischer Kochsalzlösung und spritzt davon am ersten Tage 5 ccm und an den nächsten drei Tagen je 10 ccm ein. Hübschmann bezieht die antiseborrhoische Wirkung der intravenösen Bromtherapie auf die Wirkung des Broms auf die Nervenendigungen und auf die von Šamberger beim Ekzem gefundene Hypersekretion von Lymphe.

Lévy-Franckel und Juster haben die Wirkung des *Solanins* bei ekzematisierter psoriasiformer Parakeratose beschrieben; dies veranlaßte F. Winkler zur Prüfung der solaninhaltigen *Stipites dulcamarae,* die in der Volksmedizin bei verschiedenen Hautkrankheiten benützt werden; ein Dekokt von 10,0 auf 200,0 beeinflußte sichtlich die Fettabsonderung und beförderte die Ekzemheilung.

Sabouraud empfiehlt täglich die *Rosacea* mit einer schwefelhaltigen Salbe zu massieren und jeden Abend mit einer schwefelhaltigen Flüssigkeit, etwa mit einer $2^0/_0$ igen Lösung von *Schwefel in Schwefelkohlenstoff* (Vorsicht wegen Feuersgefahr!!) oder mit einer $10^0/_0$ igen Aufschwemmung von Schwefel in Alkohol zu bepinseln, die Gefäße mit dem Galvanokauter zu veröden und die tuberösen Efflorescenzen mit dem Scarificator zu behandeln. Die mit der Lösung des Schwefels in Schwefelkohlenstoff behandelten Stellen werden morgens mit warmem Wasser ohne Seife gereinigt und mit einem zur Hälfte mit Wasser verdünnten *Spiritus aethereus* eingerieben.

Das schuppende *Lippenekzem* macht manchmal die Anwendung von stärkeren Resorcinsalben nötig, die aber nur durch wenige Tage benützt werden dürfen:

```
Rp. Resorcini pur.        0,5
    Ol. sesami            2,0
    Vaselini optimi    ad 10,0
DS. Lippensalbe.
```

Die *Rhagaden der Mundwinkel* werden mit folgender Salbe behandelt:

```
Rp. Tannoform             1,0
    Argent. nitr.         0,25
    Talc. venet.          1,0
    Vaselini optimi    ad 10,0
DS. Salbe, mehrmals täglich einzureiben.
```

Nässende Stellen des seborrhoischen Ekzems werden nach der Empfehlung von ROST zunächst durch 1—2 Tage mit feuchten Verbänden einer Salicylresorcinlösung behandelt; als Formel nennt ROST:

```
Rp. Acid. salicyl.        0,1
    Resorcin              1,0
    Aq. destill.       ad 100,0
DS. Salicylresorcinlösung.
```

dann pinselt er einmal täglich gründlich die nässende Stelle mit einer 5%igen Silbernitratlösung. Wenn das Nässen nachläßt, geht er zur gewöhnlichen antiseborrhoischen Behandlung über.

Die exfoliativen Formen des seborrhoischen Ekzems werden mit zweimal täglichen Einreibungen von sehr milder Zinksalbe oder von Eucerin behandelt; *Schwefel und Resorcinmittel werden meist schlecht von der im exfoliativen Stadium befindlichen Haut vertragen*; die Einspritzung von ungekochter *Muttermilch* scheint manchmal zu nützen (BLECHMANN und HALLEZ), ebenso nach BARABAS die Einspritzung von *Blut*; F. WINKLER hat von der Einspritzung von *Eigenblut* gute Erfolge gesehen. SWEITZER hat von Injektionen einer 1% *Ameisensäure* befriedigende Erfolge berichtet.

Die bisherige Schilderung der Therapie bezieht sich auf die *ambulatorische* Sprechstundenbehandlung. Leichtere Fälle heilen darunter in 2—4 Wochen, schwerere aber erst in 2—4 Monaten, und es entsteht die Frage, ob wir nicht auch diese Fälle durch eine energischere Haus- oder Klinikbehandlung ebenfalls in 4—6 Wochen zur Heilung bringen können. In der Tat ist dies möglich mittels der von UNNA schon 1890 eingeführten Behandlung durch *Schälpasten*; der oft überraschende Erfolg der Schälbehandlung bei der *Rosacea* ist sehr begreiflich, da wirklich die Rosacea nur eine durch die Lokalisation und äußere Einflüsse modifizierte Form eines oberflächlichen infektiösen Katarrhs der Haut, einer seborrhoischen Oberhautentzündung ist. Denn mittels mehrmaliger Abschälung beseitigen wir sicher am gründlichsten sämtliche infektiösen Keime zugleich mit ihrem Mutterboden, der verhornten Oberhaut.

Die *Schälpaste* (*Pasta lepismatica*) ist eine 20—50%ige Resorcin enthaltende Zinkpaste:

```
Rp. Resorcini pur.        20,0
    Terr. siliceae         1,0
    Ol. benzoat.           3,0
    Zinc. oxyd.
    Ichthyoli
    Vaselini             āā 5,0
    Adip. benzoat.     ad 50,0
MDS. Schälpasta.
```

In dieser Formel ist statt des sonst verschriebenen Talkum die entsprechende Menge Kieselgur enthalten, da die starke Eintrocknung durch Kieselgur hier als Korrigens des Resorcins nötig ist.

Zur milderen Wirkung wird dieser Schälpaste gerne Ichthyol zugesetzt, wodurch die Paste allerdings ein braunes Aussehen gewinnt und für den ambulatorischen Gebrauch ganz ungeeignet wird; doch für den Gebrauch im Hause oder in der Klinik eignet sich die Verschreibung mit Ichthyol:

<pre>
        Rp. Pastae Zinci
            Resorcini subtil. pulv. āā 20,0
            Ichthyoli
            Vaselini   āā   5,0
        Mf. pasta. S. Pasta lepismatica.
</pre>

Mit dieser Paste wird die Gesichtshaut, soweit sie erkrankt ist, zweimal täglich eingerieben. Gleich das erste Mal bildet sich eine bräunliche Hornschwarte unter mehr oder weniger bedeutendem Brennen; ist diese einmal gebildet, so empfindet der Patient bei den späteren Einreibungen nur mehr wenig Unannehmlichkeit. Doch kann man bei empfindlichen Patienten von Anfang an $5-10\%$ Anästhesin oder Cycloform der Paste zusetzen. Die Paste muß stets so eingerieben werden, daß keine Ränder entstehen. Nach der Haargrenze und sämtlichen Schleimhauteingängen hin, besonders auf den Augenlidern, muß daher mit *trockenem* Finger der Salbenrand nur leicht ausgestrichen oder — wie der Kunstausdruck heißt — „verduftet" werden, sonst stechen nach der Schälung die geschälten und ungeschälten Stellen zu stark voneinander ab. Man bemühe sich nicht bei umschriebenen Rosaceaflecken, nur diese oder nur die Mittelpartie des Gesichtes schälen zu wollen: die Resultate sind trotz der größeren Mühe nicht so gut wie bei Gesamtschälungen der Gesichtshaut. Nachdem das Gesicht auf diese Weise drei Tage hindurch morgens und abends behandelt wurde, ist die Hornschwarte von genügender Stärke, um als eine schreibpapierdicke Membran in toto sich abzulösen. Man kann dieses unter jeder deckenden Paste abwarten. Aber da die stark bewegten Teile um den Mund zuerst sich ablösen, einreißen und da von hier aus weiterreißend die Maske sich in einzelnen Fetzen ablösen würde, so tut man besser, vom 4. bis 7. Tage durch *Einpinseln mit reinem Ichthyol* mit Auflegen einer dünnen Wattelage auf das eintrocknende Ichthyol oder durch Einwicklung mit Zinkichthyolsalbenmull oder Einpinselung von Zinkichthyolleim mit nachfolgendem Auftupfen von Watte eine provisorische Schutzdecke herzustellen. Manche Patienten haben nach der Schälung ein Bedürfnis nach starker Einfettung; für diese paßt der *Salbenmull*. Anderen ist der Salbenmull zu warm, und sie ziehen die Ichthyoldecke vor. Am raschesten und angenehmsten vollzieht sich die Ablösung der Resorcinschwarte, wenn man bei Tage und bei Nacht zwischen Salbenmull und Ichthyolfirnis wechselt. Keinesfalls aber darf der Patient die Membran stückweise abreißen oder die Firnisdecke rasch durch Reiben mit heißem Wasser entfernen wollen. Die Ichthyolfirnisdecke ist leicht mit warmem Wasser oder durch Alkohol fortzuschaffen, wenn man eine mit dieser Flüssigkeit getränkte Wattelage aufdrückt; die Zinkleimdecke wird mit sehr heißem Wasser alle paar Minuten betupft und dazwischen läßt man wieder abkühlen; nach einer halben Stunde ist der Leim dann auf schonendste Weise entfernt. Ist am siebenten Tage der letzte Rest der Resorcinschwarte, der gewöhnlich an der Stirnhaargrenze und Nasenspitze am längsten haftet, abgefallen, so präsentiert sich die Gesichtshaut viel reiner, feiner, blasser und glatter. Auch einzelne der kleineren Varicen sind verschwunden, zugleich sind infolge einer Pigmentwanderung sämtliche *Epheliden* und oberflächlicheren *Pigmentierungen* entfernt. Das Pigment wandert nämlich, vom Resorcin angelockt, in die resorcinierte Hornschicht hinein. Die Schälung muß mehrmals wiederholt werden; die sichtlichen Erfolge jeder Schälung bringen es mit, daß besonders die Patienten weiblichen Geschlechtes, nach Wahrnehmung dieser deutlichen Hautverjüngung, sich gerne der Wiederholung der Prozedur unterziehen. Von dieser Schälkur, die genau eine Woche in Anspruch nimmt, genügen durchschnittlich vier Zyklen für die schwereren und sechs Zyklen für die allerschwersten Formen der Rosacea. Wo sehr ausgedehnte Varicen vorhanden sind, läßt man am besten in der Mitte eine Pause von einer Woche eintreten, um die größeren Gefäßerweiterungen sämtlich mit dem Mikrobrenner zu veröden.

Nur selten besteht für diese Schälkur eine Kontraindikation, nämlich dann, wenn eine Idiosynkrasie gegen Resorcin vorhanden ist. Dieses bemerkt man gleich am ersten Tage durch starkes Brennen, Anschwellen der Haut und Blasenbildung; es kommt glücklicherweise nur sehr selten vor. In solchen Fällen muß sofort die Paste abgewaschen und das Gesicht dick mit Mehl eingepudert oder eingebunden werden, bis die Schwellung vorbei und die Blasen eingetrocknet sind. Auch in diesen Fällen stößt sich eine unregelmäßige Resorcinmembran mit sichtlich günstigem Erfolge für die Rosacea ab; aber die Weiterbehandlung wird man dann doch mit Zinkschwefelpaste durchführen.

Die bei regelrechter klinischer Behandlung ausgezeichneten Erfolge der Schälkur veranlassen manche Patienten zu dem Wunsche, sie auch bei ambulatorischer Behandlung vom Arzte durchgeführt zu sehen. Da es dann nicht darauf ankommt, auf einmal eine möglichst dicke Hornmembran zur Abstoßung zu bringen, sondern umgekehrt, die Abschälung möglichst wenig sichtbar zu machen, wenn die Kur sich auch viel länger hinauszieht, so verdünnt man die Schälpaste mit etwas Vaselin und läßt natürlich das braunfärbende Ichthyol weg. Die Formel lautet dann:

<pre>
        Rp. Past. zinci
            Resorcini subtil. pulv. āā 20,0
            Vaselini   10,0
        Mf. pasta. DS. Milde Schälpaste.
</pre>

Die Paste wird nur nachts gebraucht. Bei Tage wird sie abgewischt, worauf man die Haut einpudert. Beim Waschen abends stoßen sich jedesmal einige Hornlamellen ab, und während der Kur sieht der Teint natürlich gerade nicht besonders gut aus; doch gibt es Patienten, speziell Männer, welche im Berufe stehen und zur eigentlichen Schälkur die Zeit nicht opfern wollen, aber gegen die sich abstoßende Haut nichts einwenden.

Während der Behandlung der Höheformen darf man die anderen seborrhoischen Affektionen nicht vernachlässigen und muß sich besonders um die Behandlung der *Alopecia seborrhoica* und der *Blepharitis ciliaris* kümmern. In *allen* Fällen von seborrhoischen Ekzemen, speziell bei Frauen, läßt man den Kopf waschen, und dabei einerseits auf Schuppen und auf umschriebene Ekzemherde, sowie anderseits auf den Haarausfall achten. In den leichteren Fällen genügt dann die Anwendung einer Schwefelpomade und öfteres Waschen. Sind schuppige Herde oder ist ein stärkerer Haarausfall vorhanden, so sind Einreibungen mit folgender Pomade empfehlenswert:

<pre>
        Rp. Sulfur. praecip.
            Ichthyoli
            Resorcini   āā 3,0
            Acid. salicyl.
            Ol. amygdal. benz.   30,0
            Butyr. cacao   15,0
            Axung. benzoat.   5,0
            Ol. rosar.   gtts. II
        DS. Haarpomade.
</pre>

Bei starker Fettabsonderung tritt an Stelle dieser Schwefelsalbe besser eine kombinierte Zinkschwefelpaste:

Rp. Sulfur. praecip.   5,0
Zinc. oxyd.   10,0
Resorcini
Ichthyoli   āā   2,0
Acid. salicyl.   1,0
Terr. siliceae   3,0
Axung. benzoat.   30,0
Ol. benzoat.   5,0
Vaselini   ad 100,0
DS. Haarpomade.

Diese Pomade wird täglich in die gescheitelte Kopfhaut eingerieben und nach einigen Tagen wird beim Waschen der Haarausfall und die Beschaffenheit der Kopfhaut geprüft. Man nimmt meist von einer Waschung zur anderen eine stetige Besserung wahr.

Die *Blepharitis ciliaris* erfordert, da die Conjunctiva den Schwefel nicht gut verträgt, statt dessen die Behandlung mit einer $2^0/_0$ igen Resorcinsalbe, einer $5^0/_0$ igen Ichthyolsalbe oder einer $2^0/_0$ igen Präcipitatsalbe. Als Grundlage der Augensalben dient eine Zinksalbe, deren Grundlage neutrales Vaselin ist, dem eine geringe Menge wasserhaltiges Lanolin zugesetzt ist. Das wasserhaltige Lanolin wird verwendet, damit durch das allmählich verdunstende Wasser eine Kühlung der entzündeten Lidränder eintrete. Man kann auch eine mit essigsaurer Tonerde versetzte *Kühlsalbe* verwenden:

Rp. Liq. alum. acet. $1^0/_0$ 4,0   Rp. Hydr. praecip. alb.   0,05
Lanolini anhydr.   1,0   Acet. plumb.   0,1
Vaselini   ad 10,0   Ol. amygdal. dec.   0,5
DS. Kühlsalbe.   Mitin   0,5
                                       DS. Augenlidsalbe.

Abends wird die Salbe auf die geschlossenen Lider sanft eingerieben. Wenn die Cilien durch besonders festhaftende Krusten verklebt sind, werden nachts über die Salbe hinüber noch Priessnitzsche Umschläge mit Kamillentee oder $1^0/_0$ iger Resorcinlösung oder Salicylresorcinlösung (0,1 Acid. salicyl. in 100,0 der $1^0/_0$ igen Resorcinlösung) gemacht. Für die fast stets vorhandene *Conjunctivitis* ist das häufige Einträufeln des im Handel befindlichen *Adrenalins* (1 : 1000) notwendig. Man erzielt auch mit dem Einträufeln einer Lösung des oxydierten Pyrogallols, dem *Pyraloxin* der Schwanapotheke in Hamburg, überraschende Resultate:

Rp. Pyraloxini   0,05
Aq. borici
Aq. foeniculi   āā 5,0
MDS. Augentropfen.

Zur Behandlung *nässender* Ekzemstellen entfernt man zunächst die Borken und pinselt die kranken Stellen mit $5^0/_0$ iger *Silbernitrat*lösung ein.

Die Behandlung *des seborrhoischen Ekzems im Kindesalter* besteht in der Erweichung der Schuppen, am besten durch Ölhauben mit $1^0/_0$ igem Salicylöl, die durch 12 Stunden liegen bleiben und evtl. mehrmals erneuert werden, in der Entfernung der erweichten Schuppen durch Waschen mit Seifengeist und warmem Wasser oder durch Waschen mit $1^0/_0$ igem Resorcinalkohol und in der Einfettung der gut abgetrockneten Haut mit $2-5^0/_0$ igem Schwefelvaselin; die Schwefelvaselinbehandlung wird zweimal täglich vorgenommen. Einmal wöchentlich werden die Kinder gebadet, wobei dem in einer Holzwanne befindlichen Badewasser 50,0 Kalium sulfuratum oder 30,0 Solutio Vlemingkx zugesetzt werden. Berend hat über ausgezeichnete Erfolge der

Amylnitritinhalation — Einatmung von drei Tropfen durch 10—15 Sekunden — berichtet, und F. WINKLER konnte bei der *lokalen Applikation von Amylnitrit* ebenfalls gute Resultate sehen.

Bei längerem Bestehenbleiben des seborrhoischen Ekzems hat ROST die *Röntgenbestrahlung* als Methode der Wahl bezeichnet, dreimal täglich drei X in Intervallen von je 10 Tagen. SEQUEIRA hat die Röntgenbehandlung bei dem seborrhoischen Ekzem der Lippen, besonders bei der *Cheilitis exfoliativa*, als besonders wirksam empfohlen. Auch die *Ultraviolettbehandlung* mit der Quarzlampe leistet in manchen Fällen überraschend gute Dienste; insbesondere beim seborrhoischen Ekzem des Kopfes führt die Quarzlampenbestrahlung meist rasch zum Ziele.

Eine interessante Feststellung hat F. WINKLER gemacht, indem er sich überzeugte, daß bei Kindern mit ausgebreitetem seborrhoischem Ekzem die isolierte *Röntgenbestrahlung der Milz* genügt, um den Hautprozeß deutlich zu beeinflussen. Die Analogie mit der Beeinflussung der Blutgerinnung durch die Milzbestrahlung drängt sich bei diesen Beobachtungen auf, wenn auch jede nähere Einsicht in den Mechanismus der Beeinflussung fehlt.

Auch bei den ausgebreiteten seborrhoischen Ekzemen der *Erwachsenen* und besonders bei den trockenen *psoriasiformen* Höheformen läßt sich die *Röntgen*behandlung und die *Ultraviolettherapie* mit gutem Erfolg benützen; es gelingt nicht selten, durch eine einmalige Bestrahlung ein Ekzem, das sich der antiseborrhoischen Behandlung gegenüber als refraktär erwies, so stark zu verändern, daß die früher unwirksame Behandlung mit den antiseborrhoischen Salben nun rasch zum Erfolge führt; besonders sind *alkalische Bäder* und *Teerbäder* in Verbindung mit der Lichtbehandlung zu rühmen.

Meist heilen die seborrhoischen Ekzeme, auch wenn sie längere Zeit hindurch bestanden haben, *ohne Spuren* ab; zuweilen aber kommt es zu *Folgeerscheinungen*, welche nicht so leicht zu beeinflussen sind; man findet als deutliche Reste eines überstandenen seborrhoischen Ekzems des Gesichtes, besonders wenn es die Nase und deren Umgebung betroffen hat, kleine radiärgestellte streifenförmige Gefäßerweiterungen, zu deren Behandlung man *Iothion*salben oder *Adrenalin*salben verwendet:

Rp.	Jothion	1,0	Rp.	Jothion	
	Vaselin	10,0		Tragacanth.	āā 1,0
DS.	Zum Einreiben der Nasenfalte.			Contere exact. c. spirit. vin.	5,0
				Adde Glycerini	15,0
				Aq. destillat.	ad 30,0
				DS. Jothionsalbe	
Rp.	Adrenalini	15,0	Rp.	Adrenalin	5,0
	Resorcini subt. pulv.	2,0		Zinc. oxyd.	10,0
	Eucerini anhydrici	ad 100,0		Vaselini	ad 50,0
DS.	Adrenalinsalbe.		DS.	Gesichtssalbe.	

Die im Gefolge von lange bestehenden *Leukoderma*flecken sind einer Therapie nicht leicht zugänglich; manchmal sieht man nach den Erfahrungen von F. WINKLER von der Quarzlichtbehandlung nach vorhergegangener Reizung der Hautstellen durch Jodtinktur gute Erfolge; auch die vorhergehende Reizung durch Aufpinselung ätherischer Öle wirkt mitunter gut; so sieht man von der Behandlung mit Kölnischwasser und darauffolgender Quarzlichtbehandlung gute Erfolge.

Wichtig ist, den geheilten Patienten Vorschriften bezüglich der *Vermeidung von Rezidiven*, die sonst leicht eintreten, zu geben. Am einfachsten ist in prophylaktischer Beziehung die Empfehlung der Verwendung von heißem Wasser zum Waschen und in der Verwendung von Leinenzeug als Unterkleidung sowie der Benützung von Schwefelseife, Ichthyolseife oder Teerseife. Die Warmwasserwaschungen sind nicht bloß zur Beseitigung der *Ekzemanfälligkeit* und der *Ekzembereitschaft* der Seborrhoiker notwendig, sondern sie dienen auch zur Entfernung der sich anstauenden reizenden und an zersetzten Fettsäuren reichen Hautausscheidungen und der abgestoßenen bakterientragenden Epithelzellen; hierbei sind alkalische Wässer, denen ein kleiner Teergehalt gegeben wird, am zweckmäßigsten; auch das Abwischen der Haut mit alkoholischen Lösungen von Salicylsäure, Thymol, Menthol, Resorcin und Benzoesäure findet hier mit Recht eine allgemeine Empfehlung. Es gibt aber Leute, welche auch die Warmwasserwaschungen nicht gut vertragen; für solche Fälle ist es zweckmäßig, das Gesicht mit dem oben angeführten Ichthyolpuder, der durch Zusatz von Bolus rubra hautfarbig geworden ist, zu behandeln und statt der Wasserwaschungen nach der Empfehlung von BOCKHART nur Alkohol zu verwenden.

Literatur.

Die Literatur bis 1900 findet sich am Schlusse des von P. G. UNNA *bearbeiteten Abschnittes* „*Ekzem*" *in* MRAČEKS *Handbuch der Hautkrankheiten 1905, 2. Band, Seite 385 und bis 1904 in dem von* PINKUS *bearbeiteten Abschnitte* „*Pathologie des Ekzems*" *in* LUBARSCH-OSTERTAGS „*Ergebnissen der allgemeinen Pathologie*", *10. Jahrgang, Ergänzungsband, S. 132.*
ALEXANDER, A.: Neuere Erfahrungen über das Ekzem und dessen Behandlung. Berlin. klin. Wochenschr. 1912. S. 701. — AUDRY, A.: Sur la dermatose d'Unna. Ann. de dermatol. et de syphiligr. 76. 1894. — AUDRY, A : Eczéma séborrhéique sur une cicatrice. Soc. franç. de dermatol. 20. Mai 1897. — BARABAS: Heilergebnisse mit Menschenblutinjektionen bei Säuglingskrankheiten. Wien. med. Wochenschr. 308. 1923. — BEREND, N.: Die rasche Heilung von exsudativen Ekzemen nach Einatmung von Amylnitrit. Monatsschr. f. Kinderheilk., Orig. 14, 417. 1918. — BERGER: Sitzung der Kölner dermatol. Gesellschaft. 24. Nov. 1922. (Ref. Dermatol. Zeitschr. 39, 97. 1923). — BERNHARDT, R. und JERZY ZALEWSKI: Cholesterinämie bei Hautleiden. Ref. Zentralbl. f. Haut- u. Geschlechtskrankh. 16, 659. 1925. — BESNIER, E.: Eczéma séborrhéique. Pratique dermatol. 2. Bd. — BLECHMANN, G. et HALLEZ: A propos d'un cas d'erythrodermie desquamative. Bull. de la soc. de pédiatr. de Paris. 19, 70. 1924. — BLOCH, BRUNO: Pathogenese des Ekzems. Arch. f. Dermatol. u. Syphilis 34, 145. 1924. XIII. Kongr. d. dtsch. dermatol. Gesellsch. in München. — BLOCH, IWAN: Praxis der Hautkrankheiten. UNNAs Lehren. Berlin und Wien: Urban & Schwarzenberg 1908. S. 456. — BOCKHART: Antiparasitäre Alkoholbehandlung des Ekzems. Monatshefte f. prakt. Dermatol. 52. 1911. — BONNE, G.: Das seborrhoische Ekzem als Konstitutionsbasis. München 1900, Reinhardt. — BROCQ, L.: (a) Traitement des dermatoses. Paris 1898. p. 93. (b) La question des eczémas. Ann. de dermatol. et de syphiligr. 35. 1900. — BRUHNS, C. und M. COHN: Über epidemisches Auftreten von seborrhoischem Ekzem. Berl. klin. Wochenschr. 1912. Nr. 40, S. 1900. — BRÜNAUER, STEFAN: Über die Zugehörigkeit des Morbus Darier zu den Genodermatosen und seine Beziehungen zur Seborrhöe. Acta dermato-venerol. 4, 402. 1920. — CEDERCREUTZ, A.: Über den Fettgehalt der Epidermiszellen bei der Parakeratose. Arch. f. Dermatologie u. Syphilis 111, 743. 1912. — CIVATTE, A.: a) Cytologie des lésions élementaires de l'eczéma. Cpt. rend. 84, 546. 1921. Ref. Zentralbl. f. Haut- u. Geschlechtskrankh. 1, 486. 1921. (b) Psoriasis and seborrhoic eczema. Roy. society of medic. 1924. — CROCKER, RADCLIFFE: Diseases of the skin. 696. 1893. — CHRISTIANSEN, JOH.: Einige Erfahrungen über die Anwendung des Propylalkohols. Ugeskrift f. laeger. 1921. Ref. Zentralbl. f. Haut- u. Geschlechtskrankh. 4, 126. 1922. — DARIER: (a) Zit. bei AUDRY. Sur la dermatose d'Unna. Ann. de dermatol. et de syphiligr. 1894. (b) Soc. de derm. 3. Nov. 1904. — DOBLE, F. CARMINOW: The acidic value of the urine. Lancet. 208, 272. 1925. — EHRMANN, S.: In RIECKES Lehrbuch der Haut- und Geschlechtskrankheiten 99. 1921. — EASON: The scottish med. and surg. Journ. Mai 1908. — ELLIOT: New York med. journ. and med. record. 528. 1895. — FEER, E.: Steinkohlenteer gegen das kindliche Ekzem. Klin. Wochenschr. 1818. 1923. — GANS, OSCAR: Histologie der Hautkrankheiten. Berlin: Jul. Springer 1925. — GAUCHER, E.: Leçons sur les maladies de la peau. 1895, 1, 277. — GORDON, A.: Behandlung mit Eczemhaptinogen. Ref. Zentralbl. f. Haut- u. Geschlechtskrankh. 1, 569. 1921. — GOUGEROT: Rev. de méd. 1916. Nr. 5. — HALLOPEAU: Semaine médicale. 1895. 390. — HAUSALTER: Eczéma seborrh. généralisé psoriasiforme. Soc. de méd. Nancy, 10. Juni 1896. Ref. Arch. f. Dermatol. u. Syphilis. 40, 406. 1897. — HODARA, M.: Histologische Studie über die Wirkung des Chrysarobins in drei Fällen von psoriasisähnlichem

seborrhoischen Ekzem. Monatsh. f. prakt. Dermatol. 32, 381. 1901. — HELLER, JUL.: Vergleichende Pathologie der Haut. Berlin: Aug. Hirschwald 1910. S. 125. — HÜBSCHMANN: Zur Ätiologie und Therapie des Exzems. Ref. Zentralbl. f. Haut- u. Geschlechtskrankh. 16, 899. 1925. — JADASSOHN: Psoriasis und verwandte Krankheiten. Med. Klinik. 1915. Nr. 39/40. — JESIONEK: (a) Eczema seborrhoicum. Dermat. Zeitschr. 17, 887. 1910. (b) Über Leukoderma. Münch. med. Wochenschr. 1906. 1153. (c) Biologie der gesunden und kranken Haut. Leipzig 1916. 354. (d) Münchener Tagung der deutschen dermatologischen Gesellschaft 1924. Arch. f. Derm. 145. — JESSNER, S.: (a) Haut- und Geschlechtskrankheiten. 1923. 6. Aufl. 188. b) Diagnose und Therapie des Ekzems. Dermatol. Vorträge für Praktiker. Leipzig 1926. — KELLER, PHILIPP und ALFRED MARCHIONINI: Salicylbindung im Blute. Arch. f. Dermatol. u. Syphilis. 150, 41. 1926. — KRAUS, A.: Das Wesen des UNNASCHEN Flaschenbacillus. Arch. f. Dermatol. u. Syphilis 116, 723. 1915. — KREIBICH: (a) Zur Anatomie des Eczema seborrhoicum. Arch. f. Dermatol. u. Syphilis 114, 228. 1913. (b) 13. Kongr. d. dtsch. dermatol. Gesellsch. in München. Ätiologie und Pathogenese des Ekzems. Arch. f. Dermatol. u. Syphilis 1924. 145. — KYRLE, JOSEF: Vorlesungen über Histobiologie der menschlichen Haut und ihrer Erkrankungen. Wien. u. Berlin: Julius Springer 1925. — LEBAR, V.: Sur un type fessier évoluent chez les nourrissons atteints d'eczéma séborrhoique. Thèse de Bordeaux 1905. Zit. bei ROCAZ. — LEBEDJEW, A. J.: Ein neues Verfahren zur Ekzembehandlung. Dermatol. Wochenschr. 79, 1003. 1924. — LEINER, C.: Über universelle Säuglingsdermatosen. Wien. klin. Wochenschr. 39, 751. 1922, — LÉVY-FRANCKEL et JUSTER: La polanine en thérapeutique dermatologique. Presse méd. 31, 728. 1923. — LINGENFELDER: Journ. of the Americ. med. assoc. 1918. 1245. — LOIZAGA, N.: Das Ekzemhaptinogen. Ref. Zentralbl. f. Haut- u. Geschlechtskrankh. 1, 283. 1921. — LOW, R. CRANSTON: Aetiology of seborrhoea. Lancet. 203, 570. 1922. — MARFAN, A. B.: L éczéma des nourrissons. Nourisson. 11, 258. 1923. Ref. Zentralbl. f. Haut- u. Geschlechtskrankh. 12, 36. 1924. — MEASHAM, J. E.: A case of Seborrhoea complicated by pyogenic dermatitis. Journ. of roy. army med. corp. 42, 216. 1924. — MENDEZ, J.: Ekzem. Ref. Zentralbl. f. Haut- u. Geschlechtskrankh. 1, 568. 1921. — MERILL: New York med. journ. a. med. record. 1897. 322. — MERK, L.: Die Pellagra. Zentralbl. f. Haut- u. Geschlechtskrankh. 17, 254. 1925. — MICHAEL, JEFFREY C.: Dermatoskopy. Arch. of dermatol. a. syphilol. 8, 603. 1923. — MILIAN et PERRIN: Soc. de dermatol. 13. Jan. 1927. — MILLER: Etiology of acne rosacea through a visceroneurological mechanism. Americ. journ. of the med. sciences. 161, 120. 1921. — MONTGOMERY, D.: Journ. of cutan. diseases. 1913. Febr. 82. — MORO, E.: Jahrb. f. Kinderheilk. 105, 27. 1924. — MOUSSOUS: Erythème fessier et eczéma seborrhoique. Arch. de méd. des enfants. März 1908. — PARKHURST: Ref. Zentralbl. f. Haut- u. Geschlechtskrankh. 19, 745. 1926. — PERRIN: Faits cliniques semblants prouver la contagiosité de l'eczéma séborrhoique. La province méd. 1896. Nr. 48. Ref. Arch. f. Dermatol. u. Syphilis 40, 405. 1897. — PHILIPPSON, L.: Ann. de dermatol. et de syphiligr. 1893. 686. — PINKUS, F.: Beitrag zur Kenntnis der als Ekzem bezeichneten Hautkrankheit. Arch. f. Dermatol. 131, 353. 1921. — PRINGLE: A rare seborrheide of the face. Brit. journ. of dermatol. 15, 4. 1903. — PUSEY, W. A.: The principles and practice of dermatology. 1920. 3. Aufl. 409. — RIECKE: Symptomatologie des Ekzems und Abgrenzung von verwandten Dermatosen. 13. Kongr. d. dtsch. dermatol. Gesellsch. in München. Arch. f. Dermatol. u. Syphilis. 145, 199. 1924. — ROCAZ: Eczéme des nourrissons. Arch. de méd. des enfants. 14, 81. 1911. — ROST: (a) Diskussion zu den Referaten über Ekzem. 13. Kongreß dtsch. dermatol. Gesellsch. in München. Arch. f. Dermatol. u. Syphilis. 145, 152. 1924, (b) Hautkrankheiten. Fachbücher für Ärzte I. Berlin: Julius Springer 1926. S. 284. — RUEDA, PEDRO: Behandlung von Kinderekzem und Seborrhöe mit Pankreaspräparaten. Semana méd. 31,1196. 1924. Ref. Zentralbl. f. Haut- u. Geschlechtskrankh. 16, 899. 1925. — SABOURAUD, R.: (a) Les maladies séborrhoiques. Paris 1902. (b) Pratique dermatologique. 1. 710. (c) Entretiens dermatologiques. Paris 1913. (d) Les maladies desquamatives. Paris 1904. — ŠAMBERGER: 13. Kongreß der Dtsch. Dermatol.-Ges. in München. Diskussion zu den Referaten über Ekzem. Arch. f. Dermatol. u. Syphilis 145, 152. 1924. — SAVILL: An epidemic perioral eczema. Brit. med. journ. 1895. Ref. Monatshefte f. prakt. Dermatol. 1896. — SCHINDELKA: Hautkrankheiten. Wien: Braumüller 1903. S. 124. — SCHREUS, H.: Mitigal zur Herstellung feinverteilter Schwefelsalbe. Dermatol. Zeitschr. 37, 57. 1922. — SEQUEIRA: Brit. med. journ. Sept. 1924. — SIEBEN, H.: Eczema seborrhoicum und Psoriasis. Dtsch. med. Wochenschr. 1922. 357. — STEIN, R. O.: Die Regulatoren der Talgsekretion. Wien. med. Wochenschr. 76, 940. 1926. — STIEFLER, GEORG: Seborrhoea faciei. Zeitschr. f. d. ges. Neurol. u. Psychiatrie. 73, 455. 1921. — SUTTON, R. L.: Diseases of the skin. 1923. 5. Aufl. — SWEITZER and MICHELSON: Arch. of dermatol. a. syphilod. Chicago 1920. 61. — SWEITZER: Ref. Zentralbl. f. Haut- u. Geschlechtskrankh. 18, 557. 1926. — TACHAU: Zentralbl. f. Kinderheilk. 1926. — THIBIERGE, G.: Pratique dermatologique. 1. 231. — TIÈCHE: Beitrag zur Kenntnis der Mikroorganismen der Kopfhaut. Arch. f. Dermatol. u. Syphilis 1908.

92, 125. — Török, L.: Die Seborrhoea corporis und ihr Verhältnis zur Psoriasis und zum Ekzem. Arch. f. Dermatol. u. Syphilis. 1899. 47, 69. — Touton: Verein der Ärzte in Wiesbaden. Jan. 1927. Ref. Klin. Wochenschr. 1927. 766. — Unna, P. G.: (a) Das seborrhoische Ekzem. Münch. med. Wochenschr. 68, 547. 1921. (b) Histolog. Atlas zur Pathologie der Haut. 1898. H. 2. (c) Die parasitäre Natur des Ekzems. Dtsch. Medizinalzeitung. 1900. 809. (d) Rosacea. Arbeiten aus Unnas Klinik für Hautkrankheiten. Wien und Berlin: Urban u. Schwarzenberg 1908. 53. (e) Kriegsaphorismen eines Dermatologen. Wien und Berlin: Urban u. Schwarzenberg 1917. (f) Klinische Vorlesungen über Dermatologie. Dermatol. Wochenschr. Bd. 72. 1921. — Varney: Journ. of the Americ. med. assoc. 1919. 1580. — Veiel, Th.: Behandlung besonders schwer zu heilender Ekzemfälle. Arch. f. Dermatol. u. Syphilis. 107, 277. 1911. — Walker, Norman: An introduction to Dermatology Bristol 1899. 113. — White, Ch.: Crude coal tar in dermatology. Arch of dermatol. and syphilod. 1921. 4, 79, 6. — Winkler, F.: Über das Leuchten der menschlichen Haut. Dermatol. Wochenschr. 80, 20. 1925. (b) Die Verwendung des Amylnitrits in der Dermatologie. 80, 244. 1925. — Wolff, C.: Zur intravenösen Bromtherapie bei Hautkrankheiten. Dermatol. Wochenschr. 80, 116. 1925. — Zumbusch: Therapie der Hautkrankheiten. 1908. 188.

Namenverzeichnis.

(Die schrägen Zahlen verweisen auf die Literaturverzeichnisse.)

ABRAMI 103, 145.
ABRAMOWITSCH 145.
ABT, A. ISAAC *288*.
ADAMSON 360, 440.
ADAMSON, H. C. 53.
ADAMSON, H. C. (siehe GRAY) *282*.
ADLER, E. *288*.
ADLER, LEWIS H. *365*.
AETIUS VON AMIDA 1.
AFZELIUS 192, *285*.
AHLENDORF, MORITZ *365*.
AHRENS, ED. *285*, 318, 320, 321, *361*. 389, *442*.
AJELLO, L. 386, *442*.
ALBERS 252, *295*.
ALBRECHT, HANS *365*.
ALDERSON, HARRY 348, 357, *361*.
ALEXANDER, ARTHUR 180,258, 259, *285*, *295*, 406, *408*, 437, *442*, *443*, *516*.
ALIBERT 1, *282*.
ALLAN, CARROL 358.
ALLEN *283*.
ALLERS, A. *86*.
ALVAREZ, E. *288*.
AMBROSOSOLI, G. A. *288*.
ANCEL 181.
ANDO, N. *288*.
ANDREWS, EDMUND 356, *365*.
APOLANT 34.
APPEL, J. 145, *285*.
ARECHAGA, PIRIZ *288*.
ARENDS, G. *288*.
ARMKNECHT *288*.
ARNDT 107, 192, 195, 437, *444*.
ARNING 288, 267, 439, 507.
ARNOZAN 448.
ARON, H. *288*.
D'ARSONVAL 351.
ASSFALG *295*.
ASSMANN, GERHARD 353, *365*, 430, *444*.
AUDRY, A. 446, 449, 482, 499, *516*.
AUER 78.
AUSPITZ 11, 83, *282*, 303, 308, 313.
AXTON 335.
AYRES, S. *285*.

AYRIGNAC, J. *285*, *364*, *443*.
AZPURU, ESPANA JULIO *288*.
DE AZUA, J. 261, *295*, 352, *365*.

BAAGOC, KAJ. *361*.
BACHEM, M. *295*.
BAER, TH. *361*.
BALINA, PEDRO S. 328, *364*.
BALL, CHARLES *358*, *365*.
BALLARD, J. W. *295*.
BAR 303, 335.
BARABAS 511, *516*.
BARBER *444*.
BARBER, H. W. *361*.
BARCAT, J. 260, 261, *295*.
BARKER, W. 251, *295*.
BARNES, GEORGES ED. *365*.
BARTHÉLEMY 303, 335, 446, 450, 500, 505.
BASEDOW 346.
BATEMAN, THOMAS 1, 244, *282*, 371, 372, *441*.
BATTEN, G. B. *295*.
BAUDRU *368*.
BAUER, H. 108, *300*.
BAUM 75, 318, 321, *361*, 387, *442*.
BAUM, J. *369*.
BÄUMER, ED. *288*, *365*.
BAYLISS 66.
BAZIN 11, 22, 50, 111, 244, *285*, 301, 302, *363*, 372, 373, *441*, 446, 500.
BEATTY, VALLACE 437, *444*.
BECHER, H. *288*, 317, 352, *361*.
BECHET, E. *288*.
BECHET, P. G. 359, *365*.
BECK, S. E. *288*.
BEELER, BRUCE H. 347, *395*.
BEESON, B. BARKER *288*.
BEHREND, GUSTAV *361*.
BEINHAUER 438, *444*.
BEJARANO, J. *289*.
BELOT *295*.
BENARD 108.
BENDA 337.
BENDER *282*.
BENDER, JULIE 17, 18, 359, *365*.

BENDIX, B. *288*.
BENNINGSON, W. *288*.
BERDE, KAROLY *365*.
BEREND, N. 514, *516*.
BERGER 486, *516*.
BERGMANN 103.
BERING *295*.
BERLINER *288*.
BERNATZIK *288*.
BERNHARDT, ROBERT 303,313, *361*, 480, *516*.
BERNHEIM 200.
BESNIER 7, 15, 16, 19, 20, 29, 48, 151, 154, 166, 226, 301, 302, 303, 314, 316, 331, 333, *363*, 376, 386, 401, 425, 426, 428, 446, 449, 481, 487, 499.
BESNIER, E. 282, 375, *361*, *441*, *516*.
BESSOU, P. *295*.
BETTMANN, S. 86, 145, 190, *285*, 313, 345, 355, *361*, *365*.
DE BEURMANN *295*, 318.
BIBERSTEIN 28.
BIEDEL 78.
BIETT 1, 449.
BIETT, H. E., *282*.
BISSON *444*.
BITOT, E. *365*.
BIZAR 351, *365*.
BIZZOZERO, ENZO *285*, 385, 386, 390, 391, 423, *442*.
BLASCHKO, A. 14, 103, 155, 192, 259, 260, *282*, *285*, *295*, 327, 402, 403, *442*.
BLASI, F. *295*.
BLAU, OTTO *288*, *365*.
BLECHMANN, G. *288*, 511, *516*.
BLOCH, BRUNO 28, 29, 30, 31, 32, 33, 34, 35, 37, 44, 46, 47, 55, 56. 57, 58, 59, 60, 79, 80, 81, 88, 89, 93, 103, 104, 184, 200, 223, 224, *282*, *285*, 435, 436, 437, 440, 486, *516*.
BLOCH, IWAN *516*.
BLOCH, M. H. *444*.
BLOCH, O. E. *295*.
BLUM, PAUL *288*, *363*.
BLUMER, H. *288*.
BOAS, HARALD 312, *361*.

Sachverzeichnis.